郭霭春全集（卷一）

总主编 张伯礼 郭洪耀 郭洪图

黄帝内经素问校注

主编 郭霭春

编者（以下按姓氏笔画排序）

吴仕骥 郑恩泽 高文柱

郭洪耀 郭霭春 韩冰

王玉川 方药中 张灿玾

史常永 余瀛鳌

审定

全国百佳图书出版单位

中国中医药出版社

·北 京·

图书在版编目（CIP）数据

黄帝内经素问校注 / 郭霭春主编 . —北京：中国
中医药出版社，2021.4
（郭霭春全集；卷一）
ISBN 978-7-5132-6110-4

Ⅰ . ①黄… Ⅱ . ①郭… Ⅲ . ①《素问》—注释 Ⅳ .
① R221.1

中国版本图书馆 CIP 数据核字（2020）第 020403 号

中国中医药出版社出版

北京经济技术开发区科创十三街 31 号院二区 8 号楼
邮政编码 100176
传真 010-64405721
山东临沂新华印刷物流集团有限责任公司印刷
各地新华书店经销

开本 710×1000 1/16 印张 68.25 彩插 0.5 字数 1333 千字
2021 年 4 月第 1 版 2021 年 4 月第 1 次印刷
书号 ISBN 978 - 7 - 5132 - 6110 - 4

定价 398.00 元
网址 www.cptcm.com

社 长 热 线 010-64405720
购 书 热 线 010-89535836
维 权 打 假 010-64405753

微信服务号 zgzyycbs
微商城网址 https://kdt.im/LIdUGr
官 方 微 博 http://e.weibo.com/cptcm
天猫旗舰店网址 https://zgzyycbs.tmall.com

如有印装质量问题请与本社出版部联系（010-64405510）
版权专有 侵权必究

总目录

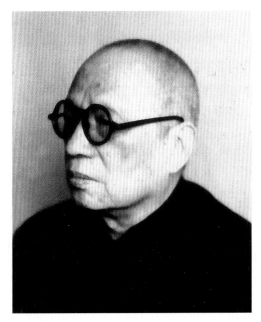

郭霭春教授（摄于 1989 年）

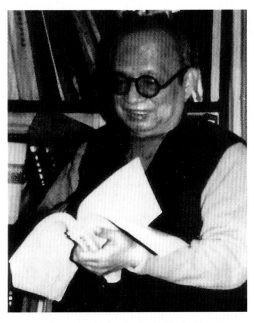

郭霭春教授书斋翻检文献

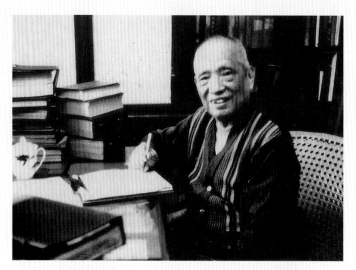

郭霭春教授写作中见访

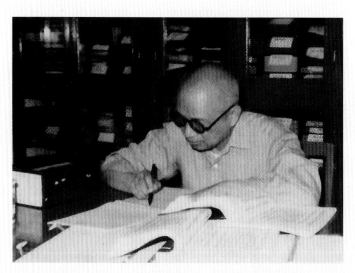

郭霭春教授在图书馆写作中（摄于 1984 年）

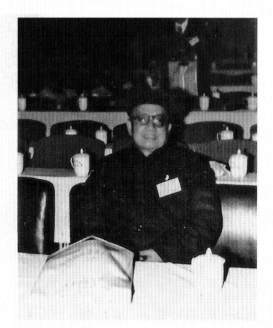

郭霭春教授参加中日《内经》学术交流会

（摄于 1985 年）

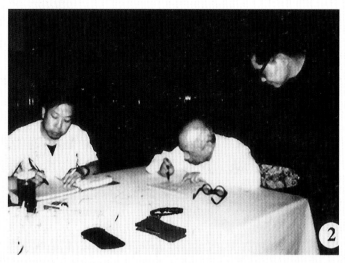

郭霭春教授参加在沈阳召开的《素问》研究论证会

（摄于 1986 年）

翻卷則思

勿見異思遷

勿畏難中止

勿骄勿躁

勿怠勿荒

持之以恒

期於不匱

敬录

郭霭翁座右铭

辛未七月廿日

受業趙益新

郭霭春教授的座右铭

　　郭霭春教授博学多识，治儒通医，文理医理融会贯通，精通史学、国学，于目录、版本、校勘、训诂、音韵等方面造诣精深。他深研中医基础理论，精医史、通文献、善临证，治学精勤，著述颇丰，为中医文献研究与整理做出了较为卓越的贡献，有"津沽杏林三杰"之一，是我国现代著名的医史文献学家、中医学家、目录学家、校勘学家、教育家、史学家，是中医文献整理研究的一代宗师。郭霭春教授对中国史学的研究也曾引起史学界震动，他所编撰的《续资治通鉴目录》等著作拾遗补缺，为史学界所赞赏。

　　本次整理出版的《郭霭春全集》融汇了郭霭春教授七十余年中医文献研究成果。收选范围以郭霭春教授主编与编著的医学著作为主，共计14种（包括《医论》《残吟剩草》），按11卷（12分册）编排。

　　在整理的过程中，需要说明的事项：

　　1.《黄帝内经素问校注》原书以繁体竖排在人民卫生出版社出版，本次整理以简体横排出版。

　　2.《黄帝内经素问白话解》由郭霭春教授编撰，中国中医药出版社出版。同属白话解形式的《黄帝内经素问语译》，由郭霭春教授主编，人民卫生出版社出版。本次整理以中国中医药出版社出版的版本为底本，《黄帝内经素问语译》未予收选。

3.《黄帝内经灵枢校释》，原书名《灵枢经校释》，由郭霭春教授主编，曾由人民卫生出版社出版。本次整理以人民卫生出版社出版的版本为底本。

4. 内容有雷同的著作，如《黄帝内经素问校注语译》与《黄帝内经素问白话解》，《黄帝内经灵枢校释》《黄帝内经灵枢校注语译》与《黄帝内经灵枢白话解》，考虑不同的读者需求，分别予以出版。

5.《伤寒论校注语译》《金匮要略校注语译》，先后由天津科学技术出版社与中国中医药出版社出版，后根据读者需要改为《伤寒论白话解》《金匮要略白话解》，由中国中医药出版社出版。本次整理恢复原书名，《伤寒论校注语译》以天津科学技术出版社出版的版本为底本；《金匮要略校注语译》以中国中医药出版社出版的版本为底本。

6. 郭霭春教授，不仅对中医文献学做出突出贡献，在史学研究方面成就斐然，相关著作先后由中华书局、商务印书馆、山西人民出版社出版，按照出版社专业化分工的要求，故本次整理未收选郭霭春教授史学方面的专著。

7. 本次整理原则是在保持原书原貌及尊重作者原创旨意的前提下进行编辑修订，如认真核对底本及引用文献、补充部分引用文献出处等，力求文献翔实可靠。但由于时间跨度较大和历史条件的限制，书中难免存有与当代编辑出版及中医古籍整理要求不契合之处，希冀批评指正，以便修订时日臻完善。

编者

2020 年 3 月

郭霭春（1912—2001），又名郭瑞生，男，汉族，天津市人，天津中医学院（现天津中医药大学）终身教授，我国著名医史文献学家、中医学家、目录学家、校勘学家、教育家、史学家。

郭霭春教授因教学和科研工作成绩卓著，贡献重大，获得了各种奖励和众多荣誉。主持并完成的部级科研项目"《素问》整理研究"，获得国家科学技术进步二等奖，国家中医药管理局中医药科学技术进步一等奖。主编的《灵枢经校释》，获得国家中医药管理局中医药科学技术进步二等奖。1962年、1980年、1982年、1984年，郭霭春教授先后四次被评为天津市劳动模范，并于1992年获批享受国务院政府特殊津贴。曾获得天津市高教局"培养硕士研究生优秀教师"的荣誉称号，1990年获得国家教委颁发的科教成绩显著的荣誉证书，曾先后获得国家教委和天津市卫生局所授予的"伯乐奖"。

郭霭春教授博学多识，治儒通医，文理医理融会贯通，精通史学、国学，于目录、版本、校勘、训诂、音韵等专门之学，造诣精深。他深研基础理论，精医史，善临证，尤以文献研究和中医内科见长。郭霭春教授治学精勤，著述颇丰，其主编、编撰出版《黄帝内经素问校注语译》等近20部中医学及史学专著，为中医文献整理和阐释做出了重大贡献。

郭霭春教授致力于中医事业七十余年，在教学、科研、临床上均取得了突出成就，特别是对继承和发扬中医药学贡献卓著，是一位国内外颇有影响的中医学者，是中医文献整理研究的一代宗师。

一、生平与治学之路

郭霭春教授，世居天津市，七岁入塾，及长，先后从朴学大师长洲章钰（式之）先生、史学大师沔阳卢弼（慎之）先生学习小学、经学、史学等专门学问，在目录、版本、校勘、训诂、音韵方面均有较深造诣。十九岁考入天津市崇化学会历史专修科，又系统地深造了经史之学。1933年毕业后，执教于该学会，主讲《论语》《左传》《史记》《汉书·艺文志》，与津门殷墟文字专家王襄、训诂学专家裴学海等人交游，不断切磋学术。他才思敏捷，聪颖过人，学有成就，二十四岁时就著有《颜习斋学谱》，二十六岁时著《补周书艺文志》，三十岁时编写了《续资治通鉴目录》等书，分别由商务印书馆等出版社出版。《续资治通鉴目录》封面题签者为著名版本目录学家傅增湘先生，扉页题字者是著名书法家华世奎先生，著名历史学家卢弼、郭绍虞先生分别为该书撰写了序言。

1937年，天津市沦陷，他拜宝坻儒医赵镕轩为师，潜心学医四年。赵镕轩先生精通《内》《难》之学，尤对《医宗金鉴》《寿世保元》《医家四要》等书探索颇深，对其影响甚大。

1945年，中国抗日战争胜利后，郭霭春教授任天津市崇化学会会务主任，主持学会日常工作，为家乡培育人才。1949年，天津市解放，他从事中学教育，任天津市崇化中学校长多年。他办学严谨，治校有方，经常深入教学第一线，体恤教师，关心学生，他办学治校的事情，至今仍为人们津津乐道。其间教务余暇，为患者诊病省疾，从未间断，医术日进。

1957年，天津市成立中医学校，郭霭春教授转职任医史教员；1958年，中医学校晋为中医学院后，任医学史教研室主任；1968年，在天津中医学院并入河北新医大学后，任中医基础理论教研组副组长；1978年，天津中医学院恢复重建后，兼任医学史、医古文、各家学说三教研室主任；后任中医系顾问、《天津中医学院学报》和《天津中医》两杂志主编、医史文献研究室主任等职，并兼任《中国医学百科全书》编辑委员会编委、光明中医函授大学顾问、张仲景国医大学名誉教授及《中医杂志》（英文版）编委等职。

1963年，郭霭春教授承担了国家科技部"七本古书校释"项目中《灵枢经校释》主编工作，历经17年，于1980年出版。1982年，在卫生部、国家中医药管理局组织领导下，郭霭春教授承担了《中医古籍整理丛书·黄帝内经素问校注》主编工作，历经10年出版，并获国家科学技术进步二等奖、国家中医药管理局中医药科学技术进步一等奖。他用了二十多年的研究，于1981年终于著成《黄帝内经素问校注语译》一书，并于1981年由天津科学技术出版社出版，是中华人民共和国成立后系统研究整理《素问》的第一部个人专著。全书引用善本20余种，元代以前重要医籍60种以上，共出校语2450余处，加注文3180余条。《黄帝内经素问校注语译》一经问世，便在学术界和社会上引起了强烈反响，被国内外许多有关单位作为研究《黄帝内经素问》必备参考书，并引起日本、美国、德国等学者的关注。学术界普遍认为，该书是我国目前整理研究《黄帝内经素问》成就最大、学术水平最高的著作，也标志着他在中医文献整理研究上取得了历史性、创新性的突破。

郭霭春教授有感于浩如烟海的中医古籍书目的缺如，独辟蹊径，自1958年始，充分利用地方志这一尚未被开发的资料宝库，正式组织进行编写工作，足迹遍及全国各省市图书馆，共查阅了4000余种地方志，历尽艰辛，饱尝困苦，至1984年完成了《中国分省医籍考》编写工作。全书250余万字，共著录医籍8000余种，附录作者小传4000余篇，是我国目前著录医籍最多的一部传录体医学目录专著。该书所录的资料，绝大部分在历代史志、公私书目及其他著作中未曾刊录过，也未被发现和利用，因此，可以说本书为研究我国医史文献提供了大量有价值的第一手素材。通过分省著录，不但为地方医学的研究创造了条件，还能突出地反映各省医学的特点，尤其可以看出区域性社会因素对医学发展的影响。该书采用传录体编写，补充了医史上缺佚的名医传记，发掘了民间医家的医术、医方及其医德修养，指出了名医成功之路，给后来者以启迪。总之，该书不但在著录的条目上超出了以往同类书目的数倍，并且独具特色。该书1985年由天津科学技术出版社出版后，受到中医学界、史学界的高度重视，开创了中医史志学研究之先河，对中医文献学、目录学做出了贡献。

在繁重的教学、科研之余，郭霭春教授从不忽视临床医学的研究，从20世纪30年代学医到80年代成为著名中医教授，一以贯之，热心为广大患者解除疾病痛苦。他医德高尚，医术精湛，临诊认真负责，一丝不苟。每逢诊病，必冥思苦想，处方用药，几经斟酌，诊后回家，反复思索，查阅名家医案，如《古今医案按》《得心堂医案》《雪雅堂医案》等，以待复诊时处方增减，从不师心自用，且能够"通古今之变，成一家之言"，有着自己独到见地。

郭霭春教授最善奖掖后学，以"学而不厌，诲人不倦"为行动准则，除担负指导研究生的任务外，还定期为中青年教师讲课，以提高师资素质。他几十年如一日，呕心沥血，培养了大批优秀人才，大多在科研、教学、临床上做出了显著成绩。他创建并领导了天津市高教系统重点学科医史文献学。他曾获得天津市高等教育局"培养硕士研究生优秀教师"荣誉称号，其撰写的《我是怎样带研究生的》论文，获1989年天津市高教局优秀教学成果二等奖。

郭霭春教授治学严谨，著作宏富，从20世纪30年代一直至90年代，先后撰著出版了医学和史学著作近20部，总字数近千万字。如果没有"焚膏油以继晷，恒兀兀以穷年"的勤奋读书与写作，是难以完成的。

二、主要学术成就与贡献

郭霭春教授为了继承和发扬中医学宝贵遗产和弘扬民族文化，为了中医事业发展，孜孜不倦，不遗余力，奉献了毕生的精力。他的学术成就与贡献可归纳为六个方面。

一是在中医文献整理研究，特别是中医经典著作整理工作方面贡献巨大。在对《黄帝内经素问》《灵枢经》《伤寒论》《金匮要略》《难经》等中医经典著作的整理上，郭霭春教授始终坚持普及与提高、继承与创新、去粗取精、去伪存真、实事求是的原则，以中医理论为指导，结合临床经验，将目录、校勘、训诂、音韵等专门之学，正确、合理地运用到中医典籍整理上，达到文理医理融会贯通、完美结合。

二是在史学研究上，著有《补周书艺文志》《续资治通鉴目录》《清史稿艺文志拾遗》《颜习斋学谱》等，拾遗补缺，补前人之未备，得到了史学界的高度评价。郭霭春教授依照司马光《通鉴目录》的体例，年经事纬，提纲挈领，编纂成《续资治通鉴目录》20卷。该书把几百万字的原著浓缩成20万字的大事记，完全可以作为独立著作来阅读。不仅给史学研究工作者提供了极大方便，也为历史编年和目录、工具书方面的著作弥补了缺憾。史学家卢弼、郭绍虞阅读了此书，并撰写了序言，认为作者"独为其难""己处其劳"，而人享其逸，为史学界做了一件好事。郭霭春教授在史学方面的贡献，还反映在中国医学史研究上。我国医学发源甚早，但文献记载比较散乱，东鳞西爪，头绪纷繁。研究者欲利用医史资料，检索甚为困难。郭霭春教授有感于此，独任其劳，积多年之功，广泛收集资料，运用汉代史学家司马迁所创的"年表"形式，将上起远古，下迄公元1966年（为第二版修订版截至时间，本次整理出版的截至时间为1947年）的数千年医史事件、各朝医事制度和政令、医药发展和对外交流、疾病流行情况、医学著作的编著和问世、医家活动与生卒，按照年代顺序排列出来，1976年编成《中国医史年表》，随即出版，后又再版。《中国医史年表》的出版，填补了中国医学史研究上的空白，洵为前无古人的开创性著作。

三是在目录学上的贡献，写作历时最久、查阅资料最多、用力最勤，并且最具创新精神的当为《中国分省医籍考》。本书在取材和编写方法、编写体例上，均与其他医学专科书目迥然不同，独具特色，其学术价值甚大，鸿篇巨帙，嘉慧医林。因此，出版后即成为中医学研究者的一部重要的工具书，荣获华北十省市优秀图书二等奖，被文化部评为全国优秀书目，1992年获全国优秀医史文献及工具书金奖。该书被赵国漳、潘树广主编的《文献学词典》收录，列为词目之一，并撰写了提要。

四是长期从事中医教育事业，教书育人，诲人不倦，热心指导青年教师，积极培养教学骨干，注重提高中青年教师的业务水平。郭霭春教授培养青年教师和研究生的方法是：点面结合，重点培养。形式上，除集体讲授外，主张面对面、一对一单独指导，口传心授。培养了多名硕士研究生和大批中医药人才，成为中医教学、科研、临床及管理方面的骨干力量。

五是在致力于教学、科研工作之余，郭霭春教授从未间断临证，为众多患者解除病痛，但不以医为业。在为患者诊治疾病时，认真负责，一丝不苟。他提倡治未病，以预防为主，强调饮食药物综合治疗。他医术精湛，医德高尚，医风淳朴，为患者治病不取报酬，深受患者的尊重和爱戴。

六是对文献工作做出了巨大贡献，除了自己整理了大量文献外，郭霭春教授还将许多珍贵文献史籍捐献给国家，如将卢慎之先生的《三国志集解》手稿捐献给了南开大学图书馆，将黄立夫先生的《资治通鉴目录校文》手稿捐献给天津图书馆。

郭霭春教授一生淡泊于名利、地位，执著、勤奋地致力于读书、著述和教书育人，尤其在史学和中医古籍的整理研究方面留下了众多的传世之作，他的卓越贡献将永载史册。

（说明：本文是在孙中堂、王玉兴、吴仕骥三位教授撰写的《郭霭春》一文的基础上进行修订。）

内容提要

　　《黄帝内经素问》(简称《素问》)作为中医学理论奠基之作,对它的研究代不乏人,有关《素问》的语译本、注释本及各种校勘本流传甚广,然而这些大多为一家之言。本书是在国家中医药管理局组织下进行的科研项目之一,经过全国专家论证,作者历经数年之久,在原有文献资料的基础上又挖掘出一些新的文献资料,博采众家之长,结合自己的见解,整理编撰了这部《黄帝内经素问校注》。内容设有提要(针对每一篇)、原文、校勘、注释、按语几项。

　　本书资料丰富,校勘翔实,训解精当,其中对《素问》的一些研究论点,经全国有关知名专家审定,代表了20世纪80年代研究的最高水平,适用于临床、教学及广大中医爱好者阅读参考。

　　《黄帝内经素问校注》是卫生部暨国家中医药管理局古籍整理规划中的重点项目之一，在天津中医学院的组织和领导下，付诸实施。其校注体例，基本上是按照《中医古籍校注通则》进行的。本次整理研究，主要从四个方面入手，即提要、校勘、注释、按语，后附《校注后记》。兹将各项内容的具体撰写情况简要说明如下。

一、底本

　　本书校注整理，是以人民卫生出版社影印明顾从德翻刻宋本为底本，卷次篇目保持不变，并保留王冰注文和林亿等新校正语，原书篇后之音释，本次校注未予收录。

二、提要

　　每篇的宗旨及主要内容，言简意赅地加以概括说明。

三、校勘

　　综合运用校勘的四校方法，并充分吸取前人校勘成果。四校又以对校为主,慎用理校。在校经文的同时,并全面校正王冰注文。凡经文、注文中有讹文、衍文、脱漏、倒置,以及有疑似之处,均写出校记,按统一脚注序码排列于每段经文、注文之后。关于原文的处理和校文的撰写,按以下原则和方法进行。

(一)凡底本文字,一律不予改动,一切问题,在校文中说明。

(二)凡底本与校本或据校各书不一,显系校本或据校各书误者,一般不出校。但有些与底本之文易混淆者,出校文以明之。

(三)凡底本与校本或据校各书不一,显系底本有误者,均出校文,并注明某某误、某某是、某某衍、某某当删等字样。

(四)凡底本与校本或据校各书不一,而文义并通时,写出校文,并尽可能提示倾向性意见。

(五)凡底本与校本或据校各书不一,而文义并通,难以定夺是非者,亦出校文,加以注明。

(六)凡底本与校本或据校各书不一,底本义胜,而校本或据校各书亦有一定参考价值者,亦出校文,提供读者参考。

(七)虽底本与校本一致,但有讹误疑似之处,而无他校书可资订正者,参考前人校勘之成说,进行校正,并出校文说明。

(八)虽底本与校本一致,但文义不通,或前后矛盾,或上下不协,而无任何数据参正者,即利用本校进行前后互证、上下互参,或以注校经。

(九)凡遇讹误之处,用对校、他校、本校均不能解决,又无前人校文可参者,采用理校,即以文义文例、文词用韵、文势衔接、形声字体校，并出校文。

（十）凡遇讹误之处，采用"四校"之法均感不妥者，则出校文存疑。

校勘所用各种版本、前人校稿、他校所用书目，以及本次校勘所用的具体方法，详见《校注后记》。

校勘引用各种版本一律用简称；他校书籍一般亦多用略称；采用前人成果，或用人名，或用书名，或人名书名并用，若需核实，亦可检《校注后记》。

对于林亿校语，不校不注。凡业经宋臣校正，又无新的文献补充者，不再出校，避免重复。

四、注释

注释包括词义训诂和文句注释两个方面，目的是阐明文义和医理。所注词句，用脚注序码标出，同校勘序码统一排列。训诂注释范围和具体方法如下。

（一）凡难字、僻字、异读字，均加注音，注音采用汉语拼音加直音字的方法。

（二）凡词义费解，或有歧义，或有僻义者，均出注训解，并出书证。

（三）凡医理难明、义理隐晦者，均加注释，昭明经旨。

（四）凡各注互异，酌量并存其说，或提出倾向性意见。

训诂采用声训、形训、义训三种方法，其中以"以声求义"为主，以"因形立义"为辅。声训、形训不能解决者，采用"据文证义"的方法。训诂以有关专著及汉唐旧注为依据；出证以准确、精当为宗旨，避免繁琐考证。

注释以今解为主，力求深入浅出，明白易懂。

注释、训诂与校勘内容统筹兼顾，合理安排，做到文理与医理的统一。

五、按语

主要是揭示有关经文的实质和深遂的内涵，以及它在理论与临证上的重要意义。具体是：

凡医论精辟有必要引导深入研究者；凡历代争议较多，需加以论断仲裁者；凡理论能联系实践，对临证有指导意义者；凡思想内容联系到其他学科，能够开阔学习思路者，酌加按语。

按语本着有按则按，不予勉强的原则进行，避免以偏概全，广泛议论。

六、附录

书后附录《素问遗篇》即《刺法论》《本病论》两篇。因其是唐宋之际人伪作，故只校不注，仅供研究《素问》者参考。

七、校注后记

为了便于读者对本书的全面了解，仅就围绕与《素问》有关的一些问题，及本次整理的方法、特点，撰写《校注后记》附于最后，其内容共分五个方面：

（一）《黄帝内经素问》的著作时代。

（二）《黄帝内经素问》的书名、卷数及版本源流。

（三）《黄帝内经素问》的主要内容、学术思想及学术价值。

（四）历代校勘、注释《黄帝内经素问》概况。

（五）本次校注整理《黄帝内经素问》的方法、特点及体会。

本书作为部级科研课题，于一九八三年九月接受任务，成立以郭霭春教授为首的《黄帝内经素问》整理研究课题组，并开始编写。课题组成员如下（按姓氏笔画为序）：

吴仕骥　郑恩泽　高文柱　郭洪耀　郭霭春　韩　冰

本课题于一九八五年九月由卫生部中医司古籍整理出版办公室组织召开论证会，正式通过课题论证。参加论证人员如下：

主任委员：张灿玾

副主任委员：方药中

委员（按姓氏笔画为序）：马继兴　王士福　史常永

刘广洲　凌耀星

古籍办公室负责人宋志恒同志主持参加了课题论证。

本课题于一九八八年九月完成初稿，复经主编一再修改，于一九八九年九月完成，并分送专家预审。于一九八九年十二月通过书稿审定。参加审定人员有（按姓氏笔画排序）：王玉川、方药中、史常永、余瀛鳌、张灿玾。

编者
一九八九年十二月

＊说明：《黄帝内经素问校注》，由郭霭春教授主编，原书为繁体竖排，我们在整理时改为简体横排（有些繁体字，未作类推简化）。原书中的古体字、异体字、俗写字，如未涉及校勘、训诂等内容的予以径改，通假字、避讳字未予改动，以保持原貌。

重广补注黄帝内经素问序

　　臣闻安不忘危，存不忘亡者，往圣之先务；求民之瘼，恤民之隐者，上主之深仁。在昔黄帝之御极也，以理身绪余治天下，坐于明堂之上，临观八极，考建五常。以谓人之生也，负阴而抱阳，食味而被色，外有寒暑之相荡，内有喜怒之交侵，夭昏札瘥，国家代有。将欲敛时五福，以敷锡厥庶民，乃与岐伯上穷天纪，下极地理，远取诸物，近取诸身，更相问难，垂法以福万世。于是雷公之伦，授业传之，而《内经》作矣。历代宝之，未有失坠。苍周之兴，秦和述六气之论，具明于左史。厥后越人得其一二，演而述《难经》。西汉仓公，传其旧学，东汉仲景，撰其遗论。晋皇甫谧刺而为《甲乙》，及隋杨上善纂而为《太素》。时则有全元起者，始为之训解，阙第七一通。迄唐宝应中，太仆王冰笃好之，得先师所藏之卷，大为次注，犹是三皇遗文，烂然可观。惜乎唐令列之医学，付之执技之流，而荐绅先生罕言之，去圣已远，其术晻昧，是以文注纷错，义理混淆。殊不知三坟之余，帝王之高致，圣贤之能事，唐尧之授四时，虞舜之齐七政，神禹修六府以兴帝功，文王推六子以叙卦气，伊尹调五味以致君，箕子陈五行以佐世，其致一也。奈何以至精至微之道，传之以至下至浅之人，其不废绝为已幸矣！

顷在嘉祐中，仁宗念圣祖之遗事，将坠于地，乃诏通知其学者，俾之是正。臣等承乏典校，伏念旬岁，遂乃搜访中外，裒集众本，寖寻其义，正其讹舛，十得其三四，余不能具。窃谓未足以称明诏，副圣意，而又采汉唐书录古医经之存于世者，得数十家，叙而考正焉。贯穿错综，磅礴会通，或端本以寻支，或沂流而讨源，定其可知，次以旧目，正缪误者六千余字，增注义者二千余条，一言去取，必有稽考，舛文疑义，于是详明，以之治身，可以消患于未兆，施于有政，可以广生于无穷。恭惟皇帝抚大同之运，拥无疆之休，述先志以奉成，兴微学而永正，则和气可召，灾害不生，陶一世之民，同跻于寿域矣。

国子博士臣高保衡
光禄卿直秘阁臣林亿　　　　等谨上

重广补注黄帝内经素问序

《素问考注》引古抄本"重广"作"重雕"

启玄子王冰撰

新校正云：按唐《人物志》冰仕唐为太仆令，年八十余以寿终。

夫释缚脱艰❶，全真导气，拯黎元于仁寿，济羸劣以获安者，非三圣道则不能致之矣。孔安国序《尚书》曰：伏羲、神农、黄帝之书，谓之《三坟》，言大道也。班固《汉书·艺文志》曰:《黄帝内经》十八卷，《素问》即其经之❷九卷也，兼《灵枢》九卷，乃其数焉。新校正云：详王氏此说，盖本皇甫士安《甲乙经》之序，彼云："《七略》、《艺文志》、《黄帝内经》十八卷，今有《针经》九卷、《素问》九卷，共十八卷，即《内经》也。"故王氏遵而用之。又《素问》外九卷，汉·张仲景及西晋·王叔和《脉经》只为之九卷，皇甫士安名为《针经》，亦专名《九卷》。杨玄操云："《黄帝内经》二帙，帙各九卷。"按《隋书·经籍志》谓之《九灵》，王冰名为《灵枢》。虽复年移代革，而授学犹存，惧非其人，而时有所隐，故第七一卷，师氏藏之，今之奉行，惟八卷尔。然而其文简，其意博，其理奥，其趣深，天地

I

之象分，阴阳之候列，变化之由表，死生之兆彰，不谋而遐迩自同，勿约而幽明斯契，稽其言有征，验之事不忒，诚可谓至道之宗，奉生❸之始矣。

❶ 脱艰：熊本"艰"作"难"。
❷ 其经之：熊本"其"下无"经之"二字。
❸ 奉生：吴本、藏本"奉"并作"养"。

假若天机迅发，妙识玄通，葳❶谋虽属乎生知，标格亦资于诂训，未尝有行不由径❷，出不由户者也。然刻意研精，探微索隐，或识契真要，则目牛无全，故动则有成，犹鬼神幽赞，而命世奇杰，时时间出焉。则周有秦公，新校正云："按别本一作和缓。"汉有淳于公，魏有张公、华公，皆得斯妙道者也，咸日新其用，大济蒸人❸，华叶递荣，声实相副，盖教之著矣，亦天之假也。

❶ 葳：《古今医统大全》引作"臧"。
❷ 未尝有行不由径：径，《玉篇》：路径也。未尝有行不由径，言没有走路不经由道路的。
❸ 蒸人：《全唐文》卷四百三十三王冰《素问·序》"蒸"作"烝"。按：蒸、烝经传通用。《广雅·释训》：蒸蒸，王念孙曰："蒸或作烝。"

冰弱龄慕道，夙好养生，幸遇真经，式为龟镜。而世本纰缪，篇目重叠，前后不伦，文义悬隔，施行不易，披会亦难，岁月既淹，袭❶以成弊。或一篇重出，而别立二名；或两论并吞❷，而都为一目；或问答未已，别树篇题；或脱简不书，而云世阙；重《合经》❸而冠《针服》❹，并《方宜》而为《咳篇》，隔《虚实》而为《逆从》，合《经络》❺而为《论要》，节《皮部》为《经络》，退《至教》❻以《先针》，诸如此流，不可胜数。且将升岱岳，非径奚为；欲诣扶桑，无舟莫适。乃精勤博访，而并有其人，历十二年，方臻理要，询谋得失，深遂夙心。时于先生郭子斋堂，受得先师张公秘本，文字昭晰，义理环周，一以参详，群疑冰释。恐散于末学，绝彼师资，因而撰注，用传不朽，兼旧藏之卷，合八十一篇，二十四卷，勒成一部。新校正云：详《素问》第七卷，亡已久矣。按皇甫士安，晋人也。序《甲乙经》云，亦有亡失。《隋书·经籍志》载梁《七录》亦云止存八卷。全元起，隋人，所注本乃无第七。王冰，唐宝应中人，上至晋·皇甫谧甘露中，已六百余年，而冰自为得旧藏之卷，今窃疑之。仍观《天元纪大论》《五运行论》《六微旨论》《气交变论》《五常政论》《六元正纪论》《至真要论》七篇，居今《素问》四卷，篇卷浩大，不与《素问》前后篇卷等，又且所载之事，与《素问》余篇，略不相通。窃疑此七篇乃《阴阳大论》之文，王氏取以补所亡之卷，犹周官亡《冬官》以《考功记》补之之类也。又按汉·张仲景《伤寒论》序云，撰用《素问》《九卷》《八十一难经》《阴阳大论》是《素问》与《阴阳大论》两书甚明，乃王氏并《阴阳大论》于《素问》中也。要之，《阴阳大论》亦古医经，终非《素问》第七矣。冀乎究尾明首，寻注会经，开发童蒙，宣扬至理而已。

❶ 袭：《原病式》引作"习"。

❷ 吞：《原病式》引作"合"。按：据新校正作"合"是。如本书《血气形志》全元起本并在《宣明五气》王氏分出为别篇；本书《经络论》全元起本在《皮部论》末，王氏亦另分篇。

❸ 合经：守校本作"经合"。

❹ 针服：《素问考注》"服"，作"经"。

❺ 经络：《素问考注》引伊泽柏轩信道曰："络，恐终误，盖《玉版论要》与《诊要经终》旧合并为一篇欤。"

❻ 至教：胡本、赵本"教"并作"道"。检《全唐文》卷四百三十三王冰《素问·序》亦作"道"，与胡本合。

其中简脱文断，义不相接者，搜求经论所有，迁移以补其处；篇目坠缺，指事不明者，量❶其意趣，加字以昭其义；篇论吞并，义不相涉，阙漏名目者，区分事类，别目以冠篇首❷；君臣请问，礼仪❸乖失❹者，考校尊卑，增益以光其意；错简碎文，前后重叠者，详其指趣，削去繁杂，以存其要；辞理秘密，难粗论述者，别撰《玄珠》以陈其道。新校正云："详王氏《玄珠》世无传者，今有《玄珠》十卷、《昭明隐旨》三卷，盖后人附托之文也。虽非王氏之书，亦于《素问》第十九卷至二十二四卷，颇有发明。其《隐旨》三卷，与今世所谓《天元玉册》者，正相表里，而与王冰之义多不同。"凡所加字，皆朱书其文，使今古必分，字不杂糅❺。庶厥昭彰圣旨，敷畅玄言，有如列宿高悬，奎张不乱，深泉净滢，鳞介咸分，君臣无夭枉之期，夷夏有延龄之望。俾工徒勿误，学者惟明，至道流行，徽音累属，千载之后，方知大圣之慈惠无穷。

时大唐宝应元年岁次壬寅序

❶ 量:《原病式》引作"详"。
❷ 篇首:《全唐文》卷四百三十三王冰《素问·序》"篇"作"其"。
❸ 礼仪:《全唐文》卷四百三十三王冰《素问·序》"仪"作"义"。
❹ 乖失:《原病式》引"失"作"戾"。
❺ 杂糅:朝本"糅"作"揉"。

目录

卷第一

新校正云：按王氏不解所以名《素问》之义，及《素问》之名起于何代。按《隋书·经籍志》始有《素问》之名。《甲乙经》序，晋·皇甫谧之文，已云《素问》论病精辨。王叔和西晋人，撰《脉经》云出《素问》《针经》。汉·张仲景撰《伤寒卒病论集》，云撰用《素问》。是则《素问》之名，著于《隋志》，上见于汉代也。自仲景已前，无文可见，莫得而知。据今世所存之书，则《素问》之名，起汉世也。所以名《素问》之义，全元起有说云："素者，本也。问者，黄帝问岐伯也。方陈性情之源，五行之本，故曰《素问》。"元起虽有此解，义未甚明。按《乾凿度》云："夫有形者，生于无形，故有太易，有太初，有太始，有太素。太易者，未见气也；太初者，气之始也；太始者，形之始也；太素者，质之始也。气形质具，而瘤瘵由是萌生。"故黄帝问此太素，质之始也。《素问》之名，义或由此。

上古天真论篇第一

新校正云：按全元起注本在第九卷，王氏重次篇第，移冠篇首。今注逐篇必具全元起本之卷第者，欲存《素问》旧第目，见今之篇次皆王氏之所移也。

提要：本篇要旨，阐发了固护真精，是防病延年之本的道理。具体内容可分为三：①论述了人体的健康长寿，关键在于保精养神，否则每易罹病早衰。②分析了人体生长衰老的自然规律，并指出肾在生命活动中的重要作用。③介绍了古代真人等的摄生原则与方法。

昔在❶黄帝❷，生而神灵❸，弱❹而能言，幼而徇齐❺，长而敦敏❻，成而登天❼。*有熊国君少典之子，姓公孙。徇，疾也。敦，信也。敏，达也。习用干戈，以征不享，平定天下，殄灭蚩尤。以土德王，都轩辕之丘，故号之曰轩辕黄帝。后铸鼎于鼎湖山，鼎成而白日升天，群臣葬衣冠于桥山，墓今犹在。*乃问于天师❽曰：余闻上古之人，春秋❾皆度百岁，而动作不衰；今时之人，年❿半百而动作皆⓫衰者，时世异耶？人将⓬失之耶？*天师，岐伯也。*

❶ 昔在："昔在"以下二十四字，不是《素问》原文，疑为王冰袭用《大戴记·五帝德篇》的成语所增。唐代崇奉道教，王冰尝士太仆令，当为其时政治所影响，所以给黄帝粉饰上极美的赞词。黄老由来并称，其篇首尊黄帝，实隐喻崇道教之意，王序所谓"昭彰圣旨，敷畅玄言"是也。实际上这二十四字与医理没有任何联系。《尚书·尧典》："昔在帝尧。"孔传："昔，古也。""在"同"哉"，语助词。

❷ 黄帝：为中华民族始祖。《黄帝内经》所以托名黄帝，以示学有根源。

❸ 神灵：谓神异，犹云不同常人。

❹ 弱：司马贞《史记索隐》："弱，谓幼弱时也。"

❺ 幼而徇齐：谓黄帝年幼才思敏捷。《礼记·曲礼上第一》："人生十年曰幼。""徇"通"侚"。《说文·人部》："侚，疾也。"段注引《史记·五帝本纪》作"侚齐"。"侚""齐"同义。《广雅·释诂一》："侚齐，疾也。"

❻ 敦敏：敦厚勤勉。王聘珍《大戴礼记解诂》："敦，厚也。敏，犹勉也。"

❼ 登天：《大戴礼·五帝德》"登天"作"聪明"。此作"登天"，疑王氏所改，有意尊显道家。

❽ 乃问于天师：《千金要方》卷二十七第一引作"黄帝问于岐伯"。"天师"，是黄帝对岐伯的尊称。

❾ 春秋：犹言年龄。《汉书·苏武传》："且陛下春秋高。"

❿ 年：《素问校讹》引古抄本"年"下有"至"字，与《千金要方》卷二十七第一引合。

⓫ 皆：《史载之方》卷下《为医总论》引作"有"。"有"，或也。

⓬ 人将：《千金要方》卷二十七第一引作"将人"。"将"，义与"抑"同。

岐伯❶对曰：上古之人，其知道者，法于阴阳❷，和❸于术数，上古，谓玄古也。知道，谓知修养之道也。夫阴阳者，天地之常道，术数者，保生之大伦，故修养者必谨先之。《老子》曰："万物负阴而抱阳，冲气以为和。"《四气调神大论》曰："阴阳四时者，万物之终始，死生之本，逆之则灾害生，从之则苛疾不起，是谓得道。"此之谓也。食饮有节❹，起居有常❺，不妄作劳，食饮者，充虚之滋味，起居者，动止之纲纪，故修养者谨而行之。《痹论》曰："饮食自倍，肠胃乃伤。"《生气通天论》曰："起居如惊，神气乃浮。是恶妄动也。《广成子》曰："必静必清，无劳汝形，无摇汝精，乃可以长生。故圣人先之也。新校正云：按全元起注本云："饮食有常节，起居有常度，不妄不作。"《太素》同。杨上善云："以理而取声色芳味，不妄视听也。循理而动，不为分外之事。故能形与神俱❻，而尽终其天年❼，度百岁乃去。形与神俱，同臻寿分，谨于❽修养，以奉天真，故尽得终其天年。去，谓去离于形骸也。《灵枢经》曰："人百岁，五脏皆虚，神气皆去，形骸独居而终矣。"以其知道，故年❾长寿延年。度百岁，谓至一百二十岁也。《尚书·洪范》曰："一曰寿，百二十岁也。"**今时之人不然也**，动之死地，离于道也。**以酒为浆❿**，溺于饮也。**以妄⓫为常**，寡于信也。**醉以⓬入房**，过于色也。**以欲竭其精，以耗⓭散其真**，乐色曰欲，轻用曰耗，乐色不节则精竭，轻用不止则真散，是以圣人爱精重施，髓满骨坚。《老子》曰："弱其志，强其骨。"河上公曰："有欲者亡身。"《曲礼》曰："欲不可纵。"新校正云：按《甲乙经》"耗"作"好"。**不知持满，不时御神⓮**，言轻用而纵欲也。《老子》曰："持而盈之，不如其已。"言爱精保神，如持盈满之器，不慎而动，则倾竭天真。《真诰》曰："常不能慎事，自致百痾，岂可怨咎于神明乎。"此之谓也。新校正云：按别本"时"作"解"。**务⓯快其心，逆于生乐**，快于心欲之用，则逆养生之乐矣。《老子》曰："甚爱必大费。"此之类欤。夫甚爱而不能救，议道而以为未然者，伐生之大患也。**起居无节，故半百而衰也**。亦耗散而致是也。夫道者不可斯须离⓰，于道则寿不能终尽于天年矣。《老子》曰："物壮则老，谓之不道，不道早亡。"此之谓离道也。

❶ 岐伯：《汉书·司马相如传》颜注引张揖曰："岐伯者，黄帝太医，属使主方药也。"

❷ 法于阴阳：《千金要方》卷二十七第七引"于"作"则"。法于阴阳，谓取法于阴阳规律。

❸ 和：《类说》卷三十七引作"知"。

❹ 有节：《千金要方》卷二十七第一引"有"下有"常"字。

❺ 有常：《千金要方》卷二十七第一引"常"下有"度"字。

❻ 形与神俱：犹言形体与神气称合。"俱"有"同"义。见本书《三部九候论》王注。《说文·冂部》："同，合会也。"

❼ 尽终其天年："尽终"同义复词，《玉篇·皿部》："尽，终也。""天年"指寿命。《韩非子·解老》："尽天年则全而寿。"

❽ 于：四库本作"加"。

❾ 年：守校本作"能"。

❿ 浆：《说文·水部》："将，酢将也。""将"即"浆"字，指酸浆。张舜徽曰："古无茶，浆乃常饮物。浆亦米为之，似酒而非酒者，其味必酢。"

⑪ 妄:《甲乙经》卷十一第七作"安"。按:作"安"是。"妄""安"形近致误。以安为常,是为好逸。好逸与嗜酒、贪色,文义一致。本书《宣明五气篇》、《灵枢·九针论》并曰:"久卧伤气,久坐伤肉。"其义可征。《千金翼方》卷十二第四:"不得安于其处,以致壅滞,故流水不腐,户枢不蠹。"则好逸之有害于身,义甚明显。

⑫ 以:《千金要方》卷七第一、《外台》卷十八并引作"已"。按:作"已"是。"醉已"犹言"醉甚"。《诗经·唐风·蟋蟀》毛传:"已,甚也。"本书《五脏生成篇》王注:"醉甚入房,故心气上胜于肺矣。"

⑬ 耗:胡澍曰:"按以耗散其真与以欲竭其精句义不对,则皇甫谧本作好是也。好读嗜好之好。好亦欲也。作耗者,声之误。"

⑭ 不时御神:"时"林校引别本作"解"。"不解"与上文"不知"对文。按:作"时"亦通。《广雅·释诂一》:"时,善也。""御神"犹言"节神"。孔广居《说文疑疑》:"御从彳、从止、从卩,会行止有节义。"据此,则"御"字可作"节"解。"节神"与《千金翼方》卷十二《养性》之"啬神"义相似。

⑮ 务:犹"求"也。见《吕氏春秋·孝行》高注。

⑯ 离:周本"离"下重"离"字,属下读。

按: 本节指出:知养生之道者,必当"法于阴阳,和于术数",形神兼养,才可尽其天年。如果悖失其道,"以欲竭其精,以耗散其真",真元匮乏,必然导致半百而衰,抑或百病丛生。这些论点,为后世养生学奠定了重要基础。

术数,即养生之方法,马莳曰:"如呼吸、按跷,及《四气调神论》养生、养长、养收、养藏之道,《生气通天论》阴平阳秘,《阴阳应象大论》七损八益,《灵枢·本神》长生久视,本篇下文"饮食起居之类",实为本篇"术数"之确解。《汉书·艺文志》数术类叙谓"数术者,皆明堂羲和史卜之职。"《四库全书总目》术数类本之,遂谓"术数不出乎阴阳五行,生克制化。实皆《易》之支派"。其说亦可参。

夫上古圣人之教下也,皆谓之❶虚邪贼风❷,避之有时❸,

邪乘虚入,是谓虚邪。窃害中和,谓之贼风。避之有时,谓八节之日,及太一入从之❹于中宫,朝八风之日也。《灵枢经》曰:"邪气不得其虚,不能独伤人。"明❺人虚乃邪胜之也。新校正云：按全元起注本云："上古圣人之教也，下皆为之。"《太素》《千金》同。杨上善云："上古圣人使人行者，身先行之，为不言之教。不言之教胜有言之教，故下百姓仿行者众，故曰下皆为之。"太一人从于中宫朝八风义，具《天元玉册》中。**恬惔虚无❻，真气❼从❽之，精神内守❾，病安从来。**恬惔虚无，静也。法道清净，精气内持，故其气❿邪不能为害。**是以志闲⓫而少欲，心安而不惧，形劳而不倦，**内机息故少欲，外纷静故心安，然情欲两亡，是非一贯，起居皆适，故不倦也。**气从⓬以顺，各从其欲，皆得所愿。**志不贪故所欲皆顺，心易足故所愿必从，以不异求，故无难得也。《老子》曰："知足不辱，知止不殆，可以长久。"**故美⓭其食，**顺精粗也。新校正云：按别本"美"一作"甘"。**任⓮其服，**随美恶也。**乐其俗，**去倾慕也。**高下不相慕，其民故曰朴⓯。**至无求也，是所谓心足也。《老子》曰："祸莫大于不知足，咎莫大于欲得，故知足之足常足矣。"盖非谓物足者为知足，心足者乃为知足矣。不恣于欲，是则朴同。故圣人云："我无欲，而民自朴。"新校正云：按别本云"曰"作"日"。**是以嗜欲不能劳其目，淫邪不能惑其心，**目不妄视，故嗜欲不能劳，心与玄同，故淫邪不能惑。《老子》曰："不见可欲，使心不乱。"又曰："圣人为腹，不为目也。"**愚智贤不肖⓰，不惧于物⓱，故合于道⓲。**情计两亡，不为谋府，冥心一观⓳，胜负俱捐，故心志保安，合同于道。庚桑楚曰："全汝形，抱汝生，无使汝思虑营营。"新校正云：按全元起注本云："合于道数。"**所以能年皆度百岁，而动作不衰者，以其德全不危⓴也。**不涉于危，故德全也。《庄子》曰："执道者德全，德全者形全，形全者圣人之道也。"又曰："无为而性命不全者，未之有也。"

❶ 夫上古圣人之教下也，皆谓之：胡澍曰："下皆为之。"下皆化之也。《书·梓材》："厥乱为民。"《论衡·效力篇》引作"厥率化民"。是"为"即"化"。王氏所据本"为"作"谓"，盖假借皆主乎声，王氏不达，谓以"谓"为告谓之谓，乃升"下"字于上句"也"字之上，以"上古圣人之教下也"为句，

"皆谓之"三字属下为句，失其指矣。

❷ 虚邪贼风：森立之曰："天地间之风无外于八风，而从其冲后来者为虚风、为虚邪；不论从其冲后来与否，中而贼害人者，名曰贼风，曰贼邪，虚邪贼风，总称外来不正之风而言也。"

❸ 避之有时：郭佩兰曰："冬至避西风，立春避西南风，夏至避北风，立秋避东北风，春分避西风，立夏避西北风，秋分避东风，立冬避东南风。"

❹ 从之：周本作"徙立"。按：《灵枢·九宫八风》作"徙立"，与周本合。

❺ 明：赵本、藏本并作"谓"。

❻ 恬惔虚无：胡本、赵本、吴本、藏本、熊本"惔"并作"憺"。《音释》作"憺"，与胡本合。明绿格抄本作"澹"。按："惔"本作"倓"。"倓"与"憺""澹"并通用。"恬惔虚无"即心安静而无私欲。

❼ 真气：即元真之气。《灵枢·刺节真邪》："真气者，所受于天，与谷气并而充身者也。"

❽ 从：《云笈七签》卷五十七第六引作"居"。

❾ 内守：《千金要方》卷二十七第一乙作"守内"。

❿ 气：胡本、赵本、周本、藏本并作"虚"。《素问校讹》引古抄本、元椠本亦作"虚"，与胡本等诸本合。

⓫ 志闲：《千金要方》卷二十七第一"志"上有"其"字。下"心"上、"形"上同。《说文·门部》："闲，阑也。"段注："引申为防闲。"意向有所防闲，所以少欲。

⓬ 气从：《甲乙经》卷十一第七"气"上有"神"字。"气从"谓"气和"。本书《六元正纪大论》王注："气同谓之从。"和"与"同"义通。

⓭ 美：《千金要方》卷二十七第一引作"甘"。按：作"甘"是，与王注"顺精粗"义合。

⓮ 任：《千金要方》卷二十七第一引作"美"。

⓯ 其民故曰朴：《千金要方》卷二十七第一引"曰"作"日"。按："曰""日"并误，应作"自"。传抄既误"自"为"日"，又误"日"为"曰"。王注"而民自朴"，是王据本原作"自"。朴，《说文·木部》："朴，木皮也。"凡木之皮，皆较他皮为厚，引申有纯厚义。

⓰ 愚智贤不肖：李本、蒋本"愚智"并乙作"智愚"。"智愚"与"贤不肖"对文。《说文·贝部》："贤，多才也。""不肖"即无才无德。

⓱ 不惧于物："惧"疑为"攫"之误字。《荀子·解蔽》："则谓之惧。王引之谓："惧当为攫。""攫"有夺取之义。"不攫于物"谓不急取财帛等物。

⑱ 道:《甲乙经》卷十一第七、《千金要方》卷二十七第一"道"下并有"数"字。

⑲ 观:四库本、守校本并作"视"。

⑳ 危:"危"下脱"故"字，应据本书《疏五过论》"故事有五过四德"句王注引补。《广韵·五支》:"危，不安也。"

帝曰：人年老❶而无子者，材力❷尽邪？将天数❸然也？ 材，谓材干，可以立身者。**岐伯曰：女子七岁❹，肾气盛，齿更发长❺。** 老阳之数极于九，少阳之数次于七，女子为少阴之气，故以少阳数偶之，明阴阳气和，乃能生成其形体，故七岁肾气盛，齿更发长。**二七而天癸至❻，任脉通，太冲脉❼盛，月事以时下❽，故有子。** 癸谓壬癸，北方水干名也。任脉、冲脉，皆奇经脉也。肾气全盛，冲任流通，经血渐盈，应时而下，天真之气降，与之从事，故云天癸也。然冲为血海，任主胞胎，二者相资，故能有子。所以谓之月事者，平和之气，常以三旬而一见也。故愆期者谓之有病。新校正云：按全元起注本及《太素》《甲乙经》俱作"伏冲"，下"太冲"同。**三七，肾气平均，故真牙❾生而长极❿。** 真牙，谓牙之最后生者。肾气平而真牙生者，表牙齿为骨之余也。**四七，筋骨坚，发长极，身体盛壮。** 女子天癸之数，七七而终。年居四七，材力之半，故身体盛壮，长极于斯。**五七，阳明脉衰，面始焦⓫，发始堕⓬。** 阳明之脉气营于面，故其衰也，发堕面焦。《灵枢经》曰："足阳明之脉，起于鼻，交頞中，下循鼻外，入上齿中，还出侠口环唇，下交承浆，却循颐后下廉，出大迎，循颊车，上耳前，过客主人，循发际，至额颅。"手阳明之脉，上颈贯颊，入下齿缝中，还出侠口，故面焦发堕也。**六七，三阳脉衰于上，面皆⓭焦，发始⓮白。** 三阳之脉，尽上于头，故三阳衰，则面皆焦，发始白。所以衰者，妇人之生也，有余于气，不足于血，以其经月数泄脱之故。**七七⓯，任脉虚，太冲脉衰少，天癸竭，地道不通⓰故形坏⓱而无子也。** 经水绝止，是为地道不通。冲任衰微，故云形坏无子。

❶ 年老：人年五十已上为老。见《灵枢·卫气失常》。《礼记·曲礼上》："七十曰老"。

❷ 材力：即筋力。"材""力"叠韵，同义。《说文·力部》："力，筋也。"前阴为宗筋之所聚，筋力不足故老而无子。

❸ 天数：即天癸之数（如女子七七，男子八八天癸竭），张介宾曰："天数，天赋之限数也。"

❹ 七岁：是古人长期观察人体生理发育规律而总结出来的约数。后文"八岁"义同。

❺ 齿更发长：《太素》卷二《寿限》"齿更"作"更齿"。肾主骨，齿为骨之余。肾为精血之脏，发者血之余，肾气充盛，故乳齿更换，头发茂盛。《礼记·月令》郑注："更，犹易也。"

❻ 而天癸至：《甲乙经》卷六第十二"天"上无"而"字，"癸"作"水"。按：本书《阴阳别论》王注引无"而"字，与《甲乙经》合。杨上善曰："天癸，精气也。"森立之曰："天癸者，至二七、二八之期，而男女构精之机自发动于内，是应天数而肾水充满，故曰天癸也。"

❼ 太冲脉：《太素》卷二《寿限》"太"作"伏"。《太平圣惠方》卷一、《圣济总录》卷一百五十一、《伤寒明理论》卷三第四十五引"冲"上并无"太"字。按："伏"是"伏"之误字，"伏"即古"太"字。"太冲脉"即冲脉。《难经·二十八难》杨玄操注云："冲者通也，言此脉下至于足，上至于头，通受十二经之气血，故曰冲焉。以其为经脉之海，故曰太冲"。

❽ 月事以时下：《类说》卷三十七引"下"作"干"，并自为句。按："干"上疑脱"阴阳"二字。"月事以时"，即月经准期而至。《说文·干部》："干，犯也。""阴阳干"乃指男女交媾，与下段文男子二八"阴阳和"异文成义。否则，下文何以言"故有子"？

❾ 真牙：即智齿。

❿ 长极：杨上善曰："长极，身长也。"极"，终也、止也。言身长至此，不复增加。

⓫ 焦：为"醮""憔"之假借字。《说文·面部》："醮，面焦枯小也。"《广韵·四宵》："憔，憔悴瘦也。"

⓬ 堕：《太素》卷二《寿限》作"惰"，《甲乙经》卷六第十二作"白"。按：作"白"与下重复，未是。胡澍曰："堕本作鬌。《说文》：'鬌，发隋也。'字通作堕。"《广雅·释诂四》："堕，脱也。"

⓭ 皆：《太平圣惠方》卷一引无"皆"字。

❶ 始：《太素》卷二《寿限》无"始"字。

❷ 七七：天癸绝竭，女子以七七为期，男子以八八为期，此乃古人长期观察人体而得之生理变化规律。"六"为老阴之数，"九"为老阳之数。《周易·系辞下》："天数五，地数五，五位相得而各有合，天数二十有五，地数三十，凡天地之数，五十有五，此所以成变化而行鬼神也。"天数五之一、三、五、七、九相加为二十五，地数五之二、四、六、八、十相加为三十。天数二十五，地数三十，二者相加为五十五。女子属阴，其衰年为老阴之气，当合老阴之数，阴数退，故于天地之数（五十五）中减去六，而得四十九的七七之数；男子属阳，其衰年为老阳之气，当合老阳之数，阳数进，故于天地之数（五十五）中加九，而得六十四的八八之数。

❸ 地道不通：本书《三部九候论》云："下部地，足少阴也。"下部地即"地道"之确解。"地道不通"即月事不来。

❹ 形坏：姚止庵曰："形坏谓发堕、齿落、面焦而老弱不堪也。"

丈夫八岁，肾气实❶，发长齿更。老阴之数极于十，少阴之数次于八，男子为少阳之气，故以少阴数合之。《易·系辞》曰："天九地十，则其数也。" **二八，肾气盛❷，天癸至，精气溢泻❸，阴阳和❹，故能❺有子。**男女有阴阳之质不同，天癸则❻精血之形亦异，阴静海满而去血，阳动应合而泄精，二者通和，故能有子。《易·系辞》曰："男女构精，万物化生"。此之谓也。**三八，肾气平均，筋骨劲强，故真牙生而长极。**以其好用故尔。**四八，筋骨隆盛，肌肉满壮❼。**丈夫天癸，八八而终，年居四八，亦材❽之半也。**五八，肾气衰，发堕齿槁。**肾主于骨，齿为骨余，肾气既衰，精无所养，故令发堕，齿复干枯。**六八，阳气衰竭❾于上，面焦，发鬓❿颁⓫白。**阳气，亦阳明之气也。《灵枢经》曰："足阳明之脉，起于鼻，交頞中，下循鼻外，入上齿中，还出侠口环唇，下交承浆，却循颐后下廉，出大迎，循颊车，上耳前，过客主人，循发际，至额颅"。故衰于上，则面焦发鬓白也。**七八，肝气衰，筋不能动⓬，天癸竭，精少，肾脏衰，形体皆极⓭。**肝气养筋，肝衰故筋不能动。肾气养骨，肾

卷第一　上古天真论篇第一

衰故形体疲极。天癸已竭，故精少也。匪惟材力衰谢，固当天数使然。**八八，则齿发去。**阳气竭，精气衰，故齿发不坚，离形骸矣。去，落也。**肾者❹主水，受五脏六腑之精而藏之，故五脏❺盛乃能泻。**五脏六腑，精气淫溢，而渗灌于肾，肾脏乃受而藏之。何以明之？《灵枢经》曰："五脏主藏精，藏精者不可伤"。由是则五脏各有精，随用而灌注于肾，此乃为都会关司之所，非肾一脏而独有精，故曰五脏盛乃能泻也。**今五脏皆衰，筋骨解堕❻，天癸尽矣。故发鬓白，身体重，行步不正，而无子耳。**所谓物壮则老，谓之天道者也。

❶ 实：《圣济总录》卷一百二十一引作"盛"。

❷ 肾气盛：此三字似蒙上衍，以前节文"女子二七"律之，当删。

❸ 溢泻：《伤寒九十论》第八、《类说》卷三十七引"溢"下并无"泻"字。

❹ 阴阳和：喜多村直宽曰："阴阳和，盖谓男子二八而阴阳气血调和耳。"其说较迂，此仍以王注为是。

❺ 能：《类说》卷三十七引无"能"字。

❻ 则：周本作"有"。

❼ 满壮：《太素》卷二《寿限》"满"下无"壮"字。《太平圣惠方》卷一引作"充满"。

❽ 材：周本此下有"力"字。

❾ 阳气衰竭：《太素》卷二《寿限》、《甲乙经》卷六第十二"衰"下并无"竭"字。按：王注"故衰于上"，是王据本亦无"竭"字。律前文女子六七"三阳脉衰于上"，则无"竭"字是。

❿ 鬓：《说文·髟部》："鬓，颊发也。"

⓫ 颁：《太平圣惠方》卷一引无"颁"字。检王注亦无"颁"字。

⓬ 筋不能动："动"有运转之义。见《礼记·礼运》孔疏。"筋不能勤"犹云筋脉迟滞，手足不灵活也。

⓭ 天癸竭，精少，肾脏衰，形体皆极：丹波元坚曰："推上下文，'天癸竭'云云四句，似宜移于'八八'下，恐是错出。"检王注"丈夫天癸，八八而终"，则"天癸竭"应属于"八八"。否则，如"七八"已"形体皆极"，"八八"仅"齿发去"，如何讲得通？对照女子"七七"文例，当作"七八，肝气衰，筋不能动。八八，天癸竭，精少，肾脏衰，则齿发去，形体皆极。"如此上下文义方

合。"极"有"病"义。"形体皆极"谓形体皆病。

⓮ 肾者：四库本"肾"下无"者"字。

⓯ 五脏：疑作"脏腑"。盖本句承上"五脏六腑之精"而言，不应举脏遗腑。魏了翁《学医随笔》引作"脏腑"是可证。

⓰ 解堕：赵本"堕"作"惰"。按："解堕"與"懈惰"同。慧琳《音义》卷七引《韵英》曰："惰，懈也。"《广雅·释诂二》："懈惰，懒也"。

帝曰：有其年已老而有子者，何也？言似非天癸之数也。岐伯曰：此其天寿过度❶，气脉❷常通，而肾气有余也。所禀天真之气，本自有余也。此虽有子，男不过尽八八，女不过尽七七，而天地❸之精气皆竭矣。虽老而生子，子寿亦不能过天癸之数。帝曰：夫道者年皆百数，能有子乎？岐伯曰：夫道者能却老❹而全形，身年虽寿❺，能生子也。是所谓得道之人也。道成之证，如下章云。

❶ 此其天寿过度："其"有"则"义。"过度"犹云超越寻常。《史记·外戚世家》索隐："过，谓踰之。"《说文·文部》："度，法制也"。引申有常规之意。

❷ 气脉：森立之曰："气系于男，脉系于女，上文云，丈夫二八精气溢泻，女子二七太冲脉盛。男则气，女则脉，常通于身中而不止，故能有子也。"

❸ 天地：男女之互词。本书《阴阳应象大论》："积阳为天，积阴为地……阴阳者，血气之男女也。"

❹ 却老：即推迟衰老。"却"乃"卻"之俗字，"卻"有"避"义。见《史记·鲁仲连邹阳列传》索隐。

❺ 寿：《说文·老部》："寿，久也"。引申为高龄之义。

按语： 本节内容揭示出人体生、长、壮、老不同阶段的自然发展规律。强调人体生理变化及生死寿夭，莫不关由肾气的盛衰。本书中多处论及肾在人体中的重要作用，后世"肾为先天之本"的理论，盖源于此。

从临床上看，肾气的盛衰，可以影响到五脏六腑的功能活动；反之，先天禀赋不足，或房劳所伤，久病累及等因素也会伤及肾脏，引起病变或早衰。凡此种种，多从肾论治。

本节还提出冲任二脉与女子月经、孕育的密切关系。对此，后世医家多有发挥，成为妇科的理论基础——冲任学说。宋·陈自明《妇人大全良方》引《普济方》论："故妇人病有三十六种，皆由冲任劳损而致。"清·徐灵胎在评述《临证指南医案》时指出："妇人之疾，除经带之外，与男子同治。而经带之疾，全属冲任。"故对妇科疾患的治疗莫不重视冲任的调摄。

黄帝曰：余闻上古有真人❶者，提挈天地，把握阴阳❷，真人，谓成道之人也。夫真人之身，隐见莫测，其为小也，入于无间，其为大也，偏于空境，其变化也，出入天地，内外莫见，迹顺至真，以表❸道成之证凡❹如此者，故能提挈天地，把握阴阳也。呼吸精气❺，独立守神❻，肌肉若一❼，真人心合于气，气合于神，神合于无，故呼吸精气，独立守神，肌肤若冰雪，绰约如处子。新校正云：按全元起注本云："身肌宗一。"《太素》同。杨上善云："真人身之肌体，与太极同质，故云宗一。"故能寿敝❽天地，无有终时，体同于道，寿与道同，故能无有终时，而寿尽天地也。敝，尽也。此其道生。惟至道生，乃能如是。中古之时，有至人❾者，淳德全道，全其至道，故曰至人。然至人以此淳朴之德，全彼妙用之道。新校正云：详杨上善云："积精全神，能至于德，故称至人。"和于阴阳，调于四时，和谓同和，调谓调适，言至人动静，必适中于四时生长收藏之令，参同于阴阳寒暑升降之宜。去世离俗，积精全神，心远世纷，身离俗染，故能积精而复全神。游行天地之间，视听八达之外❿，神全故也。庚桑楚曰："神全之人，不虑而通，不谋而当，精照无外，志凝宇宙，若天地然。"又曰："体合于心，心合于气，气合于神，神合于无，其有介然之有⓫，唯然之音虽远际八荒之外，近在眉睫之内，来于我者，吾必尽知之。"夫如是者神全，故所以能矣。此盖益其寿命而强者也，亦归于真人。同归于道也。其次有圣人者，处天地之和，从八风之理⓬，与天地合德，与日月合明，与四时合其序，与鬼神合其吉凶，故曰圣人。所以处天地之淳和，顺八风之正理者，欲其养正避彼虚邪。适嗜欲于世俗之间，无恚嗔⓭之心，圣人志深于道，故适于嗜欲，心全广爱，故不有恚嗔，是以常德不离，殁身不殆。**行不欲离于世，被服章，**新校正云：详"被服章"三字，疑衍。此三字上下文不属。**举不欲观于俗❶**，圣人举事行止，虽常在时俗之间，然其见为，则与时俗有异尔。何者？贵法道之清静也。《老子》曰："我独异于人，而贵求食于母。"母，亦谕道也。**外不劳形于事，内无思想之患，**圣人为无为，事无事，是以内无思想，外不劳形。**以恬愉❶为务❶，以自得为功，**恬，静也。愉，悦也。法道清静，适性而动，故悦而自得也。**形体不敝❶，精神不散，亦❶可以百数。**外不劳形，内无思想，故形体不敝。精神保全，神守不离，故年登百数。此盖❶全性之所致尔。庚桑楚曰："圣人之于声色滋味也，利于性则取之，害于性则捐之，此全性之道也。"敝，疲敝也。**其次有贤人者，法则❷天地，象似❷日月，**次圣人者，谓之贤人。然自强不息，精了百端，不虑而通，发谋必当，志同于天地，心烛于洞幽，故云法则天地，象似日月也。**辩列❷星辰，逆从❷阴阳，分别四时，**星，众星也。辰，北辰也。辩列者，谓定内外星官❷座位之所于天，三百六十五度远近之分次也。逆从阴阳者，谓以六甲等法，逆顺数而推步吉凶之征兆也。《阴阳书》曰："人中甲子，从甲子起，以乙丑为次，顺数之。地下甲子，从甲戌起，以癸酉为次，逆数之。"此之谓逆从也。分别四时者，谓分其气序也。春温❷、夏暑热、秋清凉、冬冰冽，此四时之气序也。**将从上古❷合同于道，亦可使益寿而有极时。**将从上古合同于道，谓如上古知道之人，法于阴阳，和于术数，食饮有节，起居有常，不妄作劳也。上古知道之人，年度百岁而去，故可使益寿而有极时也。

❶ 真人：《庄子·刻意》："素也者，谓其无所与杂也；纯也者，谓其不亏其神也。能体纯素，谓之真人。"《文选·鹏鸟赋》："真人恬漠兮，独与道息。"

❷ 提挈（qiè切）天地把握阴阳：谓真人能掌握阴阳之变化规律。"提挈"同义复词。《公羊传》桓十一年何注："挈犹提挈也。""把握"亦同义复词。《说文·手部》："把，握也。""握，搤持也。"

❸ 表：四库本作"其"。

④ 证凡：四库本作"至有"。

⑤ 呼吸精气：呼吸即吐纳。《庄子·刻意》："吹呴呼吸，吐故纳新。"《春秋繁露·通国身》："气之清者为精。""呼吸精气"似属气功中"调息"。

⑥ 独立守神：超然独处，精神内守而不外驰。《庄子·刻意》："纯素之道，唯神是守，守而勿失，与神为一。"成疏："守神而不丧，则精神凝静，既而形同枯木，心若死灰，物我两忘，身神为一也。"此似属气功之"调神"。

⑦ 肌肉若一：孙鼎宜曰："王本误，应据林校引全本改作身肌宗一。""身肌宗一"即"形与神俱"之义。森立之曰："言呼吸精气，则其精气周通于形体，而其神气内守不动，则里气通于表，表气达于里，毫无空隙，故背肉与腹肉一串其气，足肉与手肉一通其气，故肉无非其肉，无处不通气，而致密混一。所云虽有贼邪不能害者也。"

⑧ 蔽：通作"蔽"。"蔽"犹"极"也。见《吕氏春秋·当染》高注。《史记·龟策列传》："寿蔽天地，莫知其极。"义与此同。

⑨ 至人：《庄子·天下》："不离于真，谓之至人。"

⑩ 游行天地之间，视听八达之外：读本、赵本、吴本、明绿格抄本、周本、朝本、藏本、田本、蒋本、熊本、李本"达"并作"远"。《素问考注》引古抄本亦作"远"。"游行天地之间，视听八远之外"谓精神悠游于自然界，耳目遥注于远方，这是形容积精全神的机微状态。

⑪ 有：四库本作"响"。

⑫ 从八风之理："八风"，指东、南、西、北、东南、西南、西北、东北八方之风。《灵枢·九宫八风》载有八风伤人之病变。"从八风之理"谓圣人顺从八风的规律而避之。

⑬ 恚嗔（huìchēn 会瞋）：恼怒。《广雅·释诂二》："恚，怒也。"《说文·口部》："嗔，盛气也。"

⑭ 举不欲观于俗：森立之注引涩江氏曰："观，示也，显也，显示于俗，所以异于时众也。不欲者，亦和光同尘之意。诸家解并非是。"

⑮ 恬愉：安然愉悦，无欲无求。《说文·心部》："恬，安也。"《广雅·释诂一》："愉，喜也。"

⑯ 务：熊本作"物"。

⑰ 敝：凋敝。《说文·㡀部》："敝，一曰败衣。"段注："引申为凡败之称。"

⑱ 亦："亦"上疑脱"年"字。王注："年登百数。"是王据本有"年"字。

⑲ 盖：赵本作"皆"。

⑳ 法则：效仿。《汉书·贾谊传》颜注："法者谓则而效之。"《尔雅·释

诂》："则，法也。"

㉑ 似："似"通"以"。《初学记》卷十七《贤》第二引"似"作"以"。

㉒ 辩列：《素问考注》引古抄本"辩"作"辨"，"列"下有"宿"字。

㉓ 逆从："逆从"偏义复词，其意在"从"，《礼记·乐记》郑注："从，顺也。"

㉔ 官：四库本作"宫"。

㉕ 温：《素问校讹》引古抄本"温"下有"和"字。按：以下"夏暑热、秋清凉、冬冰冽"之例律之，当有"和"字。

㉖ 将从上古：《广雅·释诂一》："将，欲也。""从"有"随"义。见《仪礼·乡饮酒礼》郑注。"将从上古"言喻贤人要追随上古真人的养生意志。

按语： 真人、至人、圣人、贤人一段，与上文意义了无所关，不知何以窜置于此。日人获生徂徕谓是庄列一家议论。但"呼吸精气，独立守神""外不劳形于事，内无思想之患"等语乃医家气功之精义，如仅视为虚无之说，则失之矣。

四气调神大论篇第二

新校正云：按全元起本在第九卷。

提要：本篇着重阐明四时的气序变化规律、机体与四时的相关性，以及顺应四时调摄神志的养生方法，同时指出了"不治已病治未病"的防治原则。

春三月❶，此谓发陈❷，春阳上升，气潜发散❸，生育庶物，陈其❹姿容，故曰发陈也。所谓❺春三月者，皆因节候而命之。夏秋冬亦然。**天地俱生，万物❻以荣**，天气温，地气发，温发相合，故万物滋荣。**夜卧早起，广步❼于庭❽**，温气生，寒气散，故夜卧早起，广步于庭。**被发缓形❾，以使❿志生**，法象也。春气发生于万物之首，故被发缓形，以使志意发生也。**生而勿杀，予而勿夺，赏而勿罚⓫**，春气发生，施无求报，故养生者，必顺于时也。**此春气之应养生⓬之道也**。所谓因时之序也。然立春之节，初五日东风解冻，次五日蛰虫始振，后五日鱼上冰。次雨水气，初五日獭祭鱼，次五日鸿雁来，后五日草木萌动。次仲春惊蛰之节，初五日小桃华。新校正云：详"小桃华"《月令》作"桃始华"。次五日仓庚鸣，后五日鹰化为鸠。次春分气，初五日玄鸟至，次五日雷乃发声、芍药荣，后五日始电。次季春清明之节，初五日桐始华，次五日田鼠化为鴽、牡丹华，后五日虹始见。次谷雨气，初五日萍始生，次五日鸣鸠拂其羽，后五日戴胜降于桑。凡此六气一十八候，皆春阳布发生之令，故养生者必谨奉天时也。新校正云：详"芍药荣""牡丹华"今《月令》无。**逆之则伤肝⓭，夏为寒变⓮，奉**

长者少❶。逆，谓反行秋令也。肝象木，王于春，故行秋令则肝气伤。夏火王而木废，故病生于夏。然四时之气，春生夏长，逆春伤肝，故少气以奉于夏长之令也。

❶ 春三月：立春、雨水、惊蛰、春分、清明、谷雨六个节气为春三月。

❷ 发陈：张介宾曰："发，启也。陈，故也。春阳上升，发育万物，启故从新，故曰发陈。"

❸ 散：读本、赵本、藏本并作"能"，属下读。

❹ 陈其：读本无"陈其"二字。

❺ 所谓：读本、藏本"谓"上并无"所"字。

❻ 万物：古人借指草木言。见李笠《内经稽古编》。

❼ 广步：缓步。《史记·贾谊传》索隐引姚氏曰："广，犹宽也。"《广韵·二十六桓》："宽，缓也。"

❽ 庭：《玉篇·广部》："庭，堂阶前也。"

❾ 被发缓形：张志聪曰："被发者，疏达肝木之气也。缓，和缓也，举动舒徐。""被"通"披"。《广雅·释诂三》："披，散也。"

❿ 以使：《病源》卷十五《肝病候》引"使"下有"春"字。

⓫ 生而勿杀，予而勿夺，赏而勿罚："予"通"与"。"生""予""赏"皆顺应春阳生发之气；"杀""夺""罚"皆折逆春阳生发之气。

⓬ 养生：《类说》卷三十七引作"生养"。

⓭ 逆之则伤肝：相反为逆。肝象木，旺于春。凡违背春三月养生之道，均伤肝气。王冰注谓"行秋令则肝气伤"，非仅此。后文"逆之则伤心""逆之则伤肺""逆之则伤肾"义同。

⓮ 寒变：喻昌《医门法律》卷一曰："寒变者，夏月得病之总名。缘肝木弗荣，不能生其心火，至夏心火当旺反衰，得食则饱闷，遇事则狐疑，下利奔迫，惨然不乐，甚者，战栗如丧神守。"喜多村直宽《素问札记》谓"据后文例，寒变疑是病名"。参喻说近是。

⓯ 奉长者少："奉"，供给、资养之义。姚止庵曰："奉者，自下而上，从此达彼之辞。天地之气，生发于春，长养于夏，收敛于秋，归藏于冬，缺一不可，倒置不可。冬之藏，秋所奉也；秋之收，夏所奉也；夏之长，春所奉也；春之生，冬所奉也。苟不能应春而反逆其生发之气，至夏自违其融和之令，是所奉者少也。"

夏三月❶，此谓蕃❷秀，阳自春生，至夏洪盛，物生以长，故蕃秀也。蕃，茂也，盛也。秀，华也，美也。天地气交❸，万物华❹实，举夏至也。《脉要精微论》曰："夏至四十五日，阴气微上，阳气微下。"由是则天地气交也。然阳气施化，阴气结成，成化相合，故万物华实也。《阴阳应象大论》曰："阳化气，阴成形。"夜❺卧早起，无厌于日❻，使志无怒，使华英❼成秀，使气得泄，若所爱在外❽，缓阳气则物化，宽志意则气泄，物化则华英成秀，气泄则肤腠宣通❾。时令发阳，故所爱亦顺阳而在外也。此夏气之应养长❿之道也。立夏之节，初五日蝼蝈鸣，次五日蚯蚓出，后五日赤箭生。新校正云：按《月令》作"王瓜生"。次小满气，初五日吴葵华，新校正云：按《月令》作"苦菜秀"。次五日靡草死，后五日小暑至。次仲夏芒种之节，初五日螳螂生，次五日鵙始鸣，后五日反舌无声。次夏至气，初五日鹿角解，次五日蜩始鸣，后五日半夏生，木堇荣。次季夏小暑之节，初五日温风至，次五日蟋蟀居壁，后五日鹰乃学习。次大暑气，初五日腐草化为萤，次五日土润溽暑，后五日大雨时行。凡此六气一十八候，皆夏气扬蕃秀之令，故养生者必敬顺天时也。新校正云：详"木堇荣"今《月令》无。逆之则伤心，秋为痎疟❶，奉收者少，冬至重病❷。逆，谓反行冬令也。痎，痎瘦之疟也。心象火，王于夏，故行冬令则心气伤。秋金王而火废，故病发于秋，而为痎疟也。然四时之气，秋收冬藏，逆夏伤心，故少气以奉于秋收之令也。冬水胜火，故重病于冬至之时也。

❶夏三月：立夏、小满、芒种、夏至、小暑、大暑六个节气为夏三月。

❷蕃：《云笈七签》卷二十六引"蕃"作"播"。

❸天地气交：张介宾曰："岁气阴阳盛衰，其交在夏，故曰天地气交。"

❹华：《太素》卷二《顺养》、《病源》卷十五《心病候》"华"并作"英"。按："华""英"义通。《诗经·郑风·有女同车》传："英，犹华也。""华"古"花"字。

❺夜：《太素》卷二《顺养》作"晚"。

❻无厌于日：不要厌恶天长。吴师机曰："无厌者，谓无日长生厌也。"慧

琳《音义》卷五引《字书》云："厌，苦也。"

❼ 华英：《太素》卷二《顺养》无"华"字。"华英"同义复词，指人之容色神气。《隋书·五行志》引《洪范五行传》："华者，犹荣华，容色之象也。"张介宾曰："华英，言神气也。"

❽ 所爱在外：内者为阴，外者为阳，精神外向，意气舒展，诸有所行，皆当顺应阳气宜发的特点。

❾ 腠宣通：四库本作"肉舒畅"。

❿ 养长：《类说》卷三十七引作"长养"。

⓫ 痎（jiē 皆）疟：疟疾的总称。《说文·疒部》："痎，二日一发疟。""疟，热寒休作"。张介宾曰："心伤则暑气乘之，至秋而金收敛，暑邪内郁，于是阴欲入而阳拒之，故为寒；火欲出而阴束之，故为热，金火相争，故寒热往来而为痎疟。"

⓬ 冬至重病：柯逢时曰："依例冬至四字衍。"

秋三月❶，此谓容平❷，万物夏长，华实已成，容状至秋，平而定也。天气以急，地气以明❸，天气以急，风声切也。地气以明，物色变也。早卧早起，与鸡俱兴，惧中寒露故早卧，欲使安宁故早起。使志安宁，以缓秋刑❹，志气躁则不慎其动，不慎其动则助秋刑急，顺杀伐生，故使志安宁缓秋刑也。收敛神气，使秋气平，神荡则欲炽，欲炽则伤和气，和气既伤则秋气不平调也，故收敛神气使秋气平也。无外其志❺，使肺气清❻，亦顺秋气之收敛也。此秋气之应养收❼之道也。立秋之节，初五日凉风至，次五日白露降，后五日寒蝉鸣。次处暑气，初五日鹰乃祭鸟，次五日天地始肃，后五日禾乃登。次仲秋白露之节，初五日盲风至，鸿雁来，次五日玄鸟归，后五日群鸟养羞。次秋分气，初五日雷乃收声，次五日蛰虫坏户，景天华，后五日水始涸。次季秋寒露之节，初五日鸿雁来宾，次五日雀入大水为蛤，后五日菊有黄华。次霜降气，初五日豺乃祭兽，次五日草木黄落，后五日蛰虫咸俯。凡此六气一十八候，皆秋气正收敛之令，故养生者必谨奉天时也。新校正云：详"景天华"三字，今《月令》无。逆之则伤肺，冬为飧泄❽，奉藏者少。逆，谓反行夏❾令也。肺象金，王于秋，故行夏令则气伤❿，冬水王而金废，故病发于冬。飧泄者，食不化而泄出也，逆秋伤肺，故少气以奉于冬藏之令也。

❶ 秋三月：立秋、处暑、白露、秋分、寒露、霜降六个节气为秋三月。

❷ 容平：高世栻曰："夏时盛极，秋气舒缓，其时则从容而平定也。"

❸ 天气以急，地气以明：杨上善曰："天气急者，风清气凉也。地气明者，山川景净也。"

❹ 刑：熊本作"形"。《太素》卷二《顺养》、《病源》卷十五《肺病候》亦并作"形"。按：似作"形"是。

❺ 无外其志：杨上善曰："摄志存阴，使肺气之无杂，此应秋气养阴之道也。"

❻ 清：《太素》卷二《顺养》、《医心方》卷二十七第三并作"精"。

❼ 养收：《类说》卷三十七引作"收养"。

❽ 飧泄：《病源》卷十七《水谷痢候》"飧"作"餐"。按：作"餐"误。《玉篇·食部》："飧，水和饭也。""飧泄"是水谷杂下、完谷不化的泄泻，为病证名。张志聪曰："秋收而后冬藏，阳藏于阴，而为中焦釜底之燃，以腐化水谷。秋失其收，则奉藏者少，至冬寒水用事，阳气下虚，则水谷不化而为飧泄矣。"

❾ 夏：顾观光《素问校记》曰："夏当作春"。下"夏"字同。

❿ 则气伤：守校本"则"下有"肺"字。

冬三月❶，此谓闭藏，草木凋，蛰虫去❷，地户闭塞，阳气伏藏。水冰地坼❸，无扰乎❹阳，阳气下沉，水冰地坼，故宜周密，不欲烦劳。扰，谓烦也，劳也。早卧晚起，必待日光，避于寒也。使志若伏若匿，若有私意，若已有得❺，皆谓不欲妄出于外，触冒寒气也。故下文云：去寒就温，无泄皮肤，使气亟夺❻，去寒就温，言居深室也。《灵枢经》曰❼："冬日在骨，蛰虫周密，君子居室。"无泄皮肤，谓勿汗也。汗则阳气发泄，阳气发泄则数为寒气所迫夺之❽。亟，数也。此冬气之应养藏❾之道也。立冬之节，初五日水始冰，次五日地始冻，后五日雉入大水为蜃。次小雪气，初五日虹藏不见，次五日天气上腾，地气下降，后五日闭塞而成冬。次仲冬大雪之节，初五日冰益壮，地始拆**❿**，鹖**⓫**鸟不鸣，次五日虎始交，后五日芸始生，荔挺出。次冬至气，初五日蚯蚓结，次五日麋角解，后五日水泉动。次季冬小寒之节，初五日雁北乡，次五日鹊鸟厉疾，后五日水泽腹坚。凡此六气一十八候，皆冬气正养藏之令，故养生者必谨奉天时也。**逆之则伤肾，春为痿厥⓬，奉生者少。**逆，谓反行夏令也。肾象水，王于冬，故行夏令则肾气伤，春木王而水废，故病发于春也。逆冬伤肾，故少气以奉于春生之令也。

❶ 冬三月：立冬、小雪、大雪、冬至、小寒、大寒六个气为冬三月。

❷ 去：柯逢时曰："去一作伏"。

❸ 拆（chè 彻）：《说文·土部》："拆，裂也。"

❹ 乎：《太素》卷二《顺养》、《医心方》卷二十七第三并作"于"。按："乎""于"义通。《吕氏春秋·贵信》高注："乎，于也。"《仪礼·士昏礼》郑注："今文于为于。"

❺ 使志若伏若匿，若有私意，若已有得：《太素》卷三《顺养》、《病源》卷十五《肾病候》"伏"下并无"匿"字。张志聪曰："若伏若匿，使志无外也；若有私意、若已有得，神气内藏也。"

❻ 使气亟夺：《太素》卷二《顺养》"亟夺"作"不极"。《医心方》卷二十七第三作"极"。按：《医心方》所引似脱"不"字。"使气不极"犹云"使气不散"，本书《天元纪大论》王注："气之散易故曰极。"

❼ 灵枢经曰：按：今《灵枢经》无"《灵枢经》曰"以下引文，所引为本书《脉要精微论》之文，王注误。

❽ 之：守校本作"也"。

❾ 养藏：《类说》卷三十七引作"藏伏"。

❿ 拆：赵本、藏本并作"坼"。

⓫ 鹖：赵本、藏本并作"鹍"。按：作"鹍"与《素问·音释》合。

⓬ 痿厥：病名。《灵枢·杂病》："痿厥，为四末束悗。"《甲乙经》卷十第四："痿厥，身体不仁，手足偏小。"杨上善曰："痿厥，不能行也，一曰偏枯也。"据是，则凡四肢枯痿，软弱不举，并可名为"痿厥"。

按语：顺应四时，调养神志，是养生之第一要义。本书《宝命全形论》："人以天地之气生，四时之法成。"《灵枢·岁露论》："人与天地相参也，与日月相应也。"说明机体与自然环境密切相关。根据四时气序变化，采取相应的养生方法，才可保持人体内脏与外在环境的协调统一，以维护健康。

　　天气，清净❶光明者也，言天明不竭，以清净故致人之❷寿延长，亦由顺动而得，故言天气以示于人也。**藏德不止❸，**新校正云：按别本"止"一作"上"。**故不下❹也。**四时成序，七曜周行，天不形言，是藏德也。德隐则应用不屈，故不下也。《老子》曰："上德不德，是以有德也。"言天至尊高，德犹见隐也，况全生之道，而不顺天乎？**天明则日月不明❺，邪害空窍❻，**天所以藏德者，为其欲隐大明，故大明见则小明灭。故大明之德，不可不藏，天若自明，则日月之明隐矣。所谕者何？言人之真气亦不可泄露，当清净法道，以保天真。苟离于道，则虚邪入于空窍。**阳气者闭塞，地气者冒明❼，**阳谓天气，亦风热也。地气谓湿，亦云雾也。风热之害人，则九窍闭塞；雾湿之为病，则掩翳精明。取类者，在天则日月不光，在人则两目藏曜也。《灵枢经》曰："天有日月，人有眼目。"《易》曰："丧明于易。"岂非失养正❽之道邪？**云雾不精❾，则上应白露❿不下，**雾者云之类，露者雨之类。夫阳盛则地不上应，阴虚则天不下交，故云雾不化精微之气，上应于天，而为白露不下之咎矣。《阴阳应象大论》曰："地气上为云，天气下为雨，雨出地气，云出天气。"明二气交合，乃成雨露。《方盛衰论》曰："至阴虚，天气绝，至阳盛，地气不足。"明气不相召，亦不能交合也。**交通不表⓫，万物命故不施，不施则名木多死。**夫云雾不化其精微，雨露不沾于原泽，是为天气不降，地气不腾，变化之道既亏，生育之源斯泯，故万物之命，无禀而生，然其死者，则名木先应，故云名木多死也。名⓬，谓名果珍木。表，谓表陈其状也。《易·系辞》曰："天地纲缊，万物化醇。"然不表交通，则为否也。《易》曰："天地不交，否。"**恶气不发，风雨不节，白露不下，则菀槁不荣。**恶，谓害气也。发，谓散发也。节，节谓度也。菀，谓蕴积也。槁，谓枯槁也。言害气伏藏而不散发，风雨无度，折伤复多，槁木⓭蕴积，春不荣也。岂惟其物独遇是而有之哉。人离于道，亦有之矣。故下文曰：**贼风数❶至，暴雨数起，天地四时不相保❶，与❶道相失，则未央绝灭。**不顺四时之和，数犯八风之害，与道相失，则天真之气，未期久远而致灭亡。央，久也，远也。**唯圣人从之，故身无奇病，万物不失，生气不竭。**道非远于人，人心远于道，惟圣人心合于道，故寿命无穷。从，犹顺也，谓顺四时之令也。然四时之令，不可逆之，逆之则五脏内伤而他疾起。

❶ 净：胡本、藏本、朝本并作"静"。《太素》卷二《顺养》亦作"静"。按："净"本字作"瀞"。《说文·水部》："瀞，无垢薉也。"水清新谓之瀞。"静"亦当读为"瀞"。

❷ 人之：守校本作"之人"，"人"字属下读。

❸ 藏德不止：《太素》卷二《顺养》"止"作"上"。按："止""上"两义均通。"藏德不止"谓天行健，起促进万物生化之用。其德至溥，而不自言，故曰"藏德"。《礼记·月令》："某日立春，盛德在木；某日立夏，盛德在火；某日立秋，盛德在金；某日立冬，盛德在水。"

❹ 不下：犹言不去。《周礼·司民》郑注："下，犹去也。"

❺ 天明则日月不明：《太素》卷二《顺养》"天明"作"上下"。按："天明"与"不明"的两"明"字，义异。"天明"之"明"与"萌"通，《周礼·占梦》郑注引杜子春："萌读为明。""萌"又与"蒙"通，《易·序卦传》郑注："齐人谓萌为蒙。""蒙"有"暗"义。《尚书·洪范》孔传："蒙，阴暗。"天明"即"天蒙"，有阴霾晦塞之义，犹云天暗则日月亦无光辉，与前"天气清净光明"相对。

❻ 空窍：即"孔窍"。《广雅·释言》："窍，孔也。"当日月不明，有邪气伤人空窍者为贼邪。

❼ 阳气者闭塞，地气者冒明：尤怡曰："阳气，天气也。阴气，地气也。天气不治，则地气上干矣。故曰阳气者闭塞，地气者冒明。"喜多村直宽曰："冒明疑是冒瞑。盖明、瞑古音相通，否则，与闭塞义不相涉。"

❽ 正：胡本、周本、赵本、藏本并作"生"。

❾ 精：通"晴"。见《史记·天官书》："天精而景星见"索隐。

❿ 白露：《太素》卷二《顺养》作"甘露"。

⓫ 交通不表：按："交通不表"至"风雨不节"二十五字疑有衍误。既云"名木多死"，又云"菀槁不荣"，上下重复；既云"恶气不发"，又云"风雨不

节"，上下义乖。《史载之方》卷下《为医总论》引无"交通不表"云云二十五字，史氏当有所据。

⓬ 名：四库本"名"下有"木"字。

⓭ 木：周本作"枯"。

⓮ 数（shuò 朔）：屡次，频数。

⓯ 天地四时不相保：张志聪曰："天地四时，不相保其阴阳和平。"

⓰ 与：《太素》卷二《顺养》作"乃"。

　　逆春气，则少阳不生，肝气内变。生，谓动出也。阳气不出，内郁于肝，则肝气混糅，变而伤矣。逆夏气，则太阳不长，心气内洞❶。长，谓外茂也。洞，谓中空也。阳不外茂，内薄于心，燠热内消，故心中空也。逆秋气，则太阴❷不收，肺气焦满❸。收，谓收敛。焦，谓上焦也。太阴行气主化上焦，故肺气不收，上焦满也❹。新校正云：按"焦满"全元起本作"进满"，《甲乙》《太素》作"焦满"。逆冬气，则少阴❺不藏，肾气独沉❻。沉，谓沉伏也。少阴之气内通于肾，故少阴不伏，肾气独沉。新校正云：详"独沉"《太素》作"沉浊"。夫四时阴阳者，万物之根本也❼，时序运行，阴阳变化，天地合气，生育万物，故万物之根，悉归于此。所以圣人春夏养阳，秋冬养阴❽，以从其根，阳气根于阴，阴气根于阳，无阴则阳无以生，无阳则阴无以化，全阴则阳气不极，全阳则阴气不穷。春食凉，夏食寒，以养于阳，秋食温，冬食热，以养于阴。滋苗者，必固其根；伐下者，必枯其上。故以斯调节，从顺其根。二气常存，盖由根固，百刻晓暮，食亦宜然。故与万物沉浮于生长之门❾。圣人所以身无奇病，生气不竭者，以顺其根也。逆其根，则伐其本，坏其真❿矣。是则失四时阴阳之道也。故阴阳四时⓫者，万物之终始也，死生之本也，逆之则灾害生，从之则苛⓬疾不起，是谓得道。谓得养生之道。苛者，重也。道者，圣人行之，愚者佩⓭之。圣人心合于道，故勤而行之。愚者性守于迷，故佩服而已。《老子》曰："道者同于道，德者同于德，失者同于失。"

同于道者，道亦得之；同于德者，德亦得之；同于失者，失亦得之。愚者未同于道德，则可谓失道者也。**从阴阳则生，逆之则死，从之则治，逆之则乱，反顺为逆，是谓内格❶。**格，拒也。谓内性格拒于天道也。**是故圣人不治已病治未病，不治已乱治未乱，此之谓也。**知之至也。**夫病已成而后药之，乱已成而后治之，譬犹渴而穿井，斗而铸锥❺，不亦晚乎。**知不及时也。备御虚邪，事符握虎，噬而后药，虽悔何为。

❶ 洞：《太平圣惠方》卷二十六《治心劳诸方》引作"动"。"动"引申有"痛"义。《说文·疒部》："痌，动病也。"段注："痌即疼字，今义疼训痛。"

❷ 太阴：沈祖绵曰："此文少阴、太阴当互易。《汉书·律历志》：'太阴者北方，于时为冬；太阳者南方，于时为夏：少阴者西方，于时为秋；少阳者东方，于时为春。此证明也。'"按：沈说是。此言肝、心、肺、肾之应四时，与十二经脉之太少阴阳无涉，应据本书《六节藏象论》林校改。

❸ 焦满：《太平圣惠方》卷二十六《治心劳诸方》引"焦"作"烦"。今本《太素》卷二《顺养》"满"作"漏"。按：作"烦满"是。"烦"有"躁"义。见《吕氏春秋·应言》高注。"满"与"懑""闷"义通。见《汉书·石显传》颜注。"烦满"即躁闷。"

❹ 满也：周本"满也"下有"满，溢也"三字。

❺ 少阴：当作"太阴"。

❻ 独沉：《甲乙经》卷一第二、《太素》卷二《顺养》并作"浊沉"。《外台》卷十六引《删繁》作"沉浊"。按："独"有"乃"义。"肾气独沉"即"肾气乃沉"之意。

❼ 夫四时阴阳者，万物之根本也：《太素》卷二《顺养》作"失四时阴阳者，失万物之根本也"。

❽ 春夏养阳，秋冬养阴：《外台秘要》引《删繁》："肝心为阳，肺肾为阴。"是以"阴阳"分属四脏，申释"养阳""养阴"可为确解。盖春夏养肝心，可免"肝气内变"与"心气内洞"之病；秋冬养肺肾，可免"肺气焦满"与"肾气独沉"之病。

❾ 故与万物沉浮于生长之门：《甲乙经》卷一第二无此十一字。

❿ 真：有"身"义。《淮南子·本经训》高注："真，身也。"

⓫ 阴阳四时：《甲乙经》卷一第二"阴阳"下无"四时"二字。

⓬ 苛：《太素》卷二《顺养》作"奇"。

⑬ 佩：《类说》卷三十七、方氏《家藏集要方》并引作"背"。胡澍曰："佩读为倍。《说文》：倍，反也。圣人行之，愚者佩之，谓圣人行道，愚者倍道也。佩与倍古同声通用。"按："倍"乃"背"之假借字。

⑭ 内格：《外台》卷十六引《删繁》"内"作"关"。按：作"内"是。滑寿曰："格，扞格也。谓身内所为与阴阳相扞格也。"

⑮ 锥：读本、吴本、明绿格抄本、周本、朝本、藏本、田本、蒋本、黄本、熊本、守校本"锥"并作"兵"。按：《太素》卷二《顺养》作"兵"，与各校本合。《说文·廾部》："兵，械也。""械"谓弓、矢、殳、矛、戈、戟等之类武器。"锥"之本义，仅为锐利，与铸字不合。

按语："春夏养阳，秋冬养阴"一语，历代注家看法不一。有从人体与四时阴阳的相关性注解者，如杨上善谓："圣人与万物俱浮，即春夏养阳也；与万物俱沉，即秋冬养阴也。"如高世栻谓"圣人春夏养阳，使少阳之气生，太阳之气长；秋冬养阴，使太阴之气收，少阴之气藏。养阴养阳以从其根，故与万物浮沉于生长不息之门。"而张志聪、马莳则以保养体内阴阳之气立论。张氏认为："春夏之时，阳盛于外而虚于内；秋冬之时，阴盛于外而虚于内。故圣人春夏养阳，秋冬养阴，从其根而培养之。"又认为："圣人于春夏而有养生养长之道者，养阳也；于秋冬而有养收养藏之道者，养阴气也。"王冰则以饮食保养解："春食凉、夏食寒，以养于阳；秋食温、冬食热，以养于阴。"李时珍主张："春月宜加辛温之药……以顺春升之气，夏月宜加辛热之药……以顺夏浮之气，秋月宜加酸温之药……以顺秋降之气，冬月宜加苦寒之药……以顺冬沉之气。所谓顺时气以养天和也。"

详审全篇，注重四时之养，似以杨、高二注为长。盖本篇强调"四时阴阳者，万物之根本"，从之则生，逆之则死，从之则治，逆之则乱。因此，"春夏养阳，秋冬养阴"正是根据四时阴阳消长的规律而提出的防治原则。这对临床医疗有着重要的指导意义。李时珍提出的用药大法，可资参考。当然，临证用药须视个体阴阳气血之盛衰变通权宜，不可泥一也。

本篇还提出了"不治已病治未病"的重要论述，即未病先防、既病早治、预防传变。至《难经》《金匮要略》等提出的见肝之病，当先实脾，即是在这一思想指导下，结合脏腑生克制化规律，所制定的防治措施。

生气通天论篇第三

新校正云：按全元起注本在第四卷。

提要：本篇阐述人之生气与天气密切相关，强调治病要本于阴阳，同时论及四时气候的变化与过食五味对人体的影响。至于篇中所言"夏伤于暑，秋为痎疟""冬伤于寒，春必温病"的思想，为后世温病学的发展奠定了基础。

黄帝曰：夫自古通天者生之本，本于阴阳。天地之间，六合❶之内，其气九州九窍❷、五脏、十二节❸，皆通乎❹天气。六合，谓四方上下也。九州，谓冀、兖、青、徐、杨、荆、豫、梁、雍也。外布九州而内应九窍，故云九州九窍也。五藏，谓五神藏也。五神藏者，肝藏魂，心藏神，脾藏意，肺藏魄，肾藏志，而此成形矣。十二节者，十二气也，天之十二节气，人之十二经脉而外应之。咸间天纪，故云皆通乎天气也。十二经脉者，谓手三阴三阳足三阴三阳也。新校正云：详"通天者生之本"，《六节藏象》注甚详。又按：郑康成云："九窍者，谓阳窍七，阴窍二也。"其生五❺，其气三❻，数犯此者❼，则邪气伤人，此寿命之本也。言人生之所运为，则内依五气以立，然其镇塞天地之内，则气应三元以成。三，谓天气、地气、运气也。犯，谓邪气触犯于生气也。邪气数犯，则生气倾危，故宝养天真，以为寿命之本也。庚桑楚曰："圣人之制万物也，以全其天，天全则神全矣。"《灵枢经》曰："血气者人之神，不可不谨养。"此之谓也。

❶ 六合：指四时言。《淮南子·时则训》曰："六合，孟春与孟秋为合，仲

春与仲秋为合，季春与季秋为合，孟夏与孟冬为合，仲夏与仲冬为合，季夏与季冬为合。"上文"天地之间"指空间，此"六合"指时间。

❷ 九州九窍：俞樾曰："九窍是衍文，九州即九窍。"胡澍曰："九州二字疑衍。是二者必有一衍。"《尔雅·释畜》郭注："州，窍。"

❸ 十二节：指四肢言。《春秋繁露·官制象天》："天数之微，莫若于人。人之身有四肢，每肢有三节，三四十二，十二节相持，而形体立矣。"

❹ 通乎：《太素》卷三《调阴阳》"乎"作"于"。

❺ 其生五：沈祖绵曰："春木肝，夏火心，秋金肺，冬水肾，皆由中五所生，故曰其生五。五者，中央土脾也。"

❻ 其气三："三"即天、地、人三元之气。沈祖绵曰："《六节藏象论》：故其生五，其气三，三而成天，三而成地，三而成人。是以天、地、人为三气也。《阴阳应象大论》：惟贤人上配天以养头，下象地以养足，中旁人事以养五脏。"

❼ 数犯此者：《太素》卷三《调阴阳》"数"上有"谓"字。按：有"谓"字是。"谓"有"如"义，《战国策·齐策》高注："谓，犹奈也。""奈""如"义同。本句意谓如屡次违背"其生五，其气三"这个原则，则邪气就能伤人。

苍天❶之气，清净❷则志意治❸，顺之则阳气固，春为苍天，发生之主也。阳气者，天气也。《阴阳应象大论》曰："清阳为天。"则其义也。本天全神全之理，全❹则形亦全矣。**虽有贼邪，弗能害也，此因时之序❺。**以因天四时之气序，故贼邪之气弗能害也。**故圣人传精神❻，服天气❼，而通神明❽。**夫精神可传，惟圣人得道者乃能尔。久❾服天真之气，则妙用自通于神明也。**失之则内闭九窍，外壅❿肌肉，卫气散解⓫，**失，谓逆苍天清净之理也。然⓬卫气者，合天之阳气也。上篇曰："阳气者闭塞"。谓阳气之病人，则窍泻闭塞也。《灵枢经》曰："卫气者，所以温分肉而充皮肤，肥腠理而司开阖。"故失其度则内闭九窍，外壅肌肉，以卫不营运，故言散解也。**此谓自伤，气之削⓭也。**夫逆苍天之气，违清净之理，使正真之气如削去之者，非天降之，人自为之尔。

❶ 苍天：指天空。《诗经·王风·黍离》："悠悠苍天。"《传》："据远视之苍苍然，则称苍天。"张介宾曰："天色深玄，故曰苍天。"

❷ 净：藏本作"静"。《太素》卷三《调阴阳》亦作"静"。

❸ 志意治：《说文·心部》"志""意"互训。《诗经·周南·关雎》传："在心为志。"《灵枢·本脏》："志意者，所以御精神，收魂魄，适寒温，和喜怒者也……志意和，则精神专直，魂魄不散，悔怒不起，五脏不受邪矣。""治"犹"理"也。见《仪礼·丧服》郑注。即不紊乱之意。

❹ 全：周本"全"上有"神"字。

❺ 此因时之序：《云笈七签》卷五十七第六引"序"作"孕"。按：此五字疑衍，涉后"弗之能害，此因时之序"致误。盖"贼邪弗能害"乃由"阳气固"，与"因时之序"无关。

❻ 传精神：俞樾曰："传读为抟，聚也。抟聚其精神，即《上古天真论》所谓精神不散也。《管子·内业》：抟气如神。尹注：抟谓结聚也。与此文语意相近。作传者，古字通用。"田晋蕃曰："传字当读为专，犹言精神专一也。《史记·秦始皇本纪》索隐："传，古专字。"

❼ 服天气："服"有"行"义。见《左传》昭公八年杜注。"天气"即"阳气"，本书《太阴阳明论》："阳者，天气也。""服天气"犹言阳气运行也。

❽ 神明：指阴阳变化。本书《阴阳应象大论》："阴阳者……神明之府也。"《淮南子·泰族训》："其生物也，莫见其所养而物长；其杀物也，莫见其所丧而物亡。此之谓神明。"

❾ 久：周本作"故"。

❿ 壅：《集韵·二肿》："壅，通作雍。"《汉书·杨雄传上》颜注："雍，聚也。"壅，堵塞。

⓫ 卫气散解："卫气"乃阳气之变文。"解散"同义复词，《广雅·释诂三》："解，散也。""卫气解散"即"阳气散"，与上"阳气固"对文。

⓬ 然：四库本作"言"。

⓭ 削：减弱。《广雅·释诂二》："削，减也。"《吕氏春秋·观表》高注："削，弱也。"

阳气者若天与日，失其所❶则折寿而不彰❷，此明前阳气之用也。论人之有阳，若天之有日，天失其所，则日不明，人失其所，则阳不固，日不明则天境❸暝昧，阳不固则人寿夭折。**故天运❹当以日光明**，言人之生，固宜藉其阳气也。**是故阳因而上卫外者也❺**。此所以明阳气运行之部分，辅卫人身之正用也。

❶ 失其所：《太素》卷三《调阴阳》"所"作"行"。楼英曰："人之阳气犹天之日光，人失阳气，而知觉、运动、视听、言嗅、灵明、隳坏不彰，寿命易折，犹天之失光明，则万物无以发生也。"

❷ 则折寿而不彰：《太素》卷三《调阴阳》作"独寿不章"。按："彰"与"章"通。《史记·货殖列传》索隐："章，大材也。""章"引申有长大之意。"折寿不章"犹云阳气不固，则人致夭折而不能生长壮大也。

❸ 境：胡本、藏本并作"暗"。

❹ 天运：天体之运行。《淮南子·原道训》高注："运，行也。"

❺ 阳因而上卫外者也：《太素》卷三《调阴阳》"而上"作"上而"。姚止庵曰："阳气轻清而上浮，象天之居高以临下，无不包摄。故善养之，则气自周密，足以卫固夫一身；不善养之，则寒暑湿气诸邪，乘之而入。"

因于寒❶，欲如运枢❷，起居如惊，神气乃浮❸。欲如运枢，谓内动也。起居如惊，谓暴卒也。言因天之寒，当深居周密，如枢纽之内动；不当烦扰筋骨，使阳气发泄于皮肤，而伤于寒毒也。若起居暴卒，驰骋荒佚，则神气浮越，无所绥宁矣。《脉要精微论》曰："冬日在骨，蛰虫周密，君子居室。"《四气调神大论》曰："冬三月，此谓闭藏，水冰地坼，无扰乎阳。"又曰："使志若伏若匿，若有私意，若已有得，去寒就温，无泄皮肤，使气亟夺。"此之谓也。新校正云：按全元起本作"连枢"。元起云："阳气定如连枢者，动系也。"**因于暑，汗，烦则喘喝，静则多言❹，**此则不能静慎，伤于寒毒，至夏而变暑病也。烦，谓烦躁。静，谓安静。喝，谓大呵出声也。言病因于暑，则当汗泄。不为发表，邪热内攻，中外俱热，故烦躁、喘、数大呵而出其声也。若不烦躁，内热外凉，瘀热攻中。故多言而不次也。喝，一为鸣。**体若燔炭，汗出而散。**此重明可汗之理也。为❺体若燔炭之炎热者，何以救之？必以汗出，乃热气施散。燔一为燥，非也。**因于湿，首如裹❻，湿热不攘，大筋緛短，小筋弛长❼**緛短为拘，弛长为痿。表热为病，当汗泄之。反湿其首，若湿物裹之，望除其热。热气不释，兼湿内攻，大筋受热则缩而短，小筋得湿则引而长，缩短故拘挛而不伸，引长故痿弱而无力。攘，除也。缩，缩也❽。弛，引也。**因于气，为肿❾，四维相代❿，阳气乃竭。** 素常气疾，湿热加之，气湿热争⓫，故为肿也。然邪气渐盛，正气浸微，筋骨血肉，互相代负，故云四维相代也。致邪代正，气不宣通，卫无所从，便至衰竭，故言阳气乃竭也。卫者阳气也。

❶ 因于寒：《格致余论》新定章句移"因于寒"三字于后"体若燔炭"上，其说可从。

❷ 欲如运枢：《太素》卷三《调阴阳》"欲"上有"志"字。"运枢"作"连枢"，与林校引全本合。张文虎曰："欲字疑误，详全注当是动"。

❸ 起居如惊，神气乃浮：吴本"惊"作"警"。孙鼎宜曰："如惊，若有所惊也。"森立之曰："君子周密，无扰乎阳，起居之际，如有惊骇之事，则神元之气，遂乃浮散。"

❹ 静则多言：吴璠曰："邪不外张而内藏于心，则静，心主言，暑邪在心，虽静亦欲自言不休也。"

❺ 为：赵本、藏本并作"然"。

❻ 首如裹：朱震亨曰："湿者，土浊之气，首为诸阳之会，其位高而气清，其体虚，故聪明得而系焉。浊气熏蒸，清道不通，沉重而不爽利，似乎有物以蒙冒之。"

❼ 大筋缩短，小筋弛长：谓热伤血不能养筋，则软短而发拘挛；湿伤筋不能束骨，则松长而发痿弱。《说文·弓部》："弛，弓解也。"引申有松懈之意。

❽ 缩也：胡本、读本"缩也"下并有"痿，弱也"三字。

❾ 因于气，为肿：《圣济总录》卷一百三十六："肿毒之作，盖有因于气者，以诸气属于肺，肺主皮毛，为风邪所搏，则郁而不通。肿虽见于皮毛，然气虚无形，故状如痛，无头虚肿，而色不变，皮上虽急，动之乃痛。"张介宾曰："因于气者，凡卫气、营气、脏腑之气，皆气也。一有不调，皆能致病。"

❿ 四维相代：尤怡曰："四维，四肢也。相代，相继为肿也。四肢为诸阳所实之处，相继为肿者，气馁而行不齐也，故下文曰阳气乃竭"。

⓫ 湿热加之，气湿热争：四库本作"湿热争"。

阳气者，烦劳则张❶，精绝❷，辟积❸于夏，使人煎厥❹。

此又诫起居暴卒，烦扰阳和也。然烦扰阳和，劳疲筋骨，动伤神气，耗竭天真，则筋脉膜胀，精气竭绝，既伤肾气又损膀胱，故当于夏时，使人煎厥。以煎迫而气逆，因以煎❺厥为名。厥，谓气逆也。煎厥之状，当如下说。新校正云：按《脉解》云："所谓少气善怒者，阳气不治，阳气不治则阳气不得出，肝气当治而未得，故善怒，善怒者名曰煎厥。"**目盲不可以视，耳闭不可以听，溃溃乎若坏都❻，汩汩乎不可止❼**。既且伤肾，又竭膀胱，肾经内属于耳中，膀胱脉生于目眦，故目盲所视，耳闭厥❽听，大矣哉，斯乃房之患也。既盲目视，又闭耳聪，则志意心神，筋骨肠胃，溃溃乎若坏都❾，汩汩乎烦闷而不可止也。

❶ 烦劳则张：俞樾曰："张字上夺筋字，筋张、精绝，两文相对。今夺筋字，则义不明。王注曰：筋脉膜张，精气竭绝。是其所据本未夺也。"烦劳"同义复词，《广雅·释诂一》："烦，劳也。"

❷ 精绝：绝，衰竭，《淮南子·本经训》高注："绝，竭也。"吴崐曰："火炎则水干，故令精绝。"

❸ 辟（bì 必）积：周慎斋曰："辟，病也。辟积，谓病之积也。"

❹ 煎厥：《太素》卷三《调阴阳》"煎"作"前"。李笠曰："《尔雅·释言》：弊，仆也。"孙炎云："前覆曰仆。"杨上善前仆之训，实本于此。作煎厥者，字讹也。"

❺ 煎：周本作"前"。

❻ 溃溃乎若坏都：谓阳极欲绝，精败神去，若堤防崩坏，水泽横决，病势危重。《汉书·沟洫志》颜注："溃，横决也。""都"通"渚"，《释名·释水》："小洲曰渚。渚，遮也，体高能遮水使从旁回也。"是"都"字有堤防之义。

❼ 汩汩（gǔgǔ 古古）乎不可止：《太素》卷三《调阴阳》"汩汩"作"滑滑"。此喻病情骤变。《广雅·释诂一》："汩，疾也。"

❽ 厥：周本作"所"。

❾ 坏都：四库本、守校本"坏"下并无"都"字。

阳气者，大怒则形气绝❶而血菀于上❷，使人薄厥❸。此又诫喜怒不节，过用病生也。然怒则伤肾，甚则气绝，大怒则气逆而阳不下行，阳逆故血积于心胸之内矣。上，谓心胸也。然阴阳相薄，气血奔并，因薄厥生，故名薄厥。《举痛论》曰："怒则气逆，甚则呕血。"《灵枢经》曰："盛怒而不止则伤志。"《阴阳应象大论》曰："喜怒伤气。"由此则怒甚气逆，血积于心胸之内矣。菀，积也。**有伤于筋❹，纵，其若不容❺，**怒而过用，气或迫筋，筋络内伤，机关纵缓，形容痿废，若不维持。**汗出偏沮❻，使人偏枯。**夫人之身，常偏汗出而湿润者，久久偏枯，半身不随。新校正云：按"沮"《千金》作"祖"，全元起本作"恒"。**汗出见湿，乃生痤疿❼。**阳气发泄，寒水制之，热怫内余，郁于皮里。甚为痤疖，微作疿疮。疿，风瘾也。**高梁之变❽，足生大丁❾，受如持虚❿。**高，膏也。梁，粱也。不忍之人⓫，汗出淋洗，则结为痤疿；膏粱之人，内多滞热，皮厚肉密，故内变为丁矣。外湿既侵，中热相感，如持虚器，受此邪毒，故曰受如持虚。所以丁生于足者，四肢为诸阳之本也。以其甚费于下，邪毒袭虚故尔。新校正云：按丁生之处，不常于足，盖谓膏粱之变，饶生大丁，非偏著足也。**劳汗当风，寒薄为皶，郁乃痤。**时月寒凉，形劳汗发，凄风外薄，肤腠居寒，脂液遂凝，蓄于玄府，依空渗涸⓬，皶刺长于皮中，形如米，或如针，久者上黑长一⓭分余，色白黄而瘦⓮于玄府中，俗曰粉刺，解表已。玄府，谓汗空也。痤，谓色赤膜愤。内蕴血脓，形小而大如酸枣，或如按豆，此皆阳气内郁所为，待耎而攻之，大甚焫出之。

❶形气绝：马莳曰："形气经络，阻绝不通。"《奇病论》云："胞之络脉绝。亦阻绝之义，非断绝之谓。"

❷血菀（yū瘀）于上：《太素·卷三·调阴阳》"菀"作"宛"。"菀""宛"均从"夗"得声，于义可通。古书多假"宛"为"郁"。《说文通训定声》："上，从一从丨，所谓引而上行，读若囟者也。"据是，则"上"字之义，引申与"囟"通。《说文·囟部》："囟，头会脑盖也。"然则"血菀于上"即血郁于头。

❸薄厥：即"暴厥"，《汉书·宣帝纪》颜注："薄亦暴也。""暴厥"谓发病急骤，此与本书《脉要精微论》"上实下虚，为厥巅疾"，《方盛衰论》"气上不下，头痛巅疾"之义前后互发。

❹ 有伤于筋：周学海曰："大怒，血菀于上，亦有不发厥者。怒生于肝，肝主于筋，怒则血气奔逸，火升液耗而筋伤。"

❺ 纵，其若不容：《难经·十四难》虞注引作"纵，若其不容容"，似是。"不"语中助词，"容"乃"溶"之省文。《难经·二十九难》丁注："溶溶者，缓慢。"据此，则"纵，其若不容"，谓筋伤则行走痿纵。"其若容"者乃痿纵之状语。

❻ 汗出偏沮（jǔ举）：《太素》卷三《调阴阳》"沮"作"阻"。姚止庵曰："阳气盛，则汗出通身。阳虚，则气不周流，而汗出一偏，气阻一边，故云偏沮。"丹波元简曰："沮，诸注不一。考《千金要方》作祖。《养生门》云：凡大汗勿偏脱衣，喜得偏风半身不遂。作祖似是。"

❼ 痤疿：《外科大成》卷四："痤者，疮疖也，大如酸枣，赤肿而有脓血。疿者，先如水泡作痒，次变脓泡作疼。"

❽ 高粱之变：《太素》卷三《调阴阳》"高"作"膏"。此犹云膏粱之害。"高粱"乃"膏粱"之假借，泛指肥甘厚味之品。《晋语》韦注："膏，肉之肥者。粱，食之精者。"《汉书·尹翁归传》颜注："变，乱也。"引申有"害"义。

❾ 足生大丁："足"有"能"义。"丁"与"疔"同，《内经》仅此一见，疑"丁"为"且"之讹字。据《金文编》引《宫桐盂》"丁"作"○"。《说文校议》"且"作"㞣"。"丁""且"古文形近易误。"且"通作"疽"，"疽"为"且"之孳生字。《扁鹊心书》卷上引"丁"作"疽"。其书虽伪，此甚可取。"足生大丁"犹云"能生大疽"。

❿ 受如持虚：《素问病机气宜保命集》卷下引作"受持如虚"。"持"有"得"义。见《吕氏春秋·至忠》高注。"如"作"从"解。见《左传》宣公十二年杜注。"受持如虚"是谓人体受得毒邪，须从虚而出。刘完素曰："言内结而发诸外，未知从何道而出，皆是从虚而出也。假令太阳经虚，从背而出。少阳经虚，从鬓而出。阳明经虚，从髭而出。督脉经虚，从脑而出。"

⓫ 不忍之人：《素问考注》："王注不忍之人，汗出淋洗，则结为痤疿十三字，上节之注之错简在此。"

⓬ 涸：《素问校讹》引古抄本作"洞"。

⓭ 一：胡本无"一"字。

⓮ 瘦：胡本、赵本、周本并作"瘛"。

阳气者，精则养神，柔则养筋❶。 此又明阳气之运养也。然阳气者，内化精微，养于神气；外为柔耎，以固于筋。动静失宜，则生诸疾。**开阖不得❷，寒气从之，乃生大偻❸**。开，谓皮腠发泄。阖，谓玄府闭封。然开阖失宜，为寒所袭，内深筋络❹，结固虚寒，则筋络拘缩，形容偻俯矣。《灵枢经》曰："寒则筋急。"此其类也。**陷脉为瘘❺，留连肉❻腠**。陷脉，谓寒气陷缺其脉也。积寒留舍，经血稽凝，久瘀肉❼攻，结于肉理，故发为疡瘘，肉腠相连。**俞气化薄❽，传为善畏，及为惊骇❾**。言若寒中于背俞之气，变化入深而薄于脏腑者，则善为恐畏，及发为惊骇也。**营气不从，逆于肉理，乃生痈肿❿**。营逆则血郁，血郁则热聚为脓，故为痈肿也。《正理论》云："热之所过，则为痈肿。"**魄汗⓫未尽，形弱而气烁，穴俞以闭，发为风疟⓬**。汗出未止，形弱气消，风寒薄之，穴俞随⓭闭，热藏不出，以至于秋，秋阳复收，两热相合，故令振栗，寒热相移，以所起为风，故名风疟也。《金匮真言论》曰："夏暑汗不出者，秋成风疟。"盖论从风而为是也。故下文曰：

❶ 情则养神，柔则养筋：尤怡曰："阳之精，如日光明洞达，故养神；阳之柔，如春景和畅，故养筋。"

❷ 不得：孙鼎宜曰："《庄子·大宗师》：得者，时也。然则不得，是失时也。"

❸ 大偻（lóu lǚ）：即曲背。《说文·人部》："偻，尪也，或言背偻。"《广雅·释诂一》："偻，曲也。"

❹ 络：胡本、赵本、藏本并作"器"。

❺ 瘘：久痔成瘘。《病源·诸瘘候》："瘘病之生，或因寒暑不调，故血气壅结所作；或由饮食乖节，皆能使血脉结聚，寒热相交，久则成脓而溃漏也。"

❻ 肉：莫友芝曰："肉一作内"。

❼ 肉：胡本、赵本、周本、藏本并作"内"。

❽ 俞气化薄：《太素》卷三《调阴阳》"俞"作"输"。杨上善曰："输者各系于脏气，化薄则精虚不守，故善畏而好惊。"化，传化。薄，《广雅·释诂三》："薄，迫也。"

❾ 传为善畏，及为惊骇：张琦《素问释义》曰："传肾为善畏，传肝为惊骇。"

⑩ 营气不从，逆于肉理，乃生痈肿：楼英曰："此十二字，应移在寒气从之句后。夫阳气因失卫而寒气从之为偻，然后营气逆而为痈肿。痈肿失治，然后脉为瘘，而留连肉腠焉。"

⑪ 魄汗：柯逢时曰："魄与白通。《楚策》：白汗交流。鲍注：白汗，不缘暑而汗。"

⑫ 风疟：本书《刺疟篇》："风疟，疟发则汗出恶风。"是风疟之风，与太阳中风之名略同，以其汗出恶风也。

⑬ 随：赵本作"关"。

故风者，百病之始也，清静则肉腠闭拒❶，虽有大风苛毒❷，弗之能害❸，此因时之序也。 夫嗜欲不能劳其目，淫邪不能惑其心。不妄作劳，是为清静。以其清静，故能肉腠闭，皮肤密，真正内拒，虚邪不侵。然大风苛毒，不必常求于人，盖由人之冒犯尔。故清净则肉腠闭，阳气拒，大风苛毒，弗能害之。清静者，但❹因循四时气序养生调节之宜，不妄作劳，起居有度，则生气不竭，永保康宁。

❶ 清静则肉腠闭拒：柯逢时谓"清静"上脱"阳气"二字，但据王注"阳气"二字似应在下"拒"字上，作"阳气拒"，"肉腠闭"与"阳气拒"对文。"拒"有"守"义。见《淮南子·本经训》高注。"阳气守"与前"顺之则阳气固"意义一贯。本句谓意志安闲，劳逸适度则腠理闭密，阳气固守，外邪自不能侵。

❷ 苛毒：谓暴害之邪。《荀子·富国》杨注："苛，暴也。"

❸ 害：《太素》卷三《调阴阳》作"客"。

❹ 但：藏本作"谓"。

故病久则传化❶，上下不并，良医弗为❷。 并谓气交通也。然病之深久，变化相传，上下不通，阴阳否隔，虽医良法妙，亦何以为之！《阴阳应象大论》曰："夫善用针者，从阴引阳，从阳引阴，以右治左，以左治右。"若是气相格拒，故良医弗可为也。**故阳❸畜❹积病死，而阳气当隔❺，隔者当泻，不亟正治❻，粗乃败之❼。** 言三阳畜积，怫结不通，不急泻之，亦病而死。何者？畜积不已，亦上下不并矣。何以验之？隔塞不便，则其证也。若不急泻，粗工轻侮，必见败亡也。《阴阳别论》曰："三阳结谓之隔。"又曰："刚与刚，阳气破散，阴气乃消亡。淖则刚柔不和，经气乃绝。"

❶ 传化：谓病邪转移，变生别证。《礼记·内则》郑注："传，移也。"张志聪曰："传者，始伤皮毛，留而不去，则入于经脉冲俞，留而不去，则入于募原脏腑。化者，或化而为寒，或化而为热，或化而为燥结，或化而为湿泻。"

❷ 弗为：谓不能将病治愈。《广雅·释诂一》："为，愈也。"

❸ 阳：熊本"阳"下有"气"字。

❹ 畜：《太素》卷三《调阴阳》"畜"作"蓄"。《汉书·召信臣传》颜注："畜读曰蓄"。"蓄"与"积"同义。"蓄"又作"稸"，慧琳《音义》六十五引《仓颉篇》："稸，聚也。"

❺ 阳气当隔：张志聪曰："病在阳分，而良工当亟助阳气，以隔拒其邪，勿使其传化；隔者当泻郄其邪，更勿使其留而不去也。"

❻ 不亟（jí急）正治：犹云"不急治之"。《广雅·释诂一》："亟，急也。"《说文·正部》："正，是也。"是"为语助词。

❼ 粗乃败之：《太素》卷三《调阴阳》作"旦乃败亡"。按：《太素》是。"旦乃败亡"犹云日内即可死亡。

故阳气者，一❶日而主外，昼则阳气在外，周身行二十五度。《灵枢经》曰："目开则气上行于头。"卫气行于阳二十五度也。平旦❷人❸气生，日中而阳气隆，日西而阳气已虚，气门乃闭。隆，犹高也，盛也。夫气之有者，皆自少而之壮，积暖以成炎，炎极又凉，物之理也。故阳气平晓生，日中盛，日西而已减虚也。气门，谓玄府也，所以发泄经脉营卫之气，故谓之气门也。是故暮而收拒，无扰筋骨，无见雾露，反此三时❹，形乃困薄❺。皆所以顺阳气也。阳出则出，阳藏则藏，暮阳气衰，内行阴分，故宜收敛以拒虚邪。扰筋骨则逆阳精耗，见雾露则寒湿具侵，故顺此三时，乃天真久远也。

❶ 一：田晋蕃曰："一字为衍文。"

❷ 平旦：谓正明。《周礼·夏官·大司马》郑注："平，正也。"《说文·旦

部》："旦，明也。"

❸人：马莳曰："人为阳字之误。"按：王注"阳气平晓生"，是王所据本"人"即作"阳"。

❹反此三时：姚止庵曰："平旦与日中，气行于阳，可动则动，日西气行于阴，当静则静。如动静乖违，则气弱而形坏也。"

❺困薄：乏损。《礼记·中庸》孔疏："困，乏也。"《吕氏春秋·仲夏》高注："薄犹损也。"

岐伯曰：新校正云：详篇首云帝曰，此岐伯曰，非相对问也。**阴者，藏精而起亟❶也；阳者，卫外而为固也。**言在人之用也。亟，数也。**阴不胜其阳，则脉流薄疾❷，并❸乃狂。**薄疾，谓极虚而急数也。并，谓盛实也。狂，谓狂走或妄攀登也。阳并于四肢则狂。《阳明脉解》曰："四肢者，诸阳之本也。阳盛则四肢实，实则能登高而歌也，热盛于身，故弃衣欲走也。"夫如是者，皆为阴不胜其阳也。**阳不胜其阴，则五脏气争❹，九窍不通。**九窍者，内属于脏，外设为官，故五脏气争，则九窍不通也。言九窍，谓前阴后阴不通，兼言上七窍也。若兼则目为肝之官，鼻为肺之官，口为脾之官，耳为肾之官，舌为心之官，舌非通窍也。《金匮真言论》曰："南方赤色，入通于心，开窍于耳。北方黑色，入通于肾，开窍于二阴"故也。**是以圣人陈阴阳❺，筋脉和同❻，骨髓坚固，气血皆从。**从，顺也。言循阴阳法，近养生道，则筋脉骨髓，各得其宜，故气血皆能顺时和气也。**如是则内外调和，邪不能害❼，耳目聪明，气立如故❽。**邪气不克，故真气独立而如常。若失圣人之道，则致疾于身，故下文引曰：

❶藏精而起亟：吴注本"起亟"作"为守"。《太素》卷三《调阴阳》作"极起"。杨上善曰："五脏藏精，阴极而阳起也；六腑卫外，阳极而阴固也。故阴阳相得，不可偏胜也。"

❷脉流薄疾：犹云脉之往来应指有力而数。《吕氏春秋·审分》："流，行也。""薄"与"搏"通，《广雅·释诂三》："搏，击也。"

❸并：《素问病机气宜保命集》卷上引作"病"。

040

④ 气争："争"疑系"静"之坏字，传刻误脱偏旁而致。阳不胜阴，阴胜则静，阳失运行，郁滞为病，故九窍不通。

⑤ 陈阴阳：森立之曰："《上古天真论》：法于阴阳。又云：至人和于阴阳，贤人逆从阴阳。本篇云：通天者，本于阴阳，共与此同文例也。"按：森说与王注"循阴阳法"义合。

⑥ 和同：同义复词。《吕氏春秋·君守》高注："同，和。"

⑦ 害：《太素》卷三《调阴阳》作"客"。

⑧ 气立如故：《吕氏春秋·贵因》高注："立，犹行也。""气立如故"犹云气之运行如常也。

风客淫气❶，精乃亡，邪伤肝也。自此已下四科，并谓失圣人之道也。风气应肝，故风淫精亡，则伤肝也。《阴阳应象大论》曰："风气通于肝"也。风薄则热起，热盛则水干，水干则肾气不营，故精乃无也。亡，无也。新校正云：按全元起云，淫气者，阴阳之乱气，因其相乱，而风客之则伤精，伤精则邪入于肝也。**因而饱食，筋脉横解❷，肠澼为痔❸。**甚饱则肠胃横满，肠胃满则筋脉解而不属，故肠澼❹而为痔也。《痹论》曰："饮食自倍，肠胃乃伤。"此伤之信也。**因而大饮❺，则气逆❻。**饮多则肺布叶举，故气逆而上奔也。**因而强力，肾气乃伤，高骨乃坏。**强力，谓强力入房也。高骨，谓腰高之❼骨也。然强力入房则精耗，精耗则肾伤，肾伤则髓气内枯，故高骨坏而不用也。圣人交会，则不如此，当如下句云：

❶ 风客淫气：森立之曰："谓风邪客于身而淫渍阳气也，与《至真要大论》风淫所胜文例同。后三节因而二字，并冒于风客淫气四字而说出也。"

❷ 筋脉横解：森立之曰："已有风邪伤肝，而饱食，则脾土实而乘肝木，故筋脉横解，血液下流，在肠中襞积不通，遂为痔疾下血之证也。"

❸ 肠澼（pì 辟）为痔：森立之曰："肠澼者，谓肠中之气襞积不通，谓病机而非病名。此云肠澼为痔，《通评虚实论》肠澼便血、肠澼下白沫、肠澼下脓血，并非病名明矣。"按：本书《阴阳别论》："阴阳虚，肠辟死。"林校引全元起本"辟"作"澼"。可征"肠澼"古亦作"肠辟"。《太素》杨注于《阴阳杂说篇》注"肠辟"谓"肠辟叠"，其说甚是。

❹ 澼:《素问校诂》引古抄本"澼"下有"裂"字。

❺ 大饮:《太素》卷三《调阴阳》"大"作"一"。杨注:"一者大也。"按:"大"即古"太"字。"太饮"与上"饱食"相对。

❻ 气逆:《太素》卷三《调阴阳》作"逆气"。

❼ 高之:顾观光曰:"高之二字疑倒。此谓腰间脊骨之高者也,自第十三至十六皆是也。"

凡阴阳之要,阳密乃固❶,阴阳交会之要者,正在于阳气闭密而不妄泄尔。密不妄泄,乃生气强固而能久长,此圣人之道也。两❷者不和,若春无秋,若冬无夏,两,谓阴阳。和,谓和合,则交会也。若,如也。言绝阴阳和合之道者,如天四时有春无秋,有冬无夏也。所以然者,绝废于生成也。故圣人不绝和合之道,但贵于闭密以守固,天真法也。因而和之,是谓圣度。因阳气盛发,中外相应,贾勇有余,乃相交合,则圣人交会之制度也。故阳强不能密,阴气乃绝,阳自强而不能闭密,则阴泄泻而精气竭绝矣。阴平阳秘,精神乃治,阴气和平,阳气闭密,则精神之用,日益治也。阴阳离决,精气乃绝❸。若阴不和平,阳不闭密,强用施泻,损耗天真,二气分离,经络决惫,则精气不化,乃绝流通也。

❶ 阳密乃固:《太素》卷三《调阴阳》作"阴密阳固"。

❷ 两:《太素》卷三《调阴阳》"两"上有"而"字。

❸ 阴平阳秘,精神乃治,阴阳离决,精气乃绝:《太素》卷三《调阴阳》无此十六字。按:《素问考注》曰:"阴平四句,盖上阳强二句之注误入正文者。"证以《太素》之文,似可信。

因于露风❶,乃生寒热。因于露体,触冒风邪,风气外侵,阳气内拒,风阳相薄,故寒热由❷生。是以春伤于风,邪气留连,乃为洞泄❸。风气通肝,春肝木王,木胜脾土,故洞泄生也。新校正云:按《阴阳应象大论》曰:"春伤于风,夏生飧泄。"夏伤于暑,秋为痎疟。夏热已甚,秋阳复收,阳热相攻,则为痎疟。痎,老也,亦曰瘦也。秋伤于湿❹上逆而咳❺，湿，谓地湿气也。秋湿既胜，冬水复王，水来乘肺，故咳逆病生。新校正云：按《阴阳应象大论》云："秋伤于湿，冬生咳嗽。"**发为痿厥**。湿气内攻于脏腑则咳逆，外散于筋脉则痿弱也。《阴阳应象大论》曰："地之湿气，感则害皮肉筋脉。"故湿气之资，发为痿厥。厥，谓逆气也。**冬伤于寒，春必温病❻**。冬寒且凝，春阳气发，寒不为释，阳怫于中，寒怫相抟❼，故为温病。新校正云：按此与《阴阳应象大论》重，彼注甚详。**四时之气，更❽伤五脏**。寒暑温凉，递相胜负，故四时之气，更伤五脏之和也。

❶ 露风：孙鼎宜曰："按《文选·长杨赋》注：露，暴露。露与冒字通，风气内搏，故生寒热。"

❷ 由：读本、藏本并无"由"字。

❸ 邪气留连乃为洞泄：《类说》卷三十七引"连"作"夏"，属下读。按：《类说》是。此应读作"春伤于风，邪气留，夏乃为洞泄"。和下"秋为痎疟""春必温病"句例一致。《灵枢·论疾诊尺》："春伤于风，夏生后泄肠澼。"足为"连"应作"夏"之确证。《病源》卷十七《水谷痢候》："洞泄者，痢无度也。"

❹ 秋伤于湿：王安道曰："湿乃长夏之令，何于秋言？秋虽亦有三月，然长夏之湿令，每侵过于秋而行，故曰秋伤于湿。"张志聪曰："长夏湿土主气，是以四之气大暑、立秋、处暑、白露，乃太阴所主。"

❺ 上逆而咳：《类说》卷三十七引"上"作"冬"。按：作"冬"是。本书《阴阳应象大论》、《灵枢·论疾诊尺》并有"秋伤于湿，冬生咳嗽"之文。雷丰曰："湿气内踞于脾，酿久成痰，痰袭于肺，气分壅塞，治节无权，直待冬来，稍感寒气，初客皮毛，渐入于肺，潜伏之湿邪，随气而逆，遂成痰嗽之病。"其说可参。

❻ 温病：明绿格抄本作"病温"。胡澍曰："春必温病于义不顺，写者误倒也，当从《阴阳应象大论》改作病温。"

❼ 特：胡本、赵本、周本并作"持"。

❽ 更：《太素》卷三《调阴阳》作"争"，属上句读。杨上善曰："风寒暑湿四时邪气争而不和，即伤五脏也"。

阴之所生，本在五味❶，阴之五宫❷，伤在五味❸。所谓阴者，五神脏也。宫者，五神之舍也。言五脏❹所生，本资于五味，五味宣化，各凑于本宫，虽因五味以生，亦因五味以损，正为好而过节，乃见伤也。故下文曰：**是故味过于酸，肝气以津，脾气乃绝❺**。酸多食之令人癃，小便不利，则肝多津液，津液内溢则肝叶举，肝叶举，则脾经之气绝而不行，何者？木制土也。**味过于咸，大骨气劳❻，短肌，心气抑❼**。咸多食之，令人肌肤缩短，又令心气抑滞而不行。何者？咸走血也。大骨气劳，咸归肾也。**味过于甘❽，心气喘满，色黑❾，肾气不衡❿**。甘多食之，令人心闷。甘性滞缓，故令气喘满而肾不平，何者？土抑木⓫也。衡，平也。**味过于苦⓬，脾气不濡⓭，胃气乃厚⓮**。苦性坚燥，又养脾胃，故脾气不濡，胃气强厚。**味过于辛，筋脉沮⓯弛，精神乃央**。沮，润也。弛，缓也。央，久也。辛性润泽，散养于筋，故令筋缓脉润，精神长久。何者？辛补肝也。《脏气法时论》曰："肝欲散，急食辛以散之，用辛补之。"新校正云：按此论味过所伤，难作精神长久之解，"央"乃"殃"也，古文通用，如"膏梁"之作"高梁"，"草滋"之作"草兹"之类，盖古文简略，字多假借用者也。**是故谨和五味⓰，骨正筋柔⓱，气血以流，凑理⓲以密，如是则骨气以精⓳，谨道如法⓴，长有天命**。是所谓修养天真之至道也。

❶ 阴之所生，本在五味：杨上善曰："身内五脏之阴，因五味而生也。"

❷ 五宫：《太素》卷三《调阴阳》"宫"作"官"。

❸ 伤在五味：《太素》卷三《调阴阳》"伤"作"阳"。杨上善曰："五脏阴之官也，谓眼耳鼻口舌等，五官之阳，本于五味者也。故五味内滋五脏，五官于是用强也。"

❹ 脏：胡本、赵本、藏本并作"神"。

❺ 味过于酸………脾气乃绝：《太素》卷三《调阴阳》"脾"作"肺"。《史记·天官书》索隐引《元命苞》宋均注："津，凑也。""凑"有"聚"义。酸入肝，过食则肝气凑聚，郁而不达，克制脾土，则脾气失运，故曰"脾气乃绝"。杨上善曰："伤酸者，能令肝气下流，膀胱胞薄，遂成于癃漏泄病也。肺气克肝，令肝气津泄，则肺无所克，故肺气无用也。"

⑥ 大骨气劳：《云笈七签》卷五十七第六引"骨"上无"大"字。

⑦ 短肌心气抑：《太素》卷三《调阴阳》"气"上无"心"字。《类说》卷三十七引"心气抑"作"气折"。"短肌"者，长肌肉之反言，即羸瘦。

⑧ 甘：《太素》卷三《调阴阳》作"苦"。森立之曰："作苦可从，言苦味太过，则心气亢极，肺气壅郁，故为喘，为满，火盛则水衰，故肾气不衡。"

⑨ 色黑：疑衍。律以酸咸甘辛各节，未及面色，此不应异。

⑩ 不衡：《太素》卷三《调阴阳》、《云笈七签》卷五十七第六引并作"不卫"按：本书《气交变大论》："岁水不及，肾气不衡。"据此，则作"衡"未为误也。

⑪ 木：读本、周本并作"水"。

⑫ 苦：《太素》卷三《调阴阳》作"甘"。丹波元坚曰："作甘为是。味过于甘，则脾气过实，胃气敦阜也。"

⑬ 脾气不濡：《太素》卷三《调阴阳》、《云笈七签》卷五十七第六引"濡"上并无"不"字。《广雅·释诂二》："濡，渍也。""渍"有"病"义。见《吕氏春秋·贵公》高注。过甘伤脾，脾病则失健运。

⑭ 胃气乃厚："厚"反训作"薄"。见《淮南子·俶真训》高注。盖脾病不能为胃行其津液，胃气乃薄。

⑮ 筋脉沮：谓过食辛味，则筋脉败也。慧琳《音义》卷九引《三苍》："沮，渐也，败坏也。"张介宾曰："辛入肺，过于辛则肺气乘肝，肝主筋，故筋脉沮弛。"

⑯ 谨和五味：杨上善曰："调五味各得其所者，则咸能资骨，故骨正也。酸能资筋，故筋柔也。辛能资气，故气流也。苦能资血，故血流也。甘能资肉，故腠理密也。"

⑰ 骨正筋柔：森立之曰："骨正者，所云骨髓坚固而不大骨气劳、短肌之谓也；筋柔者，所云筋脉和同而不筋脉沮弛之谓也。"

⑱ 凑理：吴本、朝本"凑"并作"腠"，《太素》卷三《调阴阳》亦作"腠"。"凑"与"腠"通。

⑲ 骨气以精：胡本、赵本、藏本、熊本、朝本、黄本、明绿格抄本"骨气"并作"气骨"，《太素》卷三《调阴阳》亦作"气骨"，与诸校本合。森立之曰："作气骨可从。言阳气之所至，骨节之所解，无不精细通利，非谓骨中之气也。"

⑳ 谨道如法：谓谨行如法。《诗经·邶风·北风》传："行，道也"。"行""道"二字可互训。

按语： 人非饮食不能生存，但饮食不当，则又能导致疾病的发生。

如本篇所云"因而大饮则气逆",此言过饮之害;"因而饱食,筋脉横解,肠澼痔",此言过饱之害;"高粱之变,足生大丁",此言过食肥甘之害。这和本书《至真要大论》"夫五味入胃,各归所喜,故酸先入肝,苦先入心,甘先入脾,辛先入肺,咸先入肾,久而增气,物化之常也。气增而久,天之由也"前后呼应,理论相贯。至于"味过于酸,肝气以津,脾气乃绝"云云,更说明五味偏嗜,不仅害及相应脏腑,而且还可害及其他脏腑,从而反映了五脏相关的天人一体观。兹引清·谢映庐医案一则以证之:

陈鸣皋,体丰多劳,喜食辛酸爽口之物。医者不知味过于酸,肝气以津,脾气乃绝,以致形肉消夺,辄用参术培土,不思土不能生,徒壅肝热,故复阳痿不起。颠沛三载,百治不效,盖未悉《内经》有筋膜干,则筋急而挛,发筋痿之例。余诊脉左数右涩,知肝气太过,脾阴不及,直以加味逍遥散令服百剂,阳事顿起,更制六味地黄丸十余觔,居然形体复旧。此种治妙,惟智者可悟。《内经》一书,岂寻常思议所可到哉。(《谢映庐医案》卷二)

金匮真言论篇第四

新校正云：按全元起注本在第四卷。

提要： 本篇论述了自然界春、夏、秋、冬四时的气候变化对人体脏腑的影响及与疾病发生发展的关系。至篇中所云"精者，身之本也"一语，告人只有精气充足，才有抵御外邪侵扰的力量，这在养生上，是有深刻意义的。

黄帝问曰：天有八风❶，经有五风❷，何谓？ 经谓经脉，所以流通营卫血气者也。岐伯对曰：八风发邪❸，以为经风❹，触五脏，邪气发病。 原其所起，则谓八风发邪，经脉受之，则循经而触于五脏，以邪干正，故发病也。所谓得四时之胜者❺，春胜长夏，长夏胜冬，冬胜夏，夏胜秋，秋胜春，所谓四时之胜也。 春木，夏火，长夏土，秋金，冬水，皆以所克杀而为胜也。言五时之相胜者，不谓八风中人则病，各谓随其不胜则发病也。胜，谓制克之也。

❶ 八风：谓大弱风、谋风、刚风、折风、大刚风、凶风、婴儿风、弱风。《灵枢·九宫八风》曰："风从南方来，名曰大弱风……风从西南方来，名曰谋风……风从西方来，名曰刚风……风从西北方来，名曰折风……风从北方来，名曰大刚风……风从东北方来，名曰凶风……风从东方来，名曰婴儿风……风从东南方来，名曰弱风……"

❷ 五风：指五脏之风。外风伤于经脉，循经侵犯五脏后，分别称之为肝风、心风、脾风、肺风、肾风。马莳曰："五风者，即八风之所伤也，特所伤脏异，而亦殊耳。"

❸ 邪：《太素》卷三《阴阳杂说》"邪"下有"气"字。

❹ 以为经风:《太素》卷三《阴阳杂说》无"以为"二字,"经风"二字属下读。

❺ 所谓得四时之胜者:柯逢时曰:"所谓得四时之胜者以下三十二字错简,《六节藏象》文重出。"

东风生于春❶,病在肝❷,俞❸在颈项;春气发荣于万物之上,故俞在颈项,《历忌》日❹:"甲乙不治颈,此之谓也。"**南风生于夏,病在心,俞在胸胁;**心少阴脉,循胸出胁,故俞在焉。**西风生于秋,病在肺,俞在肩背;**肺处上焦,背为胸府,肩背相次,故俞在焉。**北风生于冬,病在肾,俞在腰股;**腰为肾府,股接次之,以气相连,故兼言也❺。**中央❻为土,病在脾,俞在脊。**以脊应土,言居中尔。

❶ 东风生于春:春主甲乙木,其位东,故曰东风生于春。后文南风、西风、北风,可以类推。

❷ 病在肝:人与天相应,春与肝相通,故人于春时受病,当发在肝。后文病在心,病在肺,病在肾,可以类推。

❸ 俞:周学海曰:"俞,应也,非俞穴也。"

❹ 日:赵本、藏本并作"曰",是。

❺ 也:赵本作"之"。

❻ 中央:指方位,又指长夏季。

故春气者❶病在头,春气,谓肝气也。各随其脏气之所应。新校正云:按《周礼》云:"春时有痏首疾。"**夏气者病在脏❷,**心之应也。**秋气者病在肩背,**肺之应也。**冬气者病在四肢❸。**四支气少,寒毒善伤,随所受邪则为病处。**故春善病鼽衄❹,**以气在头也。《礼记·月令》曰:"季秋行夏令,则民多鼽嚏。"**仲夏❺善病胸胁,**心之脉,循胸胁故也。**长夏善病洞泄寒中❻,**土主于中,是为仓廪糟粕水谷,故为洞泄寒中也。**秋善病风疟,**以凉折暑,乃为是病。《生气通天论》曰:"魄汗未尽,形弱而气烁,穴俞以闭,发为风疟"。此谓以凉折暑之义也。《礼记·月令》曰:"孟秋行夏令,则民多疟疾也。" **冬善病痹厥** ❼。血象于水，寒则水 ❽ 凝，以气薄流，故为痹厥。**故冬不按跷** ❾，**春不** ❿ **鼽衄**，按，谓按摩。跷，谓如跷捷者之举动手足，是所谓导引也。然扰动筋骨，则阳气不藏，春阳气上升，重热熏肺，肺通于鼻，病则形之，故冬不按跷，春不鼽衄。鼽，谓鼻中水出。衄，谓鼻中血出。**春不病颈项** ⓫，**仲夏不病胸胁，长夏不病洞泄寒中，秋不病风疟，冬不病痹厥，飧泄，而汗出也** ⓬。此上五句，并为冬不按跷之所致也。新校正云：详"飧泄而汗出也"六字，上文疑剩。**夫精者，身之本也。故藏于精者** ⓭，**春不病温**。此正谓冬不按跷，则情气伏藏，以阳不妄升，故春无温病。**夏暑汗不出者，秋成风疟** ⓮。此正谓以风凉之气折暑汗也。新校正云：详此下义，与上文不相接。**此平人脉法也** ⓯。谓平病人之脉法也。

❶ 春气者：《类说》卷三十七引"春气"下无"者"字。下"夏气者""秋气者""冬气者"同。"春气"指春季发生之邪气言。下"夏""秋""冬"句同。

❷ 脏：指心腹言。

❸ 冬气者病在四肢：马莳曰："上文言腰股，而此言四肢者，以四肢为末，如木之枝得寒而凋，故不但腰股为病，而四肢亦受病也。"

❹ 鼽（qiú 求）衄：《说文·鼻部》："鼽，病寒鼻塞也。"《释名·释疾病》："鼻塞曰鼽。鼽，久也，涕久不通，遂至窒塞也。"《说文·血部》："衄，鼻出血也。"

❺ 仲夏：农历五月，夏季之中，称为仲夏。此泛指整个夏季言。

❻ 寒中：指里寒证。

❼ 痹厥：吴崑曰："痹、厥不同。此所谓痹，寒痹也；此所谓厥，寒厥也。"

❽ 水：藏本作"冰"。

❾ 冬不按跷：森立之曰："不按为按之讹，不字古人语助。不按跷者，按跷也。冬时禁按跷，未见他书。"

❿ 不：《太素》卷三《阴阳杂说》"不"下有"病"字。

⓫ 春不病颈项：此五字疑蒙前衍。盖此与上文"春善病鼽衄""仲夏善病胸胁"等相对而言，不应再涉及上文"俞在颈项"也。

⓬ 飧泄而汗出也：《类说》卷三十七引无此六字，与林校合。

⑬ 藏于精者：于鬯曰："藏上当脱冬字。下云：夏暑汗不出者，秋成风疟。此冬字与彼夏字为对。"吴瑭曰："精不专主房劳说，一切人事之能摇动其精者皆是。"

⑭ 夏暑汗不出者，秋成风疟：吴崑曰："夏宜疏泄，逆之而汗不出，则暑邪内伏，遇秋风凄切，金寒火热，相战为疟。"

⑮ 此平人之脉法也：疑此六字当在本篇文末"合心于精"句下，误窜于此。

故曰：阴中有阴，阳中有阳。言其初起与其王也。平旦至日中❶，天之阳，阳中之阳也；日中至黄昏❷，天之阳，阳中之阴也；日中阳盛，故曰阳中之阳。黄昏阴盛，故曰阳中之阴。阳气主昼，故平旦至黄昏皆为天之阳，而中复有阴阳之殊耳。合夜至鸡鸣❸，天之阴，阴中之阴也；鸡鸣至平旦❹，天之阴，阴中之阳也。鸡鸣阳气未出，故也❺天之阴。平旦阳气已升，故曰阴中之阳。故人亦应之。

❶ 平旦至日中：谓自卯时至午时，即清晨至中午。

❷ 日中至黄昏：谓自午时至酉时，即中午至日落。

❸ 合夜至鸡鸣：谓自酉时至子时，即日落至半夜。于鬯曰："合疑台字之形误，台，实始字之声借。"合夜即始夜，始夜为黄昏之变文。

❹ 鸡鸣至平旦：谓自子时至卯时，即半夜至清晨。

❺ 也：守校本作"曰"。

夫言人之阴阳，则外为阳，内为阴。言人身之阴阳，则背为阳，腹为阴❶。言人身之脏腑中阴阳，则脏者为阴，腑者为阳❷。脏，谓五神脏。腑，谓六化腑。肝、心、脾、肺、肾五脏皆为阴❸，胆、胃、大肠、小肠、膀胱、三焦六腑皆为阳❹。《灵枢经》曰："三焦者上合于手心主❺"。又曰："足三焦者，太阳之别名❻也。"《正理论》曰："三焦者有名无形，上合于手心主，下合右肾，主谒道诸气，名为使者也。"所以欲知阴中之阴，阳中之阳者何也？为冬病在阴，夏病在阳，春病在阴，秋病在阳❼。皆视其所在，为施针石也。

故背为阳，阳中之阳，心也；心为阳脏，位处上焦，以阳居阳，故为阳中之阳也。《灵枢经》曰："心为牡脏。"牡，阳也。**背为阳，阳中之阴，肺也**；肺为阴脏，位处上焦，以阴居阳，故谓阳中之阴也。《灵枢经》曰："肺为牝脏。"牝，阴也。**腹为阴，阴中之阴，肾也**；肾为阴脏，位处下焦，以阴居阴，故谓阴中之阴也。《灵枢经》曰："肾为牝脏。"牝，阴也。**腹为阴，阴中之阳，肝也**；肝为阳脏，位处中焦，以阳居阴，故谓阴中之阳也。《灵枢经》曰："肝为牡脏。"牡，阳也。**腹为阴，阴中之至阴，脾也**。脾为阴脏，位处中焦，以太阴居阴，故谓阴中之至阴也。《灵枢经》曰："脾为牝脏。"牝，阴也。**此皆阴阳、表里、内外、雌雄相输应也❽，故以应天之阴阳也**。以其气象参合，故能上应于天。

❶ 背为阳，腹为阴：张介宾曰："人身背腹阴阳，议论不一。有言前阳后阴者，如老子所谓万物负阴而抱阳是也。有言前阴后阳者，如此节所谓背为阳、腹为阴是也。似乎相左。观邵子曰：天之阳在南，阴在北；地之阴在南，阳在北。天阳在南，故日处之；地刚在北，故山处之。所以地高西北，天高东南。然则老子所言，言天之象，故人之耳目口鼻动于前，所以应天阳面南也。本经所言，言地之象，故人之脊膂肩背峙于后，所以应地刚居北也。矧以形体言之，本为地象，故背为阳，腹为阴，而阳经行于背，阴经行于腹也。"

❷ 脏者为阴，腑者为阳：疑两"者"字衍。"脏为阴，腑为阳"与上"外为阳，内为阴""背为阳，腹为阴"句式一律。

❸ 五脏皆为阴：张介宾曰："五脏属里，藏精气而不泻，故为阴。"

❹ 六腑皆为阳：张介宾曰："六腑属表，传化物而不藏，故为阳。"

❺ 手心主：顾观光曰："当依今本作手少阳。"

❻ 别名：顾观光曰："今本别下无名字。"

❼ 冬病在阴………秋病在阳：张志聪曰："冬病在肾，肾为阴中之阴，故冬病在阴。夏病在心，心为阳中之阳，故夏病在阳。春病在肝，肝为阴中之阳，故春病在阴。秋病在肺，肺为阳中之阴，故秋病在阳。"杨上善曰："冬之所患咳嗽痹厥，得之秋日伤湿，阴也。夏之所患飧泄病者，得之春日伤风，阳也。春之所患温病者，得之冬日伤寒，阴也。秋之所患痎疟病者，得之夏日伤暑，阳也。"张注言病之位，杨注言病之因，似张说义胜。

❽ 此皆阴阳、表里、内外、雌雄相输应也：《太素》卷三《阴阳杂说》"内

外"下有"左右"二字，"雌雄"下有"上下"二字。杨上善曰："五脏六腑，即表里阴阳也。皮肤筋骨，即内外阴阳也。肝肺所主，即左右阴阳也。牝藏牡脏，即雌雄阴阳也。腰上腰下，即上下阴阳也。此五阴阳相输会，故曰合于天也。"

帝曰：五脏应四时，各有收受❶乎？岐伯曰：有。东方青色，入通于肝，开窍于目，藏精于肝，精，谓精气也。木精之气其神魂，阳升之方，以目为用，故开窍于目。其病发惊骇❷，象木屈伸有摇动也。新校正云：详东方云"病发惊骇"，余方各阙者，按《五常政大论》"委和之纪，其发惊骇。"疑此文为衍。其味酸，其类草木❸，性柔脆而曲直。其畜鸡，以鸡为畜，取巽言之。《易》曰："巽为鸡"。其谷麦，五谷之长者麦，故东方用之。《本草》曰："麦为五谷之长。"新校正云：按《五常政大论》云："其畜犬，其谷麻。"其应四时，上为岁星❹，木之精气，上为岁星，十二年一周天。是以春气在头也❺，万物发荣于上，故春气在头。新校正云：详东方言"春气在头"，不言"故病在头"，余方言"故病在某"，不言"某气在某"者，互文也。其音角❻，角，木声也。孟春之月，律中太蔟，林钟所生，三分益一，管率长八寸。仲春之月，律中夹钟，夷则所生，三分益一，管率长七寸五分。新校正云：按郑康成云："七寸二千一百八十七分寸之千七十五。"季春之月，律中姑洗，南吕所生，三分益一，管率长七寸又二十分寸之一。新校正云：按郑康成云："九分寸之一"。凡是三管，皆木气应之。其数❼八，木生数三，成数八。《尚书·洪范》曰："三曰木。"是以知病之在筋也，木之坚柔，类筋气故。其臭❽臊。凡气因木变，则为臊。新校正云：详"臊"《月令》作"膻"。

❶ 收受：朝本"收"作"攸"。《尔雅·释言》："攸，所也。""受"作"用"解。《吕氏春秋·赞能》高注："受，用也。""攸受"即"所用"。

❷ 其病发惊骇：丹波元简曰："据下文例，当云故病在头。"

❸ 草木：沈祖绵曰："合下文观之，衍草字。"

❹ 岁星：即木星。太阳系九大行星中之最大者，每九时五十分自转一次，

绕日一周约需十一年三百一十五日。

❺ 是以春气在头也：丹波元简曰："按据文例，当云是以知病之在筋也。"

❻ 角：角及后文之徵（zhǐ旨）、宫、商、羽为古代五声音阶之名称。古人认为五音与人体气血、五脏有对应关系。

❼ 数：是古人用以配五行来表示天地生成万物次第的数字。《礼记·月令》郑注："数者，五行佐天地生物成物之次也。"孔疏："《易·系辞》曰：天一地二天三地四天五地六天七地八天九地十。此即是五行生成之数。天一生水，地二生火，天三生木，地四生金，天五生土，此其生数也。如此则阳无匹，阴无耦。故地六成水，天七成火，地八成木，天九成金，地十成土。于是阴阳各有匹偶，而物得成焉，故谓之成数也。"

❽ 臭（xiù秀）：作"气"字解。《尚书·盘庚中》孔疏："臭是气之别名，古者香气、秽气皆名为臭。"

南方赤色，入通于心，开窍于耳❶**，藏精于心，** 火精之气其神神，舌为心之官，当言于舌，舌用非窍，故云耳也。《缪刺论》曰："手少阴之络，会于耳中。"义取此也。**故病在五脏**❷**，** 以夏气在脏也。**其味苦，其类火，** 性炎上而燔灼。**其畜羊，** 以羊为畜，言其未也。以土同王，故通而言之。新校正云：按《五常政大论》云："其畜马。"**其谷黍，** 黍色赤。**其应四时，上为荧惑星**❸**，** 火之精气，上为荧惑星，七百四十日一周天。**是以知病之在脉也，** 火之躁动，类于脉气。**其音徵，** 徵，火声也。孟夏之月，律中仲吕，无射所生，三分益一，管率长六寸七分。新校正云：按郑康成云："六寸万九千六百八十三分寸之万二千九百七十四。"仲夏之月，律中蕤宾，应钟所生，三分益一，管率长六寸三分。新校正云：按郑康成云："六寸八十一分寸之二十六"。季夏之月，律中林钟，黄钟所生，三分减一，管率长六寸。凡是三管，皆火气应之。**其数七，** 火生数二，成数七。《尚书·洪范》曰："二曰火。"**其臭焦。** 凡气因火变，则为焦。

❶ 耳：疑作"舌"，本书《阴阳应象大论》"南方生热……在窍为舌"，是可证。

❷ 病在五脏：田晋蕃曰："五字疑衍，夏气者病在脏，见上文。"

❸ 荧惑星：即火星。太阳系九大行星之一，色赤，自转周期为二十四时三十七分强，公转周期为一年三百二十二日。

中央黄色，入通于脾，开窍于口，藏精于脾，土精之气其神意，脾为化谷，口主迎粮，故开窍于口。**故病在舌本❶，**脾脉上连于舌本，故病气居之。**其味甘，其类土，**性安静而化造。**其畜牛，**土王四季，故畜取丑牛，又以牛色黄也。**其谷稷，**色黄而味甘也。**其应四时，上为镇星❷，**土之精气上为镇星，二十八年一周天。**是以知病之在肉也，**土之柔厚，类肉气故。**其音宫，**宫，土声也。律书以黄钟为浊宫，林钟为清宫，盖以林钟当六月管也。五音以宫为主，律吕初起于黄钟为浊宫，林钟为清宫也。**其数五，**土数五。《尚书·洪范》曰："五曰土。"**其臭香。**凡气因土变，则为香。

❶ 病在舌本：丹波元简曰："按前文例，当云病在脊。"

❷ 镇星：即土星。太阳系九大行星之一，光色纯黄，每十时十四分自转一次，二十九年一百六十七日绕日一周。

西方白色，入通于肺，开窍于鼻，藏精于肺，金精之气其神魄，肺藏气，鼻通息，故开窍于鼻。**故病在背❶，**以肺在胸中，背为胸中之府也。**其味辛，其类金，**性音声而坚劲。**其畜马，**畜马者，取乾也。《易》曰："乾为马。"新校正云：按《五常政大论》云："其畜鸡。"**其谷稻，**稻坚白。**其应四时，上为太白星❷，**金之精气上为太白星，三百六十五日一周天。**是以知病之在皮毛也，**金之坚密，类皮毛也。**其音商，**商，金声也。孟秋之月，律中夷则，大吕所生，三分减一，管率长五寸七❸分。仲秋之月，律中南吕，太簇所生，三分减一，管率长五寸三分。季秋之月，律中无射，夹钟所生，三分减一，管率长五寸。凡是三管，皆金气应之。**其数九，**金生数四，成数九。《尚书·洪范》曰："四曰金。"**其臭腥。**凡气因金变，则为腥膻之气也。

❶ 背：疑背上脱"肩"字。前文"病在肺，俞在肩背"，又"秋气者，病在肩背"，是可证。

❷ 太白星：即金星。太阳系九大行星之一，轨道在地球与水星之间，绕日一周约需二百二十五日。

❸ 七：顾观光曰："七字误，当作六。"

北方黑色，入通于肾，开窍于二阴❶，**藏精于肾**，水精之气其神志，肾藏精，阴泄注，故开窍于二阴也。**故病在溪**❷，溪，谓肉之小会也。《气穴论》曰："肉之大会为谷，肉之小会为溪。" **其味咸，其类水**，性润下而渗灌。**其畜彘**，彘，豕也。**其谷豆**，豆黑色。**其应四时，上为辰星**❸，水之精气上为辰星，三百六十五日一周天。**是以知病之在骨也**，肾主幽暗，骨体内藏，以类相同，故病居骨也。**其音羽**，羽，水声也。孟冬之月，律中应钟，沽❹洗所生，三分减一，管率长四寸七分半。仲冬之月，律中黄钟，仲吕所生，三分益一，管率长九寸。季冬之月，律中太吕，蕤宾所生，三分益一，管率长八寸四分。凡是三管，皆水气应之。**其数六**，水生数一，成数六。《尚书·洪范》曰："一曰水。" **其臭腐**。凡气因水变，则为腐朽之气也。

❶ 二阴：疑作"耳"。本书《阴阳应象大论》"北方生寒……在窍为耳"是可证。《灵枢·脉度》："肾气通于耳。"

❷ 溪：谓肘膝腕。前云"冬气者病在四肢"，此不云四肢而云溪者，变文耳。

❸ 辰星：即水星。太阳系九大行星中体积最小者，公转周期与自转周期相同，约八十八日弱。

❹ 沽：胡本、读本并作"姑"。

故善为脉❶**者，谨察五脏六腑，一逆一从**❷**，阴阳表里，雌雄之纪**❸**，藏之心意**❹**，合心**❺**于精**，心合精微，则深知通变。**非其人勿教，非其真勿授**❻**，是谓得道。**随其所能而与之，是谓得师资教授之道也。《灵枢经》曰："明目者可使视色；耳聪者可使听音；捷疾辞语者可使论语；徐而安静手巧而心审谛者，可使行针艾，理血气而调诸逆顺，察阴阳而兼诸方论❼。缓节柔筋而心和调者，可使导引行气；痛❽毒言语轻人者，可使唾痈呪病；爪苦手毒为事善伤者，可使按积抑痹。由是则各得其能，方乃可行，其名乃彰。故曰：非其人勿教，非其真勿授也。

❶ 为脉：指候脉言。

❷ 一逆一从：《太素》卷三《阴阳杂说》无两"一"字，"逆从"二字属上读。

❸ 纪：犹言"纲纪"，即"纲领"之意。《礼记·乐记》郑注："纪，总要之名也。"

❹ 心意："意"与"臆"通。《汉书·贾谊传》："请对以意。"《文选·鵩鸟赋》"意"作"臆"。《广雅·释亲》："臆，胸也。"心意"犹言"心胸"。

❺ 心：《太素》卷三《阴阳杂说》作"之"。

❻ 非其人勿授，非其真勿授：《太素》卷三《阴阳杂说》"真"作"人"。杨上善曰："教，谓教童蒙也。授，谓授久学也。"

❼ 方论：赵本、藏本"方"下并无"论"字。

❽ 痛：周本作"疾"。

按语：本篇从天人相应的观点出发，提出了三大主要问题：①以"昼夜阴阳"为中心的时间医学。②以"五脏四时"为中心的气象医学。③以"五行理论"为依据的事物归类。

一、关于时间医学

本篇根据日出日落、昼夜交替的时间变迁，把一天二十四小时分为若干段，认为每一个节段的阴阳盛衰不同，而"人亦应之"。即人体脏腑阴阳变化，"以应天之阴阳也"。并且指出，这种天人相应的变化，不仅在人体气血阴阳的生理活动中有所反映，并有周期性和规律性。而且与机体病理变化亦息息相关。如在生理方面：《素问·生气通天论》："阳气者，一日而主外，平旦人气生，日中而阳气隆，日西而阳气已虚，气门乃闭。"《灵枢·营卫生会》："夜半为阴陇，夜半后而为阴衰，平旦阴尽而阳受气矣。日中为阳陇，日西而阳衰，日入阳尽而阴受气矣。夜半而大会，万民皆卧，命曰合阴，平旦阴尽而阳受气，如是无已，与天地同纪。"在病理方面：《素问·脏气法时论》："肝病者，平旦慧，下晡甚，夜半静""心病者，日中慧，夜半甚，平旦静""脾病者，日昳慧，日出甚，下晡静""肺病者，下晡慧，日中甚，夜半静""肾病者，夜半慧，四季甚，下晡静"。《灵枢·顺气一日分四时》："朝则人气始生，病气衰，故旦慧；日中人气生长，则胜邪，故安；夕则人气始衰，邪气始生，故加；夜半人气入脏，邪气独居于身，故甚也"。《内经》中天人相应的观点，与现代"时间生物学"的研究结果，大体是一致的。故而，根据这些规律，可以用来指导人们养生、防病和临床治疗。

二、关于气象医学

本篇提出的"五脏应四时，各有所受"的论点，是对人体脏腑与一年四季关系的阐述，明确指出了每一季节不同的气候，对人体的特殊影响。如"春病肝、夏病心、秋病肺、冬病肾、长夏病脾"等一系列病理反应。由此联系全书，可以得出四时与生理、四时与病理、四时与发病、四时与诊断、四时与治疗、四时与养生防病等完整的、系统的气象医学概念。这些内容，分别在本书《四气调神大论》《生气通天论》《阴阳应象大论》《六节藏象论》《诊要经终论》《脉要精微论》《平人气象论》《玉机真脏论》《脏气法时论》《八正神明论》《离合真邪论》《通评虚实论》《疟论》《举痛论》《风论》《痹论》《痿论》《脉解篇》《经络论》《水热穴论》《调经论》《四时刺逆从论》及运气七篇，并《灵枢》有关篇章中，不同角度、不同程度地有所论述，可以互相参照研究。

三、关于五行类属

《内经》中的五行学说与阴阳学说一样，是古人用以认识世界、解释宇宙事物变化的一种哲理。它将自然界中千变万化的事物和现象，包括人体在内的各种组织、器官、功能体现等，采用取类比象的方法，推衍归纳五种属性，并与五行相配，用以说明人体脏腑的功能活动，以及与自然界有关事物之间的相互联系。本篇对于以五行中心的事物类属，有了较为系统的论述。

卷第二

阴阳应象大论篇第五

新校正云：按全元起本在第九卷。

提要： 本篇从理论上系统阐述了阴阳学说，认为人体生理、病理以及养生、诊断治疗，皆应法于阴阳，并以大量例证说明了这一基本思想。

黄帝曰：阴阳者，天地之道❶也，谓变化生成之道也。老子曰："万物负阴而抱阳，冲气以为和。"《易·系辞》曰："一阴一阳之谓道。"此之谓也。**万物之纲纪❷**，滋生之用也，阳与之正气以生，阴为之主持❸以立，故为万物之纲纪也。《阴阳离合论》曰："阳与之正，阴为之主。"则谓此也。**变化之父母❹**，异类之用也。何者？然：鹰化为鸠，田鼠化为鴽，腐草化为萤，雀入大水为蛤，雉入大水为蜃，如此皆异类因变化而成有❺也。**生杀之本始❻**，寒暑之用也。万物假阳气温而生，因阴气寒而死，故知生杀本始，是阴阳之所运为也。**神明❼之府也**，府，宫府也。言所以生杀变化之多端者，何哉？以神明居其中也。下文曰：天地之动静，神明为之纲纪。故《易·系辞》曰："阴阳不测之谓神。"亦谓居其中也。新校正云：详"阴阳"至"神明之府"，与《天元纪大论》同，注颇异。**治病必求于❽本**。阴阳与万类生杀变化，犹然在于人身，同相参合，故治病之道，必先求之。**故积阳为天，积阴为地**。言阴阳为天地之道者何以❾此。**阴静阳躁❿**，言应物类，运用之标格也。**阳生阴长，阳杀⓫阴藏**。明前天地杀生之殊用也。神农曰："天以阳生阴长，地以阳杀阴藏⓬。"新校正云：详阴长阳杀之义，或者疑之。按《周易》八卦布四方之义，则可见矣。坤者阴也，位西南隅，时在六月七月之交，万物之所盛长也，安谓阴无长之理。乾者阳也，位戌亥之分，时在九月十月之交，万物之所收杀也，孰谓阳无杀之理。以是明之，阴长阳杀之理可见矣。此语又见《天元纪大论》其说自异。**阳化气，阴成形**❸。明前万物滋生之纲纪也。**寒极生热，热极生寒**❹。明前❺之大体也。**寒气生浊，热气生清**❻。言正气也。**清气在下，则生飧泄；浊气在上，则生䐜胀**❼。热气在下，则谷不化，故飧泄。寒气在上，则气不散，故䐜胀。何者，以阴静而阳躁也❽。**此阴阳反作**❾，**病之逆从**❷**也**。反，谓反复。作，谓作务。反复作务，则病如是。

❶ 天地之道：张志聪曰："道者，阴阳之理也。太极静而生阴，动而生阳。天生于动，地生于静，故阴阳为天地之道。"

❷ 纲纪：张志聪曰："总之曰纲，周之曰纪。万物得是阴阳，而统之为纲，散之为纪。"

❸ 持：胡本作"时"。

❹ 变化之父母：事物的生灭转化谓之变化。变者化之渐，化者变之成。《礼记·月令》孔疏："先有旧形，渐渐改者谓之变；虽有旧形，忽改者谓之化。""父母"有起源之意。

❺ 有：胡本、赵本并作"者"。

❻ 本始：即原本。

❼ 神明：吴崑曰："阴阳不测谓之神，神之昭昭谓之明。"

❽ 于：《读素问钞》、吴注本"于"并作"其"。

❾ 何以：四库本作"盖如"。

❿ 阴静阳躁：吴注本无此四字。

⓫ 杀：《类说》卷三十七引作"发"。

⓬ 天以……阳杀阴藏：按：此十二字，见本书《天元纪大论》。此冠以"神农曰"未知王氏所据。

⓭ 阳化气阴成形：张介宾曰："阳动而散，故化气；阴静而凝，故成形。"

⓮ 寒极生热热极生寒：张介宾曰："寒极生热，阳变为阴也；热极生寒，阴变为阳也。"姚止庵曰："阴盛之极，格阳于外，虚火浮动，躁扰如狂，阴证似阳之类，非真热也，寒之极也；阳盛于内，火闭不通，四肢厥冷，甚或战栗，阳证似阴之类，非真寒也，热之极也。所以者何？物极则变。"

⑮ 前：顾观光曰："前下似脱变化二字。"

⑯ 寒气生浊，热气生清：张介宾曰："寒气凝滞，故生浊阴；热气升散，故生清阳。"

⑰ 䐜（chēn 琛）胀：胀满。《说文·肉部》："䐜，起也。""胀"与"张"通。《左传》成公十年："张如厕。"杜注："张，腹满也。"

⑱ 躁也：赵本"躁也"下有"胀，起也"三字。

⑲ 阴阳反作：田晋蕃曰："《千金方》卷十七作'阴阳反袏'。袏，位也。阴阳反袏，言阴阳反其位也。清气在下，浊气在上，正阴阳反其位也。当依《千金方》作'反袏'。"

⑳ 逆从：偏义复词，此侧重"逆"字。吴崑曰："逆从，不顺也。"

故清阳为天，浊阴为地，地气上为云，天气下为雨，雨出地气，云出天气。阴凝上结，则合以成云，阳散下流，则注而❶为雨，雨从云以施化，故言雨出地，云凭气以交合，故言云出天，天地之理且然，人身清浊亦如是也。**故清阳出上窍，浊阴出下窍。**气本乎天者亲上，气本乎地者亲下，各从其类也。上窍，谓耳目鼻口。下窍，谓前阴后阴。**清阳发腠理，浊阴走五脏。**腠理，谓渗泄之门。故清阳可以散发。五脏为包藏之所，故浊阴可以走之。**清阳实四肢，浊阴归六腑❷。**四肢外动，故清阳实之。六腑内化，故浊阴归之。

❶ 注而：四库本作"降以"。

❷ 清阳实四肢，浊阴归六腑：张志聪曰："四肢为诸阳之本。六腑者，传化物而不藏。此言饮食所生之清阳充实于四肢，而浑浊者归于六腑也。"

水为阴，火为阳。水寒而静，故为阴。火热而躁，故为阳。**阳为气，阴为味❶。**气惟散布，故阳为之。味曰从形，故阴为之。**味归形，形归气❷，气归精❸，精归化❹。**形食味，故味归形。气养❺形，故形归气。精食气，故气归精。化生精，故精归化。故下文曰：**精食❻气，形食味，**气化则精生，味和则形长，故云食之也。**化生精，气生形❼。**精微之液，惟血化而成，形质之有，资气行营 ❽ 立，故斯二者，各奉生乎。**味伤形，气伤精** ❾。过其节也。**精化为气** ❿，**气伤于味** ⓫。精承化养，则食气，精若化生，则不食气。精血内结，郁为秽腐攻胃，则五味倨然不得入也。女人重身精化，百日皆伤于味也。**阴味出下窍，阳气出上窍**。味有质，故下流于便泻之窍。气无形，故上出于呼吸之门。**味** ⓬ **厚者为阴，薄为阴之阳** ⓭。**气** ⓮ **厚者为阳，薄为阳之阴** ⓯。阳为气，气厚者为纯阳。阴为味，味厚者为纯阴。故味薄者，为阴中之阳，气薄者，为阳中之阴。**味厚则泄** ⓰，**薄则通** ⓱。**气薄则发** ⓲ **泄，厚则发热** ⓳。阴气润下，故味厚则泄利。阳气炎上，故气厚则发热。味薄为阴少，故通泄。气薄为阳少，故汗出。发泄，谓汗出也。**壮火** ⓴ **之** ㉑ **气衰，少火** ⓴ **之气壮**，火之壮者，壮已必衰。火之少者，少已则壮。**壮火食气** ㉒，**气食少火** ㉓，**壮火散气** ㉒，**少火生气** ㉓。气生壮火，故云壮火食气。少火滋气，故云气食少火。以壮火食气，故气得壮火则耗散。以少火益气，故气得少火则生长。人之阳气壮少亦然。**气味辛甘发散为阳，酸苦涌** ㉔ **泄为阴**。非惟气味分正阴阳，然辛甘酸苦之中，复有阴阳之殊气尔。何者？辛散甘缓，故发散为阳。酸收苦泄，故涌泄为阴 ㉕。

❶ 阳为气，阴为味：张介宾曰："气无形而升，故为阳；味有质而降，故为阴。"

❷ 味归形，形归气：马莳曰："言味归人身之形，而形又归于人身之气，皆根第一味字而言也。"

❸ 气归精：马莳曰："言气归人身之精，而精又归于人身之化，皆根第一气字而言也。"

❹ 归化：《圣济经》卷六第三吴注引"归"作"得"。"化"有化生之意。

❺ 养：顾观光曰："养字误，当依下文作生。"

❻ 食：音义同"饲"。《广韵·七志》："饲，食也。"有养义。森立之曰："案阳为气，精亦阳也，故臊焦香腥腐之五气，入养其精气；阴为味，形亦为阴，故酸苦甘辛咸之味，发养其形骸。"

❼ 化生精，气生形：姚止庵曰："按化者自然之有，太极之动机也，动则真

精藏焉。有精而后有气，精其体而气其用也。有气而后有形，气之所至，形始全焉。生生不穷，皆自化始。"

⑧ 营：顾观光曰："营疑作而。"

⑨ 味伤形，气伤精：姚止庵曰："味伤形，气伤精两句，与上文精食气，形食味对看，上言其常，此言其变。"

⑩ 精化为气：张介宾曰："谓元气由精而化也。"

⑪ 气伤于味：张介宾曰："如云味过于酸，肝气以津，脾气乃绝之类，是皆味伤气也。"

⑫ 味：谓药食之味。

⑬ 薄为阴之阳：《千金要方》卷二十六第一引"薄"作"味薄者"。《汤液本草》卷上引"阴"下有"中"字。据此，本句似应作"味薄者为阴中之阳"。

⑭ 气：谓药食之气。

⑮ 薄为阳之阴：《千金要方》卷二十六第一引"薄"作"气薄者"。此句似应作"气薄者为阳中之阴"。

⑯ 泄：按："泄"下似脱"利"字，应据王注补。

⑰ 通：《千金要方》卷二十六第一引"通"下有"流"字。按：《千金要方》是。"通流"与上"泄利"对文。

⑱ 发：《本草纲目》卷一下《气味阴阳》引李杲说"发"作"渗"。

⑲ 发热：《千金要方》卷二十六第一引作"秘塞"。

⑳ 壮火　少火：沈又彭曰："壮火，亢阳也。少火，微阳也。"

㉑ 之：丹波元坚曰："之字古有则义。"

㉒ 壮火食气　壮火散气："食"通"蚀"。《诗经·小雅·十月之交》："日有食之"，《汉书·刘向传》"食"作"蚀"。森立之曰："味厚则泄，气厚则发热，乃壮火食气，壮火散气之谓也。"

㉓ 气食少火　少火生气："食"养也。森立之曰："味薄则通，气薄则发泄，乃气食少火，少火生气之谓也。"

㉔ 涌：柯校本作"通"。

㉕ 阴：胡本、读本"阴"下并有"者也"二字。

阴胜❶ 则阳病，阳胜则阴病。胜则不病，不胜则病。**阳胜则热，阴胜则寒。**是则太过而致也。新校正云：按《甲乙经》作"阴病则热，阳病则寒"。文异意同。**重寒则热，重热则寒。**物极则反，亦犹壮火之气衰，少火之气壮也。**寒伤形，热伤气。**寒则卫气不利，故伤形。热则荣气内消，故伤气。虽阴成形，阳化气，一过其节，则形气被伤❷。**气伤痛，形伤肿。**气伤则热结于肉分故痛。形伤则寒薄于皮腠故肿。**故先痛而后肿者，气伤形也；先肿而后痛者，形伤气也。**先气证而病形，故曰气伤形。先形证而病气，故曰形伤气。**风胜则动❸**，风胜则庶物皆摇，故为动。新校正云：按《左传》曰："风淫末疾。"即此义也。**热胜则肿**，热胜则阳气内郁，故洪肿暴作，甚则荣气逆于肉理，聚为痈脓之肿。**燥胜则干**，燥胜则津液竭涸，故皮肤干燥。**寒胜则浮❹**，寒胜则阴气结于玄府，玄府闭密，阳气内攻，故为浮。**湿胜则濡泻❺**。湿胜则内攻于脾胃，脾胃受湿，则水谷不分。水谷相和，故大肠传道而注泻也。以湿内盛而泻，故谓之濡泻。新校正云：按《左传》曰："雨淫腹疾。"则其义也。"风胜则动"至此五句，与《天元纪大论》文重，彼注颇详矣。

❶ 胜：偏盛、偏亢。《礼记·乐记》："乐胜则流。"孔疏："胜，犹过也。"

❷ 被伤：赵本、藏本"被伤"作"破荡"。四库本作"衰"。

❸ 动：《类说》卷三十七引作"痛"。

❹ 寒胜则浮："浮"疑作"疛"。"浮""府"二字古通。"府"与"疛"形近易误。《吕氏春秋·尽数》"处腹则为胀为府"，席世昌、桂馥并谓"府"应作"疛"。先秦古书"府""疛"易混，向有例证。苗夔《说文系传校勘记》谓声近义通，皆腹中绞结。据此，"寒胜则浮"即寒气偏胜，小腹绞痛，义甚明显。

❺ 濡泻：《太素》卷三"濡"下无"泻"字，《类说》卷三十七、《医说》卷六引并同。按：《太素》是。"泻"为"儒"之古注，系误入正文。"濡""泻"古通。《礼记·祭义》："雨露既泻。"《释文》："泻，亦作濡。"本句"湿胜则濡"，与上文句"则动""则肿""则干""则浮"，句式一律。

　　天有四时五行，以生长收藏，以生寒暑燥湿风。春生、夏长、秋收、冬藏，谓四时之生长收藏。冬水寒，夏火暑，秋金燥，春木风，长夏土湿，谓五行之寒暑湿燥风也。然四时之气，土虽寄王，原其所主，则湿属中央，故云五行以生寒暑燥湿风五气也。**人有五脏化❶五气❷，以生喜怒悲**

忧恐。五脏，谓肝心脾肺肾。五气，谓喜怒悲忧恐。然是五气，更伤五脏之和气矣。新校正云：按《天元纪大论》"悲"作"思"。又本篇下文，肝在志为怒，心在志为喜，脾在志为思，肺在志为忧，肾在志为恐。《玉机真脏论》作"悲"。诸论不同。皇甫士安《甲乙经·精神五脏篇》具有其说。盖言悲者，以悲能胜怒，取五志迭相胜而为言也。举思者，以思为脾之志也。各举一，则义俱不足，两见之，则互相成义也。**故喜怒伤气，寒暑伤形** ❸。喜怒之所生，皆生于气，故云喜怒伤气。寒暑之所胜，皆胜于形，故云寒暑伤形。近取举 ❹凡，则如斯矣。细而言者 ❺，则热伤于气，寒伤于形。**暴怒伤阴，暴喜伤阳** ❻。怒则气上，喜则气下，故暴卒气上则伤阴，暴卒气下则伤阳。**厥气上行，满脉去形** ❼。厥气，逆也。逆气上行，满于经络，则神气浮越，去离形骸矣。**喜怒** ❽ **不节，寒暑过度，生乃不固**。《灵枢经》曰："智者之养生也，必顺四时而适寒暑，和喜怒而安居处。"然喜怒不恒，寒暑过度，天真之气，何可久长。**故重阴必阳，重阳必阴**。言伤寒伤暑亦如是。**故曰：冬伤** ❾ **于寒，春必温病** ❿；夫伤于四时之气，皆能为病，以伤寒为毒者，最为杀厉之气，中而即病，故曰伤寒，不即病者，寒毒藏于肌肤，至春变为温病，至夏变为暑病。故养生者，必慎伤于邪也。**春伤于风，夏生飧泄** ⓫；风中于表，则内应于肝，肝气乘脾，故飧泄。新校正云：按《生气通天论》云："春伤于风，邪气留连，乃为洞泄。"**夏伤于暑，秋必痎疟**；夏暑已甚，秋热复壮 ⓬，两热相攻，故为痎疟。痎，瘦也。**秋伤于湿，冬生** ⓭ **咳嗽**。秋湿既多，冬水复王，水湿相得，肺 ⓮ 气又衰，故冬寒甚则为嗽 ⓯。新校正云：按《生气通天论》云："秋伤于湿，上逆而咳，发为痿厥。"

❶ 化：《甲乙经》卷六第七"化"下有"为"字。

❷ 五气：张介宾曰："五气者，五脏之气也。"

❸ 喜怒伤气，寒暑伤形："喜怒"赅言五志，从内出而先发于气，故曰喜怒伤气。"寒暑"赅言六淫，从外入而先著于形，故曰寒暑伤形。

❹ 举：胡本、读本并作"诸"。

❺ 者：胡本、读本并作"之"。

❻ 暴怒伤阴，暴喜伤阳：柯逢时曰："暴训大。《淮南·原道》大怒破阴，大喜坠阳。"张介宾曰："气为阳，血为阴，肝藏血，心藏神。暴怒则肝气逆而血乱，故伤阴。暴喜则心气缓而神逸，故伤阳。"

❼ 厥气上行，满脉去形：张介宾曰："言寒暑喜怒之气暴逆于上，则阳独实，故满脉阳亢，则阴离去形，此孤阳之象也。"

❽ 喜怒：《太素》卷三、《甲乙经》卷六第七"喜怒"上并有"故曰"二字。

❾ 伤：杨上善曰："伤，过多也。"

❿ 温病：胡本、读本、赵本、吴本、周本、朝本、藏本、黄本、李本、蒋本并作"病温"。田晋蕃曰："作病温是。《文选·风赋》注、《周官新义》引并作春必病温。"

⓫ 飧泄：《太素》卷三十《四时之变》"飧泄"下有"肠澼"二字。《外台》卷二十五引《集验》"飧泄"作"溏泄"。

⓬ 壮：胡本、读本并作"收"。四库本作"作"。

⓭ 生：《济生拔萃》卷八《洁古家珍》引作"必"。

⓮ 肺：四库本作"阳"。

⓯ 甚则为嗽：四库本作"生咳嗽也"。

按语：中医认为疾病的本质是阴阳失调。至于文中"重阴必阳，重阳必阴"，以及前文"重寒则热，重热则寒"，说明阴阳在一定的情况下可以互相转化。《内经》全书始终贯穿了这一辩证思想，如本书《六元正纪大论》："动复则静，阳极反阴"，《灵枢·论疾诊尺》："四时之变，寒暑之胜，重阴必阳，重阳必阴，故阴主寒，阳主热，故寒甚则热，热甚则寒，故曰：寒生热，热生寒，此阴阳之变也。"验之临证，则构成了复杂的病理变化，呈现出错综的证候表现。洞悉这种辩证思想，将之运用于分析病机、指导治疗，临证时方不能致误。

帝曰：余闻上古圣人，论理人形，列别❶脏腑，端络经脉❷，会通❸六合，各从其经，气穴❹所发，各❺有处名，溪谷属骨，皆有所起，分部逆从❻，各有条理，四时阴阳，尽有经纪❼，外内之应，皆有表里，其信然乎？六合，谓十二经脉之合也。《灵枢经》曰："太阴阳明为一合，少阴太阳为一合，厥阴少阳为一合。"手足之脉各三，则为六合也。手厥阴，则心包胳❽脉也。《气穴论》曰："肉之大会为谷，肉之小会为溪，肉分之间，溪谷之会，以行荣卫，以会大气。"属骨者，为骨相连属处。表里者，诸阳经脉皆为表，诸阴经脉皆为里。新校正云：详"帝曰"至"信其然乎"，全元起本及《太素》在"上古圣人之教也"上。

❶ 列别：即分别、分辨。《管子·法禁》房注："列，亦分也。"

❷ 端络经脉：审察经脉之相互联系。"端"作"审"解。"络"有"联系"之义。《说文·系部》："络，絮也。"段玉裁注："今人联系之言，盖本于此。"

❸ 会通：会合变通。

❹ 气穴：经气输注之孔穴，又称经穴。本书有《气穴论》可参。

❺ 各：明绿格抄本作"皆"。

❻ 分部逆从：张志聪曰："分部者，皮之分部也。皮部中之浮络，分三阴三阳，有顺有逆，各有条理也。"

❼ 经纪：规律。《礼记·月令》郑注："经纪，谓天文进退度数。"

❽ 胳：周本作"络"。

岐伯对曰：东方生风，阳气上腾，散为风也。风者，天之号令，风为教始，故生自东方。**风生木，**风鼓木荣，则风生木也。**木生酸，**凡物之味酸者，皆木气之所生也。《尚书·洪范》曰："曲直作酸。"**酸生肝，**生，谓生长也。凡味之酸者，皆先生长于肝。**肝生筋，**肝之精气，生养筋也。**筋生心，**《阴阳书》曰："木生火。"然肝之木气❶，内养筋已，乃生心也❷。**肝主目❸。**目见曰明，类齐同也。**其在天为玄，**玄，谓玄冥，言天色高远，尚未盛明也。**在人为道，**道，谓道化，以道而化，人则归从。**在地为化。**化，谓造化也。庶类时育，皆造化者也。**化生五味，**万物生，五味具，皆变化为母，而使生成也。**道生智，**智从正化而有，故曰道生智。**玄生神❹，**玄冥之内，神处其中，故曰玄生神。**神❺在天为风，**飞扬鼓坼，风之用也，然发而周远，无所不通，信乎神化而能尔。**在地为木，**柔软曲直，木之性也。新校正云：详"其在天"至"为木"，与《天元纪大论》同，注颇异。**在体为筋，**束络连缀，而为力也。**在脏为肝，**其神，魂也。《道经义》曰："魂居肝，魂静则至道不乱。"**在色为苍**，苍，谓薄青色，象木色也。**在音为角**，角，谓木音，调而直也。《乐记》曰："角乱则忧，其民怨。"**在声为呼**，呼，谓叫呼，亦谓之啸。**在变动为握❻**，握，所以牵就也。新校正云：按杨上善云："握忧哕咳栗五者，改志而有名，曰变动也。"**在窍为目**，目，所以司见形色。**在味为酸**，酸，可用收敛也。**在志为怒**。怒，所以禁非也。**怒伤肝**，虽志为怒，甚则自伤。**悲胜怒；**悲则肺金并于肝木，故胜怒也。《宣明五脏❼篇》曰："精气并于肺则悲。"新校正云：详"五志"云怒喜思忧恐，"悲"当云"忧"，今变"忧"为"悲"者，盖以恚忧而不解则伤意，悲哀而动中则伤魂，故不云"忧"也。**风伤筋**，风胜则筋络拘急。新校正云：按《五运行大论》曰："风伤肝。"**燥胜风；**燥为金气，故胜木风。**酸伤筋**，过节也。**辛胜酸**。辛，金味，故胜木酸。

❶ 肝之木气：周本作"肝木之气"。

❷ 也：胡本、读本"也"并作"火"。

❸ 肝主目：姚止庵曰："五脏之精皆上注于目，而为之主者则惟肝。"

❹ 其在天为玄……玄生神：柯逢时曰："其在天为玄至玄生神二十三字，疑衍。"按：柯校是。此二十三字与上下文义并无联系，且与"木"无关。律以下文，宜删之。

❺ 神：沈祖绵曰："神字讹，当系其字。律以下文其在天为热、其在天为湿、其在天为燥、其在天为寒，皆作其字可证。此误作神，涉上文玄生神而讹。"

❻ 在变动为握：姚止庵曰："敛掌拳指曰握。肝主筋，筋之为用，人怒则握拳以击是矣。"

❼ 脏：赵本作"气"，是。

南方生热，阳气炎燥❶故生热。**热生火**，钻燧改火，惟热是生。**火生苦**，凡物之味苦者，皆火气之所生也。《尚书·洪范》曰："炎上作苦。"**苦生心**，凡味之苦者，皆先生长于心。**心生血**，心之精气，生养血也。**血生脾**，《阴阳书》曰："火生土。"然心火之气，内养血已，乃生脾土。新校正云：按《太素》"血"作"脉"。**心主舌。**心别是非，舌以言事，故主舌。**其在天为热，**暄暑炽燠，热之用也。**在地为火，**炎上焱燅，火之性也。**在体为脉，**通行荣卫而养血也。**在脏为心，**其神心❷也。《道经义》曰："神处心。神守则血气流通。**在色为赤，**象火色。**在音为徵，**徵谓火音，和而美也。《乐记》曰："徵乱则哀，其事勤。"**在声为笑，**笑，喜声也。**在变动为忧❸，**忧可以成务。新校正云：按杨上善云："心之忧，在心变动，肺之忧，在肺之志。是则肺主于秋，忧为正也。心主于夏，变而生忧也。"**在窍为舌，**舌，所以司辨五味也。《金匮真言论》曰："南方赤色，入通于心，开窍于耳。"寻其为窍，则舌义便乖，以其主味，故云舌也。**在味为苦，**苦，可用燥泄也。**在志为喜。**喜，所以和乐也。喜伤心，虽志为喜，甚则自伤。"**恐胜喜；**恐则肾水并于心火，故胜喜也。《宣明五脏篇》曰："精气并于肾则恐。"**热伤气，**热胜则喘息促急。**寒胜热；**寒为水气，故胜火热。**苦伤气，**以火生也。新校正云：详此篇论所伤之旨，其例有三，东方云风伤筋，酸伤筋，中央云湿伤肉，甘伤肉，是自伤者也；南方云热伤气，苦伤气，北方云寒伤血，咸伤血，是伤己所胜；西方云热伤皮毛，是被胜伤己，辛伤皮毛，是自伤者也。凡此五方所伤，有此三例不同。《太素》则俱云自伤。**咸胜苦。**咸，水味，故胜火苦。

❶ 燥：读本、赵本并作"烁"。

❷ 心：读本、赵本并作"神"。

❸ 在变动为忧：于鬯曰："此忧字盖当为噫。心之变动为噫，与下文言肺之志为忧者不同，忧，既为肺之志，自不应复为心之变动也。五志为怒、喜、思、忧、恐，五变动为握、噫、哕、咳、栗。《玉篇·口部》：噫，气逆也。噫训气逆，则与脾之变动为哕，肺之变动为咳，义正相类。"

中央生湿，阳气盛薄，阴气固升，升薄相合，故生湿也。《易义》曰："阳上薄阴，阴能固之，然后蒸而为雨。"明湿生于固阴之气也。新校正云：按杨上善云："六月四阳二阴，合蒸以生湿气也。"**湿生土，**土湿则固，明湿生也。新校正云：按杨上善云："四阳二阴，合而为湿，蒸腐万物成土也。"**土生甘**，凡物之味甘者，皆土气之所生也。《尚书·洪范》曰："稼穑作甘。"**甘生脾**，凡味之甘者，皆先生长于脾。**脾生肉**，脾之精气，生养肉也。**肉生肺**，《阴阳书》曰："土生金。"然脾土之气，内养肉已，乃生肺金。**脾主口**。脾受水谷，口纳五味，故主口。**其在天为湿**，雾露云雨，湿之用也。**在地为土**，安静稼穑，土之德也。**在体为肉**，覆裹筋骨，充其形也。**在脏为脾**，其神意也。《道经义》曰："意讬脾，意宁则智❶无散越。"**在色为黄**，象土色也。**在音为宫**，宫，谓土音，大而和也。《乐记》曰："宫乱则荒，其君骄。"**在声为歌**，歌，叹声也。**在变动为哕**，哕，谓哕噫，胃寒所生。新校正云：详王谓"哕"为"哕噫"，噫，非哕也。按杨上善云："哕，气忤也。"**在窍为口**，口，所以司纳水谷。**在味为甘**，甘，可用宽缓也。**在志为思**。思，所以知远也。**思伤脾**，虽志为思，甚则自伤。**怒胜思**；怒则不思，胜可知矣。**湿伤肉**，脾主肉而恶湿，故湿胜则肉伤。**风胜湿**；风为木气，故胜土湿。**甘伤肉**，亦过节也。新校正云：按《五运行大论》云："甘伤脾。"**酸胜甘**。酸，木味，故胜土甘。

❶智：周本作"志"。

按语：在五行中，心属火，脾属土，火生土，即脾土之旺赖火之温煦。若心气不足，火不生土，脾失健运，故令泄泻。《名医类案》卷四载"有人久患泄泻，以暖药补脾及分利小水，百法治之不愈。汪石山诊之，心脉独弱，以益心气药、补脾药服之，遂愈"。盖石山以"心脉独弱"洞悉病机，药中肯綮则获效。又，李东垣"治一人，一日大便三四次，溏而不多，有时作泻，腹中鸣，小便黄。投以黄芪、柴胡、归身、益智、陈皮各三分，升麻六分，炙甘草二钱，红花少许"。魏之琇认："红花少用，入心养血，补火以生土。"此皆是以五行生克之理指导临床之验案。

西方生燥，天气急切，故生燥。**燥生金**，金燥有声，则生金也。**金生辛**，凡物之味辛者，皆金气之所生也。《尚书·洪范》曰："从革作辛。"辛生肺，凡味之辛者，皆先生长于肺。**肺生皮毛，**肺之精气，生养皮毛。**皮毛生肾，**《阴阳书》曰："金生水。"然肺金之气，养皮毛已，乃生肾水。**肺主鼻。**肺藏气，鼻通息，故主鼻。**其在天为燥，**轻急劲强，燥之用也。**在地为金，**坚劲从革，金之性也。**在体为皮毛，**包藏肤腠，扞❶其邪也。**在脏为肺，**其神魄也。《道经义》曰："魄在肺，魄安则德修寿延。"**在色为白，**象金色。**在音为商，**商谓金声，轻而劲也。《乐记》曰："商乱则陂，其官坏。"**在声为哭，**哭，哀声也。**在变动为咳，**咳谓咳嗽，所以利咽喉也。**在窍为鼻，**鼻，所以司嗅呼吸。**在味为辛，**辛，可用散润也。**在志为忧。**忧，深虑也。**忧伤肺，**虽志为忧，过则损也。**喜胜忧；**喜则心火并于肺金，故胜忧也。《宣明五气篇》曰："精气并于心则喜。"**热伤皮毛，**热从火生，耗津液故。**寒胜热；**阴制阳也。新校正云：按《太素》作"燥伤皮毛，热胜燥。"又按王注《五运行大论》云火有二别，故此再举热伤之形证。**辛伤皮毛，**过而招损。**苦胜辛。**苦，火味，故胜金辛。

❶ 扞：读本、赵本并作"捍"。

　　北方生寒，阴气凝冽，故生寒也。**寒生水，**寒气盛，凝变为水。**水生咸，**凡物之味咸者，皆水气之所生也。《尚书·洪范》曰："润下作咸。"**咸生肾，**凡味之咸者，皆❶生长于肾。**肾生骨髓，**肾之精气，生养骨髓。**髓生肝，**《阴阳书》曰："水生木。"然肾水之气，养骨髓已，乃生肝木。**肾主耳。**肾属北方，位居幽暗，声入❷故主耳。**其在天为寒，**凝❸清惨列❹，寒之用也。**在地为水，**清洁润下，水之用也。**在体为骨，**端直贞干，以立身也。**在脏为肾，**其神志也。《道经义》曰："志藏肾。"志营则骨髓❺满实。**在色为黑，**象水色。**在音为羽，**羽谓水音，沉而深也。《乐记》曰："羽乱则危，其财匮。"**在声为呻，**呻，吟声也。**在变动为栗，**栗谓战栗，甚寒大恐，而悉有之。**在窍为耳，**耳，所以司听五音。新校正云：按《金匮真言论》云："开窍于二阴。"盖以心寄窍于耳，故与此不同。**在味为咸，**咸，可用柔奂也。**在志为恐**。恐，所以惧恶也。**恐伤肾**，恐而不已，则内感于肾，故伤也。《灵枢经》曰："恐惧而不解则伤精。"明感肾也。**思胜恐**；思深虑远，则见事源，故胜恐也。**寒伤血**，寒则血凝，伤可知也。新校正云：按《太素》"血"作"骨"。**燥胜寒**；燥从热生，故胜寒也。新校正云：按《太素》"燥"作"湿"。**咸伤血**，食咸而渴，伤血可知。新校正云：按《太素》"血"作"骨"。**甘胜咸**。甘，土味，故胜水咸。新校正云：详自前"岐伯对曰"至此，与《五运行论》同，两注颇异，当并用之。

❶ 皆：读本、赵本"皆"下并有"先"字。
❷ 入：《素问校讹》引古抄本"入"下有"惟耳"二字。
❸ 凝：胡本"凝"作"藏"。
❹ 列：《素间校讹》云："各本列作冽。"
❺ 髓：周本作"体"。

按语： 情志所伤，能够影响五脏的功能而致病，如本篇"喜伤心""思伤脾"云云。然各种情志活动之间，又存在着内在关联，五情迭相胜，故可以情治情，以其胜治之。如"悲胜怒，恐胜喜，怒胜思，喜胜忧，思胜恐。"《内经》所论，殆亦心理治疗之滥觞。《古今医案按》卷五载"一富家妇，伤思虑过甚，二年不寐，无药可疗。其夫求戴人诊之曰：两手脉俱缓，此脾受之也，脾主思故也。乃与其夫以怒激之，多取其财，饮酒数日，不处一方而去。其妇大怒，汗出，是夜困眠，八九日不寤，自是食进，脉得其平"。又《后汉书·华佗传》所载华佗以盛怒治愈一郡守笃病久，皆是《内经》理论之验证。

故曰：天地者，万物之上下也❶；观其覆载，而万物之上下可见❷矣。**阴阳者，血气之男女也**❸；阴主血，阳主气，阴生女，阳生男。**左右者，阴阳之道路也**；阴阳间气，左右循环。故左右为阴阳之道路也。新校正云：详"间气"之说，具《六微旨大论》中。杨上善云："阴气右行，阳气左行。"**水火者，阴阳之征兆**❹**也**；观水火之气，则阴阳征兆可明矣❺。**阴阳者，万物之能始**❻**也**。谓能为变化之生成之元始。新校正云：

详"天地者"至"万物之能始"与《天元纪大论》同，注颇异。彼无"阴阳者血气之男女"一句，又以"金木者生成之终始"代"阴阳者万物之能始"。**故曰：阴在内，阳之守也；阳在外，阴之使也**❼。阴静，故为阳之镇守；阳动，故为阴之役使。**帝曰：法**❽**阴阳奈何？岐伯曰：阳胜则身热，腠理闭，喘粗为之俯仰**❾**，汗不出而热，齿干以**❿**烦冤**⓫**，腹满死，能**⓬**冬不能夏。**阳胜故能冬，热甚故不能夏。**阴胜则身寒，汗出，身常清**⓭**，数栗**⓮**而寒，寒则厥，厥则腹满死，**厥谓气逆。**能夏不能冬。**阴胜故能夏，寒甚故不能冬。**此阴阳更胜**⓯**之变，病之形能**⓰**也。**

❶ 天地者，万物之上下也："上下"《济生方》卷七《求子》引作"父母"。张志聪曰："天覆于上，地载于下，天地位而万物化生于其间。"

❷ 见：赵本作"知"。

❸ 阴阳者，血气之男女也：孙诒让曰："疑当作血气者，阴阳之男女也。"森立之曰："据《天元纪大论》（原引《五运行大论》误）之文，则本篇云阴阳者，血气之男女也九字恐误衍。盖注文旁记之颣，误混正文者，唯不过以血气男女四字释阴阳耳。"

❹ 征兆：胡澍曰："阴阳之征兆也，本作阴阳之兆征。上三句下、女、路为音，下二句征、始为音，今作征兆者，后狃于见，蔽所希闻，而辄改之，而不知其韵不合也。"

❺ 明矣：周本作"知也"。

❻ 能始：同义复词。"能"与"台"古通，"胎"从"台"声，故"能"读为"胎"。《尔雅·释诂》："胎，始也。掘川未济曰："能始犹云本始也。"

❼ 阴在内，阳之守也；阳在外，阴之使也：内藤希哲曰："阴在内，非独阴，阳附阴而守也；阳在外，非独阳，阴从阳使也。"

❽ 法：张介宾曰："法，则也，以辨病之阴阳也。"

❾ 喘粗为之俯仰：《甲乙经》卷六第七"喘"下有"息"字。汪昂曰："俯仰，是不安之貌。"

❿ 以：犹"且"也。

⓫ 冤：《太素》卷三篇首作"悗"。《甲乙经》卷六第七作"闷"。

⓬ 能：通"耐"。《谷梁传》成七年："非人之所能也。"《释文》："能"亦作

"耐"。

⓭ 清：通"凊"。《周礼·宫人》郑注："沐浴所以自洁清。"《释文》："清"本作"凊"。《说文·仌部》："凊，寒也。"

⓮ 栗：《阴证略例·阴毒三·阴混说》引作"躁"。

⓯ 阴阳更胜：张介宾曰："更胜，迭为胜负也。"即阳胜阴病，阴胜阳病之义。

⓰ 形能："能"通"态"。胡澍曰："《楚辞·九章》固庸态也，《论衡·累害篇》态作能，皆古人以能为态之证。"

按语： 阴阳是对立的，又是互根的。如本篇所云"阴在内，阳之守也；阳在外，阴之使也。本书《生气通天论》："阴者，藏精而起亟也。阳者，卫外而为固也。"与此义同。这种互相制约、互相依存的关系，是维持天地万物动态有序和人体正常生理活动的机制。王冰云："益火之源以消阴翳，壮水之主以制阳光。"张介宾云："善补阳者，必于阴中求阳，则阳得阴助而生化无穷；善补阴者，必于阳中求阴，则阴得阳助而泉源不竭。"就是在这种理论指导下提出的精辟的临证治疗法则。

帝曰：调❶此二者❷奈何？调谓顺天癸❸性，而治身之血气精气也。岐伯曰❹：能知七损八益❺，则二者可调，不知用❻此，则早衰之节❼也。用谓房色也。女子以七七为天癸之终，丈夫以八八为天癸之极。然知八可益，知七可损，则各随气分，修养天真，终其天年，以度百岁。《上古天真论》曰："女子二七天癸至，月事以时下。丈夫二八天癸至，精气溢泻。"然阴七可损，则海满而血自下；阳八宜益，交会而泄精。由此则七损八益，理可知矣。年四十，而阴气自半❽也，起居衰矣。内耗故阴减，中干故气力始衰。《灵枢经》曰："人年四十，腠理始疏，荣华稍落，发班白。"由此之节言之，亦起居衰之次也。年五十，体重，耳目不聪明矣。衰之渐也。年六十，阴痿，气大衰，九窍不利❾，下虚上实❿，涕泣俱出⓫矣。衰之甚矣。故曰：知之则强，不知则老，知，谓知七损八益，全形保性之道也。故同出而名异⓬耳。同，谓同于好欲。异，谓异其老壮之名。**智者察同，愚者察异❸**，智者察同欲之闲，而能性道；愚者见形容别异，方乃劲之。自性则道益有余，放劲则治生不足。故下文曰：**愚者不足，智者有余**，先行故有余，后学故不足。**有余则耳目聪明，身体轻强，老者复壮，壮者益治。**夫保性全形，盖由知道之所致也。故曰：道者不可斯须离，可离非道。此之谓也。**是以圣人为无为❹之事，乐恬憺之能，从欲快志于虚无之守❺，故寿命无穷，与天地终，此圣人之治身也。**圣人不为无益以害有益，不为害性而顺性，故寿命长远，与天地终。庚桑楚曰："圣人之于声色滋❻也，利于性则取之，害于性则损之。"此全性之道也。《书》曰："不作无益害有益"也。

❶ 调：《说文·言部》："调，和也。""调"字承上"阴阳更胜"而言，和则阴阳各不偏胜，故谓之"调"。

❷ 二者：指阴阳。

❸ 天癸：四库本"天癸"下有"之"字。

❹ 岐伯曰：《伤寒九十论》引此下有"女子二七天癸至，七七止；男子二八精气溢，八八止。妇人月事以时下，故七欲损也；男子精欲满，不欲竭，故八欲益也"四十五字。

❺ 七损八益：按："七损八益"诸说不一。有指为房中术者，引《医心方》及马王堆汉墓《简书》其说有合经旨否？体会不足，未敢率从。兹引日人说，丹波元简曰："女子五七阳明脉衰，六七三阳脉衰于上，七七任脉衰，此女子有三损也。丈夫五八肾气衰，六八阳气衰于上，七八肝气衰，八八肾气衰齿落，此丈夫有四损也。三四合为七损矣。女子七岁肾气盛，二七天癸至，三七肾气平均，四七筋骨坚，此女子有四益也。丈夫八岁肾气实，二八肾气盛，三八肾气平均，四八筋骨隆盛，此丈夫有四益也。四四合为八益矣。"

❻ 用：有"由"义。"用""由"声转义通。《广雅·释诂四》："由，用也。"

❼ 早衰之节：《太素》卷三"衰"下重"衰"字。按：重"衰"字是。"则早衰"属上读，"衰之节也"启下文。"节"谓证验。《礼记·礼器》郑注："节，犹验也。"

❽ 阴气自半：张介宾曰："阴，真阴也。四十之后，精气日衰，阴减其半矣。"

❾ 气大衰，九窍不利：《太素》卷三"气大"作"大气"。杨上善曰："十二

经脉，三百六十五络为大气也。其气皆上于面而走空窍，其精阳气上于目而为睛，其别走于耳而为听，其宗气上出于鼻而为臭，其浊气出于胃，走唇舌而为味，今经脉大气皆衰，故九窍不利。"

⑩ 下虚上实：人年六十，阴阳俱衰，阴虚故下虚，阳虚则越，故上实。

⑪ 涕泣俱出："涕"指鼻液。"泣"指眼泪。李中梓曰："涕泣俱出，阳衰不能摄也。"

⑫ 同出而名异：于鬯曰："出当训生。《吕氏春秋·大乐记》高注：出，生也。同生者，若云并生于世也。上文云知之则强，不知则老。是并生于世，而有强、老之异名。"吴崑曰："同得天地之气以成形，谓之同出；有长生、不寿之殊，谓之名异。"

⑬ 智者察同，愚者察异：高世栻曰："察同者，于同年未衰之时而省察之，智者之事也。察异者，于强老各异之日而省察之，愚者之事也。"

⑭ 无为：指任凭自然，不求有所作为。《史记·老子传》："老子无为自化，清净自正。"

⑮ 守：胡澍曰："守当为宇。《广雅》：宇，凥也。经典通作居。《淮南·俶真篇》高诱注：宇，居也。宇与守形相似，因误而为守。"虚无之宇"即虚无之居也。

⑯ 噬：赵本作"滋"。

天不足西北，故西北❶方阴也，而人右耳目不如左明也。在上故法天。地不满东南，故东南❷方阳也，而人左手足不如右强也。在下故法地。帝曰：何以然？岐伯曰：东方阳也，阳者其精并❸于上，并于上则上明❹而下虚，故使❺耳目聪明而手足不便也。西方阴也，阴者其精并于下，并于下则下盛而上虚，故其❻耳目不聪明而手足便也。故俱感于邪，其在上则右甚，在下则左甚，此天地阴阳所不能全也，故邪居之。夫阴阳之应天地，犹水之在器也，器圆则水圆，器曲则水曲，人之血气亦如是，故随不足则邪气留居之。

❶ 西北：《太素》卷三"西"下无"北"字。
❷ 东南：《太素》卷三"东"下无"南"字。

❸并：张介宾曰："并，聚也。"

❹明：《类说》卷三十七引作"盛"。按：作"盛"是。"上盛而下虚"与下文"下盛而上虚"相对。

❺使：《圣济经》卷四第一吴注、《类说》卷三十七引并无"使"字。

❻其："其"字疑衍。上文"故耳目聪明"，与此"故耳目不聪明"对文。

故天有精❶，地有形。天有八纪❷，地有五里❸。阳为天，降精气以施化。阴为地，布和气以成形。五行为生育之井里，八风为变化之纲纪。八纪，谓八节之纪。五里，谓五行化育之里❹。**故能为万物之父母。**阳天化气，阴地成形，五里运行，八风鼓折❺，收藏生长，无替时宜，夫如是故能为万物变化之父母也。**清阳上天，浊阴归地，**所以能为万物之父母者何？以有是之升降也。**是故天地之动静，神明为之纲纪。**清阳上天，浊阴归地。然其动静，谁所主司？盖由神明之纲纪尔。上文曰：神明之府。此之谓也。**故能以生长收藏，终而复始。**神明之运为❻，乃能如是。**惟贤❼人上配天以养头，下象地以养足，中傍人事❽以养五脏。**头圆，故配天。足方，故象地。人事更易，五脏递迁，故从而养也。**天气通于肺，**居高故。**地气通于嗌❾，**次下故。**风气通❿于肝，**风生木故。**雷气通⓫于心，**雷象火之有声故。**谷气通于脾⓬，**谷空虚⓭，脾受纳故。**雨气通⓮于肾。**肾主水故。新校正云：按《千金方》云："风气应于肝，雷气动于心，谷气感于脾，雨气润于肾。"**六经为川⓯，**流注不息故。**肠胃为海，**以皆受纳也。《灵枢经》曰："胃为水谷之海。"**九窍为水注之气⓰。**清明者，象水之内明。流注者，象水之流注。**以天地为之阴阳，**以人事配象，则近指天地以为阴阳。**阳⓱之汗，以天地之雨名之；**夫人汗泄于皮腠者，是阳气之发泄尔。然其取类于天地之间，则云腾雨降而相似也。故曰阳之汗，以天地之雨名之。**阳⓲之气，以天地之疾⓳风名之。**阳气散发，疾风飞扬，故以应之。旧经无名之二字，寻前类例故加之。**暴气象雷⓴，**暴气鼓击，鸣转有声故。**逆气象阳㉑。**逆气陵㉒上，阳㉓气亦然。**故治㉔不法天之纪，不用地之理，则灾害至矣。**背天之纪，违地之理，则六经反作，五气更伤，真气既伤，则灾害之至可知矣。新校正云：按上文"天有八纪，地有五里"，此文注中，"理"字当作"里"。

❶ 精：《春秋繁露·通国身》："气之清者为精。"

❷ 八纪：即立春、立夏、立秋、立冬、春分、秋分、夏至、冬至八个主要节气。

❸ 里：《太素》卷三《阴阳》作"理"。下文"天之纪、地之理"及本书《天元纪大论》"天有八节之纪，地有五行之理"并作"理"。俞樾曰："里当为理，纪与理同义。天言纪，地言理，其实一也。"

❹ 里：《素问校诂》引古抄本作"理"。按：本篇王注"里"皆当作"理"。

❺ 折：赵本作"坼"。

❻ 为：周本无"为"字。

❼ 贤：《五行大义》卷五第二十三引作"圣"。

❽ 中傍人事：傍，依近。《汉书·武帝纪》颜注："傍，依也。"张志聪曰："节五味，适五志，以养五脏之大和。"

❾ 地气通于嗌：《太素》卷三《阴阳》、《甲乙经》卷六第七、《五行大义》卷五第二十三引"嗌"并作"咽"。"咽""嗌"同义。《说文·口部》："嗌，咽也。""咽"食道上口，地食人以五味，咽中入食，藏于肠胃，以养脏腑，故曰地气通于咽。

❿ 通：《千金要方》卷十一第四、《外台》卷十六引《删繁》并作"应"。

⓫ 通：《千金要方》卷十一第四、《外台》卷十六引《删繁》并作"动"。

⓬ 谷气通于脾：《千金要方》卷十一第四、《外台》卷十六引《删繁》"通"并作"感"。杨上善曰："五谷滋味入脾，故谷气通脾也。"

⓭ 虚：四库本作"而"。

⓮ 通：《千金要方》卷十一第四、《外台》卷十六引《删繁》并作"润"。

⓯ 六经为川：杨上善曰："三阴三阳之脉，流诸血气，以注肠胃，以为川也。"

⓰ 水注之气：《五行大义》卷五第二十三、《医说》卷五引"水"下无"注之气"三字。

⓱ 阳：当作"人"。王注"夫人汗泄于皮腠者"，似王所据本原作"人"。

⑱ 阳：《济生拔粹》卷六、《卫生宝鉴》卷八引并作"人"。按：作"人"是。"人之气"与上"人之汗"句式一律。

⑲ 疾：《太素》卷三《阴阳》无"疾"字。"天地之风"与上文"天地之雨"对文。

⑳ 暴气象雷：张介宾曰："天有雷霆，火郁之发也；人有刚暴，怒气之逆也。故语曰雷霆之怒。"

㉑ 逆气象阳："阳"与"旸"同。《尚书·洪范》："时旸若。"《汉书·五行志》作"时阳若"。"旸"有久晴不雨之意。"逆气象旸"喻气之有升无降。

㉒ 陵：赵本作"凌"。

㉓ 阳：柯校本作"飏"。

㉔ 治：此指养生和治病两个方面。

故邪风之至，疾如风雨。至，谓至于身形。故善治❶者，治❷皮毛，止于萌也。其次治肌肤，救其已生。其次治筋脉，攻其已病。其次治六腑，治其已甚。其次治五脏。治❸五脏者，半死半生❹也。治其已成。神农曰："病势已成，可得半愈。"然初成者获愈，固久者伐形，故治五脏者，半生半死也。故天之邪气，感则害人❺五脏；四时之气，八正之风，皆天邪也。《金匮真言论》曰："八风发邪，以为经风，触五脏，邪气发病"。故天之邪气，感则害人五脏。水谷之寒热，感则害于❻六腑；热伤胃及膀胱，寒伤肠及胆气。地之湿气，感则害皮肉筋脉。湿气胜，则荣卫之气不行，故感则害于皮肉筋脉。故善用针者，从阴引阳，从阳引阴❼，以右治左，以左治右，以我知彼❽，以表知里❾，以观过与不及之理，见微得过，用之不殆❿。深明故也。

❶ 治：《千金要方》卷十一第四引"治"下有"病"字。

❷ 治：《类说》卷三十七引"治"上有"先"字。

❸ 治：《千金要方》卷十一第四引作"至"。

❹ 半生：《千金要方》卷十一第四、《永乐大典》卷三千六百十五引并无"半生"二字。

❺ 害人：《太素》卷三《阴阳》、《甲乙经》卷六第七"害"下并无"人"

字,《云笈七签》卷五十七第九引同。

❻ 害于:《太素》卷三《阴阳》、《甲乙经》卷六第七"害"下并无"于"字。本书《痹论》篇王注引亦无"于"字。

❼ 从阴引阳,从阳引阴:杨上善曰:"肝脏足厥阴脉实,肝腑足少阳脉虚,须泻厥阴以补少阳,即从阴引阳也。少阳实,厥阴虚,须泻少阳以补厥阴,即从阳引阴也。余例准此。"张志聪曰:"阴阳气血,外内左右,交相贯通,故善针者,从阴而引阳分之邪,从阳而引阴分之气。"

❽ 以我知彼:以医者之正常状况,测度病者之异常变化。杨上善曰:"谓医不病,能知病人。"

❾ 以表知里:杨上善曰:"或瞻六腑表脉,以知五脏里脉;或瞻声色之表,能知脏腑之里也。"

❿ 见微得过,用之不殆:吴本、藏本、朝本、周本"得"并作"则",《甲乙经》卷六第七亦作"则"。"则"有"与"义。"微"乃"不及"之变文。本句申接上文,犹云洞见不及与过之理,则用于治病,可无危殆。

善诊者,察色按脉,先别阴阳。别于阳者,则知病处;别于阴者,则知死生之期。**审清浊❶,而知部分❷**;谓察色之青赤黄白黑也。部分,谓脏腑之位可占候处❸。**视喘息❹,听音声,而知所苦❺**;谓听声之宫商角徵羽也,视喘息,谓候呼吸之长短也。**观权衡规❻矩,而知病所主❼**,权,谓权秤权。衡,谓星衡。规,谓圆形。矩,谓方象。然权也者,所以察中外;衡也者,所以定高卑;规也者,所以表柔虚;矩也者,所以明强盛。《脉要精微论》曰:"以春应中规,言阳气柔软;以夏应中矩,言阳气盛强;以秋应中衡,言阴升阳降,气有高下;以冬应中权,言阳气居下也。"故善诊之,用必备见焉。所主者❽,谓应四时之气所主,生病之在高下中外也。**按尺寸,观浮沉滑涩❾,而知病所生❿以治⓫**;浮沉滑涩,皆脉象也。浮脉者,浮于手下也;沉脉者,按之乃得也;滑脉者,往来易;涩脉者,往来难。故审尺寸,观浮沉,而知病之所生以治之也。新校正云:按《甲乙经》作"知病所在,以治则无过"。下"无过"二字续此为句。**无过以诊,则不失矣。**有过无过，皆以诊知❿，则所主治，无误失也。

❶ 清浊：犹言色泽的明润与晦暗。

❷ 部分：《千金要方》卷十九第五、《全生指迷方》卷一引并作"分部"。

❸ 处：胡本、赵本并无此字。

❹ 视喘息：姚止庵曰："喘息亦音声也，何以言视？盖气喘则身必动，轻者呼多吸少而已，重则瞪目掀鼻，竦胁抬肩，故不但听其呼吸之声，而必详视其呼吸之状，盖望闻之要道也。"

❺ 听音声而知所苦：《甲乙经》卷六第七"知"下有"病"字。《金匮要略·脏腑经络先后病脉证第一》："病人语声寂然，喜惊呼者，骨节间病；语声喑喑然不彻者，心膈间病；语声啾啾然细而长者，头中病。"

❻ 规：《甲乙经》卷六第七"规"上有"视"字。

❼ 主：《甲乙经》卷六第七、《全生指迷方》卷一引并作"生"。

❽ 者：四库本"者"下有"盖"字。

❾ 按尺寸，观浮沉滑涩："浮沉"言寸口脉，"滑涩"指尺肤诊。故丹波元简曰："按尺肤而观滑涩，按寸口而观浮沉也。"

❿ 生：《类说》卷三十七引作"在"。

⓫ 治：《甲乙经》卷六第七"治"下有"则"字。

⓬ 知：赵本"知"作"之"。

故曰：病之始起也，可刺而已❶；以轻微也。其盛，可待衰而已❷。病盛取之，毁伤真气，故其盛者，必可待衰。故因其轻而扬之❸，轻者，发扬则邪去。因其重而减之❹，重者，节❺减去之。因其衰而彰之❻。因病气衰，攻令邪去，则真气坚固，血色彰明。形不足者，温之以气❼；精不足者，补之以味❼。气，谓卫气。味，谓五脏之味也。《灵枢经》曰："卫气者，所以温分肉而充皮肤，肥腠理而司开阖，故卫气温则形分足矣。"《上古天真论》曰："肾者主水，受五脏六腑之精而藏之，故五脏盛乃能泻。"由此则精不足者，补五脏之味也。其高者，因而越之❽；越，谓越扬也。其下者，引而竭之❾；引，谓泄引。中满者，泻之于内❿；内，谓腹内。其有邪者，渍形以为汗⓫；邪，谓风邪之气。风中于表，则汗而发之；**其在皮者，汗而发之；**在外，故汗发泄也。**其慓悍者，按而收之❶；**慓，疾也。悍，利也。气候疾利，则按之以收敛也。**其实者，散而泻之❶。**阳实则发散，阴实则宣泻。故下文❶**审其阴阳，以别柔刚❶，**阴曰柔，阳曰刚。**阳病治阴，阴病治阳❶。**所谓从阴引阳，从阳引阴，以右治左，以左治右者也。**定其血气，各守其乡❶，**乡，谓本经之气位。**血实宜❶决之，**决，谓决破其气。**气虚宜掣引之❶。**掣，读为导，导引则气行条畅。新校正云：按《甲乙经》"掣"作"掣"。

❶ 已：《广雅·释诂一》："已，愈也。"

❷ 其盛，可待衰而已：杨上善曰："病盛不可疗者，如堂堂之阵，不可即击；待其衰时，然后疗者，易得去之。"

❸ 因其轻而扬之：杨上善曰："谓风痹等，因其轻动，道引微针，扬而散之。"张介宾曰："轻者浮于表，故宜扬之，扬者，散也。"

❹ 因其重而减之：杨上善曰："谓湿痹等，因其沉重，燔针按熨，渐减损也。"

❺ 节：赵本作"则"，周本作"即"。

❻ 因其衰而彰之：杨上善曰："谓癫狂等，取其衰时，彰泻去之也。"孙鼎宜曰："衰，病气衰也，病衰则为之防，防其复作也。彰读曰障。《周语》注：障，防也。"

❼ 以气　以味：柯校本"以气"作"以味"，"以味"作"以气"。按：柯校本似是，与前"味归形，形食味""气归精，精食气"合。

❽ 其高者，因而越之：张介宾曰："越，发扬也，谓升散之，吐涌之，可以治其上之表里也。"

❾ 其下者，引而竭之：张介宾曰："竭，祛除也，谓涤荡之，疏利之，可以治其下之前后也。"

❿ 中满者，泻之于内：张介宾曰："中满二字，最宜详察，即痞满大实坚之谓，故当泻之于内。此节之要，最在一中字。"

⓫ 其有邪者，渍形以为汗：《病源》卷七《伤寒候》："夫伤寒病者，起自风寒，入于腠理，故病者，头痛恶寒，腰背强重，此邪气在表，洗浴发汗即愈。""渍形"即洗浴。《音义》卷十四引《通俗文》："水浸曰渍。"

⓬ 其慓悍者，按而收之：《太素》卷三"收"作"投"。杨上善曰："急疾也，禁其气急不散，以手按取，然后投针也。"

❸ 其实者，散而泻之："实"指实证。森立之曰："是以针泻刺之法。"吴崑曰："表实则散，里实则泻。又，散亦泻也。"

❹ 文：胡本、赵本"文"下并有"云"字，当从。

❺ 柔刚：谓柔剂、刚剂。李中梓曰："审病之阴阳，施药之柔刚。"

❻ 阳病治阴，阴病治阳：此谓阳胜者阴必病，阴胜者阳必病。阳盛者则补阴以配阳，阴盛者则补阳以配阴，是为阳病治阴，阴病治阳之法。

❼ 定其血气，各守其乡：张介宾曰："病之或在血分，或在气分，当各察其处，而不可乱。"

❽ 宜：《外科精义》卷上引"宜"作"则"。下一"宜"字同。

❾ 气虚宜掣引之：《太素》卷三"掣"作"挈"。《甲乙经》卷六第七作"气实宜掣引之"。田晋蕃曰："按注以掣引为导引，《中藏经》第四十七篇云：宜导引而不导引，则使邪侵关节，固结难通；不当导引而导引，使人真气劳败，邪气妄行。是导引所以治气实，非所以治气虚也。"

阴阳离合论篇第六

新校正云：按全元起本在第三卷。

提要：本篇主要阐述阴阳离合起讫规律。分则为三阴三阳；合则一日一夜行于人身一周，周而复始，脏腑表里相互为用。

黄帝问曰：余闻天为阳，地为阴，日为阳，月为阴，大小月三百六十日❶成一岁，人亦应之。以四时五行运用于内，故人亦应之。新校正云：详天为阳至成一岁，与《六节藏象篇》重。今❷三阴三阳，不应阴阳，其故何也？岐伯对曰：阴阳者，数❸之可十，推❹之可百，数❺之可千，推之可万，万之大❻不可胜数，然其要一也❼。一谓离合也。虽不可胜数，然其要妙，以离合推步，悉可知之。天覆地载，万物方生，未出地者，命曰阴处，名曰阴中之阴❽。处阴之中，故曰阴处。形未动出，亦是为阴，以阴居阴，故曰阴中之阴。则出地者❾，命曰阴中之阳。形动出者，是则为阳，以阳居阴，故曰阴中之阳。阳予之正，阴为之主。阳施正气，万物方生，阴为主持，群形乃立。故生因春，长因夏，收因秋，藏因冬，失常则天地四塞。春夏为阳，故生长也。秋冬为阴，故收藏也。若❿失其常道，则春不生，夏不长，秋不收，冬不藏，夫如是，则四时之气闭塞，阴阳之气无所运行矣。阴阳之变，其在人者，亦数之可数⓫。天地阴阳，虽不可胜数，在于人形之用者，则数可知之。

❶大小月三百六十日：《太素》卷五《阴阳合》无"大小月"三字，"六十"

作"六十五"。森立之曰："无大小月三字似是，指太阳年无，《尧典》同。今有大小月言，则太阴年也。"

❷ 今：《太素》卷五《阴阳合》"今"下有"闻"字。

❸ 数（shǔ 暑）：计算。《说文·支部》："数，计也。"

❹ 推：《灵枢·阴阳系日月》、《太素》卷五《阴阳合》俱作"离"。按：作"离"是。《广雅·释诂二》："离，分也。"

❺ 数：《灵枢·阴阳系日月》、《太素》卷五《阴阳合》俱作"散"。按：作"散"是。

❻ 大：熊本无"大"字。

❼ 其要一也："一"谓"离合"也，即指阴阳的对立统一规律。姚止庵曰："合而不离，则阴阳之气闭；离而不合，则阴阳之理乖。有离有合，千变万化，其至道之宗乎。"森立之曰："按物虽多，合之为一；虽少，离之为两，各以阴阳之理也，故曰其要一也。"

❽ 命曰阴处，名曰阴中之阴：于鬯曰："夫既言命曰，不应复言名曰，下文有命曰无名曰，即其例。盖命曰阴处四字，为《素问》原文，名曰阴中之阴六字乃注语，即以名曰释命曰也。而阴处二字艰奥，故从旁下文阴中之阳之意，而以阴中之阴释阴处之义也。以注文杂入正文，则文复而不可解矣。"因地为阴，万物潜伏于地下，故曰"阴处"。

❾ 则出地者：俞樾曰："则当为财。《荀子·劝学》口耳之间，则四寸耳。杨注：则当为财，与才同。是其例也。财出地者，言始出。与上文未出地者相对，盖既出地，则纯乎阳矣，惟财出地者，乃命曰阴中之阳也。"

❿ 若：胡本、读本并作"君"。

⓫ 数：《太素》卷五《阴阳合》作"散"。杨上善曰："散，分也。"

按语："阳予之正，阴之主"王注极精。盖有阳气，万物始能生长；有阴气，万物始能成形。阴阳相互为用，而在天在人，始极其变化。

帝曰：愿闻三阴三阳之离合❶也。岐伯曰：圣人南面而立，前曰广明❷，后曰太冲❸，广，大也。南方丙丁，火位主之，阳气盛明，故曰大明也。响明治物，故圣人南面而立。《易》曰："相见乎离。"盖谓此也。然在人身中，则心脏在南，故谓前曰广明，冲脉在北，故谓后曰太冲，然太冲者肾脉，与冲脉合而盛大，故曰太冲，是以下文云：**太冲之地，名曰**

少阴❹，此正明两脉相合，而为表里也。**少阴之上，名曰太阳。**肾脏为阴，膀胱腑为阳，阴气在下，阳气在上，此为一合之经气也。《灵枢经》曰："足少阴之脉者，肾脉也，起于小指之下，邪趣足心。"又曰："足太阳之脉者，膀胱脉也，循京骨至小指外侧。"由此故少阴之上，名太阳也，是以下文曰：**太阳根起于至阴❺，结❻于命门，名曰阴中之阳。**至阴，穴名，在足小指外侧。命门者，藏精光照之所，则两目也。太阳之脉，起于目，而下至于足，故根于指端，结于目也。《灵枢经》曰："命门者，目也"。此与《灵枢》义合。以太阳居少阴之地，故曰阴中之阳。新校正云：按《素问》太阳言根结，余经不言结。《甲乙经》今具。**中身而上，名曰广明，广明之下，名曰太阴。**《灵枢经》曰："天为阳，地为阴，腰以上为天，腰以下为地。"分身之旨，则中身之上，属于广明，广明之下，属太阴也。又心广明脏，下则太阴脾脏也。**太阴之前，名曰阳明。**人身之中，胃为阳明脉，行在脾脉之前。脾为太阴脉，行于胃脉之后。《灵枢经》曰："足太阴之脉者，脾脉也，起于大指之端，循指内侧白肉际，过核骨后，上内踝前廉，上腨内，循胻骨之后。足阳明之脉者，胃脉也，下膝三寸而别，以下入中指外间。"由此故太阴之前，名阳明也。是以下文曰：**阳明根起于厉兑❼，名曰阴中之阳。**厉兑，穴名。在足大指次指之端，以阳明居太阴之前，故曰阴中之阳。**厥阴之表，名曰少阳。**人身之中❽，胆少阳脉，行肝脉之分外，肝厥阴脉，行胆脉之位内。《灵枢经》曰："足厥阴之脉者，肝脉也，起于足大指聚毛之际，上循足跗上廉。足少阳之脉者，胆脉也，循足跗上，出小指次指之端。"由此则❾厥阴之表，名少阳也。故下文曰：**少阳根起于窍阴❿，名曰阴中之少阳。**窍阴，穴名。在足小指次指之端，以少阳居厥阴之表，故曰阴中之少阳。**是故三阳之离合也，太阳为开⓫，阳明为阖，少阳为枢。**离，谓别离应用。合，谓配合于阴。别离则正位于三阳，配合则表里而为脏腑矣。开阖枢者，言三阳之气，多少不等，动用殊也。夫开者，所以司动静之基。阖者，所以执禁固之权。枢者，所以主动转之微，由斯殊气之用，故此三变之也。新校正云：按《九墟》："太阳为关，阳明为阖，少阳为枢，故关折则肉节渎缓而暴病起矣。故候暴病者，取之太阳。阖折，则气无所止息，悸病起。故悸者，皆取之阳明。枢折，则骨摇而不能安于地。故骨摇者，取之少阳。"《甲乙经》同。**三经者，不得相失也，搏而勿浮，命曰一阳❷**。三经之至，搏击于手，而无轻重之异，则正可谓一阳之气，无复有三阳差降之为用也。

❶ 三阴三阳之离合：谓人体三阴经与三阳经，分之可为六经，合之则表里同归一气。

❷ 广明：杨上善曰："中身以上为表，在前，故曰广明。太阴为里在后，故广明下名曰太阴。""广明"属于胸中膈上之地。

❸ 太冲：指腰部，为经络二大干分歧之地。

❹ 太冲之地，名曰少阴：杨上善曰："太冲脉下，次有少阴，故曰少阴为地，以肾最居下故也。"

❺ 太阳根起于至阴：经脉所起始之处谓之"根"。杨上善曰："太阳接至阴而起，故曰根于至阴"。

❻ 结：经脉所终尽谓之"结"。杨上善曰："结，聚也。"

❼ 厉兑：《灵枢·根结》、《太素》卷五《阴阳合》"厉兑"下并有"结于颡大"四字。《甲乙经》卷二第五作"结于颃颡"。森立之曰："颡大之大字，恐是上讹。杨注作颡上，故云然也。""厉兑"即"厉锐""兑"为"锐"之古字。林亿新校《千金要方》例云："卷中用字，文多假借，如锐字作兑，其类非一。"

❽ 中：周本作"脉"。

❾ 则：周本作"故"。

❿ 窍阴：《灵枢·根结》、《太素》卷五《阴阳合》、《甲乙经》卷二第五"窍阴"下并有"结于窗笼"四字。

⓫ 太阳为开：仁和寺本《太素》卷五《阴阳合》"开"作"闿"（音变）。今本《太素》卷五《阴阳合》作"关"。萧延平曰："太阳为关，关字《甲乙经》《素问》《灵枢》均作开。日本抄本均作闿，乃关字省文。玩杨注门有三义，一者门关，主禁者也。主禁之义，关字为长，若开字则说不去矣。再考《灵枢·根结》及《甲乙经·经脉根结篇》于太阳为开之上，均有不知根结，五脏六腑折关败枢、开阖而走之文，本书卷十《经脉根结》与《灵枢》《甲乙经》同，则是前以关枢阖三者并举，后复以为关、为阖、为枢，分析言之，足证明

后之为关，关字即前之折关关字无疑矣。下太阴为关与此同义，不再举。汪机曰："太阳居表，在于人身，如门之关，使荣卫流于外者周；阳明居里，在于人身，如门之阖，使荣卫守于内者固；少阳居中，在于人身，如门之枢，转动由之，使荣卫出入内外也常，三经干系如此。"

⑫ 搏而勿浮，命曰一阳：周本"搏"作"抟"。《太素》卷五《阴阳合》"浮"作"传"。本句谓三阳脉象虽各不同，但阳脉多浮，若脉搏跳动有力而不浮越，是三阳相互为用，统一协调的征兆，故可合而称之为"一阳"。

帝曰：愿闻三阴。岐伯曰：外者为阳，内者为阴，言三阳为外运之离合，三阴为内用之离合也。然则中❶为阴，其冲在下❷，名曰太阴，冲脉在脾之下，故言其冲在下也。《灵枢经》曰："冲脉者，与足少阴之络，皆起于肾下，上行者，过于胞中。"由此，则其冲之上，太阴位也。太阴根起于隐白❸，名曰阴中之阴。隐白，穴名，在足大指端，以太阴居阴，故曰阴中之阴。太阴之后，名曰少阴。脏位及经脉之次也。太阴，脾也。少阴，肾也。脾脏之下近后，则肾之位也，《灵枢经》曰："足太阴之脉，起于大指之端。循指内侧，及上内踝前廉，上腨内，循骨后。""足少阴之脉，起于小指之下，斜趣足心，出于然骨之下，循内踝之后，以上腨内。"由此，则太阴之下，名少阴也。少阴根起于涌泉❹，名曰阴中之少阴。涌泉，穴名，在足心下蜷指宛宛中。少阴之前，名曰厥阴。亦脏位及经脉之次也。少阴，肾也。厥阴，肝也。肾脏之前近上，则肝之位也。《灵枢经》曰："足少阴脉，循内踝之后，上腨内廉。""足厥阴脉，循足跗上廉，去内踝一寸，上踝八寸，交出太阴之后，上腘内"。由此，故少阴之前，名厥阴也。厥阴根起于大敦❺，阴之绝阳❻，名曰阴❼之绝阴。大敦，穴名，在足大指之端，三毛之中也。两阴相合，故曰阴之绝阳。厥，尽也，阴气至此而尽，故名曰阴之绝阴。是故三阴之离合也，太阴为开❽，厥阴为阖，少阴为枢。亦气之不等也。新校正云：按《九墟》云："关折则仓廪无所输，隔洞者，取之太阴；阖折则气弛而善悲，悲者，取之厥阴；枢折则脉有所结而不通，不通者，取之少阴。"《甲乙经》同。**三经者，不得相失也，搏而勿沉，名曰一阴❾**。沉，言殊见也，阳浮亦然。若经气应至，无沉浮之异，则悉可谓一阴之气，非复有三阴差降之殊用也。**阴阳䨴䨴❿，积传为一周⓫，气里形表而为相成也⓬**。䨴䨴，言气之往来也。积，谓积脉之动也。传，谓阴阳之气流传也。夫脉气往来，动而不止，积其所动，气血循环，应水下二刻而一周于身，故曰积传为一周也。然荣卫之气，因息游布，周流形表，拒捍虚邪，中外主司，互相成立，故言气里形表，而为相成也。新校正云：按别本"䨴䨴"作"冲冲"。

❶ 中：内也。《礼记·月令》孔疏："中，犹内也。"

❷ 下：《太素》卷五《阴阳合》"下"下有"者"字。

❸ 隐白：《灵枢·根结》、《太素》卷五《阴阳合》、《甲乙经》卷二第五"隐白"下并有"结于太仓"四字。

❹ 涌泉：《灵枢·根结》、《太素》卷五《阴阳合》、《甲乙经》卷二第五"涌泉"下并有"结于廉泉"四字。

❺ 大敦：《灵枢·根结》、《太素》卷五《阴阳合》、《甲乙经》卷二第五"大敦"下并有"结于玉英"四字。

❻ 阴之绝阳：《读素问钞》引无此四字。《永乐大典》卷三千六百十五引亦无此四字。柯校云："阴之绝阳四字衍。"

❼ 阴：《永乐大典》卷三千六百十五引"阴"下有"中"字，当补。

❽ 太阴为开：仁和寺本《太素》卷五《阴阳合》"开"作"閞"，今本《太素》作"关"。

❾ 搏而勿沉，名曰一阴：三阴脉象，搏击于指而不过于沉浮，是三阴协调统一之征，故可合而称之曰"一阴"。三阴、三阳功能虽有开（关）、阖、枢之分，相得则各守所司，互相为用，同为"一阴""一阳"之道，此亦阴阳离合之义。

❿ 䨴䨴（zhōngzhōng 中中）：胡本、读本、赵本、吴本、藏本、熊本并作"冲冲"。《太素》卷五《阴阳合》作"钟钟"。森立之曰："䨴不成字，盖是钟字草体误讹者。"杨上善曰："钟钟，行不止住貌。"

⓫ 积传为一周：《太素》卷五《阴阳合》无"积"字。杨上善曰："营卫行三

阴三阳之气，相注不已，传行周旋，一日一夜五十周也。"

⑫气里形表而为相成也："为相成"《太素》卷五《阴阳合》作"相成者"。张介宾曰："形以气而成，气以形而聚，故气运于里，形立于表，交相为用，此则阴阳表里，离合相成之道也。"

阴阳别论篇第七

新校正云：按全元起本在第四卷。

提要： 本篇专论脉象之阴阳，以此论证病情和判断预后。

黄帝问曰：人有四经❶十二从❷，何谓？经，谓经脉。从，谓顺从。岐伯对曰：四经应四时，十二从应十二月，十二月应十二脉❸。春脉弦，夏脉洪，秋脉浮，冬脉沉。谓四时之经脉也。从，谓天气顺行十二辰之分，故应十二月也。十二月，谓春建寅卯辰，夏建巳午未，秋建申酉戌，冬建亥子丑之月也。十二脉，谓手三阴、三阳，足三阴、三阳之脉也。以气数相应，故参合之。**脉有阴阳，知阳者知阴，知阴者知阳。** 深知则备识其变易。**凡阳有五❹，五五二十五阳❺。** 五阳，谓五脏之阳气也，五脏应时，各形一脉，一脉之内，包揔五脏之阳，五五相乘，故二十五阳也。新校正云：按《玉机真脏论》云："故病有五变，五五二十五变。" 义与此通。**所谓阴者，真脏也❻，见则为败，败必死也。** 五脏为阴，故曰阴者真脏也。然见者，谓肝脉至，中外急如循刀刃，责责然如按琴瑟弦。心脉至，坚而搏，如循薏苡子，累累然。肺脉至，大而虚，如以毛羽中人肤。肾脉至，搏而绝，如以指弹石，辟辟然。脾脉至，弱而乍敷乍疏。夫如是脉见者，皆为脏败神去，故必死也。**所谓阳者，胃脘之阳❼也。** 胃脘之阳，谓人迎之气也。察其气脉动静小大与脉口应否也。胃为水谷之海，故候其气，而知病处。人迎在结喉两旁，脉动应手，其脉之动，常❽左小而右大，左小常以候脏，右大常以候腑。一云胃胞之阳，非也。**别于阳者，知病处也❾；别**

于阴者，知死生之期❿。阳者卫外而为固，然外邪所中，别于阳，则知病处。阴者藏神而内守，若考真正成败，别于阴，则知病者死生之期。新校正云：按《玉机真脏论》云："别于阳者，知病从来，别于阴者，知死生之期。"三阳在头，三阴在手，所谓一也⓫。头谓人迎，手谓气口，两者相应，俱往俱来，若引绳小大齐等者，名曰平人。故言所谓一也。气口在手鱼际之后一寸，人迎在结喉两旁一寸五分，皆可以候脏腑之气。别于阳者，知病忌时；别于阴者，知死生之期⓬。识气定期，故知病忌。审明成败，故知死生之期。谨熟阴阳，无与众谋。谨量气候，精熟阴阳，病忌之准可知，生死之疑自决，正行无惑，何用众谋议也。

❶ 四经：指肝、心、肺、肾四脏的经脉。脾旺四季，不独主一时，故其经不在内。杨上善曰："四经，谓四时经脉也。肝心肺肾四脉应四时之气。"

❷ 十二从：《太素》卷三《阴阳杂说》"从"作"顺"。杨上善曰："十二顺，谓六阴爻、六阳爻，相顺者也。"森立之曰："十二从者，十二脉之一名，即十二经脉管道也。从之言纵，对络脉之横而名焉，上曰十二从，下曰十二脉，非二物也。"

❸ 十二月应十二脉：张志聪曰："手太阴应正月寅，手阳明应二月卯，足阳明应三月辰，足太阴应四月巳，手少阴应五月午，手太阳应六月未，足太阳应七月申，足少阴应八月酉，手厥阴应九月戌，手少阳应十月亥，足少阳应十一月子，足厥阴应十二月丑。"

❹ 凡阳有五：五脏皆禀气于胃，故五脏之脉皆应有胃气。"所谓阳者，胃脘之阳也。"

❺ 五五二十五阳：杨上善曰："五脏之脉，于五时见，随一时中，即有五脉，五脉见时，皆有胃气，即阳有五也。五时脉见，即有二十五阳数者也。"高世栻曰："肝脉应春，心脉应夏、脾脉应长夏，肺脉应秋，肾脉应冬。春时而肝心脾肺肾之脉，皆有微弦之胃脉；夏时而肝心脾肺肾之脉，皆有微钩之胃脉；长夏而肝心脾肺肾之脉，皆有微缓之胃脉；秋时而肝心脾肺肾之脉，皆有微毛之胃脉；冬时而肝心脾肺肾之脉，皆有微石之胃脉；是五五二十五阳。"

❻ 也：《太素》卷三《阴阳杂说》作"其"，属下读。

❼ 胃脘之阳：张志聪曰："胃脘者，中焦之分，主化水谷之精气，以资养五脏者也，四时五脏之脉，皆得微和之胃气。"

⑧ 常：四库本作"当"。

⑨ 知病处也：《太素》卷三《阴阳杂说》作"知病之处"。按："知病之处"与下"知死生之期"对文。本句谓能辨别阳明胃气，便可知诸脉受病之所。

⑩ 别于阴者，知死生之期："别"犹"辨"也。见《大戴记·小辨》卢注。"阴"指纯阴真脏脉。"死生"偏义复词。"知死生之期"即知死之期，如下十八日死、九日死等。

⑪ 三阳在头，三阴在手，所谓一也："头"训"颈"。《仪礼·士相见礼》郑注："今文头为脰。"《公羊传》庄公十二年何注："脰，颈也，齐人语。"森立之曰："按此十二字别义，似与前后文不属。曰：不然。前后文述脉之胃阳真阴，而其阴阳之见处，主在三部九候，三部九候中之最主处在人迎、寸口，故此述之。三阳，即人迎地一名；三阴，即寸口地一名。"

⑫ 别于阳者，知病忌时，别于阴者，知死生之期：明绿格抄本无此十七字。滑寿曰："二句申前说；或直为衍文亦可。"

所谓阴阳者，去者为阴，至者为阳❶；静者为阴，动者为阳❷；迟者为阴，数者为阳。言脉动之中也。凡持真脉之脏脉者❸，肝至悬绝急❹十八日死，心至悬绝九日死，肺至悬绝十二日死，肾至悬绝七日死，脾至悬绝四日死。真脉之脏脉者，谓真脏之脉也。十八日者，金木成数之余也。九日者，水火生成数之余也。十二日者，金火生成数之余也。七日者，水土生数之余也。四日者，木生数之余也。故《平人气象论》曰："肝见庚辛死，心见壬癸死，肺见丙丁死，肾见戊己死，脾见甲乙死"者以此，如是者，皆至所期，不胜而死也。何者？以不胜克贼之气也。

❶ 去者为阴，至者为阳：《读素问钞》引"至"作"来"。《伤寒论·平脉法》成注引亦作"来"。滑寿曰："来者，自骨肉之分，而出于皮肤之际，气之升也；去者，自皮肤之际，而还于骨肉之分，气之降也。"森立之曰："去脉者，微细虚芤也；至者，洪大实也。"

❷ 静者为阴，动者为阳：森立之曰："静者，缓涩软弱也；动者，紧滑疾弦也。"

❸ 真脉之脏脉者：明绿格抄本作"真脏脉者"。《太素》卷三《阴阳杂说》

作"真脏之脉者",与王注合。按:疑明抄本"脏"下脱"之"字。

❹肝至悬绝急:《读素问钞》《太素》卷三《阴阳杂说》绝"下并无"急"字。按:"急"字疑衍,律以心、肺、脾、肾各脏文例当删。"悬绝"犹"悬殊"。"肝至悬绝"谓肝部真脏脉独见,与其他各脏相悬殊。惟仅本部独见,故尚能延迟数日而死。

曰:二阳之病发心脾❶,有不得隐曲❷,女子不月。二阳,谓阳明大肠及胃之脉也。隐曲,谓隐蔽委曲之事也。夫肠胃发病,心脾受之,心受之则血不流,脾受之则味不化,血不流故女子不月,味不化则男子少精,是以隐蔽委曲之事不能为也。《阴阳应象大论》曰:"精不足者,补之以味。"由是则味不化,而精气少也。《奇病论》曰:"胞胎者,繁于肾",又《评热病论》曰:"月事不来者,胞脉闭,胞脉者,属于心,而络于胞中,今气上迫肺,心气不得下通,故月事不来。"则其义也。又《上古天真论》曰:"女子二七天癸至,任脉通,太冲脉盛,月事以时下。丈夫二八天癸至,精气溢泻。"由此,则在女子为不月,在男子为少精。其传为风消❸,其传为息贲❹者,死不治。言其深久者也,胃病深久,传入于脾,故为风热以消削。大肠病甚,传入于肺❺,为喘息而上贲然。肠胃脾肺兼及于心,三脏二腑,互相克薄,故死不治。曰:三阳为病发寒热,下为痈肿❻,及为痿厥腨❼胻。三阳,谓太阳小肠及膀胱之脉也。小肠之脉起于手,循臂,绕肩膊,上头。膀胱之脉,从头,别下,皆贯臀,入腘中,循腨。故在上为病,则发寒热,在下为病,则为痈肿腨胻及为痿厥。胻,酸疼也。痿,无力也。厥,足冷,即气逆也。其传为索泽❽,其传为㿗疝❾。热甚则精血枯涸,故皮肤润泽之气,皆散尽也。然阳气下坠,阴脉上争,上争则寒多,下坠则筋缓,故睾垂纵缓,内作㿗疝。曰:一阳发病,少气,善咳,善泄。一阳,谓少阳胆及三焦之脉也。胆气乘胃故善泄。三焦内病故少气,阳土❿熏肺故善咳,何故?心火内应也⓫。其传为心掣⓬,其传为隔⓭。隔气乘心,心热故阳气内掣。三焦内结,中热故隔塞不便。二

阳❹一阴发病，主惊骇背痛，善噫善欠，名曰风厥❺。一阴，谓
厥阴心主及肝之脉也。心主之脉，起于胸中，出属心，经云心病膺背肩胛间
痛。又在气为噫，故背痛，善噫。心气不足，则肾气乘之，肝主惊骇，故惊骇
善欠。夫肝气为风，肾气陵逆，既风又厥，故名风厥。**二阴一阳发病，善**
胀，心满❻，善气❼。二阴，谓少阴心肾之脉也。肾胆同逆，三焦不行，
气蓄❽于上，故心满。下虚上盛，故气泄出也。**三阳三阴❾发病，为**
偏枯痿易❿，四肢不举。三阴不足，则发偏枯，三阳有余，则为痿易。
易，谓变易常用，而痿弱无力也。**鼓㉑一阳㉒曰钩㉓，鼓一阴㉒曰**
毛，鼓阳胜急曰弦㉔，鼓阳至而绝曰石㉕，阴阳相过曰溜㉖。
言何以知阴阳之病脉邪，一阳鼓动，脉见钩也。何以然？一阳谓三焦㉗，
心脉㉘之府。然㉙一阳鼓动者，则钩脉当之，钩脉则心脉也，此言正见者也。
一阴，厥阴，肝木气也。毛肺，金脉也。金来鼓木，其脉则毛，金气内乘，木
阳尚胜，急而内见，脉则为弦也。若阳气至而急，脉名曰弦，属肝。阳气至而
或如断绝，脉名曰石，属肾。阴阳之气相过，无能胜负，则脉如水㉚溜也。

❶ 二阳之病发心脾：《太素》卷三《阴阳杂说》"脾"作"痹"。按：作
"痹"是。"脾""痹"声形易误，"心痹"为病名，与各节文例合。阳明何以发
"心痹"？盖阳明属胃，为水谷之海，如有病，则不能化生精微，奉心生血，血
不足则脉不畅，故发"心痹"。

❷ 不得隐曲：按："隐曲"一词，在本书中有五见：本篇云"有不得隐曲"，
又"三阴三阳俱搏，不得隐曲"。《至真要大论》云："太阳之胜……阴中乃疡，
隐曲不利，互引阴股"，又"太阴在泉……及为肿隐曲之疾"。《风论》云："肾
风之状……隐曲不利。"综观上述经文，"隐曲"当指前阴或大小便疾患。《礼
记·少仪》："不窥密。"郑注："密，隐曲处也。"

❸ 风消：二阳之病，精微不化，渐致精血虚损，虚热生风，身体瘦削，犹
风之消物，故名"风消"。陈念祖曰："风消者，风之名，火之化也。发热消瘦，
胃主肌肉也。"

❹ 息贲（bēn 奔）：指喘息气逆。"贲"为"奔"之假字。李中梓曰："胃病
则肺失所养，故气息奔急。"

❺ 肺：周本"肺"下有"故"字。

⑥ 痈肿："痈"与"壅"通，"壅""肿"叠韵。"下为壅肿"即下身浮肿。

⑦ 腨（chuàn 串）：小腿肚。《说文·肉部》："腨，腓肠也。"

⑧ 索泽：谓皮肤甲错，尽失润泽。《广雅·释诂一》："索，尽也。"

⑨ 㿗疝：阴肿之疝。"㿗"与"隤"古字通。《释名·释疾病》："阴肿曰隤，气下隤也。"又曰："疝，亦言诜也，诜诜引小腹急痛也。"

⑩ 土：胡本、读本并作"上"。

⑪ 也：胡本、读本并作"而然"。

⑫ 心掣：《太素》卷三《阴阳杂说》"掣"作"瘛"。《说文·疒部》段注："瘛之言掣也。"《文选·西征赋》李注："掣，牵也。""心掣"谓心胸牵引作痛。

⑬ 隔：指饮食不下，大便不通。张介宾曰："以木乘土，脾胃受伤，乃为隔证。"

⑭ 二阳：明绿格抄本无"二阳"二字。胡澍曰：《圣济总录》无二阳两字，王注亦不言胃与大肠，似衍。"

⑮ 风厥：张介宾曰："肝胃二经，皆主惊骇：如《金匮真言论》曰：'东方通于肝，其病发惊骇。'《经脉篇》曰：'足阳明病，闻木声则惕然而惊者是也。背痛者，手足阳明之筋，皆夹脊也。'善噫、善欠，皆为胃气之逆，肝胃二经所发病，故名曰'风厥'。此与《评热病论》及《灵枢·五变》所云'风厥'之义不同。

⑯ 心满：心中烦闷。"满"与"懑"同。见《汉书·石显传》颜注。

⑰ 善气：谓常作太息。张志聪曰："心系急则气道约，故太息以伸出之。"

⑱ 蓄（稸）：藏本作"控"。

⑲ 三阳三阴："三阳"，即太阳，指小肠、膀胱；"三阴"，即太阴，指肺、脾。

⑳ 痿易：张介宾曰："痿易者，痿弱不支，左右相掉易也。"

㉑ 鼓："鼓"有"动"义，脉动搏指有力。

㉒ 一阳 一阴：张介宾曰："此举五脉之体，以微盛分阴阳，非若上文言经次之阴阳也。一阳一阴，言阴阳之微也。"

㉓ 钩：张志聪曰："钩当作弦。"盖一阳者，春阳之气初生，应指搏击，故当春脉之弦。

㉔ 鼓阳胜急曰弦：《太素》卷三《阴阳杂说》"急"作"隐"，"弦"作"弦"。按："急"为"隐"之坏字，"隐"是一阳的变文。张志聪曰："弦当作钩。"鼓阳胜隐"是谓脉搏有力，胜过一阳，则为夏脉之钩。

㉕ 鼓阳至而绝曰石："阳"字蒙上误，疑作"阴"。"绝"有"极"义。见

《后汉书·吴良传》贤注。搏阴至极，冱寒地冻，故脉沉如石也。曰"弦"指春言，曰"毛"指秋言，曰"钩"指夏言，曰"石"指冬言，脉象四时，其序井然。

㉖ 阴阳相过曰溜：《太素》卷三《阴阳杂说》"溜"作"弹"。张介宾曰："阴阳相过，谓流通平顺也，脉名曰溜，其气来柔缓而和。"

㉗ 三焦：周本"三焦"下迻"三焦"二字，属下读。

㉘ 脉：《素问校讹》引古抄本作"主"。

㉙ 然：四库本作"为"。

㉚ 水：胡本、读本"水"下并有"之"字。

阴争于内，阳扰于外❶，魄汗未藏，四逆而起，起则熏肺❷，使人喘鸣❸。若金鼓不已，阳气大胜，两气相持❹，内争外扰，则流汗不止，手足反寒，甚则阳气内燔，流汗不藏，则热攻于肺，故起则熏肺，使人喘鸣也。阴之所生，和本曰和❺。阴，谓五神脏也，言五脏之所以能生，而全天真和气者，以各得自从其和性而安静尔。苟乖所适，则为他气所乘，百端之病，由斯而起，奉生之道，可不慎哉。是故刚与❻刚，阳气破散，阴气乃消亡。刚，谓阳也，言阳气内蒸，外为流汗，灼而不已，则阳胜又阳，故盛不久存，而阳气自散，阳已破败，阴不独存，故阳气破散，阴气亦消亡，此乃争胜招败矣。淖❼则刚柔不和，经气乃绝。血淖者，阳常胜。视人之血淖者，宜谨和其气，常使流通，若不能深思寡欲，使气序乖衷❽，阳为重阳，内燔脏腑，则死且可待，生其能久乎。死阴❾之属，不过三日而死；火乘金也。生阳❾之属，不过四日而死❿。木乘火也。新校正云：按别本作"四日而生"，全元起注本作四日而已，俱通。详上下文义，作死者非。所谓生阳死阴者，肝之心谓之生阳，母来亲子，故曰生阳，匪惟以木生火，亦自阳气主生尔。心之肺谓之死阴，阴主刑杀，火复乘金，金得火亡，故云死。肺之肾，谓之重阴，亦母子也，以俱为阴气，故曰重阴。肾之脾谓之辟阴⓫，死不治。上⓬气辟并，水乃可升，土辟水升，故云辟阴。

❶ 阴争于内，阳扰于外：此"阴阳"与本篇上文脉之阴阳别义。杨上善曰："内邪阴气，以伤五脏，故曰争内；外邪阳气，以侵六腑，故曰扰外。"

❷ 熏肺：《太素》卷三《阴阳杂说》"熏"作"动"。按：作"动"是。《礼记·乐记》郑注："动或为勋。""勋"与"熏"形近致误"动肺"谓伤肺。

❸ 喘鸣：《太素》卷三《阴阳杂说》"鸣"作"喝"。按：作"喝"是。《生气通天论》："烦则喘喝。""喝"谓喘声。

❹ 相持：四库本"相持"下有"而争"二字。

❺ 和：《太素》卷三《阴阳杂说》作"味"。李笠曰："和本作咮，与味形近，故王本误作和。"

❻ 与："与"疑作"愈"，"与""愈"声误。王注："阳胜又阳。"似王所据本即作"愈"。"愈"犹"益"也。

❼ 淖：杨上善曰："淖，乱也。音浊。言阳散阴消，故刚柔不和，则十二经气绝也。"

❽ 乖衷：赵本"衷"作"衰"。一九五四年商务印书馆校印本"乖衷"作"垂衰"，是。

❾ 死阴　生阳：俞樾曰："死阴生阳，名虽有死生之分，而实则皆死征也，故一曰不过三日而死，一曰不过四日而死，别本作生者，浅人臆改"。

❿ 死：周本作"生"。《太素》卷三《阴阳杂说》作"已"。

⓫ 肾之脾，谓之辟阴：杨上善曰："辟，重叠。至阴，太阴重也。"

⓬ 上：胡本、读本并作"土"。

结阳者❶，肿四肢。以四肢为诸阳之本故。结阴者❷，便血一升，阴主血故。再结二升，三结三升。二盛谓之再结，三盛谓之三结。阴阳结斜❸，多阴少阳曰石水❹，少腹肿。所谓失法。二阳结谓之消，二阳结，谓胃及大肠俱热结也。肠胃藏热，则喜消水谷。新校正云：详此少二阴结。三阳结谓之隔❺，三阳结，谓小肠膀胱❻热结也。小肠结热，则血脉燥，膀胱❼热，则津液涸，故膈塞而不便泻。三阴结谓之水，三阴结，谓脾肺之脉俱寒结也。脾肺寒结，则气化为水。一阴一阳结，谓之喉痹❽。一阴，谓心主之脉。一阳，谓三焦之脉也。三焦心主脉并络喉，气热内结，故为喉痹。**阴搏阳别❾，谓之有子**。阴，谓尺中也。搏，谓搏触于手也。尺脉搏击，与寸口殊别，阳气挺然，则为有妊之兆，何者，阴中有别阳故。**阴阳虚，肠辟❿死**。辟，阴也。然胃气不留，肠开勿禁，阴中不禀，是真气竭绝，故死。新校正云：按全元起本"辟"作"澼"。**阳加于阴，谓之汗⓫**。阳在下，阴在上，阳气上搏，阴能固⓬之，则蒸而为汗。**阴虚阳搏，谓之崩**。阴脉不足，阳脉盛搏，则内崩而血流下。**三阴俱搏⓭，二十日⓮夜半死**。脾肺成数之余也。搏，谓伏鼓，异于常候也。阴气盛极，故夜半死。**二阴俱搏，十三日⓯夕时死**。心肾之成数也，阴气未极，故死在夕时。**一阴俱搏，十日⓰死**。肝心生成之数也。**三阳俱搏且鼓⓱，三日死**。阳气速急故。**三阴三阳俱搏，心腹满，发尽⓲，不得隐曲，五日死**。兼阴气也。隐曲，谓便泻也。**二阳俱搏，其病温⓳，死不治，不过十日死**。肠胃之王⓴数也。新校正云：详此阙一阳搏。

❶ 结阳者："结"聚也。见《淮南子·氾论》高注。刘完素曰："结阳证，主四肢。四肢肿，热胜则肿。四肢者，谓诸阳之本，阳结者，故不行于阴脉，阴脉不行，故留结也。"

❷ 结阴者：是指阴血内结。《圣济总录》卷九十七："结阴之病，以阴气内结，不得外行，血无所禀，渗入肠间，故便血也。"马莳曰："营气属阴，营气化血，以奉生身，惟阴经既结，则血必瘀蓄，而初结则一升，再结则二升，三结则三升，结以渐而加，则血以渐而多矣。"

❸ 阴阳结斜：《太素》卷三《阴阳杂说》"斜"作"者针"。按：《太素》衍"针"字，"斜""田者"叠韵声误。"阴阳结者"与上"结阳者""结阴者"句式一律。

❹ 石水：《病源》卷二十一《石水候》："肾主水，肾虚则水气妄行，不依经络，停聚结在脐间，小腹肿大如石，故云石水，其候引胁下胀满而不喘。"

❺ 隔：按：王注"隔"作"膈"，二字声通。《广韵》二十一麦："隔，塞也。"

❻ 膀胱：周本"膀胱"下有"俱"字。

❼ 膀胱：周本"膀胱"下有"结"字。

❽ 喉痹：楼英曰："凡经云喉痹者，谓喉中呼吸不通，言语不出。"喜多村

直宽曰："痹、闭古音通。《古今录验》射干汤，疗喉闭不通利。"

❾ 阴搏阳别：《济生方》卷七引作"阳搏阴别"。张寿颐曰："胎孕初成时之脉，真阴凝聚。故阴分之脉，独见搏指有力，与诸阳之脉迥别，是为有子之征。"

❿ 辟：明绿格抄本作"澼"。

⓫ 阳加于阴谓之汗：《伤寒百证歌·第七十七证》引"之"下有"有"字。杨上善曰："加，胜之也。"

⓬ 固：胡本、读本并作"同"。

⓭ 俱搏：谓脉搏击太过，与真脏脉之有刚无柔同意，故主死。下"俱搏"义同。

⓮ 二十日：《太素》卷三《阴阳杂说》作"三十日"。

⓯ 十三日：《太素》卷三《阴阳杂说》作"十五日"。

⓰ 十日：读本、赵本、吴本、周本、朝本、田本、藏本及《太素》卷三《阴阳杂说》"十日"下并有"平旦"二字。

⓱ 俱搏且鼓："鼓"有"弹"义。见《论语·先进》皇疏。"俱搏且鼓"者，谓脉搏动太过而且弹指。

⓲ 发尽："尽"似为"疼"之误字。晋唐草书，"尽"与"疼"字形似。《广雅·释诂二》："疼，痛也。"

⓳ 病温：胡本、朝本"温"并作"滥"。吴本、明绿格抄本、藏本"病温"并作"气滥"。

⓴ 王：胡本、读本并作"生"。

卷第三

灵兰秘典论篇第八

新校正云：按全元起本名《十二脏相使》在第三卷。

提要： 本篇着重阐明了脏腑的生理功能及其相互间的密切联系，强调心在脏腑中的主宰地位。

黄帝问曰：愿闻十二脏❶之相使❷，贵贱❸何如？脏，藏也，言腹中之所藏者，非复有十二形神之藏也。岐伯对曰：悉❹乎哉问也，请遂言❺之。心者，君主之官也❻，神明❼出焉。任治于物，故为君主之官；清静栖灵，故曰神明出焉。肺者，相傅之官，治节出焉❽。位高非君，故官为相傅；主行荣卫。故治节由之。肝者，将军之官❾，谋虑❿出焉。勇而能断，故曰将军，潜发未萌，故谋虑出焉。胆者，中正⓫之官，决断出焉。刚正果决，故官为中正；直而不疑，故决断出焉。膻中者，臣使之官，喜乐出焉⓬。膻中者，在胸中两乳间，为气之海。然心主为君，以敷宣教令，膻中主气，以气⓭布阴阳。气和志适，则喜乐由生，分布阴阳，故官为臣使也。脾胃⓮者，仓廪⓯之官，五味出焉。包容五谷，是为仓廪之官；营养四旁，故云五味出焉。大肠者，传道⓰之官，变化出焉。传道，谓传不洁之道。变化，谓变化物之形，故云传道之官，变化出焉。小肠者，受盛之官，化物出焉。承奉胃司，受盛糟粕，受已复⓱化，传入大肠，故云受盛之官，化物出焉。肾者，作强⓲之官，伎巧⓳出焉。强于作用，故曰作强；造化形容，故云伎巧。在女则当其伎巧，在男则正曰作强。三焦者，决渎之官⓴，水道出焉。引导阴阳，开通闭塞，故官司决渎，水道出焉。**膀胱者，州都❷¹之官，津液藏焉，气化❷²则能❷³出矣。** 位当孤府，故谓都官。居下内空，故藏津液。若得气海之气施化，则溲便注泄；气海之气不及，则閟隐不通。故曰气化则能出矣。《灵枢经》曰："肾上连肺，故将两脏，膀胱是孤府。"则此之谓也。**凡此十二官者，不得相失也。** 失则灾害至，故不得相失。新校正云：详此乃十一官，脾胃二脏，共一官故也。**故主明则下安，以此养生则寿，殁❷⁴世不殆，以为❷⁵天下则大昌。** 主，谓君主，心之官也。夫主贤明，则刑赏一，刑赏一，则吏奉法，吏奉法，则民不获罪于枉滥矣，故主明则天下安也。夫心内明，则铨善恶，铨善恶，则察安危，察安危，则身不夭伤于非道矣。故以此养生则寿，没世不至于危殆矣。然施之于养生，没世不殆。施之于君主，天下获安，以其为天下主，则国祚昌盛矣。**主不明则十二官危，使道❷⁶闭塞而不通，形乃大伤，以此养生则殃❷⁷，以为天下者❷⁸，其宗大危，戒之戒之。** 使道，谓神气行使之道也。夫心❷⁹不明，则邪正一，邪正一，则损益不分，损益不分，则动之凶咎，陷身于羸瘠矣，故形乃大伤，以此养生则殃也。夫主不明，则委于左右，委于左右，则权势妄行，权势妄行，则吏不得奉法，吏不得奉法，则人民失所，而皆受枉曲矣。且人惟邦本，本固邦宁，本不获安，国将何有，宗庙之立，安可❸⁰不至于倾危乎，故曰戒之戒之者，言深慎也。

❶ 十二脏：张介宾曰："脏，藏也。六脏六腑，总为十二。分言之，则阳为腑，阴为脏。合言之，则皆可称脏，犹言库藏之藏，所以藏物者。"

❷ 相使：即相互役使（联系）。"使"役也。见《荀子·解蔽》杨注。

❸ 贵贱：谓主从，即主要和次要。张介宾曰："贵贱者，君臣上下之分。"

❹ 悉：《说文·心部》："悉，详尽也。"

❺ 遂言：即尽言。《广雅·释诂三》："遂，竟也。"

❻ 心者，君主之官也：凡人之思想意识，精神活动，脏腑功能之彼此协调和气血之通畅，全赖于心的功能，故以"君主"喻其重要。"官"犹"职"也。见《国语·晋语》韦注。

❼ 神明：指精神意识，思维活动。

❽ 肺者，相傅之官，治节出焉：谓肺有助于心，而能起调节营卫气血之功用。"相傅"同义复词，《说文·人部》："傅，相也"。有辅助之义。

❾ 肝者，将军之官：比喻肝性易动、刚强。

❿ 谋虑：筹划思考。恽树珏曰："肝主怒，拟其似者，故曰将军，怒则不复有谋虑，是肝之病也。从病之失职，以测不病时之本能，故谋虑归诸肝。"

⓫ 中正：《五行大义》卷三第四引作"中精"。

⓬ 膻中者，臣使之官，喜乐出焉：周本"乐"作"怒"。张介宾曰："十二经表里，有心包络而无膻中，心包之位，正居膈上，为心之护卫。《胀论》曰：膻中者，心主之宫城也。正合心包臣使之义。"

⓭ 气：周本作"分"。

⓮ 脾胃：《五行大义》卷三第四引"脾"下无"胃"字。按：本书《素问》遗篇《刺法论》脾胃分作两官，另有"脾为谏议之官，知周出焉"之文。

⓯ 仓廪（lǐn 凛）：《荀子·富国》杨注："谷藏曰仓，米藏曰廪。"

⓰ 道：《三因方》卷八《内所因论》引作"送"。

⓱ 复：周本作"后"。

⓲ 作强：李冶《敬斋古今黈》："作强，精力之谓。"

⓳ 伎巧："伎"与"技"通。《说文·手部》："技，巧也。"段注："古多段伎为技能事。"

⓴ 三焦者，决渎之官：《五行大义》卷三第四引"决"作"中"。"决渎"作"中渎"，与《灵枢·本输》合。张介宾曰："决，通也。渎，水道也。上焦不治则水泛高原；中焦不治则水留中脘；下焦不治则水乱二便。三焦气治，则脉络通而水道利，故曰决渎之官。"

㉑ 州都：此借"州都"喻指水液所聚之处。《尔雅·释水》："水中可居曰洲，小洲曰陼。""都"与"陼""渚"并通。

㉒ 气化：《云笈七签》卷五十七第七引作"化气"。萧京《轩岐救正论》云："夫三焦既主相火，水道之出，无非禀气以为决也，不曰能出，而曰出焉，盖气本自化，不待化于气而始能也。今津液主水，膀胱司水，水不自化，而化于气，此阴以阳为用，未免少费工夫，故不曰出焉而曰则能出矣，语意之次，又包许多妙用。"

㉓ 能：《永乐大典》卷三千六百十四引无"能"字。

㉔ 殁（mò 墨）：《广雅·释诂四》："殁，终也。"

㉕ 为：喜多村直宽曰："为，治也。"

㉖ 使道：即谓十二脏相互联系之道。

㉗ 殃：《云笈七签》卷五十七第七引作"殆"。

㉘ 者：明绿格抄本无"者"字。

㉙ 心：赵本作"主"。

㉚ 可：胡本、读本并作"有"。

　　至道在微，变化无穷，孰知其原❶。孰，谁也。言至道之用也，小之则微妙，而细无不入，大之则广远。而变化无穷，然其渊原，谁所知察。**窘❷乎哉，消者瞿瞿❸，**新校正云：按《太素》作"肖者濯濯"。**孰知其要❹，闵闵之当❺，孰者为良。**窘，要也。瞿瞿，勤勤也。人身之要者，道也，然以消息异同，求诸物理，而欲以此知变化之原本者，虽瞿瞿勤勤，以求明悟，然其要妙，谁得知乎，既未得知，转成深远，闵闵玄妙，复不知谁者为善。知❻要妙哉玄妙深远，固不以理求而可得，近取诸身，则十二官粗可探寻，而为治身之道尔。闵闵，深远也。良，善也。新校正云：详此四句，与《气交变大论》文重，彼"消"字作"肖"。**恍惚之数，生于毫氂❼，**恍惚者，谓似有似无也。忽，亦数也。似无似有，而毫氂之数生其中。《老子》曰："恍恍惚惚，其中有物。此之谓也。《筭书》曰："似有似无为忽。"**毫氂之数，起于度量，千之万之，可以益大，推之大❽之，其形乃制❾。**毫氂虽小，积而不已，命数乘之，则起至于尺度斗量之绳❿准。千之万之，亦可增益，而至载之大数。推引其大，则应通人形之制度也。**黄帝曰：善哉，余闻精光⓫之道，大圣之业，而宣明大道，非斋戒择吉日，不敢受也。**深敬故也。韩康伯曰："洗心曰斋，防患曰戒。"**黄帝乃择吉日良兆，而藏灵兰之室，以传保⓬焉。**秘之至也。

　　❶ 原：《说文·灥部》："灥，水本也……原，篆文从泉。"原已从泉，后人又加水旁作"源"。

　　❷ 窘：《说文·穴部》："窘，迫也。"《玉篇·辵部》："迫，急也。"

　　❸ 消者瞿瞿：本书《气交变大论篇》"消"作"肖"。李笠曰："消当从《太

素》作肖。《方言》肖，小也。小之为言微也。《礼·王藻》郑注：瞿瞿，梅梅不审貌。《太素》作濯者，濯、瞿一声之转。此言道之微者，瞿瞿然不可审察，故云孰知其要也。"

❹ 孰知其要：本书《气交变大论》作"莫知其妙"。

❺ 当：高世栻曰："当，切当也。"

❻ 知：读本、藏本"知"下并有"其"字。

❼ 毫氂：金本、明抄本"氂"并作"釐"。慧琳《音义》卷九："十毫曰氂，今皆曰釐。"毫釐"言极其微小。

❽ 大：《毛诗·泮水》郑笺："大犹广也。"

❾ 制：吴汝纶曰："制乃晣省，即明辨之晳字。""晣"昭晰之义。

❿ 绳：藏本作"繩"。

⓫ 精光：张志聪曰："精，纯粹也；光，光明也。"

⓬ 保：于鬯曰："保读为宝。"

六节藏象论篇第九

新校正云：按全元起注本在第三卷。

提要： 本篇首论天度成岁规律及五运之大过不及，继论藏象、脉象，着重说明人体内在脏腑与外界环境的密切关系。

黄帝问曰：余闻天以六六之节❶，以成一岁。人❷以九九制会❸，新校正云：详下文云，"地以九九制会"。计人亦有三百六十五节❹，以为天地❺，久矣。不知其所谓也？六六之节，谓六竟于六甲之日，以成一岁之节❻限。九九制会，谓九周于九野之数，以制人形之会通也。言人之三百六十五节，以应天之六六之节久矣❼。若复以九九为纪法，则两岁太半，乃曰一周，不知其法真原安谓也。新校正云：详王注云，两岁太半，乃曰一周。按"九九制会"，当云两岁四分岁之一，乃曰一周也。**岐伯对曰：昭❽乎哉问也，请遂言之。夫六六之节，九九制会者，所以正天之度❾，气之数❿也。**六六之节，天之度也；九九制会，气之数也。所谓气数者，生成之气也。周天之分，凡三百六十五度四分度之一，以十二节气均之，则岁有三百六十日而终兼之，小月日又不足其数矣，是以六十四气而常置闰焉。何者？以其积差分故也。天地之生育，本阯于阴阳，人神之运为，始终于九气，然九之为用，岂不大哉。《律书》曰："黄钟之律管长九寸，冬至之日，气应灰飞。"由此则万物之生，咸⓫因于九气矣。古之九寸，即今之七寸三分，大小不同，以其先⓬秬黍之制，而有异也。新校正云：按别本"三分"作"二分"。**天度者，所以制日月之行也，气数者，所以纪⓭化生**

之用也。制，谓准度。纪，谓纲纪。准日月之行度者，所以明日月之行迟速也。纪化生之为用者，所以彰气至而斯应也。气应无差，则生成之理不替，迟速以度，而大小之月生焉。故曰⑭异长短，月移寒暑，收藏生长，无失时宜也。

天为阳，地为阴，日为阳，月为阴，行有分纪⑮，周有道理⑯，日行一度，月行十三度而有奇⑰焉，故大小月三百六十五日而成岁，积气余而盈闰⑱矣。日行迟，故昼夜行天之一度，而三百六十五日一周天，而犹有度之奇分矣。月行速，故昼夜行天之十三度余，而二十九日一周天也。言有奇者，谓十三度外，复行十九分度之七，故云月行十三度而有奇也。礼义及汉《律历志》云：二十八宿及诸星，皆从东而循天西行，日月及五星，皆从西而循天东行。今太史说云：并循天而东行，从东而西转也。诸历家说，月一日至四日，月行最疾，日夜行十四度余，自五日至八日，行次疾，日夜行十三度余，自九日至十九日，其行迟，日夜行十二度余。二十日至二十三日，行又小疾，日夜行十三度余。二十四日至晦日，行又大疾，日夜行十四度余。今太史说月行之率，不如此矣。月行有十五日前疾，有十五日后迟者，有十五日前迟，有十五日后疾者，大率一月四分之，而皆有迟疾、迟速之度，固无常准矣。虽尔，终以二十七日，月行一周天，凡行三百六十一度，二十九日，日行二十九度，月行三百八十七度，少七度，而不及日也，至三十日，日复迁，计率至十三分日之八，月方及日矣，此大尽之月也。大率其计率至十三分日之半者，亦大尽法也。其计率至十三分日之五之六而及日者，小尽之月也。故云大小⑲月三百六十五日而成岁也。正言之者，三百六十五日四分日之一，乃一岁法，以奇不成日⑳，故举大㉑以言之，若通以六㉒小为法，则岁止有三百五十四日，岁少十一日余矣。取月所少之辰，加岁外余之日，故从闰后三十二日㉓而盈闰焉。《尚书》曰：期三百有六旬有六日，以闰月定四时成岁。则其义也。积余盈闰者，盖以月之大小，不尽天度故也。**立端于始㉔，表正于中㉕，推余于终，而天度毕矣。**端，首也。始，初也。表，彰示也。正，斗建也。中，月半也。推，退位也。言立首气于初节之日，示斗建于月半之辰，退余闰于相望之后。是以闰之前，则气不及月，闰之后，则月不及气。故常月之制，建初立中，闰月之纪，无初无中。纵历有之，皆他节气也。故历无云㉖某候，闰某月节，闰某月中也，推终之义，断可知乎。故曰立端于始，表正于中，推余于月终也。由斯推日成闰，故能令天度毕焉。

❶ 六六之节：古以天干地支计日，干支相配完毕，共六十日，为一甲子，是谓一节。"六六"即六个甲子，谓之一年。

❷ 人：应作"地"，涉下致误，以后文"地以九九制会"句律之可证。

❸ 九九制会：谓以九九之法，与天道会通。沈又彭曰："九九制会者，用九九之法，以推日月五星之会也。"

❹ 节：指腧穴。《灵枢·九针十二原》："节之交，三百六十五会。"

❺ 以为天地：即人与天地相应。

❻ 节：四库本作"位"。

❼ 久矣：周本、四库本并作"六竟"。

❽ 昭：高明。《广雅·释诂四》："昭，明也。"

❾ 正天之度：谓确定天体运行的度数与规律。古人把一周天按一回归年的日数分度，故将周天定为三百六十五度，每昼夜日行一度，即太阳视运动每昼夜运行周天的三百六十五分之一。"正"犹"定"也。见《周礼·宰夫》郑注。《说文·又部》："度，法制也。"在此有标准、规律之义。

❿ 气之数：谓二十四节气。沈又彭曰："气者，二十四气也。数者，盈虚之数也。"

⓫ 咸：藏本作"成"。

⓬ 先：《素问校讹》引古抄本旁书作"失"。

⓭ 纪：标志。《释名·释言语》："纪，记也，记识之也。"

⓮ 曰：胡本、读本并作"日"。

⓯ 分纪：即天体所划分的区域和度数。

⓰ 周有道理：谓日月环周的运行有一定的轨道。"周"指环周，"道理"指轨道。

⓱ 日行一度，月行十三度而有奇：此谓在一昼夜的时间里，日行周天的三百六十五分之一，月行周天的三百六十五分之十三而有余。"奇"谓余数。按：以朔望月计，阴历每月约合二十九点五天，此即月行整个周天的时间，计

每昼夜月行周天的二十九点五分之一，周天的三百六十五分之一为一度，以此计之，约为十二点四度。即是，若以朔望月计，日行一度，月行则十二度有余，此数与经文不符。但以恒星月（即以恒星为背景测定月球绕地球一周的周期）计，每月约为二十七点三二天，即每昼夜月行周天的二十七点三二分之一，周天的三百六十五分之一为一度，以此计之，则约为十三点三。即是，如以恒星月计，日行一度，月行十三度有余，与经文所列之数相合。张介宾曰："天之行速故于一昼一夜，行尽一周而过日一度。日行稍迟，每日少天一度，凡行三百六十五日二十五刻少天一周，复至旧处而与天会，是为一岁。故岁之日数由天之度数而定，天之度数，实由于日之行数而见也。岁有十二月者，以月之行天，又迟于日，每日少天十三度十九分度之七。"

❽ 积气余而盈闰："气"指节气。"闰"谓置闰。古历月份以朔望计算，每月平均得二十九点五日。节气以日行十五度来计，一年二十四节气，正合周天三百六十五点二五度，一年十二个月共得三百五十四日，因此，月份常不足，节气常有余，余气积满二十九日左右，即置一闰月。故三年必有一闰月，约十九年间须置七个闰月，才能使节气与月份归于一致。

❾ 云大小：四库本作"积十二"。

❿ 日：读本无"日"字。

㉑ 大：赵本、藏本并作"六"。

㉒ 六：四库本作"大"。

㉓ 日：《素问校讹》引古抄本作"月"。

㉔ 立端于始：谓确定冬至节为一年节气之开始。"端"指岁首，即冬至节。

㉕ 表正于中：以圭表测定日影的长短方位，计算日月的运度，来校正时令节气。"表"即圭表，古代天文仪器。"正"，校正。"中"即中气，指处于下半月的节气。《左传》文公元年："先王之正时也，履端于始，举正于中，归余于终。"杜注："步履之始，以为术之端首，期之三百六十有六日，日月之行又有迟速，而必分为十二月，举中气以正月，有余则归之于终，积而为闰，故言归余于终。"

㉖ 历无云：四库本作"历法无"。

帝曰：余已闻天度矣，愿闻气数何以合之？岐伯曰：天以六六为节，地以九九制会，新校正云：详篇首云，人以九九制会。天有十日，日六竟而周甲❶，甲六复而终岁，三百六十日法也。十日，谓甲乙丙丁戊己庚辛壬癸之日也。十者，天地之至数也。《易·系辞》曰："天九地十。"则其义也。六十日而周甲子之数，甲子六周而复始，则终一岁之日，是三百六十日之岁法，非天度之数也。此盖十二月各三十日者，若除小月，其日又差也。**夫自古通天者**❷，**生之本，本于阴阳**❸，**其气九州九窍**❹，**皆通乎天气。**通天，谓元气，即天真也。然形假地生，命惟天赋，故奉生之气，通系于天，禀于阴阳，而为根本也。《宝命全形论》曰："人生于地，悬命于天，天地合气，命之曰人。"《四气调神大论》曰："阴阳四时者，万物之终始也，死生之本也。"又曰："逆其根，则伐其本，坏其真矣。此其义也。九州，谓冀、兖、青、徐、杨、荆、豫、梁、雍也。然地列九州，人施九窍，精神往复，气与参同，故曰九州九窍也。《灵枢经》曰："地有九州，人有九窍。"则其义也。先言其气者，谓天真之气，常系属于中也。天气不绝，真灵内属，行藏动静，悉与天通，故曰皆通乎天气也。**故其生五，其气三，形**❺**之所存，假**❻五行而运用，征其本始，从三气以生成，故云其生五，其气三也，气之三者，亦副三元，故下文曰。新校正云：详"夫自古通天者"至此，与《生气通天论》同，注颇异，当两观之。**三而成天，三而成地，三而成人，**非唯人独由三气以生，天地之道，亦如是矣，故《易》乾坤诸卦，皆必三矣。**三而三之，合则为九，九分为九野，九野为九脏。**九野者，应九脏而为义也。《尔雅》曰："邑外为郊，郊外为甸，甸外为牧，牧外为林，林外为坰，坰外为野。"则此之谓也。新校正云：按今《尔雅》云："邑外谓之郊，郊外谓之牧，牧外谓之野，野外谓之林，林外谓之坰。"与王氏所引有异。**故形脏四，神脏五，合为九脏**❼**，以应之也。**形脏四者，一头角，二耳目，三口齿，四胸中也。形分为脏❽，故以名焉。神脏五者，一肝、二心、三脾、四肺、五肾也。神藏于内，故以名焉。所谓神脏者，肝藏魂，心藏神，脾藏意，肺藏魄，肾藏志也。故此二别尔。新校正云：详此乃《宣明五气篇》文，与《生气通天》注重，又与《三部九候论》注重，所以名神脏形脏之说，具《三部九候论》注。

❶ 日六竟而周甲：十天干经过六次循环而成为甲子一周，计六十天。

❷ 者：森立之曰："者下宜入何也二字。"

❸ 阴阳：本书《生气通天论》"阴阳"下有"天地之间，六合之内"八字。

❹ 九州九窍："九窍"二字衍。以本书《生气通天论》篇校之，"九州"下脱"五脏十二节"五字。

❺ 形：《难经·六十六难》虞注引作"人"。

❻ 假：《难经·六十六难》虞注引作"秉"。

❼ 三而成天……合为九脏：按："三而成天"至"合为九脏"四十一字，与本书《三部九候论》文重。《诂经精舍·四集》卷五冯一梅曰："王冰注本九脏之文，虽两见于《素问》而皇甫谧《甲乙经》卷四第三止引见一处。可知古本之言九脏，原止《三部九候论》有之，而《六节藏象论》文即其重出者也。王冰自序所谓一篇重出，而别立二名，殆即此类，王君犹未及删正者耳。""形脏四"谓藏有形之物者，胃、大肠、小肠、膀胱也。

❽ 为脏：赵本作"于外"。

帝曰：余已闻六六九九之会也，夫子言积气❶盈闰，愿闻何谓气，请夫子发蒙解惑焉。请宣扬旨要，启所未闻，解疑惑者之心，开蒙昧者之耳，令其晓达，咸使深明。岐伯曰：此上帝❷所秘，先师传之也。上帝，谓上古帝君也。先师，岐伯祖之师僦贷季，上古之理色脉者也。《移精变气论》曰："上古使僦贷季理色脉而通神明。"《八素经》序云："天师对黄帝曰：我于僦贷季理色，已三世矣，言可知乎。"新校正云：详"素"一作"索"，或以"八"为"太"。按今《太素》无此文。帝曰：请遂闻之。遂，尽也。岐伯曰：五日谓之候❸，三候谓之气，六气谓之时，四时谓之岁，而各从其主治❹焉。日行天之五度，则五日也。三候，正十五日也。六气凡九十日，正三月也，设其多之矣，故十八候为六气，六气谓之时也。四时凡三百六十日，故曰四时谓之岁也。各从主治，谓一岁之日，各归从五行之一气而为之主以王也，故下文曰：五运相袭，而皆治之，终期❺

卷第三 六节藏象论篇第九

115

之日，周而复始，时立气布，如环无端，候亦同法，故曰不知年之所加❻，气之盛衰，虚实之所起，不可以为工矣。五运，谓五行之气，应天之运而主化者也。袭，谓承袭，如嫡之承袭也。言五行之气，父子相承，主统一周之日，常如是无已，周而复始也。时，谓立春之前当至时也。气，谓当王❼之脉气也。春前气至，脉气亦至，故曰时立气布。候，谓日行五度之候也，言一候之日，亦五气相生，而直之差则病矣。《移精变气论》曰："上古使僦贷季理色脉而通神明，合之金木水火土四时八风六合不离其常。"此之谓也。工，谓工于修养者也。言必明于此，乃可横行天下矣。新校正云：详王注时立气布，谓立春前当至时，当王之脉气也。按此正谓岁立四时，时布六气，如环之无端，故又曰候亦同法。

❶ 气：谓二十四节气。

❷ 帝：明绿格抄本、吴注本"帝"下并有"之"字。

❸ 五日谓之候："候"指气候、物候。《汲周书·时训解》："立春之日，东风解冻，又五日，蛰虫始振，又五日，鱼上冰。"此即五日谓之候，三候谓之气，其余节气仿此。

❹ 各从其主治：姚止庵曰："按此言主治，盖谓一岁则以司天为主，一节则以主令为主，而后为之施治也。"

❺ 期（jī 基）：与"稘"同。周年也。见《广韵·七之》。

❻ 年之所加：五运六气之中，每年运转的客气加在主气上，谓之"客主加临"。"年之所加"即指各年主客气加临之期。

❼ 王：赵本作"主"。

帝曰：五运之❶始，如环无端，其太过❷不及❷何如？岐伯曰：五气更立❸各有所胜，盛虚之变，此其常也。言盛虚之变见，此乃天之常道尔。帝曰：平气❷何如？岐伯曰：无过❹者也。不愆常候，则无过也。帝曰：太过不及奈何？岐伯曰：在经有也。言《玉机真脏论篇》已具言五气平和太过不及之旨也。新校正云：详王注言《玉机真脏论》已具，按本篇言脉之太过不及，即不论运气之太过不及与平气，当云《气交变大论》《五常政大论篇》已具言也。**帝曰：何谓所胜？**

岐伯曰：春胜长夏，长夏胜冬，冬胜夏，夏胜秋，秋胜春，所谓得五行时之胜，各以气命其脏。春应木，木胜土；长夏应土，土胜水；冬应水，水胜火；夏应火，火胜金；秋应金，金胜木，常如是矣。四时之中，加之长夏，故谓得五行时之胜也。所谓长夏者，六月也，土生于火，长在夏中，既长而王，故云长夏也。以气命脏者，春之木，内合肝。长夏土，内合脾。冬之水，内合肾。夏之火，内合心。秋之金，内合肺。故曰各以气命其脏也。命，名也。**帝曰：何以知其胜？岐伯曰：求其至也，皆归始春，**始春，谓立春之日也。春为四时之长，故候气皆归于立春前之日也。**未至而至❺，此谓太过，则薄❻所不胜，而乘所胜❼也，命曰气淫。不分邪僻内生，工不能禁。**此上十字，文义不伦，应古人❽错简。次后五治下，乃其义也，今朱书之。**至而不至，此谓不及，则所胜妄行，而所生受病，所不胜❾薄之也，命曰气迫。所谓求其至者，气至之时也。**凡气之至，皆谓立春前十五日，乃候之初也。未至而至，谓所直之气，未应至而先期至也。先期而至，是气有余，故曰太过。至而不至，谓所直之气，应至不至，而后期至，后期而至，是气不足，故曰不及。太过，则薄所不胜而乘所胜。不及，则所胜妄行，而所生受病，所不胜薄之者，凡五行之气，我克者为所胜，克我者为所不胜，生我者为所生。假令肝木有余，是肺金不足，金不制木，故木太过。木气既余，则反薄肺金，而乘于脾土矣，故曰太过则薄所不胜，而乘所胜也。此皆五脏之气，内相淫并为疾，故命曰气淫也。余太过例同之。又如肝木气少，不能制土，土气无畏，而遂妄行，木❿被土凌，故云所胜妄行而所生受病也。肝木之气不平，肺金之气自薄，故曰所不胜薄之。然木气不平，土金交薄，相迫为疾，故曰气迫也。余不及，例皆同。**谨候其时，气可与期⓫，失时反候，五治不分，邪僻⓬内生，工不能禁⓭也。**时，谓气至时也。候其年，则始于立春之日，候其气，则始于四气定期，候其日则随于候日，故曰谨候其时，气可与期也。反，谓反背也。五治，谓五行所治，主统一岁之气也。然不分五治，谬引八邪，天真气运，尚未该通，人病之由，安能精达，故曰工不能禁也。

❶ 之："之"字误，似应作"终"。

❷ 太过　不及　平气：五运值年时，其气盛而有余者为"太过"；其气衰而不足者为"不及"；其气无太过不及者为"平气"。

❸ 五气更立：谓五运之气，更迭主时。

❹ 过：张介宾曰："过，过失之谓，凡太过不及皆为过也。"

❺ 未至而至：前一"至"字指时令；后一"至"字指气候。如未到春天而有春暖之气候，是谓"未至而至"。

❻ 薄：《释名·释言语》："薄，迫也。"

❼ 乘所胜：《广韵·十六蒸》："乘，胜也。"此谓亢盛之气，过分地加于所胜之气。

❽ 人：赵本作"文"。

❾ 胜：本书《五运行大论》篇林校引"胜"下有"而"字。

❿ 木：藏本作"水"。

⓫ 气可与期：谓四时之气，可分别期以温热凉寒。《说文·月部》："期，会也。"段注："会者，合也。"

⓬ 邪僻：指不正之气所引起的疾病。"邪僻"同义复词。"僻"亦"邪"也。见《淮南子·精神训》高注。

⓭ 禁：慧琳《音义》卷五十五："禁，犹制也，止也。"

帝曰：有不袭乎？言五行之气，有不相承袭者乎？岐伯曰：苍天之气，不❶得无常也。气之不袭，是谓非常，非常则变矣。变，谓变易天常也。帝曰：非常而变奈何？岐伯曰：变至则病，所胜则微，所不胜则甚❷，因而重感于邪，则死矣。故非其时则微，当其时则甚❸也。言苍天布气，尚不越于五行，人在气中，岂不应于天道？夫人之气乱，不顺天常，故有病死之征矣。《左传》曰："违天不祥。"此其类也。假令木直之年，有火气至，后二岁病矣。土气至，后三岁病矣。金气至，后四岁病矣。水气至，后五岁病矣。真气不足，复重感邪，真气内微，故重感于邪则死也。假令非主❹直年，而气相干者，且❺为微病，不必内伤于神脏，故非其时则微而且持也。若当所直之岁，则易中邪气，故当其直时，则病疾甚也。诸气当其王者，皆必受邪，故曰非其时则微，当其时则甚也。《通评虚实论》曰："非其时则生，当其时则死。"当，谓正直之年也。

❶ 不：熊本"不"上有"气"字。

❷ 所胜则微，所不胜则甚："所胜"与"所不胜"，是指主气与变气之间的胜负关系而言。"微""甚"指病的轻重而言。姚止庵曰："譬如木直之年，所能胜木者，金也。若人感不正之气，病在于肺。肺，金也，金能平木，本不为害，虽病亦微。所不能胜木而为木所克者，土也。若人感不正之气，病在脾胃。脾胃，土也，土木畏木，木旺土虚，其病必甚。"张志聪曰："如春木主时，其变为骤注，是主气为风木，变气为湿土，变气为主气之所胜，而民病则微；如变为肃杀，是主气为风木，变气为燥金，变气为主气之所不胜，而民病则甚。"

❸ 非其时则微，当其时则甚：张志聪曰："变易之气至，非其克我之时，为病则微，当其克我之时，为病则甚。"

❹ 主：读本、赵本并作"王"。

❺ 且：周本作"宜"。

帝曰：善。余闻气合而有形，因变以正名❶，天地之运，阴阳之化，其于万物，孰少孰多，可得闻乎？新校正云：详从前"岐伯曰昭乎哉问也"至此，全元起注本及《太素》并无，疑王氏之所补也。岐伯曰：悉❷哉问也，天至广不可度，地至大不可量，大神灵问❸，请陈其方❹。言天地广大，不可度量而得之，造化玄微，岂可以人心而偏悉。大神灵问，赞圣深明，举大说凡。粗言纲纪，故曰请陈其方。草生五色，五色之变，不可胜视，草生五味，五味之美❺，不可胜极，言物生之众，禀化各殊，目视口味，尚无能尽之，况于人心，乃能包括耶。嗜欲不同，各有所通。言色味之众，虽不可偏尽所由，然人所嗜所欲，则自随己心之所爱耳，故曰嗜欲不同，各有所通，天食人以五气❻，地食人以五味。天以五气食人者，臊气凑肝，焦气凑心，香气凑脾，腥气凑肺，腐气凑肾也。地以五味食人者，酸味入肝，苦味入心，甘味入脾，辛味入肺，咸味入肾也。清阳化气，而上为天；浊阴成味，而下为地。故天食人以气，地食人以味也。《阴阳应象大论》曰："清阳为天，浊阴为地。"又曰："阳为气，阴为味。"**五气入鼻，藏于心肺，上使五色修❼明，音声能彰。五味入口，藏于肠胃❽，味有所藏，以养五气❾，气和而生。津液相成，神乃自生。**心荣面色，肺主音声，故气藏于心肺，上使五色修洁分明，音声彰著。气为水母，故味藏于肠胃，内养五气，五气和化，津液方生，津液与气相副，化成神气，乃能生而宣化也。

❶ 气合而有形，因变以正名：吴崑曰："气合而有形，谓阴阳二气交合，而生万物之有形者也。因变以正名，谓万物化生各一其形，则各正其名而命之也。"

❷ 悉：赵本、吴本、周本、藏本、熊本、守校本"悉"下并有"乎"字。

❸ 大神灵问：孙鼎宜曰："大神，赞帝之称。"《广雅·释诂》："灵，善也。"

❹ 方：道理。《广韵·十阳》："方，道也。"

❺ 美：周本作"变"。按：作"变"是。唯其有变，故下文云"不可胜极"。"美""变"草书形近致误。

❻ 天食（sì 似）人以五气："食"饲养。本作"飤"，《广韵·七志》："飤，食也。"慧琳《音义》卷四十六："以饭食设供于人曰食。""五气"指风、暑、湿、燥、寒，《医宗金鉴》卷三十四《四诊心法要诀》曰："天以风、暑、湿、燥、寒之五气食人，从鼻而入。"

❼ 修：与"攸"同。见《史记·秦始皇本纪》索隐。"攸"语助词。

❽ 肠胃："肠"字疑衍；本书《五脏别论》："五味入口，藏于胃，以养五脏气。"句法与此相似。

❾ 五气：指五脏之气。

帝曰：藏象❶何如？象，谓所见于外可阅者也。**岐伯曰：心者，生之本，神之变❷也，其华❸在面，其充❹在血脉，为阳中之太阳，通于夏气。**心者，君主之官，神明出焉。然君主者，万物系之以兴亡，故曰心者生之本，神之变也。火气炎上，故华在面也，心养血，其主脉，故充在血脉也。心主❺于夏，气合太阳，以太阳居夏火之中，故曰阳中之太阳，通于夏气也。《金匮真言论》曰："平旦至日中，天之阳，阳中之阳也。"新校正云：详神之变，全元起本并《太素》作神之处。**肺者，气之本，魄之处也，其华在毛，其充在皮，为阳中之太阴❻，通于秋气。**肺藏气，其神魄，其养皮毛，故曰肺者气之本，魄之处，华在毛，充在皮也。肺藏为太阴之气，主王于秋，昼日为阳气所行，位非阴处，以太阴居于阳分，故曰阳中之太阴，通于秋气也。《金匮真言论》曰："日中至黄昏，天之阳，阳中之阴也。"新校正云：按"太阴"，《甲乙经》并《太素》作"少阴"，当作"少阴"。肺在十二经虽为太阴，然在阳分之中当为少阴也。**肾者主蛰，封藏之本，精之处也，有华在发，其充在骨，为阴中之少阴❼，通于冬气。**地户封闭，蛰虫深藏，肾又主水，受五脏六腑之精而藏之，故曰肾者主蛰，封藏之本，精之处也。脑者髓之海，肾主骨髓，发者脑之所养，故华在发，充在骨也。以盛阴居冬阴之分，故曰阴中之少阴，通于冬气也。《金匮真言论》曰："合夜至鸡鸣，天之阴，阴中之阴也。"新校正云：按全元起本并《甲乙经》《太素》"少阴"作"太阴"，当作"太阴"。肾在十二经虽为少阴，然在阴分之中当为太阴。**肝者，罢极之本❽，魂之居也，其华在爪，其充在筋，以生血气，其味酸，其色苍❾**新校正云：详此六字当去。按《太素》心，其味苦，其色赤。肺，其味辛，其色白。肾，其味咸，其色黑。今惟肝脾二脏，载其味其色。据《阴阳应象大论》已著色味详矣，此不当出之。今更不添心肺肾三脏之色味，只去肝脾二脏之色味可矣。其注中所引《阴阳应象大论》文四十一字，亦当去之。**此为阳中之少阳❿通于春气。**夫人之运动者，皆筋力之所为也，肝主筋，其神魂，故曰肝者，罢极之本，魂之居也。爪者筋之余，筋者肝之养，故华在爪，充在筋也。东方为发生之始，故以生血气也。《阴阳应象大论》曰："东方生风，风生木，木生酸。"肝合木，故其味酸也。又曰:"神在脏为肝,在色为苍。"故其色苍也。以少阳居于阳位,而王于春,故曰阳中之少阳,通于春气也。《金匮真言论》曰:"平旦至日中,天之阳,阳中之阳也。"新校正云:按全元起本并《甲乙经》《太素》作"阴中之少阳"。当作"阴中之少阳",详王氏引《金匮真言论》云:"平旦至日中,天之阳,阳中之阳也"以为证,则王意以为阳中之少阳。再详上文心脏为阳中之太阳,王氏以引平旦至日中之说为证,今肝脏又引为证,反不引鸡鸣至平旦天之阴,阴中之阳为证,则王注之失可见,当从全元起本及《甲乙经》《太素》作阴中之少阳为得。**脾、胃、大肠、小肠、三焦、膀胱者,仓廪之本,营之居也,名曰器,能化糟粕,转味而入出者也**,皆可受盛,转运不息,故为仓廪之本,名曰器也。营起于中焦,中焦为脾胃之位,故云营之居也。然水谷滋味入于脾胃,脾胃糟粕转化其味,出于三焦、膀胱,故曰转味而入出者也。**其华在唇四白,其充在肌,其味甘,其色黄**,新校正云:详此六字当去,并注中引《阴阳应象大论》文四十字亦当去,已解在前条。**此至阴之类,通于土气❶**。口为脾官,脾主肌肉,故曰华在唇四白,充在肌也。四白,谓唇四际之白色肉也。《阴阳应象大论》曰:"中央生湿,湿生土,土生甘。"脾合土,故其味甘也。又曰:"在脏为脾,在色为黄。"故其色黄也。脾脏土气,土合至阴,故曰此至阴之类,通于土气也。《金匮真言论》曰:"阴中之至阴,脾也。"**凡十一脏取决于胆也❷**。上从心脏,下至于胆,为十一也。然胆者中正刚断无私偏,故十一脏取决于胆也。

❶ 藏象:内脏功能所表现于外的形象。

❷ 变:《五行大义》卷三第四、《云笈七签》卷五十七第七引并作"处"。"处"居也。见《广韵·八语》。

❸ 华:光华,荣华。《广韵·九麻》引《说文》:"华,荣也。"

❹ 充:充养,充实。《广雅·释诂一》:"充,养也。"《谷梁传》庄二十五年范注:"充,实也。"

❺ 主:周本、守校本并作"王"。

❻ 太阴:《五行大义》卷三第四引作"少阴"。

❼ 少阴:《五行大义》卷三第四引作"太阴"。

❽ 肝者,罢极之本:丹波元坚曰:"罢极当作四极,四极即四肢,肝其充在筋,故云四极之本也。李今庸云:"罢字疑当能字。杨树达《词诠》说:能与耐同。极谓疲困。所谓罢极,就是耐受疲劳。"

❾ 以生血气,其味酸,其色苍:《读素问钞》无此十字。

❿ 阳中之少阳:《五行大义》卷三第四引"阳中"作"阴中"。俞樾曰:"据《金匮真言论》阴中之阳肝也,则此文自宜作阴中之少阳,于义方合。"

⓫ 脾胃大肠……通于土气:按:此五十八字与上文例不合,疑古错简,当依《读素问钞》《素问释义》作"脾者,仓廪之本,营之居也,其华在唇四白,其充在肌,此至阴之类,通于土气。胃、大肠、小肠、三焦、膀胱,名曰器,能化糟粕,转味而出入者也"。又,心、肺、肾、肝,均与四时相通,唯脾未明相应季节,而称"通于土气"。《太阴阳明论》云:"脾者,土也,治中央,常以四时长四脏,各十八日寄治,不得独主于时。"故以"通于土气"概言脾之主时。

⓬ 凡十一脏取决于胆也:于鬯曰:"一字衍。"森立之曰:"总称脏腑,谓之十一脏也。脏腑皆得胆汁之分配,而为刺击生动之质,故曰取决于胆也。此一句中,含苞胆汁许多之妙用在于此。"

故人迎一盛,病在❶少阳;二盛病在太阳;三盛病在阳明;四盛已上为格阳❷。阳脉法也。少阳,胆脉也。太阳,膀胱脉也。阳明,胃脉也。《灵枢经》曰:"一盛而躁在手少阳,二盛而躁在手太阳,三盛而躁在手阳明。"手少阳,三焦脉。手太阳,小肠脉。手阳明,大肠脉。一盛者,谓人迎之脉大于寸口一倍也。余盛同法。四倍已上,阳盛之极,故格拒而食不得入也。《正理论》曰:"格则吐逆。"寸口一盛,病在厥阴;二盛病在少阴;三盛病在太阴;四盛已上为关阴❸。阴脉法也。厥阴,肝脉也。少阴,肾脉也。太阴,脾脉也。《灵枢经》曰:"一盛而躁在手厥阴,二盛而躁在手少阴,三盛而躁在手太阴。"手厥阴,心包脉也。手少阴,心脉也。手太阴,肺脉也。盛法同阳。四倍已上,阴盛之极,故关闭而溲不得通也。《正理论》曰:"闭则不得溺。"人迎与寸口俱盛四倍已上为关格❹,关格之脉赢❺,

不能极 ❻ 于天地之精气，则死矣。 俱盛，谓俱大于平常之脉四倍也。物不可以久盛，极则衰败，故不能极于天地之精气则死矣。《灵枢经》曰："阴阳俱盛，不得相营，故曰关格，关格者不得尽期而死矣。"此之谓也。新校正云：详"赢"当作"盈"。脉盛四倍已上，非赢也，乃盛极也。古文"赢"与"盈"通用。

❶ 在：《太素》卷十四《人迎脉口诊》在"下有"足"字。

❷ 格阳："格"格拒。见本书《四气调神论》王注。张介宾曰："四盛已上者，以阳脉盛极而阴无以通，故曰格阳。"

❸ 关阴："关"闭塞。《广韵·二十七删》引《声类》曰："关，所以闭也。"张介宾曰："四盛已上者，以阴脉盛极而阴无以交，故曰关阴。"

❹ 关格：张介宾曰："阴气太盛，则阳气不能荣也，故曰关。阳气太盛，则阴气弗能荣也，故曰格。阴阳俱盛，不得相荣，故曰关格。"森立之曰："关格二字，为闭拒之义。或以为脉体之名，或以为病证之义，共可通矣。"

❺ 赢：胡本、赵本、吴本、明绿格抄本、周本、藏本、守校本并作"赢"。

❻ 极：《尔雅·释诂》："极，至也。引申有"达"意。

五脏生成篇第十

新校正云：详全元起本在第九卷。按此篇云《五脏生成篇》而不云论者，盖此篇直记五脏生成之事，而无问答论议之辞，故不云论。后不言论者，义皆仿此。

提要：本篇主要说明五脏、五味、五色、五脉之间的生克关系；阐述了色诊、脉诊在临证上的应用。

心之合❶脉也，火气动躁，脉类齐同，心脏应火，故合脉也。其荣❷色也，火炎上而色赤，故荣美于面而赤色。新校正云：详王以赤色为面荣美，未通。大抵发见于面之色，皆心之荣也，岂专为赤哉。其主❸肾也。主，谓主与肾相畏也，火畏于水，水与为官，故❹畏于肾。肺之合❶皮也，金气坚定，皮象亦然，肺脏应金，故合皮也。其荣毛也，毛附皮革故外荣。其主心也。金畏于火，火与为官，故主畏于心也。肝之合❶筋也，木性曲直，筋体亦然，肝脏应木，故合筋也。其荣爪也，爪者筋之余，故外荣也。其主肺也。木畏于金，金与为官，故主畏于肺也。脾之合❶肉也，土性柔厚，肉体亦然，脾脏应土，故合肉也。其荣唇也，口为脾之官，故荣于唇。唇❺谓四际白色之处，非赤色也。其主肝也。土畏于木，木与为官，故主畏于肝也。肾之合❶骨也，水性流湿，精气亦然，骨通精髓，故合骨也。其荣发也，脑为髓海，肾气主之，故外荣发也。其主脾也。水畏于土，土与为官，故主畏于脾也。

❶ 合:《云笈七签》卷五十七第七引"合"下有"于"字。"合"谓应合。

❷荣：显露于外。《吕氏春秋·务大》高注："荣，显也。"森立之曰："荣者，脏气之所汇注外见，故看其处之气色，而卜其脏病也。"

❸主：森立之曰："主者主尊之义，交互各有主彼，而我受其制也，故克脏谓之主，主者，我畏彼之名。"

❹故：周本"故"下有"主"字。

❺唇：周本无"唇"字。

是故多食咸，则脉凝泣❶而变色❷；心合脉，其荣色，咸益肾，胜于心，心不胜，故脉凝泣，而颜色变易也。**多食苦，则皮槁而毛拔❸；**肺合皮，其荣毛，苦益心，胜于肺，肺不胜，故皮枯槁，而毛拔去也。**多食辛，则筋急而爪枯；**肝合筋，其荣爪，辛益肺，胜于肝，肝不胜，故筋急而爪干枯也。**多食酸，则肉胝䐜而唇揭❹；**脾合肉，其荣唇，酸益肝，胜于脾，脾不胜，故肉胝䐜，而唇皮揭举也。**多食甘，则骨痛而发落，**肾合骨，其荣发，甘益脾，胜于肾，肾不胜，故骨痛而发堕落。**此五味之所伤也。**五味入口，输于肠胃，而内养五脏，各有所养❺。有所欲，欲则互有所伤，故下文曰：**故心欲❻苦，**合火故也。**肺欲辛，**合金故也，**肝欲酸，**合木故也。**脾欲甘，**合土故也。**肾欲咸，**合水故也。**此五味之所合也❼，**各随其欲而归凑之。**五脏之气。**新校正云：按全元起本云，此五味之合，五脏之气也，连上文。《太素》同。

❶凝泣：《北堂书钞》卷一百四十三《酒食部》引"凝泣"作"凝血"。"凝泣"谓凝涩不通。

❷变色：《千金要方》卷二十六第一作"色变"。按："色变"是，与下"毛拔""爪枯""唇揭""发落"句式一律。

❸拔：慧琳《音义》卷五引《韵诠》："拔，尽也。"引申有脱落之意。

❹肉胝䐜（zhīchú 知除）而唇揭：《千金要方》卷二十六第一"胝"下无"䐜"字，"揭"作"褰"（qiān 牵）。按：《千金要方》是。"胝"有"厚"义。"褰"作"皱缩"解。见《史记·司马相如传》索隐引苏林注。"肉胝而唇褰"犹言肉厚而唇缩。

⑥ 欲：《说文·欠部》："欲，贪欲也。"

⑦ 此五味之所合也：《外台》卷二十二引《删繁》"之"下无"所"字，"也"字移下文"五脏之气"下，作"此五味之合五脏之气也"。

故❶色见青如草兹❷者死。兹，滋也，言如草初生之青色也。黄如枳实者死。色青黄也。黑如炲❸者死。炲，谓炲煤也。赤如衃血者死。衃血，谓败恶凝聚之血，色❹赤黑也。白如枯骨者死。白而枯槁，如干骨之白也。此五色之见死也。脏败，故见死色也。《三部九候论》曰："五脏已败，其色必夭，夭必死矣。"此之谓也。青如翠❺羽者生，赤如鸡冠者生，黄如蟹腹者生，白如豕膏❻者生，黑如乌羽❼者生。此五色之见生也。此❽谓光润也，色虽可爱，若见朦胧，尤善矣。故下文曰：生于心，如以缟❾裹朱❿。生于肺，如以缟裹红⓫，生于肝，如以缟裹绀⓬。生于脾，如以缟裹栝楼实。生于肾，如以缟裹紫，是乃真见生色也。缟，白色；绀，薄青色。此五脏所生之外⓭荣也。荣，美色也。

❶ 故：明绿格抄本、吴注本并作"败"。

❷ 兹：《脉经》卷五第四、《千金翼方》卷二十五第一并引作"滋"。按："兹"似为"兹"之误字。《说文·玄部》："兹，黑也，从二玄。《春秋传》曰：何故使吾水兹。"考《春秋传》乃哀公八年《左传》文，今传文"兹"作"滋"。《脉经》之"滋"者，乃原作"兹"。

❸ 炲：《千金翼方》卷二十五第一"炲"下有"煤"字。按："炲"亦作"炱"。《吕氏春秋·任数》高注："煤炱，烟尘也。"杨上善曰："炲煤，黑之恶色也。"

❹ 色：藏本无"色"字。

❺ 翠：鸟名。《说文·羽部》："翠，青羽雀也。"

❻ 豕膏：猪脂。

❼ 乌羽：此指乌鸦的羽毛。

❽ 此：胡本、读本并作"皆"。

❾ 缟（gǎo 搞）：白色生绢。见《礼记·王制》孔疏。喻昌曰："缟，素白也，加以朱、红、绀、黄、紫之上，其内色耀映于外，若隐若见，所以察色之妙，全在察神。"

❿ 朱：《广韵》十虞："朱，赤也。"

⓫ 红：《说文·糸部》："红，帛赤白色。"

⓬ 绀：《释名·释采帛》："绀，青而含赤色也。"

⓭ 外：《太素》卷十七无"外"字。

色味当❶五脏，白当肺、辛，赤当心、苦，青当肝、酸，黄当脾、甘，黑当肾、咸。 各当其所应，而为色味也。**故白当皮，赤当脉，青当筋，黄当肉，黑当骨。** 各归其所养之脏气也。

❶ 当：吴崑曰："当，合也。"森立之曰："白当肺辛，谓其色白合于肺，其味辛，亦合于肺也，古文简略如此。"

诸脉者皆属于目❶， 脉者血之府。《宣明五气篇》曰："久视伤血。"由此明诸脉皆属于目也。新校正云：按皇甫士安云："《九卷》曰：心藏脉，脉舍神。神明通体，故云属目。"**诸髓者皆属于脑❷，** 脑为髓海，故诸髓属之。**诸筋者皆属于节❸，** 筋、气之坚结者，皆络于骨节之间也。《宣明五气篇》曰："久行伤筋。"由此明诸筋皆属于节也。**诸血者皆属于心，** 血居脉内，属于心也。《八正神明论》曰："血气者人之神。"然神者心之主，由此故诸血皆属于心也。**诸气者皆属于肺，** 肺藏主气故也。**此四肢八溪❹之朝夕❺也。** 溪者，肉之小会名也。八溪，谓肘膝腕也，如是，气血筋脉，互有盛衰，故为朝夕矣。

❶ 诸脉者皆属于目：《国语·晋语》韦注："属，犹注也。"膀胱脉起于目内眦，肝脉连目系，胆脉起于目锐眦，小肠脉至目锐眦，心脉系目系，故曰"诸脉者皆属于目。"

❷ 诸髓者皆属于脑：森立之曰："脑髓共系于肾，肾中之精气，上会头脑中，其气四散，而灌注于诸经。"

128

④ 八溪：指上肢的肘、腕，下肢的膝、踝。又《灵枢·邪客》："肺心有邪，其气留于两肘；肝有邪，其气留于两腋；脾有邪，其气留于两髀；肾有邪，其气留于两腘。凡此八虚，皆机关之室，真气之所过，血络之所游。"

⑤ 朝夕：即"潮汐"，谐声相假。早潮曰"潮"，晚潮曰"汐"。此言气血筋脉灌注四肢节如潮水消长，故曰"潮汐"。

故❶**人卧血归于肝**，肝藏血，心行之，人动则血运于诸经，人静则血归于肝脏。何者？肝主血海故也。**肝**❷**受**❸**血而能视**，言其用也。目为肝之官，故肝受血而能视。**足受血而能步**，气行乃血流，故足受血而能行步也。**掌受血而能握**，以当把握之用。**指受血而能摄**❹。以当摄受之用也。血气者人之神，故所以受血者，皆能运用。**卧出而**❺**风吹之，血凝于肤者为痹**，谓瘭痹也。**凝于脉者为泣**，泣，谓血行不利。**凝于足者为厥**，厥谓足逆冷也。**此三者，血行而不得反其空**❻**，故为痹厥也**。空者，血流之道，大经隧也。**人有大谷十二分**❼，大经所会，谓之大谷也。十二分者，谓十二经脉之部分。**小溪**❽**三百五十四名，少十二俞**❾，小络所会，谓之小溪也。然以三百六十五小络言之者，除十二俞外，则当三百五十三名，经言三百五十四者，传写行书，误以三为四也。新校正云：按别本及全元起本、《太素》"俞"作"关"。**此皆卫气之所留止，邪气之所客**❿**也**，卫气满填以行，邪气不得居止，卫气亏缺留止，则为邪气所客，故言邪气所客。**针石缘**⓫**而去之**。缘，谓夤缘行去之貌。言邪气所客，卫气留止，针其溪谷，则邪气夤缘随脉而行去也。

❶ 故：《千金要方》卷十一第一作"凡"。

❷ 肝：《伤寒论》成注卷一《平脉法》第二、《宣明论方》卷十一引并作"目"。

❸ 受：《广雅·释诂三》："受，得也。"

❹ 摄："持取"。《国语·鲁语》韦注："摄，持也。"

❺ 出而：藏本"出"下无"而"字。

❻空：同"孔"。

❼大谷十二分：孙鼎宜曰："此以经脉为谷，与《气穴论》肉之大会为谷义异。"张介宾曰："分，处也。"

❽小溪：杨上善曰："三百六十五络名曰小溪"。孙鼎宜曰："此以气穴为溪，与《气穴论》肉之小会为溪义异。"

❾十二俞：《太素》卷十七"俞"作"关"，与林校引《太素》合。杨上善曰："手足十二大节，名十二关。"

❿客：《说文·宀部》："客，寄也。"张舜徽曰："客之言寄也，谓暂过此小留也。"

⓫缘：介词，因也。

诊病之始，五决为纪❶，五决，谓以五脏之脉，为决生死之纲纪也。**欲知❷其始❸，先建其母❹**。建，立也。母，谓应时之王气也。先立应时王气，而后乃求邪正之气也。**所谓五决者，五脉也**。谓五脏脉也。**是以头痛巅疾❺，下虚上实，过❻在足少阴、巨阳，甚则入肾**。足少阴，肾脉。巨阳，膀胱脉。膀胱之❼脉者，起于目内眦，上额交巅上；其支别者，从巅至耳上角；其直行者，从巅入络脑，还出别下项，循肩膊，内侠脊，抵腰中，入循膂，络肾，属膀胱。然肾虚而不能引巨阳之气，故头痛而为上巅之疾也。经病甚❽已，则入于脏矣。**徇蒙招尤❾，目冥❿耳聋，下实上虚，过在足少阳、厥阴，甚则入肝**。徇，疾也。蒙，不明也。言目暴疾而不明。招，谓掉也。摇掉不定也。尤，甚也。目疾不明，首掉尤甚，谓暴病也。目冥耳聋，谓渐病也。足少阳，胆脉。厥阴，肝脉。厥阴之脉，从少腹，上侠胃，属肝络胆，贯膈，布胁肋，循喉咙之后，入颃颡，上出额，与督脉会于巅。其支别者，从目系下颊里。足少阳之脉，起于目锐眦，上抵头角，下耳后，循颈，入缺盆。其支别者，从耳后，入耳中；又支别者，别目锐眦，下颊，加颊车，下颈，合缺盆以下胸中，贯膈，络肝，属胆。今气不足，故为是病。新校正云：按王注徇，言目暴疾而不明，义未甚显。徇蒙者，盖谓目脸眴动疾数而蒙暗也。又少阳之脉"下颊"，《甲乙经》作"下颐"。**腹满**

膜胀，支鬲胠胁**⓫**，下厥上冒**⓬**过在足太阴、阳明**⓭**。胠，谓胁
上也。下厥上冒者，谓气从下逆上，而冒于目也。足太阴，脾脉。阳明，胃脉
也。足太阴脉，自股内前廉，入腹，属脾络胃，上鬲。足阳明脉，起于鼻，交
于頞，下循鼻外，下络颐颔，从喉咙，入缺盆，属胃络脾。其直行者，从缺盆，
下乳内廉，下侠脐，入气街中。其支别者，起胃下口，循腹里，至气街中而合
以下髀**⓮**，故为是病。**咳嗽上气⓯，厥⓰在胸中，过在手阳明、太**
阴⓱。手阳明，大肠脉。太阴，肺脉也。手阳明脉，自肩髃前廉，上出于柱
骨之会上，下入缺盆，络肺，下鬲，属大肠。手太阴脉，起于中焦，下络大肠，
还循胃口，上鬲，属肺，从肺系，横出掖下。故为咳嗽上气，厥在胸中也。新
校正云：按《甲乙经》"厥"作"病"。**心烦头痛，病在鬲中，过在手巨**
阳、少阴⓲。手巨阳，小肠脉。少阴，心脉也。巨阳之脉，从肩上入缺盆，
络心，循咽，下鬲，抵胃，属小肠。其支别者，从缺盆，循颈上颊，至目锐眦。
手少阴之脉，起于心中，出属心系，下鬲，络小肠。故**⓳**心烦头痛，病在鬲中
也。新校正云：按《甲乙经》云："胸中痛，支满，腰背相引而痛，过在手少阴、
太阳也"。

❶ 纪：森立之曰："纪者，要也，法也。"

❷ 知：《太素》卷十五《色脉诊》作"得"。

❸ 始：《礼记·檀弓》郑注："始，生也。""欲知其始"犹云欲知其生病
之因。

❹ 母：杨上善曰："诊五脏之脉，以知其病，故为其母。母，本也。"

❺ 巅疾：森立之引《兰轩遗稿》云："巅疾谓颠仆之疾，即癫也。此疾本由
上实下虚而成，王以为上巅之疾者非也。巅、颠同。"

❻ 过：谓异于常候。见本书《脉要精微论》王注。

❼ 之：周本无"之"字。

❽ 甚：守校本作"不"。

❾ 徇蒙招尤：凌德引薛雪云："徇当作眴。"《普济本事方》卷二、《妇人良
方》卷四第四引"尤"并作"摇"。杨上善曰："徇蒙，谓眩冒也；招尤，谓目招
摇，头动战尤也。"森立之曰："徇蒙，头眩也。招尤，身战也。随为耳聋目冥之

证，乃上虚下实，肝经气虚于上，肝脏气实于下也。"

⑩ 目冥：目暗不明。《广雅·释训》："冥冥，暗也。"

⑪ 支膈胠（qū 区）胁：《太素》卷十五《色脉诊》"胠"下无"胁"字。《广雅·释亲》："胠，胁也。""支"有"拄"义，"膈"谓胸膈。"支膈胠"，谓膈胠如有物撑拄，乃胸胁极度不适之状。

⑫ 下厥上冒：气逆上犯。"冒"有"犯"意。《广韵·三十七号》："冒，涉也。"

⑬ 阳明：循上文例，"阳明"下似应有"甚则入脾"四字。

⑭ 髀："髀"下脱"关"字，应据《灵枢·经脉》"以下髀关"句补。

⑮ 上气：谓逆喘。见《周礼·天官疾医》郑注。

⑯ 厥：《甲乙经》卷六第九作"病"。

⑰ 太阴：循上文例，"太阴"下似应有"甚则入肺"四字。

⑱ 过在手巨阳、少阴：循上例，此下似当有"甚则入心"四字。

⑲ 故：周本"故"下有"为"字。

夫脉之小大滑涩浮沉，可以指别。夫脉，小者细小，大者满大，滑者往来流利，涩者往来蹇难，浮者浮于手下，沉者按之乃得也。如是，虽众状不同，然手巧心谛，而指可分别也。**五脏之象，可以类推。**象，谓气象也。言五脏虽隐而不见，然其气象性用，犹可以物类推之。何者？肝象木而曲直，心象火而炎上，脾象土而安静，肺象金而刚决，肾象水而润下。夫如是皆大举宗兆，其中随事变化，象法旁通者，可以同类而推之尔。**五脏❶相音❷，可以意识。**音，谓五音也。夫肝音角，心音徵，脾音宫，肺音商，肾音羽，此其常应也。然其互相胜负，声见否臧，则耳聪心敏者，犹可以意识而知之。**五色微诊❸，可以目察。**色，谓颜色也。夫肝色青，心色赤，脾色黄，肺色白，肾色黑，此其常色也。然其气象交互，微见吉凶，则目明智远者，可以占视而知之。**能合脉色，可以万全。**色青者其脉弦，色赤者其脉钩，色黄者其脉代，色白者其脉毛，色黑者其脉坚，此其常色脉也。然其参校异同，断言成败，则审而不惑❹，万举万全，色脉之病，例如下说。**赤脉之**

至也，喘而坚，诊曰**❺**有**❻**积气在中，时害于食，名曰心痹，
喘，谓脉至如卒喘状也。脏居高，病则脉为喘状，故**❼**心肺二脏，而独言之尔。
喘为心气不足，坚则病气有余。心脉起于心胸之中，故积气在中，时害于食也。
积，谓病气积聚。痹，谓脏气不宣行也。**得之外疾❽，思虑而心虚，故
邪从之。**思虑心虚，故外邪因之，而居止矣。**白脉之至也，喘而浮❾，
上虚下实❿，惊⓫，有积气在胸中，喘而虚名曰肺痹，寒热⓬，**
喘为不足，浮者肺虚，肺不足是谓心⓭虚，上虚则下当满实矣。以其不足，故
善惊而气积胸中矣。然脉喘而浮，是肺⓮自不足，喘而虚者，是心气上乘，肺
受热而气不得营，故名肺痹，而外寒热也。**得之醉而使内也。**酒味苦燥，
内益于心，醉甚入房，故心气上胜于肺矣。**青脉之至也，长而⓯左右
弹，有积气在心下支胠，名曰肝痹，**脉长而弹，是为弦紧，紧为寒气，
中湿乃弦，肝主胠胁，近于心，故气积心下，又支胠也。《正理论·脉名例》
曰："紧脉者，如切绳状"。言左右弹人手也。**得之寒湿，与疝同法，腰痛
足清头痛⓰。**脉紧为寒，脉长为湿，疝之为病，亦寒湿所生，故言与疝同法
也。寒湿在下，故腰痛也。肝脉者，起于足，上行至头，出额，与督脉会于巅，
故病则足冷而头痛也。清，亦冷也。**黄脉之至也，大而虚，有积气在
腹中，有厥气，名曰厥疝⓱，**脉大为气，脉虚为虚，既气又虚，故脾气
积于腹中也，若肾气逆上，则是厥疝，肾气不上，则但⓲虚而脾气积也。**女子
同法⓳，得之疾使⓴四肢汗出当风。**女子同法，言同其候也。风气通
于肝，故汗出当风，则脾气积满于腹中。**黑脉之至也，上㉑坚而大，有
积气在小腹㉑与阴，名曰肾痹㉓，**上，谓寸口也，肾主下焦，故气积
聚于小腹与阴也。**得之沐浴清水㉔而卧。**湿气伤下，自归于肾，况沐浴而
卧，得无病乎？《灵枢经》曰："身半以下，湿之中㉕也。"

❶五脏：《太素》卷十五《色脉诊》作"上医"。
❷相音：谓察病人音声之清浊长短疾徐。森立之曰："相与之古音甚相近。
相意或之音讹，则与五脏之象正相切对。"

❸ 五色微诊：指色诊非常微妙。《广韵·八微》："微，妙也。"

❹ 感：守校本作"惑"。

❺ 曰：《太素》卷十五《色脉诊》作"之"。森立之曰："作之似是。后不曰诊之者，省文也。"

❻ 有：《甲乙经》卷四第一作"为"。

❼ 故：守校本"故"下有"于"字。

❽ 外疾：张琦曰："外疾二字疑衍。张介宾曰："外疾，外邪也。思虑心虚，故外邪从而居之矣。"

❾ 浮：《脉经》卷六第七引"浮"下有"大"字。

❿ 上虚下实：森立之曰："上虚者，肺部表虚，邪乘之也，下实者，胃气充实也。"

⓫ 惊："惊"字疑误窜，似应在"喘而虚"句下，作"喘而虚惊"。《卫生宝鉴》卷四《饮伤脾胃论》引文可证。盖"喘而浮"之"喘"指脉象急促言；"喘而虚惊"之"喘"指"肺痹"症状言，义自有别。

⓬ 寒热：于鬯曰："寒热二字，似当在得之之下，方与上下例合。"

⓭ 心：周本作"上"。

⓮ 肺：赵本作"脉"。

⓯ 而：《甲乙经》卷四第一"而"下有"弦"字。

⓰ 头痛：胡本、吴本、藏本、田本并作"头脉紧"。《永乐大典》卷一万三千八百七十七引亦作"头脉紧"。

⓱ 有积气……名曰厥疝：高世栻曰："腹中，脾部也，有厥气，乃土受本克，土气厥逆而不达也，土受木克，故不名曰脾痹，名曰厥疝。疝，肝病也。"

⓲ 但：胡本、读本并作"俱"。

⓳ 女子同法：高世栻曰："女子无疝，肝木乘脾之法则同也。"

⓴ 疾使：《中藏经》卷上二十六无"疾使"二字。

㉑ 上：按："上"系误字，应作"下"。上下二字，在古文中或作"丄""丅"，或作"⊥""⊤"或作"二""二"，形近易误。肾脉属下，积气在小腹与阴，则于脉应之，宜在下。

㉒ 小腹：《太素》卷十五《色脉诊》作"腹中"，《甲乙经》卷四第一作"少腹"。

㉓ 肾痹：俞正燮曰："肾痹即奔豚，在少腹下，上至心下。"

㉔ 清水：冷水。

㉕ 之中：周本作"中之"。

凡相五色之奇脉❶，面黄目青，面黄目赤，面黄目白，面黄目黑者，皆不死也。奇脉，谓与色不相偶合也。凡色见黄，皆为有胃气，故不死也。新校正云：按《甲乙经》无"之奇脉"三字。面青目赤❷，面赤目白，面青目黑，面黑目白，面赤目青❸皆死也。无黄色而皆死者，以无胃气也。五脏以胃气为本。故无黄色，皆曰死焉。

❶ 之奇脉：《甲乙经》卷一第十五、《千金翼方》卷三十五第一引并无此三字。

❷ 赤：胡本、吴本、周本、藏本、熊本、田本并作"青"。

❸ 青：《太素》卷十五《色脉诊》"青"下有"者"字。按：有"者"字是，与上"面黄目黑者"文例合。

五脏别论篇第十一

新校正云：按全元起本在第五卷。

提要： 本篇论述五脏、六腑奇恒之府的性质和功能；说明气口独为五脏主的道理。

黄帝问曰：余闻方士，或以脑髓为脏❶，或以肠胃为脏，或以为腑，敢问更❷相反，皆自谓是，不知其道，愿闻其说。方士，谓明悟方术之士也。言互为脏腑之差异者，经中犹有之矣。《灵兰秘典论》以肠胃为十二脏相使之次，《六节藏象论》云十一脏取决于胆，《五脏生成篇》云五脏之象可以类推，五脏相音可以意识，此则互相矛盾尔。脑髓为脏，应在别经。岐伯对曰：脑、髓、骨、脉、胆❸、女子胞❹，此六者，地气之所生也，皆藏于阴，而象于地，故藏而不泻，名曰奇恒之府❺。脑髓骨脉，虽名为府，不正与神脏为表里。胆与肝合，而不同六腑之传泻，胞虽出纳，纳则受纳精气，出则化出形容，形容之出，谓化极而生。然出纳之用，有殊于六腑，故言藏而不泻，名曰奇恒之府也。夫❻胃、大肠、小肠、三焦、膀胱，此五者，天气之所生也，其气象天，故泻而不藏，此受五脏浊气，名曰传化之腑，此不能久留输泻者也。言水谷入已，糟粕变化而泄出，不能久久留住❼于中，但当化已，输泻令去而已，传泻诸化，故曰传化之腑也。魄门亦为五脏❽，使水谷不得久藏。谓肛之门也，内通于肺，故曰魄门。受已❾化物，则为五脏行使，然水谷亦不得久藏于中。所谓❿五脏者，藏精气⓫而不泻也，故满而不能实。精气为满，水谷为实，但藏精气，故满而不能实。新校正云：按全元起本及《甲乙经》《太素》"精气"作"精神"。**六腑者，传化物而不藏，故实而不能满也。**以不藏精气，但受水谷故也。**所以然者❶水谷入口，则胃实而肠虚，**以未下也。**食下，则肠实而胃虚。**水谷，下也。**故曰：实而不满，满而不实❶也。**

❶ 脏：《太素》卷六《脏腑气液》"脏"下有"或以为腑"四字。

❷ 更：义犹"互"也。见《汉书·万石君传》颜注。

❸ 胆：《太素》卷六《脏腑气液》"胆"下有"及"字。

❹ 女子胞：即子宫，亦称胞宫。

❺ 奇恒之府：森立之曰："脑、髓、骨，并为肾之所主，然为其用也各异，故揭出于此。盖脑为思虑之原，髓为精液之源，骨为爪牙之原，脉可以知死生吉凶，胆可以决善恶是非，女子胞者，即为泻出有余之血之处，其用亦多，凡此六者，其为用也各不同，而与脏腑自别，故名曰奇恒之府。""奇恒"者，言异于常也。

❻ 夫：《千金要方》卷十二第一引作"若"。

❼ 住：赵本作"注"。

❽ 魄门亦为五脏：柯校曰："魄即粕。"孙鼎宜曰："魄门谓肛门，以糟粕所出故名。王注迂曲难通。五脏二字，当作六腑，蒙上文误。谓方士有以魄门充为六腑者，殆以使水谷不得久藏之。旧以使字属上读，非。果尔，亦仅为大肠腑之使耳，不得统言五脏也。"

❾ 受已：周本作"已受"。

❿ 所谓：《读素问钞》无此二字。

⓫ 气：《太素》卷六《脏腑气液》作"神"。《千金要方》卷十二第一校文引《甲乙经》亦作"神"。

⓬ 所以然者：《类说》卷三十七引无此四字。

⓭ 满而不实：明绿格抄本无此四字。《太素》卷六《脏腑气液》亦无此四字。

帝曰：气口何以独为五脏主❶？气口，则寸口也，亦谓脉口。以寸口可候气之盛衰，故云气口。可以切脉之动静，故云脉口。皆同取于手鱼际之后同身寸之一寸，是则寸口也。**岐伯曰：胃者水谷之海，六腑之大源❷也。**人有四海，水谷之海，则其一也，受水谷已，荣养四旁，以其当运化之源，故为六腑之大源也。**五味入❸口，藏❹于胃以养五脏气❺，气口亦❻太阴也。**气口，在手鱼际之后同身寸之一寸。气口之所候脉动者，是手太阴脉气所行，故言气口亦太阴也。**是以五脏六腑之气味❼，皆出于胃，变见❽于气口。**荣气之道，内谷为实。新校正云：详此注出《灵枢》，"实"作"宝"。谷入于胃，气传与肺，精专者，循肺气行于气口，故云变见于气口也。新校正云：按全元起本"出"作"人"。**故五气入鼻，藏于心肺❾，心肺有病，而❿鼻为之不利也。凡治病必察其下⓫，适其脉⓬，观其志意⓭，与其病也⓮。**下，谓目下所见可否也。调适其脉之盈虚，观量志意之邪正，及病深浅成败之宜，乃守法以治之也。新校正云：按《太素》作必察其上下，适其脉候，观其志意，与其病能。**拘⓯于鬼神者，不可与言至德⓰。**志意邪则好⓱祈祷，言至德则事必违，故不可与言至德也。**恶于针石者，不可与言至巧。**恶于针石，则巧不得施，故不可与言至巧。**病⓲不许治者，病必不治⓳，治之无功矣。**心不许人治之，是其必死。强为治者，功亦不成，故曰治之无功矣。

❶ 五脏主：《太素》卷十四《人迎脉口诊》"主"下有"气"字。杨上善曰："九候各候五脏之气，何因气口独主五脏六腑十二经脉等气也。"

❷ 大源：《类说》卷三十七引"源"上无"大"字。

❸ 入：《甲乙经》卷二第一下"入"下有"于"字。

❹ 藏：《难经·一难》虞注引"藏"上有"以"字。

❺ 五脏气：《太素》卷十四《人迎脉口诊》"五"下无"脏"字。按：无"藏"字是。"五气"谓臊、焦、香、腥、腐，此与《六节藏象论》味有所藏，以养五气"义同。《类证活人书》卷二脉穴图引亦无"藏"字。

❻ 亦：柯校曰："亦当作手"。

❼ 味：明绿格抄本无"味"字，《类说》卷三十七引同。

❽ 见：同"现"。《说文》无"现"字，《广韵》始收"现"字，《三十二霰》云："见，露也。现，俗。"

❾ 心肺：《类说》卷三十七引"肺"上无"心"字。按：无"心"字是。肺开窍于鼻，如掺入"心"字义难解。下一"心肺"句"心"字亦衍。

❿ 而：《圣济总录》卷一百十六引作"则"。

⓫ 下：《太素》卷十四《人迎脉口诊》"凡治病必察其下"句，杨上善曰："疗病之要，必须上察人迎，下诊寸口。"吴崑曰："下，谓二便也。"

⓬ 适其脉：《太素》卷十四《人迎脉口诊》"脉"下有"候"字。此犹云察其脉候。《吕氏春秋·明理》高注："适，时也。"《广雅·释言》："时，伺也。""伺"有"察"意。

⓭ 观其志意：吴崑曰："求其志意为之施治，如怒伤肝，喜伤心，思伤脾，悲伤肺，恐伤肾，皆志意为病；又如先富后贫，先贵后贱亦当会其志意而为之处治。"

⓮ 也：《太素》卷十四《人迎脉口诊》，"也"作"能"。"能"即"态"字。

⓯ 拘：《太素》卷十四《人迎脉口诊》"拘"上有"乃"字。"乃"有"若"义。

⓰ 至德：《太素》卷十四《人迎脉口诊》"德"作"治"。姚止庵曰："医道精微，是为至德。"

⓱ 好：周本作"奸"。

⓲ 病：《太素》卷十四《人迎脉口诊》"病"上有"治"字。

⓳ 病必不治：《太素》卷十四《人迎脉口诊》作"病不必治"。

卷第四

异法方宜论篇第十二

新校正云：按全元起本在第九卷。

提要：本篇强调治病应因地制宜。说明了区域环境、生活条件不同，人的体质及多发病因之异，故治疗应因人制宜、因地制宜，即"异法方宜"。

黄帝问曰：医之治病也，一病而治各不同，皆愈何也？不同，谓针石、灸焫、毒药、导引、按跻也。岐伯对曰：地势❶使然也。谓法天地生长收藏及高下燥湿之势。故东方之域，天地之所始❷生也，法春气也。鱼盐之地，海滨❸傍❹水，鱼盐之地，海之利也。滨，水际也。随业近之。其民食鱼而嗜咸，皆安其处，美其食，丰其利，故居安。恣其味，故食美。鱼者使人热中❺，盐者胜血❻，鱼发疮则热之信，盐发渴则胜血之征。故其民皆黑色疏理，其病皆为痈疡❼，血弱而热，故喜❽为痈疡。其治宜砭石❾，砭石谓以石为针也。《山海经》曰："高氏之山，有石如玉，可以为针。"则砭石也。新校正云：按"氏"一作"伐"。故砭石者，亦❿从东方来。东人今用之。

❶ 地势：地理形势。在此泛指地形高低、气候寒温、环境燥湿及生活习惯等。

❷ 始：《医心方》卷一第一引作"先"。按本书《疏五过论篇》王注引亦作"先"。

❸ 海滨：《太素》卷十九《知方地》、《医心方》卷一第一并作"滨海"。"滨海"谓近海。《国语·齐语》韦注："滨，近也。"

④ 傍（bàng 棒）:《广雅·释诂三》:"傍，近也。"

⑤ 使人热中:《本草衍义》卷十七引无"使人"二字。"热中"谓热生于内。

⑥ 盐者胜血:《证类本草》卷四《食盐》、《医藏书目·妙窍函》引"盐"并作"咸"。本书《宣明五气篇》:"咸走血。"

⑦ 痈疡:《本草纲目》卷十"砭石"条引"痈"作"疮"。《甲乙经》卷六第二"疡"作"肿"，《太素》卷十九《知针石》"制砭石大小"杨注引与之合。

⑧ 喜:守校本作"善"。

⑨ 砭石:《说文·石部》:"砭，以石刺病也。"

⑩ 亦:语首助词。

　　西方者，金玉之域，沙石❶**之处，天地之所收引**❷**也，**法秋气也。，谓牵引，使收敛也。**其民陵居**❸**而多风，水土刚强，**居室如陵，故引曰陵居。金气肃杀，故水土刚强也。新校正云:详大抵西方地高，民居高陵，故多风也，不必室如陵矣。**其民不衣而褐荐**❹**，其民**❺**华食**❻**而脂肥，**不衣丝绵，故曰不衣。褐，谓毛布也。荐，谓细草也。华，谓鲜美，酥酪、骨❼肉之类也。以食鲜美，故人体脂肥。**故邪不能伤其形体**❽**，其病**❾**生于内，**水土刚强，饮❿食脂肥，肤腠闭封，血气充实，故邪不能伤也。内，谓喜、怒、悲、忧、恐及饮食男女之过甚也。新校正云:详"悲"一作"思"。当作"思"，已具《阴阳应象大论》注中。**其治宜毒药**⓫**，**能攻其病，则谓之毒药。以其血气盛，肌肉坚，饮食华，水土强，故病宜毒药，方制御之。药，谓草木、虫鱼、鸟兽之类，皆能除病者也。**故毒药者亦从西方来。**西人方术今奉之。

❶ 沙石:孙鼎宜曰:"沙石即流沙，今谓之沙漠。"

❷ 引:周本"引"上有"收"字。森立之曰:"收引与东方始生相对。"

❸ 其民陵居:于鬯曰:"其民当作其地，下文始云其民不衣而褐荐，则此不当出其民字，盖即涉彼而误也。"《释名·释山》:"土山曰阜，大阜曰陵。陵，隆也，体隆高也。""居"古作"尻"，处也。《说文·尸部》"居"字段注:"凡今人居处字，古祇作尻处。"

❹ 褐荐:《太素》卷十九《知方地》、《医心方》卷一第一引并作"叠篇"。

《史记·货殖传》索隐："叠，毛织也。"《医心方》旁注："篇，竹草。"

❺ 其民：此二字上衍，当删。

❻ 华食：《太素》卷十九《知方地》、《医心方》卷一第一引"华"并作"笮"。杨上善曰："食物皆压笮磨碎，不以完粒食之。"盖谓西方山中多食木实果子坚硬之物，不经压碎则不可食，故谓之笮食。木实多油，故下云"脂肥"。

❼ 骨：丹波元简曰："骨当作膏"。

❽ 体：明绿格抄本无"体"字。

❾ 病：《太素》卷十九《知方地》、《医心方》卷一第一引"病"下并有"皆"字。

❿ 饮：周本"饮"作"华"。

⓫ 毒药：泛指药物而言。《周礼·医师》："聚毒药以共医事。"郑注："毒药之辛苦者，药之物恒多毒。"

北方者，天地❶所闭藏之域也，其地高陵居，风寒冰冽❷，法冬气也。其民乐野处而乳食，脏寒生满病❸，水寒冰冽，故生病于脏寒也。新校正云：按《甲乙经》无"满"字。其治宜灸焫❹，火艾烧灼，谓之灸焫。故灸焫者，亦从北方来。北人正行其法。

❶ 地：熊本"地"下有"之"字。

❷ 冽：《太素》卷十九《知方地》、《医心方》卷一第一引并作"冻"。

❸ 脏寒生满病：《太素》卷十九《知方地》《医心方》卷一第一引"生"下并无"满"字。《本草纲目》卷五十二《方民》引作"其病脏寒生满"。张介宾曰："地气寒，乳性亦寒，故令人脏寒，脏寒多滞，故生胀满等病。"

❹ 焫（ruò 弱）：同"爇"字。《说文·火部》："爇，烧也。"

南方者，天地所长养❶，阳之所盛处❷也，其地❸下，水土弱❹，雾露之所聚也，法夏气也。地下则水流归之，水多故土弱而雾露聚。其民嗜酸而食胕❺，言其所食不芬香。新校正云：按全元起云：食鱼也。故其民皆❻致理而赤色❼，其病挛痹❽，酸味收敛，故人皆肉理密致。阳盛之处，故色赤。湿气内满，热气内❾薄，故筋挛脉痹也。其治

宜微针 ❿，微，细小也。细小之针，调脉衰盛也。**故九针者，亦从南方来。**南人盛崇之。

❶ 长养：《太素》卷十九《知方地》、《医心方》卷一第一引并作"养长"。

❷ 阳之所盛处：《太素》卷十九《知方地》、《医心方》卷一第一引"阳"下并有"气"字。俞樾曰："当作盛阳之所虑，传写错之。"

❸ 地：《太素》卷十九《知方地》"地"下有"污"字；《医心方》卷一第一引"地"下有"洼"字。按："污""洼"异文同义。《广雅·释诂三》："洼，污也。"

❹ 水土弱：犹言水土濡湿。《说文·㣇部》："弱，桡也。"桡者曲也，与柔义近。《淮南子·说山》高注："柔，濡也。"

❺ 胕：《永乐大典》卷一万三千八百七十七引"胕"作"腐"。杨上善曰："附，义当腐。"

❻ 故其民皆：《医心方》卷一第一引"故"下无"其"字。《太素》卷十九《知方地》"民"下无"皆"字。《甲乙经》卷六第二引"故"下无"其民皆"三字。

❼ 赤色：《太素》卷十九《知方地》、《医心方》卷一第一引并作"色赤"。

❽ 挛痹："挛"，筋脉拘急。"痹"，麻木不仁。

❾ 内：读本、周本"内"并作"外"。

❿ 微针：《灵枢·九针十二原》："欲以微针通其经脉。""微针"即指九针。

中央者，其地平以湿，天地 ❶ 所以生万物也众 ❷，法土德之用，故生物众。然东方海，南方下，西方、北方高，中央之地平以湿，则地形斯异，生病殊焉。**其民食杂而不劳，**四方辐辏而万物交归，故人食纷杂而不劳也。**故其病多痿厥寒热，**湿气在下，故多病痿弱、气逆及寒热也。《阴阳应象大论》曰："地之湿气感则害皮肉筋脉。"居近于湿故尔。**其治宜导引 ❸ 按跷，**导引，谓摇筋骨，动支肢节。按：谓抑按皮肉。跷，谓捷举手足。**故导引按跷者，亦从中央出 ❹ 也。**中人 ❺ 用为养神调气之正道也。**故圣人杂合以治 ❻，各得其所宜 ❼，**随方而用，各得其宜，唯圣人法，乃能然矣。**故治所以异而病皆愈者，得病之情，知治之大体也。**

达性怀故然。

❶ 地：周本、朝本"地"下并有"之"字。

❷ 所以生万物也众：《读素问钞》"也"下无"众"字。《太素》卷十九《知方地》、《医心方》卷一第一引作"所生物色者众"。

❸ 导引：是呼吸运动和躯体运动相结合的一种医疗体育方法。《庄子·刻意第十五》："吹呴呼吸，吐故纳新，熊经鸟申，为寿而已矣。此导引之士，养形之人，彭祖寿考者之所好也。"

❹ 出：高世栻曰："四方会聚，故曰来。中央四布，故曰出。"

❺ 人：胡本、读本并作"央"。

❻ 杂合以治：森立之曰："《医心方》引杂合作离合，似是。离合者，砭石毒药之类，各随其方土所宜以治之。"

❼ 各得其所宜：《太素》卷十九《知方地》所"下无"宜"字。按：依本句下王注，"宜"上似无"所"字。

按语： 医学地理学是研究人体生理、病理及治疗与地理环境之间关系的一门科学，直到近代才被人们所重视。然而，早在二千多年前的《内经》中，就对地理环境与人类的关系有了相当水平的认识，本篇便是一篇专门探讨有关"医学地理学"的高水平论文。它重点论述了由于地理环境和地区气候的差异及人们生活习惯的不同，对人体的生理活动和疾病发生有着密切关系，并明确指出"病而治各不同皆愈"的道理是"地势使然"。所以，在治疗方法上强调"因地制宜"，针对东、西、南、北、中五方地理气候对人体的特异影响，可以采取不同的治疗方法。总之，医生在临床上要"杂合以治，各得其所宜"。与《内经》成书时代大体相同的《吕氏春秋》中，也有类似的记载，如："轻水所，多秃与瘿人；重水所，多尰与躄人；甘水所，多好与美人；辛水所，多疽与痤人；苦水所，多尪与伛人。"可见地理环境对人体影响的重要性。现代科学研究更进一步证实，地理环境的不同和变化，可以直接或间接地影响人体，并相应地反映出各种不同的生理、病理变化。有关地方病的研究，充分说明了这一点。由此可见，发掘《内经》中有关地理医学之内容，对我国医学地理学之研究有着重大作用和意义。

移精变气论篇第十三

新校正云：按全元起本在第二卷。

提要：篇中论述了色诊、脉诊要旨，以阐明"治之要极，无失色脉"的意义。

　　黄帝问曰：余闻古之治病❶，惟其❷移精变气，可❸祝由❹而已。今世治病，毒药治其内，针石治其外，或愈或不愈，何也？移，谓移易。变，谓变改。皆使邪不伤正，精神复强而内守也。《生气通天论》曰："圣人传精神，服天气。"《上古天真论》曰："精神内守，病安从来。"岐伯对曰：往古人❺居禽兽之间，动作以避寒，阴居以避暑，内无眷慕❻之累，外无伸官之形❼，新校正云：按全元起本"伸"作"臾"。此恬憺之世，邪不能深入也。故毒药不能❽治其内，针石不能❽治其外，故可移精❾祝由而已。古者巢居穴处，夕隐朝游，禽兽之间，断可知矣。然动躁阳盛，故身热足以御寒；凉气生寒，故阴居可以避暑矣。夫志捐思想，则内无眷慕之累，心亡愿欲，故外无伸官❿之形，静保天真，自无邪胜，是以移精变气，无假毒药，祝说病由，不劳针石而已。新校正云：按全元起云："祝由南方神。"当⓫今之世不然，情慕云为，远于道也。忧患缘⓬其内，苦形伤其外，又失四时之从，逆寒暑之宜，贼风数至，虚邪朝夕，内至五脏骨髓，外伤空窍肌肤⓭，所以小病必甚，大病必死，故祝由不能已也。

❶病：《太素》卷十九《知祝由》"病"下有"者"字。

❷ 其：作"有"解。"其"与"有"为之部叠韵字。

❸ 可：金本无"可"字。按：《圣济总录》卷四引亦无"可"字，与金本合。

❹ 祝由："由"古作"褕""袖"。《说文·示部》："褕，祝褕也。"张舜徽曰："褕之言籀也，谓口诵不绝。古之祝由，不以药方，而以符祝治病，盖无殊诵经也。"《灵枢·贼风》："黄帝曰：其祝而已者，其故何也？岐伯曰：先巫者，因知百病之胜，先知其病之所从生者，可祝而已也。"

❺ 往古人：《太素》卷十九《知祝由》"人"下有"民"字。

❻ 眷慕：犹云"思慕"。《文选·束皙补亡诗》善注："眷恋，思慕也。"

❼ 外无伸官之形：吴本、周本、明绿格抄本、守校本"官"并作"宦"。《太素》卷十九《知祝由》"伸官"作"申宦"。按：吴本等"官"作"宦"误，《太素》"伸官"作"申宦"亦误。林校引全元起本作"臾官"是。盖"臾官"乃"痚痟"之借字，《尔雅·释训》："痟痟痚痚，病也。"《诗经·小雅·杕杜》毛传："痚痚，罢貌。""外无痚痟之形"，是谓古人不妄作劳，故外无疲病之态。"疲病"与上"眷慕"对文。

❽ 不能：《太素》卷十九《知祝由》"不"下无"能"字。

❾ 移精："移精"下似脱"变气"二字，律以上文"惟其移精变气，可祝由而已"可证。检王注与《太素》杨注并有《变气》二字，是王、杨据本不误。

❿ 官：藏本作"宦"，误。

⓫ 当：胡本、吴本、藏本、熊本、田本、明绿格抄本、明抄本并无"当"字。

⓬ 缘：《太素》卷十九《知祝由》作"琢"。

⓭ 肤：《医垒元戎》卷一引作"肉"。

帝曰：善。余欲临病人，观死生，决嫌疑❶，欲知其要，如日月光❷，可得闻乎？岐伯曰：色脉者，上帝之所贵也，先师之所传也。上帝，谓上古之帝。先师，谓岐伯祖世❸之师僦贷季也。上古使僦贷季❹，理色脉而通神明❺，合之金木水火土四时❻八风六合❼，不离其常，先师以色白脉毛而合金应秋，以色青脉弦而合木应春，以色黑脉石而合水应冬，以色赤脉洪而合火应夏，以色黄脉代而合土应长夏及四季，然以是色脉下合五行之休王，上副四时之往来，故六合之间，八风鼓坼，不离常候，尽可与期。何者？以见其变化而知之也。故下文曰：**变化相移，以观其妙，以知其要，欲知其要，则色脉是矣。** 言所以知四时五行之气变化相移之要妙者何？以色脉故也。**色以应日，脉以应月❸，常求其要❾，则其要也。** 言脉应月色应日者，占候之期准也。常求色脉之差忒，是则平人之诊要也。**夫色❿之变化，以应四时之脉⓫，此上帝之所贵，以合于神明也，所以远死而近生⓬。** 观色脉之臧否，晓死生之征兆，故能常远于死而近于生也。**生道以长，命曰圣王。** 上帝闻道，勤而行之，生道以长，惟圣王乃尔而常用也。**中古之治病，至⓭而治之，汤液⓮十日，以去八风五痹之病，** 八风，谓八方之风。五痹，谓皮、肉、筋、骨、脉之痹也。《灵枢经》曰："风从东方来，名曰婴儿风，其伤人也，外在筋纽，内舍于肝。风从东南来者⓯，名曰弱风，其伤人也，外在于肌，内舍于胃。风从南方来，名曰大弱风，其伤人也，外在于脉，内舍于心。风从西南来，名曰谋风，其伤人也，外在于肉，内舍于脾。风从西方来，名曰刚风，其伤人也，外在于皮，内舍于肺。风从西北来，名曰折风，其伤人也，外在于手太阳之脉，内舍于小肠。风从北方来，名曰大刚风，其伤人也，外在于骨，内舍于肾。风从东北来，名曰凶风，其伤人也，外在于腋胁，内舍于大肠。"又《痹论》曰："以春甲乙伤于风者为筋痹，以夏丙丁伤于风者为脉痹，以秋庚辛伤于风者为皮痹，以冬壬癸伤于邪者为骨痹，以至阴遇此者为肉痹，是所谓八风五痹之病也。"新校正云：按此注引《痹论》今经中《痹论》不如此，当云《风论》曰：以春甲乙伤于风者为肝风，以夏丙丁伤于风者为心风，季夏戊己伤于邪者为脾风，以秋庚辛中于邪者为肺风，以冬壬癸中于邪者为肾风。《痹论》曰："风寒湿三气杂至合而为痹，以冬遇此者为骨痹，以春遇此者为筋痹，以夏遇此者为脉痹，以至阴遇此者为肌痹，以秋遇此者为皮痹。"**十日不已，治以草苏⓰，草荄之枝⓱，本末为助⓲，标本已得，邪气乃服⓳。** 草苏，谓药煎也。草荄，谓草根也。枝，谓茎也。言以诸药根苗，合成其煎，俾相佐助，而以服之。凡药有用根者，有用茎者，有用枝者，有用华实者，有

用根茎枝 **❷** 华实者，汤液不去则尽用之，故云本末为助也。标本已得邪气乃服者，言工人与病主疗相应，则邪气率服而随时顺也。《汤液醪醴论》曰："病为本，工为标，标本不得，邪气不服。"此之谓主疗不相应也。或谓取《标本论》末云针也。新校正云：按全元起本又云："得其标本，邪气乃散矣。"**暮世之治病也则不然，治不本四时，不知日月 ❷，不审逆从 ❷**，四时之气各有所在，不本其处而即妄攻，是反古也。《四时刺逆从论》曰："春气在经脉，夏气在孙络，长夏气在肌肉，秋气在皮肤，冬气在骨髓。"工当各随所在而辟伏其邪尔。不知日月者，谓日有寒温明暗，月有空满亏盈也。《八正神明论》曰："凡刺之法，必候日月星辰四时八正之气，气定乃刺之。是故天温日明，则人血淖液而卫气浮，故血易泻，气易行。天寒日阴，则人血凝泣，而卫气沉。月始生，则血气始精，卫气始行。月郭满，则血气盛，肌肉坚。月郭空，则肌肉减，经络虚，卫气去，形独居。是以因天时而调血气也。是故天寒无刺，天温无凝，月生无泻，月满无补，月郭空无治。是谓得时而调之。因天之序，盛虚之时，移光定位，正立而待之。故曰：月生而泻，是谓脏虚，月满而补，血气盈溢，络有留血，命曰重实。月郭空而治，是谓乱经。阴阳相错，真邪不别，沉以留止，外虚内乱，淫邪乃起。此之谓也。不审逆从者，谓不审量其病可治与不可治。故下文曰：**病形已成，乃欲微针治其外，汤液治其内，**言心意粗略，不精审也。**粗工凶凶 ❷，以为可攻，故 ❷ 病未已，新病复起。**粗，谓粗略也。凶凶，谓不料 ❷ 事宜之可否也。何以言之？假令饥人，形气羸劣，食令极饱，能不霍乎！岂其与食而为恶邪？盖为失时复过节也。非病逆，针石汤液失时过节，则其害反增矣。新校正云：按别本"霍"一作"害"。

❶ 嫌疑：疑似。《说文·女部》"嫌，一曰疑也。"《子部》："疑，惑也。"

❷ 如日月光：《太素》卷十五《色脉诊》"月"下有"之"字。姚止庵曰："按日月之光，有目共见，此问治病之要，欲求显而易见也。"

❸ 世：赵本无"世"字。

❹ 上古使僦（jiù 就）贷季：《太素》卷十五《色脉诊》"上古"下有"之时"二字，"使"下无"僦"字。孙鼎宜曰："杨注屡引贷季以训先师。据《广雅·释

言》：儌，赁也。然则儌乃请之之词，与使字义复。"

❺ 通神明：谓洞悉阴阳变化之理。《释名·释言语》"通，洞也，无所不贯洞也。"《鬼谷子·摩篇》："谋之于阴故曰神，成之于阳故曰明。"

❻ 四时：《太素》卷十五《色脉诊》"四时"下有"阴阳"二字。

❼ 八风六合："八风"指东、南、西、北、东南、西南、东北、西北八方之风。"六合"指东、南、西、北、上、下之位。

❽ 色以应日，脉以应月：张介宾曰："色分五行，而明晦是其变，日有十干，而阴晴是其变，故色以应日。脉有十二经，而虚实是其变，月有十二建，而盈缩是其变，故脉以应月。森立之曰："色以候阳气，脉以候阴血，故曰以应日月也。"

❾ 常求其要：胡澍云："依注当作常求其差。"应据王注改。

❿ 色：《太素》卷十五《色脉诊》"色"下有"脉"字。

⓫ 脉：《太素》卷十五《色脉诊》作"胜"。杨上善曰："四时和气为胜。"

⓬ 远死而近生：读本、吴本、熊本、藏本、周本、朝本、及《读素问钞》"死"下并无"而"字。

⓭ 至：《太素》卷十五《色脉诊》"至"上有"病"字。

⓮ 汤液："汤"泛指麦汤、盐汤、茶汤之类；"液"指白米粥之类。

⓯ 者：赵本无"者"字。

⓰ 草苏：森立之曰："草苏王注为得。苏即酥古字。草苏者，其煎汁浓稠如酥也。"

⓱ 草荄之枝："之"犹"与"也。

⓲ 本末为助：《太素》卷十五《色脉诊》"助"作"眇"。《说文·木部》："木下曰本，木上曰末。""本末"是统草根苗叶而言，谓其相共扶助而成治。

⓳ 服：退也。见《吕氏春秋·不广》高注。

⓴ 枝：《素问校讹》引古抄本"枝"下有"叶"字。

㉑ 不知日月：犹云不知色脉。"日月"对前"色以应日，脉以应月"而言。

㉒ 不审逆从：杨上善曰："不审病之逆顺。"

㉓ 凶凶："凶"，与"匈"通。"匈匈"有欢哗之义。见《汉书·东方朔传》颜注。盖粗工孟浪，往往矜能自是，故以欢哗状之。

㉔ 故：《太素》卷十五《色脉诊》作"旧"。

㉕ 料：周本作"量"。

帝曰：愿闻要道。岐伯曰：治之要极❶，无失色脉，用之不惑，治之大则。惑，谓惑乱。则，谓法则也。言色脉之应，昭然不欺，但顺用而不乱纪纲，则治病审当之大法也。逆从到❷行，标本不得，亡神失国❸。逆从到行，谓反顺为逆。标本不得，谓工病失宜。夫以反理到行，所为非顺，岂唯治人而神气受害，若使之辅佐君主，亦令国祚不保康宁矣。去故就新，乃得真人❹。标本不得，工病失宜，则当去故逆理之人，就新明悟之士，乃得至真精晓之人以全已也。帝曰：余闻其要于夫子矣，夫子言不离色脉❺，此余之所❻知也。岐伯曰：治之极于一❼。帝曰：何谓一？岐伯曰：一者，因❽得之。因问而得之也。帝曰：奈何？岐伯曰：闭户塞牖，系之病者❾，数问其情，以从其意，问其所欲，而察是非也。得神者昌，失神者亡❿。帝曰：善。

❶ 要极：谓极重要。"极"尽也。

❷ 到：吴本及《太素》卷十五《色脉诊》并作"倒"。《礼记·曲礼》郑注："倒，颠倒也。"

❸ 亡神失国：此句与上下文义不连，疑"失国"当作"失身"，"身"与下"新""人"叶韵。

❹ 去故就新，乃得真人：高世栻曰："必去其逆从倒行之故疾，就色脉神变之日新，乃得同于上古，而称为真人。"

❺ 不离色脉：谓不失色脉，与上"无失色脉"相应。《国语·周语》韦注："离，失也。"

❻ 所：《读素问钞》"所"下有"未"字。

❼ 一：《淮南子·原道篇》"道者一立而万物生矣。"高世栻曰："治之大要，研求其极，只有色脉一端。"

❽ 因：《读素问钞》"因"下有"而"字。高世栻曰："因病人之情意而得之。"

❾ 系之病者：谓密切注意病者。"系"有"属"义，"属"有"注"义。《汉书·文帝纪》颜注："属意犹言注意也。"高世栻曰："其心专系之病者。"

❿ 得神者昌，失神者亡：此综前色脉而言。简言之，面色光泽，脉息和平，是谓"得神"；形羸色败，脉逆四时，是谓"失神"。得失之间，生死系焉。

汤液醪醴论篇第十四

新校正云：按全元起本在第五卷。

提要： 本篇首先说明古人对汤液醪醴的制造和应用；次则提出"病为本，工为标"，标本相得，病则可愈的观点；最后讨论水肿病因和"开鬼门，洁净府，去宛陈莝"的治疗原则。

黄帝问曰：为五谷❶汤液及醪醴❷奈何？液，谓清液。醪醴，谓酒之属也。岐伯对曰：必❸以稻米，炊之稻薪❹，稻米者完，稻薪者坚❺。坚，谓资其坚劲。完，谓取其完全。完全则酒清冷，坚劲则气迅疾而效速也。帝曰：何以然？言何以能完坚邪？岐伯曰：此得天地❻之和，高下之宜，故能至完，伐取得时，故能至坚也。夫稻者，生于阴水之精，首戴天阳之气，二者和合，然乃化成，故云得天地之和而能至完。秋气劲切，霜露凝结，稻以冬采，故云伐取得时而能至坚。

❶ 五谷：本书《金匮真言论》以麦、黍、稷、稻、豆为五谷。

❷ 醪醴："醪"谓浊酒，"醴"谓甜酒。《周礼·天官冢宰》："一曰泛齐，二曰醴齐。"郑注："泛者成而滓浮泛泛然，如今宜成醪矣。醴犹体也，成而汁滓相将，如今恬酒矣"。

❸ 必：《圣济经》卷十第二吴注引"必"作"酏"。按：作"酏"与下"炊"文义对称。

❹ 炊之稻薪：吴本、黄本、熊本、藏本、田本、明绿格抄本"之"并作"以"。孙鼎宜曰："此古人煎之秘法也。曹子建《七步诗》：箕在釜底然，豆在釜中泣，本是同根生，相煎何太急。盖本所生，还以资炊，则气味乃全，即下文完坚之说，三国初盖犹如此。"

❺ 稻米者完，稻薪者坚：张志聪曰："天地有四时之阴阳，五方之异域，稻得春生、夏长、秋收、冬藏之气，具天地阴阳之和者也，为中央之土谷，得五方高下之宜，故能至完，以养五脏。天地之政令，春生秋杀，稻薪至秋而刈，故伐取得食，金曰坚成，故能至坚也。"

❻ 天地：《太素》卷十九《知古今》"天"下无"地"字。

　　帝曰：上古圣人作汤液醪醴，为而不用❶何也？岐伯曰：自❷古圣人之作汤液醪醴者，以为备耳。言圣人悯念生灵，先防萌渐，陈其法制，以备不虞耳。夫上古作汤液，故为而弗服❸也。圣人不治已病治未病，故但为备用而不服也。中古之世，道德稍衰❹，邪气时至，服之万全。虽道德稍衰，邪气时至，以心犹近道，故服用万全也。帝曰：今之世不必已❺何也？言不必如中古之世何也？岐伯曰：当今之世，必齐❻毒药攻其中，镵石❼针艾治其外也。言法殊于往古也。

　　❶ 为而不用："为"训"作"，与上文"作"字异文同义。"为而不用"即"作而不用"。

　　❷ 自：《太素》卷十九《知古今》作"上"。

　　❸ 服：《说文·舟部》："服，用也。"

　　❹ 道德稍衰：《太素》卷十九《知古今》作"德稍衰也"。

　　❺ 不必已：杨上善曰："不定皆全，故曰不必已。"《广雅·释诂一》："已，愈也。"

　　❻ 必齐：孙诒让曰："必字当为火"。"齐"与"脐"通。"火脐"即热熨脐部。

　　❼ 镵石：即砭石。本书《宝命全形论》林校引全元起云："砭石者，是古外治之法，有三名，一针石，二砭石，三镵石，其实一也。"

　　帝曰：形弊❶血尽而功不立者何？岐伯曰：神不使❷也。帝曰：何谓神不使？岐伯曰：针石，道也❸。言神不能使针石之妙用也。何者？志意违背于师示❹故也。精神不进，志意不治，故病不可愈。动离于道，耗散天真故尔。新校正云：按全元起本云："精神进，志意定，故病可愈。"《太素》云："精神越，志意散，故病不可愈" 今精坏神去，荣卫不可复收❺。何者？嗜欲❻无穷，而忧患不止，精气弛坏❼，荣泣卫除❽，故神去之而病❾不愈也。精神者生之源，荣卫者气之主，气主不辅，生源复消，神不内居，病何能愈哉！

❶ 形弊：形体衰败。"弊"有"衰"义。见慧琳《音义》卷五引《左传》杜注。

❷ 神不使：张介宾曰："凡治病之道，攻邪在乎针药，行药在乎神气，故治施于外，则神应于中，使之升则升，使之降则降，是其神气之可使也。若以药剂治其内，而脏气不应，此其神气已去，而无可使矣。虽竭力治之，终成虚废已尔，是即所谓不使也。"

❸ 针石道也：《太素》卷十九《知古今》"石"下有"者"字。但据杨注，则"者"字不应有。杨上善曰："针石道者，行针石者，须有道也。有道者，神不驰越，志不异求，意不妄思，神清内使，虽有邪客，服之汤液醪醴万全也。"

❹ 示：胡本、读本"示"并作"尔"。

❺ 荣卫不可复收：《国语·吴语》韦注："收，还也。""还"有循环之义。"荣卫不可复收"犹言荣卫不复循环，即荣卫运行不畅也。

❻ 嗜欲：《说文·口部》："嗜，嗜欲，喜之也。"《广雅·释诂》："嗜，贪也。"贪，即喜之。

❼ 精气弛坏：《太素》卷十九《知古今》"精"上有"故"字。弛，松懈。"精气弛坏"犹言精气衰弱。

❽ 荣泣卫除：谓营卫滞涩。

❾ 病：《太素》卷十九《知古今》"病"下有"之所以"三字。

帝曰：夫病之始生也，极微极精❶，必先入结❷于皮肤。今良工皆称曰：病成名曰逆，则针石不能治，良药不能及也。今良工皆得其❸法，守其数❹，亲戚兄弟远近❺音声日闻于耳，五色日见于目，而病不愈者，亦何暇❻不早乎？新校正云：按别本"暇"一作"谓"。岐伯曰：病为本，工为标，标本不得，邪气不服，此之谓也。言医与病不相得也。然工人或亲戚兄弟该明，情❼疑勿用，工先备识，不谓知方，针艾之妙靡容，药石之攻匪预，如是则道虽昭著，万举万全，病不许治，欲奚为疗！《五脏别论》曰："拘于鬼神者，不可与言至德。恶于针石者，不可与言至巧。病不许治者，病必不治，治之无功。"此皆谓工病不相得，邪气不宾服也。岂惟针艾之有恶哉，药石亦有之矣。新校正云：按《移精变气论》曰："标本已得，邪气乃服。"

❶ 极微极精：张介宾曰："极微者，言轻浅未深。极精者，言专一未乱。"

❷ 入结：《太素》卷十九《知汤药》作"舍"。

❸ 得其：《太素》卷十九《知汤药》作"持"。

❹ 数：指医术。《广雅·释言》："数，术也。"

❺ 远近：吴崑曰："远近，犹言亲疏也。"

❻ 何暇：《太素》卷十九《知汤药》作"可谓"。

❼ 情：周本作"猜"。

帝曰：其❶有不从毫毛而生❷，五脏阳❸以❹竭也，新校正云：按全元起本及《太素》"阳"作"伤"，义亦通。津液充郭❺，其魄独居❻，孤精❼于内，气耗于外，形不可与衣相保❽，此四极急而动中，是气拒于内❾，而形施于外❿，治之奈何？不从毫毛，言生于内也。阴气内盛，阳气竭绝，不得入于腹中，故言五脏阳以竭也。津液者，水也。充，满也。郭，皮也。阴蓄于中，水气胀满，上攻于肺，肺气孤危，魄者肺神，肾为水害，子不救母，故云其魄独居也。夫阴精损削于内，阳气耗减于外，则三焦闭溢，水道不通，水满皮肤，身体否肿，故云形不可与衣相保也。凡此之类，皆四肢脉数急而内鼓动于肺中也。肺动者，谓气急而咳也。言如是者，皆水气格拒于腹膜之内，浮肿施张于身形之外，欲穷标本⓫，其⓬可得乎？四极言四末，则四肢也。《左传》曰："风淫末疾。"《灵枢经》曰："阳受气于四末。"新校正云：详形施于外，"施"字疑误。岐伯曰：平治于权衡⓭，去宛陈莝⓮，新校正云：按《太素》"莝"作"茎"。微⓯动四极，温衣❶，缪刺其处，以复其形。开鬼门❶，洁净府，精以时服❶，五阳已布，疏涤五脏，故精自生，形自盛，骨肉相保，巨气❶乃平。平治权衡，谓察脉浮沉也。脉浮为在表，脉沉为在里，在里者泄之，在外者汗之，故下次❷云开鬼门洁净府也。去宛陈莝，谓去积久之水物，犹如草荃❷之不可久留于身中也。全本作草莝。微动四极，谓微动四肢，令阳气渐以宣行，故又❷曰温衣也。经脉满则络脉溢，络脉溢则缪刺之，以调其络脉，使形容如旧而不肿，故云缪刺其处以复其形也。开鬼门，是启玄府遣气也。五阳，是五脏之阳气也。洁净府，谓泻膀胱水去也。脉和，则五精之气以时宾服于肾脏也。然五脏之阳，渐而宣布，五脏之外，气秽复除也。如是故精髓自生，形肉自盛，脏腑既和，则骨肉之气更相保抱，大经脉气然乃平复尔。**帝曰：善。**

❶ 其：《太素》卷十九《知汤药》"其"下有"病"字。

❷ 而生：金本、胡本、读本、赵本、周本、藏本、熊本及《素问校讹》引古抄本、《读素问钞》并作"生而"，"而"字属下读。杨上善曰："有病不以风寒暑湿，外邪袭于毫毛腠理，入而为病。"

❸ 阳：《太素》卷十九《知汤药》作"伤"。

❹ 以：周本作"已"。

❺ 充郭：《太素》卷十九《知汤药》作"虚廓"。杨上善曰："肾伤竭也。廓，空也。"

❻ 其魄独居：《太素》卷十九《知汤药》作"其魂魄独"。杨上善曰："心伤竭也。"《释名·释亲属》："独，只独，言无依也。"

❼ 孤精：《圣济总录》卷七十九《十水》引作"精孤"。"精孤"与下"气耗"对文。"孤"作"虚"解，"孤""虚"叠韵鱼部。杨上善曰："虽有五脏之精，而外少吐纳之气。耗，少也，肺伤竭也。"

❽ 形不可与衣相保：《太素》卷十九《知汤药》"形不可"作"形别不"。杨上善曰："皮肤不仁，不与衣相近，脾伤竭也。保，近也。"

❾ 气拒于内："拒"与"距"通。《广雅·释言》："距，困也。""气拒于内"指气滞于中，运行不畅。

❿ 形施于外："施"与"弛"通。《周礼·遂人》郑注："施读为弛。"慧琳

《音义》卷二十三引韦昭《汉书》注："弛，废也。""形施于外"指形体瘦弱，懈怠无力。林校以为误字，殆未细审。

⓫ 穷标本：四库本作"治其病"。

⓬ 其：四库本作"岂"。

⓭ 平治于权衡：《太素》卷十九《知汤药》"平"作"卒"。金刻本无"于"字。杨上善曰："卒，终也。权衡脏腑阴阳二脉也。病从内起，终须调于脏腑阴阳二脉，使之和也。"

⓮ 去宛陈莝：沈祖绵曰："此句当作去菀莝陈。《说文》：莝，斩刍也。去、莝相对为文，宛、陈亦相对为文。"按：沈说是。本书《针解篇》云："菀陈则除之者，出恶血也。"是其证。"宛""菀"古通。"去宛"谓去血之瘀结。"莝陈"谓消水之蓄积。

⓯ 微：胡本、读本、赵本、吴本、周本、朝本、熊本、藏本"微"上并有"是以"二字。

⓰ 衣：《读素问钞》"衣"作"之"。

⓱ 鬼门：按："鬼"疑为"魄"之坏字。本书《生气通天论》："魄汗未尽。"因此汗孔亦称"魄门"。但此与本书《五脏别论》内所称之"魄门"不同，彼乃指糟粕之门。

⓲ 服：《左传》文公十八年杜注："服，行也。"

⓳ 巨气：马莳曰："巨气，大气也，即正气也。"

⓴ 次：读本、赵本并作"文"。

㉑ 莝：《素问校讹》引古抄本、元椠本作"莝"。

㉒ 又：藏本作"文"。

按语："去宛莝陈"与"开鬼门，洁净府"并论，被视治水大法。考本书《针解篇》："菀陈则除之者，出恶血也。"《灵枢·小针解》："宛陈则除之者，去血脉也。"故去血之瘀结，消水之蓄积，是"去宛莝陈"之确解。检《太素》卷十九《知汤药》杨上善注："宛陈，恶血聚也。有恶血聚，刺去也。"又《灵枢·水胀》有"先泻去胀之血络，后调其经，刺去其血络"。《四时气》又有"风痋、肤胀……取皮肤之血"等文，可见刺恶血之法，治水肿之病，即是刺血治水法。当然，这种方法是以一定的病机基础的。津血同源，生理相因；瘀水互患，病理相关。《金匮要略·水气病脉证治第十四》云："寒水相搏。趺阳脉伏，水谷不化，脾气衰则鹜溏，胃气衰则身肿。少阳脉卑，少阴脉细，男子则小便不利，妇人则经水不通，经为血，血不利则为水，名曰血分。"赵以德注曰："小便不利因水者不独由于气，亦或有因血所致，如前用蒲灰散等方治血，概可见也。""蒲灰散"伍以活血祛瘀之品，疏利水道瘀浊败质，令机体恢复气化功能，则小便通利。因此，活血祛瘀是治疗水气病的方法之一。如《千金要方》卷二十一载"徐王煮散治水肿服辄利小便方""褚澄汉防己煮散治水肿上气方""治水肿利小便方""治水通身肿方"等分别配伍丹参、牛膝、大黄、桃仁等味。《柳宝诒医案》亦载有治验："祝。肤肿起于胎前，剧于产后据述蓐中恶露不畅，弥月不减，古人谓血分化水分者，以消瘀主，拟用疏瘀行水温调脾肺之法，桂枝、椒目（盐水炒）、归尾炭、红花（酒炒）、广木香、冬瓜皮、大腹皮、茯苓皮、桑白皮、苏子叶、青陈皮、六曲炭、姜皮。"近人应用活血化瘀法治疗心、肝、肾疾患的水肿也取得了一定效果。古今的临证经验，不仅弘扬了《内经》精义，且对后学也颇有启迪。

玉版论要篇第十五

新校正云：按全元起本在第二卷。

提要：本篇分析神、色、脉三者之要，并介绍识别奇恒之法应从太阴始。

黄帝问曰：余闻揆度奇恒❶，所指不同，用之奈何？岐伯对曰：揆度者，度病之浅深也。奇恒者，言奇病也❷。请言道之❸至数❹，五色脉变，揆度奇恒，道在于一❺。一，谓色脉之应也。知色脉之应，则可以揆度奇恒矣。新校正云：按全元起本"请"作"谓"。**神转不回，回则不转❻，乃失其机，**血气者，神气也。《八正神明论》曰："血气者，人之神，不可不谨养也。"夫血气应顺四时，递迁囚王，循环五气，无相夺伦，是则神转不回也。回，谓却行也。然血气随王，不合却行，却行则反常，反常则回而不转也。回而不转，乃失生气之机矣。何以明之？夫木衰则火王，火衰则土王，土衰则金王，金衰则水王，水衰则木王，终而复始循环❼，此之谓神转不回也。若木衰水王，水衰金王，金衰土王，土衰火王，火衰木王，此之谓回而不转也。然反天❽常轨，生之❾何有耶！**至数之要，迫近以微❿，**言五色五脉变化之要道，迫近于天常，而又⓫微妙。**著之玉版⓬，命曰合⓭玉⓮机。**《玉机》篇名也。言以此回转之要旨，著之玉版，合同于《玉机论》文也。新校正云：详"道之至数"至此，与《玉机真脏论》文相重，注颇不同。

❶揆度（duó夺）奇恒：杨上善曰："切求其病，得其处，知其浅深，故曰

揆度也。"据本书《病能论》凡病情不受四时影响者为"奇"。受四时影响者为"恒"。

❷ 病也:《太素》卷十五《色脉诊》作"恒病"。

❸ 道之:本书《玉机真脏论》作"天下"。

❹ 至数:杨上善曰:"数,理也。至理者,五色五脉之变。"

❺ 一:指神而言。马莳曰:"一者何也? 以人之有神也。"

❻ 神转不回,回则不转:马莳曰:"神者人之主也,有此神而运转于五脏,必不至于有所回。回者,郤行而不能前也。设有所回,必不能运转矣,此乃自失其机也。"张介宾曰:"神者,阴阳之变化也。《易》曰:知变化之道者,其知神之所为乎。转,运行不息也。回,逆而邪也。神机之用,循环无穷,故在天在人,无不赖之以成化育之功者,皆神转不回也。设其回而不转,则至数逆、生机失矣,故曰神去则机息,又曰失神者亡也。"

❼ 终而复始循环:周本作"循环终而复始"。

❽ 天:周本"天"下有"之"字。

❾ 之:周本无"之"字。

❿ 迫近以微:高世栻曰:"至数之要,迫近而在于色脉,以微而在于神机。"

⓫ 又:赵本、藏本作"文"。

⓬ 著之玉版:本书《玉机真脏论》此句下有"藏之脏腑,每旦读之"八字。

⓭ 合:本书《玉机真脏论》无"合"字。俞樾曰:"合字衍。"

⓮ 玉:《太素》卷十五《色脉诊》作"生"。

　　容色❶见上下左右,各在❷其要。容色者,他气也。如肝木部内,见赤黄白黑色,皆谓他气也。余脏率如此例。所见皆在明堂上下左右要察候❸处,故云各在其要。新校正云:按全元起本"容"作"客"。视色之法,具《甲乙经》中。其色见浅者,汤液主治,十日已。色浅则病轻❹,故十日乃已。其见深者,必剂主治,二十一日已。色深则病甚,故必终剂乃已。其见大❺深者,醪酒❻主治,百日已。病深甚,故日多。色夭❼面脱,不治,色见大深,兼之夭恶,面肉又脱,不可治也。百日尽已❽。色不夭,面不脱,治之百日尽,可已。新校正云:详色夭面脱虽不治,然期当百日乃已尽也。脉短气绝死,脉短已虚,加之渐绝,真气将竭,故必死。**病温虚甚死。**甚虚而病温，温气内❾涸其精血故死。

❶ 容色：《太素》卷十五《色脉诊》"容"作"客"。按：王注释"容色"为"他气"，似王所据本亦作"客"，否则，"容"无"他"义。

❷ 在：《尔雅·释诂》："在，察也。"

❸ 候：周本作"条"。

❹ 轻：赵本作"微"。

❺ 大：义同"太"。《荀子·荣辱》杨注："大读为太。"

❻ 酒：《圣济经》卷一第六吴注引作"醴"，当据改。

❼ 色夭：《太素》卷十五《色脉诊》"色"上有"其"字。又袁刻《太素》"夭"作"赤"。"夭"谓不明而恶。见《素问·玉机真脏论》色夭不泽"王注。

❽ 百日尽已：考王注此句上似有"色不夭，面不脱"六字，如此可与上"色夭面脱，不治"文对。

❾ 内：藏本无"内"字。

色见上下左右、各在其要，上为逆，下为从❶。色见于下者，病生之气也，故从。色见于上者，伤神之兆也，故逆。**女子右为逆，左为从**❷**；男子左为逆，右为从**❸。左为阳，故男子右为从而左为逆；右为阴，故女子右为逆而左为从。**易，重阳死，重阴死**❹。女子色见于左，男子色见于右，是变易也。男子色见于左，是曰重阳，女子色见于右，是曰重阴，气极则反，故皆死也。**阴阳反他**❺，新校正云：按《阴阳应象大论》云："阴阳反作。"**治在权衡相夺**❻**，奇恒事也，揆度**❼**事也。**权衡相夺，谓阴阳二气不得高下之宜，是奇于恒常之事，当揆度其气，随宜❽而处疗之。

❶ 上为逆，下为从：《灵枢·五色》曰："其色上行者，病益甚；其色下行如云彻散者，病方已。"《医宗金鉴》卷三十四《四诊心法要诀》："凡病色从下冲明堂而上额，则为水克火之贼邪，故逆也。从上压明堂而下颏，则为火侮水之微邪，故顺也。"

❷ 女子右为逆，左为从：《医宗金鉴》曰："女子以右为主，女子之色，自右冲左为从，自左冲右为逆，逆者相反也，相反故危也。"

❸ 男子左为逆，右为从：《医宗金鉴》曰："男子以左为主，男子之色，自左冲右为从，自右冲左为逆。"

❹ 易，重阳死，重阴死：森立之曰："易即亦字。男子为阳，色见于左，左
亦为阳，故曰重阳也。重阴同义。"

❺ 阴阳反他：田晋蕃曰："他应作祂。祂，位也。王注不得高下之宜。正阴
阳反其位也。"李笠曰："反他言与他人相反，故曰奇恒事也。"

❻ 治在权衡相夺：张介宾曰："谓度其轻重，而夺之使平。"

❼ 揆度：《太素》卷十五《五色诊》"揆度"上有"阴阳反他"四字。

❽ 宜：四库本作"病"。

搏脉痹躄❶，寒热之交。脉击搏于手而病痹及挛躄者，皆寒热之气
交合所为，非邪气虚实之所生也。**脉孤为消气❷，虚泄❸为夺血❹。**夫
脉有表无里，有里无表，皆曰孤亡之气也。若有表有里，而气不足者，皆曰虚
衰之气也。**孤为逆，虚为从❺。**孤无所依，故曰逆。虚衰可复，故曰从。
行奇恒之法，以太阴始❻。凡揆度奇恒之法，先以气口太阴之脉，定四
时之正气，然后度量奇恒之气也。**行所不胜曰逆，逆则死；**木见金脉，金
见火脉，火见水脉，水见土脉，土见木脉，如是皆行所不胜也，故曰逆。贼胜
不已，故逆则死焉。**行所胜曰从，从则活。**木见水火土脉，火见金土木
脉，土见金水火脉，金见土木水脉，水见金火木脉，如是者皆可胜之脉，故曰
从。从则无所克杀伤败，故从则活也。**八风四时之胜，终而复始❼，**以
不越于五行，故虽相胜，犹循环终而复始也。**逆行一过，不复可数❽，
论❾要毕矣。**过，谓遍也。然逆行一过，遍于五气者，不复可数为平和矣。

❶ 搏脉痹躄：循下文例，"脉"下似脱"为"字。"躄"周本作"躃"。《太
素》卷十五《色脉诊》"躄"作"辟"。"躄"与"辟"同。见《荀子·正论》杨
注。"躄"谓枯不能行。见慧琳《音义》卷五十五。

❷ 脉孤为消气：《太素》卷十五《色脉诊》"消"下无"气"字。"脉孤"指
无冲和胃气之真脏脉。"消气"指阳气耗损。

❸ 虚泄：循上下文例，此当作"脉虚为泄"。《太素》卷十五《色脉诊》作
"虚为泄"，杨上善曰："病泄利夺血者，其脉虚也。"

❹ 夺血：即失血。"夺"与"脱"通。《史记·陈涉世家》索隐："脱即夺
也。""脱"有"失"义。

❺ 孤为逆，虚为从：脉孤绝而无胃气，真元内脱，故为逆。脉虚而见泄利脱血，脉证相符，故为从。

❻ 以太阴始：《太素》卷十五《色脉诊》"始"上有"为"字。森立之曰："此受前起后之文。搏脉云云数句，并为行奇恒之法，以太阴气口之脉为最初之诊也，下文再说逆顺生死出来。"

❼ 八风四时之胜，终而复始：此言四时正常气候。高世栻曰："八方之风，主于四时，各有所胜。如东风主春木而胜土，南风主夏火而胜金，西风主秋金而胜木，北风主冬水而胜火，四隅应中土而胜水。八风四时之胜，各主其时，循环无端，故终而复始。"

❽ 逆行一过，不复可数：此言四时气候失常。姚止庵曰："如时气反常，风行乖逆，猝然而过，既无相胜之序，更无终始之可数，而奇恒之变所由起，所谓回则不转也。"

❾ 论：《太素》卷十五《色脉诊》作"诊"。

诊要经终论篇第十六

提要： 本篇首先阐述了天地阴阳之气对人气的影响以及四时刺法之宜忌；最后提出十二经气败绝所产生的症状。

黄帝问曰：诊要**❶**何如？岐伯对曰：正月二月**❷**，天气始方**❸**，地气始发，人气在肝。方，正也，言天地气正，发生其万物也。木治东方，王七十二日，犹当三月节后一十二日，是木之用事。以月而取，则正月二月，人气在肝。**三月四月，天气正方，地气定❹发，人气在脾。** 天气正方，以阳气明盛，地气定发，为万物华而欲实也。然季终土寄而王，土又生于丙，故人气在脾。**五月六月，天气盛，地气高，人气在头。** 天阳赫盛，地焰高升，故言天气盛，地气高。火性炎上，故人气在头也。**七月八月，阴气始杀，人气在肺。** 七月三阴支**❺**生，八月阴始肃杀，故云阴气始杀也。然阴气肃杀，类合于金，肺气象金，故人气在肺也。**九月十月，阴气始冰，地气始闭，人气在心。** 阴气始凝，地气始闭，随阳而入，故人气在心。**十一月十二月，冰复❻，地气合❼，人气在肾。** 阳气深复**❽**，故气在肾也。夫气之变也，故发生于木，长茂于土，盛高而上，肃杀于金，避寒于火，伏藏于水，斯皆随顺阴阳气之升沉也。《五脏生成论**❾**》曰："五脏之象，可以类推。此之谓气类也。"

❶ 诊要：即诊病要领。

❷ 正月二月：沈祖绵曰："此节以十二月配五脏，每两月为一脏，月有

十二，脏仅五，余两月，以五月六月，人气在头配之，取头为众阳之汇也。其说屈。而解者谓此与四时不同，故曰奇恒，亦谬。按奇恒之义，言病人之脉，异于常人，且五月六月人气在头，与《金匮真言论》故春气者，病在头之说两歧，五月六月，夏也，非春气也。九月十月，人气在心亦谬，盖心主夏，今在秋冬之交，说亦不相符，疑皆浅人窜改。此节宜云正月、二月、三月，人气在肝，四月、五月、六月，人气在心，七月、八月、九月，人气在肺，十月、十一月、十二月，人气在肾，四季土王十八日，人气在脾。疑此篇文有错乱，《灵枢·阴阳系日月》篇：正月、二月、三月，人气在左，四月、五月、六月，人气在右，七月、八月、九月，人气在右，十月、十一月、十二月，人气在左。可证愚说之不虚。”

❸ 始方：谓开始升发。“方”借作“放”。《尚书·尧典》孔传：“方，放也。”“始方”与下“始发”相对，“放”“发”异文同义。《管子·小问》尹注：“春物放发，故曰放春。”

❹ 定：《尔雅·释天》郭注：“定，正也。”

❺ 支：胡本、读本并作“爻”。

❻ 复：田晋蕃曰：“复当作澓。《华严经音义》引《三仓》澓，深也。《吕氏春秋》冰方盛，水泽复。高诱注：复或作複，冻重叠也，字亦当作澓。”孙诒让曰：“复与腹通。《礼记·月令》郑注：腹，厚也。”

❼ 合：吴崐曰：“合，闭而密也。”

❽ 复：胡本、周本并作“伏”。

❾ 论：胡本作“篇”。

故春刺散俞❶，及与❷分理，血出而止，散俞，谓间穴。分理，谓肌肉分理。新校正云：按《四时刺逆从论》云：“春气在经脉。”此散俞即经脉之俞也。又《水热穴论》云：“春取络脉分肉。”甚者传气，间者环也❸。辨疾气之间甚也。传，谓相传。环，谓循环也。相传则传所不胜，循环则周回于五气也。新校正云：按《太素》“环也”作“环已”。夏刺络俞，见血❹而止，尽气闭环❺，痛病必下❻。尽气，谓出血而尽针下取所病脉❼盛邪之气也。邪气尽已，穴俞闭密，则经脉❽循环，而痛病之气必下去矣。以阳气大盛，故为是法刺之。新校正云：按《四时刺逆从论》云：“夏气在孙络。”

此络俞即孙络之俞也。又《水热穴论》云："夏取盛经分腠。"**秋刺皮肤，循理❾，上下同法❿，神变而止⓫**。循理，谓循肌肉之分理也。上，谓手脉。下，谓足脉。神变，谓脉气变易，与未刺时异也。脉者神之用，故尔言之。新校正云：按《四时刺逆从论》云："秋气在皮肤。"义与此合。又《水热穴论》云："取俞以泻阴邪，取合以虚阳虚。"皇甫士安云："是始秋之治变。"**冬刺俞窍于分理⓬，甚者直下，闲者散下**。直下，谓直尔下之。散下，谓散布下之。新校正云：按《四时刺逆从论》云："冬气在骨髓。"此俞窍即骨髓之俞窍也。又《水热穴论》云："冬取井荥。"皇甫士安云："是末冬之治变也。"**春夏秋冬，各有所刺，法其所在⓭**。

❶ 散俞：丹波元坚曰："散俞对本输而言，譬若太阴肺经，除少商、鱼际、太渊、经渠、尺泽之外，共为间散之穴，谓之散俞。盖春气始生之际，邪气入浅，故其刺亦不欲深，故刺间散之穴也。"

❷ 与：犹"于"也。

❸ 甚者传气，间者环也：森立之曰："其病甚者，其针处出血之后，不扪闭其穴，则邪气自其穴所，传送于表也，谓之甚者传气。其病微者，其针处血出之后，直扪闭其穴，则邪去而气循环于内也，谓之间者环也。盖九针法，一针后直扪闭其穴者为定法，但其邪气甚表气实者，不在于此例。"按："环也"当依林校作"环已"，犹言旋愈也。《大戴记·保傅》卢注："环，旋也。"此谓病甚者，刺后待其气传，气得流通，可渐愈。若轻者，病旋已也。《广雅·释诂一》："间，愈也。"

❹ 见血：与前"血出"义异。

❺ 尽气闭环：谓待邪气尽散后，以手扪闭针孔。《尔雅·释器》："肉好若一谓之环。""环"者有孔之物，以此喻孔穴。

❻ 下：吴崑曰："夏气在头，刺之而下移也。"

❼ 病脉：藏本作"络脉"。

❽ 经脉：藏本"经"下无"脉"字。

❾ 循理：森立之曰："经脉之所通贯谓之理，顺其理者，如在头，囟会、前顶、百会、后顶。在手，曲池、三里、上廉、下廉，以次刺之也。"

❿ 上下同法：孙鼎宜曰："上下犹言浅深。同法同春夏见出血而止也。"

⓫ 神变而止：指刺时视病人神色较刺前有所改变，可止针。

⑫ 冬刺俞窍于分理：《甲乙经》卷五第一上"于"上有"及"字。张介宾曰："孔穴之深者曰窍。冬气在髓中，故当深取俞窍于分理间也。"张志聪曰："分理者，分肉之腠理，乃溪谷之会。溪谷属骨，而外连于皮肤。是以春刺分理者，外连皮肤之腠理也。冬刺俞窍于分理者，近筋骨之腠理也。盖冬气闭藏，而宜于深刺也。"

⑬ 法其所在："其"与上文"有"字为互文。"其""有"之部叠。本句犹言四时刺法浅深各有所在也。

按语： 四时刺法，是根据季节而采用相应的取穴和施术的针刺方法。本书论此者并非仅此一见，它如《八正神明论》曰："凡刺之法，必候四时八正之气……四时者，所以分春秋冬夏之气所在，以时调之。"即是此意。另如本书《水热穴论》《四时刺逆从论》亦有论及。

四时刺法，是古人从"天人相应"整体观念和因时制宜的治疗原则出发，认识到人体经气之运行、气血之盛衰和自然现象是相通的，都有因时而异的周期性变化。疾病的发生发展与四时密切相关，所以进而提出"春夏秋冬，各有所刺"的四时刺法。这与现代关于生物钟的概念以及根据生理律施治的主张颇相类似。

对于四时刺法，我们不仅只从针刺方法去认识，更要将其因时施治的原则，扩展应用到临床各种治疗中去，有效地防治疾病。

春刺夏分，脉乱气微，入淫❶骨髓，病不能愈，令人不嗜食，又且少气。 心主脉，故脉乱气微。水受气于夏，肾主骨，故入淫于骨髓也。心火微则胃土不足，故不嗜食而少气也。新校正云：按《四时刺逆从论》云："春刺络脉，血气外溢，令人少气。" **春刺秋分，筋❷挛逆气，环❸为咳嗽，病不愈，令人时惊，又且哭。** 木受气于秋，肝主筋，故刺秋分则筋挛也。若气逆环周，则为咳嗽。肝主惊，故时惊。肺主气，故气逆又且哭也。新校正云：按《四时刺逆从论》云："春刺肌肉，血气环逆，令人上气也。" **春刺冬分，邪气著藏，令人胀，病不愈，又且欲言语❹。** 冬主阳气伏藏，故邪气著藏。肾实则胀，故刺冬分，则令人胀也。火受气于冬，心主言，故欲言语也。新校正云：按《四时刺逆从论》云："春刺筋骨，血气内著，令人腹胀。"

❶ 淫：犹"侵"也。见《文选·演连珠》善注。

❷ 筋：周本作"节"。

❸ 环：旋也。

❹ 春刺冬分……且欲言语：张志聪曰："春主生升，冬主闭藏。春刺冬分，反导其血气内著，故令人腹胀。肝主语，故又且欲言语也。"

　　夏刺春分，病不愈，令人解㑊。肝养筋，肝气不足，故筋力解㑊。新校正云：按《四时刺逆从论》云："夏刺经脉，血气乃竭，令人解㑊。"**夏刺秋分，病不愈，令人心中欲无言，惕惕如人将捕之**❶。肝木为语，伤秋分则肝木虚，故恐如人将捕之。肝不足，故欲无言而复恐也❷。新校正云：按《四时刺逆从论》云："夏刺肌肉，血气内却，令人善恐。"《甲乙经》作"闷"。**夏刺冬分，病不愈，令人少气**❸，**时欲怒。**夏伤于肾，肝肺勃之，志内不足，故令人少气时欲怒也。新校正云：按《四时刺逆从论》云："夏刺筋骨，血气上逆，令人善怒。"

❶ 夏刺秋分……如人将捕之：吴崑曰："肺主声，刺秋分而伤肺，故欲无言。惕惕如人将捕之者，恐也。恐为肾志，肺金受伤，肾失其母，虚而自恐也。"

❷ 故恐如……复恐也：周本作"故欲无言而复恐，肝不足故恐，如人将捕之也"。

❸ 少气："少"疑作"上"。"上气"方与下"欲怒"合。

　　秋刺春分，病不已，令人惕然欲有所为，起而忘之。肝虚故也。刺不当也❶。新校正云：按《四时刺逆从论》云："秋刺经脉，血气上逆，令人善忘。"**秋刺夏分，病不已，令人益**❷**嗜卧，又且善瞑**❸。心气少则脾气孤，故令嗜卧。心主瞑，神为之，故令善瞑。新校正云：按《四时刺逆从论》云："秋刺络脉，气不外行，令人卧，不能❹动。"**秋刺冬分，病不已，令人洒洒时寒❺。**阴气上干，故时寒也。洒洒，寒貌。新校正云：按《四时刺逆从论》云："秋刺筋骨，血气内❻，令人寒栗。"

❶刺不当也：周本作"不可刺也"。

❷益：副词，"渐"也。

❸瘳：藏本、熊本并作"夢"。《广韵·一送》："瘳，寐中神游。""瘳"从梦声，故经传即以"夢"为"瘳"。

❹能：藏本、熊本并作"欲"。本书《四时刺逆从论》作"欲"。

❺秋刺冬分……洒洒时寒：张志聪曰："冬主闭藏，而反伤之，则血气内散，故令人寒栗也。"

❻内：本书《四时刺逆从论》"内"下有"散"字。

冬刺春分，病不已，令人欲卧不能眠，眠而❶有见。肝气少，故令欲卧不能眠。肝主目，故眠而如见有❷物之形状也。新校正云：按《四时刺逆从论》云："冬刺经脉，血气皆脱，令人目不明。"**冬刺夏分，病不愈，气上，发为诸痹。**泄脉气故也。新校正云：按《四时刺逆从论》云："冬刺络脉，血气外泄，留为大痹。"**冬刺秋分，病不已，令人善渴❸。**肺气不足，故发渴。新校正云：按《四时刺逆从论》云："冬刺肌肉，阳气竭绝，令人善渴❹。"

❶而：通"如"。

❷见有：周本作"有见"。

❸冬刺秋分……令人善渴：吴崑曰："刺秋分而伤肺金，则肾水失其母，肾主五液，故善渴。"

❹渴：藏本、熊本作"忘"。本书《四时刺逆从论》作"忘"。

凡刺胸腹者，必避五脏。心肺在膈上，肾肝在膈下，脾象土而居中，故刺胸腹必避之。五脏者，所以藏精神魂魄意志，损之则五神去，神去则死至，故不可不慎也。**中心者环死❶，**气行如环之一周则死也。正谓周十二辰也。新校正云：按《刺禁论》云："一日死，其动为噫。"《四时刺逆从论》同。此经阙刺中肝死日，《刺禁论》云："中肝五日死，其动为语。"《四时刺逆从论》同也。**中脾者五日死，**土数五也。新校正云：按《刺禁论》云："中脾十日死，其动为吞。"《四时刺逆从论》同。**中肾者七日死，**水成数六，水数毕当至七日而死。一云十日死，字之误也。新校正云：按《刺禁论》云："中肾六日死，其动为嚏。"《四时刺逆从论》云："中肾六日死，其动为嚏欠。"**中肺者五日死，**金生数四，金数毕当至五日而死。一云三日死，亦字误也。新校正云：按《刺禁论》云："中肺三日死，其动为咳。"《四时刺逆从论》同。王注《四时刺逆从论》云："此三论皆岐伯之言，而不同者，传之误也。"**中膈者皆为伤中，其病虽愈，不过一岁必死** ❷。五脏之气，同主一年，膈伤则五脏之气互相克伐，故不过一岁必死。**刺避五脏者，知逆从也。所谓从者，膈** ❸ **与脾肾之处，不知者反之。**肾著于脊，脾脏居中，膈连于胁际，知者为顺，不知者反伤其脏。**刺胸腹者，必以布憿著之** ❹，乃从单布上刺，形定，则不误中于五脏也。新校正云：按别本"憿"一作"幓"，又作"撽"。**刺之不愈复刺。**要以气至为劾 ❺ 也。《针经》曰："刺之气不至，无问其数；刺之气至，去之勿复针。此之谓也。**刺针必肃** ❻，肃，谓静肃，所以候气之存亡。**刺肿摇针，**以出大脓血故。**经刺勿摇，**经气不欲泄故。**此刺之道也。**

❶ 环死：孙诒让曰："按环与还通。盖中心死最速，还死者，顷刻即死也。《史记·天官书》云：殃还至。《索隐》还音旋。旋，即也。"

❷ 中膈者……一岁必死：张介宾曰："膈膜，前齐鸠尾，后齐十一椎。心肺居于膈上，肝肾居于膈下，脾居在下，近于膈间。膈者，所以隔清浊、分上下而限五脏也。五脏之气，分主四季，若伤其膈，则脏气阴阳相乱，是为伤中，故不出一年死。"

❸ 膈：检王注"膈"上疑脱"知"字。

❹ 必以布憿（jiǎo 皎）著之：于鬯曰："憿当读为缴。《广雅·释诂》云：缴，缠也。缴即缴字。然则缴著之者，谓以布缠著于胸腹也。作憿者借字。林校

172

引别本作歔，又作撒，俱借字也。”

❺ 効：胡本、读本并作“故”。

❻ 刺针必肃：言进针宜速，所谓“至其当发，间不容晌”者是也。《尔雅·释诂》：“肃，速也。”

帝曰：愿闻十二经脉之终❶奈何？ 终，谓尽也。 岐伯曰：太阳之脉其终也❷，戴眼反折❸瘛疭❹，其色白❺，绝汗乃出，出则死❻矣。 戴眼，谓睛不转而仰视也。然足太阳脉，起于目内眦，上额交巅上，从巅入络脑，还出别下项，循肩膊内侠脊抵腰中；其支别者，下循足至小指外侧。手太阳脉，起于小指之端，循臂上肩入缺盆；其支别者，上颊至目内眦，抵足太阳。新校正云：按《甲乙经》作“斜络于颧。又其支别者，从缺盆循颈上颊至目外眦”。新校正云：按《甲乙经》“外”作“兑”。故戴眼反折瘛疭，色白，绝汗乃出也。绝汗，谓汗暴出如珠而不流，旋复干也。太阳极则汗出，故出则死。 少阳终者，耳聋，百节皆纵❼，目睘绝系❽，绝系❾，一日半死，其死也❿色先⓫青白，乃死⓬矣。 足少阳脉，起于目锐眦，上抵头角，下耳后；其支别者，从耳后入耳中，出走耳前。手少阳脉，其支别者，从耳后亦入耳中，出走耳前。故终则耳聋目睘绝系也。少阳主骨，故气终则百节纵缓。色青白者，金木相薄也，故见死矣。睘，谓直视如惊貌。 阳明终者，口目动作，善惊妄言⓭，色黄，其上下经盛，不仁⓮，则终矣。 足阳明脉，起于鼻，交頞中，下循鼻外入上齿缝中，还出侠口环唇，下交承浆，却循颐后下廉，出大迎，循颊车，上耳前，过客主人，循发际至额颅；其支别者，从大迎前下人迎，循喉咙入缺盆下膈。手阳明脉，起于手，循臂至肩，上出于柱骨之会上，下入缺盆络肺；其支别者，从缺盆上颈贯颊，下入齿中，还出侠口交人中，左之右，右之左，上侠鼻䪼，抵足阳明。新校正云：按《甲乙经》“䪼”作“孔”，无“抵足阳明”四字，故终则口目动作也。口目动作，谓目睒睒而鼓颔也。胃病则恶人与火，闻木音则惕然而惊，

又骂詈 ❶ 骂詈而不避亲疏，故善惊妄言也。黄者，土色。上，谓手脉。下，谓足脉也。经盛，谓面目颈颔足跗腕胫皆躁盛而动也。不仁，谓不知善恶。如是者，皆气竭之征也，故终矣。**少阴终者，面黑齿长而垢 ❶，腹胀闭 ❶，上下不通而终矣。**手少阴气绝则血不流，足少阴气绝则骨不耎，骨硬则断上宣，故齿长而积垢污。血坏则皮色死，故面色如漆而不赤也。足少阴脉，从肾上贯肝膈入肺中。手少阴脉起于心中，出属心系，下膈络小腹，故其终则腹胀闭，上下不通也。新校正云：详王注云："骨不耎，骨硬。"按《难经》及《甲乙经》云："骨不濡，则肉弗能著。"当作"骨不濡"。手少阴"脉络小腹"，《甲乙经》作"脉络小肠"。**太阴终者，腹胀闭不得息 ❶，善噫 ❶ 善呕，**足太阴脉行从股内廉入腹，属脾络胃，上膈。手太阴脉起于中焦，下络大肠，还循胃口，上膈属肺。故终则如是也。《灵枢经》曰："足太阴之脉动，则病食则呕，腹胀善噫也。"**呕则逆，逆则面赤，**呕则气逆，故面赤。新校正云：按《灵枢经》作"善噫，噫则呕，呕则逆"。**不逆 ❶ 则上下不通，不通则面黑皮毛焦 ❶ 而终矣。**呕则上通，故但面赤。不呕则下已闭，上复不通，心气外燔，故皮毛焦而终矣。何者？足太阴脉支别者，复从胃别上膈注心中。由是则皮毛焦，乃心气外燔而生 ❶ 也。**厥阴终者，中热 ❶ 嗌干，善溺心烦，甚则舌卷卵 ❶ 上缩而终矣。**足厥阴络，循胫上皋结于茎。其正经入毛中，下过阴器，上抵小腹，侠胃，上循喉咙之后入颃颡。手厥阴脉，起于胸中，出属心包。故终则中热嗌干善溺心烦矣。《灵枢经》曰："肝者，筋之合也。筋者，聚于阴器而脉络于舌本。"故甚则舌卷卵上缩也。又以厥阴之脉过阴器故尔。新校正云：按《甲乙经》"皋"作"睾"，"过"作"环"。**此十二经之所败也。**手三阴三阳，足三阴三阳，则十二经也。败，谓气终尽而败坏也。新校正云：详十二经又出《灵枢经》与《素问》重。

❶ 终：吴崑曰："终，败绝也。"

❷ 太阳之脉其终也：《伤寒明理论》卷三第三十八引作"太阳终者"。按：

作"太阳终者"是，与下"少阳、阳明、少阴、太阴、厥阴"句式一律。

③ 反折：即腰脊反张。

④ 瘛（chìzòng 斥纵）疭：即手足抽搐。"瘛疭"双声。《广雅·释言》：瘛，"疭也。""瘛"与"瘈""瘲"字异义同。《说文·手部》："瘈，引纵曰瘈。"徐灏《注笺》曰："瘛疭本因掣纵而立文，掣，搐也，纵则掣而乍舒也。"

⑤ 白：明绿格抄本作"黑"。

⑥ 死：《难经·二十四难》杨注引"死"作"终"。

⑦ 百节皆纵：胆者筋其应，筋主连属关节，少阳气绝，故遍体关节均松懈弛缓。《说文·系部》："纵，缓也。"

⑧ 目睘绝系：《甲乙经》卷二第一上校注云："一本无睘字。"《灵枢·终始》作"目系绝"。《灵枢·大惑论》："五脏六腑之精气，皆上注于目，而为之精，精之窠为眼，骨之精为瞳子，筋之精为黑眼，血之精为络，其窠气之精为白眼，肌肉之精为约束，裹撷筋骨血气之精而与脉并为系，上属于脑。"十二经经气相互衔接，运行不休，一经气终，其他经脉之气亦随之败绝。故少阳终者，可为"目系绝"。《医宗金鉴》卷六十四《周身名位骨度》云："目系者，目睛入脑之系也。"

⑨ 绝系：《甲乙经》卷二第一上作"系绝"，《灵枢·终始》作"目系绝"。

⑩ 死也：《难经·二十四难》杨注引无此二字。

⑪ 先：律以"色白""色黄"，"先"字疑衍，王注亦无"先"字。

⑫ 死：准前后例，"死"疑作"终"。

⑬ 善惊妄言：张琦曰："善惊妄言者，土气欲绝，木气乘之，胆为惊，肝为语也。"

⑭ 不仁：《难经·二十四难》杨注引"不"上有"而"字，当据补。《灵枢·终始》《甲乙经》卷二第一上并作"而不行"，应据改。

⑮ 骂詈：《素问校讹》曰："骂詈当作妄言"。

⑯ 齿长而垢：指因齿龈萎缩而显齿长多垢。

⑰ 腹胀闭：吴崑曰："少阴脉行腹里，故令腹胀。肾开窍于二阴，故令闭。既胀且闭，则上不得食，下不得便，上下不通，心肾隔绝而终矣。"

⑱ 腹胀闭不得息：张介宾曰："足太阴脉入腹属脾，故为腹胀闭。手太阴脉上膈属肺而主呼吸，故为不得息。"

⑲ 善噫：《难经·二十四难》虞注引无此二字。按：下文"呕则逆"只承"善呕"而言，据是"善噫"二字衍。

⑳ 不逆：检王注"不呕则下已闭，上复不通"，是王据本"逆"作"呕"，当据改。

㉑ 面黑皮毛焦：脾气败则无以制水，故黑色见于面。肺主皮毛，肺气绝故皮毛焦枯。

㉒ 生：读本、赵本并作"然"。

㉓ 中热：丹波元简曰："中热，谓胸中热也。"

㉔ 卵：此指睾丸。

卷第五

脉要精微论篇第十七

新校正云：按全元起本在第六卷。

提要：本篇提出脉诊之要在于将切脉与其他诊法相结合，综合脉之动静、精明五色、脏腑有余不足、形体盛衰等多方面临床表现，以诊断和预测病情。

黄帝问曰：诊法❶何如？岐伯对曰：诊法常❷以平旦，阴气未动，阳气未散❸，饮食未进，经脉未盛，络脉调匀❹，气血未乱，故乃❺可诊有过之脉。动，谓动而降卑。散，谓散布而出也。过，谓异于常候也。新校正云：按《脉经》及《千金要方》"有过之脉"作"过此非也"。王注"阴气未动"谓"动而降卑"，按《金匮真言论》云："平旦至日中，天之阳，阳中之阳也。"则"平旦"为一日之中纯阳之时，阴气未动耳，何有"降卑"之义。

❶ 法：《读素问钞》"法"作"脉"，与《脉经》卷一第二引合。

❷ 常：《全生指迷方》卷一《辨人迎三部跌阳九候五脏六腑脉法》引作"当"。

❸ 阴气未动，阳气未散：尤怡曰："按《营卫生会》篇云：平旦阴尽而阳受气矣。夫阴方尽，何云未动？阳气方受，何云未散？疑是阳气未动，阴气未散。动谓盛之著，散谓衰之极也。"

❹ 匀：《太素》卷十六《杂诊》作"均"。《全生指迷方》卷一《辨人迎三部跌阳九候五脏六腑脉法》引作"和"。按："匀"与"均"义别。见《说文》。惟"均"从"匀"声，故古书有假"匀"为"均"者。《广韵·十八谆》："均，平也。"

❺ 故乃:《太平圣惠方》卷一《叙诊脉法》、《难经·一难》丁注引"乃"上并无"故"字。"乃"副词,与今语"这才"义同。

切脉动静而视精明❶,察五色,观五脏有余不足,六腑❷强弱,形之❸盛衰,以此参伍❹,决❺死生之分。 切,谓以指切近于脉也。精明,穴名也。在明堂左右两目内眦也,以近于目,故曰精明。言以形气盛衰,脉之多少,视精明之间气色,观脏腑不足有余,参其类伍,以决死生之分。

❶ 精明:即目之"精光",指瞳神言。"明""光"叠韵。《本草经·草部上品》:"蒺藜子,主益精光""决明子,久服益精光。"慧琳《音义》卷十六引《埤苍》云:"瞳者,目珠子也。"又引《广雅》云:"目珠子谓之眸子。俗谓之目瞳人。"

❷ 六腑:《太素》卷十六《杂诊》"六"作"五"。按:"五府"指下"精明之府""胸中之府""肾之府""筋之府""髓之府"言。近人刘衡如以六腑乃连脉者血之府而言。惟上既云"切脉动静",似可不必再重言强弱,作"五府"为是。

❸ 之:《类说》卷三十七引作"气"。按:作"气"是,王注"言以形气盛衰",是王据本原作"气"。

❹ 参伍:相参互证。顾松园《医镜》卷三云:"不齐之谓参,剖其异而分之也;相类之谓伍,比其同而合之也。以此数者,与脉参伍推求,则阴阳表里虚实寒热,自无遁状。"《荀子·成相》杨注:"参伍犹错杂也。"此言诊病,当以切脉、视精光、察色、观脏腑强弱及形气盛衰等法,错综运用相参互证。

❺ 决:《千金要方》卷二十八第一引作"诀"。慧琳《音义》卷二引《切韵》:"诀,别也。"

夫脉者,血之府也, 府,聚也。言血之多少皆聚见于经脉之中也。故《刺志论》曰:"脉实血实,脉虚血虚,此其常也,反此者病。"由是故也。**长则气治❶,短则气病,数则烦心,大则病进,** 夫脉长为气和故治,短为不足故病,数急为热故烦心,大为邪盛故病进也。长脉者往来长,短脉者往来短，数脉者往来急速，大脉者往来满大也。**上盛则气高，**新校正云：按全元起本"高"作"鬲"。**下盛则气胀❷，代则气衰，细则气少，**新校正气云：按《太素》"细"作"滑"。**涩则心❸痛，**上，谓寸口。下，谓尺中。盛，谓盛满。代脉者，动而中止，不能自还。细脉者，动如莠蓬。涩脉者，往来时不利而蹇涩也。**浑浑❹革❺至如涌泉，病进而色❻樊❼，绵绵❽其去如弦绝❾，死。**浑浑，言脉气浊乱也。革至者，谓脉来弦而大，实而长也。如涌泉者，言脉汩汩，但出而不返也。绵绵，言微微似有，而不甚应手也。如弦绝者，言脉卒断，如弦之绝去也。若病候日进而色樊恶，如此之脉，皆必死也。新校正云：按《甲乙经》及《脉经》作"浑浑革革至如涌泉，病进而色；樊樊绰绰其去如弦绝者，死。"

❶ 长则气治：谓脉长则气旺。按：《脉经》所列二十四种脉，并无长短二脉，此则叔和之疏。高阳生《脉诀》一书，虽属伪托，然能补"长短"二者，以后滑寿《诊家枢要》踵之，而《素问》之脉学始显。长脉谓举之有余，或过于本位。"治"有"旺"义。《逆调论》王注："治者，王也。""王"读如"旺"。

❷ 上盛则气高，下盛则气胀：丹波元简曰："按诸家以上下为寸尺之义。而《内经》有寸口之称，无分三部为寸关之说。此言上下者，指上部下部之诸脉。"上部脉盛，乃气壅于上，故气上逆而喘；下部脉盛，乃气壅于下，故气滞而腹胀满。

❸ 心：金刻本作"气"。

❹ 浑浑：喻脉来洪盛状。《法言·问神》李注："浑浑，洪流也。"

❺ 革：《千金要方》卷二十八第五"革"下重"革"字，与林校引《甲乙经》同。"革"通"亟"。《礼记·檀弓》："若疾革。"《释文》："革，一本作亟。"《广韵·二十四职》："亟，急也，疾也。""革革"言脉来之急速状。

❻ 色：《甲乙经》卷四第一、《脉经》卷一第十三、《千金要方》卷二十八第四并作"危"。《太素》卷十六《杂诊》"色"作"绝"。按："危""绝"义近。

❼ 樊：《太素》卷十六《杂诊》、《千金要方》卷二十八第四"樊"下并重"樊"字，属下读。与林校引《甲乙经》合，当是，应据补。"樊"俗作"弊"。"弊"通"蔽"。《庄子·逍遥游》"弊弊"释文："弊，司马本作蔽。"《尔雅·释诂》："蔽，微也。"郭璞注："微，谓逃藏也。""弊弊"言脉似有似无，若隐匿不见之意。

❽绵绵：《太素》卷十六《杂诊》、《千金要方》卷二十八第四并作"绰绰"，与林校引《甲乙经》合，《尔雅·释训》："绰绰，缓也。"

❾绝：《太素》卷十六《杂诊》《千金要方》卷二十八第四"绝"下并有"者"字。与林校引《甲乙经》合，当是，应据补。

夫精明❶五色者，气❷之华也，五气之精华者，上见为五色，变化于精明之间也。《六节藏象论》曰："天食人以五气，五气入鼻，藏于心肺，上使五色修明。"此则明察五色也。**赤欲如白❸裹朱，不欲如赭❹；白欲如鹅羽，不欲如盐❺；**新校正云：按《甲乙经》作"白欲如白璧之泽，不欲如垩。"《太素》两出之。**青欲如苍璧之泽❻，不欲如蓝❼；黄欲如罗裹雄黄❽，不欲如黄土❾；黑欲如重漆色❿，不欲如地苍⓫。**新校正云：按《甲乙经》作"炭色"。**五色精微⓬象见矣，其寿不久也。**赭色、盐色、蓝色、黄土色、地苍色见者，皆精微之败象，故其寿不久。**夫精明者，所以视万物，别白黑，审短长。以长为短，以白为黑，如是则精衰矣。**诚其误也。夫如是者，皆精明衰乃误也。

❶精明：此二字涉下文"夫精明者"句误衍。《千金翼方》卷二十五第一无此二字。

❷气：《千金翼方》卷二十五第一作"五脏"。

❸白：《太素》卷十六《杂诊》、《脉经》卷五第四、《千金要方》卷二十八第十、《圣惠方》卷一引"白"并作"帛"。帛，即白绸。《说文·帛部》："帛，缯也。"帛之言白也，谓其色洁白也。缯以白者为主色，因谓之帛。

❹赭：《广韵·三十五马》："赭，赤土。"

❺白欲如鹅羽，不欲如盐：《太素》卷十六《杂诊》作"白欲如白璧之泽，不欲如垩。一曰白欲如鹅羽，不欲如盐"。与林校引《太素》合。

❻苍璧之泽：森立之曰："苍璧犹云苍玉，苍玉者，谓绿色之玉，所云碧玉也。"

❼蓝：言其色青而沉晦。《医宗金鉴》卷三十四《四诊心法要诀》曰："蓝，青靛叶也。"

❽罗裹雄黄：言其为黄中透红之色。《广韵·七歌》："罗，绮也。""绮"是

丝织品。

⑨ 黄土:《类说》卷三十七引"土"上无"黄"字。

⑩ 漆色:《脉经》卷五第四、《千金要方》卷二十八第十、《类说》卷三十七引"漆"下并无"色"字。

⑪ 地苍:《太素》卷十六《杂诊》、《脉经》卷五第四、《千金要方》卷二十八第十并作"炭"。

⑫ 精微:"微"疑作"危",声误。《吕氏春秋·骄恣》高注:"危,败也。""精"有"甚"义。"五色精危象见矣"犹云五色极败之象见矣。如此,方与下之"其寿不久"语意相合。《三因方》卷一《总论脉式》作"五色精败",尚近之也。于鬯曰:"此精微二字侧而不平,与他文言精微者独异。微,盖衰微之义。精微者,精衰也。"

五脏者,中之守❶也,身形之中,五神安守之所也。此则明观五脏也。新校正云:按《甲乙经》及《太素》"守"作"府"。**中盛脏❷满,气胜伤恐者❸,声如从室中言❹,是中气之湿也❺。**中,谓腹中。盛,谓气盛。脏,谓肺脏。气胜,谓胜于呼吸而喘息变易也。夫腹中气盛,肺脏充满,气胜息变,善伤于恐,言声不发,如在室中者,皆腹中有湿气乃尔也。**言而微,终日乃复言❻者,此夺气也。**若言音微细,声断不续,甚夺其气乃如是也。**衣被不敛,言语善恶不避❼亲疏者,此神明之乱也。仓廪不藏者,是门户不要也❽。**仓廪,谓脾胃。门户,谓魄门。《灵兰秘典论》曰:"脾胃者,仓廪之官也。"《五脏别论》曰:"魄门亦为五脏使,水谷不得久藏也。"魄门,则肛门也。要,谓禁要。**水泉不止❾者,是膀胱不藏也。**水泉,谓前阴之流注也。**得守者生,失守者死。**夫如是仓廪不藏,气胜伤恐,衣被不敛,水泉不止者,皆神气得居而❿守则生,失其所守则死也。夫何以知神气之不守耶⓫?衣被不敛,言语善恶不避亲疏,则乱之证也。乱甚则不守于脏也。

❶ 守:《太素》卷十六《杂诊》作"府",与林校合。

❷ 脏:《太素》卷十六《杂诊》无"脏"字。

❸ 气胜伤恐者:《太素》卷十六《杂诊》"气"下无"胜"字。"者"作"音",属下读。《三因方》卷一《总论脉式》引无此五字。按:"气胜"五字,语意上下不属。张琦以为衍文,与《三因方》合。张说似是。

❹ 言:《三因方》卷一《总论脉式》引"言"下有"者"字。

❺ 中气之湿也:张琦曰:"湿胜脾土,故中满而声微不清。"

❻ 终日乃复言:于鬯曰:"日字当衍。终者,一言一语之终,非终日也。柯逢时曰:'终日复言,即重语郑声。'"

❼ 不避:即不分。"避"与"辟"同。《广雅·释诂四》:"辟,半也。""半"之本字作"判",《说文·刀部》:"判,分也。"

❽ 仓廪不藏者,是门户不要也:姚止庵曰:"仓廪不藏,世以责之脾胃,而不知胃有病则不受,脾有病则不运。今非不能受,不能运,乃藏之不固,其责在肾。何则?肾开窍于二阴,肾虚则不能禁固。《水热穴论》曰:肾者胃之关也。即门户之义。"《广雅·释言》:"要,约也。"

❾ 水泉不止:即小便不禁。杨上善曰:"水泉,小便也。"

❿ 居而:胡本、读本并作"其所"。

⓫ 耶:赵本作"即",属下读。

夫五脏❶者,身之强也,脏安则神守,神守则身强,故曰身之强也。头者精明❷之府,头倾视深❸,精神❹将夺矣。背者胸中❺之府,背曲肩随❻,府❼将坏矣。腰者肾之府,转摇❽不能,肾将惫❾矣。膝者筋之府❿,屈伸不能,行则偻附⓫,新校正云:按别本"附"作"俯",《太素》作"跗"。筋将惫矣。骨者髓之府⓬,不能久立,行则振掉⓭,骨将惫矣。皆以所居所由而为之府也。得强则生,失强则死。强,谓中气强固以镇守也。

❶ 五脏:明绿格抄本、吴注本"脏"并作"府"。按:作"府"是。"五府"与下"精明之府""胸中之府""肾之府""筋之府""髓之府"合。吴崑曰:"五府者,乃人身恃之以强健。"

❷ 精明:《类说》卷三十七引"精明"作"精神"。

❸ 头倾视深:《太素》卷十六《杂诊》、《云笈七签》卷五十七第九引"倾"并作"惫"。张介宾曰:"头倾者,低垂不能举也。视深者,目陷无光也。"

❹ 精神：《太素》卷十六《杂诊》"精"下无"神"字。

❺ 胸中：《太素》卷十六《杂诊》、《云笈七签》卷五十七第九、《类说》卷三十七、《天中记》卷二十一《形体》引"胸"下并无"中"字。

❻ 随：柯校本作"垂"。

❼ 府：《云笈七签》卷五十七第九、《类说》卷三十七引并作"胸"。

❽ 摇：《类说》卷三十七引作"腰"。

❾ 惫：《类说》卷三十七、《天中记》卷二十二引并作"败"。

❿ 膝者筋之府：杨上善曰："身之大筋聚结于膝。"张介宾曰："筋虽主于肝，而维络关节以立此身者，惟膝腘之筋为最，故膝为筋之府。"

⓫ 行则偻附：《类说》卷三十七引"行"下无"则偻附"三字，"行"字属上读。"偻附"叠韵，曲脊低头也。"偻"指大偻，《广韵·十九侯》："偻，躯偻。""偻"有曲义。"附"，林校引别本《素问》作"俯"，是。"俯"为"俛"之今字。"俛"亦作"頫"，《广韵·九麌》："低头也。太史公书頫仰字如此。"

⓬ 骨者髓之府：《太素》卷十六《杂诊》、《云笈七签》卷五十七第三及第九并作"髓者骨之府。"

⓭ 振掉：《太素》卷十六《杂诊》作"掉标"。"振掉"犹云"动摇"。《广雅·释诂一》："振，动也。"《说文·手部》："掉，摇也。"

岐伯曰： 新校正云：详此"岐伯曰"前无问。反四时者，有余为精，不足为消。应太过，不足为精，应不足，有余为消❶。阴阳不相应，病名曰关格❷。广陈其脉应也。夫反四时者，诸不足皆为血气消损，诸有余皆为邪气胜精也。阴阳之气不相应合，不得相营，故曰关格也。

❶ 反四时者，有余为精，不足为消。应太过，不足为精，应不足，有余为消：《太素》卷十六《杂诊》无"应不足"三字。丹波元简曰："按此三十九字，与前后文不相顺承，疑是他篇错简。"张介宾曰："此言四时阴阳，脉之相反者，亦为关格也。《禁服篇》曰：春夏人迎微大，秋冬寸口微大，如是者命曰平人。以人迎为阳脉而主春夏，寸口为阴脉而主秋冬也。若其反者，春夏气当不足而反有余，秋冬人迎当不足而反有余，此邪气之有余，有余者反为精也。春夏人迎当有余而反不足，秋冬寸口当有余而反不足，此血气之不足，不足者曰为消也。如春夏人迎应太过，而寸口之应不足者，反有余而为精，秋冬寸口应太过，而人迎之应不足者，反有余而为精，是不足者为精也。春夏寸口应不足，

而人迎应有余者，反不足而为消，秋冬人迎应不足，而寸口应有余者，反不足而为消，是有余者为消也。应不足而有余者，邪之日盛，应有余而不足者，正必日消。"孙鼎宜曰："有余为盈，不足为消，此易知也。若既反矣，应太过而反不足，亦为盈；应不足而反有余，亦为消。是则以盈消据理言，而不据脉之形言，此又为盈消之别一义矣。李笠曰："有余谓五脏藏精恒有余也，不足谓六腑传化恒不足也。二为字皆犹于也。脏不足于精，腑有余于消，此为阴阳不相应，病名关格。"

❷关格：吴崑曰："关格者，阴阳相绝，不得交通之名。"

帝曰：脉其❶四时动奈何？知病之所在奈何？知病之所变奈何？知病乍❷在内奈何？知病乍在外奈何？请问此五者，可得闻乎？言欲顺四时及阴阳相应之状候也。岐伯曰：新校正云：详此对与问不甚相应。脉四时动，病之所在，病之所变，按文颇对。病在内在外之说，后文殊不相当。请言其与天运转❸大❹也。指可见阴阳之运转，以明阴阳之不可见也。万物之外❺，六合之内，天地之变，阴阳之应，彼春之暖，为夏之暑，彼秋之忿❻，为冬之怒，四变之动，脉与之❼上下❽，六合，谓四方上下也。春暖为夏暑，言阳生而至盛；秋忿而冬怒，言阴少而之状也。忿一为急，言秋气劲急也。新校正云：按全元起注本"暖"作"缓"。以春应中规❿，春脉奚弱，轻虚而滑，如规之象，中外皆然，故以春应中规。夏应中矩⓫，夏脉洪大，兼之滑数如矩之象，可正平之，故以夏应中矩。秋应中衡⓬，秋脉浮毛⓭，轻涩而散，如秤衡之象，高下必平，故以秋应中衡。冬应中权⓮。冬脉如石，兼沉而滑，如秤权之象，下远于衡，故以冬应中权也。以秋中衡、冬中权者言，言脉之高下异处如此尔。此则随阴阳之气，故有斯四应不同也。是故冬至四十五日，阳气微上，阴气微下，夏至四十五日，阴气微上，阳气微下。阴阳有时，与脉为期⓯，期而相失⓰，知脉所分，分之有期⓱，故知死时。察阴阳升降之準，则知经脉递迁之象；审气候递迁之失，则知气血分合之期，分期^⑱不差，故知人死之时。**微妙在脉，不可不察，察之有纪，从阴阳始**，推阴阳升降，精微妙用，皆在经脉之气候，是以不可不察，故始以阴阳为察候之纲纪。**始之有经^⑲，从五行生，生之有度^⑳，四时为宜^㉑**，言始所以知有经脉之察候司应者，何哉？盖从五行衰王而为准度也。征求太过不及之形诊^㉒，皆以应四时者为生气所宜也。新校正云：按《太素》"宜"作"数"。**补泻^㉓勿失，与天地如一^㉔**，有余者泻之，不足者补之，是则应天地之常道也。然天地之道，损有余而补不足，是法天地之道也。泻补之宜，工切审之^㉕，其治气亦然。**得一之情^㉖，以知死生**。晓天地之道，补泻不差，既得一情，亦可知生死之准的。**是故声^㉗合五音，色合五行，脉合阴阳**。声表宫商角徵羽，故合五音，色见青黄赤白黑，故合五行。脉彰寒暑之休王，故合阴阳之气也。

① 其：《甲乙经》卷四第一作"有"。

② 乍：表态副词，忽也。

③ 与天运转：杨上善曰："人身合天，故请言人身与天合气转运之道也。"

④ 大：《太素》卷十四《四时脉诊》无"大"字。

⑤ 万物之外：《甲乙经》卷四第一无此四字。

⑥ 忿：《太素》卷十四《四时脉诊》作"急"。《医心方》卷三《札记》云："忿即急字，俗急作怠，再讹作忿也。"

⑦ 之：《类说》卷三十七引无"之"字。

⑧ 上下：谓往来。《汉书·宣帝纪》："数上下诸陵。"王先谦补注："数往来，故云上下。"

⑨ 而：赵本作"为"。

⑩ 中规：本书《阴阳应象大论》王注引"中规"下有"言阳气柔软"五字。"规"正圆器。见慧琳《音义》卷七引郑玄注。

⑪ 中矩：本书《阴阳应象大论》王注引"中矩"下有"言阳气盛强"五字。按："矩"本字作"巨"。《说文·工部》段注引《周髀算经》："方出于矩。"戴侗曰："巨，工所用以为方也。"即今木工所用的方尺。

⑫ 中衡：本书《阴阳应象大论》王注引"中衡"下有"言阴升阳降，气有高下"九字。《史记·始皇纪》正义："衡，秤衡也。"即秤杆。

⑬ 浮毛：藏本作"如毛"。

⑭ 中权：本书《阴阳应象大论》王注引"中权"下有"言阳气居下也"六字。"权"为称锤。见《广韵·二仙》。

⑮ 阴阳有时，与脉为期：谓四时阴阳有一定的时间规律，人体脉象因之有春规、夏矩、秋衡、冬权，与之相应而至。《说文·月部》："期，会也。"

⑯ 期而相失：张介宾曰："期而相失者，谓春规、夏矩、秋衡、冬权不合于度也。"

⑰ 知脉所分，分之有期：金刻本、读本、赵本、吴本、藏本"知"并作"如"。本句谓五脏之脉，分应四季，衰旺变化各有其时。

⑱ 期：赵本作"闭"。

⑲ 经：《广雅·释诂》："经，常也。"犹言规律。

⑳ 从五行生，生之有度：杨上善曰："五行生十二经脉各有法度。脉从五行生，木生二经，为足厥阴、足少阳也。火生四经，手少阴、手太阳、手厥阴、手少阳也。土生二经，足太阴、足阳明也。金生二经，手太阴、手阳明也。水生二经，足少阴、足太阳也。此为五行生十二经脉。法度者，春有二经，夏有四经，季夏有二经，秋有二经，冬有二经，故十二经脉以四时为数也。"张志聪曰："从五行而生，如春木生夏火，火生长夏土，土生秋金，金生冬水，水生春木，生之有度。"

㉑ 四时为宜：《太素》卷十四《四时脉诊》"宜"作"数"，与林校合。俞樾曰："数与度为韵。"

㉒ 诊：赵本、周本并作"证"。

㉓ 补泻：《太素》卷十四《四时脉诊》作"循数"。按：此论脉，非言针，"循数"与上相承，承上"为数"言。

㉔ 与天地如一：言脉象变化与自然界协调如一。

㉕ 工切审之：周本作"切审之工"。

㉖ 情：胡本、赵本、吴本、明绿格抄本、周本、藏本并作"精"。《太素》卷十四《四时脉诊》作"诚"。

㉗ 声：即呼、笑、歌、哭、呻五声。

是知 ❶ 阴盛则梦涉大水恐惧， 阴为水，故梦涉水而恐惧也。《阴阳应象大论》曰："水为阴。" **阳盛则梦大火燔灼 ❷，** 阳为火，故梦大火而燔灼也。《阴阳应象大论》曰："火为阳。" **阴阳俱盛则梦相杀毁伤，** 亦类交

争之气象也。**上盛则梦飞 ❸，下盛则梦堕 ❹**，气上则梦上，故飞。气下
则梦下，故堕。**甚饱则梦予**，内有余故。**甚饥则梦取；**内不足故。**肝气
盛则梦怒**，肝在志为怒。**肺气盛则梦哭 ❺**，肺声哀，故为 ❻ 哭。新校正
云：详"是知阴盛则梦涉大水恐惧"至此，乃《灵枢》之文，误置于斯，仍少
心脾肾气盛所梦，今具《甲乙经》中。**短虫 ❼ 多则梦聚众**，身中短虫多，
则梦聚众。**长虫 ❽ 多则梦相击毁伤。**长虫动则内不安，内不安则神躁扰，
故梦是矣。新校正云：详此二句，亦不当出此，应他经脱简文也。

❶ 知：明绿格抄本作"故"。

❷ 灼：《甲乙经》卷六第八"灼"作"炳"。

❸ 飞：《太素》卷十四《四时脉诊》"飞"下有"扬"字。

❹ 堕：《太素》卷十四《四时脉诊》"堕"下有"坠"字。

❺ 哭：《太素》卷十四《四时脉诊》作"哀"。

❻ 为：赵本作"梦"。

❼ 短虫：即蛲虫。《说文·虫部》："蛲，腹中短虫也。"

❽ 长虫：即蛔虫。《说文·虫部》："蛕，腹中长虫也。"《玉篇·虫部》"蛕"
有重文"蚘""蛔"。

是故持脉有 ❶ 道，虚静为保 ❷。前明脉应，此举持脉所由也。然
持脉之道，必虚其心，静其志，乃保定盈虚而不失。新校正云：按《甲乙经》
"保"作"宝"。**春日浮，如鱼之游在波 ❸；**虽出，犹未全浮。**夏日在
肤，泛泛 ❹ 乎万物有余；**泛泛，平 ❺ 貌。阳气大盛，脉气亦象万物之有
余，易取而洪大也。**秋日下肤，蛰虫将去；**随阳气之渐降，故曰下肤。何
以明阳气之渐降？蛰虫将欲藏去也。**冬日在骨，蛰虫周 ❻ 密，君子居
室。**在骨，言脉深沉也。蛰虫周密，言阳气伏藏。君子居室，此人事也。**故
曰 ❼：知内者按而纪之，**知内者，谓知脉气也，故按而为之纲纪。**知外
者终而始之 ❽。**知外者，谓知色象，故以五色终而复始。**此六者，持脉
之大法。**见是六者，然后可以知脉之迁变也。新校正云：详此前对帝问"脉

其四时动奈何"之事。

❶ 有：《圣济经》卷四第三吴注引作"之"。

❷ 保："保"古音重唇，与"好"字义同。"好"喉声字，由喉转唇则为"保"。《广韵·三十二皓》："好，善也。"

❸ 波：《太素》卷十四《四时脉诊》作"皮"。

❹ 泛泛：《太素》卷十四《四时脉诊》作"沉沉"。"沉沉"谓盛貌。见《文选·谢眺始出尚书省诗》翰注。"盛"与"万物有余"文义一贯。杨上善曰："夏时阳气荣盛，脉从经溢入孙络肤肉之中，如水流溢，沉沉盛长，万物亦然，茂盛有余。"

❺ 平：柯校云："平作乎"。

❻ 周：《太素》卷十四《四频率诊》作"固"。

❼ 故曰：明绿格抄本、吴注本并无此二字。

❽ 知内者按而纪之，知外者终而始之：史堪曰："知内者按而纪之，以明脉之在里；知外者终而始之，以明脉之在表。然知内者必曰按而纪之者，盖脉之在内，非深按之，无以得其实；知外者必曰终而始之者，则初按而病已见矣，故因其病以推原其本。"

心脉搏坚而长❶，当病舌卷❷不能言；搏，谓搏击于手也。诸脉搏坚而长者，皆为劳心而脏脉气虚极也。心手少阴脉，从心系上侠咽喉，故令舌卷短而不能言也。其耎❸而散者，当消环自已❹。诸脉耎散，皆为气实血虚也。消，谓消散。环，谓环周。言其经气如环之周，当其火王，自消散也。新校正云：按《甲乙经》"环"作"渴"。肺脉搏坚而长，当病唾血❺；肺虚极则络逆，络逆则血泄，故唾出也。其耎而散者，当病灌汗❻，至今不复散发❼也。汗泄玄府，津液奔凑，寒水灌洗，皮密汗藏，因灌汗藏，故言灌汗至今❽不复散发也。灌，谓灌洗。盛暑多为此也。新校正云：详下文诸脏各言色，而心肺二脏不言色者，疑阙文也。肝脉搏坚而长，色不青，当病坠若搏❾，因血在胁下，令人喘逆❿；诸脉见本经之气而色不应者，皆非病从内生，是外病来胜也。夫肝脏之脉，端直以长，故言⓫曰色不青，当病坠若搏也。肝主两胁，故曰因血在胁下也。肝厥阴脉，布胁肋，循喉咙之后；其支别者，复从肝别贯膈，上注肺。今血在胁下，则血气上熏于肺，故令人喘逆也。**其耎而散色泽者❷，当病溢饮❸，溢饮者渴❹暴多饮，而易❺入肌皮肠胃之外也。**面色浮泽，是为中湿，血虚中湿，水液不消，故言当病溢饮也。以水饮满溢，故渗溢易而❻入肌皮肠胃之外也。新校正云：按《甲乙经》"易"作"溢"。**胃脉搏坚而长，其色赤，当病折髀❼；**胃虚色赤，火气牧之，心象于火，故色赤也。胃阳明脉，从气冲下髀抵伏兔。故病则髀如折也。**其耎而散者，当病食痹❽。**痹，痛也。胃阳明脉，其支别者，从大迎前下人迎，循喉咙入缺盆，下膈属胃络脾，故食则痛闷而气不散也。新校正云：详谓痹为痛，义则未通。**脾脉搏坚而长，其色黄，当病少气；**脾虚则肺无所养，肺主气，故少气也。**其耎而散色不泽者，当病足胻❾肿若水状也。**色气浮泽，为水之候，色不润泽，故言若水状也。脾太阴脉，自上❿内踝前廉，上踹⓫内，循胻骨后，交出厥阴之前，上循膝股内前廉入腹，故病足胻肿也。**肾脉搏坚而长，其色黄而赤者，当病折腰；**色气黄赤，是心脾干肾，肾受客阳⓬，故腰如折也。腰为肾府，故病发于中。**其耎而散者，当病少血，至今不复也⓭。**肾主水，以生化津液，今肾气不化，故当病少血，至今不复也。

❶ 搏坚而长：《太素》卷十五《五脏脉诊》、《甲乙经》卷四第一"搏"并作"揣"。按：作"搏"是。"搏""揣"草书形近致误。"搏坚而长"谓脉搏击有力，其形迢迢以长，如此则心气亢，壅菀于上，有升无降，故病"舌卷不能言"。

❷ 卷：《中藏经》卷上第二十四作"强"。

❸ 耎：《千金要方》卷十三第一作"濡"。按："濡"与"耎"同。"耎"与"輭"同。《广韵·二十八狝》："輭，柔也。或从需。""輭柔而散"与上文"坚而长"对。"耎"亦有"弱"义，"耎弱"双声。

❹ 当消环自已：《太素》卷十五《五脏脉诊》、《脉经》卷六第三"消环"并作"消渴"，与林校引《甲乙经》合。按："当"下脱"病"字，律以肺、肝各脉可证。所谓"自已"者，以有胃气也。

❺ 唾血：此由肺经火盛，伤及血络而然。

⑥ 灌汗：《千金要方》卷十七第一"灌"作"漏"。肺虚不敛，皮毛不固，故汗出如灌洗之状。

⑦ 至今下复散发：读本、赵本、吴本、周本、朝本、藏本、熊本"今"并作"令"。按：《太素》卷十五《五脏脉诊》作"令"，与各本合。据杨注"散发"二字似衍。

⑧ 今：赵本作"令"。

⑨ 病坠若搏：谓跌仆损伤，或被手击。

⑩ 喘逆：《太素》卷十五《五脏脉诊》作"善喘"。

⑪ 言：周本无"言"字。

⑫ 其耎而散色泽者：《太素》卷十五《五脏脉诊》作"若耎而散者，其色泽"。《脉经》卷六第一作"若耎而散，其色泽者"。按：《脉经》是。"色泽"谓面色光泽。《说文·水部》："泽，光润也。"

⑬ 溢饮：张琦曰："肝脉耎散而色浮泽，是溢饮之诊。盖木气不足，湿土浸淫，升发不遂，脾阳不能化水，遂溢于肌皮肠胃之外，脾土之升必因肝木，木气微不能升，故脾胃皆病也。"

⑭ 渴：《脉经》卷六第一作"湿"。

⑮ 易：《千金要方》卷十一第一作"溢"。田晋蕃曰："王氏《经义述闻》：易者，延也。此当作蔓延解。水饮由肠胃而蔓延肌皮，肌皮是肠胃之外也。"

⑯ 易而：周本作"而易"。

⑰ 折髀：股痛如折。"髀"为足阳明经循行之部，胃脉搏坚而长乃脏气窒塞为患，气机壅塞，则经脉流行因之而滞，故病"折髀"。《说文·骨部》："髀，股也。"

⑱ 食痹：《太素》卷十五《五脏脉诊》"痹"下有"膑痛"二字。《甲乙经》卷四第一"痹"下有"痛髀"二字。《脉经》卷六第六"痹"下有"髀痛"二字。杨上善曰："胃虚不消水谷，故食积胃中，为痹而痛。"

⑲ 骱（háng 杭）：《千金要方》卷十五上第一作"骭"。"骱"通"胻"。《说文·肉部》："胻，胫耑也。"段注："胫近膝者曰胻。""足骱肿"是小腿连及足部浮肿。

⑳ 上：《素问校讹》引古抄本作"足"。

㉑ 踹：顾观光曰："踹当作腨"。

㉒ 阳：当作"伤"，形误。

㉓ 至今不复也：《脉经》卷六第九、《千金要方》卷十九第一并无此五字。

192

帝曰：新校正云：详"帝曰"至"以其胜治之愈"，全元起本在《汤液篇》。**诊得心脉而急，此为何病？病形何如？岐伯曰：病名心疝❶，少腹当有形也。**心为牡脏，其气应阳，今脉反寒，做为疝也。诸脉劲急者，皆为寒。形，谓病形也。**帝曰：何以言之？岐伯曰：心为牡脏❷，小肠为之使，故曰少腹当有形❸也。**少腹，小肠也。《灵兰秘典论》曰："小肠者，受盛之官。"以其受盛，故形居于内也。**帝曰：诊得胃脉，病❹形何如？岐伯曰：胃脉实则胀，虚则泄。**脉实者气有余，故胀满。脉虚者气不足，故泄利。新校正云：详此前对帝问"知病之所在"。

❶ 心疝：此指小肠疝气而言。《圣济总录》卷九十四《心疝》："夫脏病必传于腑，今心不受邪，病传于腑，故小肠受之，为疝而痛，少腹当有形也。世之医者，以疝为寒湿之疾，不知心气之厥，亦能为疝。心疝者，当兼心气以治之。"

❷ 心为牡脏："牡"阳也。心为阳中之太阳，故为牡脏。

❸ 少腹当有形：姚止庵曰："心与小肠为表里，并属火。今寒邪犯心，心为火脏，寒无所容，邪气以从其合也，寒欲犯心，不得停留，转入小肠。小肠部分外当少腹，故少腹有形"。

❹ 病：《太素》卷十六《杂诊》作"疝"。按：以上"病形何如"句律之，仍以作"病"为是。

帝曰：病成而变❶何谓❷？岐伯曰：风成为寒热❸，《生气通天论》曰："因于露风，乃生寒热。"故风成为寒热也。**瘅成为消中，**瘅，谓湿热也。热积于内，故变为消中也。消中之证，善食而瘦❹。新校正云：详王注以"善食而瘦"为"消中"，按本经"多食数溲"为之"消中"，"善食而瘦"乃是"食㑊"之证，当云"善食而溲数"。**厥成为巅疾，**厥，谓气逆也。气逆上而不已，则变为上巅之疾也。**久风为飧泄，**久风不变，但在胃中，则食不化而泄利也。以肝气内合而乘胃，故为是病焉。《阴阳应象大论》曰："风气通于肝。"故内应于肝也。**脉❺风成❻为疠，**经❼《风论》曰："风寒客于脉而不去，名曰疠风。"又曰："疠者有荣气热附❽，其气不清，故使其鼻柱坏而色败，皮肤疡溃。"然此则癞也。夫如是者，皆脉风成，结变而为也。**病之变化，不可胜数。**新校正云：详此前对帝问"知病之所变奈何"。

❶ 病成而变：张介宾曰："成言病之本，变言病之标。"

❷ 何谓：《太素》卷十六《杂诊》作"何如"。

❸ 寒热：病名，乃虚劳寒热之谓。详见本书《风论》。

❹ 瘦：胡本作"溲"。

❺ 脉：《太素》卷十六《杂诊》作"贼"。

❻ 成：本书《风论》王注引作"盛"。按："成"与"盛"通。

❼ 经：周本"经"上有"本"字。

❽ 附：胡本作"胕"。

帝曰：诸痈肿筋挛骨痛，此皆安生❶？安，何也。言何以生之。**岐伯曰：此寒气之肿❷，八风之变也。**风，八方之风也。然痈肿者，伤东南西南风之变也。筋挛骨痛者，伤东风、北风之变也。《灵枢经》曰："风从东方来，名曰婴儿风，其伤人也，外在筋纽。风从东南来，名曰弱风，其伤人也，外在于肌。风从西南来，名曰谋风，其伤人也，外在于肉。风从北方来，名曰大刚风，其伤人也，外在于骨。"由此四风之变而三病乃生，故下问对是也。**帝曰：治之奈何？岐伯曰：此四时之病，以其胜治之愈也。**胜，谓胜克也。如金胜木，木胜土，土胜水，水胜火，火胜金。此则相胜也。

❶ 生：《甲乙经》卷十一第九作"在"。

❷ 肿：疑作"钟"。"肿""钟"，声形易误。"钟"有"聚"义。见《左传·昭二十一年》杜注。《释名·释疾病》："肿，钟也。寒热气所钟聚也。"

帝曰：有故病五脏发动❶，因伤脉色，各何以知其久暴至❷之病乎？重以色气，明前五脏坚长之脉，有自病故病及因伤候也。**岐伯曰：悉乎哉问也！征其脉小❸色不夺❹者，新病也。**气乏而神犹强也。**征其脉不夺其色夺者，此久病也。**神持而邪凌其气也。**征其脉与五色俱夺者，此久病也。**神与气俱衰也。**征其脉与五色俱不**

夺者，新病也。神与气俱强也。肝与肾脉并至，其色苍赤，当病毁伤，不见血，已见血，湿若中水也❺。肝色苍，心色赤，赤色见当脉供❻，肾脉见当色黑，今肾脉来，反见心色，故当因伤而血不见也。若已见血，则是湿气及水在腹中也。何者？以心肾脉色，中外之候不相应也。

❶ 有故病五脏发动：张介宾曰："有故病，旧有宿疾也。五脏发动，触感而发也。"

❷ 至：疑衍。《太素》杨注："何以知其久病新暴之别。"似杨据本无"至"字。

❸ 征其脉小："征"证验、证明。《广韵·十六蒸》："征，明也，证也。""小"者，浮沉取之，悉皆损小。说见《诊家枢要》。

❹ 色不夺："夺"通"脱"。色之与脉，当参相应，脉小而色不脱，是正气未漓，邪气未甚，故知新病。《灵枢·经脉》："面尘脱色。"据此，则"色不脱"之意可知矣。

❺ 肝与肾脉并至，其色苍赤，当病毁伤，不见血，已见血，湿若中水也：《太素》卷十五《五脏脉诊》肝"上有"故"字。"毁"作"击"。张介宾曰："肝脉弦，肝主筋。肾脉沉，肾主骨。苍者肝肾之色，青而黑也。赤者心火之色，心主血也。脉见弦沉而色苍赤者，筋骨血脉俱病，故必当为毁伤也。凡毁伤筋骨者，无论不见血，已见血，其血必凝，其经必滞，气血凝滞，形必肿满，故如湿气在经，而同于中水之状也。"

❻ 供：读本作"洪"。

尺内❶两旁，则季胁也，尺内，谓尺泽之内也。两旁，各谓尺之外侧也。季胁近肾，尺主之，故尺内两旁则季胁也。尺外以候肾❷，尺里❸以候腹。尺外，谓尺之外侧。尺里，谓尺之内侧也。次尺外下两旁则季胁之分，季胁之上肾之分，季胁之内则腹之分也。中附上❹，左❺外以候肝，内以候膈；肝主贲，贲，膈也。右❺外以候胃，内以候脾。脾居中，故以内候之。胃为市，故以外候之。上附上❹，右外以候肺，内以候胸中；肺叶垂外，故以外候之。胸中主❻气管，故以内候之。左外以候心，内以候膻中。心，主膈中也。膻中，则气海也，嗌也。新校正云：详王氏以膻中为嗌也，疑误。**前❼以❽候前❾，后❼以❽候后❾，**上前，谓左寸口。下前，谓胸之前膺及气海也。上后，谓右寸口。下后，谓胸之后背及气管也。**上竟上❿者，胸喉⓫中事也；下竟下❿者，少腹腰股膝胫足中事也。**上竟上，至鱼际也。下竟下，谓尽尺之脉动处也。少腹，胞。气海⓬，在膀胱。腰、股、膝、胫、足中之气动静，皆分其近远及连接处所名目以候之，知其善恶也。

❶尺内：此指尺肤诊的部位。杨上善曰："从关至尺泽为尺也。"

❷肾：柯校本作"背"。

❸尺里：指尺泽部的中间处。扬上善曰："自尺内两中间。"

❹中附上　上附上：将尺肤部分为三段，近掌部者为上段，近肘部者为下段，中间者为中段。中附上，指中段。谓肝、膈、脾、胃皆在中部，而附于上。上附上，指上段，谓肺、胸、心、膻中皆在上部，而附于上。

❺左　右：指左、右手。下文左、右同。

❻主：胡本、藏本并作"生"。

❼前　后：丹波元简曰："按前者，臂内阴经之分也。后者，臂外阳经之分也。"

❽以：《太素》卷十五《五脏脉诊》无"以"字。

❾候前　候后：杨上善曰："当此尺里跗（通肤）前，以候胸腹之前，跗后以候背后。"

❿上竟上　下竟下："竟"尽也。上竟上者，指上段之尽端，即鱼际部。下竟下者，指下段之尽端，即尽于尺泽处。

⓫胸喉：《三因方》卷二"胸喉"上有"头项"二字。

⓬气海：顾观光曰："气海疑血海。"

粗大❶者，阴不足阳有余，为热中❷也。粗大，谓脉洪大也。脉洪为热，故曰热中。**来疾去徐，上实下虚❸，为厥巅疾❹；来徐去疾，上虚下实，为恶风也❺。**亦脉状也。**故中恶风者，阳气受也❻。**以上虚，故阳气受也。**有脉俱沉细数者，少阴厥也❼，**尺中之有❽脉沉细数者。是肾少阴气逆也。何者？尺脉不当见数，有数故言厥也。

俱沉细数者，言左右尺中也。**沉细数散者，寒热也；**阳干于阴，阴气不足，故寒热也，《正理论》曰："数为阳。"**浮而散者，为眴仆 ❾。**脉浮为虚，散为不足，气虚而血不足，故为头眩而仆倒也。**诸浮不 ❿ 躁 ⓫ 者皆在阳，则为热；其有躁者在手 ⓬。**言大法也。但浮不躁，则病在足阳脉之中；躁者病在手阳脉之中也。故又曰：其有躁者在手也。阳为火气，故为热。

诸细而沉者，皆在阴，则为骨痛；其有静者在足。细沉而躁，则病生于手阴脉之中；静者，病生于足阴脉之中也。故又曰其有静者在足也。阴主骨，故骨痛。**数动一代者，病在阳之脉也，泄 ⓭ 及便脓血。**代，止也。数动一代，是阳气之生病，故言病在阳之脉。所以然者，以泄利及脓血脉乃尔。**诸过者切之 ⓮，涩者阳气有余也，滑者阴气有余也。**阳有余则血少，故脉涩。阴有余则气多，故脉滑也。新校正云：详"气多"疑误，当是"血多"也。**阳气有余为身热无汗，阴气有余为多汗身寒，**血少气多，斯可知也。**阴阳有余则无汗而寒 ⓯。**阳余无汗，阴余身寒，若阴阳有余，则当无汗而寒也。**推而外之，内而不外，有心腹积也 ⓰。**脉附臂筋，取之不审，推筋令远，使脉外行内而不出外者，心腹中有积乃尔。**推而内之，外而不内，身有热也 ⓱。**脉远臂筋，推之令近，远而不近，是阳气有余，故身有热也。**推而上之，上而不下，腰足清也 ⓲。**推筋按之，寻之而上，脉上涌盛，是阳气有余，故腰足 ⓳ 泠也。新校正云：按《甲乙经》"上而不下"作"下而不上"。**推而下之，下而不上，头项痛也 ⓴。**推筋按之，寻之而下，脉沉下掣，是阳 ㉑ 气有余，故头项痛也。新校正云：按《甲乙经》"下而不上"作"上而不下"。**按之至骨，脉气少者，腰脊痛而身 ㉒ 有痹也。**阴气大过故尔。

❶ 粗大：同义复词。《广雅·释诂一》："粗，大也"。

❷ 热中：即内热。

❸ 来疾去徐，上实下虚：《太素》卷十五《五脏脉诊》"徐"下有"者"字。姚止庵曰："疾，急数也，徐，缓弱也。脉之至曰来，回曰去。来主上，回生下。

实者，邪气实也。虚者，正气虚也。邪实于上，故病逆于项巅。"

❹ 厥巅疾：《太素》卷十五《五脏脉诊》、《甲乙经》卷四第一"巅"并作"癫"。按："巅"是借字。《广韵·一先》："巅，山顶也。""癫"同"瘨"，作"病"解，均非本义。"巅"应作"颠"。《说文·页部》："颠，顶也。""颠疾"乃气火上升顶巅之疾。本书《调经论》所谓"血之与气，并走于上，则为大厥"是也。

❺ 来徐去疾，上虚下实，为恶风也："来徐去疾"准上文"来疾去徐"例，"疾"下当补"者"字。姚止庵曰："气虚于上，故风邪易入而为恶风之病。"

❻ 故中恶风者阳气受也：《太素》卷十五《五脏脉诊》无此九字。此九字似为上文"恶风"旁注误入正文，应据《太素》删。

❼ 有脉俱沉细数者，少阴厥也：《太素》卷十五《五脏脉诊》"有"下无"脉"字。核以上下文例，"有脉"二字俱衍，当删。姚止庵曰："沉细而缓，肾之平脉也。数则为火。今沉细数者，是阴虚水亏而火上逆，名曰少阴厥。厥，逆而上也，所谓阴虚火动是矣。"

❽ 有：周本无"有"字。

❾ 浮而散者，为眴仆："眴"与"眩"通。见《文选·剧秦美新》善注。脉应指浮而散，是气血不足正气耗散或孤阳上越之象，故发眩晕仆倒之病。

❿ 不：柯校本、《太素》卷十五《五脏脉诊》并作"而"。

⓫ 躁：谓脉势躁急，与下文"静"相反。

⓬ 其有躁者在手：《太素》卷十五《五脏脉诊》"有"作"右"，"在"下有"左"字。

⓭ 泄：《太素》卷十五《五脏脉诊》"泄"上有"溏"字。

⓮ 诸过而切之：《甲乙经》卷四第一无此五字。

⓯ 阴阳有余则无汗而寒：张琦曰："阴阳有余二语未详其义，恐有讹误。"

⓰ 推而外之，内而不外，有心腹积也：张介宾曰："凡病若在表，而欲求之于外矣，然脉则沉迟不浮，是在内而非外，故知其心腹之有积也。""推"有"求"义。见《淮南子·主术训》高注。"外""内"指脉之浮沉言。

⓱ 推而内之，外而不内，身有热也：《太素》卷十五《五脏脉诊》无"身"字。《甲乙经》卷四第一"身"作"中"。张介宾曰："凡病若在里，而欲推求于内矣，然脉则浮数不沉，是在外而非内，故知其身之有热也。"

⓲ 推而上之，上而不下，腰足清也：张介宾曰："凡推求于上部，然脉止见于上，而下部则弱，此以有升无降，上实下虚，故腰足为之清冷也。""上""下"指脉之部位言。

⓳ 足：周本"足"下有"清"字。

⓴ 推而下之，下而不上，头项痛也：张介宾曰："凡推求于下部，然脉止见于下，而上部则亏，此以有降无升，清阳不能上达，故为头项痛也。"

㉑ 阳：周本、守校本"阳"并作"阴"。

㉒ 身：《太素》卷十五《五脏脉诊》"身"下有"寒"字。

平人气象论篇第十八

新校正云：按全元起本在第一卷。

提要：本篇主要说明五脏四时之脉，其根本皆在胃气，胃气之多少、有无，是区分平脉、病脉、死脉的关键。此外，亦论述了四时不同脉及脉证相同、相反等在诊断方面的意义。

黄帝问曰：平人❶何如？平人，谓气候❷平调之人也。**岐伯对曰：人一呼脉再❸动，一吸脉亦再动，呼吸定息脉五动，闰以太息❹，命曰平人。平人者，不病也❺。**经脉一❻周于身，凡长十六丈二尺。呼吸脉各再动，定息脉又一动，则五动也，计二百七十定息，气可❼环周。然尽五十营，以一万三千五百定息，则气都行八百一十丈。如是则应天常度，脉气无不及太过，气象平调，故曰平人也。**常以不病❽调病人，医不病，故为病人平息以调之为法❾。人一呼脉一动，一吸脉一动❿，曰少气。**呼吸脉各一动，准候减平人之半，计二百七十定息，气凡行八丈一尺，以一万三千五百定息，气都行四百五丈，少气之理，从此可知。**人一呼脉三动，一吸脉三动而躁⓫，尺热⓬曰病温，尺不热脉滑曰病风，脉涩曰痹⓭。**呼吸脉各三动，准⓮过平人之半，计二百七十息⓯，气凡行二十四丈三尺，病生之兆，由斯著矣。夫尺者，阴分位也；寸者，阳分位也。然阴阳俱热，是则为温，阳独躁盛，则风中阳也。《脉要精微论》曰："中恶风者，阳气受也。"滑为阳盛，故病为风。涩为无血，故为痹痹也。躁，谓烦躁。新校正云：按《甲乙经》无"脉涩曰痹"一句，下文亦重。**人一**

呼脉四动以上[16]曰死，脉绝不至曰死，乍疏乍数曰死。呼吸脉各四动，准候过平人之倍，计二百七十息[17]，气凡行三十二丈四尺，况其以上耶。《脉法》曰："脉四至曰脱精，五至曰死。"然四至以上，亦近五至也，故死矣。然脉绝不至，天真之气已无，乍数乍疏，胃谷之精亦㵩，故[18]皆死之候。是以下文曰。新校正云：按别本"㵩"一作"败"。

❶平人：谓阴阳平衡、气血和调的人。本书《调经论》："阴阳匀平，以充其形，九候若一，命曰平人。"《灵枢·终始》："形肉血气，必相称也，是谓平人。"

❷气候：下文"平人者，不病也"句王注又作"气象"。义可两存。

❸再：《广雅·释诂四》："再，二也。"

❹呼吸定息脉五动，闰以太息：柯校引《甲乙经》注云"闰"字疑误。《外科精义》卷上引"闰"作"为"。又《太素》卷十五《尺寸诊》无此十五字。张介宾曰："呼吸定息，谓一息既尽而换息未起之际也，脉又一至，故曰五动。闰，余也，犹闰月之谓。言平人常息之外，间有一息甚长者，是为闰以太息，而又不止五至也。"

❺命曰平人。平人者，不病也：《类说》卷三十七引作"此平人不病脉也，不足为迟，有余为数。"

❻一：胡本无"一"字。

❼可：赵本"可"作"行"。

❽病：《甲乙经》卷四第一"病"下有"之人以"三字。

❾医不病，故为病人平息以调之为法：《素问评》云："医不病至以调之是注解。""为法"二字属上读。"调"（diào 钓），求索。慧琳《音义》卷十三引《广雅》："调，求也。"

❿动：《太素》卷十五《尺寸诊》"动"下有"者"字。

⓫躁：谓气象急躁，此据吴瑭说。

⓬尺热：谓尺肤发热。"尺肤"谓肘至掌后横纹之间的皮肤。

⓭脉涩曰痹："脉涩曰痹"四字，疑后人涉下文妄增。此节从呼吸六动而来，"脉涩"何谓。

⓮准：周本"准"下有"候"字。

⓯息：周本"息"上有"定"字。

⓰四动以上：《太素》卷十五《尺寸诊》"动"作"至"，无"以上"二字。

⑰ 息：周本"息"上有"定"字。
⑱ 故：赵本作"此"。

平人之常气禀于胃，胃者，平人之常气也❶，常平之气，胃海致之。《灵枢经》曰："胃为水谷之海也。"《正理论》曰："谷入于胃，脉道乃行。" 人无胃气曰逆，逆者死。逆，谓反平人之候也。新校正云：按《甲乙经》云："人常禀气于胃，脉以胃气为本，无胃气曰逆，逆者死。" 春胃微弦曰平❷，言微似弦，不谓微而弦也。钩及耎弱、毛、石义并同。弦多胃少曰肝病，但弦无胃曰死，谓急而益劲，如新张弓弦也。胃而有毛曰秋病❸，毛，秋脉，金气也。毛甚曰今病❹。木受金邪，故今病。脏真❺散于肝，肝藏筋膜之气也。象阳气之散发，故脏真散也。《脏气法时论》曰："肝欲散，急食辛以散之。取其顺气。" 夏胃微钩❻曰平，钩多胃少曰心病，但钩无胃曰死，谓前曲后居，如操带钩也。胃而有石❼曰冬病，石，冬脉，水气也。石甚曰今病。火被水侵，故今病。脏真通于心，心藏血脉之气也。象阳气之炎盛也。《脏气法时论》曰："心欲耎，急食咸以耎之。"取其顺气。长夏胃微耎弱曰平，弱多胃少曰脾病❽，但代❾无胃曰死，谓动而中止，不能自还也。耎弱有石曰冬病❿，石，冬脉，水气也。次其胜克，石当为弦，长夏土绝，故云石也。弱⓫甚曰今病。弱甚为上气不足，故今病。新校正云：按《甲乙经》"弱"作"石"。脏真濡⓬于脾，脾藏肌肉之气也。以含藏水谷，故⓭脏真濡也。秋胃微毛曰平，毛多胃少曰肺病，但毛无胃曰死，谓如物之浮，如风吹毛也。毛⓮而有弦曰春病，弦，春脉，木气也。次其乘克，弦当为钩，金气逼肝则脉弦来见，故不钩而反弦也。弦甚曰今病。木气逆来乘金，则今病。脏真高于肺，以行荣卫阴阳也⓯。肺处上焦，故脏真高也。《灵枢经》曰："荣气之道，内谷为实，谷入于胃，气传与肺，流溢于中，而⓰散于外，精专者行于经隧。"以其自肺宣布，故云以行荣卫阴阳也。新校正云：按别本"实"一作"宝"。**冬胃微石曰平，石多胃少曰肾病，但石无胃曰死，**谓如夺索，辟辟如弹石也。**石而有钩曰夏病，**钩，夏脉，火兼土气也。次其乘克，钩当云弱，土王❶长夏，不见正形，故石而有钩，兼其土也。**钩甚曰今病。**水受火土之邪，故今病。**脏真下于肾，肾藏骨髓之气也。**肾居下焦，故云脏真下也。肾化骨髓，故藏骨髓之气也。

❶ 平人之常气禀于胃，胃者，平人之常气也：按本书《玉机真脏论》王注引"平人之常气禀于胃"作"平人之常禀于胃"，下"胃者"作"胃气者"。

❷ 春胃微弦曰平："微弦"谓略含弦象。滑寿曰："弦脉按之不移，举之应手，端直如弓弦。"

❸ 胃而有毛曰秋病：《脉经》卷三第一"胃而有毛"作"有胃而毛"。按：《脉经》是。"有胃"与上"无胃"相对。《广雅·释诂三》："毛，轻也。"此谓有胃气而含有秋令脉象，则肺盛侮肝，故至秋肺气旺时，而必为病。后皆仿此。

❹ 毛甚曰今病："毛甚"谓毛浮之脉过极，则肺气太盛，肝德已衰，木被金伤，故不必至秋，今即为病。凡四时不见应有之脉，而反见他时之脉者，义皆似此。

❺ 脏真：姚止庵曰："五脏既以胃气为本，是胃者五脏之真气也，故曰脏真。无病之人，胃本和平，其气随五脏而转。"

❻ 钩：《说文·句部》："钩，曲也。"因脉举指来盛，去势似衰，浮盛隆起而圆滑，其象如曲物，故命曰"钩"。

❼ 石：比喻脉沉实。

❽ 弱多胃少曰脾病：《甲乙经》卷四第一中"弱多胃少"作"胃少兯弱多"。姚止庵曰："脾胃尤贵和平，故太强病，太弱亦病，微软弱者，虽弱而无太过之患，若过弱则健运失职而脾病。"

❾ 代：当作"弱"。律以上下文例，如"春胃微弦"，则"但弦无胃"；"夏胃微钩"，则"但钩无胃"，"秋胃微毛"，则"但毛无胃"；"冬胃微石"，则"但石无胃"。据此则"长夏胃微兯弱"，亦应作"但弱无胃"方合。

❿ 兯弱有石曰冬病：张介宾曰："石为冬脉属水，长夏阳气正盛而见沉石之脉，以火土气衰，而水反乘也，故至冬而病。"

⓫ 弱：《脉经》卷三、《千金要方》卷十五第十一并作"石"。按：作"石"是。"弱"字蒙上"软弱"致误。

⓬ 濡：《太素》卷十五《尺寸诊》作"传"。

⑬ 故：周本"故"下有"云"字。

⑭ 毛：明绿格抄本、吴注本"毛"并作"胃"。

⑮ 以行荣卫阴阳也：《甲乙经》卷四第一"以"作"肺"。按：律以上下文例，如"肝藏筋膜之气""心藏血脉之气""脾藏肌肉之气""肾藏骨髓之气"，此句似以作"肺藏皮毛之气也"为是。

⑯ 而：胡本、读本并作"布"。

⑰ 王：周本作"主"。

胃之大络，名曰虚里❶，贯膈络肺，出于左乳下，其动应衣❷，脉宗气也❸。 宗，尊也，主也，谓十二经脉之尊主也。贯膈络肺出于左乳下者，自膈而出于乳下，乃络肺也。**盛喘数绝❹者，则病在中；** 绝，谓暂断绝也。**结而横❺有积矣；绝不至曰死。** 皆左乳下脉动状也。中，谓腹中也。**乳之下其动应衣，宗气泄也❻。** 泄，谓发泄。新校正云：按全元起本无此十一字。《甲乙经》亦无。详上下文义，多此十一字，当去。

❶ 虚里：即心尖搏动之处，相当于乳根穴。杨上善曰："虚里，城邑居处也。此胃大络乃是五脏六腑所禀居，故曰虚里。"

❷ 衣：《甲乙经》卷四第一作"手"。按：作"手"是。

❸ 脉宗气也：《甲乙经》卷四第一"脉"下有"之"字。《太素》卷十五《尺寸诊》"气"下无"也"字，连下"盛"字为句。《广雅·释诂三》："宗，聚也。"胃为二十经之海，虚里为众脉气之所聚，故曰"宗气"。《灵枢·刺真邪论》："宗气不下，脉中之血，凝而留止。"

❹ 数（shuò 朔）绝：《广韵·四觉》："数，频数也。""数绝"谓屡绝屡续。下文"绝不至曰死"。绝不至"与"数绝"对文。

❺ 结而横：《脉经》卷四《三部九候证》："中部脉结者，腹中积聚。"《千金要方》卷二十八第七："横脉见左，积在右；见右，积在左。"丹波元简曰："横，盖谓其动横及于右边。"

❻ 乳之下其动应衣，宗气泄也：田晋蕃曰："盖动而微则应手，动而甚则应衣，微则为平，甚则为病。王氏必有所本，未可断为衍文。以今验古，信而有征。"

欲知❶寸口❷太过与不及，寸口之❸脉中手❹短者，曰头痛。寸口脉❺中手长者，曰足胫痛。短为阳气不及，故病于头。长为阴气太过，故病于足。寸口脉❺中手促上击❻者，曰肩背痛。阳盛于上，故肩背痛。寸口脉沉而坚❼者，曰病在中。寸口脉浮而盛者，曰病在外。沉坚为阴，故病在中。浮盛为阳，故病在外也。寸口脉沉而弱，曰寒热及疝瘕少腹痛❽。沉为寒，弱为热，故曰寒热也。又沉为阴盛，阳为阳余，余盛相薄，正当寒热，不当为疝瘕而少腹痛，应古之错简尔。新校正云：按《甲乙经》无此十五字，况下文已有"寸口脉沉而喘，曰寒热。脉急者，曰疝瘕少腹痛。"此文衍，当去。寸口脉沉而横❾，曰胁下有积❿，腹中有横积痛。亦阴气内结也。寸口脉沉⓫而喘，曰寒热。喘为阳吸，沉为阴争，争吸相薄，故⓬寒热也。脉盛滑坚者，曰病在外。脉小实而坚者，病在内⓭。盛滑为阳，小实为阴，阴病病在内，阳病病在外也。脉小弱以涩，谓之久病。小为气虚，涩为无血。血气虚弱，故云久远之病也。脉滑浮而疾者，谓之新病。滑浮为阳足，脉疾为气全，阳足气全，故云新浅之病也。脉急者，曰疝瘕少腹痛⓮。此覆前疝瘕少腹痛之脉也。言沉弱不必为疝瘕，沉急乃与诊相应。脉滑曰风。脉涩曰痹。滑为阳，阳受病则为风。涩为阴，阴受病则为痹。缓而滑曰热中⓯。盛而紧⓰曰胀。缓，谓纵缓之状，非动之迟缓也。阳盛于中，故脉滑缓。寒气否满，故脉盛紧也。盛紧，盛满也。脉从阴阳，病易已；脉逆阴阳，病难已。脉病相应谓之从，脉病相反谓之逆。脉得四时之顺，曰病无他；脉反四时及不间脏⓱，曰难已。春得秋脉，夏得冬脉，秋得夏脉，冬得四季脉，皆谓反四时，气不相应故难已也。

❶ 欲知：《脉经》卷四第一、《千金要方》卷二十八第六并无"欲知"二字。

❷ 寸口：《太素》卷十五《尺寸诊》"寸口"下有"脉"字。

❸ 之：循下文例，"之"字疑衍。

❹ 中（zhòng 众）手：犹应手。《礼记·月令》郑注："中犹应也。"

❺ 寸口脉：明绿格抄本无"寸口脉"三字。《脉经》卷四第一、《千金要方》卷二十八第六并无此三字，与明抄本合。

❻ 促上击：《太素》卷十五《尺寸诊》作"如从下上击"。《甲乙经》卷四第一"击"作"数"。周学海曰："促者蹙也，迫也。促脉者，起伏不大，而其势躁急，《素问》所谓促上击者是也。"张路玉曰："观上击二字，则脉来搏指。"

❼ 坚：《太素》卷十五《尺寸诊》、《太平圣惠方》卷一《平寸口脉法》引并作"紧"。

❽ 寸口脉沉而弱，曰寒热及疝瘕少腹痛：李笠曰："按《太素》亦有此十五字，则隋时所见本已如此，林校谓十五字当去，未细察耳。盖此为疝瘕之寒热，故脉沉弱；下文泛言阴阳相搏之寒热，故脉沉而喘；又下疝瘕少腹痛脉急，亦与此异。盖前后参互，以见寒热疝瘕之脉不同。此篇主要在脉，故《太素》题曰尺寸诊，似非错简。"

❾ 沉而横：《太素》卷十五《尺寸诊》"横"下有"坚"字。姚止庵曰："脉道本直，其有不直而横者，乃有积块伏匿于其内。脉虽但言横，而有力可知也。"

❿ 有积：《甲乙经》卷四第一、《脉经》卷八第十二、《千金要方》卷二十八第七并作"及"字，连下读。按："有积"二字，涉下文"有横积"衍。

⓫ 沉：《甲乙经》卷四第一作"浮"。

⓬ 故：周本"故"下有"为"字。

⓭ 脉小实而坚者，病在内：金本、明抄本、周本"病"上并有"曰"字。"脉小实而坚"谓脉小而按之不衰，久按有力，乃邪气凝聚固结之象，是为里有病，故言"病在内"。

⓮ 脉急者，曰疝瘕少腹痛：《广雅·释诂一》："紧，急也。"故急脉与紧脉相类。"急"并无急速之意，只是脉来绷急。寒气凝积，则脉紧急，于病应之，是为"疝瘕少腹痛"。

⓯ 缓而滑曰热中："缓"有平脉，有病脉。从容和缓，是为平脉。若病脉之主实热者，则纵缓不振；主虚寒者，则怠缓少神。"缓而滑"谓脉来纵缓滑利，是阳热有余，故曰"热中"。

⓰ 盛而紧：《素问》言紧脉，仅此与本书《示从容论》两见，其他多言坚脉。"紧""坚"二字在《说文》同入《卧部》故能通用。"盛"是谓之气势有余。"紧"是谓脉绷急。

⓱ 及不间脏：《太素》卷十五《尺寸诊》无此四字。按："间脏"之义，王注未言及，似王所据本亦无此四字。《难经·五十三难》："间脏者，传其子也。"吕

广曰："间脏者，间其所胜之脏而相传也。心胜肺，脾间之；肝胜脾，心间之；脾胜肾，肺间之；肺胜肝，肾间之；肾胜心，肝间之。此谓传其所生也。""不间脏"谓相克而传，如心病传肺，肺病传肝，肝病传脾，脾病传肾，肾病传心。相克则病难已。

臂多青脉，曰脱血。血少脉空，客寒因入，寒凝血汗，故脉色青也。**尺脉缓涩，谓之解㑊❶。**尺为阴部，腹肾主之。缓为热中，涩为无血，热而无血，故解㑊，并❷不可名之。然寒不寒，热不热，弱不弱，壮不壮，㑊不可名，谓之解㑊也。《脉要精微论》曰："尺外以候肾，尺里以候腹中。"则腹肾主尺之义也。**安卧脉盛❸，谓之脱血。**卧久伤气，气伤则脉诊应微，今脉盛而不微，则血去而气无所主乃尔。盛，谓数急而大鼓也。**尺涩脉滑，谓之多汗。**谓尺肤涩而尺脉滑也，肤涩者荣血内涸，脉滑为阳气内余，血涸而阳气尚余，多汗而脉乃如是也。**尺寒脉细，谓之后泄。**尺主下焦，诊应肠腹，故肤寒脉细，泄利乃然。《脉法》曰："阴微即下。"言尺气虚少。**脉尺粗常热者❹，谓之热中❺。**谓下焦中也。

❶ 尺脉缓涩，谓之解㑊（yì亦）："脉缓"二字误倒。本句应作"尺缓脉涩"，与下"尺涩脉滑""尺寒脉细"句式一律。"解㑊"谓四肢懈怠，懒于行动。

❷ 并：赵本、周本并作"而"。

❸ 安卧脉盛：《太素》卷十五《尺寸诊》"安卧"二字属上读，"脉"上有"尺"字。丹波元坚曰："此句当作尺热脉盛，与前后尺、脉对言例相合。《论疾诊尺》篇尺炬然热，人迎大者，当夺血。此其明据。盖《太素》原有热字，而杨氏不知其脱，至王所见本，则并尺字而脱之，故遂以安卧属脱血也。"

❹ 脉尺粗常热者：循上文例，此句当作"脉粗尺常热者"。

❺ 中：《脉经》卷四第一、《千金要方》卷二十八第六"中"下并有"腰胯疼小便赤热"七字。

肝见❶庚辛死，庚辛为金，伐肝木也。**心见壬癸死，**壬癸为水，灭心火也。**脾见甲乙死，**甲乙为木，克脾土也。**肺见丙丁死，**丙丁为火，铄肺金也。**肾见戊己死**，戊己为土，刑肾水也。**是谓真藏见皆死**。此亦通明《三部九候论》中真脏脉见者胜死也。尺粗而脏见亦然。

❶肝见：张琦曰："此（肝见以下三十二字）《三部九候论》篇脱文，皆至其不胜之日死。"

　　颈脉动喘疾咳❶，曰水。水气上溢，则肺被热熏，阳气上逆，故颈脉盛鼓而咳喘也。颈脉，谓耳下及结喉旁人迎脉者❷也。**目里❸微肿如卧蚕❹起之状，曰水**。《评热病论》曰："水者阴也，目下亦阴也，腹者至阴之所居也，故水在腹中者，必使目下肿也。"**溺黄赤安卧❺者，黄疸**。疸，劳也。肾劳胞热，故溺黄赤也。《正理论》曰："谓之劳瘅，以女劳得之也。"新校正云：详王注以疸为劳义非，若谓女劳得疸则可，若以疸为劳非矣。**已食如饥者，胃疸**。是则胃热也，热则消谷，故食已如饥也。**面肿曰风❻**。加之面肿，则胃风之诊也。何者？胃阳明脉，起于鼻，交频中，下循鼻外故尔。**足胫肿曰水**。是谓下焦有水也。肾少阴脉，出于足心，上循胫过阴股，从肾上贯肝膈，故下焦有水，足胫肿也。**目黄者曰黄疸**。阳怫于上，热积胸中，阳气❼上燔，故目黄也。《灵枢经》曰："目黄者病在胸。"**妇人手少阴**新校正云：按全元起本作"足少阴"。**脉动甚者，姙❽子也**。手少阴脉，谓掌后陷者中，当小指动而应手者也。《灵枢经》曰："少阴无轮，心不病乎？岐伯云：其外经病而脏不病，故独取其经于掌后锐骨之端。"此之谓也。动，谓动脉也。动脉者，大如豆，厥厥动摇也。《正理论》曰："脉阴阳相薄，名曰动也。"又《经脉别论》曰："阴搏阳别，谓之有子。"新校正云：按《经脉❾别论》中无此文。

❶动喘疾咳：《太素》卷十五《尺寸诊》"喘疾"作"疾喘"。按：《太素》是。"动疾"是谓颈脉搏动之速。王注"颈脉盛鼓而咳喘也。""盛鼓而咳喘"乃"动疾喘咳"之释语，是王所据本不误。

❷者：胡本无"者"字。

❸里：金本、赵本、吴本、周本并作"裹"。《太素》卷十五《尺寸诊》作

"果"。按："里""是"裹"之误字，"果"是"裹"之假字。"裹"犹囊也。文中指眼胞言。

❹ 蚕：《太素》卷十五《尺寸诊》无"蚕"字。

❺ 溺黄赤安卧：《太素》卷十五《尺寸诊》"黄"下无"赤"字。喻昌曰："溺黄赤者，热之征也；安静嗜卧者，湿之征也。"

❻ 面肿曰风：马莳曰："面为诸阳之会，风属阳，上先受之，故感于风者，面必先肿，不可误以为止于水也。"

❼ 气：胡本作"热"。

❽ 妊：胡本、读本、赵本、朝本、藏本并作"任"。《太素》卷十五《尺寸诊》作"任"，与各本合。

❾ 经脉：柯校曰："经脉当作阴阳。"

脉有逆从❶四时，未有脏形❷，春夏而脉瘦❸，新校正云：按《玉机真脏论》"瘦"作"沉涩"。**秋冬而脉浮大，命曰逆四时也。**春夏脉瘦，谓沉细也。秋冬浮大，不应时也。大法，春夏当浮大而反沉细，秋冬当沉细而反浮大，故曰不应时也。**风**新校正云：按《玉机真脏论》"风"作"病"。**热而脉静，泄而脱血脉实，**新校正云：按《玉机真脏论》作"泄而脉大，脱血而脉实"。**病在中脉虚，病在外，**新校正云：按《玉机真脏论》作"脉实坚病在外"。**脉涩坚者，**新校正云：按《玉机真脏论》作"脉不实坚者"。**皆难治。**风热当脉躁而反静，泄而脱血当脉虚而反实，邪气在内当脉实而反虚，病气在外当脉虚滑而反坚涩，故皆难治也。**命曰反四时❹也。**皆反四时之气，乃如是矣。新校正云：详"命曰反四时也"此六字，应古错简，当去。自前"未有脏形春夏"至此五十三字，与后《玉机真脏论》文相重。

❶ 逆从：偏义复词。此谓脉之逆也。

❷ 未有脏形：马莳曰："未有正脏之脉相形，而他脏之脉反见。"

❸ 瘦：《甲乙经》卷四第一作"沉涩"。

❹ 四时：明绿格抄本无"四时"二字。

人以水谷为本，故人❶绝水谷则死，脉无胃气亦死。所谓无胃气者，但得真脏脉不得胃气也。所谓脉不得胃气者❷，肝不弦肾不石也。不弦不石，皆谓不微似也。

❶ 人：《类说》卷三十七引无"人"字。

❷ 所谓脉不得胃气者：《太素》卷十五《尺寸诊》"所谓"下无"脉不得胃气者"六字，与下连读。

太阳脉至，洪大以长❶；气盛故能尔。新校正云：按《扁鹊阴阳脉法》云："太阳之脉，洪大以长，其来浮于筋上，动摇九分，三月四月甲子王。"吕广云："太阳王五月六月，其气大盛，故其脉洪大而长也。"少阳脉至，乍数乍疏❷，乍短乍长；以气有畅未畅者也。新校正云：按《扁鹊阴阳脉法》云："少阳之脉，乍小乍大，乍长乍短，动摇六分，王十一月甲子夜半，正月二月甲子王。"吕广云："少阳王正月二月，其气尚微，故其脉来进退无常。"阳明脉至，浮大而短❸。谷气满盛故也。新校正云：详无三阴脉，应古文阙也。按《难经》云："太阴之至，紧大而长；少阴之至，紧细而微，厥阴之至，沉短以敦。"吕广云："阳明王三月四月，其气始萌未盛，故其脉来浮大而短。"《扁鹊阴阳脉法》云："少阴之脉紧细，动摇六分，王五月甲子日中，七月八月甲子王；太阴之脉，紧细以长，乘于筋上，动摇九分，九月十月甲子王；厥阴之脉，沉短以紧，动摇三分，十一月十二月甲子王。"

❶ 太阳脉至，洪大以长：据《难经·七难》此八字应在"阳明脉至，浮大而短"之后。

❷ 乍数乍疏："乍"有"或"义。"数"音义同"速"，《周礼·考工记》郑注："速或书作数。""疏"有"迟"义，《广雅·释诂》："疏，迟也。""速""迟"相对。

❸ 浮大而短：《太素》卷十五《尺寸诊》"短"下有"是谓三阳脉也"六字。

夫平心脉来，累累如连珠❶，如循琅玕❷，曰心平❸，言脉满而盛，微似珠形之中手。琅玕，珠之类也。夏以胃气为本。脉有胃气，则累累而微似连珠也。**病心脉来，喘喘连属❹，其中微曲❺，曰心病。**曲，谓中手而偃曲也。新校正云：详越人云："啄啄连属，其中微白，曰肾病。"与《素问》异。**死心脉来，前曲后居❻，如操带钩❼，曰心死。**居，不动也。操，执持也。钩，谓革带之钩。

❶ 累累如连珠：于鬯曰："连珠本作珠连，连字与下文玕字为韵。"

❷ 琅玕（lánggān 郎甘）：《尚书·禹贡》孔传："琅玕，石而似玉。"

❸ 曰心平：《甲乙经》卷四第一"曰"下无"心"字。下文"心病""心死"同。

❹ 喘喘连属：《庄子·大宗师》成："喘喘，气息急也。"此喻脉来急促相仍之象。

❺ 其中微曲：谓其象似钩，即前文"钩多胃少"之义。

❻ 前曲后居：明绿格抄本"居"作"倨"。按：《病源》卷十五《心病候》、《中藏经》卷上第二十四、《类说》卷三十七引并作"倨"，与明抄本合。杨上善曰："心脉来时，指下觉初曲后直，如操捉带钩，前曲后直，曰心死脉。居，直也。"

❼ 如操带钩：孙鼎宜曰："操，执持也。《说文》：带，绅也，男子鞶革，女子鞶丝。钩，犹结也。带钩结，两手操持之，则带必紧直。此乃喻其直，非喻其曲。"

平肺脉来，厌厌聂聂❶，如落榆荚❷，曰肺平，浮薄而虚者也。新校正云：详越人云："厌厌聂聂，如循榆叶，曰春平脉。蔼蔼如车盖，按之益大，曰秋平脉。"与《素问》之说不同。张仲景云："秋脉蔼蔼如车盖者，名曰阳结。春脉聂聂如吹榆荚者，名曰数。"恐越人之说误也。**秋以胃气为本。**脉有胃气，则微似榆荚之轻虚也。**病肺脉来，不上不下❸，如循鸡羽❹，曰肺病。**谓中央坚而两旁虚。**死肺脉来，如物❺之浮，如风吹毛，曰肺死。**如物之浮瞥瞥然，如风吹毛纷纷然也。新校正云：详越人云："按之消索，如风吹吹毛，曰死。"

❶ 厌厌聂聂：莫文泉曰："厌厌聂聂，依义当作欛欛槀槀。《广韵》：欛，叶动貌。槀，树叶动貌。"

❷ 如落榆荚：《难经·十五难》、《甲乙经》卷四第一并作"如循榆叶"。据《难经》吕注及林校引张仲景说，"落"当作"吹"。

❸ 不上不下：《病源》卷十五《肺病候》作"上下"，连下读。

❹ 如循鸡羽：《汉书·李陵传》颜注："循，谓摩循。"肺气轻清，如摩鸡羽，则毛中含有刚劲之意，故为病脉。

❺ 物：据《太素》卷十五《五脏脉诊》杨注"物"当作"芥"。《庄子·逍遥游》释文引李注："芥，小草也。"

平肝脉来，耎❶弱招招❷，如揭❸长竿❹末梢，曰肝平， 如竿末梢，言长耎也。**春以胃气为本。** 脉有胃气，乃长耎如竿之末梢矣。**病肝脉来，盈实而滑，如循长竿❺，曰肝病。** 长而不耎，故若循竿。**死肝脉来，急❻益劲，如新张弓弦，曰肝死。** 劲谓劲强，急之甚也。

❶ 耎：《脉经》卷三第一、《千金要方》卷十一第一并作"濡"。

❷ 招招：张志聪曰："以手相呼曰招。招招，起伏之象。"丹波元简曰："志注本于《诗经·国风·邶风》：招招舟子之疏，尤得其解。"

❸ 揭：《广雅·释诂》："揭，举也。"

❹ 长竿：《千金要方》卷十一第一"竿"上无"长"字。

❺ 长竿：于鬯曰："上文言平脉举长竿末梢为喻，此言病脉，何得又以长竿为喻。长竿若是竹竿，中空而不盈实，亦不滑也。竿字当是笴字之坏文。笴或以玉，或以象牙，正与脉盈实而滑之义合。长笴者，指固冠之笄。"

❻ 急：《太素》卷十五《五脏脉诊》"急"下有"而"字。

平脾脉来，和柔相离❶，如鸡❷践地，曰脾平， 言脉来动数相离，缓急和而调。**长夏以胃气为本。** 胃少则脉实数。**病脾脉来，实而盈数，如鸡举足❸，曰脾病。** 胃少故脉实急矣。举足，谓如鸡走之举足也。新校正云：详越人以为心病。**死脾脉来，锐坚如乌之喙❹，** 新校正云：按《千金方》作"如鸡之喙"。**如鸟之距❺，如屋之漏❻，如水之流❼，曰脾死。** 乌喙鸟距，言锐坚也。水流屋漏，言其至也。水流，谓平至不鼓。屋漏，谓时动复住。

❶ 和柔相离（lí丽）：《文选》潘安仁《为贾谧作赠陆机诗》善注："离与丽古字通。"《广雅·释诂三》："丽，著也。""和柔相丽"谓脉按之和柔而附着有根。

❷ 鸡：《脉经》卷三第三、《甲乙经》卷四第一"鸡"下并有"足"字。"鸡足"即"鸡爪"。鸡爪践地和柔，以喻脾之平脉。

❸ 如鸡举足："足"读如"促"。《礼记·中庸》孔："举犹行也。""如鸡举足"谓鸡走过急，而无和缓之态，故为病脉。

❹ 如乌之喙：赵本、吴本、周本、朝本、熊本"乌"并作"鸟"。《脉经》卷十作"如鸟之啄"。《千金要方》卷二十八第四作"如雀啄"。校语曰："雀啄者，脉来甚数而疾绝，止复顿来也。"《说文·口部》："喙，口也。"以"乌喙"锐坚，以喻脾之死脉。

❺ 距：《说文·足部》："距，鸡距也。""距"谓鸡足之横出者。大氐鸷鸟莫不有"距"，王注以锐坚状之触指坚锐，故为死脉。

❻ 如屋之漏：《千金要方》校语曰："屋漏者，其来既绝而止，时时复起而不相连属也。"

❼ 流：《脉经》卷三第三作"溜"。

平肾脉来，喘喘累累如钩❶，按之而坚，曰肾平，谓如心脉❷钩，按之小坚尔。新校正云：按越人云："其来上大下兑，濡滑如雀之喙，曰平。"吕广云："上大者足太阳，下兑者足少阴，阴阳得所为胃气强，故谓之平。雀喙者，本大而末兑也。"**冬以胃气为本。**胃少，则不按亦坚也。**病肾脉来，如引葛❸，按之益坚，曰肾病。**形如引葛，言不按且坚，明按之则尤甚也。**死肾脉来，发如夺索❹，辟辟如❺弹石，曰肾死。**发如夺索，犹蛇之走。辟辟如弹石，言促又坚也。

❶ 钩：《太素》卷十五《五脏脉诊》作"旬"。李笠曰："旬与下坚字为韵。王本作钩者，误旬为勾，因为钩耳。"按："旬"古与"营"通。"营"为"莹"之假字。"莹"石似玉也，"如莹"含有沉滑之义，故为平脉。

❷ 而：周本"而"字在下文"按之"下。

❸ 如引葛："如"上脱"形"字，应据王注补。"形如引葛"与下"发如夺索"句例同。"葛"蔓生草也。杨上善曰："如按引葛，逐指而下也。始终坚者，

是谓肾平。初瞴后坚，故是肾病也。"

❹ 发如夺索:《难经·十五难》、《千金要方》卷十九第一"夺"并作"解"。《千金要方》校语曰:"解索者，动数而随散乱，无复次绪也。"杨上善曰:"肾之石脉来指下，如索一头系之，彼头控之，索夺而去。"按：杨注是。"发"即脉去。"夺"即脱。"发如夺索"谓脉去如脱手之绳索。亦即本书《脉要精微论》所谓"绵绵去如弦绝者"，《金匮要略》第十一所谓"曲如蛇行者"，故王、杨两注均属正确。而《千金要方》校语之"动数、散乱"则于"发如夺索"义无所合。

❺ 如:《类说》卷三十七引"如"下有"挟"字。

卷第六

玉机真脏论篇第十九

新校正云：按全元起本在第六卷。

提要： 本篇主要介绍真脏脉征象及其预后问题，并阐明疾病的传变概念，与五实五虚的症状及其预后。

黄帝问曰：春脉如弦，何如而弦？岐伯对曰：春脉者❶肝❷也，东方木也，万物之❸所以始生也，故其气来，耎弱轻虚❹而滑，端直以长，故曰弦，言端直而长，状如弦也。新校正云：按越人云："春脉弦者，东方木也，万物始生，未有枝叶，故其脉来濡弱而长。"《四时经》"轻"作"宽"。反此者病。反为❺反常平之候。帝曰：何如而反？岐伯曰：其气来实而强❻，此谓太过，病在外；其气来不实而微，此谓不及，病在中。气余则病形于外，气少则病在于中也。新校正云：按吕广云："实强者，阳气盛也，少阳当微弱，今更实强，谓之太过，阳处表，故令病在外。厥阴之气养于筋，其脉弦，今更虚微，故曰不及，阴处中，故令病在内。"帝曰：春脉太过与不及，其病皆何如？岐伯曰：太过则令人善忘❼忽忽眩冒而❽巅疾；其❾不及则令人胸痛引背，下则❿两胁胠⓫满。忽忽，不爽也。眩，谓目眩，视如转也。冒，谓冒闷也。胠，谓腋下，胁也。忘当为怒字之误也。《灵枢经》曰："肝气实则怒。"肝厥阴脉，自足而上入毛中，又上贯膈布胁肋，循喉咙之后，上入颃颡，上出额与督脉会于巅，故病如是。新校正云：按《气交变大论》云："木太过，甚则忽忽善怒，眩冒巅疾。"则"忘"当作"怒"。帝曰：善。

217

❶ 者：《脉经》卷三第一、《甲乙经》卷四第一、《千金要方》卷十一第一并无"者"字。

❷ 肝：《太素》卷十四《四时脉形》"肝"下有"脉"字。

❸ 之：《太素》卷十四《四时脉形》无"之"字。

❹ 耎弱轻虚：《太素》卷十四《四时脉形》"耎"作"濡""轻"作"软"。按："耎""濡""软"字同。"轻"作"软"，不合。

❺ 为：赵本作"谓"。

❻ 强：周本作"弦"。按：《千金要方》卷十一第一作"弦"，与周本合。

❼ 忘：本书《气交变大论》林校引作"怒"，与王注合。

❽ 而：本书《气交变大论》林校引无"而"字。

❾ 其：《脉经》卷三第一、《千金要方》卷十一第一、《史载之方》卷上引并无"其"字。

❿ 下则：明绿格抄本无"下则"二字。按：《三因方》卷一《五脏传变病脉》引无"下则"二字，与明绿格抄本合。

⓫ 胅：《难经·十五难》虞注、《中藏经》卷上第二十二并作"胀"。

夏脉如钩，何如而钩？岐伯曰：夏脉者❶心❷也，南方火也，万物之❸所以盛长也，故其气来盛去衰，故曰钩，言其脉来盛去衰，如钩之曲❹也。新校正云：按越人云："夏脉钩者，南方火也，万物之所盛，垂枝布叶，皆下曲如钩，故其脉来疾去迟。"吕广云："阳盛故来疾，阴虚故去迟，脉从下上至寸口疾，还尺中迟也。"反此者病。帝曰：何如而反？岐伯曰：其气来盛去亦盛，此谓太过，病在外；其脉来盛去盛，是阳之盛也。心气有余，是为太过。其气来不盛去反盛❺，此谓不及，病在中。新校正云：详越人肝心肺肾四脏脉，俱以强实为太过，虚微为不及，与《素问》不同。帝曰：夏脉太过与不及，其病皆何如？岐伯曰：太过则令人身热而肤❻痛，为浸淫❼；其不及则令人烦心❽，上见❾咳❿唾，下为气泄⓫。心少阴脉，起于心中，出属心系，下膈络小肠，又从心系却上肺。故心太过则身热肤痛，而浸淫流布于形分，不及则心烦，上见咳唾，下为气泄。帝曰：善。

❶ 者:《脉经》卷三第二、《甲乙经》卷四第一、《千金要方》卷十三第一并无"者"字。

❷ 心:《太素》卷十四《四时脉形》心"下有"脉"字。

❸ 之:《太素》卷十四《四时脉形》无"之"字。

❹ 曲:《素问校讹》引古抄本"曲"上有"偃"字。

❺ 其气来不盛去反盛:张介宾曰:"去反盛者,非强盛之谓。凡脉自骨肉之分,出于皮肤之际谓之来。自皮肤之际,还于骨肉之分谓之去。来不盛去反盛者,言来则不足,去则有余,即消多长少之意。"

❻ 肤:《太素》卷十四《四时脉形》、《甲乙经》卷四第一、《中藏经》卷上第二十四并作"骨"。按:《灵枢·经脉》:"心手少阴之脉,是主心所生病者,臑臂内后廉痛厥,掌中热痛。"似作"骨"为是。杨上善曰:"肾主骨,水也。今大阳大盛,身热乘肾,以为微邪,故为骨痛。"

❼ 浸淫:皮肤病名。《金匮要略·疮痈肠痈浸淫病脉证并治第十八》:"浸淫疮,从口流向四肢者,可治;从四肢流来入口者,不可治。"《病源》卷三十五《浸淫疮候》:"浸淫疮,是心家有风热,发于肌肤,初生甚小,先痒后痛而成疮,汁出侵溃肌肉,浸淫渐阔乃徧体……以其渐渐增长,因名浸淫也。"

❽ 心:《中藏经》卷上第二十四作"躁"。

❾ 见:《中藏经》卷上第二十四作"为"。

❿ 咳:《太素》卷十四《四时脉形》作"噬"。

⓫ 气泄:一解为转矢气。吴崐曰:"虚阳下陷,则为气泄。气泄者,后阴气失也。"一解为气利。尤怡曰:"气泄者,气随便失,脾肠之病,即气利也,乃火不足而土受病也。"

秋脉如浮❶,何如而浮? 岐伯曰:秋脉者❷肺❸也,西方金也,万物之❹所以收成也,故其气来,轻虚以❺浮,来急去散❻故曰浮,脉来轻虚,故名❼浮也。来急,以阳未沉下。去散,以阴气上升也。新校正云:按越人云:"秋脉毛者,西方金也万物之所终,草木华叶,皆秋而落,其枝独在,若毫毛也,故其脉来,轻虚以浮,故曰毛。"反此者病。帝曰:何如而反? 岐伯曰:其气来,毛而中央坚,两旁虚,此谓太过,病在外;其气来,毛而微,此谓不及,病在中。

帝曰：秋脉太过与不及，其病皆何如？岐伯曰：太过则令人逆气[8]而背痛[9]，愠愠[10]然；其不及则令人喘，呼吸少气而咳[11]，上气见血，下闻病音[12]。肺太阴脉，起于中焦，下络大肠，还循胃口，上膈属肺，从肺系横出腋下。复脏气为咳，主喘息，故气盛则肩背痛气逆，不及则喘息变易，呼吸少气而咳，上气见血也。下闻病音，谓喘息则肺中有声也。

帝曰：善。

❶ 秋脉如浮：何梦瑶曰："四时之升降动静，发敛伸缩，相为对待者也。经又谓秋脉中衡，又谓秋脉下肤，则秋之不当以浮脉言可知也。特以肺位自高，其脉浮，秋金配肺，故亦言浮耳。"盖物之轻者莫如毛，秋脉轻虚而浮，故又曰"毛"。《平人气象论》秋脉言毛，本篇言浮，理同归一。

❷ 者：《脉经》卷三第四、《甲乙经》卷四第一、《千金要方》卷十七第一引并无"者"字。

❸ 肺：《太素》卷十四《四时脉形》"肺"下有"脉"字。

❹ 之：《太素》卷十四《四时脉形》无"之"字。

❺ 以：《脉经》卷三第四、《千金要方》卷十七第一引并作"而"。

❻ 来急去散：脉轻取则有，重按则力衰，即厌厌聂聂，如落榆荚之义，非劲急散乱之谓。

❼ 名：守校本作"曰"。

❽ 逆气：《太素》卷十四《四时脉形》、《千金要方》卷十七第一引并作"气逆"。

❾ 而背痛：田晋蕃《素问校正》引《中藏经》作"胸满背痛"。

❿ 愠愠：《太素》卷十四《四时脉形》、《脉经》卷三第四引并作"温温"。森立之曰："背为阳部，故背痛而热，其热之状，温温然也，是谓病在外。温温即热也。"

⓫ 呼吸少气而咳：《太素》卷十四《四时脉形》、《中藏经》卷上第二十八引"呼"下并无"吸少气"三字。"呼"字连上"喘"字读，作"则令人喘呼而咳"。

⓬ 下闻病音：杨上善曰："下闻胸中喘呼气声也。"按："下闻病音"，近人张寿颐以为不可解，其实"上气"两句，是承上文"喘呼而咳"以言，杨、王两注均主此义，细绎自可豁然。

冬脉如营❶，何如而营？脉沉而深，如营动也。新校正云：详"深"一作"濡"。又作"搏"。按本经下文云："其气来沉以搏"，则"深"字当为"搏"。又按《甲乙经》"搏"字为"濡"，当从《甲乙经》为"濡"。何以言之？脉沉而濡，"濡"古"软"字，乃冬脉之平调脉。若沉而搏击于手，则冬脉之太过脉也。故言当从《甲乙经》"濡"字。岐伯曰：冬脉者❷肾❸也，北方水也，万物之❹所以合脏❺也，故其气来，沉以搏❻，故曰营，言沉而搏击于手也。新校正云：按《甲乙经》"搏"当作"濡"。义如前说。又越人云："冬脉石者，北方水也，万物之所藏，盛冬之时，水凝如石，故其脉来沉濡而滑，故曰石也。"反此者病。帝曰：何如而反？岐伯曰：其气来如弹石者，此谓太过，病在外；其去如数❼者，此谓不及，病在中。帝曰：冬脉太过与不及，其病皆何如？岐伯曰：太过❽则令人解㑊，新校正云：按解㑊之义，具第五卷注。脊脉❾痛而少气不欲言；其不及则令人心悬如病饥❿，眇中清，脊中痛，少⓫腹满，小便变⓬。肾少阴脉，自股内后廉贯脊属，肾络膀胱，其直行者，从肾上贯肝膈，入肺中，循喉咙，侠舌本；其支别者，从肺出络心，注胸中。故病如是也。眇者，季胁之下，侠脊两旁空软处也。肾外当眇，故眇中清冷也。帝曰：善。

❶ 营：《难经·十五难》作"石"。下一"营"字同。按："营"为"莹"之假字。《说文·玉部》："莹，玉色。一曰石之次玉者。"其义与《难经》不悖。

❷ 者：《脉经》卷三第五、《甲乙经》卷四第一、《千金要方》卷十九第一并无"者"字。

❸ 肾：《太素》卷十四《四时脉形》"肾"下有"脉"字。

❹ 之：《太素》卷十四《四时脉形》无"之"字。

❺ 合脏：《太素》卷十四《四时脉形》"脏"上无"合"字。滑寿《读素问钞》作"含脏"。

❻ 搏：《甲乙经》卷四第一作"濡"。田晋蕃曰："'抟'误作'搏'，抟，聚也。"按：冬时阳气潜藏，脉宜应之，故冬脉石，所谓"平肾脉来，按之而坚"即如石之义。王注谓"搏击于手"，失之于刚，固非平脉之真，但依《甲乙经》

作"濡"，则亦失之柔弱。田晋藩谓当作"抟"，"抟"有凝聚、凝厚之意，于义似合。

❼ 其去如数：《太素》卷十四《四时脉形》"数"作"毛"。按：杨注："一曰如数。"则作"数"亦不误。张介宾曰："其去如数者，动止疾促，营之不及也，盖数本属热，而此真阴亏损之脉，亦必紧数，然愈虚则愈数，原非阳强实热之数，故云如数，则辨析之意深矣。"

❽ 太过：姚止庵曰："太过之脉，病宜有余，而此见证并属不足，此何以故？丹溪云：阴常不足。盖人自有生以后，火日动，水日亏。其所谓太过者，正属水亏火动，非真肾气有余，故脉似太过而证皆不足也。"

❾ 脊脉：《太素》卷十四《四时脉形》作"腹"。按：作"腹"是，"脊脉"与下"脊中"复。

❿ 心悬如病饥：指心悬不宁，如苦饥饿。《广韵·四十三映》："病，忧也，苦也。"

⓫ 少：《脉经》卷三第五引作"小"。按：《甲乙经》林校语引《素问》作"小"，与《脉经》合。

⓬ 小便变：《脉经》卷三第五引"变"作"黄赤"。按：《千金要方》卷十九第一引"变"下有"黄赤"二字。姚止庵曰："小便变者，溺色黄赤，水涸则浊，世尽以为热而治之以寒凉者，非也。"

帝曰：四时之序，逆从之变异也，脉春弦夏钩秋浮冬营，为逆顺之变见异状也。然脾脉独何主？主，谓主时月。岐伯曰：脾脉❶者土也，孤脏❷以灌四旁者也。纳水谷，化津液，溉灌于肝心肺肾也。以不正主四时，故谓之孤脏。帝曰：然则脾❸善恶，可得见之❹乎？岐伯曰：善者不可得见，恶者可见❺。不正主时，寄王于四季，故善不可见，恶可见也。帝曰：恶者何如可见❻？岐伯曰：其来如水之流❼者，此谓太过，病在外；如鸟之喙❽者，此谓不及，病在中。新校正云：按《平人气象论》云："如鸟之喙。"又别本"喙"作"啄"。帝曰：夫子言脾为孤脏，中央土以灌四旁，其太过与不及，其病皆何如？岐伯曰：太过则令人四肢不举❾；以主四肢，故病不举。

其不及则令人九窍不通❿，名曰重强。 脾之孤脏，以灌四旁，今病则五脏不和，故九窍不通也。《八十一难经》曰："五脏不和，则九窍不通。"重，谓脏气重叠。强，谓气不和顺。

❶ 脾脉：《太素》卷十四《四时脉形》、《脉经》卷三第三 "脾" 下并无 "脉" 字。

❷ 孤脏：杨上善曰："孤，尊独也，五行之中，土独为尊，以王四季。"

❸ 脾：《太素》卷十四《四时脉形》"脾" 下有 "之" 字。

❹ 之：《脉经》卷三第三无 "之" 字。

❺ 善者不可得见，恶者可见：《太素》卷十四《四时脉形》、《脉经》卷三第三、《甲乙经》卷四第一并无 "得" 字。"善" 言其常，"恶" 言其变。杨上善曰："善，谓平和不病之脉也。弦、钩、浮、营四脉见时，皆为脾胃之气滋灌俱见，故四脏脉常得和平。然则脾脉以他为善，自更无善也，故曰善者不可见也。恶者病脉也，脾受邪气，脉见关中，诊之得知，故曰可见也。"

❻ 可见：《脉经》卷三第三、《千金要方》卷十五上第一引并无 "可见" 二字。

❼ 如水之流：《太素》卷十四《四时脉形》无 "之" 字。张介宾曰："本篇脾脉一条云：其来如水之流者，此为太过。《平人气象论》曰：如水之流曰脾死。此其一言太过，一言危亡，词同意异，岂无所辨？盖水流之状，滔滔洪盛者，其太过也。溅溅不返者，其将竭也。凡此均谓之流，而一盛一危，迥然有异，故当详别其状，而勿因词害意也。"

❽ 如鸟之喙：《太素》卷十四《四时脉形》"如" 上有 "其来" 二字，"喙" 作 "啄"。

❾ 四肢不举：《脉经》卷三第三、《千金要方》卷十五第一引 "四肢" 下并有 "沉重" 二字。尤怡曰："《灵枢·本神》云："脾气虚则四肢不用。盖脾虚则营卫涸竭，不能行其气于四肢，而为之不举。脾实则营卫遏绝，亦不能行其气于四肢，而为之不举。两经互言之者，所以穷其变也。"

❿ 九窍不通：《脉经》卷三第三、《千金要方》卷十五第一引 "九窍" 下并有 "壅塞" 二字。张琦曰："脾阳下陷，升降倒置，浊阴填凑，故九窍不通也。"

帝瞿❶然而起，再拜而稽首❷曰：善。吾得脉之大要❸，天下至数❹，五色❺脉变，揆度奇恒，道在于一， 瞿然，忙貌也。

言以太过不及而一贯之，揆度奇恒皆通也。**神转不回，回则不转，乃失其机。**五气循环，不愆时叙，是为神气流转不回。若却行衰王，反天之常气，是则却回而不转，由是却回不转，乃失生气之机矣。**至数之要，迫近以微，**得至数之要道，则应用切近以微妙也。迫，切也。**著之玉版，藏之藏❻腑，每旦读之，名曰玉机❼。**著之玉版，故以为名，言是玉版，生气之机。新校正云：详"至数"至"名曰玉机"与前《玉版论要》文相重，彼注颇详。

❶ 瞿：明绿格抄本作"矍"。"太素"卷十四《四时脉形》作"懼"。按："懼"古文作"愳"，又作"昍"，凡人惊恐，则两目左右视。"瞿"乃"昍"之后增体。"矍"是"瞿"之借字。《说文·瞿部》："一曰视遽貌"。视遽，即惊视也。

❷ 稽首：《周礼·春官·大祝》郑注："稽首拜，头至地也。"《荀子·大略》集解引郝懿行曰："稽首，头至手，而手至地。"与"稽颡"之"头触地"者有别。

❸ 脉之大要：杨上善曰："弦、钩、浮、营等脉太过不及之理，名曰脉之大要。"

❹ 天下至数：本书《玉版论要篇》天下"作"道之"。杨上善曰："至数，至理也。"

❺ 五色：《太素》卷十四《四时脉形》无"五色"二字。

❻ 藏：《太素》卷十四《四时脉形》作"于"。按：作"于"是。"藏"字蒙上"藏"字误。

❼ 玉机：《太素》卷十四《四时脉形》"玉"作"生"。杨上善曰："日日读之，以为摄生机要，故曰生机。"

五脏受气于其所生，传之于其所胜，气舍于其所生❶，死于其所不胜，病之且死，必先传行至其所不胜，病乃死。受气所生者，谓受病气于己之所生者也。传所胜者，谓传于己之所克者也。气舍所生者，谓舍于生己者也。死所不胜者，谓死于克己者之分位也。所传不顺，故必死焉。**此言气之逆行也，故死❷。**所为逆者，次如下说。**肝受气于**

心，传之于脾，气舍于肾，至肺而死。心受气于脾，传之于肺，气舍于肝，至肾而死。脾受气于肺，传之于肾，气舍于心，至肝而死。肺受气于肾，传之于肝，气舍于脾，至心而死。肾受气于肝，传之于心，气舍于肺，至脾而死。此皆逆死❸也。一日一夜五分之，此所以占死生之早暮也。肝死于肺，位秋庚辛，余四仿此。然朝主甲乙，昼主丙丁，四季上❹主戊己，晡主庚辛，夜主壬癸，由此则死生之早暮可知也。新校正云：按《甲乙经》"生"作"者"字，云"占死者之早暮"。详此经文，专为言气之逆行也，故死，即不言生之早暮。王氏改"者"作"生"，义不若《甲乙经》中《素问》本文。

❶ 其所生：俞樾曰："按两言其所生，则无别矣。疑此衍其字。其所生者，其子也；所生者，其母也。"

❷ 故死：此二字，疑蒙上文"病乃死"衍。王注："所为逆者，次如下说。"似王所据本无"故死"二字。

❸ 逆死："逆死"似应作"逆行"。与上"此言气之逆行"相应。

❹ 上：《素问校讹》引古抄本、元椠本"上"作"土"。

黄帝曰：五脏相通，移皆有次，五脏有病，则各传其所胜。以上文逆传而死，故言是逆传所胜之次也。新校正云：详"逆传所胜之次"，"逆"当作"顺"，上文既言"逆传"，下文所言乃"顺传"之次也。不治，法三月若六月，若三日若六日❶，传五脏❷而❸当死，是顺传所胜之次。三月者，谓一脏气之迁移。六月者，谓至其所胜之位。三日者，三阳之数以合日也。六日者，谓兼三阴以数之尔。《热论》曰："伤寒一日巨阳受，二日阳明受，三日少阳受，四日太阴受，五日少阴受，六日厥阴受。"则❹义也。新校正云：详上文"是顺传所胜之次"七字，乃是次前注误在此经文之下，不惟无义，兼校之全元起本《素问》及《甲乙经》并无此七字，直去之虑未达者至疑，今存于注。故曰：别于阳者，知病从来；别于阴者，知死生之期❺。主辨三阴三阳之候，则知中风邪气之所不胜矣。故下曰：新校正云：详旧此段注写作经，合改为注。"又按《阴阳别论》云："别于阳者，知病处也；别于阴者，知死生之期。"又云"别于阳者，知病忌时；别于阴者，知死生之期。"义同此。**言知❻至其所困而死。**困，谓至所不胜也。上文曰死于其所不胜。

❶ 法三月若六月，若三日若六日："法"本书《标本病传论》"诸病以次是相传"句王注引作"或"。按："或""若"异文同义。

❷ 五脏：本书《标本病传论》王注引无"五脏"二字。

❸ 而：《类说》卷三十七引作"皆"。

❹ 则：读本"则"下有"其"字。

❺ 别于阳者，知病从来；别于阴者，知死生之期：张介宾曰："阳者言表，谓外候也。阴者言里，谓脏气也。凡邪中于身，必证形于外，察其外证，即可知病在何经，故别于阳者，知病所从来。病伤脏气，必败真阴，察其根本，即可知危在何日，故别于阴者，知死生之期。此以表里言阴阳也。"吴崑曰："阳，至和之脉，有胃气者也。阴，至不和之脉，真脏偏胜无胃气者也。言能别于阳和之脉者，则一部不和便知其病之从来。别于真脏五脉者，则其死生之期可预知也。"

❻ 知：《甲乙经》卷八第一无"知"字。

是故风者百病之长也❶，言先百病而有之。新校正云：按《生气通天论》云："风者，百病之始。"**今风寒客❷于人，使人毫毛毕直❸，皮肤闭而为热❹，**客，谓客止于人形也。风击皮肤，寒胜腠理，故毫毛毕直，玄府闭密而热生也。**当是之时，可汗而发也；**邪在皮毛，故可汗泄也。《阴阳应象大论》曰："善治者治皮毛。"此之谓也。**或痹不仁肿痛，**病生而变，故❺如是也。热中血气，则痒痹不仁，寒气伤形，故为肿痛。《阴阳应象大论》云："寒伤形，热伤气，气伤痛，形伤肿。"**当是之时，可汤熨及火灸刺而去❻之。**皆谓释散寒邪，宣扬正气。**弗治，病❼入舍于肺，名曰肺痹，发咳上气。**邪入诸阴，则病而为痹，故入于肺，名曰痹焉。《宣明五气论》曰："邪入于阳则狂，邪入于阴则痹。"肺在变动为咳，故咳则气上，故上气也。"弗治❽，肺即传而行之肝❾，病名曰肝痹，一名曰厥，胁痛出食，肺金伐木，气下入肝，故曰弗治行之肝也。肝气通胆，胆善为怒，怒者气逆，故一名厥也。肝厥阴脉，从少腹属肝络胆，上贯膈布胁肋，循喉咙之后，上入颃颡。故胁痛。而食入腹则出，故曰出食。当是之时，可按若刺耳❿。弗治，肝传之脾，病名曰脾风，发瘅，腹中热，烦心出黄⓫，肝气应风，木胜脾土，土受风气，故曰脾风。盖为⓬风气通肝而为名也。脾之为病，善发黄瘅，故发瘅也。脾太阴脉，入腹属脾络胃，上膈侠咽，连舌本，散舌下；其支别者，复从胃别上膈，注心中，故腹中热而烦心，出黄色于便泻之所也。当此之时，可按可药可浴。弗治，脾传之肾，病名曰疝瘕⓭，少腹冤热⓮而痛，出白⓯，一名曰蛊⓰，肾少阴脉，自股内后廉贯脊属肾络膀胱。故少腹冤热而痛，溲出白液也。冤热内结，消铄脂肉，如虫之食，日内损削，故一名曰蛊。当此之时，可按可药。弗治，肾传之心，病筋脉相引而急⓱，病名曰瘛，肾不足则水不生，水不生则筋燥⓲急，故相引也。阴气内弱，阳气外燔，筋脉受热而自跳掣，故名曰瘛。当此之时，可灸可药。弗治，满十日，法当死⓳。至心而气极，则如是矣。若复传行，当如下说：肾因传之心，心即复反传而行之肺，发寒热，法当三岁⓴死，因肾传心，心不受病，即而㉑复反传与肺金，肺已再伤，故寒热也。三岁者，肺至肾一岁，肾至肝一岁，肝至心一岁，火又乘肺，故云三岁死。此病之次也。谓传胜之次第。

❶ 风者百病之长也：谓风邪乃六淫之首，善行数变，为百病之先导。

❷ 客：邪自外入曰客。《释名·释疾病》："疾，疾也，客气中人急疾也。"

❸ 毫毛毕直：《尔雅·释诂》："毕，尽也。""直"竖起之意。毫毛尽竖，即洒淅振寒之意。

❹ 为热：犹云"发热"。"为"训"作"。见《吕氏春秋·贵生》高注。"作"引申有"发"义。

❺ 故：四库本作"迁"，连上读。

❻ 而去：《圣济总录》卷四引无"而去"二字。

⑦病："病"字误窜移，似应在下"名曰肺痹"上，"病名曰肺痹"，与下"病名曰肝痹"等句例一律。

⑧弗治：张琦曰："（弗治）上脱治法一节，疑上或痹不仁二十字，当在此上也。"

⑨肺即传而行之肝：《永乐大典》卷一万三千八百七十七引作"肺传之肝"。按：作"肺传之肝"是。与下"肝传之脾""脾传之肾""肾传之心"句式一律。

⑩若刺耳：《甲乙经》卷八第一作"可刺"。

⑪出黄：张志聪曰："火热下淫则溺黄。"

⑫为：周本作"以"。

⑬疝瘕：丹波元坚曰："疝之结块，乍聚乍散，故谓之疝瘕。"

⑭冤热：《甲乙经》卷八第一作"烦冤"。"冤"与"宛"通，《方言》十三："宛，蓄也。""冤热"即"蓄热"。高世栻曰："冤热，热极无伸也。"

⑮出白：《甲乙经》卷八第一作"汗出"。"白"疑即本书《痿论》所谓"白淫"。王注："白淫，谓白物淫衍，如精之状。男子因溲而下，女子阴器中绵绵而下也。"

⑯蛊：病名。《左传》昭元年："是谓近女室疾如蛊。"此喻房室耗损，如蛊虫之吸血也。

⑰病筋脉相引而急：熊本"引"下无"而"字。按："病筋脉"之"病"字涉下衍。《圣济总录》卷四十三引无"病"字可证。再"筋脉相引而急"与下"病名曰瘛"又误倒。上文"肺、肝、脾、肾"，均先病名而后病证，如"病名曰肺痹，发咳上气。此则亦当云"病名曰瘛，筋脉相引而急。如此前后文例方合。《圣济经》卷七第四吴注引"肾传之心，是为心瘛"。似所据本不误。

⑱燥：周本作"躁"。

⑲满十日，法当死：吴崑曰："满十日则十天干一周，五脏生意皆息，故死。"

⑳三岁：滑寿曰："三岁当作三日"。

㉑即而：周本作"而即"。

　　然其卒发者，不必治于❶传，不必依传之次，故不必以传治之。或其传化有不以次，不以次入❷者，忧恐悲喜怒，令不得以其次，故令人有大病❸矣。忧恐悲喜怒，发无常分，触遇则发，故令病气亦不次而生。**因而喜大虚❹则肾气乘矣**，喜则心气移于肺，心气不守，故肾气乘矣。《宣明五气篇》曰："精气并于心则喜。"**怒则肝❺气乘矣**，怒则气逆，故肝气乘脾。**悲❻则肺❼气乘矣**，悲则肺气移于肝，肝气受邪，故肺气乘矣。《宣明五气篇》曰："精气并于肺则悲。"**恐则脾气乘矣**，恐则肾气移于心，肾气不守，故脾气乘矣。《宣明五气篇》曰："精气并于肾则恐。"**忧则心气乘矣**，忧则肝气移于脾，肝气不守，故心气乘矣。《宣明五气篇》曰："精气并于肝则忧。"**此其道也**。此其不次之常道。**故病有五❽，五五二十五变，及❾其传化**。五脏相并而各五之，五而乘之，则二十五变也。然其变化，以胜相传，传而不次，变化多端。新校正云：按《阴阳别论》云："凡阳有五，五五二十五阳。"义与此通。**传，乘之名也**。言传者何？相乘之异名尔。

❶ 于：赵本、胡本、吴本、藏本并作"以"。

❷ 不以次入：《甲乙经》卷八第一无此四字。

❸ 令人有大病：《甲乙经》卷八第一"人"下无"有"字。按："大"疑作"卒"。"大"为"卒"之坏字。"卒病"与上"卒发"相应。

❹ 大虚："大虚"二字疑衍。律以下文"怒、悲、恐、忧"各句，"大虚"二字当删。

❺ 肝：张志聪曰："肝应作肺"。

❻ 悲：张志聪曰："悲应作思"。

❼ 肺：张志聪曰："肺应作肝"。

❽ 五：本书《阴阳别论》"凡阳有五"句下林校引"五"下有"变"字。

❾ 及：胡本、赵本、吴本、明抄本、朝本、藏本、熊本"及"并作"反"。

大骨枯槁❶，大肉陷下❷，胸中气满，喘息不便，其气动形，期六月死，真脏脉❸见，乃予之期日。皮肤干著，骨间肉陷，谓大骨枯槁，大肉陷下也。诸附骨际及空窍处，亦同其类也。胸中气满，喘息不便，是肺无主也。肺司治节，气息由之，其气动形，为无气相接，故耸举肩背，以远求报气矣。夫如是，皆形脏已败，神脏亦伤，见是证者，期后一百八十日内死矣。候见真脏之脉，乃与死日之期尔。真脏脉诊，《下经》备矣。此肺之脏也。**大骨枯槁，大肉陷下，胸中气满，喘息不便，内痛引肩项❹，期一月死，真脏见，乃予之期日。**火精外出，阳气上燔，金受火灾，故内痛❺肩项，如是者，期后三十日内死。此心之脏也。**大骨枯槁，大肉陷下，胸中气满，喘息不便，内痛引肩项，身热脱肉破䐃，真脏见，十月❻之内死。**阴气微弱，阳气内燔，故身热也。䐃者肉之标，脾主肉，故肉如脱尽，䐃如破败也。见斯证者，期后三百日内死。䐃，谓肘膝后肉如块者。此脾之脏也。**大骨枯槁，大肉陷下，肩髓内消❼，动作益衰，真脏来❽见，期一岁死，见其真脏，乃予之期日。**肩髓内消，谓缺盆深也。衰于动作，谓交接渐微，以余脏尚全，故期后三百六十五日内死。此肾之脏也。新校正云：按全元起本及《甲乙经》"真脏来见"作"未见"，"来"当作"未"，字之误也。**大骨枯槁，大肉陷下，胸中气满，腹内❾痛，心中不便❿，肩项⓫身热，破䐃脱肉，目眶陷，真脏见，目不见人，立死，其见人者，至其所不胜之时⓬则死。**木生其⓭火，肝气通心，脉抵少腹，上布胁肋，循喉咙之后，上入颃颡，故腹痛心中不便，肩项身热，破䐃脱肉也。肝主目，故目眶陷及不见人，立死也。不胜之时，谓于庚辛之月⓮，此肝之脏也。

❶ 大骨枯槁："大骨"如肩、脊、腰、膝之骨。"枯槁"谓骨痿不能支，软弱无力。

❷ 大肉陷下：《医宗金鉴》卷四十《虚劳死证》云："大肉，头项四支之大肉也。陷下者，肉消陷成坑也。"

❸ 真脏脉：《太素》卷十四《真脏脉形》"脏"下无"脉"字。此指肺之真脏脉言。五脏脉皆和杂胃气，现真脏脉独见，是无胃气，乃脏气衰败之征。

❹ 内痛引肩项：杨上善曰："内痛谓是心内痛也。心府手太阳脉从肩络心，故内痛引肩项也。"

❺ 痛：周本"痛"下有"引"字。

❻ 月：明绿格抄本作"日"。胡澍曰："月当作日"。

❼ 肩髓内消：吴本"内"作"肉"。《太素》卷十四《真脏脉形》"髓"作

"随"。杨上善曰："肾府足太阳脉，循肩膊内，故肾病肩随内脏消瘦也。又，两肩垂下曰随。"

❽ 来：《太素》卷十四《真脏脉形》作"未"。

❾ 腹内：《太素》卷十四《真脏脉形》"腹内"作"肉"。

❿ 心中不便：即心中不安。"便"有"安"义。见《汉书·冯野王传》颜注。

⓫ 肩项：按："肩项"与下"身热"文义不属。"肩项"二字似蒙上节"内痛引肩项"句误衍。

⓬ 时：据于鬯说，"时"应作"日"。

⓭ 其：周本作"于"。

⓮ 月：周本作"日"。

急虚身中卒至❶，五脏绝闭，脉道不通，气不往来，譬于堕溺，不可为期。言五脏相移，传其不胜，则可待真脏脉见，乃与死日之期。卒急虚邪，中于身内，则五脏绝闭，脉道不通，气不往来，譬于堕坠没溺，不可与为死日之期也。其脉绝不来，若人一息五六至❷，其形肉不脱，真脏虽不见，犹死也。是则急虚卒至之脉。新校正云：按人一息脉五六至，何得为死？必"息"字误，"息"当作"呼"乃是。

❶ 急虚身中卒至：《太素》卷十四《真脏脉形》"身"下无"中"字。《甲乙经》卷八第一作"身中""中身"。高世栻曰："急虚，正气一时暴虚也。身中，外邪陡中于身也。卒至，客邪卒至于脏也。"

❷ 若人一息五六至：《甲乙经》卷八第一"若"下无"人"字。萧延平曰："按一息五六至，乃连上文脉绝不来而言，以脉绝不来，或来而一息五六至，复绝不来。此即经所谓不满十动而一代者，五脏无气，予之短期。故真脏虽不见犹死。"

真肝脉至，中外急❶如循刀刃，责责❷然如按琴瑟弦❸，色青白不泽❹，毛折，乃死❺。真心脉至，坚❻而搏，如循薏苡子❼累累然，色赤黑不泽，毛折，乃死。真肺脉至，大而虚，如以毛羽中人肤❸，色白赤不泽，毛折，乃死。真肾脉至，搏而绝❾如指❿弹石辟辟然，色黑黄不泽，毛折，乃死。真脾脉至，弱而，乍数乍疏⓫，色黄青不泽，毛折，乃死。诸真脏脉见者，皆死不治也。新校正云：按杨上善云："无余物和杂，故名真也。"

五脏之气，皆胃气和之，不得独用。如至刚不得独用，独用则折，和柔用之即固也。五脏之气和于胃气，即得长生。若真独见，必死。欲知五脏真见为死，和胃为生者，于寸口诊即可知见者，如弦是肝脉也，微弦为平和。微弦，谓二分胃气一分弦气俱动为微弦。三分并是弦而无胃气，为见真脏。余四脏准此。

❶ 中外急：《千金要方》卷十一第一引"中"作"内"。按：《太素》杨注作"内"，与《千金要方》合。"内外急"犹言浮中沉三候皆坚劲。

❷ 责责：《太素》卷十四《真脏脉形》作"清清"。《病源》卷十五《肝病候》作"赜赜"。按：作"赜"是。《易·系辞上》释文引郑注："赜当为动。""动"有"震"义。震震然，所以形容"张弦"绷紧之义。旧注均以"赜赜然"连上读，其实"赜赜然"与"如循刀刃"文义不属。故此应读作"中外急如循刀刃，赜赜然如新张弓弦"于义方合。

❸ 如按琴瑟弦：《病源》卷十五《肝病候》作"如新张弓弦"。"如新张弓弦"乃喻肝脉劲紧。如作"如按琴瑟弦"，则为肝之平脉，不得为死。

❹ 色青白不泽：张介宾曰："青本木色，而兼白不泽者，金克木也。"《说文·水部》："泽，光润也。""不泽"即色不光润。

❺ 毛折，乃死："折"有"损"义。见《荀子·修身》杨注。毛发赖血气以充养，若毛发枯损，乃精血败竭，故为死征。

❻ 坚：《病源》卷十五《心病候》作"牢"。作"牢"似避隋讳。检《脉经》并无牢脉。《千金翼方》卷二十五《诊脉大意》始列牢名。杨元操谓"按之但觉坚极曰牢"，是"坚"之为"牢"，可以喻矣。

❼ 薏苡子：《太素》卷十四《真脏脉形》、《病源》卷十四《心病候》、《太平圣惠方》卷四《心脏论》引"薏苡"下并无"子"字。薏苡子喻脉象实坚。

❽ 如以毛羽中人肤：本书《三部九候论》王注引无"以"字。《太素》卷十四《真脏脉形》"肤"下有"然"字。如以毛羽中人肤喻脉象轻虚无力。

❾ 搏而绝：《太平圣惠方》卷七《肾脏论》引作"坚而沉"。按：作"坚而沉"是，与下"弹石"合。

⑩ 指:《读素问钞》无"指"字。按:《病源》卷十五《肾病候》、《太平圣惠方》卷七《肾脏论》引并无"指"字，与《读素问钞》合。

⑪ 乍数乍疏:《脉经》卷三第三、《千金要方》卷十五第一引并作"乍疏乍散"。

黄帝曰：见真脏曰死，何也？岐伯曰：五脏者❶，皆禀❷气于胃，胃者五脏之本也。胃为水谷之海，故五脏禀焉。脏气者❸，不能自致于手太阴，必因于胃气，乃至于手太阴也❹，平人之常禀气于胃，胃气者平人之常气，故脏气因胃乃能至于手太阴也。新校正云：详"平人之常"至下"平人之常气"，本《平人气象论》文，王氏引注此经。《甲乙经》云："人常禀气于胃，脉以胃气为本。"与此小异。然《甲乙》之义为得。故五脏各以其时，自为而至于手太阴也❺。自为其状，至于手太阴也。故邪气胜者，精气衰也。故病甚者，胃气不能与之俱至于手太阴，故真脏之气独见，独见者病胜脏❻也，故曰死。是所谓脉无胃气也。《平人气象论》曰："人无胃气曰逆，逆者死。"帝曰：善。新校正云：详自"黄帝问"至此一段，全元起本在第四卷《太阴阳明表里篇》中，王冰移于此处。必言此者，欲明王氏之功于《素问》多矣。

❶ 者:《医说》卷五引无"者"字。

❷ 禀:承受。《书·说命上》孔传："禀，受也。"

❸ 脏气者:《太素》卷六《脏腑气液篇》作"五脏"。

❹ 乃至于手太阴也:《甲乙经》卷四第一无此七字。

❺ 五脏各以其时，自为而至于手太阴也:张志聪曰："五脏之气，必因于胃气乃至于手太阴也，又非微和之为胃气也，即五脏之弦、钩、毛、石，各以其时自为其象而至于手太阴者，皆胃气之所资生。"

❻ 病胜脏:《太素》卷六《脏腑气液篇》"病"上有"为"字。张介宾曰；"邪气盛而正气竭者，是病胜脏也。"

黄帝曰：凡治病，察其形气色泽，脉之盛衰，病之新故，乃❶治之，无后其时❷。欲必先时而取之。形气相得，谓之可治；气盛形盛，气虚形虚，是相得也。色泽以❸浮，谓之易已；气色浮润，血气相营，故易已。脉从四时，谓之可治；脉春弦夏钩秋浮冬营，谓顺四时。从，顺也。脉弱以滑，是有胃气❹，命曰易治，取❺之以时。候可取之时而取之，则万举万全，当以四时血气所在而为疗尔。新校正云：详"取之以时"，《甲乙经》作"治之趋之，无后其时。"与王氏之义两通。形气相失，谓之难治；形盛气虚，气盛形虚，皆相失也。色夭不泽，谓之难已，夭，谓不明而恶。不泽，谓枯燥也。脉实以坚，谓之益甚；脉实以坚，是邪气盛，故益甚也。脉逆四时，为不可治❻。以气逆故疾。上四句是谓四难，所以下文曰：必察四难而明告之。此四，粗之所易语，工之所难为。所谓逆四时者，春得肺脉，夏得肾脉，秋得心脉，冬得脾脉，其至皆悬绝❼沉涩者，命❽曰逆四时❾。春得肺脉，秋来见也。夏得肾脉，冬来见也。秋得心脉，夏来见也。冬得脾脉，春来见也。悬绝，谓如悬物之绝去也。未有脏形，于❿春夏而脉沉涩，新校正云：按《平人气象论》云："而脉瘦。"义与此同。秋冬而脉浮大，名曰逆四时也。未有，谓未有脏脉之形状也。病热脉静⓫，泄而⓬脉大，脱血而脉实，病在中脉实坚，病在外脉不实坚者，皆难治⓭。皆难治者，以其与证不相应也。新校正云：按《平人气象论》云："病在中脉虚，病在外脉涩坚。"与此相反。此经误，彼论为得。自"未有脏形春夏"至此，与《平人气象论》相重，注义备于彼。

❶乃：副词，犹今语言"这才"。

❷无后其时：吴崑曰："后时则病患日深。"

❸以：与"而"同。

❹脉弱以滑，是有胃气：弱为邪气不盛，滑为胃气未败，故下文曰易治。此指病脉，非谓平人有胃气之脉皆弱以滑也。《甲乙经》卷四第一云："病甚有胃气而和者，曰病无他。"与"易治"义合。

❺取：《太素》卷十四《四时脉诊》"取"作"趣"。

❻ 为不可治：《太素》卷十四《四时脉诊》、《甲乙经》卷四第一下并作"谓之不治"。按："谓之不治"与上文"谓之可治"句相对。

❼ 悬绝：谓脉悬浮无根，绝去难续，无胃气之象。

❽ 命：《甲乙经》卷四第一作"名"。

❾ 四时："四时"二字连下读。"四时未有脏形"，与本书《平人气象论》句同。王注属上读误。

❿ 于：《太素》卷十四《四时脉诊》无"于"字。

⓫ 病热脉静：本书《平人气象论》作"风热而脉静"。

⓬ 而：《千金要方》卷二十八第十二"而"作"利"。

⓭ 病在中……皆难治：《太素》卷十四《四时脉诊》、《甲乙经》卷四第一"中""外"下并有"而"字，"皆"下有"为"字。张介宾曰："病在中脉实坚，病在外脉不实坚者，皆难治。与上文《平人气象论》者似乎相反。但上文云病在中脉虚，言内积之实者，脉不宜虚也；此云病在中脉实坚，言内伤之虚者，脉不宜实坚也。前云病在外脉涩坚，言外邪之盛者，不宜涩坚，以涩坚为沉阴也；此言病在外脉不实坚，言外邪方炽者，不宜无力，以不实坚为无阳也。四者之分，总皆正不胜邪之脉，故曰难治。词若相反，理则实然。"

黄帝曰：余闻虚实以决死生，愿闻其情。岐伯曰：五实❶死，五虚死。五实，谓五脏之实。五虚，谓五脏之虚。帝曰：愿闻五实五虚。岐伯曰：脉盛，皮热，腹胀，前后不通，闷瞀❷，此谓五实。实，谓邪气盛实。然脉盛，心也；皮热，肺也；腹胀，脾也；前后不通，肾也；闷瞀，肝也。脉细，皮寒，气少，泄利前后❸，饮食不入，此谓五虚。虚，谓真气不足也。然脉细，心也；皮寒，肺也；气少，肝也；泄利前后，肾也；饮食不入，脾也。帝曰：其时❹有生者，何也？岐伯曰：浆粥入胃，泄注止，则虚者活❺；身汗得后利，则实者活❻。此其候也。全注：饮粥得入于胃，胃气和调，其利渐止，胃气得实，虚者得活。言实者得汗外通，后得便利，自然调平。

❶ 五实：《儒门事亲》卷二第二十引"五实"下有"者"字。下文"五虚"同。

❷闷瞀:《太素》卷十六《虚实脉诊》"闷"作"悗"。《千金要方》卷二十八第八"闷"作"急"。按:"急"即"悗"字。"悗"与"闷"通。"闷瞀"谓烦乱。《楚词·惜诵》王注:"闷,烦也。瞀,乱也。"

❸泄利前后:《太素》卷十六《虚实脉诊》"泄"下有"注"字。《卫生宝鉴》卷六引"利"下无"前后"二字。

❹其时:"其"有"但"义。"时"时间副词,谓有时也。

❺浆粥入胃,泄注止,则虚者活:近人丁伯荪曰:"是言治虚之法,必先扶其本。浆粥入胃,则脾土将复,泄既止,则肾水渐固,虽犯虚死之条,则亦可以回生。"

❻身汗得后利,则实者活:丁伯荪曰:"是言治实之法,汗下为要。身既得汗,则表邪解;后既得利,则里邪去,虽犯实死之条,邪退则活矣。"

按语:脉诊在四诊中占有重要地位。而"四时五脏脉"则又是《内经》脉论之重要部分。

本篇与《脉要精微论》《平人气象论》均以取类比象方法,论述了四时五脏之脉。其对五脏脉的描述首开了脉象的形象化,后世医家论脉奠定了基础。

关于四时五脏脉的论述,是建立在人与自然整体观念基础上的。如果以时间生物学而言,它是人体脏腑、气血、经络活动等与四时周期变化相适应的生命律性的一种表现。

三部九候论篇第二十

新校正云：按全元起本在第一卷，篇名《决死生》。

提要： 本篇讨论三部九候脉的变化和发病，分析发病季节时日与脉象的关系，以及经病、络病的刺法。

黄帝问曰：余闻九针❶于夫子，众多博大❷，不可胜数，余愿闻要道❸，以属❹子孙，传之后世，著❺之骨髓，藏之肝肺，歃血❻而受，不敢妄泄，歃血，饮血也。令合天道，新校正云：按全元起本云："令合天地。"必有终始，上应天光星辰历纪，下副四时五行，贵贱更互❼，冬阴夏阳，以人应之奈何？愿闻其方❽。天光，谓日月星也。历纪，谓日月行历于天二十八宿三百六十五度之分纪也。言以人形血气荣卫周流，合时候之迁移，应日月之行道。然斗极旋运，黄赤道差。冬时日依黄道近南，故阴多；夏时日❾依黄道近北，故阳盛也。夫四时五行之气，以王者为贵，相者为贱也。岐伯对曰：妙乎哉问也！此天地之至数❿。道贯精微，故云妙问。至数，谓至极之数也。

❶ 九针：《太平圣惠方》卷一《辨九候》引"九针"作"九候"。按：作"九候"是，此篇论脉之九候，与针无关，应据《太平圣惠方》改。

❷ 博大：同义复词，广大之义。《广雅·释诂一》："博，大也。"《周礼·考工记·冶氏》郑注："博，广也。"

❸ 要道：谓脉候精要之道。

❹ 属：《广韵·三烛》："属，付也。"

❺ 著：慧琳《音义》卷五十一引《考声》云："著，附也。"

❻ 歃（shà 霎）血：犹云盟誓。古时会盟，双方口含牲畜之血或以血涂口旁，表示信誓，称为"歃血"。《淮南子·齐俗训》高注："杀牲歃血，相与为信。"

❼ 更互：胡本、读本、赵本、吴本、周本、朝本、藏本、熊本、守校本"互"并作"立"。按：《太平圣惠方》卷一《辨九候》引作"立"。"贵贱更立"，与本书《脏气法时论》更贵更贱"义同。

❽ 方：《礼记·乐记》郑注："方，犹道也。"

❾ 日：胡本、读本并作"月"。

❿ 至数：张介宾曰："天地虽大，万物虽多，莫有能出乎数者，数道大矣，故曰至数。"

　　帝曰：愿闻天地之至数，合于人形，血气通❶，决死生，为之奈何？岐伯曰：天地之至数，始于一，终于九❷焉。九，奇数也。故天地之数，斯为极矣。一者天，二者地，三者人❸，因而三之，三三者九，以应九野❹。《尔雅》曰："邑外为郊，郊外为甸，甸外为牧，牧外为林，林外为坰，坰外为野。"言其远也。新校正云：详王引《尔雅》为证，与今《尔雅》或不同，已具前《六节藏象论》注中。故人❺有三部，部有三候，以决死生，以处❻百病，以调虚实，而除邪疾❼。所谓三部者，言身之上中下部，非谓寸关尺也。三部之内，经隧由之，故察候存亡，悉因于是，针之补泻，邪疾可除也。

❶ 血气通：当作"通血气"，与下"决死生"对文。

❷ 始于一，终于九：《素问玄机原病式·序》引"终"上有"而"字。张介宾曰："数始于一而终于九，天地自然之数也……九数之外是为十，十则复变为一矣，故曰天地之至数，始于一，终于九焉。"

❸ 一者天，二者地，三者人：明绿格抄本"者"作"曰"。吴崑曰："一，奇也，阳也，故应天。二，偶也，阴也，故应地。三，参也，和也，故应人。"

❹ 九野：《后汉书·冯衍传》："疆理九野，经营五山。"贤注："九野，谓九州之野。"

❺ 人：《类说》卷三十七引作"脉"。

❻ 处：《后汉书·阳球传》贤注："处，断也。"

帝曰：何谓三部？岐伯曰：有下部，有中部，有上部，部各有三候，三候者，有天有地有人也，必指而导之，乃以为真❶。言必当咨受于师也。《征四失论》曰：“受师不卒，妄作杂术，谬言为道，更名自功，妄用砭石，后遗身咎。”此其诚也。《礼》曰：“疑事无质。”质，成也。上部天，两额之动脉❷；在额两旁，动应于手，足少阳脉气所行也。上部地，两颊之动脉❸；在鼻孔下两旁，近于巨髎之分，动应于手，足阳明脉气之所行。上部人，耳前之动脉❹。在耳前陷者中，动应于手，手少阳脉气之所行也。中部天，手太阴也❺；谓肺脉也。在掌后寸口中，是谓经渠，动应于手。中部地，手阳明也❻；谓大肠脉也。在手大指次指歧骨间，合谷之分，动应于手也。中部人，手少阴也。谓心脉也。在掌后锐骨之端，神门之分，动应于手也。《灵枢经·持针纵舍论》问曰：“少阴无输，心不病乎？对曰：其外经病而脏不病，故独取其经于掌后锐骨之端。”正谓此也。下部天，足厥阴也；谓肝脉也。在毛际外，羊矢下一寸半陷中，五里之分，卧而取之，动应于手也。女子取太冲，在足大指本节后二寸陷中是。下部地，足少阴也❼；谓肾脉也。在足内踝后跟骨上陷中，大溪之分，动应手。下部人，足太阴也。谓脾脉也。在鱼腹上趋❽筋间，直五里下，箕门之分，宽巩足单衣，沉取乃得之，而动应于手也。候胃气者，当取足跗之上，冲阳之分，穴中脉动乃应手也。新校正云：详自上部天至此一段，旧在当篇之末，义不相接，此正论三部九候，宜处于斯，今依皇甫谧《甲乙经》编次例，自篇末移置此也。故下部之天以候肝，足厥阴脉行其中也。地以候肾，足少阴脉行其中也。人以候脾胃之气。足太阴脉行其中也。脾脏与胃，以膜相连，故以候脾兼候胃也。

❶ 真：明绿格抄本、李本作“质”。按：作“质”是，检王注亦作“质”可证。

❷ 上部天，两额之动脉：张文虎曰："案岐伯对帝先言下部，次中部，次上部，故下文亦先言下部之天以候肝，地以候肾，人以候脾胃之气。次及中部，次及上部，次及五脏之败，三部九候之失，次及可治之法，并无缺文。篇末九句，复衍无义。林校既悟其非，而漫移于此，亦蛇足矣，宜删。"按：两额动脉，似指率谷穴言，在耳上如前三分，入发际一寸五分。张介宾以此指额厌之分，说亦可参。

❸ 上部地，两颊之动脉：两颊之动脉似指颊车、人迎等穴。冯一梅曰："《灵枢·经脉》足阳明脉固循颊车，而手阳明脉支者，亦从缺盆上颈贯颊。而《图经》及《甲乙经》于颊车、人迎等穴，皆仅言足阳明脉气所发，而不及手阳明，亦觉甚疏。况《经脉》篇足阳明脉入上齿中，而手阳明脉亦贯颊入下齿缝中，与此篇下文候口齿之气正合。《诸病源候论》谓龋齿诸候，当治手足阳明二经，盖亦由此悟出。"

❹ 上部人，耳前之动脉：耳前之动脉指和髎穴，在耳前兑发下横动脉处。冯一梅曰："和髎虽手少阳脉气所发，而手太阳脉亦于此交会也。合上部三候比而观之，恍然于手足六阳皆会于首，故诊者必于两脉交会处候之，而一候各主两脉，合之中下两部，一候各主一脉，而九脏之动，实已括十二经脉之全。"吴崑以此指耳门穴言，亦可参。

❺ 中部天，手太阴也，手太阴指寸口脉。

❻ 中部地，手阳明也："阳明"应作"厥阴"。冯一梅曰："由中部天手太阴，中部人手少阴推之，则中部地，必为手厥阴无疑。手厥阴为心主包络之脉，而《灵枢·经脉》云：心主手厥阴心包络之脉，起于胸中。与此经下文地以候胸中之气正合。"

❼ 下部地，足少阴也：据王注候太溪之分。然玩绎本经下文，而知候于太溪者，必应于阴交，古无专候太溪，而不候阴交之诊法。据下文云"以左手足上去踝五寸按之，右手当踝而弹之。"林亿引全注云："内踝之上，阴交之出，通于膀胱，系于肾，肾为命门，是以取之，以明吉凶。"三阴交二穴，在内踝上五寸，骨下陷者中。足太阴、厥阴、少阴之交会，是肾脉亦会于阴交，与太溪穴相通矣。故左手足上去踝五寸按之者，按阴交穴也，全注所已言也。右手当踝而弹之，当太溪穴而弹之也，全君所未言也。此本之冯一梅说，见《诂经精舍·四集》卷五。

❽ 趋：胡本作"越"。

帝曰：中部之候奈何？岐伯曰，亦有天，亦有地，亦有人。天以候肺，手太阴脉当其处也。地以候胸中之气，手阳明脉当其处也。经云："肠胃同候。"故以候胸中也。人以候心。手少阴脉当其处也。帝曰：上部以何候之？岐伯曰：亦有天，亦有地，亦有人。天以候头角之气，位在头角之分，故以候头角之气也。地以候口齿之气，位近口齿，故以候之。人以候耳目之气。以位当耳前，脉抵于目外眦，故以候之。三部者，各有天，各有地，各有人，三而成天，新校正云：详"三而成天"至"合为九脏"，与《六节藏象论》文重，注义具彼篇。三而成地，三而成人，三而三之，合则为九，九分为九野，九野为九脏。以是故应天地之至数。故神脏五，形脏四 ❶，合为九脏。所谓神脏者，肝藏魂，心藏神，脾藏意，肺藏魄，肾藏志也。以其皆神气居之，故云神脏五也。所谓形脏者，皆如器外张，虚而不屈，含 ❷ 藏于物，故云形脏也。所谓形脏四者，一头角，二耳目，三口齿，四胸中也。新校正云：详注说神脏，《宣明五气篇》文，又与《生气通天论》注、《六节藏象论》注重。五脏已败，其色必夭 ❸，夭必死矣。夭，谓死色，异常之候也。色者神之旗，脏者神之舍，故神去则脏败，脏败则色见异常之候，死也。

❶ 形脏四：张志聪曰："形脏者，胃与大肠、小肠、膀胱，藏有形之物也……胃主化水谷之津液，大肠主津，小肠主液，膀胱者津液之所藏，故以四腑为形脏。"

❷ 含：赵本作"合"。

❸ 其色必夭：森立之曰："既论动脉之理，又说其面色，盖色脉一理，故古人往往合论之。"

帝曰：以候奈何？岐伯曰：必先度其形之肥瘦，以调其气之虚实，实则泻之，虚则补之。度，谓量也。实泻虚补，此所谓顺天之道也。《老子》曰："天之道，损有余，补不足也。"必先去其血脉 ❶，而后调之，无问其病，以 ❷ 平为期。血脉满坚，谓邪留止，故先刺去血，而后乃调之。不当询问病者盈虚，要以脉气平调为之期准尔。

❶ 必先去其血脉：吴崑曰："谓去其瘀血在脉者，盖瘀血壅塞脉道，必先去之，而后能调其气之虚实也。"

❷ 以：《素问玄机原病式》引"以"上有"五脏"二字。

帝曰：决死生奈何？度形肥瘦，调气盈虚，不问病人，以平为准，死生之证以决之也。岐伯曰：形盛脉细，少气不足以息者危❶。形气相反，故生气至危。《玉机真脏论》曰："形气相得，谓之可治。"今脉气不足，形盛有余，证不相扶，故当危也。危者，言其近死，犹有生者也。《刺志论》曰："气实形实，气虚形虚，此其常也，反此者病。"今脉细少气，是为气弱，体壮盛是为形盛，形盛气弱，故生气倾危。新校正云：按全元起注本及《甲乙经》《脉经》"危"作"死"。形瘦脉大，胸中多气者死❷。是则形气不足，脉气有余也，故死。形瘦脉大，胸中气多，形脏已伤，故云死也，凡如是类。皆形气不相得也。形气相得者生。参伍不调❸者病。参谓参校，伍谓类伍。参校类伍，而有不调，谓不率其常则病也。三部九候皆相失者死❹。失，谓气候不相类也。相失之候，诊凡有七，七诊之状，如下文云。上下左右之脉相应如参舂者病甚。上下左右相失不可数者死。三部九候，上下左右，凡十八诊也。如参舂者，谓大数而鼓，如参舂杵之上下也。《脉要精微论》曰："大则病进。"故病甚也。不可数者，谓一息十至已上也。《脉法》曰："人一呼而脉再至，一吸脉亦再至，曰平。三至曰离经，四至曰脱精，五至曰死，六至曰命尽。"今相失而不可数者，是过十至之外也。至五尚死，况至十者乎！中部之候虽独调，与众脏相失者死❺。中部之候相减者死❻。中部左右，凡六诊也。上部下部已不相应，中部独调，固非其久减于上下，是亦气衰，故皆死也。减，谓偏少也。臣亿等详旧无"中部之候相减者死"八字，按全元起注本及《甲乙经》添之，且注有解减之说，而经阙其文，此脱在王注之后也。目内陷者死❼。言太阳也。太阳之脉，起于目内眦。目内陷者，太阳绝也，故死。所以言太阳者，太阳主诸阳之气，故独言之。

❶ 形盛脉细，少气不足以息者危：《千金要方》卷一第四引"危"作"死"，与林校合。张介宾曰："形盛脉细而少气不足以息者，外有余而中不足，枝叶盛而根本虚也，故危亡近矣。"

❷ 形瘦脉大，胸中多气者死：姚止庵曰："肌肉既脱而脉反浮大，为真原枯竭。胸中多气，为元气脱根。此等脉证，久病之人见之，死不旋踵矣。然则新起之病，独无之乎？曰：有之。脉大气浮，甚则喘促者，则为阴竭阳浮之证。切忌补气，急用敛阴。如或不应，更加桂附，庶使气纳丹田，俗医不知此理，误用利气，速其死矣。"森立之曰："多气者，喘急之谓也。"

❸ 参伍不调：《荀子·成相》杨注："参伍，犹错杂也。"此言脉至乍疏乍数，或大或小，或迟或疾，往来出入无常者，错综不调，故病。

❹ 三部九候皆相失者死：《太素》卷十四篇首"三部"上有"以"字。按：有"以"字是。"以"假设连词，有"若"义。"失"谓失其常度，此与上对言，盖参伍不调则病，如三部九候失其常度则死。

❺ 中部之候虽独调，与众脏相失者死：张介宾曰："三部之脉，上部在头，中部在手，下部在足，此言中部之脉虽独调，而头、足众脏之脉已失其常者，当死。"

❻ 中部之候相减者死：卢子颐《学古诊则》第八曰："中部之脉减于上下二部者，中气大衰也，亦死。"

❼ 目内陷者死：五脏六腑之精气，皆上注于目，目内陷者，为五脏衰败，阴精已脱，故主死。

帝曰：何以知病之所在？岐伯曰：察❶九候，独小者病，独大者病，独疾者病，独迟者病，独热者病，独寒者病❷，独陷下❸者病。相失之候，诊凡有七者，此之谓也。然脉见七诊，谓参伍不调，随其独异，以言其病尔。以左手足上，上去踝五寸按之❹，庶右手足当踝而弹之❺，手足皆取之，然手踝之上，手太阴脉。足踝之上，足太阴脉。足太阴脉主肉，应于下部。手太阴脉主气，应于中部。是以下文云脱肉身不去者死：中部乍疏乍数者死。臣亿等按：《甲乙经》及全元起注本并云："以左手足上去踝五寸而按之，右手当踝而弹之。"全元起注云："内踝之上，阴交之出，通于膀胱，系于肾，肾为命门，是以取之，以明吉凶。"今文少一而字，多一庶字及足字。王注以手足皆取为解，殊为穿凿，当从全元起注旧本及《甲乙经》为正。**其应过五寸以上蠕蠕然者❻不病**；气和故也。**其应疾中手浑浑然者❼病；中手徐徐然者❽病**；浑浑，乱也。徐徐，缓也。**其应❾上不能至五寸，弹之不应❿者死**。气绝，故不应也。**是以脱肉身不去者死⓫**。谷气外衰，则肉如脱尽。天真内竭，故身不能行。真谷并衰，故死之⓬至矣。去，犹行去也。**中部⓭乍疏乍数者死**。乍疏乍数，气之丧乱也，故死。**其脉⓮代而钩者，病在络脉⓯**。钩为夏脉，又夏气在络，故病在络脉也。络脉受邪，则经脉滞否⓰，故代止也。**九候之相应也，上下若一，不得相失**。上下若一，言迟速小大等也。**一候后⓱则病，二候后则病甚，三候后则病危。所谓后者，应⓲不俱也**。俱，犹同也，一也。**察其府⓳脏，以知死生之期**，夫病入腑则愈，入脏则死，故死生期准，察以知之矣。**必先知经脉⓴，然后知病脉**，经脉，四时五脏之脉。**真脏脉见者胜㉑死**。所谓真脏脉者，真肝脉至，中外急如循刀刃，责责然如按琴瑟弦。真心脉至，坚而搏，如循意㉒苡子累累然。真脾脉至，弱而乍数疏。真肺脉至，大而虚，如毛羽中人肤。真肾脉至，搏而绝，如指弹石辟辟然。凡此五者，皆谓得真脏脉而无胃气也。《平人气象论》曰："胃者平人之常气也，人无胃气曰逆，逆者死。"此之谓也。胜死者，谓胜克于己之时则死也。《平人气象论》曰："肝见庚辛死，心见壬癸死，脾见甲乙死，肺见丙丁死，肾见戊己死。"是谓胜死也。**足太阳气绝者，其足不可屈伸，死必、戴眼**。足太阳脉，起于目内眦，上额交巅上，从巅入络脑，还出别下项，循肩膊内，侠脊抵腰中；其支者，复从肩膊别下贯臀，过髀枢，下合腘中，贯腨循踵至足外侧。太阳气绝，死如是矣。新校正云：按《诊要经终论》载三阳三阴脉终之证，此独犯足太阳气绝一证，余应阙文也。又注"贯臀"，《甲乙经》作"贯胂"。王氏注《厥论》《刺疟论》各作"贯胂"。又注

《刺腰论》作"贯臀"。详《甲乙经》注"臀"当作"胂"。

❶ 察:《太素》卷十四篇首"察"下有"其"字。

❷ 独热者病,独寒者病:"独"表态副词,唯也。沈又彭《医经读·诊集》曰:"寒疑作涩"。张寿颐曰:"独热者,尺肤炬然热;独寒者,尺肤寒冷。"

❸ 陷下:《太素》卷十四篇首"陷"下无"下"字。按:敦煌残卷无名氏《脉经》亦无"下"字,与《太素》合。"陷下"谓脉沉伏不起。

❹ 以左手足上,上去踝五寸按之:无名氏《脉经》作"以左手去足内踝上五寸,微指案之。"

❺ 庶右手足当踝而弹之:《太素》卷十四篇首作"右手当踝而弹之"。

❻ 其应过五寸以上蠕蠕然者:无名氏《脉经》"其"下有"脉中气动"四字,"蠕"作"需"。《太素》卷十四篇首"蠕"作"霜",杨注:"霜霜,动不盛也。""霜"即"需"之俗字。"需"有"弱"义,"需""弱"双声。《荀子·劝学》杨注:"蠕,微动貌。"据是,则"蠕""需"义不悖。

❼ 共应疾中手浑浑然者:无名氏《脉经》"应疾"作"气来疾","浑浑"作"恽恽"。按:"浑浑"读曰"滚滚",《集韵·二十一混》:"滚,大水流貌。"或作"浑"。谓水势通贯,直流而下,与《法言·问神》李注所谓"洪流"者义同,亦与无名氏《脉经》所谓"其气来疾"者,上下意贯。

❽ 徐徐然者:无名氏《脉经》夹注曰:"徐徐者,似有似无也。"

❾ 其应:无名氏《脉经》无"其应"二字。按:"其应"二字蒙上衍,以下云"弹之不应",则上似不宜复。

❿ 不应:无名氏《脉经》"不应"下有"手"字。

⓫ 是以脱肉身不去者死:无名氏《脉经》作"其肌肉身充,气不去来者亦死。"夹注云:"不去来者,弹之全无。"按:其说是。此言脉候,若单言"脱肉身不去",则与言脉候不相吻合。

⓬ 死之:四库本作"死期"。

⓭ 中部:无名氏《脉经》作"其中部脉"。

⓮ 其脉:无名氏《脉经》作"其上部脉"。

⓯ 代而钩者病在络脉:按:近人张寿颐以本句"义不可晓",其实代脉主络受病,乃古代脉学理论之所故有,《史记·仓公传》"代则络脉有过",其说可参。

⓰ 否:赵本、藏本"否"作"吝"。

⓱ 一候后:无名氏《脉经》"后"下有"者"字。下"二候后""三候

后"同。

⑱ 应：无名氏《脉经》应"上有"上中下"三字。

⑲ 府：《太素》卷十四篇首作"病"。

⑳ 经脉：即正常之脉。《广雅·释诂一》："经，常也。"张琦曰："经脉谓平脉。"

㉑ 者胜：《太素》卷十四篇首作"胜者"。《甲乙经》卷四第三作"邪胜者"。

㉒ 意：胡本作"薏"。

帝曰：冬阴夏阳❶奈何？言死时也。岐伯曰：九候之脉，皆沉细悬绝❷者为阴，主冬，故以夜半死❸。盛躁喘数者为阳，主夏，故以日中死❹。位无常居，物极则反也。乾坤之义❺，阴极则龙战于野，阳极则亢龙有悔，是以阴阳极脉，死于夜半日中也。是故寒热病者，以平旦死❻。亦物极则变也。平晓木王，木气为风，故木王之时，寒热病死。《生气通天论》曰："因于露风，乃生寒热。"由此则寒热之病，风薄所为也。热中及热病❼者，以日中死。阳之极也。病风者，以日夕死❽。卯酉冲也。病水者，以夜半死。水王故也。其脉乍疏乍数乍迟乍疾❾者，日乘四季死❿。辰戌丑未，土寄王之，脾气内绝，故日乘四季而死也。形肉已脱，九候虽调，犹死。亦谓形气不相得也。证前脱肉身不去者，九候虽平调，亦死也。七诊⓫虽见，九候皆从者不死。但九候顺四时之令，虽七诊互见亦生矣。从，谓顺从也。所言不死者，风气之病⓬及经月之病⓭，似七诊之病而非也，故言不死。风病之脉，诊⓮大而数。月经之病，脉小以微。虽候与七诊之状略同，而死生之证乃异，故不死也。若有七诊之病，其脉候亦⓯败者死矣，言虽七诊见九候从者不死，若病同七诊之状而脉应败乱，纵九候皆顺犹不得生也。必发哕噫⓰。胃精内竭，神不守心，故死之时，发斯哕噫。《宣明五气篇》曰："心为噫，胃为哕"也。必审问其所始病⓱，与今之所方病。方，正也。言必当原其始而要终也。而后各⓲切循⓳其脉，视其经络浮沉，以上下逆从循之，

246

其脉疾者不病 ❷，气强盛故。**其脉迟者病**，气不足故。**脉不往来 ㉑ 者死**，精神去也。**皮肤著 ㉒ 者死**。骨干枯也。

❶ 冬阴夏阳：杨上善曰："九候之脉，并沉细绝微为阴也，然极于冬分，故曰冬阴。九候之脉，盛躁喘数，故为阳也，极于夏分，故曰夏阳。"

❷ 悬绝：杨上善曰："来如断绳，故曰悬绝。"孙鼎宜曰："悬，即弦也，悬、弦一声之转；绝，脉绝不至也。"

❸ 故以夜半死：无名氏《脉经》"夜"上无"故以"二字。下"故以日中死"同。按："故"字衍。以下文"以平旦""以日中""以日夕"各句律之，可证。杨上善曰："阳气外绝，阴气独行，有里无表，死之于冬，阴极时也。夜半死者，阴极时也。"

❹ 日中死：杨上善曰："阴气内绝，阳气独行，有表无里，死之于夏，阳极时也。日中死者，阳极时也。"

❺ 义：周本、藏本并作"爻"。

❻ 寒热病者，以平旦死：《太素》卷十四篇首"寒热"下无"病"字。森立之曰："《太素》无病字似是，谓往来寒热之证也。"吴崑曰："盖平旦之际，昏明始判之时，阴阳交会之期也，故寒热交作之病，以斯时死。"

❼ 热中及热病：孙鼎宜曰："热中者，五脏中热。热病者，经络病热，伤寒类也，一以表言，一以里言。"

❽ 病风者，以日夕死：杨上善曰："风为肝病，酉为金时，金克于木，故曰夕死。"

❾ 乍疏乍数，乍迟乍疾：森立之曰："疏数迟疾，其义相同。杨注唯云乍疏乍数，不云乍迟乍疾。据此则本文原无乍迟乍疾四字，后人旁书或误混正文欤。"

❿ 日乘四季死：《太素》卷十四篇首、《甲乙经》卷四第三"日"上并有"以"字。《文选·演连珠》："乘风载响"善注："乘犹因也。""因"有"趁"意。

⓫ 七诊：王冰谓独小、独大、独疾、独迟、独热、独寒、独陷下为"七诊"。杨上善谓沉细悬绝、盛躁喘数、寒热病、热中及热病、风病、病水、形肉已脱为"七诊"。"七诊"之说，诸家聚讼，森立之以为均未得正解，而以杨注稍觉平稳。至稻叶良仙谓古法别有"七诊"之脉证，似于杨注未曾细审。

⓬ 风气之病：森立之曰："风气者，即谓风也。在天地间谓之风，其入人物间谓之气。所云风气之病，总括外感诸证传变坏痼之病而言。"

⓭ 经月之病：《太素》卷十四篇首"月"作"间"。森立之曰："《金匮》云：

妇人之病，因虚积冷，结气为诸云云，此皆带下，非有鬼神，久则羸瘦，脉虚多寒。盖风血二证，往来寒热，或羸瘦脱肉，或身体水肿，与前七诊之病相似而实非，是经腑之病，而非脏病，故能不死。"

⑭ 诊：周本无此字。

⑮ 亦：副词，"又"也。

⑯ 哕噫：《说文·口部》："哕，气牾也。""噫，饱食息也。"两字义异。"气牾"即气逆，亦即呃逆。"大病发哕"乃虚呃、败呃，垂死之征，而并发"噫"者似少见。杨注："五脏先坏，其人必发哕而死。"是《太素》原无"噫"字。但两事连类并称，古书早已有例，"哕噫"双声，两义连类并称，此或其例，如据杨注即以"噫"为衍文，似非是也。

⑰ 其所始病：《太素》卷十四篇首作"其故所始所病"。杨上善曰："候病之要，凡有四种：一者望色而知，谓之神也。二者听声而知，谓之明也。三者寻问而知，谓之工也。四者切脉而知，谓之巧也。此问有三：一问得病元始，问四时何时而得，饮食男女因何病等。二问所病，谓问寒热、痛热、痛痒诸苦等。三问方病，谓问今时病将作种种异也。"

⑱ 各：《太素》卷十四篇首、《甲乙经》卷四第三并无"各"字。

⑲ 切循：《史记·扁鹊仓公列传》正义引杨玄操曰："切，犹按也。""循"《说文》段注："引伸为抚循。"以手按摸循历脉动所由，谓之"切循"。

⑳ 不病：张琦曰："不字衍。"

㉑ 不往来：《甲乙经》卷四第三作"不往不来"。"不往不来"谓脉绝不至，阴阳俱脱，故死。杨上善曰："手之三阴为往，三阳为来；足之三阳为往，三阴为来，皆不往来谓之死。"

㉒ 皮肤著：《一切经音义》卷三引《字书》："著，相附著也。""著"有贴附之义。"皮肤著"谓病久肉脱，皮肤附于骨，则瘦之甚也。吴崑曰："干枯而皮肤着于骨也。是血液尽亡，营卫不充，故死。"

帝曰：其可治者奈何？岐伯曰：经病者治其经，求有过者。孙络病者治其孙络血❶，有血留止，刺而去之。新校正云：按《甲乙经》云："络病者治其络血。"无二"孙"字。血病身有痛者治其经络。《灵枢经》曰："经脉为里，支而横者为络，络之别者为孙络。"由是孙络，则经之别支而横也。新校正云：按《甲乙经》无"血病"二字。其病者在奇邪❷，奇邪之脉则缪刺之。奇，谓奇缪不偶之气，而与经脉缪处❸也，由是故缪刺之。缪刺者，刺络脉左取右右取左也。**留瘦不移，节而刺之❹**。病气淹留，形容减瘦，证不移易，则消息节级，养而刺之。此又重明前经无问其病以平为期者也。**上实下虚，切而从之，索其结络脉，刺出其血，以见❺通之**。结，谓血结于络中也。血去则经隧通矣。前经云："先去血脉，而后调之。"明其结络乃先去也。新校正云：详经文"以见通之"，《甲乙经》作"以通其气"。**瞳子高❻者，太阳不足。戴眼者，太阳已绝。此决死生之要，不可不察也**。此复明前太阳气欲绝及已绝之候也。**手指及手外踝上五指留针❼**。错简文也。

❶ 孙络血：《太素》卷十四篇首、《甲乙经》卷四第三"络"下并无"血"字。

❷ 奇邪：森立之曰："奇邪即攲斜，古文假借耳，谓其病不于正经，而在横支之络脉也。"

❸ 处：四库本作"庅"。

❹ 留瘦不移，节而刺之：杨上善曰："留，久也。久瘦有病之人，不可顿刺，可节量刺之。"张介宾曰："凡病邪久留不移者，必于四肢八溪之间，有所结聚，故当于节之会处，索而刺之，斯可平也。"

❺ 见：《太素》卷十四篇首无"见"字。张琦曰："见字衍。"

❻ 瞳子高：指目睛上视，但不似戴眼之定直不动。

❼ 手指及手外踝上五指留针：杨上善曰："此疗乃是手太阳脉者，以手之太阳上下接于目之内眦，故取手之太阳，疗目高戴也，取手小指端及手外踝上五寸小指之间也。"森立之曰："杨注以为瞳子高者太阳不足之治法，盖有所受而言，乃合其可治者奈何之问，而手指以下数字，宜置于太阳不足之下。"

按语：《素问》中有关脉诊的方法，大体可分三种：一是寸口诊法；二是人迎寸口对照诊法；三是遍诊法，即"三部九候"诊法。本篇便是"三部九候诊法"的专论。此诊法是古人常用的诊脉方法，并把它视为衡量医生水平高低的标准，故《素问·八正神明论》中说："上工救其萌芽，必先见三部九候之气，尽调不败而救之，故曰上工。下工救其已成，救其已败。救其已成者，言不知三部九候之相失，因病而败之也。知其所在者，知诊三部九候之病脉处而治之，故曰守其门户焉，莫知其情，而见邪形也。虽然此诊法今已不甚应用，但其临证诊病的价值不可忽视，应该发掘和整理。此诊法之特点，是在强调三部九候协调的同时，注重三部九候的定位分属。

卷第七

经脉别论篇第二十一

新校正云：按全元起本在第四卷中。

提要： 本篇首先说明人之居处、动静、情志不同，则脉亦因之变化；次则对脾之运输、肺之气化在饮食生化输布过程中的重要作用作了阐述。

黄帝问曰：人之居处动静勇怯，脉亦为之变乎？岐伯对曰：凡人之惊恐恚❶劳动静，皆为❷变也。变，谓变易常候。是以夜行则喘❸出于肾，肾王❹于夜，气合幽冥，故夜行则喘息内从肾出也。淫气❺病肺。夜行肾❻劳，因而喘息，气淫不次，则病肺也。有所堕恐❼，喘出于肝，恐生于肝，堕损筋血，因而奔喘，故出于肝也。淫气害脾。肝木妄淫，害脾土也。有所惊恐，喘出于肺，惊则心无所倚❽，神无所归，气乱胸中，故喘出于肺也。淫气伤心❾。惊则神越，故气淫反伤心矣。度水跌仆，喘出于肾与骨❿，湿气通肾，骨，肾主之，故度水跌仆，喘出肾骨矣。跌，谓足跌。仆，谓身倒也。当是之时，勇者气行则已，怯者则着⓫而为病也。气有强弱，神有壮懦，故殊状也。故曰：诊病之道，观人勇怯，骨⓬肉皮肤，能知其情⓭，以为诊法也。通达性怀，得其情状，乃为深识，诊契物宜也。故饮食饱甚，汗出于胃⓮。饱甚胃满，故汗出于胃也。惊而夺精⓯，汗出于心。惊夺心精，神气浮越，阳内薄之，故汗出于心也。持重远行，汗出于肾。骨劳气越，肾复过疲，故持重远行，汗出于肾也。疾走恐惧，汗出于肝。暴役于筋，肝气罢极，故疾走恐惧，汗出于肝也。摇体⓰劳苦，汗出于脾。摇体劳苦，谓动作施力，非疾走远行也。然动作用力，则谷精四布，脾化水谷，故汗出于脾也。**故春秋冬夏四时阴阳，生病起于过用，此为常也。**不适其性，而强云**⑰**为，过即病生，此其常理。五脏受气，盖有常分，用而过耗，是以病生。故下文曰：

❶ 恚：《广雅·释诂二》："恚，怒也。"《太素》卷十六《脉论》作"志"。

❷ 为：《圣济经》卷四第一吴注引"为"下有"之"字。《太素》卷十六《脉论》"为"上有"以"字。

❸ 喘：孙鼎宜曰："喘当作惴，形误。《庄子·胠箧》释文：惴本作喘。肾主恐，故曰惴出于肾"。下文"喘出于肝""喘出于肺""喘出于肾与骨"句中喘字同。《太素》卷十六《脉论》"喘"下重"喘"字。一说"喘"指脉象而言。本书以"喘"为脉者，如《平人气象论》有"喘喘累累如钩"，《大奇论》有"脉至如喘"等文。《甲乙经》卷四第一《经脉》下"喘"作"揣"。《广雅·释诂一》："揣，动也。"此"喘"乃喻脉动之状，与"脉变"之问亦合。

❹ 王：读本作"主"。

❺ 淫气：谓气之妄行者。见《痹论》王注。《说文·水部》："淫，侵淫随理也。"凡水侵淫则广，故引申有滥义、过义。《礼记·曲礼上》孔疏："淫，谓流移也。"

❻ 肾：《素问校讹》引周本作"甚"。

❼ 堕恐：丹波元坚曰："堕恐二字义不属，且下有惊恐，此恐字疑讹。"按："恐"似应作"坠"。《灵枢·邪气脏腑病形》："有所堕坠则伤肝"可证。

❽ 倚：赵本作"依"。

❾ 有所惊恐，喘出于肺，淫气伤心：《太素》卷十六《脉论》"恐"作"骇"。森立之曰："惊恐虽属于肝，其气乃出于肺，肺心共在膈上，其经络二脉共相通而互出入，故肺气伤损，则其淫泆之气又伤心也。"

❿ 度水跌仆，喘出于肾与骨：《难经·四十九难》虞注引"骨"作"胃"。森立之曰："渡水则水气浸淫伤肾，跌仆则伤骨，与前文云夜行则喘出于肾同理。"

⓫ 着：胡本、读本、元残一、赵本、黄本并作"著"。森立之曰："著者，谓阳气不流通，著即附著不伸之谓也。"

⓬ 骨：《素问校讹》引古抄本作"肌"。

⓭ 情："情"谓勇怯之实。与前帝问相应。《礼记·大学》郑注："情犹实也。"勇怯之实，指骨硬肉坚者为勇，骨软肉瘦者为怯。

⓮ 汗出于胃：《难经·四十九难》虞注引汗出作"必伤"。森立之曰："按凡

汗出之理，无有不出于胃者，桂枝汤方后之稀粥，五苓散方后之暖水类，皆在温养胃气令汗出也。凡人平素饮食必头上鼻头出汗者，亦因脾胃之气厚耳。"

⑮ 惊而夺精：孙鼎宜曰："夺，古脱字。《淮南·天文》注云："精，气也。"

⑯ 摇体：《医说》卷五引"体"作"动"。按："摇""动"异文同义。《说文·手部》："摇，动也。"摇动"双声。

⑰ 云：周本作"劳"。

按语：此节最后四句，即"春夏秋冬，四时阴阳，生病起于过用，此常也"，虽指五脏过劳致病而言，但在发病学上有着普遍意义。我们应把"过用"看作人体致病的普遍规律。众所周知，人体是一个阴阳相对平衡的整体，它又与自然界之间保持着相对平衡的关系，任何一方面"过用"，都会导致这种相对平衡失其常度，而使机体生病。如"六气"太过，病从外感；"七情"太过，病从内生；"饮食自倍，肠胃乃伤"；五味太过，更伤五脏，"久视伤血，久卧伤气，久坐伤肉，久立伤骨，久行伤筋"。此"五劳五伤"，亦即"过用"所致。房室太过，可伤肾气，此乃"过用"之常见者也。总之，任何外感和内伤的发病原因，都离不开"生病起于过用"的规律。所以，重视"生病起于过用"的理论，有利于深刻理解人体的发病原因，从而，对于深入研究中医学的预防学、治疗学，都有着重大意义。

食气入胃，散精于肝，淫气于筋❶。肝养筋，故胃散谷精之气入于肝，则浸淫滋养于筋络矣。**食气入胃，浊气归心❷，淫精于脉**。浊气，谷气也。心居胃上，故谷气归心，淫溢精微入于脉也。何者？心主脉故。**脉气流经❸，经气❹归于肺，肺朝百脉，输精于皮毛**。言脉气流运，乃为大经，经气归宗，上朝于肺，肺为华盖，位复居高，治节由之，故受百脉之朝会也。《平人气象论》曰："脏真高于肺，以行荣卫阴阳。"由此故肺朝百脉，然乃布化精气，输于皮毛矣。**毛脉合精，行气于府❺**。府，谓气之所聚处也，是谓气海，在两乳间，名曰膻中也。**府精神明❻留于四脏，气归于权衡❼**。膻中之布气者分为三隧：其下者走于气街，上者走于息道，宗气留于海，积于胸中，命曰气海也。如是分化，乃四脏安定，三焦平均，中外上下各得其所也。**权衡以平，气口成寸，以决死生。**三世脉法，皆以三寸为寸关尺之分，故中外高下，气绪均平，则气口之脉而成寸也。夫气口者，脉之大要会也，百脉尽朝，故以其分决死生也。**饮入于胃❽，游溢❾精气，上输于脾。**水饮流下，至于中焦，水化精微，上为云雾，云雾散变，乃注于脾。《灵枢经》曰："上焦如雾，中焦如沤❿"。此之谓也。**脾气散精，上归于肺，通⓫调水道，下输膀胱。**水土合化，上滋肺金，金气通肾，故调水道，转注下焦，膀胱禀化，乃为溲矣。《灵枢经》曰："下焦如渎。"此之谓也。**水精四布，五经⓬并行，合于四时五脏阴阳⓭揆度，以⓮为常也。**从是水精布，经气行，筋骨成，血气顺，配合四时寒暑，证符五脏阴阳，揆度盈虚，用为常道。度，量也。以，用也。新校正云：按一本云："阴阳动静。"

❶ 食气入胃，散精于肝，淫气于筋：森立之曰："云食气则味亦在中，言食物之气味共合而入胃，胃传之肠，肠间渗出之精气，上入肺中，又下散肝中，其气侵淫而养全身之白筋。又精者，食气上腾之精华，微眇之气也，此物入肝中变为血，又变成胆汁，又散而荣养白筋，白筋实肝之所主也。"

❷ 浊气归心：沈思敏曰："心字误，应作脾。《灵枢·阴阳清浊》：足太阴独受其浊。既曰独受，则浊气归脾之外，更无一脏再受其浊可知。"（见《吴医汇讲》卷四）森立之曰："浊气者，犹是胃中酿成所上腾之气，但是重浊，能入心室而为赤血者也，故命曰浊气，与前文精相对言。浊气归心酿成赤血，然别有微眇之精气，助之鼓动，故其血之道路，如水之流，或为激流，或为回渊，谓之淫精于脉也。"

❸ 脉气流经：《太素》卷十六《脉论》"流"作"留"。杨上善曰："心之精甚，停留在十二大经也。"森立之曰："凡脉每动血为之流运，故名曰脉气，脉气流行十二经中，日夜不休，故曰流经。"

❹ 经气：即脉气，脉气流经，故谓之经气。

❺ 毛脉合精，行气于府：张志聪曰："皮肤主气，经脉主血。毛脉合精者，血气相合也。六腑为阳，故先受气。"高世栻曰："皮毛百脉，合肺输之精，而行气于六腑也。"

❻ 府精神明：森立之曰："府者胃府，受前文府字。精者肺精，亦受前文精字而结于此也。"

❼ 留于四脏，气归于权衡："留"通"流"。森立之曰："胃府所主全身肌肉之分，肺精所簸全身血脉之气，其流行不休之机巧，实是神明微眇不可言，此气常通流通于肝心脾肾之四脏，而无有休息，此气之强弱虚实，乃死生损益之所系，唯其诊在于权衡。盖权衡者，谓两手气口脉也，盖浮沉以候内外谓之权，寸尺以候上下谓之衡也。"

❽ 饮入于胃：《太素》卷十六《脉论》"饮"作"饮食"。《内外伤辨惑论》卷中引"饮"下亦有"食"字。马莳曰："按饮入于胃以下，乃言饮而不言食。李东垣《脾胃论》乃改为饮食入胃，则于下输膀胱，水精四布之义大背矣。殊不知上文之食含蓄饮义，而下文之饮难以兼食也。"

❾ 游溢：《太素》卷十六《脉论》"溢"作"洫"。杨上善曰："沟洫通水处也，深八尺曰洫，四尺曰沟。有字为洫与溢同，从胃流气入脾，非散溢也。"《说文·㫃部》"遊，古文游。""遊"疑即"游"之省。"游"字《说文》不载。"游溢"者，浮游盈溢之义。

❿ 洄：胡本、读本、元残一并作"枢"。

⓫ 通：《太素》卷十六《脉论》作"肺"。

⓬ 五经：五脏之经络。

⓭ 阴阳：《太素》卷十六《脉论》"阳"下有"动静"二字。

⓮ 以：《太素》卷十六《脉论》"以"上有"此"字。

太阳脏独至❶，厥喘虚❷气逆，是阴不足阳有余也，阴，谓肾。阳，谓膀胱也。故下文曰：表里❸当俱泻，取之下俞❹。阳独至，谓阳气盛至也。阳独至为阳有余，阴不足则阳邪入，故表里俱泻，取足六俞也。下俞，足俞也。新校正云：详"六"当为"穴"字之误也。按腑有六俞，脏止五俞，今脏腑俱泻，不当言六俞，六俞则不能兼脏言，穴俞则脏腑兼举。阳明脏独至，是阳气重并❺也，当泻阳补阴，取之下俞❻。阳气重并，故泻阳补阴。少阳脏独至，是厥气也，跷前卒大，取之下俞❼。跷，谓阳跷脉，在足外踝下。足少阳脉，行抵绝骨之端，下出外踝之前，循足跗。然跷前卒大，则少阳之气❽盛也，故取足俞少阳也。少阳独至者，一阳之过也。一阳，少阳也。过，谓太过也。以其太过，故跗前卒大焉。**太阴脏搏者** ❾，**用心省真**，见太阴之脉伏鼓，则当用心省察之，若是真脏之脉，不当治也。**五脉气少，胃气不平，三阴** ❿ **也**，三阴，太阴脾之脉也。五脏脉少，胃气不调，是亦太阴之过也。**宜治其下俞，补阳泻阴** ⓫。以阴气太过故。**一阳独啸** ⓬，**少阳** ⓭ **厥也**。啸，谓耳中鸣，如啸声也。胆及三焦脉皆入耳，故气逆上则耳中鸣。新校正云：详此上明三阳，此言三阴，今此再言少阳，而不及少阴者，疑此"一阳"乃"二阴"之误也。又按全元起本此为"少阴厥"，显知此即二阴也。**阳并于上，四脉争张** ⓮，**气** ⓯ **归于肾**，心脾肝肺，四脉争张，阳并于上者，是肾气不足，故气归于肾也。**宜治其经络，泻阳补阴** ⓰。阴气足，则阳气不复并于上矣。**一阴至** ⓱，**厥阴之治** ⓲ **也**。**真虚痛心** ⓳，**厥气留薄** ⓴，**发为白汗** ㉑，**调食和药，治在下俞** ㉒。一或作二，误也。厥阴，一阴也。上言二阴至则当少阴治，下言厥阴治则当一阴至也。然三坟之经，俗久沦坠，人少披习，字多传写误。

❶ 太阳脏独至：高世栻曰："三阳主六腑，腑能藏物，亦谓之脏。""独至"谓一经之气独盛也。

❷ 喘虚：森立之曰："虚即嘘古字，喘嘘谓喘息嘘吸。"

❸ 表里：文中指经脉言，太阳与少阴为表里。

❹ 下俞：指足经下部之俞穴，即膀胱经之束骨，肾经之太溪。

❺ 阳气重并：谓阳热炽盛。《广韵·二肿》："重，多也，厚也。"本书《生气通天论》王注："并谓盛实也。"

❻ 泻阳补阴，取之下俞：胃热甚则大亡津液，故宜泻阳补阴。泻施阳明之陷谷穴，补施太阴之太白穴。

❼ 跗前卒大，取之下俞：森立之曰："厥气者，逆气也。少阳经气盛则逆气不通，故为跗上水肿。跗，盖脚之借字，此云跗前即谓跗上也。跗上卒大，为胆气（木）有余而侵胃气（土）之候也。诸注皆非是。""下俞"指临泣穴。

❽ 气：元残一、赵本并作"前"。

❾ 搏者：四库本作"独至"。

❿ 三阴："三阴"下似脱"之过"二字。检王注"是亦太阴之过"，是王据

本有"之过"二字。

⓫ 治其下俞，补阳泻阴：《太素》卷十六《脉论》无"其"字。此谓补足阳明经之陷谷穴，泻足太阴经之太白穴。

⓬ 一阳独啸：《太素》卷十六《脉论》"一阳"作"一阴"。按：当依新校正作"二阴"是。张介宾曰："独啸，独至之谓。"孙鼎宜曰："啸当作肃，声误。肃，犹搏也。"独啸，犹独至也。与上下文一律。肃即速之假字。《尔雅·释诂》："肃，疾也。"

⓭ 少阳：《太素》卷十六《脉论》作"少阴"，与林校合。

⓮ 四脉争张：《太素》卷十六《脉论》"四脉"作"血脉"。张介宾曰："少阴热厥，而阳并于上，故心肝脾肺四脉为之争张，而其气则归于肾。"高世栻曰："争张，不和也。"

⓯ 气：《太素》卷十六《脉论》"气"上有"阴"字。

⓰ 治其经络，泻阳补阴：《太素》卷十六《脉论》无"其"字。此谓泻足太阳经之经穴昆仑、络穴飞扬；补足少阴经之经穴复溜、络穴大钟。

⓱ 至：循前文例，"至"上似应有"独"字。张介宾曰："至，即独至之义。"其义是。但据考"至"无"独"义，不如言疑有脱文之当也。

⓲ 治：张介宾曰："治，主也。"

⓳ 真虚㾓（yuān 渊）心：《太素》卷十六《脉论》"㾓"作"悁"。悁，心中酸痛不适，由肝脉上贯膈所致。"㾓""悁""蜎"古通。《外台》卷七引《必效》有"疗蜎心痛方"，引《古今录验》有"桂心汤疗心痛懊㤽悁闷"。

⓴ 薄：《释名·释言语》："薄，迫也。"

㉑ 白汗：即魄汗，不因暑而汗。

㉒ 下俞：指足厥阴经之太冲穴。

帝曰：太阳脏何象❶？岐伯曰：象三阳而浮❷也。帝曰：少阳脏何象？岐伯曰：象一阳也，一阳脏者，滑而不实❸也。帝曰：阳明脏何象？岐伯曰：象大浮也。新校正云：按《太素》及全元起本云："象心之太浮也。"太阴脏搏，言伏鼓❹也。二阴搏至，肾沉❺不浮也。明前独至之脉状也。新校正云：详前脱"二阴"，此无"一阴"，阙文可知。

❶ 象：吴崑曰："问其脉象也。"

❷象三阳而浮：张介宾曰："太阳之象三阳者，阳行于表，阳之极也，故脉浮于外。"

❸象一阳也，一阳脏者滑而不实：《太素》卷十六《脉论》作"象一阳滑而不实也"。"一阳"少阳也，半表半里之谓，乃阳之初生，故脉滑而不实。

❹伏鼓：谓脉沉伏而鼓击于指下。是乃沉细之脉。

❺肾沉：森立之曰："肾沉不成语，恐是紧沉讹。盖阳明大浮之反，其文义明白可寻也。"

脏气法时论篇第二十二

新校正云：按全元起本在第一卷。又于第六卷《脉要篇》末重出。

提要： 本篇论述人身五脏之气与四时五行的关系；五脏之病各有主证，以及取经针刺方法。最后提出"毒药攻邪"，"五谷为养，五果为助，五畜为益，五菜为充"的治病养身之道。

黄帝问曰：合人形以法四时五行而治❶，何如而从？何如而逆？得失之意，愿闻其事。岐伯对曰：五行者，金木水火土也，更贵更贱❷，以知死生，以决成败，而定五脏之气❸，问甚❹之时，死生之期也。

❶ 合人形以法四时五行而治：森立之曰："治者，后文所云主治也。言人之形气常法四时五行，而相王相主当而为之治，从天气则得生，逆天气则失生也。"

❷ 更贵更贱：五行衰旺的变化，旺时为贵，衰时为贱。更，更替、更互。高世栻曰："贵者，木王于春，火旺于夏；贱者，木败于秋，火败于冬。更贵更贱者，生化迭乘，寒暑往来也。"

❸ 定五脏之气：森立之曰："气即脉气，下文作定五脏之脉。"

❹ 问甚：谓病愈与加剧。《方言》三："南楚病愈或谓之间。"《广雅·释言》："甚，剧也。"

帝曰：愿卒❶闻之。岐伯曰：肝主春，以应木也。足厥阴少阳主治。厥阴肝脉，少阳胆脉，肝与胆合，故治同。其日甲乙❷，甲乙为木，东方干也。肝苦❸急，急食甘以缓之。甘性和缓。新校正云：按全元起云："肝苦急，是其气有余。"**心主夏**，以应火也。**手少阴太阳主治**，少阴心脉，太阳小肠脉，心与小肠合，故治同。**其日丙丁❹**，丙丁为火，南方干也。**心苦缓，急食酸以收之。**酸性收敛。新校正云：按全元起本云："心苦缓，是心气虚。"**脾主长夏**，长夏，谓六月也。夏为土母，土长干❺中，以长而治，故云长夏。新校正云：按全元起云："脾王四季，六月是火王之处，盖以脾主中央，六月是十二月之中，一年之半，故脾主六月也。"**足太阴阳明主治**，太阴脾脉，阳明胃脉，脾与胃合，故治同。**其日戊己❻**，戊己为土，中央干也。**脾苦湿，急食苦❼以燥之。**苦性干燥。**肺主秋**，以应金也。**手太阴阳明主治**，太阴肺脉，阳明大肠脉，肺与大肠合，故治同。**其日庚辛❽**，庚辛为金，西方干也。**肺苦气上逆，急食苦以泄之。**苦性宣泄，故肺用之。新校正云：按全元起云："肺气上逆，是其气有余。"**肾主冬**，以应水也。**足少阴太阳主治**，少阴肾脉，太阳膀胱脉，肾与膀胱合，故治同。**其日壬癸❾**，壬癸为水，北方干也。**肾苦燥，急食辛以润之。开腠理，致津液，通气❿也。**辛性津润也。然腠理开，津液达，则肺气下流，肾与肺通，故云通气也。

❶ 卒：《尔雅·释诂》："卒，尽也。"

❷ 其日甲乙：《说文·甲部》："甲，东方之孟，阳气萌动，从木戴孚甲之象。"《说文·乙部》："乙，象春草木冤曲而出，阴气尚强，其出乙乙也。"《淮南子·时则训》高注："甲乙木日也。""甲"为阳木，属胆；"乙"为阴木，属肝。

❸ 苦：厌恶。《汉书·韩信传》颜注："苦，厌也。"

❹ 其日丙丁：《说文·丙部》："丙，位南方，万物成炳然，阴气初起，阳气将亏。"《说文·丁部》："丁，夏时万物皆丁实。"《淮南子·时则训》高注："丙丁，火日也。""丙"为阳火，属小肠；"丁"为阴火，属心。

❺ 干：胡本作"于"。

❻ 其日戊己：《释名·释天》："戊，茂也，物皆茂盛也。己，纪也，皆有定形可纪识也。"《说文·己部》段注："戊己皆中宫，故中央土，其日戊己。""戊"为阳土，属胃；"己"为阴土，属脾。

❼ 苦：应作"咸"。古"咸""苦"互相通称。本书《宝命全形论》王注：

"咸谓盐之味苦。"

❽ 其日庚辛：《说文·庚部》："庚，位西方，象秋时万物庚庚有实也。"《说文·辛部》："辛，秋时，万物成而孰，金刚味辛。""庚"为阳金，属大肠；"辛"为阴金，属肺。

❾ 其日壬癸：《说文·壬部》："壬，位北方也。阴极阳生。故《易》曰：龙战于野。战者，接也。象人裹妊之形。"《说文·癸部》："癸，冬时水土平，可揆度也。象水从四方流入地中之形。"《淮南子·时则训》高注："壬癸，水日也。"壬"为阳水，属膀胱；"癸"为阴水，属肾。

❿ 通气：《甲乙经》卷六第九"气"下有"坠"字。按："坠"与"隧"通。"气隧"即气道。"通气坠"与上文"开腠理""致津液"句式一律。森立之曰："按以上五脏病，用五味食治法则愈。盖食味入胃，传至肠中，其精粹之气，布散于上中下三焦，而无所不至，故此总括缓、收、燥、泄、润五法，而结于此九字也，言五法皆能开腠理、致津液、通气也。诸注家以此九字专系于肾，滑寿以九字，原是注文，并非是。"

按语：本篇一云"肝苦急，急食甘以缓之。"又云"脾欲缓，急食甘以缓之"。甘味既能调肝，复能理脾，则治肝治脾，似不无联系之微。观《凌晓五医案》有治胃脘痛一则云：患者"饥饱失常，劳倦内伤，厥阴肝气横逆，扰动胃中留伏痰饮，痰气交阻，肝胃气失通调，胃脘当心而痛，痛甚欲呕，两胁支满。尝读《内经》有云：肝苦急，急食甘以缓之。治肝之体，宜酸宜甘；治肝之用，宜酸宜苦。酸甘能敛肝阴，肝与胃脏腑相对，一胜则一负，肝善升而胃少降，所以见证如是也。"凌氏所谓"肝与胃相对"，亦可谓肝与脾相关。所谓"治肝之用，宜酸宜苦"，而论中云治脾病，则宜甘缓苦泻，然则治肝治脾，辨证用药，二者似有息息相关之处，临证治胃病者，参悟凌案，亦可微窥其奥矣。

病在肝，**愈在夏，**子制其鬼也。余愈同。**夏不愈，甚于秋，**子休，鬼复王也。余甚同。**秋不死，持**❶**于冬，**鬼休而母养，故气执持于父母之乡也。余持同。**起**❷**于春，**自得其位，故复起。余起同。**禁当风。**以风气通于肝，故禁而勿犯。**肝病者愈在丙丁，**丙丁应夏。**丙丁不愈，加**❸**于庚辛，**庚辛应秋。**庚辛不死**❹**，持于壬癸，**壬癸应冬。**起于**

甲乙。应春木也。**肝病者，平旦慧❺，下晡❻甚，夜半静。**木王之时，故爽慧也。金王之时，故加甚也。水王之时，故静退也。余慧甚同，其静小异。**肝欲散，急食辛以散之，**以脏气常❼散，故以辛发散也。《阴阳应象大论》曰："辛甘发散为阳也。"《平人气象论》曰："脏真散于肝。"言其常发散也。**用辛补之，酸泻之。**辛味散故补，酸味收故泻。新校正云：按全元起本云："用酸补之，辛泻之。"自为一义。

❶ 持：汪机曰："谓执持坚定。犹云无加无减而平定也。"

❷ 起：森立之曰："起者，与起死之起同，谓回复也。"

❸ 加：《尔雅·释诂》："加，重也。"

❹ 死：《甲乙经》卷六第十作"加"。

❺ 慧：《广雅·释诂一》："慧，愈也。""愈"与"愈"同。王念孙曰："南楚病愈者或谓之慧。"

❻ 下晡：慧琳《音义》卷十三："晡时，申时也。""下晡"谓日下于晡时，申之后五刻也。马莳曰："下晡者，申酉时也。"

❼ 常：胡本作"当"。

病在心，愈在长夏，长夏不愈，甚于冬，冬不死，持于春，起于夏，如肝例也。**禁温食热衣❶。**热则心躁，故禁止之。**心病者，愈在戊己，**戊己应长夏也。**戊己不愈，加于壬癸，**壬癸应冬。**壬癸不死，持于甲乙，**甲乙应春。**起于丙丁。**应夏火也。**心病者，日中慧，夜半甚，平旦静。**亦休王之义也。**心欲耎，急食咸以之，**以脏气好耎，故以咸柔耎也。《平人气象论》曰："脏真通于心。"言其常欲柔耎也。**用咸补之，甘泻之。**咸补，取其柔耎。甘泻，取其舒缓。

❶ 温食热衣：《病源》卷十五《心病候》作"温衣热食"。

病在脾，愈在秋，秋不愈，甚于春，春不死，持于夏，起于长夏，禁温食❶饱食湿地濡衣。温湿及饱，并伤脾气，故禁止之。

脾病者，愈在庚辛，应秋气也。庚辛不愈，加于甲乙，应春气也。甲乙不死，持于丙丁，应夏气也。起于戊己。应长夏也。脾病者，日昳❷慧，日出❸甚，新校正云：按《甲乙经》"日出"作"平旦"。虽"日出"与"平旦"时等，按前文言木王之时，皆云"平旦"，而不云"日出"，盖"日出"于冬夏之期有早晚，不若"平旦"之为得也。下晡静。土王则爽慧，木克则增甚，金扶则静退，亦休王之义也。一本或云日中持者，谬也。爰五脏之病，皆以胜相加，至其所生而愈，至其所不胜而甚，至于所生而持，自得其位而起，由是故皆有间甚之时，死生之期也。脾欲缓，急食甘以缓之，甘性和缓，顺其缓也。用苦泻之，甘补之。苦泻，取其坚燥。甘补，取其安缓。

❶ 温食：张琦曰："疑作冷食。"《云笈七签》卷五十七第九引作"湿食"。

❷ 昳（dié 迭）：日过午偏斜之未时。《尚书·无逸》孔疏："昃亦名昳，言日蹉跌而下，谓未时也。"

❸ 日出：《病源》卷十五《脾病候》、《千金要方》卷十五第一引并作"平旦"。与林校合。

病在肺，愈在冬，冬不愈，甚于夏，夏不死，持于长夏，起于秋，例如肝也。禁寒饮食寒衣。肺恶寒气，故衣食禁之。《灵枢经》曰："形寒寒饮则伤肺。"饮尚伤肺，其食甚焉。肺不独恶寒，亦畏❶热也。肺病者，愈在壬癸，应冬水也。壬癸不愈，加于丙丁，应夏火也。丙丁不死，持于戊己，长夏土也。起于庚辛。应秋金也。肺病者，下晡慧，日中甚，夜半静❷。金王则慧，水王则静，火王则甚。肺欲收，急食酸以收之。以酸性收敛故也。用酸补之，辛泻之。酸收敛，故补。辛发散，故泻。

❶ 畏：赵本作"恶"。

❷ 夜半静：丹波元简曰："按据前后文例，当是云日昳静。"

病在肾，愈在春，春不愈，甚于长夏，长夏不死，持于秋，起于冬，例如肝也。禁犯❶焠烉❷热食温炙衣❸。肾性恶燥，故此禁之。新校正云：按别本"焠"作"焠"。肾病者，愈在甲乙，应春木也。甲乙不愈，甚于戊己，长夏土也。戊己不死，持于庚辛，应秋金也。起于壬癸。应冬水也。肾病者，夜半慧，四季❹甚，下晡静。水王则慧，土王则甚，金王则静。肾欲坚，急食苦以坚之，以苦性坚燥也。用苦补之，咸泻之。苦补，取其坚也。咸泻，取其奭也。奭，湿土制也。故用泻之。

❶ 犯：律以上文"肝、心、脾、肺"各节，"犯"系衍文。

❷ 焠烉（cuāi 翠哀）：指煎熇过热之食物。《荀子·解蔽》杨注："焠，灼也。"《广韵·十六怡》："烉，热甚。"

❸ 温炙衣：指经火烘烤之衣。

❹ 四季：《甲乙经》卷六第十、《脉经》卷六第九、《病源》卷十五《肾病候》"四季"上并有"日乘"二字。辰、戌、丑、未四个时辰，是一日中的四季，为土旺之时，土能克水，故病甚。

夫邪气之客❶于身也，以胜相加❷，邪者，不正之目。风寒暑湿饥饱劳逸，皆是邪也，非唯鬼毒疫疠也。至其所生而愈❸，谓至己所生也。至其所不胜而甚❹，谓至克己之气也。至于所生而持❺，谓至生己之气也。自得其位而起❻，居所王❼处，谓自得其位也。必先定五脏之脉，乃可言间甚之时，死生之期也。五脏之脉者，谓肝弦、心钩、肺浮、肾营、脾代，知是则可言死生间甚矣。《三部九候论》曰："必先知经脉，然后知病脉。"此之谓也。

❶ 客：《礼记·月令》孔疏："起兵伐人者，谓之客。"此指邪气侵入。

❷ 以胜相加：谓因胜以凌侮不胜，如木胜则脾病，余同。《左传·襄公十三年》杜注："加，陵也。"《广雅·释诂五》："陵，侮也。"

❸ 至其所生而愈：如肝病愈于夏，愈于丙丁，木生火之类。

❹ 至其所不胜而甚：如肝病甚于秋，甚于庚辛，金克木之类。

❺ 至于所生而持：如肝病持于冬，持于壬癸，水生木之类。

❻ 自得其位而起：如肝病起于春，起于甲乙之类。

❼ 王：元残本一作"主"。

肝病者，两胁下痛引少腹，令人善怒，肝厥阴脉，自足而上，环阴器，抵少腹，又上贯肝膈，布胁肋，故两胁下痛引少腹也。其气实则善怒。《灵枢经》曰："肝气实则怒。"**虚则目䀮䀮❶无所见，耳无所闻，善恐，如人将捕之，**肝厥阴脉，自胁肋循喉咙，入颃颡，连目系。胆少阳脉，其支者，从耳后入耳中，出走耳前，至目锐眥后，故病如是也。恐，谓恐惧，魂不安也。**取其经，厥阴与少阳❷，**经，谓经脉也。非其络病，故取其经也。取厥阴以治肝气，取少阳以调气逆也。故下文曰：**气逆，则头❸痛，耳聋不聪❹颊肿，**肝厥阴脉，自目系上出额，与督脉会于巅，故头痛。胆少阳脉，支别者，从耳中出走耳前；又支别者，加颊车。又厥阴之脉，支别者，从目系下颊里，故耳聋不聪颊肿也。是以上文兼取少阳也。**取血者❺。脉❻**中血满，独异于常，乃气逆之诊，随其左右，有则刺之。

❶ 䀮䀮（huāng huāng 荒荒）：视物不清。《玉篇·目部》："䀮，目不明。"

❷ 少阳：《甲乙经》卷六第九"少阳"下有"血者"二字。

❸ 头：《脉经》卷六第一、《千金要方》卷十一第一"头"下并有"目"字。

❹ 耳聋不聪：《云笈七签》卷五十七第九引"耳聋"下无"不聪"二字。

❺ 取血者：谓摸索其颈间结络脉处，而刺出血也。

❻ 脉：元残一作"胁"。

心病者，胸中痛，胁支❶满，胁❷下痛，膺❸背肩甲❹间痛，两臂内痛，心少阴脉，支别者，循胸出胁。入❺手心主厥阴之脉，起于胸中，其支别者，亦循胸出胁，下腋三寸，上抵腋下，下循臑内，行太阴少阴之间，入肘中，下循臂行两筋之间。又心少阴之脉，直行者，复从心系却上肺，上出腋下，下循臑内后廉，行太阴心主之后，下肘内，循臂内后廉，抵掌后锐骨之端。又小肠太阳之脉，自臂臑上绕肩甲，交肩上。故病如是。**虚则胸腹大，胁下与腰❻相引而痛，**手心主厥阴之脉，从胸中出属心包，下膈历络三焦；其支别者，循胸出胁。心少阴之脉，自心系下膈络小肠。故病如是也。**取其经，少阴太阳，舌下血者。**少阴之脉，从心系上侠咽喉，故取舌本下及经脉血也。**其变病❼，刺郄中血者❽。**其或呕变，则刺少阴之郄血满者也。手少阴之郄，在掌后脉中，去腕半寸，当小指之后。

❶ 支：《甲乙经》卷六第九作"榰"。按："支""榰"双声。"榰"通作"支"。"支""榰"皆有撑持不舒之意。

❷ 胁：《脉经》卷六第六第三作"两胁"；《甲乙经》卷六第九作"两胠"；《云笈七签》卷五十七第九引作"胁"。

❸ 膺：胸也。见《广雅·释亲》。

❹ 甲：朝本作"胛"。本书《阴阳别论》王注引亦作"胛"，与朝本合。按：作"胛"是。"甲"乃"胛"之坏字。《后汉书·张宗传》贤注："胛，背上两膊间。"

❺ 入：元残一作"又"。

❻ 腰：《脉经》卷六第三"腰"下有"背"字。本书《气交变大论》林校引亦有"背"字，与《脉经》合。

❼ 变病：姚止庵曰："变病谓与初起之病不同也。"

❽ 刺郄中血者：《圣济总录》卷一百九十一"血者"引作"出血"。丹波元简曰："据《刺腰痛论》郄中即委中。《刺疟论》太阳疟，刺郄中。《甲乙》作腘中。王注引《黄帝中诰图经》云：委中主之。古法以委中为郄中也。"

脾病者，身重善肌❶肉痿，足不收行，善瘛，脚下痛，脾象土而主肉，故身重肉痿也。痿，谓萎❷无力也。脾太阴之脉，起于足大指之端，循指内侧，上内踝前廉，上腘内。肾少阴之脉，起于足小指之下，斜趣足心，上腘内，出腘内廉。故病则足不收，行善瘛，脚下痛也。故下取少阴。新校正云：按《甲乙经》作"善饥，肌肉痿。"《千金要方》云："善饥，足痿不收。"《气交变大论》云："肌肉萎，足痿不收，行善瘛。"**虚则腹满❸肠鸣，飧泄食不化，**脾太阴脉，从股内前廉入腹，属脾络胃，故病如是。《灵枢经》

曰："中气不足，则腹为之善满，肠为之善鸣。"**取其经，太阴阳明少阴血者❹**。少阴，肾脉也。以前病行善瘈脚下痛，故取之而出血。血满者出之。

❶ 肌：明绿格抄本、朝本并作"饥"。胡澍云："林校《气交变大论》引作饥，《甲乙经》云：善饥，肌肉痿，则二字并有。"按："饥"与"饥"义本有别，稽之《说文》可征。韵书中二字亦分列两韵。《广韵·八微》："饥，谷不熟。"《六脂》："饥，饿也。"但岁荒则食不饱，其相连，故"饥""饥"古多通用。

❷ 萎：胡本作"痿"。

❸ 满：《甲乙经》卷六第九、《云笈七签》卷五十七第九引并作"胀"。

❹ 太阴阳明少阴血者：沈祖绵曰："此句有脱字，上文言脾主长夏，足太阴阳明主治，不当再入少阴血。合上下文观之，宜作太阴阳明之外，少阴血者。"

肺病者，喘咳逆气，肩背痛，新校正云：按《千金方》作"肩息背痛。**汗出，尻阴❶股膝**新校正云：按《甲乙经》《脉经》作"膝挛"。**髀腨❷胻足皆痛，**肺藏气而主喘息，在变动为咳，故病则喘咳逆气也。背为胸中之府，肩接近之，故肩背痛也。肺养皮毛，邪盛则心液外泄，故汗出也。肾少阴之脉，从足下上循腨内出腘内廉，上股内后廉，贯脊属肾络膀胱。今肺病则肾脉受邪，故尻阴股膝脾❸腨胻足皆痛，故下取少阴也。**虚则少气不能报息❹，耳聋❺嗌干，**气虚少，故不足以报入息也。肺太阴之络，会于耳中，故聋也。肾少阴之脉，从肾上贯肝膈入肺中，循喉咙侠舌本。今肺虚则肾气不足以上润于嗌，故嗌干也。是以下文兼取少阴也。**取其经，太阴足太阳之外厥阴内❻血者。**足太阳之外厥阴内者，正谓腨内侧内踝后之直上，则少阴脉也。视左右足脉少阴部分有血满异于常者，即而❼取之。

❶ 尻（kǎo 考）阴：日本田中清左卫门刻本《素问》旁注谓无"阴"字。

❷ 髀腨：《云笈七签》卷五十七第九引无"髀"字。

❸ 脾：赵本作"髀"。

❹ 不能报息：《太平圣惠方》卷六《肺脏论》报"作"太"。张介宾曰："报，复也。不能报息，谓呼吸气短难于接续也。"

❺ 耳聋：《太平圣惠方》卷六《肺脏论》引作"胸满"。

❻ 厥阴内：《脉经》卷六第七、《甲乙经》卷六第九"厥阴内"下并有"少

阴"二字。按：此节经文所言证治，与经脉循行不合，疑有误脱。

❼ 而：藏本作"时"。

肾病者，腹大胫肿❶，新校正云：按《甲乙经》云："胫肿痛。"**喘咳身重，寝汗出❷，憎风**，肾少阴脉，起于足而上循腨，复从横骨中，侠脐循腹里上行而入肺，故腹大胫肿而喘咳也。肾病则骨不能用，故身重也。肾邪攻肺，心气内微，心液为汗，故寝汗出也。胫既肿矣，汗复津泄，阴凝玄府，阳烁上焦，内热外寒，故憎风也。憎风，谓深恶之也。**虚则胸中痛❸，大腹小腹❹痛，清厥❺意不乐**，肾少阴脉，从肺出络心注胸中，然肾气既虚，心无所制，心气熏肺，故痛聚胸中也。足太阳脉，从项下行而至足，肾虚则太阳之气不能盛行于足，故足冷而气逆也。清，谓气清冷。厥，谓气逆也。以清冷气逆，故大腹小腹痛。志不足则神躁扰，故不乐也。新校正云：按《甲乙经》"大腹小腹"作"大肠小肠"。**取其经，少阴太阳血者。**凡刺之道，虚则补之，实则泻之，不盛不虚，以经取之，是谓得道。经络有血，刺而去之，是谓守法。犹当揣形定气，先去血脉，而后乃平有余不足焉。《三部九候论》曰："必先度其形之肥瘦，以调其气之虚实，实则泻之，虚则补之，必先去其血脉而后调之。"此之谓也。

❶ 肿：《脉经》卷六第九"肿"下有"痛"字。按：有"痛"字是。与林校引《甲乙经》合。

❷ 寝汗出：《六元正纪大论》王注："寝汗谓睡中汗，发于胸嗌颈腋之间也，俗误呼为盗汗。"

❸ 痛：《史载之方》卷上《喘》引作"满"。

❹ 大腹小腹：《太平圣惠方》卷七《肾脏论》引无"大腹"二字。"大腹"谓膈下至脐四旁之部位。"小腹"谓脐下一寸半，即气海、石门以下至曲骨之地。

❺ 清厥：谓足逆冷也。见本书《气交变大论》王冰注。

肝色青，宜食甘，粳米❶牛肉枣葵❷皆甘。肝性喜急，故食甘物而取其宽缓也。新校正云：详"肝色青"至篇末，全元起本在第六卷，王氏移于此。**心色赤，宜食酸，小豆❸**新校正云：按《甲乙经》《太素》"小豆"作"麻"。**犬肉李韭皆酸。**心性喜缓，故食酸物而取其收敛也。**肺色白，宜食苦，麦羊肉杏薤皆苦。**肺喜气逆，故食苦物而取其宣泄也。**脾色黄，宜食咸，大豆豕肉栗藿❹皆咸。**究斯宜食，乃调利关机之义也。肾为胃关，脾与胃合，故假咸柔㮇以利其关，关利而胃气乃行，胃行而脾气方化，故应脾宜味与众不同也。新校正云：按上文曰："肝苦急，急食甘以缓之。心苦缓，急食酸以收之。脾苦湿，急食苦以燥之。肺苦气上逆，急食苦以泄之。肾苦燥，急食辛以润之。"此肝心肺肾食宜皆与前文合，独脾食咸宜不用苦，故王氏特注其义。**肾色黑，宜食辛，黄黍鸡肉桃葱皆辛。**肾性喜燥，故食辛物而取其津润也。**辛散，酸收，甘缓，苦坚，咸㮇❺。**皆❻自然之气也。然辛味苦味，匪唯坚散而已。辛亦能润能散，苦亦能燥能泄，故上文曰：脾苦湿，急食苦以燥之，肺苦气上逆，急食苦以泄之，则其谓苦之燥泄也。又曰：肾苦燥，急食辛以润之，则其谓辛之濡润也。

❶ 米：《太素》卷二《调食》"米"下有"饭"字。

❷ 葵：《本草纲目·草部》卷十六《葵》李时珍曰："古者葵为五菜之主，今不复食之。"按：王祯《农书》云："葵，阳草也。为百菜之王，备四时之馔。本丰而耐旱，味甘而无毒。可防荒俭，可以菹腊，诚蔬菜之要品，而今人不复食之，亦无种者。"

❸ 小豆：《太素》卷二《调食》无此二字。

❹ 藿：按："藿"乃"䆺"之误字。"藿""䆺"形近致误。"䆺"（yù 育）《尔雅·释草》《广韵·一屋》均释为山韭。《奉亲养老书》有䆺菜羹。

❺ 㮇：《太素》卷二《调食》作"濡"。

❻ 皆：周本"皆"上有"此五者"三字。

毒药攻邪，药，谓金、玉、土、石、草、木、菜、果、虫、鱼、鸟兽之类，皆可以祛邪养正者也。然辟邪安正，惟毒乃能，以其能然，故通谓之毒药也。新校正云：按《本草》云："下药为佐使，主治病以应地，多毒，不可久服，欲除寒热邪气破积聚愈疾者，本下经。"故云毒药攻邪。**五谷❶为养，**谓粳米、小豆、麦、大豆、黄黍也。**五果为助，**谓桃、李、杏、栗、枣也。**五畜❷为益，**谓牛、羊、豕、犬、鸡也。**五菜❸为充❹，**谓葵、藿、薤、葱、韭也。新校正云：按《五常政大论》曰："大毒治病，十去其六，常毒治病十去其七，小毒治病十去其八，无毒治病十去其九，谷肉果菜食养尽之，无使过之，伤其正也。"**气味合而服之，以补❺精益气。**气为阳化，味曰阴施，气味合和，则补益精气矣。《阴阳应象大论》曰："阳为气，阴为味，味归形，形归气，气归精，精归化，精食气，形食味。"又曰："形不足者温之以气，精不足者补之以味。"由是则补精益气，其义可知。新校正云：按孙思邈云："精以食气，气养精以荣色，形以食味，味养形以生力。精顺五气以为灵也，若食气相恶，则伤精也。形受味以成也，若食味不调，则损形也。是以圣人先用食禁以存性，后制药以防命，气味温补以存精形。"此之谓气味合而服之，以补精益气也。**此五❻者，有辛酸甘苦咸，各有所利，或散或收，或缓或急❼，或坚或耎，四时五脏，病随❽五味所宜也。**用五味而调五脏，配肝以甘，心以酸，脾以咸，肺以苦，肾以辛者，各随其宜，欲缓欲收欲耎欲泄欲散欲坚而为用，非以相生相养而为义也。

❶五谷：《周礼·天官》郑注："五谷：麻、黍、稷、麦、豆也。"其说与王注异。

❷畜：《千金要方》卷二十六第一引作"肉"。

❸菜：《永乐大典》卷二千四七《容斋续笔》引作"蔬"。

❹充：《太素》卷二《调食》作"坲"。《广雅·释诂一》："充，养也。"

❺补：《太素》卷二《调食》作"养"。

❻五：《太素》卷二《调食》"五"下有"味"字。

❼或急：《太素》卷二《调食》无此二字。按：无二字是。此以"散收缓坚软"，对上"辛酸甘苦咸"。"急"字无着。

❽病随：《太素》卷二《调食》"病"下无"随"字。按：据杨注"于四时中，五脏有所宜，五味有所宜"之语核之，似杨所据本"病随"二字并无。

宣明五气篇第二十三

新校正云：按全元起本在第一卷。

提要： 本篇运用五行学说，将五脏功能的变化规律归纳为五味所入、五精所并、五脏所恶、五脏化液、五味所禁、五病所发、五邪所乱、五邪所见、五脏所藏、五脏所主、五劳所伤、五脉应象诸方面。

五味所入：酸入肝， 肝合木而味酸也。**辛入肺，** 肺合金而味辛也。**苦入心，** 心合火而味苦也。**咸入肾，** 肾合水而味咸也。**甘入脾，** 脾合土而味甘也。新校正云：按《太素》又云："淡入胃。"**是谓五入。** 新校正云：按《至真要大论》云："夫五味入胃，各归所喜，故酸先入肝，苦先入心，甘先入脾，辛先入肺，咸先入肾。"

五气所病❶：心为噫❷， 象火炎上，烟随焰出，心不受秽，故噫出之。**肺为咳，** 象金坚劲，扣之有声，邪击于肺❸，故为咳也。**肝为语❹，** 象木枝条❺，而形支别，语宜委曲，故出于肝❻。**脾为吞❼，** 象土包容，物归于内，翕如皆受，故为吞也。**肾为欠为嚏❽，** 象水下流，上生云雾，气郁于胃，故欠生焉。太阳之气和利而满于心，出于鼻则生嚏也。**胃为气逆❾，为哕为恐❿，** 以❶❶为水谷之海，肾与为关，关闭不利，则气逆而上行也。以包容水谷，性喜受寒，寒谷相薄，故为哕也。寒盛则哕起，热盛则恐生，何者？胃热则肾气微弱，故为恐也。下文曰：精气并于肾则恐也。**大肠小肠为泄❶❷，下焦溢为水❶❸，** 大肠为传道之腑，小肠为受盛之腑，受盛之气既虚，传道之司不禁，故为泄利也。下焦为分注之所，气窒不泻，则溢而为水。**膀胱**

不利为癃❶，**不约为遗溺❶**，膀胱为津液之腑，水注由之。然足三焦脉实，约下焦而不通，则不得小便；足三焦脉虚，不约下焦，则遗溺也。《灵枢经》曰："足三焦者，太阳之别也。并太阳之正，入络膀胱，约下焦，实则闭癃，虚则遗溺。"**胆为怒**，中正决断，无私无偏，其性刚决，故为怒也。《六节藏象论》曰："凡十一脏取决于胆也。"**是谓五病。**

❶ 五气所病：《太素》卷六《脏腑气液》作"五脏气"。张志聪曰："五脏气逆而为病。"

❷ 心为噫："为"《太素》卷六《脏腑气液》作"主"。下文"肺为咳""肝为语""脾为吞""肾为欠"句同。按：慧琳《音义》卷四十三引《说文》："噫，饱出息也。"卷五十六、卷七十三引《说文》作"噫，出息也。"似较今本《说文》作"饱食息"者义胜。马莳曰："按《灵枢·口问》岐伯曰：寒气客于胃，厥逆从下上，散复出于胃，故为噫。则是噫出于胃，然则以为出于胃耶？出于心耶？又尝考《脉解篇》所谓上走心为噫者，阴盛而上走于阳明，阳明络属心，故曰上走心为噫也。由此观之，则知噫属心，而足阳明胃经之络又属于心，故胃有寒亦能噫也。"按："心为噫"者何？心不和则噫，心为精神之所舍，忿郁不舒，精神不畅，则易发噫声。更以心主血脉，气为血帅，气行则血行，气郁则血瘀，故昔名医有用桃仁承气汤以治此证者，其意在活瘀行气，心神安定，则噫声息矣。《续名医类案》卷十云："一妇郁怒不发，久之噫声甚高，言谈不知始终，嘈杂易饥。经曰：心病为噫。此因忧而血郁于心胸也。用桃仁承气汤，下蓄血数升而安。"治此类病证，虽有行气活血之法，但用药同时，尚须观察环境，善导患者，俾之怡情悦志。

❸ 于肺：四库本作"其内"。

❹ 肝为语："语"指多言。高世栻曰："病气在肝则为语，语，多言也。"凡肝气郁屈不伸之证，必为多言妄语。

❺ 枝条：四库本作"曲直"。

❻ 故出于肝：四库本无此四字。

❼ 脾为吞：《云笈七签》卷五十七第七引"吞"作"笑"。按：作"笑"非。"吞"乃"涒"之假字，《说文·水部》："涒，食已而复吐之。"凡吐必涎液先出，故"涒"字从水。此脾气所病，脾气不调，则胃中食不化，故食已而复吐之。《千金要方》卷三十《针灸下》："章门主苦吞而闻食臭。"则"吞"字之义可与本文互证。

❽ 肾为欠为嚏：《太素》卷六《脏腑气液》无"为嚏"二字。《灵枢·九针论》无"为嚏"二字，与《太素》合。按："为嚏"二字，似未可视为衍文。张志聪曰："少阴之气在下，病则返逆于上，而欲引于下，欲引于下则欠，反逆于上则嚏，盖肾络上通于肺也。"姚止庵曰："欠，呵欠也，神气昏惰之所致。盖肾藏精，精虚而神气昏惰而欠焉。嚏，喷嚏也，肺气外达之所致。肾乃寒水，气易冰凝，肾为肺子，上达于母，则发而为嚏，不独外感风寒为嚏也。"

❾ 胃为气逆：《太素》卷六《脏腑气液》此上有"六腑气"三字。于鬯曰："胃为气逆至胆为怒二十三字，疑是古《素问》注家语而杂入正文者。上文云五气所病，故下文结之云是为五病。注家于心肝脾肺肾之外，又广及胃大肠小肠下焦膀胱胆，以补正文之所不及，古注恒有此例，今杂入正文，则下文是为五病句不可通矣。"

❿ 为恐：《太素》卷六《脏腑气液》无此二字。丹波元简曰："为恐，诸注未晰。《九针论》无此二字，疑是衍文。"

⓫ 以：守校本作"胃"。

⓬ 大肠小肠为泄：张介宾曰："大肠为传道之腑，小肠为受盛之腑，小肠之清浊不分，则大肠之传道不固，故为泄利。"

⓭ 下焦溢为水："水"指水肿。森立之曰："下焦者为三焦之原。盖下焦之气熏蒸至于上二焦，化成微妙之精液。今下焦失气化。故不能上熏蒸二焦，所以溢为水也。"

⓮ 不利为癃：《太素》卷六《脏腑气液》无此四字。马莳曰："癃者，水道不通之病。"按："癃"即"淋"之古字，"癃""淋"古音同。"淋"《说文》作"痳"。玄应《音义》卷二十引《说文》："痳，小便病也。"《释名·释疾病》："淋，懔也，小便难懔懔然也。"至以"癃"为罢病，其义于此无取。

⓯ 不约为遗溺：《释名·释书契》："约，约束之也。"《病源》卷四《遗尿候》云："遗尿者，此由膀胱虚冷，不能约于水故也。"

按语："膀胱不利癃"，治有虚实之异。盖膀胱之功能贮尿、排尿，失其通利，则病而癃。但病癃之因，亦各不同，不能仅以实则闭癃治。此证有属于湿热壅滞，致小便失畅者，亦有属于虚寒者。《王旭高医案》卷四载患者"寒气客于下焦，瘀滞停于小腹中央，阻塞胞门，膀胱阳气失化，以致癃闭。产妇八日而小溲不通，脉细肢倦，腹中觉冷，恐其气逆上攻发厥，法以温通下焦，化瘀利水。"斯与湿热治法迥异。古今治癃闭之方甚多，如何选用，其要应细玩《灵兰秘典论》气化则能出矣"之

卷第七 宣明五气篇第二十三

275

旨，实则宜清宜利，虚则宜温宜补，同病异治，勿徒拘于实则闭癃而囿于一偏也。

五精所并❶：精气并于心则喜❷，精气，谓火之精气也。肺虚而心精并之，则为喜。《灵枢经》曰："喜乐无极则伤魄。"魄为肺神，明心火并于肺金也。**并于肺则悲❸**，肝虚而肺气并之，则为悲。《灵枢经》曰："悲哀动中则伤魂。"魂为肝神，明肺金并于肝木也。**并于肝则忧❹**，脾虚而肝气并之，则为忧。《灵枢经》曰："愁忧不解则伤意。"意为脾神，明肝木并于脾土也。**并于脾则畏❺**，一经云饥也。肾虚而脾气并之，则为畏。畏，谓畏惧也。《灵枢经》曰："恐惧而不解则伤精。"精为肾神，明脾土并于肾水也。**并于肾则恐❻**，心虚而肾气并之，则为恐。《灵枢经》曰："怵惕思虑则伤神。"神为心主，明肾水并于心火也。怵惕惊惧也。此皆正气不足，而胜气并之，乃为是矣。故下文曰：**是谓五并，虚而相并者也❼**。

❶ 五精所并：《太素》卷六《脏腑气液》作"五并"。"五精"指五脏之精气。吴崑曰："并，合而入之也。五脏精气，各藏其脏则不病，若合而并于一脏，则邪气实之，各显其志。"

❷ 精气并于心则喜：森立之曰："此皆以相克为次，则此所云精气，谓肾之精气也。言肾之精气合并于心脏则喜。《十六难》所云心脉外证喜笑是也。"

❸ 并于肺则悲：森立之曰："心精气与肺精合并则悲。《十六难》所云得肺脉，外证悲愁不乐欲哭是也。"

❹ 并于肝则忧：张琦曰："忧当作怒。"森立之曰："肺精来并合于肝精则忧。《十六难》云：得肝脉，外证善洁、善怒。盖怒在外者，内必有忧也，此谓内证也。"

❺ 畏：疑作"思"。本书《阴阳应象大论》："脾在志为思。"如作"畏"，则与下文"并于肾则恐"义复。森立之曰："肝脾二精气相并则畏。《十六难》云：得脾脉，外证，善噫、善思。盖思虑在于内，则外必有畏惧之状也。终始畏惧，是为脾病。"

❻ 并于肾则恐：森立之曰："脾肾二精气相并则恐。《十六难》云：得肾脉，外证，善恐欠。盖肾志为恐，忽暴惊恐，是为肾病。"

❼ 是谓五并，虚而相并者也：《太素》卷六《脏腑气液》作"是谓精气并于脏也"。沈祖绵曰："律以上下文：是为五病、是为五恶、是为五液等文，则此是为五并下，不当增虚而相并者也句，此乃注窜入正文无疑。"

五脏所恶**❶**：心恶热**❷**，热则脉溃**❸**浊。肺恶寒，寒则气留滞。肝恶风，风则筋燥急。脾恶湿，湿则肉痿肿。肾恶燥，燥则精竭涸。新校正云：按杨上善云："若余则云肺恶燥，今此肺恶寒，肾恶燥者，燥在于秋寒之始也，寒在于冬燥之终也。肺在于秋，以肺恶寒之甚，故言其终，肾在于冬，肾恶不甚，故言其始也。"是谓五恶**❹**。

❶ 五脏所恶（wù 物）：《太素》卷六《脏腑气液》作"五恶"。"恶"憎厌。《吕氏春秋·首时》高注："恶，憎也。"

❷ 心恶热：按：《脏气法时论》谓五脏病各有所禁，与此所恶，义可互发。"心恶热"，故病在心"禁温衣热食"。下文类推。"肺恶寒"，故病在肺"禁寒饮食寒衣"。"肝恶风"，故病在肝"禁当风"。"脾恶湿"，故病在脾"禁温食饱食湿地濡衣"。"肾恶燥"，故病在肾"禁犯焠㶼热食温灸衣"。

❸ 溃：周本作"渍"。

❹ 是为五恶：《太素》卷六《脏腑气液》作"此五脏气所恶"。

五脏化液**❶**：心为汗**❷**，泄于皮腠也。肺为涕**❸**，润于鼻窍也。肝为泪，注于眼目也。脾为涎**❹**，溢于唇口也。肾为唾**❺**，生于牙齿也。是谓五液**❻**。

❶ 五脏化液：《太素》卷六《脏腑气液》作"五液"。《类说》卷三十七引"化"下有"为"字。高世栻曰："化液者，水谷入口，津液各走其道。五脏受水谷之精，淖注于窍，化而为液也。"

❷ 心为汗：《太素》卷六《脏腑气液》"为"作"主"。下"肺为涕""肝为泪""脾为涎""肾为唾"同。盖心主血，汗者血之余，故心液化为汗。

❸ 涕：《说文·水部》："涕，泣也。"其义与肺液无关。自目曰涕，自鼻曰洟。此"涕"乃"洟"之或体。《礼记·内则》："不敢唾洟。"《释文》"洟本作涕。"《说文·水部》："洟，鼻液也。"

❹ 涎：《说文·㳄部》："㳄，慕欲口液也。"段注："㳄，俗作涎"。

❺肾为唾：吴崑曰："唾出于廉泉二窍，二窍挟舌本，少阴肾脉循喉咙，挟舌本，故唾为肾液。"

❻是谓五液：《太素》卷六《脏腑气液》作"此五液所生"。

五味所禁❶：辛走气，气病无多食辛❷；病，谓力少不自胜也。咸❸走血，血病❹无多食咸，苦❺走骨，骨病❻无多食苦；新校正云：按皇甫士安云："咸先走肾。此云走血者，肾合三焦，血脉虽属肝心，而为中焦之道，故咸入而走血也。苦走心，此云走骨者，水火相济，骨气通于心也。甘走肉，肉病❼无多食甘；酸走筋，筋病❽无多食酸。是皆为行其气速，故不欲多食。多食则病甚❾，故病者无多食也。是谓五禁，无令多食❿。新校正云：按《太素·五禁》云："肝病禁辛，心病禁咸，脾病禁酸，肺病禁苦，肾病禁甘，名此为五裁。"杨上善云："口嗜而欲食之不可多也，必自裁之，命曰五裁。"

❶五味所禁：《太素》卷二《调食》作"五裁"。杨上善曰："裁，禁也。"此指五味各自有所禁忌。阴之所生，本在五味。阴之五宫，伤在五味。五味各有偏胜，故禁多食。

❷辛走气，气病无多食辛：《太素》卷二《调食》"气病无多食辛"作"病在气无食辛"。以下"血、骨、肉、筋"句法同。"气病"谓肺病。

❸咸：《太素》卷二《调食》作"苦"。

❹血病：谓心病。

❺苦：《太素》卷二《调食》作"咸"。

❻骨病：谓肾病。

❼肉病：谓脾病。

❽筋病：谓肝病。

❾病甚：四库本"甚"作"作"。《素问校讹》引古抄本"病甚"作"气赢"。

❿无令多食：《医说》卷五引无此四字。按：上文已就"气、血、骨、肉、筋"各病，分别指出"无多食"，则文尾无烦再赘。沈祖绵谓此乃注文窜入正文，其说甚是。

五病所发❶：**阴病发于骨❷**，**阳病发于血❸**，**阴病发于肉❹**，骨肉阴静，故阳气从之。血脉阳动，故阴气乘之。**阳病发于冬❺**，**阴病发于夏❻**。夏阳气盛，故阴病发于夏。冬阴气盛，故阳病发于冬。各随其少也。**是谓五发。**

　　❶ 五病所发：此言五脏之病各有所发也。

　　❷ 阴病发于骨：骨属肾，肾为阴脏，故云"阴病发于骨"。其证如腰痛、骱酸、痿躄之类是也。

　　❸ 阳病发于血：血属心，心为阳中之阳，故云"阳病发于血"。其证如发狂、痈疔以及如《痿论》所云"心气热，下脉虚，生脉痿，枢折挈胫纵而不任地也"。

　　❹ 阴病发于肉：《太素》卷二十七《邪传》作"以味病发于气"。杨注"以味"作"五味"。张介宾曰："肉属脾，脾者，阴中之至阴也。"所谓"阴病发于肉"者，其证如麻痹、水肿之类。《痿论》："脾气热则胃干而渴，肌肉不仁，发为肉痿。"

　　❺ 阳病发于冬：冬季阴气胜，张介宾曰："阴胜则阳病。"

　　❻ 阴病发于夏：夏季阳气盛，张介宾曰："阳胜则阴病。"

　　五邪所乱❶：**邪入于阳则狂❷**，**邪入于阴则❸痹**，邪居于阳脉之中，则四肢热盛，故为狂。邪入于阴脉之内，则六经凝泣而不通，故为痹。**搏阳则为巅疾❹**，邪内搏于阳，则脉流薄疾，故为上巅之疾。**搏阴则为瘖❺**，邪内搏于阴，则脉不流，故令瘖不能言。新校正云：按《难经》云："重阳者狂，重阴者癫。"巢元方云："邪入于阴则为癫。"《脉经》云："阴附阳则狂，阳附阴则癫。"孙思邈云："邪入于阳则为狂，邪入于阴则为血痹，邪入于阳传则为癫痉，邪入于阴传则为痛瘖。"全元起云："邪已入阴，复传于阳，邪气盛，腑脏受邪，使其气不朝，荣气不复周身，邪与正气相击，发动为癫疾。邪已入阳，阳今复传于阴，脏腑受邪，故不能言，是胜正也。"诸家之论不同，今具载之。**阳入之阴则静❻**，**阴出之阳则怒❼**，随所之而为疾也。之，往也。新校正云：按全元起云："阳入阴则为静，出则为恐。"《千金方》云："阳入于阴病静，阴出于阳病怒"是谓五乱。

❶ 五邪所乱：《太素》卷二十七《邪传》作"五邪入"。此言正气为邪气所乱。

❷ 邪入于阳则狂：《太素》卷二十七《邪传》"则"下有"为"字。吴崑曰："邪，阳邪也。阳邪入于阳，是重阳也，故令狂。"

❸ 则：《太素》卷二十七《邪传》"则"下有"为血"二字。

❹ 搏阳则为巅疾：《太素》卷二十七《邪传》作"邪入于阳，搏则为巅疾"。杨上善曰："阳邪入于阳脉，聚为癫疾。"按："巅"为"颠"之借字。《广韵·一先》："巅，山顶也。""颠，顶也。"二字义本不同。《五脏生成》："头痛巅疾，下虚上实。"《方盛衰论》："气上不下，头痛巅疾。"是皆以"巅"为"颠"耳。至于"癫"者，则音同借用，而其义迥别。

❺ 搏阴则为瘖：《太素》卷二十七《邪传》作"邪入于阴，搏则为瘖。"杨上善曰："阳邪入于阴脉，聚为瘖不能言。"按：旧说有以"瘖""哑"连言，似含混。慧琳《音义》卷十二："瘖者，寂默而无声，哑者，有声而无说。舌不转也。"郭佩兰曰："邪入阴则瘖，舌不转运，痰涎乘虚闭塞舌本之脉道而瘖。中风热，则舌纵不语；中风寒，则舌强不语。"

❻ 阳入之阴则静：《太素》卷二十七《邪传》"则"作"病"。丹波元简曰："按孙奕《示儿编》云：之字训变。《左传》：遇观之否。言观变为否也。盖阳病在外则躁，若入而变阴则静。下文出之阳意同。"

❼ 阴出之阳则怒：《太素》卷二十七《邪传》"则"作"病善"。森立之曰："此二阴字，共指脾也。盖阳入之阴则静者，言肝木之阳邪来克脾土，则阳证变阴，阳热变阴寒，故云静也。阴出之阳则怒者，言脾土之阴邪内盛，出侵于肝木之阳分，则发喜怒之证，所以脾主意，肝主怒也。脾与四脏不同，邪之来至，往来不定，因胃气消长，故为此静躁之二证也。"

五邪所见❶：春得秋脉，夏得冬脉，长夏得春脉，秋得夏脉，冬得长夏脉，名曰阴出之阳，病善怒不治，是谓五邪，皆同命，死不治❷。 新校正云：按"阴出之阳病善怒"，已见前条，此再言之，文义不伦，必古文错简也。

❶ 五邪所见：马莳曰："此言五脏之邪，有所见之脉也。"

❷ 皆同命死不治：《广雅·释诂三》："命，名也。"张志聪曰："五脏之气为

邪所胜，见四时相克之脉，皆为死不治。"

五脏所藏❶：心藏神❷，精气之化成也。《灵枢经》曰："两精相薄谓之神。"**肺藏魄❸**，精气之匡佐也。《灵枢经》曰："并精而出入者谓之魄。"**肝藏魂❹**，神气之辅弼也。《灵枢经》曰："随神而往来者谓之魂。"**脾藏意❺**，记而不忘者也。《灵枢经》曰："心有所忆谓之意。"**肾脏志❻**，专意而不移者也。《灵枢经》曰："意之所存谓之志。"肾受五脏六腑之精，元气之本，生成之根，为胃之关，是以志能则命通。新校正云：按杨上善云："肾有二枚，左为肾，藏志；右为命门，藏精也。"**是谓五脏所藏。**

❶ 五脏所藏：《太素》卷六《脏腑气液》作"五脏"。

❷ 神：《广韵·十七真》："神，灵也。"神者，无形之灵气。

❸ 魄：《说文·鬼部》："魄，阴神也。"

❹ 魂：《说文·鬼部》："魂，阳气也。"

❺ 意：张舜徽曰："心之所思，蕴藏在内而未宣泄者为意。"所谓"心之发动为意。森立之曰："意系之于脾者，盖脾者四脏之共所受养者也。喜怒忧恐，并为脾之所思意也。"

❻ 志：《太素》卷六《脏腑气液》"志"上有"精"字。《五行大义》卷三第四引"志"作"精"。

五脏所主❶：心主脉，壅遏荣气，应息而动也。**肺主皮**，包裹❷筋肉，间❸拒诸邪也。**肝主筋**，束络机关，随神而运也。**脾主肉**，覆藏❹筋骨，通行卫气也。**肾主骨**，张筋化髓，干以立身也。**是谓五主。**

❶ 五脏所主：《太素》卷六《脏腑气液》作"五主"。张志聪曰："五脏在内，而各有所主之外合。"

❷ 裹：元残本一作"裹"。

❸ 间：元残本一作"闭"。

❹ 藏：赵本作"藏"。

按语："肝主筋"一语，看似平易，实则在指导诊断治疗中，有着重要意义。《得心集医案》卷二载"王作仪之内人，形长肌瘦，平时喜进温补。时值暮春，乳房胁肋，渐次作胀，一日忽牙关紧闭，不知人事，手撒遗溺，张目精摇。渐至筋敛抽掣，始延余诊。各部应指急数有力，唇齿干燥，大便不通，虽属类中，实为肝火厥逆之候。肝气燥急，故乳胁作胀；肝主筋，筋脉不荣，故四体不用，木火生风，故目精动摇；肝邪热炽，阴挺失职，故小溲有遗；津液被劫，故筋敛抽掣。统计之，悉皆肝火为患，处龙肝泻肝汤合当归龙荟丸。"盖肝体阴而用阳，非柔不和，肝主筋，藏血，如血不养筋，失其柔和，则能出现一系列症状。本案医者扼定肝主筋之论，进行了详分缕析，故能治愈病证复杂之患者。

五劳❶所伤：久视伤血❷，劳于心也。久卧伤气❸，劳于肺也。久坐伤肉❹，劳于脾也。久立伤骨❺，劳于肾也。久行伤筋❻，劳于肝也。是谓五劳所伤。

❶ 劳：《说文·力部》："劳，剧也。"张志聪曰："劳，谓太过也。"

❷ 久视伤血：姚止庵曰："目得血而能视，视久则目力竭而血伤。"

❸ 久卧伤气：姚止庵曰："气随动而运，卧久而气懈怠而不行。"

❹ 久坐伤肉：姚止庵曰："包藏脏腑，拥护筋骨，而丰满于一身者，肉也。肉也者，外静而内动，气血流焉，脾胃应焉。若久坐，则气血凝滞而肉疾矣。"

❺ 久立伤骨：姚止庵曰："骨者身之干也，挺直不仆，惟骨是赖。若立之太久，不无痿弱之患矣。"

❻ 久行伤筋：姚止庵曰："维系肢节而能屈伸俯仰者，筋也。以动为用，以静为养，可以行而不可以久。若久行，则不无阻弛之患矣。"

五脉应象❶：肝脉弦，耎虚而滑，端直以长也。心脉钩，如钩之偃，来盛去衰也。脾脉代❷，耎而弱也。肺脉毛，轻浮而虚，如毛羽也。肾脉石，沉坚而搏，如石之投❸也。是谓五脏之脉。

❶ 五脉应象：张志聪曰："五脏之脉，以应四时五行之象。"

❷ 脾脉代：张介宾曰："代，更代也。脾脉和软，分王四季。如春当和软而兼弦，夏当和软而兼钩，秋当和软而兼毛，冬当和软而兼石，随时相代，故曰代，此非中止之谓。"

❸ 投：周本作"没"。

血气形志篇第二十四

新校正云：按全元起本此篇并在前篇，王氏分出为别篇。

提要： 本篇讨论了六经气血多少，以为针刺补泻的依据；并阐述了形志苦乐与疾病发生的关系。

夫人之常数❶，太阳常❷多血少气，少阳常少血多气，阳明常多气多血，少阴常少血多气，厥阴常多血少气，太阴常多气少血❸，此天之常数❹。血气多少，此天之常数。故用针之道，常泻其多也。新校正云：按《甲乙经·十二经水篇》云"阳明多血多气，刺深六分，留十呼。太阳多血多气，刺深五分，留七呼。少阳少血多气，刺深四分，留五呼。太阴多血少气，刺深三分，留四呼。少阴少血多气，刺深二分，留三呼。厥阴多血少气，刺深一分，留二呼。"太阳太阴血气多少，与《素问》不同。又《阴阳二十五人形性血气不同篇》与《素问》同。盖皇甫疑而两存之也。

❶ 常数：谓血气一定多少之数。《老子》："是谓袭常。"王注："常者，不易也。"

❷ 常：《太素》卷十九《知形志所宜》无"常"字。本节下文同。按：本书《宝命全形论》王注引亦无"常"字。

❸ 多气少血：《太素》卷十九《知形志所宜》作"多血气"。张志聪曰："脏腑阴阳雌雄相合，而气血之多少，即有常数，如太阳多血少气，则少阴少血多气，少阳少血多气，则厥阴多血少气。阳有余则阴不足，阴有余则阳不足，此天地盈虚之常数也，惟阳明则气血皆多，盖血气皆生于阳明也。"森立之曰："志说是。《素问》论阳明之多血气，而不及于太阴。《太素》作太阴多血气，则与阳明相合，是脾胃肺大肠共为生气血之根源，不待辨而自明矣。"

❹ 天之常数：马莳曰："此虽人之常数，实天有阴阳太少所生，故曰此亦天之常数也。"

按语： 本节所述六经气血多少，与《灵枢·五音五味》《灵枢·九针论》所载不同。张介宾曰："两经言气血之数者凡三，各有不同……须知《灵枢》多误，当以此篇为正"。但由于六经气血的多少，纯属古人推理，没有严格量的概念，故今不能断然定论，兹将本篇与《灵枢》两篇所述，列表对照，以供参考。

六经血气多少对照表

六经	太阳	少阳	阳明	太阴	少阴	厥阴
血气形志	多血少气	少血多气	多血多气	少血多气	少血多气	多血少气
五音五味	多血少气	少血多气	多血多气	多血少气	多血少气	多气少血
九针论	多血少气	少血多气	多血多气	多血少气	少血多气	多血少气

足太阳与少阴为表里，少阳与厥阴为表里，阳明与太阴为表里，是为足❶阴阳也。手太阳与少阴为表里，少阳与心主为表里❷，阳明与太阴为表里，是为手之阴阳也。今知手足阴阳所苦❸，凡治病必先去其血，乃去其所苦，伺之❹所欲，然后泻有余，补不足❺。先去其血，谓见血脉盛满独异于常者乃去之，不谓常刺则先去其血也。

❶ 足：滑寿《读素问钞》"足"下有"之"字。按：律以下"手之阴阳"句，"之"字当补。

❷ 少阳与心主为表里：马莳曰："三焦为府故曰表，心主为脏故曰里，其脉则共见于右手尺部。惜乎后世之人不能知此，但知有命门之说，而不知此部有二经之脉也。是手少阳与心主为表里者如此。"

❸ 今知手足阴阳所苦：《太素》卷十九《知形志所宜》无此八字。按：《太素》"手之阴阳"句下，杨注有"今知手足阴阳所在"之语。据此，疑《素问》原无此八字，乃后人依杨注窜补，而改"所在"为"所苦"耳。

❹ 伺之：《广韵·七志》："伺，察也。""之"与"其"义同。

⑤泻有余，补不足：森立之曰："凡治病不论何病，其实者，必先去其有血者，其无可取血之证者，不可去血，但乃以小针，刺泻去其所苦之气，是为泻有余之法。又伺候其人所欲觉快通之处，刺以补其气，是为补不足之法。"

欲知背俞❶，先度其两乳间，中折之，更以他草度去半已❷，即以两隅❸相拄❹也，乃举❺以度其背，令其一隅居上，齐脊大椎❻，两隅在下，当其下隅者，肺之俞也；度，谓度量也，言以草量其乳间，四分去一，使斜与横等，折为三隅，以上隅齐脊大椎，则两隅下当肺俞也。复下一度，心之俞也；谓以上隅齐脊三椎也。复下一度，左角❼肝之俞也，右角❽脾之俞也；复下一度，肾之俞也。是为五脏之俞❾，灸刺之度❿也。《灵枢经》及《中诰》咸云："肺俞在三椎之旁，心俞在五椎之旁，肝俞在九椎之旁，脾俞在十一椎之旁，肾俞在十四椎之旁。"寻此经草量之法，则合度之人，其初度两隅之下，约当肺俞，再度两隅之下，约当心俞，三度两隅之下，约当七椎，七椎之旁，乃膈俞之位。此经云左角肝之俞，右角脾之俞，殊与《中诰》等经不同。又四度则两隅之下约当九椎，九椎之旁乃肝俞也。经云肾俞，未究其源。

❶背俞：即五脏之俞，因其皆在背部之足太阳经，故总称为背俞。

❷更以他草度去半已：《太素》卷十一《气穴》《医心方》卷二第二"去"下并有"其"字。此云较前草之半而折之，适长三寸，即恰如左右两穴夹脊之骨度。"已"犹毕也。

❸隅：《太素》卷十一《气穴》作"禺"，下同。按：《说文·𨸏部》："隅，陬也，禺声。""陬"角也。取声之字，古韵同部，故"隅""禺"通用。

❹相拄："拄"朝本作"柱"。按：《太素》卷十一《气穴》、《医心方》卷二第二并作"柱"，本篇《释音》亦作"柱"，与朝本合。本句言以前长草正中对折作人字形，其两端与短草两边相支撑，成等边三角形。

❺举：《医心方》卷二第二"举"下有"臂"字。

❻齐脊大椎：谓齐于大椎骨头。

❼左角：《太素》卷十一《气穴》《医心方》卷二第二并作"右角"。

❽右角：《太素》卷十一《气穴》《医心方》卷二第二并作"左角"。

❾ 五脏之俞：森立之曰："此五脏俞穴法，盖古来一种别传之法，故不与《灵枢》所说五脏俞合也。古来注家王氏已来以为背二行，非是。此所云五脏俞，即背三行也，肺俞为魄户，心俞为神堂，肝脾二俞为膈关，肾俞为魂门也。"

❿ 度：准则。《书·太甲中》孔疏："准法谓之度。"

形乐志苦，病生于脉，治之以灸刺❶；形，谓身形。志，谓心志。细而言之❷，则七神殊守；通而论之，则约形志以为中外尔。然形乐，谓不甚劳役。志苦，谓结虑深思。不甚劳役，则筋骨平❸调；结虑深思，则荣卫乖否，气血不顺，故病生于脉焉。夫盛泻虚补，是灸刺之道，犹当去其血络而后调之，故上文曰："凡治病必先去其血，乃去其所苦，伺之所欲，然后泻有余，补不足。"则其义也。**形乐志乐，病生于肉，治之以针石❹**。志乐，谓悦怿忘忧也。然筋骨不劳，心神悦怿，则肉理相比，气道满填，卫气怫结，故病生于肉也。夫卫气留满，以针泻之；结聚脓血，石而破之。石，谓石针，则砭石也。今亦以铍针代之。**形苦志乐，病生于筋，治之以熨引**。形苦，谓修业就役也。然修业以为，就役而作，一过其用，则致劳伤，劳用以伤，故病生于筋。熨，谓药熨。引，谓导引。**形苦志苦，病生于咽嗌❺，治之以百药❻**。修业就役，结虑深思，忧则肝气并于脾，肝与胆合，嗌为之使，故病生于嗌也。《宣明五气篇》曰："精气并于肝则忧。"《奇病论》曰："肝者中之将也，取决于胆，咽为之使也。"新校正云：按《甲乙经》"咽嗌"作"困竭"。"百药"作"甘药"。**形数惊恐❼，经络❽不通，病生于不仁❾，治之以按摩醪药❿**。惊则脉气并，恐则神不收，脉并神游，故经络不通而为不仁之病矣。夫按摩者，所以开通闭塞，导引阴阳。醪药者，所以养正祛邪，调中理气。故方之为用，宜以此焉。醪药，谓酒药也。不仁，谓不应其用，则痹痹矣。**是谓五形志也。**

❶ 形乐志苦，病生于脉，治之以灸刺：张介宾曰："形乐者，身无劳也。志苦者，心多虑也。心主脉，深思过虑则脉病矣。脉病者，当治经络，故当随其

宜而灸刺之。张志聪曰："形乐则肌肤盛，肌肤盛则阳气留于阴也久，阳不在表，则邪直伤于阴；志苦则伤神，神伤则血脉虚而邪气易入，故病生于脉也，宜灸以启留陷之阳，宜刺以去血脉之痹。"

❷ 细而言之：四库本"细"上有"身形心志"四字。

❸ 平：赵本作"半"。

❹ 形乐志乐……治之以针石：吴崑曰："形乐则无筋骨之劳，志乐则无脉之滞，但过于膏粱而已。膏粱之变，能生痈肿，故病生于肉，宜治之以针石决其大脓也。"

❺ 咽嗌：《太素》卷十九《知形志所宜》"嗌"作"喝"。按："咽"为"噎"之或字。《广韵·十六屑》："噎，食塞，又作咽。"杨上善曰："喝，肺喘声也。"形苦志苦，必多忧思，忧则伤肺，思则伤脾，故易发食塞、肺喘之病。

❻ 百药：《太素》卷十九《知形志所宜》"药"上无"百"字。按："百药"当依林校作"甘药"。《灵枢经·邪气脏腑病形》："阴阳形气俱不足，勿取以针，而调以甘药。"

❼ 形数（shuò 朔）惊恐：数，《广韵·四觉》："数，频数。"所谓"形数"是指形体多劳，如用力举重，入房过度，汗出浴水等。"惊恐"谓心志惊惧。

❽ 经络：《太素》卷十九《知形志所宜》作"筋脉"。

❾ 不仁：即肢体麻木。丹波元简曰："按不仁即《神农本经》死肌，后世所谓木是。痹乃顽痹，后世所谓麻是。二证不同，然麻者必木，木者多麻，故王注以下并以痛痹释之。"

❿ 药：《甲乙经》卷六第二"药"作"醴"。《太素》杨注亦作"醴"。

刺阳明出血气❶，刺太阳出血恶气❷，刺少阳出气恶血❸，刺太阴出气恶血❹，刺少阴出气恶血❺，刺厥阴出血恶气❻也。

明前三阳三阴血气多少之刺约❼也。新校正云：按《太素》云："刺阳明出血气，刺太阴出血气。"杨上善注云："阳明太阴虽为表里，其血气俱盛，故并泻血气。"如是则太阴与阳明等，俱为多血多气。前文太阴一云多血少气，二云多气少血，莫可的知。详《太素》血气并泻之旨，则二说俱未为得，自与阳明同尔。又此刺阳明一节，宜续前泻有余补不足下，不当隔在草度法五形志后。

❶ 刺阳明出血气：《太素》卷十九《知形志所宜》"刺"上有"故曰"二字。

按：前文云"阳明常多气多血"，故刺之宜出血气。

❷ 恶气："恶"有不宜的意思。《汉书·夏侯胜传》颜注："恶，谓忌讳。"前文云"太阳常多血少气"，故刺之不宜泻气。

❸ 出气恶血：前文云"少阳常少血多气"，故刺之不宜泻血。

❹ 出气恶血：《太素》卷十九《知形志所宜》作"出血气"。杨上善曰："此二太阴与二阳明虽为表里，其血气俱盛，故并泻血气也。"

❺ 出气恶血：前文云"少阴常少血多气"，故刺之不宜泻血。

❻ 出血恶气：前文云"厥阴常多血少气"，故刺之不宜泻气。

❼ 约：四库本作"法"。

卷第八

宝命全形论篇第二十五

新校正云：按全元起本在第六卷，名《刺禁》。

提要： 篇中首先论述人体与天地四时阴阳之理，次论针刺之要"必先治神"及"静意视义，观适之变""深浅在志，远近若一""手如握虎，神无营于众物"等具体行针要求。

黄帝问曰：天覆地载，万物悉备，莫贵于人，人以天地之气生，四时之法成❶，天以德流，地以气化，德气相合，而乃生焉。《易》曰："天地絪缊，万物化醇。"此之谓也。则假以温凉寒暑，生长收藏，四时运行而方成立。君王众庶，尽欲全形，贵贱虽殊，然其宝命一矣，故好生恶死者，贵贱之常情也。形之❷疾病❸，莫知其情，留淫日深，著❹于骨髓，心私虑之，新校正云：按《太素》"虑"作"患"。余欲❺针除其疾病，为之奈何？虚邪之中人微，先见于色，不知于身，有形无形，故莫知其情状也。留而不去，淫衍日深，邪气袭虚，故著于骨髓。帝矜不度❻，故请行其针。新校正云：按别本"不度"作"不庶"。岐伯对曰：夫盐之味❼咸者，其气令器津泄；咸，谓盐之味苦，浸淫而润物者也。夫咸为苦而生，咸❽从水而有水也❾，润下而苦泄，故能令器中水津液润❿渗泄焉。凡虚中而受物者皆谓之器，其于体外则谓阴囊，其于身中所⓫则谓膀胱矣。然以病配于五脏，则心气伏于肾中而不去，乃为是矣。何者？肾象水而味咸，心合火而味苦，苦流汗液，咸走胞囊，火为水持，故阴囊之外津润如汗而渗泄不止也。凡咸之为气，天阴则润，在土则浮，在人则囊湿而皮肤剥起。弦绝⓬

者，其音嘶败 **⑬**；阴囊津泄 **⑭** 而脉弦绝者，诊当言音嘶嗄，败易旧声尔。何者？肝气伤也，肝气伤则金本缺，金本缺则肺气不全，肺主音声，故言音嘶嗄。**木敷者其叶发 ⑮**；敷，布也。言木气散布外荣于所部者，其病当发于肺叶之中也。何者？以木气发散故也。《平人气象论》曰："脏真散于肝。"肝又合木也。**病深者其声哕。**哕，谓声 **⑯** 浊恶也。肺脏恶血，故如是。**人有此三 ⑰ 者，是谓坏府 ⑱**，府，谓胸也。以肺处胸中故也。坏，谓损坏其府而取病也。《抱朴子》云："仲景开胸以纳赤饼。"由此则胸可启之而取病矣。三者，谓脉弦绝，肺叶发，声浊哕。**毒药无治，短针 ⑲ 无取，此皆绝皮伤肉，血气争黑 ⑳**。病内溃于肺中，故毒药无治。外不在于经络，故短针无取。是以绝皮伤肉，乃可攻之。以恶血久与肺气交争，故当血见而色黑也。新校正云：详岐伯之对，与黄帝所问不相当。别按《太素》云："夫盐之味咸者，其气令器津泄；弦绝者，其音嘶败；木陈者，其叶落；病深者，其声哕。人有此三者，是谓坏府，毒药无治，短针无取。"此皆绝皮伤肉血气争黑。三字与此经不同，而注意大异。杨上善注云："言欲知病微者，须知其候。盐之在于器中，津液泄于外，见津而知盐之有咸也。声嘶，知琴瑟之弦将绝；叶落者，知陈木之已尽。举此三物衰坏之征，以比。声哕识病深之候。人有声哕同三譬者，是为府壞之候。中府坏者，病之深也。其病既深，故针药不能取，以其皮肉血气各不相得故也。"再详上善作此等注义，方与黄帝上下问答，义相贯穿。王氏解盐咸器津，义虽渊微，至于注弦绝音嘶，木敷叶发，殊不与帝问相协，考之不若杨义之得多也。

❶ 四时之法成：《管子·正》："如四时之不貣，如星辰之不变，如宵如昼，如阴如阳，如日月之明曰法。"本书有《四气调神论》《脏气法时论》篇。"四时之法成"者，谓应四时之气，而修养一身，与"四气"等篇之义相贯通。

❷ 形之：按：此"形"字，与上"全形"之"形"字义别。上"形"字指形体言。此"形"字乃"刑"之借字。"形之"犹云"所伤。"

❸ 疾病：《太素》卷十九《知针石》作"所疾"。

❹ 著："著"与"宁"音义同。《说文·贝部》："贮"下段注："贮与宁音义

皆同。""贮"有"藏"义。

❺ 欲：《太素》十九《知针石》"欲"下有"以"字。

❻ 不度：《素问札记》引骊恕公曰："不度疑众庶，众古文作众，字形相似，故讹。"

❼ 味：疑衍。袁刻《太素》无"味"字。

❽ 咸：周本无"咸"字。

❾ 水也：周本"水也"二字互乙。"水"字属下读。

❿ 润：守校本无"润"字。

⓫ 所同：周本作"所司"。

⓬ 绝：《广雅·释诂一》："绝，断也。"

⓭ 嘶败："败"字疑衍。"败"乃"嘶"字旁注，传抄误入正文。"其音嘶"与下"其叶发""其声哕"，句例一致，《太素》杨注不出"败"字，当可据。

⓮ 泄：元残本一作"液"。

⓯ 木敷者其叶发：《太素》卷十九《知针石》"敷"作"陈"。"发"作"落发"。按："陈"似应作"柛"，"陈""柛"声形易误。《尔雅·释木》："木自弊，柛。"杨注以"落"释"发"，混入正文。木柛叶发，犹云木坏叶落也。

⓰ 声：读本作"有"。

⓱ 三：为"四"之误字。《说文·四部》"亖，籀文四"。"三""亖"形近易误。魏正始《三体石经》凡古文"四"字皆作"亖"。

⓲ 坏府：按：上言"其气"指肾虚，"其音"指肺虚，"其叶"指肝虚，"其声"指脾虚，四脏皆病，故曰"坏府"，府犹脏也。

⓳ 短针：即小针。

⓴ 血气争黑：《太素》卷十九《知针石》"黑"作"异"。按：似当作"矣"。"黑""异"形误，"异""矣"声误。"矣"语末助词，"血气争矣"，言血气不相得。

帝曰：余念其痛❶，心为之乱惑，反甚❷其病，不可更代❸百姓闻之，以为❹残贼，为之奈何？残，谓残害。贼，谓损劫。言恐涉于不仁，致❺慊于黎庶也。岐伯曰：夫人生于地，悬命于天❻，天地合气，命之曰人。形假物成，故生于地，命惟天赋，故悬于天。德气同归，故谓之人也。《灵枢经》曰："天之在我者德，地之在我者气，德流气薄而生者也。"然德者道之用，气者生之母也。**人能应四时者，天地为之父母。**人能应四时和气而养生者，天地恒畜养之，故为父母。《四气调神大论》曰："夫四时阴阳者，万物之根本也，所以圣人春夏养阳，秋冬养阴，以从其根，故与万物沉浮于生长之门也。"**知❼万物者，谓之天子。**知万物之根本者，天地常育养之，故谓曰天之子。**天有阴阳，人有十二节❽。**节，谓节气。外所以应十二月，内所以主十二经脉也。**天有寒暑，人有虚实。**寒暑有盛衰之纪，虚实表多少之殊，故人以虚实应天寒暑也。**能经❾天地阴阳之化者，不失四时；知❿十二节之理者，圣智不能欺⓫也。**经，常也。言能常应顺天地阴阳之道而修养者，则合四时生长之宜。能知十二节气之所迁至者，虽圣智亦不欺侮而奉行之也。**能存八动之变⓬，五胜更立；能达⓭虚实之数⓮者，独出独入，呿吟⓯至微，秋毫⓰在目。**存，谓心存。达，谓明达。呿，谓欠呿。吟，谓吟叹。秋毫在目，言⓱细必察也。八动，谓八节之风变动。五胜，谓五行之气相胜。立，谓当其王时。变，谓气至而变易。知是三者，则应效明著，速犹影响，皆⓲神之独出独入，亦非鬼灵能召遣也。新校正云：按杨上善云："呿，谓露齿出气。"

❶ 痛：《太素》卷十九《知针石》作"病"。

❷ 反甚：益甚。《吕氏春秋·察微》高注："反，更也。"《荀子》杨注："反，倍也。""更""倍"，均"益"之义也。

❸ 其病不可更代："更代"同义复词。《广韵·十二庚》："更，代也。"此谓帝言民病不可替代。

❹ 以为：《太素》卷十九《知针石》"为"上无"以"字，连上读。

❺ 致：周本作"欲"。

❻ 悬命于天：张介宾曰："命唯天赋，故悬于天。""悬"本作"县"。《说文·県部》："县，系也。"徐铉曰："此本是县挂之县，借为州县之县，今俗加心别作悬，义无所取。"

❼ 知：《太素》卷十九《知针石》作"荷主"。

❽ 十二节：高世栻曰："人身手足十二骨节之气，开阖运行，一如天昼开夜阖之阴阳也。"

⑨ 经:《左传》宣公十二年杜注:"经,法也。"

⑩ 知:《太素》卷十九《知针石》"知"上有"能"字。

⑪ 欺:超越之意。杨上善曰:"欺,加也。"《礼记·檀弓上》郑注:"加,犹踰也。"

⑫ 能存八动之变:"动"疑作"风"。"风""动"叠韵致误。《太素》卷十九《知针石》"变"下有"者"字。《尔雅·释诂》:"存,察也。""能存八动之变"谓能察八风之变耳。

⑬ 达:《广雅·释诂一》:"达,通也。"

⑭ 数:作"理"解。见《管子·法法》房注。

⑮ 呿(qū 区)吟:《玉篇·口部》:"呿,张口貌。"《说文·口部》"吟""呻"二字互训。段注:"呻者,吟之舒。吟者,呻之急。"慧琳《音义》卷七十九引《考声》云:"呻吟,痛苦声。""呿吟"谓张口而发出病苦之声。

⑯ 秋毫:喻微细。《孟子·梁惠王》:"明足以察秋毫之末。"朱注:"毛至秋而末锐,小而难见也。"

⑰ 言:周本作"谓"。

⑱ 皆:赵本"皆"上有"此"字。读本、元残一"皆"并作"此自"二字。

帝曰:人生有形,不离阴阳,天地合气,别为九野,分为四时,月有小大,日有短长,万物并至,不可胜量,虚实❶呿吟,敢问其方❷? 请说用针之意。岐伯曰:木得金而伐,火得水而灭,土得木而达❸,金得火而缺,水得土而绝,万物尽然,不可胜竭❹。达,通也。言物类虽不可竭尽而数,要之皆如五行之气,而有胜负之性分尔。故针有悬布❺天下者五,黔首❻共余食,莫知之也。言针之道,有若高悬示人,彰布于天下者五矣。而百姓共知余食,咸弃蓂之,不务于本,而崇乎末,莫知真要深在其中。所谓五者,次如下句。新校正云:按全元起本"余食"作"饱食"。注云:"人愚不解阴阳,不知针之妙,饱食终日,莫能知其妙益。"又《太素》作"饮食"。杨上善注云:"黔首共服用此道,然不能得其意。"一曰治神,专精其心,不妄动乱也。所以云手如握虎,神无营于众物,盖欲调治精神,专其心也。新校正云:按杨上善云:"存生之道知此五者，以为摄养可得长生也。魂神意魄志以神为主，故皆名神，欲为针者，先须治神。故人无悲哀动中，则魂不伤，肝得无病，秋无难也；无怵惕思虑，则神不伤，心得无病，冬无难也；无愁忧不解，则意不伤，脾得无病，春无难也；无喜乐不极，则魄不伤，肺得无病，夏无难也；无盛怒者，则志不伤，肾得无病，季夏无难也。是以五过不起于心，则神清性明；五神各安其脏，则寿延遐筭也。"二曰知❼养身，知养己身之法，亦如养人之道矣。《阴阳应象大论》曰："用针者，以我知彼，用之不殆。"此之谓也。新校正云：按《太素》"身"作"形"。杨上善云："饮食男女，节之以限，风寒暑湿，摄之以时，有异单豹外凋之害，即内养形也。实慈恕以爱人，和尘劳而不迹，有殊张毅高门之伤，即外养形也。内外之养周备，则不求生而久生，无期寿而长寿，此则针布养形之极也。玄元皇帝曰：太上养神，其次养形。"详王氏之注，专治神养身于用针之际，其说甚狭，不若上善之说为优。若必以此五者解为用针之际，则下文知毒药为真，王氏亦不专用针为解也。"三曰知毒药为真❽，毒药攻邪，顺宜而用，正真之道，其在兹乎？四曰制砭石小大❾，古者以砭石为针，故不举九针，但言砭石尔。当制其大小者，随病所宜而用之。新校正云：按全元起云："砭石者，是古外治之法，有三名：一针石，二砭石，三镵石，其实一也。古来未能铸铁，故用石为针，故名之针石，言工必砥砺锋利，制其小大之形，与病相当。黄帝造九针，以代镵石，上古之治者，各随方所宜，东方之人多痈肿聚结，故砭石生于东方。"五曰知腑脏血气之诊❿。诸阳为腑，诸阴为脏，故《血气形志篇》曰："太阳多血少气，少阳少血多气，阳明多气多血，少阴少血多气，厥阴多血少气，太阴多气少血。是以刺阳明出血气，刺太阳出血恶气，刺少阳出气恶血，刺太阴出气恶血，刺少阴出气恶血，刺厥阴出血恶气也。"精知多少，则补泻万全。五法俱立，各有所先⓫。事宜则应者先用。今末世之刺也，虚者实之，满者泄之，此皆众⓬工所共知⓭也。若夫法天则地，随应而⓮动，和⓯之者若响，随之者若影，道无鬼神，独来独往❶。随应而动，言其效也。若影若响，言其近也。夫如影之随形，响之应声，岂复有鬼神之召遣耶？盖由随应而动之自得尔。

❶ 虚实：四库本作"欲去"。

❷ 方：杨上善曰："方，道也。"

❸ 土得木而达：于鬯曰："《说文·辵部》：达，行不遇也。则达之本义，竟是不通之谓。凡作通达义者，却以反义为训，惟此达字为得本义耳。土得木者，木克土也。土受木克而曰达，非行不相遇之义乎？上文云木得金而伐，火得金而灭；下文云金得木而缺，水得土而绝。达字与伐、灭、缺、绝等字同一韵，义亦一类。"

❹ 不可胜竭：即不胜枚举。《说文·立部》："竭，负举也。"段注："凡手不能举者，负而举之。"张舜徽曰："竭即揭也。"

❺ 布：明绿格抄本"布"下有"于"字。

❻ 黔首：《说文·黑部》："黔，黎也。秦谓民为黔首，谓黑色也。周谓之黎民。"《广雅·释诂四》："黔首，民也。"王念孙疏证："《祭义》云：明命鬼神以为黔首则。《魏策》云：抚社稷，安黔首。《吕氏春秋·大乐篇》云：和远近，说黔首。《韩非子·忠孝篇》云：古者黔首悗密蠢愚。诸书皆在六国未灭之前，盖旧有此称，而至秦遂以为定名，非始皇创为之也。"

❼ 知：《太素》卷十九《知针石》作"治"。按：作"知""治"均误。"治"蒙上衍，"知"涉下衍。杨注引"太上养神，其次养形"，似杨据本《太素》无"治"字。

❽ 知毒药为真：即深知药物之真伪。"为"通"伪"，《广雅·释诂三》："伪，为也。"王念孙云："为、伪古同声同义。"马莳曰："盖毒药攻病，气味异宜，吾当平日皆真知之，然后可以知之不谬。"

❾ 四曰制砭石小大：沈祖绵曰："此言针有悬布天下者五，一神，二身，三真，五诊，皆韵叶，独此句不叶，疑脱两字，当作四曰制砭石小大之瘨，方与下句五曰知腑脏血气之诊，相对为文。《说文》：瘨，病也。盖病有内外，砭有大小，故制法有异。"

❿ 知腑脏血气之诊：张介宾曰："不知腑脏，则阴阳表里不明；不知血气，则经络虚实不辨，皆不足以言诊。"

⓫ 五法俱立，各有所先：杨上善曰："此五法各有所长，故用之各有所先也。"

⓬ 众：四库本作"凡"。

⑬ 知：藏本作"之"。

⑭ 而：四库本作"即"。

⑮ 和：作"应"解。《说文·口部》："和，相譍也。"

⑯ 独来独往：指施针时独知气之逆顺虚实。《灵枢·九针十二原》："知其往来，要与之期，粗之暗乎，妙哉工独有之。"《灵枢·小针解》："知其往来者，知气之逆顺盛虚也。妙哉工独有之者，尽知针意也。"马莳以为"独往独来，此乃用针之法，可谓至神，实非众人所能知。"是为本句碻解。

帝曰：愿闻其道。岐伯曰：凡刺之真❶，必先治神❷，专其精神，寂无动乱，刺之真要，其在斯焉。五脏已定，九候已备❸，后乃❹存针，先定五脏之脉，备循九候之诊。而有太过不及者，然后乃存意于用针之法。众脉不见，众凶弗闻❺，外内相得❻，无以形先❼，众脉，谓七诊之脉。众凶，谓五脏相乘。外内相得，言形气相得也。无以形先，言不以已形之衰盛寒温，料病人之形气使同于己也。故下文曰：可玩❽往来，乃施于人。玩，谓玩弄，言精熟也。《标本病传论》曰："谨熟阴阳，无与众谋。"此其类也。新校正云：按此文出《阴阳别论》此云《标本病传论》者，误也。人有虚实❾。五虚勿近，五实勿远❿，至其当发，间不容瞚⓫。人之虚实，非其远近而有之，盖由血气一时之盈缩尔。然其未发，则如云垂而视之可久；至其发也，则如电灭而指所不及。迟速之殊，有如此矣。新校正云：按《甲乙经》"瞚"作"瞑"。全元起本及《太素》作"眴"。手动若务⓬，针耀而匀⓭，手动用针，心专务于一事也。《针经》曰："一其形，听其动静，而知邪正。"此之谓也。针耀而匀，谓针形光净而⓮上下匀平。静意视义⓯，观适之变⓰，是谓冥冥⓱，莫知其形，冥冥，言血气变化之不可见也。故静意视息，以义斟酌，观所调适经脉之变易尔。虽且针下用意精微而测量之，犹不知变易形容谁为其象也。新校正云：按《八正神明论》云："观其冥冥者，言形气荣卫之不形于外，而工独知之，以日之寒温，月之虚盛，四时气之浮沉，参伍相合而调之，工常先见之，然而不形于外，故曰观于冥冥焉。"**见其乌乌❸，见其稷稷❸，从见其飞❹，不知其谁❹，**乌乌，叹其气至。稷稷，嗟其已应。言所针得失，如从空中见飞鸟之往来，岂复知其所使之元主耶！是但见经脉盈虚而为信，亦不知其谁之所召遣尔。**伏如横弩❹，起❹如发机❹。**血气之未应针，则伏如横弩之安静；其应针也，则起如机发之迅疾。

❶ 凡刺之真：犹言针刺之正法。《文选·古诗十九首》善注："真，正也。"

❷ 治神：马莳曰："上曰治神者，平日之功，而此曰治神者，临针之法，盖惟神气既肃，而后可以专心治针也。"

❸ 备：《甲乙经》卷五第四作"明"。

❹ 后乃：《太素》卷十九《知针石》作"乃缓"。

❺ 众脉不见，众凶弗闻：《甲乙经》卷五第四"不"作"所"。下一"弗"字同。孙鼎宜曰："脉应从目。《尔雅》脉，视也。凶，古通讻，聚讼之声也。针，医之神，不可营于众物，故十目视之而如不见，众口敖敖而如无闻也。"

❻ 外内相得：犹云色脉相得。本书《征四失论》："外内相失。"王注："外谓色，内谓脉也。"彼云"相失"，此云"相得"，反正成义。

❼ 无以形先：杨上善曰："不惟形之善恶为候。"

❽ 玩：《太素》卷十九《知针石》作"梲"。田晋蕃《素问校正》引《太素》作"抌"，训动貌，与杨注合。但其所据《太素》未知何本？而细审文义，仍以作"玩"为是。

❾ 人有虚实：《甲乙经》卷五第四作"虚实之要"。

❿ 五虚勿近，五实勿远：森立之曰："远近者，谓迟速也。《九针十二原篇》云：刺之微在速迟。此言五脏之气虚者，针之勿用近速之刺法；五脏之气实者，针之勿用远迟之刺法，五脏必有虚实，针法必有补泻也。"

⓫ 瞚：《说文·目部》："瞚，开阖目数摇也。"《庄子·庚桑楚》释文："瞚字又作瞬。"《广韵·二十二稕》："瞬、瞚、眴，为一字。"瞬，俗谓眨眼。

⓬ 手动若务：若，犹而也。吴崑曰："动，用针也。务，专一也。"

⓭ 针耀而匀：按："耀"是"摇"之假字，"耀""摇"古音谐声。"匀"者。马莳所谓"入针浅深，各随经络"也。

⓮ 而：四库本无"而"字。

⓯ 义：依王注似应作"息"。

⓰ 观适之变：柯校本"适"作"敌"。按："适""敌"通。《礼记·燕义》：

"莫敢适之义也。"《释文》本亦作"敌"。《汉书·贾谊传》集注:"适,当也。"观适之变"犹言观察针入后当然的变化。

⑰ 冥冥:无形象之貌。见《淮南子·精神训》高注。

⑱ 乌乌　稷稷:森立之曰:"乌乌、稷稷,王注可从,盖乌乌者,即后文所云伏如横弩是也,言针下有气至乌乌然,微动未发起也。乌乌犹蝠蝠也。《广雅》云:蝠蝠,动也。稷稷者,后文所云起如发机是也,言针下气应,其貌稷稷、严利而有力势也。"

⑲ 从见其飞:于鬯曰:"从字盖徒字形近之误。不知与徒见意义相合。"张介宾曰:"从见其飞,言气之或往或来如鸟之飞也。然此皆无中之有,莫测孰为之主,故曰不知其谁。"

⑳ 不知其谁:《太素》卷十九《知针石》作"不见其杂"。

㉑ 伏如横弩:《济生拔萃》卷二《窦太师流注指要赋》引"横"作"彍"。《广雅·释诂一》:"彍,张也。"曰"张弩",曰"发机",上下文义相应。《说文·人部》:"伏,司也。"段注:"引申之为隐伏。"此指经气未至。《说文·弓部》:"弩,弓有臂者。""伏如彍弩"谓气尚未至之时,应留针候气,有如张弓之待发。

㉒ 起:《济生拔萃》卷二《窦太师流注指要赋》引作"应"。

㉓ 机:《书·太甲上》孔传:"机,弩牙也。"

帝曰:何如而虚,何如而实? 言血气既伏如横弩,起如发机,然其虚实岂留呼而可为准定耶? 虚实之形,何如而约之? **岐伯曰:刺虚者须其实,刺实者须其虚❶**,言要以气至有效而为约,不必守息数而为定法也。**经气已至,慎守勿失,**无变法而失经气也。**深浅在志❷,远近若一❸,如临深渊,手如握虎❹,神无营于众物❺**。言精心专一也。所针经脉,虽深浅不同,然其补泻皆如一,俞❻之专意,故手如握虎,神不外营焉。新校正云:按《针解论》云:"刺实须其虚者,留针阴气隆至,乃去针也。刺虚须其实者,阳气隆至,针下热,乃去针也。经气已至,慎守勿失者,勿变更也。深浅在志者,知病之内外也。远近如一者,深浅其候等也。如临深渊者,不敢堕也。手如握虎者,欲其壮也。神无营于众物者,静志观病人,无左右视也。"

❶ 刺虚者须其实，刺实者须其虚：胡澍云："刺虚句似当依《针解论》与下句互易，须其实与下失、一、物为韵。"马莳曰："凡刺病人之虚者，必待其实，即《针解论》之所谓阳气隆至，针下热，乃去针也。凡刺病人之实者，必待其虚，即《针解论》之所谓留针阴气隆至，乃去针也。"

❷ 深浅在志：《诗经·周南·关雎序》孔疏："蕴藏在心谓之为志。"此言针刺之深浅，应时时念虑在心以记之。

❸ 远近若一：杨上善曰："使之得中，不可过与不及，故曰若一也。"

❹ 手如握虎：森立之曰："握虎二字，于义不通，虎固非可握之物。考虎即琥之古字。《说文》琥，发兵瑞玉，为虎文。握虎者，谓持发兵之瑞玉符，为谨严之极也。"

❺ 神无营于众物：《淮南子·精神训》高注："营，惑也。一曰乱。"此谓针刺之时，精神专一，即《针解篇》："静志观病人，无左右视也。"

❻ 俞：《素问校讹》引古抄本作"喻"。

八正神明论篇第二十六

新校正云：按全元起本在第二卷。又与《太素·知官能篇》大意同，文势小异。

提要：本篇首论刺法与四时八正、日月星辰变化的关系；次对形与神作了精要的说明。

黄帝问曰：用针之服，必有法则焉，今何法何则？服，事也。法，象也。则，准也，约也。岐伯对曰：法天则地❶，合以天光。谓合❷日月星辰之行度。

❶ 法天则地：明绿格抄本作"法则天地"。

❷ 合：周本作"候"。

帝曰：愿卒❶闻之。岐伯曰：凡刺之法，必候❷日月星辰四时八正❸之气，气定乃刺之。候日月者，谓候日之寒温，月之空满也。星辰者，谓先知二十八宿之分，应水漏刻者也。略而言之，常以日加之于宿上，则知人气在太阳否❹，日行一舍，人气在三阳与阴分矣。细而言之，从房至毕十四宿，水下五十刻，半日之度也。从昴至心亦十四宿，水下五十刻，终日之度也。是故从房至毕者为阳，从昴至心者为阴，阳主昼，阴主夜也。凡日行一舍，故❺水下三刻与七分刻之四也。《灵枢经》曰："水下一刻，人气在太阳；水下二刻，人气在少阳；水下三刻，人气在阳明；水下四刻，人气在阴分。"水下不止，气行亦尔。又曰："日行一舍，人气行于身一周与十分身之八；

日行二舍，人气行于身三周与十分身之六；日行三舍，人气行于身五周与十分身之四；日行四舍，人气行于身七周与十分身之二；日行五舍，人气行于身九周。"然日行二十八舍，人气亦行于身五十周与十分身之四。由是故必候日月星辰也。四时八正之气者，谓四时正气八节之风来朝于太一者也。谨候其气之所在而刺之，气定乃刺之者，谓八节之风气静定，乃可以刺经脉，调虚实也。故《历忌》云："八节前后各五日，不可刺灸，凶。"是则谓气未定，故不可灸刺也。

新校正云：按八节风朝太一，具《天元玉册》中。是故天温日明，则人血淖液❻而卫气浮❼；故血易泻，气易行❽；天寒日阴，则人血凝泣而卫气沉。泣，谓如水中居雪也。月始生，则血气始精❾，卫气始行；月郭满❿，则血气实⓫，肌肉坚；月郭空⓬，则肌肉减，经络虚，卫气去⓭形独居。是以因天时而调血气也。是以天⓮寒无刺，血凝泣而卫气沉也。天温无疑⓯，血淖液而气易行也。月生无泻，月满无补，月郭空无治，是谓得时而调之。谓得天时也。因天之序⓰，盛虚之时⓱移光定位⓲，正立而待之。候日迁移，定气所在，南面正立，待气至而，调之也。故日月生⓳而泻，是谓藏⓴虚；血气弱也。新校正云：按全元起本"藏"作"减"。"藏"当作"减"。月满而补，血气扬㉑溢，络有留血，命曰重实；络一为经，误。血气盛也。留一为流，非也。月郭空而治，是谓乱经㉒。阴阳相错，真邪不别㉓，沉以留止㉔，外虚内乱㉕，淫邪乃起。气失纪，故淫邪起。

❶ 卒：《尔雅·释诂》："卒，尽也。"

❷ 候：观察。《广雅·释诂一》："候，望也。"

❸ 八正：指春分、秋分、夏至、冬至、立春、立夏、立秋、立冬八个节气。《史记·律书》："律历，天所以通五行八正之气。"《史记索隐》："八谓八节之气，以应八方之风。"

❹ 否：守校本无"否"字。

❺ 故：守校本无"故"字。

❻ 淖液：即"淖泽"。下"天温无疑"句《太素》杨注"天温血气淖泽"可

证两词通用。"淖泽"谓"濡润"，与下"凝泣"相对。

❼ 浮：《云笈七签》卷五十七第六引作"扬"。

❽ 故血易泻，气易行：《云笈七签》卷五十七第六引无此七字。按：无此七字是。此七字疑系"人血淖液卫气浮"之旁注，误入正文。吴注本于"卫气沉"句下增"凝则难泻，沉则难行"八字，以配上文，误矣。

❾ 月始生，则血气始精：杨上善曰："精者，谓月初血气随月新生，故曰精也。"

❿ 月郭满：即满月，自地视月，恰如正圆。《汉书·尹赏传》颜注："郭，谓四周之内也。""郭"同"廓"。

⓫ 实：《太素》卷二十四《天忌》作"盛"。按：本书《移精变气论》王注引作"盛"，与《太素》合。

⓬ 月郭空：即朔日的月相。自地视月，则不见月光。

⓭ 卫气去：杨上善曰："经脉之内，阴气随月皆虚。经络之外，卫之阳气亦随月虚，故称为去，非无卫气也。"

⓮ 天：《甲乙经》卷五第一作"大"。下一"天"字同。

⓯ 疑：元残一、赵本、吴本、明绿格抄本、周本、藏本、黄本并作"凝"。按：本书《移精变气论》王注引作"凝"，与各本合。惟"无凝"与"无刺"上下文不相协。《针灸大成》卷二《标幽赋》杨注"疑"引作"灸"，于义较合，未知何据。

⓰ 因天之序：《吕氏春秋·君守》高注："因，犹顺也。""天之序"，谓四时生长收藏之序。

⓱ 盛虚之时：谓四时温热凉寒之异。

⓲ 移光定位：姚止庵曰："光，日光也。日随时而移，气随日而治，春夏日行南陆，秋冬日转北陆，春夏之日长，秋冬之日短。位，气之所在也。言用针者，当随日之长短，而定其气之所在。"

⓳ 故日月生：朝本、守校本"日"并作"曰"。按：作"曰"是。《太素》卷二十四《天忌》、本书《移精变气论》王注引亦作"曰"。"月生"谓月初二、三日。

⓴ 藏：疑作"重"。"重虚"与下"重实"对文。《太素》杨注作"重虚"。

㉑ 扬：本书《移精变气论》王注引作"盈"。按：作"盈"是。"盈溢"双声义同。《诗经·召南·鹊巢》毛传："盈，满也。"

㉒ 乱经：吴崑曰："乱经，紊乱经气也。"

㉓ 阴阳相错，真邪不别：森立之曰："阴者，谓营魂，脏也；阳者，谓卫

魄，腑也。真邪不别者，即阴阳营卫二气相交错之谓也。"

㉔ 沉以留止：森立之曰："二气交错，则害真气，害真气者，即谓邪也。其害真之邪气沉在血中，令血留止。"

㉕ 外虚内乱：谓外络空虚，内经扰乱。

帝曰：星辰八正❶何候？岐伯曰：星辰者，所以制日月之行也❷。制，谓制度。定❸星辰则可知日月行之制度矣。略而言之，周天二十八宿三十六分，人气行一周天，凡一千八分。周身十六丈二尺，以应二十八宿，合漏水百刻，都行八百一十丈，以分昼夜也。故人十息，气行六尺，日行二分，二百七十息，气行十六丈二尺，一周于身，水下二刻，日行二十分，五百四十息，气行再周于身，水下四刻，日行四十分。二千七百息，气行十周于身，水下二十刻，日行五宿二十分。一万三千五百息，气行五十周于身，水下百刻，日行二十八宿也。细而言之，则常以一十周加之一分又十分分之六，乃奇分尽矣。是故星辰所以制日月之行度也。新校正云：详"周天二十八宿"至"日行二十八宿也"，本《灵枢》文。今具《甲乙经》中。**八正者，所以候八风之虚邪以时至者也。**八正，谓八节之正气也。八风者，东方婴儿风，南方大弱风，西方刚风，北方大刚风，东北方凶风，东南方弱风，西南方谋风，西北方折风也。虚邪，谓乘人之虚而为病者也。以时至，谓天应太一移居，以八节之前后，风朝中宫而至者也。新校正云：详"太一移居""风朝中宫"，义具《天元玉册》。**四时者，所以分春秋冬夏之气所在❹，以时调之也❺，八正之虚邪，而避之勿犯也。**四时之气所在者，谓春气在经脉，夏气在孙络，秋气在皮肤，冬气在骨髓也。然触冒虚邪，动伤真气，避而勿犯，乃不病焉。《灵枢经》曰："圣人避邪，如避矢石。"盖以其能伤真气也。**以身之虚，而逢天之虚，两虚相感，其气至骨，入则伤五脏❻，**以虚感虚，同气而相应也。**工候救之❼，弗能伤也，**候知而止，故弗能伤之。救，止也。**故曰：天忌❽不可不知也。**人忌于天，故云天忌，犯之则病，故不可不知也。

❶ 八正：循检上下文，"八正"下似脱"四时"二字。

❷ 星辰者所以制日月之行也：吴崑曰："星谓二十八宿辰躔度之次也。制，裁度也，所以裁度日月之行次于某宿某度也。盖二十八宿经于天，昼夜异象，四时异见；人身营卫，昼行于阳，夜行于阴。日月之行，或以主昼，或以主夜，其象同也。日月有躔度，营卫有气舍，故用针者，知日月之行度，则能候营卫之气舍而取之矣。"

❸ 定：胡本、元残一、赵本并无"定"字。

❹ 春秋冬夏之气所在：四库本"春秋冬夏"作"春夏秋冬"。吴崑曰："所在，如正月二月人气在肝；三月四月人气在脾；五月六月人气在头；七月八月人气在肺；九月十月人气在心；十一月十二月人气在肾。经中言气之所在，不能尽同，此其一也。"此说可与王注互参。

❺ 以时调之也：俞樾曰："调下衍之也二字，本作四时者，所以分春秋冬夏之气所在，以时调八正之虚邪，而避之勿犯也。今衍之也二字，文义隔绝。"

❻ 入则伤五脏：于鬯曰："此古文倒装法。若云工候救之，弗能伤也，入则伤五脏。工候救之，承上文两虚相感，其气至骨而言。盖其气至骨之时，工犹可以候救，救者，即救使勿入五脏也。入则伤五脏，至于伤五脏，工亦弗能救矣。"

❼ 工候救之：张志聪曰："上工调其九候而救之。"

❽ 天忌：根据四时节气，不适于针刺之日期，是谓"天忌"。其义可参见《灵枢·九针论》《九宫八风》两篇。

帝曰：善。其法星辰者，余闻之矣，愿闻法往古者。岐伯曰：法往古者，先知《针经》❶也。验于来今者，先知日之寒温，月之虚盛，以候气之浮沉❷，而调之于身，观其立❸有验也。候气不差，故立有验。观其❹冥冥❺者，言形气荣卫之不形于外，而工独知之，明前篇静意视义，观适之变，是谓冥冥莫知其形也。虽形气荣卫不形见于外，而工以心神明悟，独得知其衰盛焉，善恶悉可明之。新校正云：按前篇乃《宝命全形论》。以❻日之寒温，月之虚盛，四时气之浮沉，参伍相合而调之，工常先见之，然而不形于外，故曰

306

观于冥冥焉。工所以常先见者，何哉？以守法而神通明也。**通于无穷者，可以传于后世也。是故❼工之所以异也，**法著故可传后世，后世不绝则应用通于无穷矣。以独见知，故工所以异于人也。**然而不形见于外，故俱不能见也。**工异于粗者，以粗俱不能见也。**视之无形，尝之无味，故谓冥冥，若神仿佛❽。**言形气荣卫不形于外，以不可见，故视无形，尝无味。伏如横弩，起如发机，窈窈冥冥，莫知元主，谓如神运髣髴焉。若，如也。**虚邪者，八正之虚邪气❾也。**八正之虚邪，谓八节之虚邪也。以从虚之乡来，袭虚而入为病，故谓之八正虚邪。**正邪❿者，身形⓫若用力，汗出腠理开⓬，逢虚风，其中人也微，故莫知其情，莫见其形。**正邪者，不从虚之乡来也。以中人微，故莫知其情意，莫见其形状。**上工救其萌牙⓭，必先见⓮三部九候之气，尽调不败而救之，故曰上工⓯。下工救其已成，救其已败⓰，**救其已成者，言不知三部九候之⓱相失，因病而败之也⓲。义备《离合真邪论》中。**知其所在者，知诊三部九候之病脉处⓳而治之，故曰守其门户⓴焉，莫知其情而见邪㉑形也。**三部九候为候邪之门户也。守门户，故见邪形。以中人微，故莫知其情状也。

❶针经：杨上善曰："往古伏羲氏始画八卦，造书契，即可制《针经》摄生救病之道。"似指古之《针经》。现一般认为《针经》即今本《灵枢经》。

❷以候气之浮沉：此与后文"四时气之浮沉"一致，盖春夏之气为"浮"，秋冬之气为"沉"。

❸立：时间副词，"即"也。今言"立刻"。

❹其：《太素》卷二十四《本神论》作"于"。胡澍曰："依《灵枢·官能》篇作于，与下文合"。

❺冥冥：无形象之貌。见《淮南子·精神训》高注。冥冥亦有"幽、暗"之义。见《广韵·十五青》。

❻以：《太素》卷二十四《本神篇》"以"下有"与"字。

❼故：与"则"义同。

❽仿佛：似有似无，所视不谛。《说文·人部》："仿，相似也。""佛，见不

审也。"段注:"仿佛,双声叠字也。"

❾ 邪气:"气"字疑衍。以前"八正之虚邪而避之勿犯"句律之可证。检王注"邪"下亦无"气"字。

❿ 正邪:即八方之正风。虽为正风,当人体虚弱,汗出时,亦能伤人,但不若虚风之甚,故曰"正邪"。

⓫ 形:《太素》卷二十四《本神论》"形"下有"饥"字,并于此断句。

⓬ 腠理开:《文选·风赋》善注引无此三字。

⓭ 萌牙:"牙"通"芽"。同义复词。《广雅·释诂一》:"萌、芽,始也。"杨上善曰:"萌芽,未病之病,病之微也。"

⓮ 见:《太素》卷二十四《本神论》作"知"。按:作"知"是。律以下文"言不知"句可证。

⓯ 故曰上工:《太素》卷二十四《本神论》无"上工"二字,"故曰"连下读。

⓰ 救其已成,救其已败:《太素》卷二十四《本神论》无此八字。森立之引古抄本无"救其已败"四字。

⓱ 之:《太素》卷二十四《本神论》"之"下有"气以"二字。

⓲ 因病而败之也:《太素》卷二十四《本神论》作"有因而疾败之"。

⓳ 之病脉处:此四字误倒,应作"病脉之处"。本书《离合真邪论》:"刺不知三部九候病脉之处"可证。

⓴ 门户:张介宾曰:"三部九候,即病脉由行出入之所,故曰门户。"

㉑ 邪:赵本作"真"。

　　帝曰:余闻补泻,未得其意。岐伯曰:泻必用方,方者,以气方盛也,以月方满也,以日方温也,以身方定❶也,以息方吸而内针❷,乃复候其方吸而转针❸,乃复候其方呼而徐引针❹,故曰泻必用方,其气而❺行焉。方,犹正也。泻邪气出,则真气流行矣。补必用员❻,员者行也,行者移也,行,谓宣不行之气,令必宣行。移,谓移未复之脉,俾其平复。刺必中其荣,复以吸排针❼也。针入至血,谓之中荣。故员与方,非❽针也。所言方员者,非谓针形,正谓行移之义也。故养神❾者,必知形之肥瘦,荣卫血气之盛衰。血气者，人之神，不可不谨养。神安则寿延，神去则形弊，故不可不谨养也。

❶ 身方定：张志聪曰："身方定，阴阳不相错也。"

❷ 内针：即进针。"内"与"纳"同。

❸ 转针：即捻针。

❹ 引针：即出针。

❺ 而：明绿格抄本、周本并作"易"

❻ 员：张介宾曰："员，员活也。行者行其气，移者导其滞，凡正气不足，则营卫不行，血气留滞，故必用员以行之。"

❼ 排针：即推运其针，犹提插也。"排"与"推"义通。《说文·手部》："推，排也。"《针经指南》引"排"作"推"，是以释文改正文，然其义则确。张志聪曰："候其吸，而推运其针。"

❽ 非：《太素》卷二十四《本神论》作"排"。

❾ 养神：张志聪曰："知形之肥瘦，则知用针之浅深；知血气之盛衰，则知方员之补泻。血气者，五脏之神气也，能知形之肥瘦，气之盛衰，则针不妄用，而神得其养矣。"

按语：本节所论"泻必用方""补必用员"之"方""员"指针刺施用泻补之机和作法，与《灵枢·官能》："泻必用员，补必用方"之论述相反。马蒔谓"其辞虽不同，大义则两相通。"今本《太素》萧延平按："检本书《知官能》篇，经云：泻必用员，补必用方。与此不同。杨注云：员谓之规，法天而动，泻气者也。方谓之矩，法地而静，补气者也。泻必用方，补必用员。彼出《素问》此是《九卷》方员之法，神明之中调，气变不同故尔。据此，则方、员之义，一言其法，一言其用，不必执也。"以上两说，录之备参。

帝曰：妙乎哉论也！合❶人形于阴阳四时，虚实之应，冥冥之期❷，其非夫子孰能通之。然夫子数言形与神，何谓形？何谓神❸？愿卒闻之。神，谓神智通悟。形，谓形诊可观。岐伯曰：请言形，形乎形，目冥冥❹，问其所病，新校正云：按《甲乙经》作

"扪其所痛"，义亦通。**索之于经，慧然在前❺，按之不得，不知其情❻ 故曰形。** 外隐其无形，故目冥冥而不见，内藏其有象，故以诊而可索于经也。慧然在前，按之不得，言三部九候之中，卒然逢之，不可为之期准也。《离合真邪论》曰："在阴与阳，不可为度，从而察之，三部九候，卒然逢之，早遏其路。"此其义也。

❶ 合：《太素》卷二十四《本神论》合"上有"辞"字。

❷ 期：犹际也。《广韵·七之》："期，会也。""会"有"际"义。见《后汉书·周章传》贤注。

❸ 何谓神：吴本无此三字。

❹ 形乎形，目冥冥：张介宾曰："形乎形，见乎外也；目冥冥，见粗者，不见其精也。"

❺ 慧然在前：俞樾曰："慧然在前，本作卒然在前。注中两卒然字，正释经文卒然在前之义。"

❻ 按之不得，不知其情：杨上善曰："按人迎寸口，不知病情。"

帝曰：何谓神？岐伯曰：请言神，神乎神，耳不闻，目明❶，心开而志先❷，慧然独悟❸，口弗能言，俱视独见，适若昏，昭然独明，若风吹云，故曰神。 耳不闻，言神用之微密也。目明心开而志先者，言心之通如昏昧开卷，目之见如氛❹翳辟明，神虽内融，志已先往矣。慧然，谓清爽也。悟，犹了达也。慧然独悟，口弗能言者，谓心中清爽而了达，口不能宣吐以泻心也。俱视独见，适若昏者，叹见之异速也，言与众俱视，我忽独见，适犹若昏昧尔。既独见了心，眼昭然独能明察，若云随风卷，日丽天明，至哉神乎！妙用如是，不可得而言也。**三部九候为之原，九针之论不必存也。** 以三部九候经脉为之本原，则可通神悟之妙用，若以九针之论金议❺，则其旨惟博❻，其知弥远矣。故曰三部九候为之原，九针之论不必存也。

❶ 目明：服子温曰："按目下疑脱不字。"

❷ 先：《甲乙经》卷五第四作"光"。

❸ 悟：《甲乙经》卷五第四作"觉"。

❹ 炁：元残一、藏本并作"气"。

❺ 金议：四库本作"言之"。

❻ 惟博：元残一、赵本、藏本并作"推传"。

离合真邪论篇第二十七

新校正云：按全元起本在第一卷，名《经合》。第二卷重出，名《真邪论》。

提要： 本篇首论针刺应掌握邪初入脉时机，早遏其路，次论补泻候气之法，最后强调三部九候脉法对于刺法的关系。

黄帝问曰：余闻《九针》九篇，夫子乃因而九之，九九八十一篇❶，余尽通其意矣。经言气之盛衰，左右倾移❷，以上调下，以左调右，有余不足，补泻于荣❸输，余❹知之矣。此皆荣卫之❺倾移，虚实之所生，非邪气从外入于经也。余愿闻邪气之在经也，其病人❻何如？取之奈何？岐伯对曰：夫圣人之起度数❼，必应于天地，故天有宿度❽，地有经水❾，人有经脉。宿，谓二十八宿。度，谓天之三百六十五度也。经水者，谓海水、漯❿水、渭水、湖水、汧水、汝水、江水、淮水、漯水、河水、漳水、济水也。以其内合经脉，故名之经水焉。经脉者，谓手足三阴三阳之脉。所以言者，以内外参合，人气应通，故言之也。新校正云：按《甲乙经》云："足阳明外合于海水，内属于胃；足太阳外合于漯水，内属膀胱；足少阳外合于渭水，内属于胆；足太阴外合于湖水，内属于脾；足厥阴外合于汧水，内属于肝；足少阴外合于汝水，内属于肾；手阳明外合于江水，内属于大肠；手太阳外合于淮水，内属于小肠；手少阳外合于漯水，内属于三焦；手太阴外合于河水，内属于肺；手心主外合于漳水，内属于心包；手少阴外合于济水，内属于心。"天地温和，则经水安静；天寒地冻，则经水凝泣；天暑地热，则经水沸溢；卒风暴起，则经水波涌而陇起❶。人经脉亦应之。夫邪之入于脉也，寒则血凝泣，暑则气❷淖泽，虚邪因而入客，亦如经水之得风也，经之动脉❸，其至也亦时陇起，其行于脉中循循然❹，循循然，顺动貌。言随顺经脉之动息，因循呼吸之往来，但形状或异耳。"循循"一为"輴輴"。其至寸口中手❺也，时大时小，大则邪至，小则平❻，其行无常处，大，谓大常平之形诊。小者，非细小之谓也，以其比大，则谓之小，若无大以比，则自是平常之经气尔。然邪气者，因其阴气则入阴经，因其阳气则入阳脉，故其行无常处也。在阴与阳，不可为度❼，以随经脉之流运也。从❽而察之，三部九候，卒❾然逢之，早遏其路。逢，谓逢遇。遏，谓遏绝。三部之中，九候之位，卒然逢遇，当按而止之，即❿而泻之，径路既绝，则大邪之气无能为也。所谓泻者，如下文云：吸则内针，无令气忤⓫，静以久留，无令邪布⓬，吸则转针⓭，以得气为故⓮，候呼引针，呼尽乃去，大气皆出，故命曰泻。按经之旨，先补真气，乃泻其邪也。何以言之？下文补法，呼尽内针，静以久留。此段泻法，吸则内针，又静以久留。然呼尽则次其吸，吸至则不兼呼，内针之候既同，久留之理复一，则先补之义，昭然可知。《针经》云："泻曰迎之，迎之意，必持而内之，放而出之，排阳出针，疾气得泄。补曰随之，随之意，若忘之，若行若悔⓯，如蚊虻止，如留如还。"则补之必久留也。所以先补者，真气不足，针乃泻之，则经脉不满，邪气无所排遣，故先补真气令足，后乃泻出其邪矣。引，谓引出。去，谓离穴。候呼而引至其门，呼尽而乃离穴户，则经气审以平定，邪气无所勾⓰留，故大邪之气，随针而出也。呼，谓气出。吸，谓气入。转，谓转动也。大气，谓大邪之气，错乱阴阳者也。

❶ 九九八十一篇：杨上善曰："八十一篇者，此经之类，所知之书篇数也。"

❷ 倾移：偏胜。

❸ 荣：应作"荥"。

④余:《太素》卷二十四《真邪补泻》"余"下有"皆以"二字。

⑤之:《太素》卷二十四《真邪补泻》"之"下有"气"字。

⑥病人:《济生拔萃·窦太师流注指要赋》引"病"下无"人"字。

⑦起度数:高世栻曰:"起,犹立也。圣人立人身脉度循行之数。"

⑧宿度:森立之曰:"宿度,乃谓十二月与经水十二、经脉十二相合。"

⑨经水:"经水"与下"经脉"之"经",均应作"巠"。《说文·川部》: "巠,水脉也。"段注:"巠之言濊也,濊者,水脉行地中"。言经脉,"巠"是本字,"经"是借字。

⑩渎:元残一、赵本并作"泾"。《素问校讹》引古抄本作"清"。

⑪陇起:"陇"与"垄"通。《尔雅·释丘》释文"陇"本又作"垄"。《说文·土部》:"垄,丘垄也。"此喻波涌腾起如丘垄状也。

⑫气:《太素》卷二十四《真邪补泻》"气"下有"血"字。

⑬经之动脉:绎王注作"经脉之动"。

⑭循循然:《太素》卷二十四《真邪补泻》"然"下有"辐"字。《论语·子罕》朱注:"循循,有次序貌。"森立之曰:"《太素》辐字不可解。据王云一本作辐辐。误作辐,混入于正文者,杨氏就误本漫为注语欤。"

⑮至寸口中手:《太素》卷二十四《真邪补泻》"至寸口"下无"中手"二字。按:《类经》卷十九第十四张注:"邪气随脉,必至寸口。"其意与《太素》合。《窦太师流注指要赋》《卫生宝鉴》卷二十所引并无"至寸口"三字,误。

⑯时大时小,大则邪至,小则平:杨上善曰:"邪气循营气至于寸口,故太阴脉大,无邪则太阴脉平和,故曰小也。"

⑰不可为度(duó夺):度,忖度。《广韵·十九铎》:"度,度量。""为"有"以"义。此承上文,谓邪行无常,在阴在阳,不可以推测。

⑱从:《太素》卷二十四《真邪补泻》《甲乙经》卷十第二上并作"循"。

⑲卒(cù促):《广韵·十一没》:"卒,急也,遽也。"

⑳即:柯校本作"节"。

㉑吸则内针,无令气忤:《广韵·十一暮》:"忤,逆也。"张介宾曰:"吸则内针,泻其实也。去其逆气,故令无忤。"

㉒静以久留,无令邪布:张介宾曰:"前气未除,后气将至,故当静留其针,俟而泻之,无令邪气复布也。"

㉓吸则转针:张介宾曰:"转,搓转也,谓之催气。所谓转针者,搓转其针,如搓线之状,慢慢转之,勿令太紧,泻左则左转,泻右则右转,故曰捻针向外泻之方,捻之向内补之诀也。"

㉔　故：常法。《吕氏春秋·知度》高注：“故，法也。”

㉕　悔：周本作“按”。

㉖　勾：元残一作“拘”。

帝曰：不足者补之，奈何？岐伯曰：必先扪而循之❶，切而散之❷，推而按之❸，弹而怒之❹，抓而下之❺，通而取之❻，外引其门，以闭其神❼，扪循，谓手摸。切，谓指按也。扪而循之，欲气舒缓。切而散之，使经脉宣散。推而按之，排蹙其皮也。弹而怒之，使脉气䐜满也。抓而下之，置针准也。通而取之，以常法也。外引其门，以闭其神，则推而按之者也。谓蹙按穴外之皮，令当应针之处，针已放去，则不破之皮。盖其所刺之门，门❽不开则神气内守，故云以闭其神也。《经调论》❾曰：“外引其皮，令当其门户。”又曰：“推阖其门，令神气存。”此之谓也。新校正云：按王引《调经论》文，今详非本论之文，旁见《甲乙经·针道篇》。“又曰”已下，乃当篇之文也。呼尽内针，静以久留，以气至为故，呼尽内针，亦同吸也。言必以气至而为去针之故，不以息之多数而便去针也。《针经》曰：“刺之而气不至，无问其数；刺之气至，去之勿复针。”此之谓也。无问息数以为迟速之约，要当以气至而针去，不当以针下气未至而针出乃更为也。如待所贵，不知日暮，论人事于候气也。暮，晚也。其气以❿至，适而⓫自护，适，调适也。护，慎守也。言气已平调，则当慎守，勿令改变，使疾更生也。《针经》曰：“经气已至，慎守勿失。”此其义也。所谓慎守，当如下说。新校正云：详王引《针经》之言，乃《素问·宝命全形论》文，兼见于《针解论》耳。候吸引针，气不得出，各在其处，推阖其门，令神⓬气存，大气留止，故名曰补⓭。正言也。外门已闭，神气复存，候吸引针，大气不泄，补之为义，断可知焉。然此大气，谓大经之气流行荣卫者。

❶　扪而循之：杨上善曰：“先上下扪摸，知病之所在，一。”

❷　切而散之：杨上善曰：“以指揣切，令邪不聚，二。”

❸　推而按之：杨上善曰：“推而令动，以手坚按，三。”

❹ 弹而怒之：《难经·七十八难》"怒"作"努"。杨上善曰："以指弹之，使其瞋起，四也。"

❺ 抓而下之：《难经·七十八难》"抓"作"爪"。《太素》卷二十四《真邪补泻》"抓"作"搔"。按："搔"古文"爪"字。见慧琳《音义》卷一百。《广雅·释诂二》："抓，搔也。""抓""爪""搔"三字古通。杨上善曰："以手搔摩，令其瞋气得下，五也。"

❻ 通而取之：杨上善曰："切按搔而气得通已，然后取之，六也。"

❼ 外引其门，以闭其神："门"指穴孔。杨上善曰："疾出针已，引皮闭门，使神气不出。神气，正气。七也。先后有此七法。"

❽ 门：赵本"门"下有"户"字。

❾ 经调论：元残一"经调"作"调经"。

❿ 以：同"已"。《礼记·檀弓》郑注："以与已字本同。"

⓫ 而：《太素》卷二十四《真邪补泻》"而"作"人"。《甲乙经》卷十第二"而"作"以"。

⓬ 神：《甲乙经》卷十第二作"真"。按：作"真"是，下凡言"真气"三处。

⓭ 故命曰补：杨上善曰："候病人吸气，疾引其针，即不得使正气泄，令各在其所虚之处，速闭其门，因名曰补。泻必吸入呼出，欲泄其邪气也，补必呼入吸出，欲闭其正气不令出也。"

帝曰：候气❶奈何？谓候可取之气也。岐伯曰：夫邪❷去络入于经也，舍❸于血脉之中，《缪刺论》曰："邪之客于形也，必先舍于皮毛；留而不去，入舍于孙脉；留而不去，入舍于络脉；留而不去，入舍于经脉。故云去络入于经也。其寒温未相得❹，如涌波❺之起也，时来时去，故不常在。以周游于十六丈二尺经脉之分，故不常在❻所候之处。故曰方❼其来也，必按而止之，止而取之，无逢其冲而泻之❽。冲，谓应水刻数之平气也。《灵枢经》曰："水下一刻，人气在太阳；水下二刻，人气在少阳；水下三刻，人气在阳明；水下四刻，人气在阴分。"然气在太阳，则太阳独盛；气在少阳，则少阳独盛。夫见独盛者，便谓邪来，以针泻之，则反伤真气。故下文曰：真气者，经气也，经气太虚，故曰其来不可逢❾，此之谓也。经气应刻，乃谓为邪，工若泻之，则深误也，故曰其来不可逢。故曰候邪不审❿，大气⓫已过，泻之则真气脱，脱则不复，邪气复至，而病益蓄⓬，不悟其邪，反诛无罪，则真气泄脱，邪气复侵，经气大虚，故病弥蓄积。故曰其往不可追⓭，此之谓也。已随经脉之流去，不可复追召使还。不可挂以发者⓮，待邪之至时而发针泻矣。言轻微而有，尚且知之，况若涌波，不知其至也。若先若后⓯者，血气已尽，其病不可下⓰，言不可取而取，失时也。新校正云：按全元起本作"血气已虚"。"尽"字当作"虚"字，此字之误也。故曰知其可⓱取如发机，不知其⓲取如扣椎⓳，故曰知机道者不可挂以发，不知机者扣之不发，此之谓也。机者动之微，言贵知其微也。

❶ 候气：张介宾曰："此欲候其邪气也，非针下气至之谓。"森立之曰："气者，针下所至之气可候而知之者也。下文所云真气、经气、大气之类，此举而但言气耳。"

❷ 邪：《太素》卷二十四《真邪补泻》"邪"下有"气"字。

❸ 舍：留止。《说文·宀部》："市居曰舍。"段注："引伸之，为凡止之称。"

❹ 寒温未相得：《太素》卷二十四《真邪补泻》"相得"作"和"。此言邪气之寒热，尚未与正气相合而转化，故邪气遂波涌而起，来去于经脉之中，而无常居也。

❺ 涌波：《说文·水部》："涌，滕也。"段注："滕，水超踊也。""涌波"起伏，喻邪气去来不常居也。

❻ 在：元残一、赵本"在"下并有"于"字。

❼ 方：当也。见《古书虚字集释》卷十。

❽ 无逢其冲而泻之：《甲乙经》卷十第二"逢"作"迎"。按：《广韵·三钟》："逢，迎也。"此谓刺之不得迎其冲激之时，故泻法有不击逢逢之阵之喻。

❾ 其来不可逢：邪盛于经，则真气大虚，不可逢其虚而取之，恐更伤真气。又《灵枢·小针解》："其来不可逢者，气盛不可补也。"指邪气方盛时不可用补法，恐闭邪不出，反生他患。故张介宾曰："彼言补，此言泻，文若相反，各有深意，当两察之。"

❿ 不审：谓不精审。《广韵·四十七寝》："审，详审也。"

⓫ 大气：姚止庵曰："大气，大邪之气。"

⓬ 蓄：《广雅·释诂三》："蓄，聚也。"

⓭ 其往不可追：谓邪气已去，不可使用泻法。

⓮ 不可挂以发者：俞樾曰："此六字衍文。下泻字乃焉字之误，本作待邪之至时而发针焉矣。此是总结上文，正对黄帝候气奈何之问。"

⓯ 若先若后：吴崑曰："若先之则邪未至，后之则虚其真。"此重申候气发针之时机。

⓰ 可下：《太素》卷二十四《真邪补泻》无"可"字。"下"除也。

⓱ 可：犹言关键。《说文·可部》："可，肎（肯）也。"段注："凡中其肎綮曰肎。"所谓"肯綮"，谓两骨之间肉箸结之处。

⓲ 其：《太素》卷二十四《真邪补泻》"其"下有"可"字。

⓳ 椎：椎，木棒。《广韵·六脂》："椎，椎钝不曲挠，亦棒椎。"

帝曰：补泻❶奈何？岐伯曰：此攻邪也，疾出以去盛血，而复其真气，视有血者乃取之。此邪新客，溶溶❷未有定处也，推之则前，引之则止，逆而刺之❸，温❹血也。言邪之新客，未有定居，推针补之，则随补而前进，若引针致之，则随引而留止也。若不出盛血而反温之，则邪气内胜反增其害。故下文曰：刺出其血，其病立已。

❶ 补泻：明绿格抄本作"取血"。按：核以岐伯"刺其出血"之答辞，则作"取血"于义较切。杨上善曰："虚亦是邪，故补亦称攻也。泻热之法，不可久留，疾出其针，去其盛血，复其真气也。"

❷ 溶溶：《太素》卷二十四《真邪补泻》无此二字。按：《太素》是。核以下节复出"未有定处"句，无"溶溶"二字。

❸ 逆而刺之：《太素》卷二十四《真邪补泻》无此四字。细绎王注，似以无者为是。

❹ 温：张琦曰："温疑作蕴，蓄血也。"杨上善曰："温，热也。邪之新入，未有定处，有热血，刺去痛愈。"

帝曰：善。然❶真邪以合，波陇不起❷，候之奈何？岐伯曰：审扪循❸三部九候之盛虚而调之，盛者泻之，虚者补之，不盛不虚，以经取之，则其法也。**察其左右❹上下❺相失及相减者，审其病脏以期之。**气之在阴，则候其气之在于阴分而刺之；气之在阳，则候其气之在于阳分而刺之，是谓逢时。《灵枢经》曰："水下一刻，人气在太阳；水下四刻，人气在阴分也。积刻不已，气亦随在❻，周而复始。"故审其病脏，以期其气而刺之。**不知三部者，阴阳不别，天地不分❼。地以候地，天以候天，人以候人，调之中府❽，以定三部，故曰刺不知三部九候病脉之处，虽有❾大过且至❿，工不能⓫禁也。**禁，谓禁止也。然候邪之处尚未能知，岂复能禁止其邪气耶！**诛罚无过⓬，命曰大惑⓭，反乱大经⓮，真不可复，用实为虚，以邪为真⓯，用针无义⓰，反为气贼，夺人正气，以从为逆，荣卫散乱，真气已失，邪独⓱内著⓲，绝人长命⓳，予人天⓴殃，不知三部九候，故不能久长。**识非精辨，学未该明，且乱大经，又为气贼，动为残害，安可久乎㉑？**因㉒不知合之四时五行，因加相胜㉓，释邪攻正，绝人长命㉔。**非惟昧三部九候之为弊，若不知四时五行之气序，亦足以殒绝其生灵也。**邪之新客来也，未有定处，推之则前，引之则止，逢而泻之，其病立已。**再言之者，其法必然。

❶ 然：《太素》卷二十四《真邪补泻》无"然"字。

❷ 波陇不起：谓经脉无波涌之象。亦即病形未见之意。

❸ 审扪循：《吕氏春秋·音律》高注："审，慎也。""审扪循"谓认真地循脉扪摸。犹前所谓"必先扪而循之"之意也。

❹ 察其左右：杨上善曰："谓察三部九候左右两箱头。"

❺ 上下：指手足上下。

❻ 在：守校本作"往"。

❼ 不知三部者，阴阳不别，天地不分：于鬯曰"此十三字，错简也，当在下文以定三部之下，故曰刺不知三部之上。不知三部者，即承以定三部而言，故曰刺三部即承此不知三部者而言，其文甚明。此十三字错在前，则语意隔绝不可通。张介宾曰："阴阳不别，则不知脏腑逆顺，天地不分，则不知升降浮沉。"

⑧ 中府：指胃府，吴崑曰："中府，胃也，土主中宫，故曰中府。调之中府者，言三部九候，皆以冲和胃气调息之。"

⑨ 虽有：明绿格抄本无此二字。

⑩ 大过且至：犹言大邪之气将要来侵。《左传》昭公元年："过则为菑。阴淫寒疾，"孔疏："过即淫也。"引申有指邪气之意。"且"助动词，有"将"义。

⑪ 能：《甲乙经》卷十第二作"得"。

⑫ 诛罚无过：滑寿《读素问钞》："罚"作"伐"。《太素·真邪补泻》"过"作"罪"。"诛罚无过"谓徒伤正气，而邪气不去。

⑬ 惑：《说文·心部》："惑，乱也。"徐灏曰："此训乱，为瞀乱之义。"

⑭ 大经：谓经脉。

⑮ 真：《甲乙经》卷十第二作"正"。

⑯ 用针无义：犹云用针不知其理。杨上善曰："义，理也。"

⑰ 独：《文选·七发》善注引作"气"。

⑱ 著：留著不去。《广韵·十八药》："著，附也。"

⑲ 绝人长命：疑此四字涉下"绝人长命"误衍。

⑳ 天：胡本、元残一、赵本、明绿格抄本、周本、熊本、朝本、守校本并作"夭"。

㉑ 平：赵本、藏本并作"乎"。

㉒ 因："因"字涉下衍。《甲乙经》卷十第二作"固"，恐亦非是。

㉓ 因加相胜：森立之曰："相胜者，《六节藏象论》云：五气更立，各有所胜。春胜长夏，长夏胜冬，冬胜夏，夏胜秋，秋胜春是也。此言不知三部九候，不知合之四时五行，且加相胜，此三件足能绝人长命也。"

㉔ 长命：杨上善曰："长命者，尽寿也。"

通评虚实论篇第二十八

新校正云：按全元起本在第四卷。

提要： 本篇首先指出虚实真谛就是"邪气盛则实，精气夺则虚"。然后以此为基础讨论五脏、气血、经络及脉之虚实。并介绍了四时针刺原则及痈肿、霍乱、惊风等病证的针刺方法。

黄帝问曰：何谓虚实？岐伯对曰：邪气盛则实❶，精气夺则虚❷。夺，谓精气减少，如夺去也。帝曰：虚实何如？言五脏虚实之大体也。岐伯曰：气虚者肺虚也，气逆者足寒也❸，非其时则生，当其时则死❹。非时，谓年直之前后也。当时，谓正直之年也。余脏皆如此。五脏同。帝曰：何谓重实❺？岐伯曰：所谓重实者，言大热病，气热脉满❻，是谓重实。

❶ 邪气盛则实：谓邪气亢盛鸱张则表现为实证。"邪气"泛指各种致病因素，如六淫、痰饮、水气、瘀血、食积等，张介宾曰："邪气有微甚，故邪盛则实。"

❷ 精气夺则虚：《难经·七十五难》虞注引"精"作"真"。"夺"有"失"意。《说文·奞部》："夺，手持隹失之也。"段注："引伸为凡失去物之称。"

❸ 气逆者足寒也：《太素》卷十六《虚实脉诊》作"气逆足寒"。张琦曰："者也二字衍。肺主气，肺虚故气虚，气逆足寒，肺虚之证也。肺宜清降，虚则治节不行，故上则喘逆，而下则足寒，浊阴不降，则清阳不升也。"

❹ 非其时则生，当其时则死：马莳曰："此肺虚而非相克之时则生，如春秋冬是也，如遇相克之时则死，如夏时之火是也。"吴崑曰："时，当旺之时也，如夏月人皆气虚，冬月人皆足寒，皆非肺主之时也，故生。若秋月有气虚足寒之

证，则当肺旺时也，是犯大禁，故死。"

❺重实：吴崑曰："重，平声，证脉皆实，是重实也。"《广韵·三钟》："重，复也，叠也。"

❻气热脉满：森立之曰："气脉一而为二，分言之，则气阳而脉阴也。气，谓精气，脉，谓血脉。盖血满脉中，则精气盛壮而为大热也。气热脉满四字，为大热病之脉证也。"

帝曰：经络俱实何如？何以治之？岐伯曰：经络皆实，是寸脉急而尺缓也❶，皆当❷治之，故曰滑则从，涩则逆也。脉急，谓脉口也。夫虚实者，皆从其物类❸始❹，故五脏骨肉滑利，可以长久也。物之生则滑利，物之死则枯涩，故涩为逆，滑为从。从，谓顺也。

❶经络皆实，是寸脉急而尺缓也：《太素》卷十六《虚实脉诊》"脉"作"胳"，并上无"寸"字。丹波元简曰："此以脉口诊经，以尺肤诊络，盖经为阴为里，乃脉道也，故以脉口诊之。络为阳为浮为浅，故以尺肤诊之。"

❷当：《太素》卷十六《虚实脉诊》"当"下有"俱"字。

❸物类：马莳曰："大凡物类皆有虚实，必滑泽则生，枯涩则死，非特脉为然也。"

❹始：《太素》卷十六《虚实脉诊》"始"上有"终"字。

帝曰：络气不足，经气有余❶，何如？岐伯曰：络气不足，经气有余者，脉口❷热而尺寒也，秋冬为逆，春夏为从，治主病者❸，春夏阳气高，故脉口热尺中寒为顺也。十二经十五络，各随左右而有太过不足，工当寻其至应❹以施针艾，故云治主其❺病者也。

❶络气不足，经气有余：杨上善曰："络为阳也，经为阴也。络气不足，阳气虚也；经气有余，阴气盛也。"

❷脉口：《太素》卷三十《经络虚实》"脉"下无"口"字。莫文泉曰："口字涉注中脉口热而误衍。"

❸治主病者：根据虚实病变而行灸刺之法。森立之曰："下文云经满络虚，

322

刺阴灸阳。乃与此云络气不足，经气有余合。"

❹应：读本作"中"。

❺其：胡本、读本并无"其"字。

　　帝曰：经虚络满，何如？岐伯曰：经虚络满者，尺热满脉口寒涩也❶，此春夏❷死秋冬❸生也。秋冬阳气下，故尺中热脉口寒为顺也。帝曰：治此者奈何？岐伯曰：络满经虚，灸阴刺阳❹，经满络虚，刺阴灸阳。以阴分主络，阳分主经故尔。

　　❶尺热满脉口寒涩也：《太素》卷三十《经络虚实》"脉"下无"口"字。莫文泉曰："口字涉注脉口寒而误衍。"按："满、涩"二字亦衍，王注亦未及"满、涩"二字。循上文例，此句当作"尺热而脉寒也"，与上"尺寒而脉热也"对文。

　　❷夏：《太素》卷三十《经络虚实》"夏"下有"则"字。

　　❸冬：《太素》卷三十《经络虚实》"冬"下有"则"字。

　　❹络满经虚，灸阴刺阳：灸为补，刺为泻。"络满"者阳盛，宜针刺以泻，"经虚"者阴虚，宜灸法以补。

　　帝曰：何谓重虚？此反问前重实也。岐伯曰：脉气上虚尺虚❶，是谓重虚。言尺寸脉俱虚。新校正云：按《甲乙经》作"脉虚气虚尺虚是谓重虚"，此少一"虚"字，多一"上"字。王注言尺寸脉俱虚，则不兼气虚也。详前"热病气热脉满"为重实，此"脉虚气虚尺虚"为重虚，是脉与气俱实为重实，俱虚为重虚，不但尺寸俱虚为重虚也。帝曰：何以治❷之？岐伯曰：所谓气虚者，言无常❸也。尺虚者，行步恇然❹。寸❺虚则脉动无常，尺虚则行步恇然不足。新校正云：按杨上善云："气虚者膻中气不定也。"王谓"寸虚则脉动无常"非也。脉虚者，不象阴也❻。不象太阴之候也。何以言之？气口者脉之要会，手太阴之动也。如此者，滑则生，涩则死也。

　　❶脉气上虚尺虚：明绿格抄本作"脉虚气虚尺虚"。《太素》卷十六《虚实

脉诊》"气"下无"上"字。

❷ 治:《太素》卷十六《虚实脉诊》作"知"。

❸ 气虚者,言无常:张介宾曰:"气虚即上虚,气虚于上,故言乱无常。"按:无常,犹言不久。气虚之人,言则不能持久。《文选》谢灵运《入华子岗诗》善注引《庄子》司马注:"常,久也。"

❹ 尺虚者,行步恇然:谓尺肤脆弱,行步怯弱无力。《说文·步部》:"步,行也。""恇然"虚怯貌。《说文·心部》:"恇,怯也。""恇"与"尪"通。慧琳《音义》卷十六引《韵诠》云:"尪,弱也。"

❺ 寸:莫文泉曰:"寸字乃气字之误。气谓脉气,明经文脉虚之脉,专谓寸口,尺虚之尺,专谓尺肤,而气虚之气,则统谓尺寸运行之气,义深且当。此注与上尺寸俱虚相印,写者误气作寸,则难通矣。"

❻ 脉虚者,不象阴也:于鬯曰:"阴下脱阳字。阳与上文常字、恇字为韵。上言"脉虚气虚尺虚,是谓重虚。"脉之大体,有阴有阳,气虚之脉,不象阴虚之少精血,故曰"不象阴也"。

帝曰:寒气暴上❶,脉满而实,何如? 言气热脉满,已谓重实,滑则从,涩则逆。今气寒脉满,亦可谓重实乎?其于滑涩生死逆从何如? **岐伯曰:实而滑则生,实而逆则死❷。** 逆,谓涩也。新校正云:详王氏以逆为涩,大非。古文简略,辞多互文,上言滑而下言逆,举滑则从可知,言逆则涩可见,非谓逆为涩也。

❶ 暴上:《脉经》卷四第七作"上攻"。丹波元坚曰:"寒气暴上,恐冲疝之类。"

❷ 实而滑则生,实而逆则死:《甲乙经》卷七第一"滑"下有"顺"字。《脉经》卷四第七"滑"上有"顺"字,"逆"下有"涩"字。张介宾曰:"邪盛者脉当实,实而兼滑,得阳脉也,故生。若见阴脉为逆,故死。"

帝曰:脉实满,手足寒,头热,何如?岐伯曰:春秋则生,冬夏则死❶。 大略言之,夏手足寒,非病也,是夏行冬令,夏得则冬死。冬脉实满头热,亦非病也,是冬行夏令,冬得则夏亡。反冬夏以言之,则皆不死。春秋得之,是病故生。死皆在时之孟月也。**脉浮而涩,涩而身有热者**

死❷。新校正云：按《甲乙经》移续于此，旧在后"帝曰形度骨度脉度筋度何以知其度也"下，对问义不相类，王氏颇知其错简，而不知皇甫士安尝移附此也。今去后条，移从于此。

❶脉实满……冬夏则死：吴崑曰："春秋者，阴阳升降之时，二气未有定位，人有此证为应时也，故生。夏则纯阳，冬则纯阴，证脉相失为逆时也，故死。"按：此证为本气所病，上实下虚之义，旧说有以邪实正虚言者，似非是。

❷脉浮而涩，涩而身有热者死：森立之曰："此条必竟是错简。宋臣据《甲乙经》移于此，杜撰尤甚，不可从。"张志聪曰："脉浮而涩，阴越于外而虚于内也；涩而身热，阳脱于内而驰于外也，此复言阴阳之根气脱者皆为死证，非但冬夏死而春秋可生。"

帝曰：其形尽满❶何如？岐伯曰：其❷形尽满者，脉急大坚，尺涩而不应也，形尽满，谓四形脏尽满也。新校正云：按《甲乙经》《太素》"涩"作"满"。如是者，故❸从则生，逆则死。帝曰：何谓从则生，逆则死？岐伯曰：所谓从者，手足温也；所谓逆者，手足寒也。

❶其形尽满："满"谓肿满。姚止庵曰："形满谓虚浮肿胀之类。"
❷其：《太素》卷十六《虚实脉诊》作"举"。
❸故：胡本、读本、赵本、吴本、明绿格抄本、周本、朝本、藏本、熊本、守校本、柯校本并无。《太素》卷十六《虚实脉诊》亦无，与各本合。

帝曰：乳子❶而❷病热，脉悬小❸者，何如？悬，谓如悬物之动也。岐伯曰：手足温则生，寒则死。新校正云：按《太素》无"手"字，杨上善云："足温气下故生，足寒气不下者逆而致死。"帝曰：乳子中风热❹，喘鸣肩息❺者，脉❻何如？岐伯曰：喘鸣肩息者，脉实大也❼，缓则生❽急则死❾。缓，谓如纵缓，急，谓如弦张之急，非往来之缓急也。《正理伤寒论》曰："缓则中风。"故乳子中风，脉缓则生，急则死。"

❶乳子：指产妇。《说文·乙部》："乳，人及鸟生子曰乳。"《音义》卷二引《苍颉篇》："乳，字也。字，养也，谓养子也。"

❷而：《幼幼新书》卷十九《风热》第四无"而"字。

❸脉悬小：胡澍曰："《脉经》悬作弦。"张琦曰："悬当为弦，声之误也。产后气血空虚，病热而得弦细之脉，弦为寒郁，细为气少，是亦阳病见阴脉也。足温，木气尚存；足寒，脾阳已绝。"

❹热：《太素》卷十六《虚实脉诊》"热"上有"病"字。

❺肩息：谓呼吸则肩动摇。

❻脉：《太素》卷十六《虚实脉诊》无"脉"字。

❼喘鸣肩息者，脉实大也：《全生指迷方》引无此九字。

❽缓则生：《脉经》卷四第七"缓"上有"浮"字。吴崑曰："缓为胃气，故生。"

❾急则死：《脉经》卷四第七"急"上有"小"字。张志聪曰："急则胃气已绝，故死。"

帝曰：肠澼便血何如？岐伯曰：身热则死，寒则生。热为血❶败故死，寒为荣气在故生也。帝曰：肠澼下白沫❷何如？岐伯曰：脉沉则生，脉浮则死❸。阴病而见阳脉，与证相反，故死。帝曰：肠澼下脓血❹何如？岐伯曰：脉悬绝则死，滑大则生❺。帝曰：肠澼之属❻，身不❼热，脉不悬绝，何如？岐伯曰：滑大者曰❽生，悬涩❾者曰死，以脏期之。肝见庚辛死，心见壬癸死，肺见丙丁死，肾见戊己死，脾见甲乙死，是谓以脏期之。

❶血：《儒门事亲》卷四《脏毒下血》引"血"下有"气"字。

❷肠澼下白沫：似指白痢。《病源》卷十七《冷痢候》："痢色白，食不消，谓之寒中。"

❸脉沉则生，脉浮则死：《脉经》卷四第七"浮"上无"脉"字。高世栻曰："脉沉则血气内守，故生；脉浮则血气外驰，故死。"

❹肠澼下脓血：似指赤白痢。《病源》卷十七《赤白痢候》："冷热相交，故赤白相杂；重者，状如脓涕，而血杂之。"

❺脉悬绝则死，滑大则生：高世栻曰："其脉悬绝，则津血内脱，生阳不生，故死；脉滑大，则阴阳和合，血气充盛，故生。"

❻属：《太素》卷十六《虚实脉诊》作"病"。

❼不：《脉经》卷四第七无"不"字。按：似《脉经》是。此乃帝就以上问答而另设问，以穷其理，如上云"身热则死""脉悬绝则死"，此则"身热"与上同，"脉不悬绝"与上异，如此方有发问之意义。否则，"身不热，脉不悬绝"顺逆判然，何须问耶？

❽曰：明绿格抄本无"曰"字。按：《病源》卷十七《水谷痢候》引亦无"曰"字，与明抄本合。

❾悬涩：森立之曰："悬涩即弦涩。盖弦而涩者，无胃气之脉也。"

帝曰：癫疾❶何如？岐伯曰：脉搏大滑，久自已；脉小坚急，死不治❷。脉小坚急为阴，阳病而见阴脉，故死不治。新校正云：按巢元方云："脉沉小急实，死不治；小牢急，亦不可治。"帝曰：癫疾之脉，虚实何如？岐伯曰：虚则可治，实则死❸。以反证故。

❶癫疾：张寿颐曰："此气火上升顶巅之疾。"

❷脉搏大滑，久自已；脉小坚急，死不治：吴崑曰："搏，过于有力也。此为肝实，大，为气有余，滑，为血有余，故久自已。若脉来小而坚急，肝之真脏脉也，全失冲和而无胃气，故死不治。"

❸虚则可治，实则死：张寿颐曰："脉虚不甚坚实，则冲激之势可稍缓，投药中病，故曰可治；如脉来绝无和缓之气，变幻孔急，故不可治。"

帝曰：消瘅❶虚实何如？岐伯曰：脉实大，病久可治；脉悬小坚，病久不可治❷。久病血气衰，脉不当实大，故不可治。新校正云：详经言"实大病久可治"，注意以为"不可治"。按《申乙经》《太素》全元起本并云"可治"。又按巢元方云："脉数大者生，细小浮者死。"又云："沉小者生，实牢大者死。"

❶消瘅：吴崑曰："消瘅，消中而热，善饮善食。"张介宾曰："消瘅者，三消之总称，谓内热消中而肌肤消瘦也。"

❷ 脉实大，病久可治；脉悬小坚，病久不可治：《脉经》卷四第七"坚"下有"急"字。《太素》卷十六《虚实脉诊》"不可治"下有"死"字。姚止庵曰："消瘅之病，实火者少，虚火者多，其原起于肾亏无水，津液枯槁，欲得外水以自救。脉实大病虽久而可治者，火近于实，非尽水亏，故犹可救。脉小坚而且悬绝者，明属真水干槁，故病愈久，愈不可治也。"

帝曰：形度、骨度、脉度、筋度，何以知其度也❶？形度，具《三备经》。筋度、脉度、骨度，并具在《灵枢经》中。此问亦合在彼经篇首，错简也。一经以此问为逆从论首，非也。

❶ 帝曰……知其度也：骊恕公曰："据马注考之，帝曰十六字，疑是《方盛衰论》错简。"

帝曰：春亟治经络❶，夏亟治经俞❷，秋亟治六腑❸，冬则闭塞，闭塞者，用❹药而少针石也。亟，犹急也。闭塞，谓气之门户闭塞也。所谓少❺针石者，非痈疽之谓也，冬月虽气门闭塞，然痈疽气烈，内作大脓，不急泻之，则烂筋腐骨，故虽冬月，亦宜针石以开除之。痈疽不得顷时回❻。所以痈疽之病，冬月犹得用针石者何？此病顷时回转之间，过而不泻，则内烂筋骨，穿通脏腑。痈不知所，按之不应手❼乍来乍已，刺手太阴旁三痏❽与缨脉各二。但觉似有痈疽之候，不的知发在何处，故按之不应手也。乍来乍已，言不定痛于一处也。手太阴旁，足阳明脉，谓胃❾部气户等六穴之分也。缨脉亦足阳明脉也，近缨之脉，故曰缨脉。缨，谓冠带也。以有左右，故云各二。腋痈大热，刺足少阳五❿，刺而热不止，刺手心主三⓫，刺手太阴经络者，大骨之会各三。大骨会，肩也。谓肩贞穴，在肩髃后骨解间陷者中。暴痈筋緛⓬，随分而痛，魄汗不尽，胞气不足⓭，治在经俞。痈若暴发，随脉所过，筋怒緛急，肉分中痛，汗液渗泄如不尽，兼胞气不足者，悉可以本经脉六俞补泻之。新校正云：按此二条，旧散在篇中，今移使相从。

❶ 春亟治经络：春时阳气在于皮肤，故取络脉。

❷ 夏亟治经俞：夏季气在十二经之五输，故取俞穴。

❸ 秋亟治六腑：秋气在于六腑之合穴，如胃合三里，大肠合上巨虚，小肠合下巨虚，三焦合委阳，膀胱合委中，胆合阳陵泉。

❹ 用：《甲乙经》卷七第一"用"上有"治"字。

❺ 少：《太素》卷三十《顺时》"少"下有"用"字。

❻ 痛疽不得顷时回：《太素》卷三十《顺时》"顷时"作"须时"。"回"作"因"，属下读，非是。"回"与"徊""佪"通。《广雅·释训》："俳徊，便旋也。"有迟疑不进之意。

❼ 手：《圣济总录》卷四引无"手"字。

❽ 痏（wěi 委）：《太素》卷三十《顺时》无"痏"字。"痏"针灸术后之瘢痕。此指针刺次数。

❾ 胃：元残一、赵本作"胸"。

❿ 刺足少阳五：马莳曰："当刺足少阳胆经之穴五痏，宜是胆经之渊液穴。"

⓫ 刺手心主三：马莳曰："宜是天池穴也。"

⓬ 缲：《广雅·释诂三》："缲，缩也。"

⓭ 胞气不足：谓膀胱经气不足。杨上善："胞气不足者，谓膀胱之胞气不足也。""胞"与"脬"通。《史记·扁鹊仓公列传》索隐："脬或作胞。"

腹暴❶满，按之不下❷，取手❸太阳经络❹者，胃之募也，太阳，为手太阳也。手太阳太阳❺经络之所生，故取中脘穴，即胃之募也。《中诰》曰："中脘胃募也，居蔽骨与脐❻中，手太阳少阳足阳明脉所生。"故云经络者，胃募也。新校正云：按《甲乙经》云："取太阳经络血者则已。"无"胃之募也"等字。又杨上善注云足太阳。其说各不同，未知孰是。**少阴俞去脊椎三寸旁五，用员利针。**谓取足少阴俞，外去脊椎三寸，两旁穴各五痏也。少阴俞，谓第十四椎下两旁，肾之俞也。新校正云：按《甲乙经》云："用员利针，刺已如食顷久立已，必视其经之过于阳者数刺之。"**霍乱❼，刺俞旁五，**霍乱者，取少阴俞旁志室穴。新校正云：按杨上善云："刺主霍乱输旁五取之。"**足阳明及上旁三❽。**足阳明，言胃俞也。取胃俞，兼取少阴俞外两旁向上第三穴，则胃仓穴也。**刺痫惊脉五** ❾，谓阳陵泉，在膝上外陷者中也。**针手太阴各五** ❿，**刺经太阳五** ⓫，**刺手少阴经络旁者一** ⓬，**足阳明一** ⓭，**上踝五寸** ⓮，**刺三针** ⓯。经太阳，谓足太阳也。手太阴五，谓鱼际穴，在手大指本节后内侧散脉。经太阳五，谓承山穴，在足腨肠下分肉间陷者中也。手少阴经络旁者，谓支正穴，在腕后同身寸之五寸，骨上廉肉分间，手太阳络别走少阴者。足阳明一者，谓解溪穴，在足腕上陷者中也。上踝五寸，谓足少阳络光明穴。按《内经明堂》《中诰图经》悉主霍乱，各具明文。新校正云：按别本注云悉不主霍乱，未详所谓。又按《甲乙经》《太素》"刺痫惊脉五"至此为刺惊痫，王注为刺霍乱者，王注非也。

❶暴：《甲乙经》卷九第七"暴"下有"痛"字。

❷按之不下：谓按之而痛不减。《战国策·西周策》高注："下，犹减也。"

❸手：读本、赵本、吴本、周本、藏本、熊本、守校本、柯校本并无"手"字。

❹络：《甲乙经》卷九第七"络"下有"血"字。

❺太阳：胡本、读本并无"太阳"二字。

❻脐：胡本、元残一"脐"下并有"之"字。

❼霍乱：《病源》卷二十二《霍乱候》："冷热不调，饮食不，使人阴阳清浊之气相干，而变乱于肠胃之间，则成霍乱。"

❽足阳明及上旁三：张介宾曰："足阳明，言胃俞也。再及其上之旁，乃脾俞之外，则意舍也。当各刺三痏。"

❾刺痫惊脉五：《甲乙经》卷十二第十一"痫惊"作"惊痫"。按："五"谓刺惊痫之法，其动脉之地有五处。

❿针手太阴各五：明绿格抄本无"针"字。"各五"谓左右各五刺也。森立之曰："手太阴各五者，盖谓尺泽也"。

⓫刺经太阳五：森立之曰："刺经太阳五者，宜从王注为承山穴，然经字未允。《外台》三十引《甲乙经》云：膀胱行于昆仑，足太阳脉之所行也，为经。所云经太阳，盖此之谓也。"

⓬刺手少阴经络旁者一：《太素》卷三十《刺痫惊数》作"刺手少阳经络者，旁一寸。"森立之曰："所云手少阳经旁一寸者，即手阳明大肠经也，盖谓偏历穴也。"《医心方》卷二："偏历，主癫疾。"

⑬ 足阳明一：《太素》卷三十《刺痫惊数》作"足阳明一寸"。森立之曰："亦谓足阳明经络旁者一寸也，而谓足少阳经也，盖与足阳明经相并而上行，其间寸许耳。《外台》三十九引《甲乙经》云：外丘，足少阳郄，少阳所生，主癫疾。"

⑭ 上踝五寸：森立之曰："外踝上五寸，为光明穴，足少阳胆经也；内踝上五寸，为蠡沟，足厥阴肝经也。共不主癫惊，然肝胆二经，理不可不治痫。"

⑮ 刺三针：谓以上三穴，共刺三次也。

凡治消瘅、仆击❶、偏枯❷、痿厥、气满发逆❸，肥❹贵人，则高梁之疾也。隔塞闭绝❺，上下不通，则暴忧之病也。暴厥而聋，偏塞闭不通❻，内气暴薄❼也。不从内，外中风之病❽，故瘦留著❾也。蹠跛❿，寒风湿之病也。消，谓内消。瘅，谓伏热。厥，谓气逆。高，膏也。梁，粱字⓫也。跖，谓足也。夫肥者令人热中，甘者令人中满，故热气内薄，发为消渴偏枯气满逆也。逆者，谓违背常候，与平人异也。然愁忧者，气闭塞而不行，故隔塞否闭，气脉断绝，而上下不通也。气固于内，则大小便道偏不得通泄也。何者？脏腑气不化，禁固而不宣散，故尔也。外风中人，伏藏不去则阳气内受，为热外燔，肌肉消烁，故留薄⓬肉分消瘦，而皮肤著于筋骨也。湿胜于足则筋不利，寒胜于足则挛急，风湿寒胜则卫气结聚，卫气结聚则肉痛，故足跛而不可履也。

❶ 仆击：卒然仆倒。楼英曰："卒然仆倒，经称为击仆，世又称为卒中风。"

❷ 偏枯：谓中风证，世称为半身不遂。

❸ 痿厥、气满发逆：《甲乙经》卷十一第六作"厥气逆满"。森立之曰："痿厥，谓类中风证。气满，谓饮结，发逆，谓咳逆，高梁酿成痰饮者即是。"

❹ 肥：守校本"肥"上有"甘"字。按：本书《腹中论》王注引亦有"甘"字，与守校本合。

❺ 隔塞闭绝：胡本、赵本、吴本、朝本、藏本、柯校本"塞"并作"则"。"隔"与"鬲"同。森立之曰："隔塞即胸膈中塞也。闭绝者，闭即郁闭，绝即闷绝、运绝之绝，言郁闷气绝也。"

❻ 暴厥而聋，偏塞闭不通：暴气上逆，而为耳聋，或左聋，或右聋，偏塞

闭而不通。

❼ 薄:《淮南子·精神训》高注:"薄,迫也。"

❽ 不从内,外中风之病:森立之曰:"此证或有不从内,而外中风寒邪气之所为者,是即邪气直入于内,瘦留即为少阳耳聋之证。"

❾ 瘦留著:"瘦留"疑乙作"留瘦"。"留瘦"叠韵幽部。本书《三部九候论》:"留瘦不移,"是本书有留瘦之词。"瘦留著"即指风邪久留,而消瘦显著也。滑寿曰:"瘦当作廋,廋,匿也。廋匿住著。"

❿ 蹠跛:周本"蹠"作"跀"(lù 禄)。《玉篇·足部》:"跀,行貌。"《说文·足部》:"蹠跛,行不正也。""跀跛"即行步不正而偏跛。此证多属风痹脚弱之类。《痹论》所云风寒湿之气,与此合。

⓫ 粱字:胡本、元残一"粱"下无"字"字。柯校曰:"字作米。"

⓬ 留薄:顾观光曰:"留薄二字,似当在消烁上。"

黄帝曰:黄疸、暴痛、癫疾、厥狂❶,久逆之所生也❷。五脏不平,六腑闭塞之所生也。头痛耳鸣,九窍不利,肠胃之所生也。 足之三阳从头走足,然久厥逆而不下行,则气怫积于上焦,故为黄疸暴痛,癫狂气逆矣。食饮失宜,吐利过节,故六腑闭塞,而令五脏之气不和平也。肠胃否塞则气不顺序,气不顺序则上下中外互相胜负,故头痛耳鸣,九窍不利也。

❶ 癫疾厥狂:《甲乙经》卷十一第二作"厥、癫疾、狂"。

❷ 久逆之所生也:张琦曰:"阴不升,阳不降,则为逆。其在脾胃,则湿淫为黄疸;其在经脉,则为暴卒而痛;若在上焦,则癫疾厥狂,皆厥逆之所致也。"

按语: 李东垣谓脾胃虚则九窍不通。至由于肠胃所生之九窍不利,虽云"析而解之",但未能抉其义。清·沈璠《医案》云:"胃开窍于口,口糜者,胃中湿痰湿火,熏蒸于上也;耳聋而鸣者,胃中之痰,随少阳之火上升,闭其窍而聋也;肝窍开于目,肝火郁于胃中,不得条达通畅,以致目昏头眩,以和胃清肝开郁之药主。但久服黄连,反增燥热。不若用黄柏以清龙雷之火,而兼补肾,东垣每于脾胃用以泻阴火,良有以也。"其说精辟,于临证深有益。

太阴阳明论篇第二十九

新校正云：按全元起本在第四卷。

提要： 本篇阐述脾胃及所属之太阴、阳明两经之间相互为用的表里关系，强调了脾脏旺时及主四肢、为胃行津液的生理功能和病理表现。

黄帝问曰：太阴❶阳明为表里，脾胃脉也，生病而异者何也？脾胃脏腑皆合于土，病生而异，故问不同。岐伯对曰：阴阳异位❷，更虚更实，更逆更从❸，或从内，或从外❹，所从不同，故病异名也。脾脏为阴，胃腑为阳，阳脉下行，阴脉上行，阳脉从外，阴脉从内，故言所从不同，病异名也。新校正云：按杨上善云："春夏阳明为实，太阴为虚，秋冬太阴为实，阳明为虚。即更实更虚也。春夏太阴为逆，阳明为从；秋冬阳明为逆，太阴为从。即更逆更从也。"帝曰：愿闻其异状也。岐伯曰：阳者天气也，主外；阴者地气也，主内。是所谓阴阳异位也。故阳道实，阴道虚❺。是所谓更实更虚也。故犯贼风虚邪者，阳受之；食饮不节，起居不时者，阴受之。是所谓或从内或从外也。阳受之则入六腑，阴受之则入五脏❻。入六腑，则身热不时卧，上为喘呼❼；入五脏，则䐜满闭塞，下为飧泄，久为肠澼❽。是所谓所从不同，病异名也。故喉主天气。咽主地气❾。故阳受风气，阴受湿气。同气相求尔。故阴气从足上行至头，而下行❿循臂至指端；阳气从手上行至头，而下行❿至足。是所谓更逆更从也。《灵枢经》曰："手之三阴从脏走手，手之三阳从手走头，足之三阳从头走足，足之三阴从足走腹。"所行而异，故更逆更从也。**故曰阳病者，上行极而下；阴病者，下行极而上** ⓫。此言其大凡尔。然足少阴脉下行，则不同诸阴之气也。**故伤于风者，上先受之；伤于湿者，下先受之。**阳气炎上，故受风；阴气润下，故受湿。盖同气相合尔。

❶ 太阴：《甲乙经》卷七第一作"足太阴"。

❷ 阴阳异位：张介宾曰："脾为脏，阴也。胃为腑，阳也。阳主外，阴主内，阳主上，阴主下，是阴阳异位也。"

❸ 更虚更实，更逆更从：杨上善曰："春夏，阳明为实，太阴为虚；秋冬，太阴为实，阳明为虚。春夏，太阴为逆，阳明为顺；秋冬，阳明为逆，太阴为顺也。"

❹ 或从内，或从外：张志聪曰："或从内者，或因于饮食不节，起居不时，而为腹满飧泄之病；或从外者，或因于贼风虚邪，而为身热喘呼。"

❺ 阳道实，阴道虚：杨上善曰："阳为天气主外，故阳道实也；阴为地气主内，故阴道虚也。"胃为阳，脾为阴，阳明胃多见实证，太阴脾多见虚证。

❻ 阳受之则入六腑，阴受之则入五脏：张琦曰："腑阳脏阴，各从其类。按《阴阳应象大论》云：天之邪气，感则害人五脏；水谷之寒热，感则害人六腑。与此相反而义实相成。以形气言，邪气无形故入脏，水谷有形故入府；以表里言，腑阳主外，故贼风虚邪从外而受，脏阴主内，故食饮不节从内而受。实则腑脏皆当有之。盖内外之邪，病情万变，非一端可尽，故广陈其义耳。"

❼ 入六腑，则身热不时卧，上为喘呼："不时卧"《甲乙经》卷七第一作"不得眠"。《云笈七签》卷五十七第九引"不"下无"时"字。《脾胃论》卷上引"时"作"得"。于鬯曰："不得卧始为病，若不时卧，今之养病者有之，非所谓病也。张志聪曰："入六腑者，谓阳明为之行气于三阳，阳明病，则六腑之气皆为之病矣。阳明主肉，故身热。阳明者，胃脉也，胃者六腑之海，其气亦下行，阳明逆，不得从其故道，故不得卧也。阳明气厥，则上为喘呼。"

❽ 入五脏……久为肠澼：张志聪曰："入五脏者，谓太阴为之行气于三阴，太阴病，则五脏之气皆为之病矣。䐜，胀也。脾气逆则胀满，太阴为开，开折则仓廪无所输而为飧泄，久则为肠澼矣。"

❾ 喉主天气，咽主地气：喉为肺系，呼吸天阳之气，故曰主天气，咽为胃系，受纳水谷之气，故曰主地气。

❿ 行：《太素》卷六《脏腑气液》无"行"字。

❶ 阳病者……下行极而上：《太素》卷六《脏腑气液》、《云笈七签》卷五十七第九"而下""而上"下并有"行"字。森立之曰："三阳表热证，乘虚而为三阴里寒证，头痛、发热，变为下利之类，皆是阳病者，上行极而下者也。三阴里寒证，虚回阳复，则为三阳表热证而解之类，皆是阴病者，下行极而上者也。"

帝曰：脾病而四肢不用❶，何也？岐伯曰：四肢❷皆禀气于胃，而不得至经❸，新校正云：按《太素》"至经"作"径至"。杨上善云："胃以水谷资四肢，不能径至四肢，要因于脾，得水谷津液，营卫于四肢。"必因于脾，乃得禀也。脾气布化水谷精液，四肢乃得❹以禀受也。今脾病不能为胃行其津❺液，四肢不得禀水谷气，气日以衰❻，脉道不利❼，筋骨肌肉，皆无气以生，故不用焉。帝曰：脾不主时何也？肝主春，心主夏，肺主秋，肾主冬，四脏皆有正应，而脾无正主也。岐伯曰：脾者土也，治中央❽，常以四时长❾四脏，各十八日寄治，不得独主于❿时也。脾脏者常著⓫胃⓬土之精也，土者生万物而法天地，故上下至头足，不得主时也⓭。治，主也。著，谓常约著于胃也。土气于⓮四时之中，各于季终寄王十八日，则五行之气各王七十二日，以终一岁之日矣。外主四季，则在人内应于手足也。

❶ 不用：谓不能正常活动。《说文·用部》："用，可施行也。"

❷ 肢：《甲乙经》卷九第六"肢"下有"者"字。

❸ 至经：新校正引《太素》作"径至"。"径至"即直至。"径"与"迳"通。《广韵·四十六径》："迳，直也。"

❹ 得：元残一、赵本并作"可"。

❺ 津：读本、赵本、吴本、藏本并作"精"。

❻ 气日以衰：元残一、赵本、吴本、明绿格抄本、藏本、熊本、黄本"日"上并无"气"字。《脾胃论》卷上引亦无"气"字，与各本合。按："以"下似脱"益"字。

❼ 利：《甲乙经》卷九第六作"通"。

❽ 治中央：《甲乙经》卷九第七作"土者中央"。

⑨ 长：明抄本夹注曰："长、掌同，主也。"

⑩ 于：《太素》卷六《脏腑气液》无"于"字。

⑪ 著：同"贮"。《集韵·八语》："贮，积也，或作著。"

⑫ 胃：《太素》卷六《脏腑气液》无"胃"字。

⑬ 土者生万物……不得主时也：《太素》卷六《脏腑气液》"生"作"主"。"得"字疑误，以《太素》杨注校之，应作"别"。张介宾曰："脾胃皆属乎土，所以生成万物，故曰法天地也。土为万物之本，脾胃为脏腑之本，故上至头，下至足，无所不及，又岂得独主一时而已哉？"本书《平人气象论》曰："人无胃气曰逆，逆者死。脉无胃气亦死。此所以四时五脏，皆不可一日无土气也。"

⑭ 于：周本作"分"。

帝曰：脾与胃以膜相连耳，新校正云：按《太素》作"以募相逆"。杨上善云："脾阴胃阳，脾内胃外，其位各异，故相逆也。"而能为之行其❶津液何也？岐伯曰：足太阴者三阴也❷，其脉贯胃❸属脾络嗌❹，故太阴为之行气于三阴❺。阳明者表也，胃是脾之表也。五脏六腑之海也，亦为之行气于三阳❻。脏腑各因其经❼而受气于阳明，故为胃行其津液。四肢不得禀水谷气，日以益衰，阴道不利，筋骨肌肉无气以生，故不用焉❽。又复明脾主四肢之义也。

❶ 其：《太素》卷六《脏腑气液》、《甲乙经》卷九第七并无"其"字。

❷ 足太阴者三阴也：杨上善曰："足太阴脉，贯胃属脾，上行络嗌，其气强盛，能行三阴之脉，故太阴脉得太阴名也。"

❸ 贯胃：《灵枢·经脉》作"络胃"。

❹ 络嗌：《灵枢·经脉》作"挟咽"。

❺ 太阴为之行气于三阴：吴崑曰："为之，为胃也。三阴，太少厥也。脾为胃行气于三阴，运阳明之气，入于诸阴也。"

❻ 亦为之行气于三阳：吴崑曰："为之，为脾也。行气于三阳，运太阴之气，入于诸阳也。"

❼ 其经：谓脾经。

❽ 四肢不得禀水谷气……故不用焉：丹波元坚曰："此二十八字，与上文复，正是衍文。"

阳明脉解篇第三十

提要：本篇主要解释阳明经脉病变的症状及其病理变化。

黄帝问曰：足阳明之脉病，恶❶人与火，闻木音则惕❷然而惊，钟鼓不为动，闻木音而惊何也？愿闻其故。前篇言入六腑则身热不时卧，上为喘呼。然阳明者胃脉也，今病不如前篇之旨，而反闻木音而惊，故问其异也。岐伯对曰：阳明者胃❸脉也，胃者土也，故闻木音而惊者，土恶木也。《阴阳书》曰："木克土。"故土恶木也。帝曰：善。其恶火何也？岐伯曰：阳明主肉❹，其脉新校正云：按《甲乙经》"脉"作"肌"。血气盛，邪客之则热，热甚则恶火。帝曰：其恶人何也？岐伯曰：阳明厥则喘而悗❺，悗则恶人。悗热内郁，故恶人耳。新校正云：按《脉解》云："欲独闭户牖而处何也？阴阳相搏，阳尽阴盛，故独闭户牖而处。"帝曰：或喘而死者，或喘而生者，何也？岐伯曰：厥逆连脏则死，连经则生❻。经，谓经脉。脏，谓五神脏。所以连脏则死者，神去故也。

❶ 恶（wù 物）：《广韵·十一暮》："恶，憎恶也。"
❷ 惕：恐惧。《广雅·释诂二》："惕，惧也。"
❸ 胃：《太素》卷八《阳明脉解》"胃"下有"之"字。
❹ 肉：《甲乙经》卷七第二"肉"上有"肌"字。
❺ 悗：《太素》卷八《阳明脉解》作"悗"，《甲乙经》卷七第二作"闷"。

《灵枢》卷九史崧《音释》"悗"音"闷"。烦闷所以恶人也。

❻ 连脏则死，连经则生：《广雅·释诂四》："连，及也。"吴崑曰："逆气连于经脉，则未至大伤故生；连于五脏，则伤其真矣，故死。"

帝曰：善。病❶甚则弃衣而走，登高而歌，或至不食数日，踰垣❷上屋，所上之处❸，皆非其素❹所能也，病反能者何也？素，本也。踰垣，谓蓦墙也。怪其稍❺异于常。岐伯曰：四肢者，诸阳之本也❻。阳盛则四肢实，实则能登高❼也。阳受气于四肢，故四肢为诸阳之本也。新校正云：按《脉解》云："阴阳争而外并于阳。"帝曰：其弃衣而走者何也？弃，不用也。岐伯曰：热盛于身，故弃衣欲❽走也。帝曰：其妄言骂詈❾，不避亲疏而歌者何也？岐伯曰：阳盛则使人❿妄言骂詈不避亲疏，而不欲食，不欲食故妄走⓫也。足阳明胃脉，下膈属胃络脾。足太阴脾脉，入腹属脾络胃，上膈侠咽，连舌本，散舌下，故病如是。

❶ 病：《太素》卷八《阳明脉解》"病"上有"阳明"二字。

❷ 踰垣：即越墙。《周礼·野庐氏》贾疏："踰，越也"。《说文·土部》："垣，墙也。"

❸ 所上之处：《太素》卷八《阳明脉解》"所上"下无"之处"二字。《甲乙经》卷七第二无此四字。

❹ 素：杨上善曰："素，先也。"向来、往常之意。

❺ 稍：四库本作"反"。

❻ 四肢者，诸阳之本也：章楠曰："四肢禀气于脾胃，胃为脏腑之海，而阳明行气于三阳，故四肢为诸阳之本也。"

❼ 登高：《甲乙经》卷七第二"登高"下有"而歌"二字。按：本书《生气通天论》"并乃狂"句王注引有"而歌"二字，与《甲乙经》合。

❽ 欲：《太素》卷八《阳明脉解》作"而"。

❾ 妄言骂詈（lì利）：胃络上通于心，阳盛则心神昏乱，故令人妄言骂詈。《说文·网部》："詈，骂也。"丹波元简曰："《韵会》：正斥曰骂，旁及曰詈。《音

义》云：詈，亦骂也。今解，恶言及之曰骂，诽谤咒诅曰詈。"

⑩ 阳盛则使人：《太素》卷八《阳明脉解》使人"下无"妄言骂詈不避亲疏，而"九字。

⑪ 不欲食故妄走：《太素》卷八《阳明脉解》作"故妄言"。

卷第九

热论篇第三十一

新校正云：按全元起本在第五卷。

提要：本篇专论热病。篇中对于热病的病因、症状、治疗、预后以及恢复期间应注意"食肉则复"的禁忌，都做了精要说明。

黄帝问曰：今夫热病者，皆伤寒之类也❶，或愈或死，其死皆以六七日之间❷，其愈皆以十日以上❸者何也？不知其解，愿闻其故。寒者冬气也，冬时严寒，万类深藏，君子固密，不伤于寒，触冒之者，乃名伤寒。其伤于四时之气❹皆能为病，以伤寒为毒者，最乘杀厉之气，中而即病，名曰伤寒，不即病者，寒毒藏于肌肤，至夏至前变为温病，夏至后变为热病。然其发起，皆为伤寒致之，故曰：热病者，皆伤寒之类也。新校正云：按《伤寒论》云："至春变为温病，至夏变为暑病。"与王注异。王注本《素问》为说，《伤寒论》本《阴阳大论》为说，故此不同。**岐伯对曰：巨阳者，诸阳之属❺也**，巨，大也。太阳之气❻，经络气血，荣卫于身，故诸阳气皆所宗属。**其脉连于风府**，风府，穴名也，在项上入发际同身寸之一寸宛宛中是。**故为诸阳主气也❼**。足太阴❽脉浮气之在头中者凡五行，故统主诸阳之气。**人之伤于寒也，则为病热❾，热虽甚不死**；寒毒薄于肌肤，阳气不得散发而内怫结，故伤寒者，反为病热。**其两感于寒而病者❿，必不免于死⓫**。脏腑相应而俱受寒，谓之两感。

❶ 今夫热病者皆伤寒之类也：统言因感受外邪所引起的各种发热病变，均属于伤寒范畴。《难经·五十八难》："伤寒有几？其脉变否？然：伤寒有五，有

中风，有伤寒，有湿温，有热病，有温病，其所苦各不同。"

❷ 其死皆以六七日之间：杨上善曰："阴阳二经同感，三日而遍脏腑，营卫不通，复得三日，故极后三日，所以六七日间死也。"

❸ 其愈皆以十日以上："以上"元残二、黄本、朝本并作"已上"。杨上善曰："其不至脏腑两感于寒者，至第七日即太阳病衰，至九日三阳病衰，至十日太阴病衰，至十二日三阴三阳等病皆衰，故曰其愈皆十日以上。"

❹ 气：元残二、赵本"气"下并有"者"字。

❺ 属：统率，聚会。《广韵·三烛》："属，会也。"

❻ 气：周本作"脉"。

❼ 其脉连于风府，故为诸阳主气也：杨上善曰："足太阳脉直者，从巅入络脑，还出别下项，其风府在项入发际一寸，则太阳之气连风府也。诸阳者，督脉、阳维脉也。督脉，阳脉之海。阳维，维诸阳脉，总会风府，属于太阳。故足太阳脉，为诸阳主气。"

❽ 太阴：元残二、周本并作"太阳"。

❾ 人之伤于寒也，则为病热：《医经解惑论》上曰："诸阳之气，皆从内而达于外，故外伤于寒，则阳气不能发达于外，而邪欲破阳内入，阳欲拒邪外出，正邪互争，乃怫郁为热也。"

❿ 其两感于寒而病者："其"有"若"义。"两感"谓表里证，阴阳两气俱受病。

⓫ 必不免于死：《病源》卷七《伤寒候》、《外台》卷一并作"必死"。

帝曰：愿闻其状。谓非两感者之形证。岐伯曰：伤寒一日，巨阳受之❶，三阳之气，太阳脉浮，脉浮者外在于皮毛，故伤寒一日太阳先受之。故头项痛，腰脊❷强。上文云其脉连于风府，略言也。细而言之者，足太阳脉，从巅入络脑，还出别下项，循肩膊内侠脊抵腰中，故头项痛，腰脊强。新校正云：按《甲乙经》及《太素》作"头项与腰脊皆痛"。二日阳明受之，以阳感热，同气相求，故自太阳入阳明也。阳明主肉❸其脉侠鼻络于目，故身❹热目疼❺而鼻干，不得卧也。身热者，以，肉受邪。胃中热烦，故不得卧。余随脉络之所生也。三日少阳受之，少阳主胆，

新校正云：按全元起本"胆"作"骨"。元起注云："少阳者肝之表，肝候筋，筋

会于骨，是少阳之气所荣，故言主于骨。"《甲乙经》《太素》等并作"骨"。其脉循胁络于耳，故胸胁痛而耳聋。三阳经络皆受其病❻，而未入于脏❼者，故可汗而已。以病在表，故可汗也。新校正云：按全元起云："脏"作"腑"。元起注云："伤寒之病，始入于皮肤之腠理，渐胜于诸阳，而未入腑，故须汗发其寒热而散之。《太素》亦作"腑"。四日太阴受之，阳极而阴受也。太阴脉布胃中❽络于嗌，故腹满而嗌干；五日少阴受之，少阴脉贯肾络于❾肺，系舌本，故口燥❿舌干而渴；六日厥阴受之，厥阴脉循阴器而络于肝，故烦满而囊缩⓫。三阴三阳，五脏六腑皆受⓬病，荣卫不行，五⓭脏不通，则死矣。死，犹澌也。言精气皆澌也。是故其死皆病六七日间者，以此也。

❶ 伤寒一日，巨阳受之：高世栻曰："一日受二日受者，乃循次言之，非一定不移之期日也。"

❷ 脊：《史载之方》卷上引作"背"。《灵枢·经脉》云："膀胱足太阳之脉，是动则病冲头痛，目似脱，项如拔，脊痛，腰如折。"

❸ 肉：《外台》卷一、《伤寒补亡论》卷四《六经统论》引"肉"上有"肌"字。

❹ 身：《病源》卷七《伤寒候》引作"肉"。

❺ 目疼：《太素》卷二十五《热病决》无此二字。"目疼"谓眉棱骨痛，头痛之甚者如此。

❻ 三阳经络皆受其病：明抄本"受"下无"其"字。《太素》卷二十五《热病决》作"三经皆受病"。

❼ 脏：明绿格抄本作"腑"，与林校合。

❽ 胃中：《病源》卷七《伤寒候》作"于胃"。

❾ 于：《太素》卷二十五《热病决》、《甲乙经》卷七第一、《病源》卷七《伤寒候》引并无"于"字。

❿ 燥：《太素》卷二十五《热病决》、《病源》卷七《伤寒候》并作"热"。

⓫ 烦满而囊缩："满"与"懑"同。《广韵·二十四缓》："懑，烦闷。""囊"谓阴囊。"囊缩"似仅指男子之病。而缪存济《伤寒撮要》认为："女子亦有囊缩可辨，但其乳头缩者即是也。"李梴《医学入门》则曰："在女子则阴户急痛引少腹。"以上两说，录以备参。

⑫ 受：《太素》卷二十五《热病决》、《病源》卷七《伤寒候》并无"受"字。

⑬ 五：《太素》卷二十五《热病决》作"腑"。《伤寒论》成注引亦作"腑"，与《太素》合。

按语： 本节所论热病六经传变规律及分证纲领，实为《伤寒杂病论》六经辨证之滥觞。二者均以三阴三阳分六经立论基础，体现了病邪由表入里、由阳转阴的传变途径。并且二者所出现的病证，也都体现了各经的循行部位，以及所属脏腑功能上的特点。但二者又有明显区别，此论六经热病，纯系循经络发病，均属热证、实证。而《伤寒论》六经为病，三阳为经络发病，属实热多；三阴为脏腑发病，属虚寒多。可见，《伤寒论》之说渊源于此，而又有所发展。若将二者六经证候加以对照，便可以明显看出它们之间的渊源关系。

《素问·热论》与《伤寒论》六经证候对照表

六经	太阳	阳明	少阳	太阴	少阴	厥阴
《素问·热论》	头项痛，腰脊强	身热，目痛鼻干，不得卧	胸胁痛而耳聋	腹满而嗌干	口燥，舌干而渴	烦满而囊缩
《伤寒论》	脉浮，头项强痛而恶寒发热	身热自汗，渴而欲饮，大便秘结，潮热谵语	口苦咽干，目眩，胸胁苦满，寒热往来	腹满而吐食不下，自利益甚，时腹自痛	脉微细但欲寐，恶寒身蜷，手足逆冷	消渴，气上撞心，心中痛热，饥而不欲食，食则吐蛔，下之利不止

其不两感于寒者，七日巨阳病衰，头痛少愈；邪气渐退，经气渐和，故少愈。八日阳明病衰，身热少愈；九日少阳病衰，耳聋微闻；十日太阴病衰，腹减如故，则思饮食；十一日少阴病衰，渴止不满❶，舌干已而嚏❷，十二日厥阴病衰❸，囊纵，少腹微下，大气皆去，病❹日已矣。大气，谓大邪之气也。是故其愈皆病❺十日已上者，以此也。帝曰：治之奈何？岐伯曰：治之各通其脏脉❻，

病日衰已矣。其❼未满三日者，可汗❽而已；其满三日者❾可泄❽而已。此言表里之大体也。《正理伤寒论》曰："脉大浮数，病为在表，可发其汗；脉细沉数，病❿在里，可下之。"由⓫此则虽日过多，但有表证，而脉大浮数，犹宜发汗；日数虽少，即有里证而脉沉细数，犹宜下之。正应随脉证以汗下之。

❶不满：《甲乙经》卷七第一、《伤寒补亡论》卷四《六经统论》引并无"不满"二字。

❷嚏：《太素》卷二十五《热病决》作"咳（欬）"。汪琥曰："少阴脉，络于肺，嚏者，肺热得泄，阴阳和畅也。"

❸衰：《太素》卷二十五《热病决》作"愈"。

❹病：《甲乙经》卷七第一"病"上有"其"字。

❺病：周本作"以"。

❻治之各通其脏脉：柯校本"脉"作"府"。按：《卫生宝鉴》卷二十四《阴证阳证辨》引作"府"，与柯校合。森立之曰："按各通其脏脉，盖通脉者，谓桂麻诸汤发汗剂，通脏者，谓大小承气泄下剂也。脏犹府也，与脏结之脏同义。"

❼其：《病源》卷七《伤寒候》"其"下有"病"字。

❽可汗　可泄：杨上善曰："未满三日，热在三阳之脉，皮肉之间，故可汗而已也；三日以外，热入脏腑之中，可服汤药泄而去也。"

❾其满三日者：《病源》卷七《伤寒候》作"其病三日过者"。

❿病：元残二、赵本"病"下并有"为"字。

⓫由：周本作"出"。

按语：本节最后提出的治疗方法，可视热病的治疗原则。但临证不可胶柱，不能计日以限病，应随证论治，灵活掌握。至于"汗、泄"二法，历代注家解释不同。通行是以杨上善药物治疗方法，即指发汗、攻下两法。但亦有谓此两法并非指药物治法，而指针刺疗法而言。如清·程郊倩云："汗、泄二字，俱是刺法，刺法有浅深，故云可汗可泄"。今人王玉川教授也认："可汗可泄，诸家多以发汗、攻下解，然与经文原义不符。《热论》乃谓用针补泻以出汗；泄，谓泄其气也。如《素问·刺热篇》有刺手阳明太阴而汗出，刺项太阳而汗出等。又《灵枢·热病》

云：热病三日，而气口静，人迎燥盛者，取之诸阳，五十九刺，以泻其热。这一点对于正确理解《热论》是很重要的"。此说可参。

帝曰：热病已愈，时有所遗❶者何也？邪气衰去不尽，如遗之在人也。岐伯曰：诸遗者，热甚而强食之，故有所遗也❷。若此者，皆病已衰，而热有所藏❸，因其谷气相薄❹，两热相合，故有所遗也。帝曰：善。治遗奈何？岐伯曰：视其虚实，调其逆从，可使必❺已矣。审其虚实而补泻之，则必已。帝曰：病热❻当何禁之？岐伯曰：病热少愈，食肉则复，多食则遗，此其禁也。是所谓戒食劳也。热虽少愈，犹未尽除，脾胃气虚，故未能消化。肉坚食驻，故热复生。复，谓复旧病也。

❶ 遗：此指余热稽留不尽，疾病延久。杨上善曰："遗，余也。大气虽去，犹有残热在脏腑之内外，因多食，以谷气热与故热相薄，重发热病，名曰余热病也。"

❷ 故有所遗也：《伤寒明理论》卷四第五十引无此五字。按：此五字涉下误衍。

❸ 热有所藏：汪琥曰："谓热未尽去，尚有遗留于脏腑间也。"

❹ 因其谷气相薄：谓余热与谷气结聚。"其"有"与"义。"薄"通"搏"。《管子·霸言》房注："搏，聚也。"

❺ 必：《甲乙经》卷七第一作"立"。

❻ 病热：《圣济总录》卷三十一引作"热病"。

帝曰：其病❶两感于寒者，其脉应❷与其病形何如？岐伯曰：两感于寒者，病一日则巨阳与少阴俱病，则头痛口干而烦满❸；新校正云：按《伤寒论》云："烦满而渴"。二日则阳明与太阴俱病，则腹满身热，不欲❹食谵言；谵言，谓妄谬而不次也。新校正云：按杨上善云："多言也"。三日则少阴与厥阴俱病，则耳聋囊缩而厥❺，水浆不入，不知人，六日死。巨阳与少阴为表里，阳明与太阴为表里，少阳与厥阴为表里，故两感寒气，同受其邪。**帝曰：五脏已伤，六腑不通，荣卫不行，如是之后，三日乃死何也？岐伯曰：阳明者，十二经脉之长也，其血❻气盛，故不知人，三日其气乃❼尽，故死矣。**以上承气海，故三日气尽乃死。

❶ 病：《太素》卷二十五《热病决》无"病"字，按：以前"其不两感于寒者"句例之，无"病"字是。

❷ 其脉应：庞安时曰："其脉候，《素问》已脱，今详之，凡沉者皆属阴也。一日脉当沉而大，沉者少阴也，大者太阳也。二日脉当沉而长，三日脉当沉而弦，乃以合表里之脉也。"

❸ 而烦满：《外台》卷一、《伤寒补亡论》卷十三引并作"烦满而渴"，与林校合。

❹ 欲：《太素》卷二十五《热病决》《病源》卷七《伤寒候》并无"欲"字。

❺ 而厥：《病源》卷七《伤寒候》、《外台秘要》卷一引并作"厥逆"。

❻ 血：《伤寒总病论》引作"邪"。

❼ 乃：《医经正本书》第九引作"已"。

凡病伤寒而成温者❶，先夏至日者为病温❷，后夏至日者为病暑❸，暑当与汗皆出，勿止❹。此以热多少盛衰而为义也？阳热未盛，为寒所制，故为病曰温。阳热大盛，寒不能制，故为病曰暑。然暑病者，当与汗之令愈，勿反止之，令其甚也。新校正云：按"凡病伤寒"已下，全元起本在《奇病论》中，王氏移于此。杨上善云："冬伤于寒，轻者夏至以前发为温病，冬伤于寒，甚者夏至以后发为暑病。"

❶ 凡病伤寒而成温者：《外台》卷四《温病论》"温"下有"病"字。《温热经纬》卷一引章楠曰："此言凡病伤寒，则不独指冬时之寒也。盖寒邪化热，随时皆有也。"

❷ 先夏至日者为病温：《注解伤寒论》卷二第三引"病温"作"温病"。吴瑭曰："温者，暑之渐也。先夏至，春候也，春气温，阳气发越，阴精不足以承之，故为病温。"

❸ 后夏至日者为病暑：《注解伤寒论》卷二第三引"病暑"作"暑病"。吴

瑭曰："后夏至，温盛为热，热盛则湿动，热与湿搏而为暑也。"

❹暑当与汗皆出，勿止：章楠曰："暑由火湿合化，以其兼湿，故多自汗，当舆汗皆出而勿止之。若止其汗，则湿闭其热，病必重矣。"

按语："后夏至日者病暑"一语，明确示人以暑病所发季节，而未及病因。张介宾谓"暑本夏月之热病，有阴阳二证，曰阴暑，曰阳暑"，其说乃即张洁古说而加以引申，从此暑病，略有矩可循。至于治法，《金匮》仅有人参白虎汤一则，殆未周备。清·张凤逵提"暑病首用辛凉，继用甘寒，再用酸泄、酸敛，不必用下"之论，始立暑病治法之纲领，以后雷丰复提出伤暑、冒暑、中暑、暑风、暑温、暑咳、暑瘵等治法，论证论治，日趋完备。

刺热论篇第三十二

新校正云：按全元起本在第五卷。

提要： 本篇主要讨论五脏热病的病证表现、先兆、预后，及其针刺方法。

肝热病者，小便先黄❶，腹痛多卧❷身热❸，肝之脉，环阴器，抵少腹而上，故小便不通先黄，腹痛多卧也。寒薄生热，身故热焉。**热争❹则狂言及惊❺，胁满❻痛，手足躁❼，不得安卧，**经络虽已受热，而神脏犹未纳邪，邪正相薄❽，故云争也。余争同之。又肝之脉，从少腹上侠胃，贯膈布胁肋，循喉咙之后，络舌本，故狂言胁满痛也。肝性静❾而主惊骇，故病则惊，手足躁扰，卧不得安。**庚辛甚，甲乙大汗❿，气逆⓫则庚辛死，**肝主木，庚辛为金，金克木故甚，死于庚辛也。甲乙为木，故大汗于甲乙。**刺足厥阴少阳，**厥阴，肝脉。少阳，胆脉。**其逆则头痛员员⓬，脉引冲头也⓭。**肝之脉，自舌本循喉咙之后上出额，与督脉会于巅，故头痛员员然，脉引冲于头中也。员员，谓似急也。

❶ 小便先黄：循下"先不乐""先头重颊痛"等文例，此当作"先小便黄"。《伤寒总病论》卷四引作"先小便黄"可证。

❷ 名卧：张志聪曰："肝藏魂，魂伤故多卧。"

❸ 身热：此言内因之病，肝热，木火主气，故身热也。

❹ 热争：《太平圣惠方》卷十七《热病论》引作"热盛"。

❺ 狂言及惊："及"《太平圣惠方》卷十七《热病论》引作"多"。张介宾曰："肝气乱，故狂言而惊，肝病主惊骇也。"狂言"即谵语也。

❻ 满：《太素》卷二十五《五脏热病》无"满"字。

❼ 手足躁：肝热极则生风，风淫四末，故手足躁扰。杨上善曰："肝脉出足上，连手厥阴，今热故手足躁也。"

❽ 薄：四库本作"攻"。

❾ 静：周本作"躁"。

❿ 甲乙大汗：甲乙为木，肝当气旺，故大汗，汗则阴阳和，正胜邪却。余四脏仿此。

⓫ 气逆：姚止庵曰："气逆非喘逆，谓病甚而气溃乱也。"森立之曰："气逆者，肝气不顺也。盖肝脏虚则肝气不顺，故至庚辛，木气受克之日而死也。"

⓬ 其逆则头痛员员：律以"肾热病"节，此七字似误窜移，应在"不得安卧"句下。"员"《太素》杨注"都耕反，头切痛也。"似《太素》"员员"原作"贞贞"。"员""贞"古韵相通，故字相通用。检《灵枢·厥病》贞贞头重而痛。"《甲乙经》卷九第一"贞贞"作"员员"可证。

⓭ 脉引冲头也：丹波元坚曰："此五字《太素》亦有之。然窃疑古注文所错，宜删去，方与下文例相合。"

心热病者，先不乐❶，数日乃热， 夫所以任治于物者，谓心。病气入于经络，则神不安治，故先不乐，数日乃热也。**热争则卒心痛❷，烦闷❸善呕❹，头痛面赤无汗❺，** 心手少阴脉，起于心中；其支别者，从心系上侠咽。小肠之脉，直行者，循咽下膈抵胃；其支别者，从缺盆循颈上颊至目外眦。故卒心痛，烦闷善呕，头痛面赤也。心在液为汗，今病热，故无汗出。新校正云：按《甲乙经》"外眦"作"兑眦"。王注《厥论》亦作"兑眦"。"外"当作"兑"。**壬癸甚，丙丁大汗，气逆则壬癸死，** 心主火，壬癸为水，水灭火故甚，死于壬癸也。丙丁为火，故大汗于丙丁。气逆之证，经阙其文。**刺手少阴太阳。** 少阴，心脉。太阳，小肠脉。

❶ 先不乐：吴崑曰："心和则乐，不和则不乐。先不乐者，热之先兆也。故数日乃热。"

❷ 则卒心痛：《甲乙经》卷七第一"则"下无"卒""痛"二字，"心"字连下读。

❸ 闷：《太平圣惠方》卷十七《热病论》引作"热"。

❹ 善呕：张琦曰："善呕者，胃脉入心，心热胃亦病也。"

❺ 头痛面赤无汗：张介宾曰："头者精明之府，手少阴之脉上出于面，故头痛面赤。汗为心液，心热则液亡，故无汗。"

脾热病者，先头重颊痛 ❶，烦心颜青，欲呕身热，胃之脉，起于鼻，交頞中，下循鼻外入上齿中，还出侠口环唇，下交承浆，却循颐后下出大迎，循颊车上耳前，过客主人，循发际至额颅，故先头重颊痛颜青也。脾之脉，支别者，复从胃别上膈，注心中；其直行者，上膈侠咽。故烦心欲呕而身热也。新校正云：按《甲乙经》《太素》云："脾热病者，先头重颜痛。"无"颜青"二字也。**热争则腰痛不可用俯仰 ❷，腹满泄 ❸，两颔痛，**胃之脉，支别者，起胃下口，循腹里，下至气街中而合，以下髀。气街者，腰之前，故腰痛也。脾之脉，入腹属脾络胃。又胃之脉，自交承浆，却循颐后下廉出大迎，循颊车，故腹满泄而两颔痛。**甲乙甚，戊己大汗，气逆则甲乙死，**脾主土，甲乙为木，木伐土故甚，死于甲乙也。戊己为土，故大汗于戊己。气逆之证，经所未论。**刺足太阴阳明。**太阴，脾脉。阳明，胃脉。新校正云：按《甲乙经·热病下篇》云："病先头重颜痛，烦心身热，热争则腰痛不可用俯仰，腹满，两颔痛，其暴泄善饥而不欲食，善噫，热中足清，腹胀食不化，善呕，泄有脓血，苦呕无所出，先取三里，后取太白、章门。"

❶ 头重颊痛："颊"林校引《甲乙经》作"颜"，今《甲乙经》作"颊"，应以林引为是。《说文·页部》："颜，眉目之间也。"杨上善曰："脾府之阳明脉，循发际至额颅，故头重颜痛。"

❷ 腰痛不可用俯仰：明抄本无"用"字。按：《圣济总录》卷一百九十一引亦无"用"字，与明抄本合。张介宾曰："腰者肾之府，热争于脾，则土邪乘肾，必注于腰，故为腰痛不可俯仰。"

❸ 泄：《圣济总录》卷一百九十一引无"泄"字。

肺热病者，先淅然厥 ❶，起毫毛 ❷，恶风寒 ❸，舌上黄身

热，肺主皮肤，外养于毛，故热中之，则先淅然恶风寒，起毫毛也。肺之脉，起于中焦，下络大肠，还循胃口。今肺热入胃，胃热上升，故舌上黄而身热。

热争则喘咳，痛走胸膺❹背，不得大息，头痛不堪❺，汗出而寒❻，肺居膈上，气主胸膺，复在变动为咳，又脏气而主呼吸，背复❼为胸中之府，故喘咳，痛走胸膺背，不得大息也。肺之络脉，上会耳中，今热气上熏，故头痛不堪，汗出而寒。**丙丁甚，庚辛大汗，气逆则丙丁死**，肺主金，丙丁为火，火烁金故甚，死于丙丁也。庚辛为金，故大汗于庚辛也。气逆之证，经阙未书。**刺手太阴阳明，出血如大豆❽，立❾已。**太阴，肺脉。阳明，大肠脉。当视其络脉盛者，乃刺而出之。

❶淅然厥：《太素》卷二十五《五脏热病》"然"下无"厥"字。按："淅"上当脱"洒"字。本书第九卷末《释音》出"洒淅"二字可证。本书《调经论》"洒淅然起毫毛"，与此句例同。"洒淅"双声，寒栗貌。

❷起毫毛：谓皮肤因寒而毫毛竖立。《广雅·释诂四》："起，立也。"

❸寒：《太素》卷二十五《五脏热病》、《病源》卷九《热病候》引并无"寒"字。

❹膺：明抄本作"应"。《病源》卷九《热病候》引亦作"应"，与明抄本合。张介宾曰："膺，胸之两旁高处也。"

❺头痛不堪：《太素》卷二十五《五脏热病》堪"作"甚"。杨上善曰："肺热冲头，以肺脉不至，故头痛不甚也。"

❻汗出而寒：《伤寒总病论》卷四引"而"下有"恶"字。孙鼎宜曰："身虽热而汗，质寒，俗谓之冷汗。"

❼复：四库本无"复"字。

❽出血如大豆：按："大豆"二字误倒。《伤寒总病论》卷四引作"豆大"可证。杨上善曰："出血如豆，言其少也，恐泄气虚，故不多也。"按：五脏热病，惟刺肺热有出血之语，其他四脏并未言及。然热病系邪郁火盛，似以刺血为宜。古书有参互见义之例，非肝心脾肾之热病，不应出血。

❾立：《伤寒九十论》第五十论引作"病"。

肾热病者，先腰痛骱❶酸，苦渴数饮，身热，膀胱之脉，从肩䏚内侠脊抵腰中。又腰为肾之府，故先腰痛也。又肾之脉，自循内踝之后，上腨内，出腘内；又直行者，从肾上贯肝膈，入肺中，循喉咙，侠舌本，故骭酸苦渴数饮身热。**热争则项痛而强❷，骭寒且酸，足下热，不欲言，**膀胱之脉，从脑出别下项。又肾之脉，起于小指之下，斜趋足心，出于然骨之下，循内踝之后，别入跟中，以上骭内；又其直行者，从肾上贯肝膈，入肺中，循喉咙，侠舌本，故项痛而强，骭寒且酸，足下热，不欲言也。新校正云：按《甲乙经》"然骨"作"然谷"。**其逆则项痛员员澹澹❸然，**肾之筋，循脊内侠膂❹上至项，结于枕骨，与膀胱之筋合。膀胱之脉，又并下于项。故项痛员员然也。澹澹，为似欲不定也。**戊己甚，壬癸大汗，气逆则戊己死，**肾主水，戊己为土，土刑水故甚，死于戊己也。壬癸为水，故大汗于壬癸也。**刺足少阴太阳。**少阴，肾脉。太阳，膀胱脉。**诸汗者，至其所胜日汗出也❺。**气王日为所胜，王则胜邪，故各当其王日汗。

❶ 骭：《病源》卷九《热病候》作"胫"。"骭"同"肟"。《广雅·释亲》："肟，胫也。"

❷ 热争则项痛而强：章楠曰："足少阴之筋，上项结于枕骨，与太阳之筋合。热争而欲出于太阳不得达，故项痛而强。"

❸ 员员澹澹：《甲乙经》卷七第一上无"澹澹"二字。"员员"谓痛之急。"澹澹"谓痛甚不安也。

❹ 循脊内侠膂：顾观光曰："脊、膂二字，当依《甲乙经》互易。"

❺ 诸汗者至其所胜日汗出也：《太素》卷二十五《五脏热病》无此十一字。高世栻曰："此衍文也。下文诸当汗者，至其所胜日，汗大出也误重于此。"

　　肝热病者，左颊先赤；肝气合木，木气应春，南面正理之，则其左颊❶也。**心热病者，颜❷先赤；**心气合火，火气炎上，指象明候，故候于颜。颜，额也。**脾热病者，鼻❸先赤；**脾气合土，土王于中，鼻处面中，故占鼻也。**肺热病者，右颊先赤；**肺气合金，金气应秋，南面正理之，则其右颊也。**肾热病者，颐先赤。**肾气合水，水惟润下，指象明候，故候于颐也。**病虽未发 ④，见 ⑤ 赤色者刺之，名日治未病 ⑤。** 圣人不治已病治未病，不治已乱治未乱，此之谓也。**热病从部所 ⑥ 起者，至 ⑦ 期而已；** 期，为大汗 ⑧ 日也。如肝甲乙、心丙丁、脾戊己、肺庚辛、肾壬癸，是为期日也。**其刺之反者 ⑨，三周 ⑩ 而已；** 反，谓反取 ⑪ 其气也。如肝病刺脾，脾病刺肾，肾病刺心，心病刺肺，肺病刺肝者，皆是反刺五脏之气也。三周，谓三周于三阴三阳之脉状也。又太阳病而刺泻阳明，阳明病而刺泻少阳，少阳病而刺泻太阴，太阴病而刺泻少阴，少阴病而刺泻厥阴，如此是为反取三阴三阳之脉气也。**重逆 ⑫ 则死。** 先刺已反，病气流传，又反刺之，是为重逆。一逆刺之，尚至三周乃已，况其重逆而得生邪！**诸当汗者，至其所胜日，汗大出也。** 王则胜邪，故各当其王日汗。新校正云："按此条文注二十四字，与前文重复，当从删去。《甲乙经》《太素》亦不重出。"**诸治热病，以饮之寒水 ⑬，乃刺之；必寒衣 ⑭ 之，居止寒处 ⑮ 身寒而止也。** 寒水在胃，阳气外盛，故饮寒乃刺，热退则凉生，故身寒而止针。

❶ 颊：读本、赵本并无"颊"字。

❷ 颜：《病源》卷九《热病候》作"额"。《太平圣惠方》卷十七《热病论》作"面"。

❸ 鼻：《太平圣惠方》卷十七《热病论》引作"唇"。

❹ 病虽未发：《病源》卷九《热病候》"病"上有"凡"字。章楠曰："左颊、颜、鼻、右颊、颐，是肝心脾肺肾脏之气，应于面之部位也。病虽未发，其色先见，可见邪本伏于气血之中，随气血流行而不觉。良工望知其邪动之处，乘其始动，即刺而泄之，使邪势杀而病自轻。用药之法，亦可类推。"

❺ 见：《太素》卷二十五《五脏热病》"见"下有"其"字。

❻ 部所：杨上善曰："部所者，色部所也。"

❼ 至：《太素》卷二十五《五脏热病》"至"下有"其"字。

❽ 汗：元残二"汗"下有"之"字。

❾ 刺之反者：谓刺法有误，如泻虚补实为反。

❿ 三周：张介宾曰："三周者，谓三遇所胜之日而后已。"

⓫ 取：周本无"取"字。

⓬ 重逆：谓反之再反。

⑬ 以饮之寒水：《甲乙经》卷七第一"以"作"先"。治之必先饮寒水，欲其阴气自内达表，从里逐热。

⑭ 寒衣：即薄衣。《左传》闵公二年杜注："寒，薄也。"热病必薄衣，为使热易从外而泄也。"寒衣""寒处"亦避温就寒之意。

⑮ 居止寒处：《太素》卷二十五《五脏热病》作"居寒多"。《伤寒补亡论》引"止"作"亦"。

按语：《内经》中关于"治未病"的论述有两种含义：一是未病先防，如《四气调神大论》："圣人不治已病治未病，不治已乱治未乱。"二是既病防变，即在病之初起未盛之时，早期治疗，杜渐防微，如本篇所论。杨上善曰："五脏部中赤色见者，即五脏热病之征，热病已有，未成未发，斯乃名未病之病，宜急取之。"

热病先胸胁痛❶，手足躁，刺足少阳，补足太阴❷，此则举正取之例，然足少阳木病，而泻足少阳之木气，补足太阴之土气者，恐木传于土也。胸胁痛，丘墟主之。丘墟在足外踝下如前陷者中，足少阳脉之所过也，刺可入同身寸之五分，留七呼，若灸者可灸三壮。热病手足躁，经无所主治之旨，然补足太阴之脉，当于井、荥取之也。新校正云：详"足太阴"，全元起本及《太素》作"手太阴"。杨上善云："手太阴上属肺，从肺出腋下，故胸胁痛。"又按：《灵枢经》云："热病而胸胁痛，手足躁，取之筋间，以第四针，索筋于肝，不得索之于金。"金，肺也。以此决知作"手太阴"者为是。**病甚者，为五十九刺❸**。五十九刺者，谓头上五行行五者，以越诸阳之热逆也；大杼、膺俞、缺盆、背俞，此八者以泻胸中之热也；气街、三里、巨虚、上下廉，此八者以泻胃中之热也；云门、髃骨、委中、髓空，此八者以泻四支之热也；五脏俞旁五，此十者以泻五脏之热也。凡此五十九穴者，皆热之左右也，故病甚则尔刺之。然头上五行者，当中行谓上星、囟会、前顶、百会、后顶，次两旁谓五处、承光、通天、络却、玉枕，又刺❹两旁谓临泣、目窗、正营、承灵、脑空也。上星在颅上直鼻中央，入发际同身寸之一寸陷者中容豆，刺可入同身寸之四分。新校正云：按《甲乙经》"四分"作"三分"，《水热穴论》注亦作"三分"，详此注下文云：刺如上星法。又云：刺如囟会法。既有二法，则当依《甲乙经》及《水热穴论》注，上星刺入三分，囟会刺入四分。囟会在上星后同身寸之一寸陷者，刺如上星法。前顶在囟会后同身寸之一寸五分骨间陷者中，刺如囟会法。百会在前顶后同身寸之一寸五分，顶中央旋毛中陷容指，督脉足太阳脉之交会，刺如上星法。后顶在百会后同身寸之一寸五分枕骨上，刺如囟会法。然是五者，皆督脉气❺所发也。上星留六呼，若灸者并灸五壮。次两旁穴：五处在上星两旁同身寸之一寸五分，承光在五处后同身寸之一寸，通天在承光后同身寸之一寸五分，络却在通天后同身寸之一寸五分，玉枕在络却后同身寸之七分。然是五者，并足太阳脉气所发，刺可入同身寸之三分，五处通天各留七呼，络却留五呼，玉枕留三呼，若灸者可灸三壮。新校正云：按《甲乙经》承光不可灸，玉枕刺入二分。又次两旁：临泣在头直目上入发际同身寸之五分，足太阳少阳阳维三脉之会。目窗、正营递相去同身寸之一寸，承灵、脑空递相去同身寸之一寸五分。然是五者，并足少阳阳维二脉之会，脑空一穴，刺可入同身寸之四分，余并可刺入同身寸之三分，临泣留七呼，若灸者可灸五壮。大杼在项第一椎下两旁，相去各同身寸之一寸半陷者中，督脉别络足太阳手太阳三脉气之会，刺可入同身寸之三分，留七呼，若灸者可灸五壮。新校正云：按《甲乙经》作"七壮"，《气穴》注作"七壮"，《刺疟》注、《热穴》注作"五壮"。膺俞者，膺中俞也，正名中府，在胸中行两旁，相去同身寸之六寸，云门下一寸，乳上三肋间动脉应手陷者中，仰而取之，手足太阴脉之会，刺可入同身寸之三分，留五呼，若灸者可灸五壮。缺盆在肩上横骨陷者中，手阳明脉气所发，刺可入同身寸之二分，留七呼，若灸者可灸三壮。背俞当是风门热府，在第二椎下两旁，各同身寸之一寸半，督脉足太阳❻之会，刺可入同身寸之五分，留七呼，若灸者可灸五壮。验今《明堂》《中诰图经》不言背俞，未详果何处也。新校正云：按王注《水热穴论》以"风门热府"为"背俞"，又注《气穴论》以"大杼"为"背俞"，此注云未详，三注不同，盖疑之也。气街在腹脐下横骨两端鼠鼷上同身寸之一寸动❼应手，足阳明脉气所发，刺可入同身寸之三分，留七呼，若灸者可灸五壮。三里在膝下同身寸之三寸，外廉两筋肉分间，足阳明脉之所入也，刺可入同身寸之一寸，留七呼，若灸者可灸三壮。巨虚上廉足阳明舆大肠❽合，在三里下同身寸之三寸，足阳明脉气所发，刺可入同身寸之八分，若灸者可灸三壮。巨虚下廉，足阳明与小肠❾合，在上廉下同身寸之三寸，足阳明脉气所发，刺可入同身寸之三分，若灸者可灸三壮。云门在巨骨下，胸中行两旁，新校正云：按《气穴论》注"胸中行两旁"作"侠任脉旁横去任脉"，文虽异，穴之处所则同。相去同身寸之六寸动脉应手。中府当其下同身寸之一寸。云门手太阴脉气所发，举臂取之，刺可入同身寸之七分，若灸者可灸五壮。验今《明堂》《中诰图经》不载髃骨穴，寻其穴以泻四肢之热，恐是肩髃穴，穴在肩端两骨间，手阳明跷脉之会，刺可入同身寸之六分，留六呼，若灸者可灸三壮。委中在足膝后屈处腘中央约文中动脉，新校正云：详委中穴与《气穴》注、《骨空》注、《刺疟论》注并此，王氏四处注之，彼三注无足膝后屈处五字，与此注异者，非实有异，盖注有详略尔。足太阳脉之所入也，刺可入同身寸之五分，留七呼，若灸者可灸三壮。髓空者，正名腰俞，在脊中第二十一椎节下间，督脉气所发，刺可入同身寸之二分，新校正云：按《甲乙经》作二寸，《水热穴论》注亦作二寸，《气府论》注、《骨空论》注作一分。留七呼，若灸者可灸三壮。五脏俞旁五者，谓魄户、神堂、魂门、意舍、志室五穴也。在侠脊两旁，各相去同身寸之三寸，并足太阳脉气所发也。魄户在第三椎下两旁，正坐取之，刺可入同身寸之五分，若灸者可灸五壮。神堂在第五椎下两旁，刺可入同身寸之三分，若灸者可灸五壮。魂门在第九椎下两旁，正坐取之，刺可入同身寸之五分，若灸者可灸三壮。意舍在第十一椎下两旁，正坐取之，刺可入同身寸之五分，若灸者可灸三壮。志室在第十四椎下两旁，正坐取之，刺可入同身寸之五分，若灸者可灸三壮，是所谓此经之五十九刺法也。若《针经》所指五十九刺，则殊与此经不同，虽俱治热病之要穴，然合用之理全向背，犹当以病候形证所应经法，即随所证而刺之。**热病始手臂痛❿者，刺手阳明太阴而汗出止⓫。**手臂痛列缺主之。列缺者手太阴之络，去腕上同身寸之一寸半，别走阳明者也，刺可入同身寸之三分，留三呼，若灸者可灸五壮。欲出汗商阳主之。商阳者，手阳明脉之井，在手大指次指内侧，去爪甲角如韭叶，手阳明脉之所出也，刺可入同身寸之一分，留一呼，若灸者可灸三壮。热病始于头首者，刺项太阳而汗出止。天柱主之。天柱在侠项后发际大筋外廉陷者中，足太阳脉气所发，刺可入同身寸之二分，留六呼，若灸者可灸三壮。**热病始于足胫者，刺足阳明而汗出止。**新校正云：按此条《素问》本无，《太素》亦无，今按《甲乙经》添入。**热病先身重骨痛，耳聋好瞑⓬，刺足少阴，**据经无正主穴，当补泻井荥尔。新校正云：按《灵枢经》云："热病而身重骨痛，耳聋而好瞑，取之骨，以第四针，索骨于肾，不得索之土。"土，脾也。**病甚为五十九刺。**如古⓭法。**热病先眩冒而热⓮，胸胁满，刺足少阴⓯少阳。**亦井荥也。

❶痛：《甲乙经》卷七第一"痛"下有"满"字。

❷刺足少阳，补足太阴：杨上善曰："足少阳脉下颈合缺盆下胸中，贯膈络肝属胆，循胁里过季胁，下外辅骨之前，下抵绝骨，循足跗下至指间；手太阴上属肺，从肺出腋下，故胸胁痛手足躁，刺此二脉也。"

❸病甚者，为五十九刺：《灵枢·热病》："所谓五十九刺者，两手外内侧各三，凡十二痏，五指间各一，凡八痏，足亦如是；头八发一寸旁三分各三，凡六痏；更入发三寸边五，凡十痏；耳前后口下者各一，项中一，凡六痏，巅上一，囟会一，发际一，廉泉一，风池二，天柱二。"此与王注异，当合而详之。

❹刺：守校本作"次"。

❺气：周本"气"下有"之"字。

❻阳：周本"阳"下有"脉"字。

❼动：周本"动"下有"脉"字。

❽肠：周本作"阳"。

❾小肠：周本作"少阳"。

❿痛：《太素》卷二十六《寒热杂说》、《甲乙经》卷七第一并无"痛"字。

⑪ 止：《太素》卷二十五《五脏热病》、《甲乙经》卷七第一并无"止"字。

⑫ 热病先身重骨痛，耳聋好瞑：张介宾曰："肾主骨，在窍为耳，热邪居之，故为身重骨痛耳聋，热伤真阴，则志气昏倦，故好瞑。""瞑"古"眠"字。见《文选·陆士衡答张士然诗》善注。

⑬ 古：周本作"右"。

⑭ 眩冒而热：《太素》卷二十五《五脏热病》"冒"作"胃"，无"而"字。

⑮ 少阴：张琦曰："少阴二字衍"。

太阳❶之脉，色荣颧骨❷，热病也，荣，饰也，谓赤色见于颧骨如荣饰也。颧骨，谓目下当外眦也。太阳合火，故见色赤。新校正云：按杨上善云："赤色荣颧者，骨热病也。"与王氏之注不同。荣未交❸，新校正云：按《甲乙经》《太素》作"荣未夭"。下文"荣未交"亦作"夭"。曰今❹且得汗，待时而❺已。"荣"一为"营"字之误也。曰者，引古经法之端由也。言色虽明盛，但阴阳之气不交错者，故法云今且得汗之而已。待时者，谓肝病待甲乙，心病待丙丁，脾病待戊巳❻，肺病待庚辛，肾病待壬癸；是谓待时而已。所谓交者，次如下句：与厥阴脉争见者，死期不过三日，外见太阳之赤色，内应厥阴之弦脉，然太阳受病，当传入阳明，今反❼厥阴之脉来见者，是土败而木贼之也，故死。然土气已败，木复狂行，木生数三，故期不过三日。其热病内连肾❽，少阳之脉色也❾，"病"或为"气"，恐字误也。若赤色气内连鼻两旁者，是少阳之脉色，非厥阴色，何者？肾部近于鼻也。新校正云：详或者欲改"肾"作"鼻"，按《甲乙经》《太素》并作"肾"。杨上善云："太阳，水也。厥阴，木也。水以生木，木盛水衰，故太阳水色见时，有木争见者，水死。以其热病内连于肾，肾为热伤，故死。"本旧无"少阳之脉色也"六字，乃王氏所添，王注非，当从上善文义。少阳之脉，色荣颊前，热病也，颊前，即颧骨下近鼻两旁也。新校正云：按《甲乙经》《太素》"前"字作"筋"。杨上善云："足少阳部在颊，赤色荣之，即知筋热病也。"荣未交，曰今且得汗，待时而已。与少阴脉争见者，死期不过三日。少阳受病，当传入于太阴，今反少阴脉来见，亦土败而木贼之也，故死不过三日，亦木之数然。新校正云：详或者欲改"少阴"作"厥阴"，按《甲乙经》《太素》作"少阴"。杨上善云："少阳为木，少阴为水，少阳色见之时，有少阴争见者，是母胜子，故木死。"王作此注，亦非。旧本及《甲乙经》《太素》并无"期不过三日"六字。此是王氏成足此文也。

❶ 太阳：喜多村直宽曰；"太阳疑当作少阳。《热论》云：少阳主骨，且少阳与厥阴为表里，其与厥阴脉争见者，乃两感证，所以其死不过三日。"

❷ 荣颧骨：张文虎曰："荣颧者，色之见于面部者也。言颧不必言骨。林引杨上善骨字下属是。"

❸ 荣未交：于鬯曰："交当从林校作夭。荣即色，荣未夭即色未夭。《玉机真脏论》云：色夭不泽，谓之难已。色未夭者，不至难已也。故下文曰：今且得汗，待时而已。"

❹ 曰今：《太素》卷二十五《五脏热病》"曰"作"日"，连上读。"今"作"令"。下文"曰今且得汗"句同。

❺ 而：《太素》卷二十五《五脏热病》、《甲乙经》卷七第一、《脉经》卷七第二十并作"自"。

❻ 巳：守校本作"己"。

❼ 反：赵本、藏本并作"又"。

❽ 其热病内连肾：喜多村直宽曰："其热六字，亦疑错简文。"

❾ 少阳之脉色也：《太素》卷二十五《五脏热病》、《甲乙经》卷七第一、《脉经》卷七第二十并无此六字，与林校合。

热病气穴❶：三椎下间主胸中热，四椎下间❷主鬲（膈）中热❸五椎下间主肝热，六椎下间主脾热，七椎下间主肾热，荣在骶也。脊节之谓椎，脊穷之谓骶，言肾热之气，外通尾骶也。寻此文椎间所主神脏之热，又不正当其脏俞，而云主疗，在理未详。**项上三椎陷者中也❹。**此举数脊椎❺大法也。言三椎下间主胸中热者，何以数之？言皆当以陷者中为气发之所。**颊下逆颧❻为大瘕❼，下牙车❽为腹满，颧后❾为胁痛，颊上者膈上也。**此所以候面部之色，发明腹中之病诊。

❶ 气穴：高世栻曰："气穴，阳气循行之穴孔也。"

❷ 四椎下间：森立之曰："四椎下间无穴名，非穴处，此特刺之者，自是古昔一种之刺法，仅存于今日者也。"

❸ 鬲（膈）中热：《甲乙经》卷七第一"鬲"作"胃"。《太素》卷二十五《五脏热病》"鬲"下无"中"字。

❹ 荣在骶也，项上三椎陷者中也：《太素》卷二十五《五脏热病》"荣在"下无"骶也"二字，"荣在"二字属下读。孙鼎宜曰："《太素》是。荣当为营，古通用。《广雅·释诂一》：营，度也。此示人度量脊椎之法。"张介宾曰："此取脊椎之大法也。项上三椎者，乃项骨三，非脊椎也。三椎之下陷者中，方是第一节，穴名大椎，由此而下数之，则诸椎循次可得矣。"

❺ 脊椎：胡本"脊"下无"椎"字。元残二、藏本"椎"并作"之"。

❻ 颊下逆颧：谓赤色自颊部上至颧部。姚止庵曰："逆，自下而上也。颊在颧下，逆颧谓由颊上至于颧。"

❼ 大瘕：《太素》卷二十五《五脏热病》"瘕"作"瘦"。"瘦"乃"瘕"之误字。森立之曰："大瘕者，谓瘕积之大者也。《阳明篇》所云欲作固瘕之类是也。"

❽ 牙车：亦名颊车，即下颌骨。《释名·释形体》："牙车，牙所载也，或曰颊车。"

❾ 颧后：《太素》卷二十五《五脏热病》"颧"作"椎"。非是。"颧后"谓颧骨下向后之处，下关穴之边，颊车之上。

评热病论篇第三十三

新校正云：按全元起本在第五卷。

提要：本篇讨论了阴阳交、风厥、劳风、肾风四种热病的病因、病机、治法及预后。其中"邪之所凑，其气必虚"的论点，为后世病因学的发展奠定了基础。

黄帝问曰：有病温者，汗出辄复热❶，而脉躁疾❷不为汗衰，狂言不能食，病名为何？岐伯对曰：病名阴阳交❸，交❹者死也。交，谓交合，阴阳之气不分别也。帝曰：愿闻其说。岐伯曰：人所以汗出者，皆生于谷，谷生于精。言谷气化为精，精气胜乃为汗。今邪气交争于骨肉❺而得汗者，是邪却❻而精胜也。言初汗也。精胜则当能食❼而不复热，复❽热者邪气也，汗者精气也，今汗出而辄复热者，是邪胜也，不能食者，精无俾也❾，无俾，言无可使为汗也。谷不化则精不生，精不化流，故无可使。病而留者❿，其寿可立而倾也。如是者，若汗出疾速留著而不去，则其人寿命立至倾危也。新校正云：详"病而留者"，按王注"病"当作"疾"。又按《甲乙经》作"而热留者"。且夫《热论》曰⓫：汗出而脉尚⓬躁盛者死。《热论》谓上古《热论》也。凡汗后脉当迟静，而⓭反躁急以盛满者，是真气竭而邪盛，故知必死也。今脉不与汗相应，此不胜⓮其病也，其死明矣。脉静而躁盛，是不相应。狂言者是失志，失志者死。志舍于精，今精无可使，是志无所居，志不留居则失志也。今见三死⓯不见一生，虽愈必死

也。汗出脉躁盛，一死；不胜其病，二死；狂言失志者，三死也。

❶ 汗出辄复热：《伤寒百证歌》第四十二证引"辄"作"而身"。孙鼎宜曰："汗出则热应衰也。今汗出辄复热，是为逆证。汗出身热，与风厥证同，但此汗为精液，彼为风邪，故生死各判。""辄"时间副词，即也。

❷ 疾：《病源》卷十《温病候》"疾"作"病"，属下读。

❸ 病名阴阳交："名"下疑脱"曰"字。本书《阴阳类论》"阴阳交期在溓水"句王注引有"曰"字，应据补。杨上善曰："汗者，阴液也。热者，阳盛气也。阳盛则无汗，汗出则热衰。今出而热不衰者，是阳邪盛而复阴起，两者相交，故名阴阳交也。"森立之曰："阴阳交者，交是交代之交，言阳热之邪，内入尤深，阴血之汗，外泄太甚，故名曰阴阳交也。《仓公传》以脉言之，然其理则一也。"

❹ 交：《病源》卷十《温病候》"交"上有"阴阳"二字。

❺ 骨肉：《病源》卷十《温病候》、《外台》卷四、《伤寒百证歌》第四十二证引"骨肉"下并有"之间"二字。

❻ 却：《甲乙经》卷七第一作"退"。

❼ 当能食：《太素》卷二十五《热病说》"当"下无"能"字。

❽ 复：《太素》卷二十五《热病说》《脉经》卷七第十八、《外台》卷四、《伤寒百证歌》第四十二证引并无"复"字。

❾ 精无俾也："俾"《甲乙经》卷七第一、《脉经》卷七第十八并作"裨"。《说文·人部》："俾，益也。"段玉裁曰："俾与裨音义皆同。"汪机曰："谷气化为精。今不能食，则精无所俾益。"

❿ 病而留者：《脉经》卷七第十八作"汗出而热留者"。

⓫ 且夫热论曰：《甲乙经》无"且《热论》曰"四字。张介宾曰："指《灵枢·热论》篇也。"按：本文所引《热论》盖古经篇名。《灵枢·热论》所记，似系古经遗文。

⓬ 尚：《甲乙经》卷七第一无"尚"字。

⓭ 而：四库本无"而"字。

⓮ 胜：《病源》卷十《温病候》作"称"。

⓯ 今见三死："见"《甲乙经》卷七第一、《脉经》卷七第十八并作"有"。杨上善曰："汗出而热不衰，死有三候：一不能食，二犹脉躁，三者失志。"

帝曰：有病身热汗出烦满，烦满不为汗解，此为何病？岐

伯曰：汗出而身热者风也❶，汗出而烦满不解者，厥也，病名曰风厥❷。帝曰：愿卒闻之。岐伯曰：巨阳主气❸，故先受邪，少阴与其为表里也❹，得热则上从之，从之则厥也❺。上从之，谓少阴随从于太阳而上也。帝曰：治之奈何？岐伯曰：表里刺之，饮之服汤❻。谓泻太阳，补少阴也。饮之汤者，谓止逆上之肾气也。

❶ 汗出而身热者风也：杨上善曰："风热开于腠理为汗，非精气为汗，故身热不解名为风也。"

❷ 风厥：森立之曰："汗出身热，系于表邪，故谓之风；汗出而烦满不解者，表邪解而里热不解，身热而四肢厥冷，故谓之厥，故名曰风厥也。"

❸ 臣阳主气：《甲乙经》卷七第一作"太阳为诸阳主气"。孙鼎宜曰："卫气统于太阳。"

❹ 少阴与其为表里也：熊本"其"下无"为"字。《甲乙经》卷七第一作"少阴其表里也"。森立之曰："巨阳主气，故先受邪者，风也；少阴与其为表里云云，谓厥也，正与前文相应。"

❺ 得热则上从之，从之则厥也：森立之曰："得热则上从之者，乃谓烦满不解，不解，则为厥逆也。"

❻ 饮之服汤：《太素》卷二十五《热病说》、《甲乙经》卷七第一并无"服"字。

帝曰：劳风为病❶何如？岐伯曰：劳风法在肺下❷，从劳风生，故曰劳风。劳，谓肾劳也。肾脉者，从肾上贯肝膈，入肺中。故肾劳❸风生，上居肺下也。其为病也，使人强上冥视❹，新校正云：按杨上善云："强上，好仰也。冥视，谓合眼视不明也。"又《千金方》"冥视"作"目眩"。唾出若涕❺，恶风而振寒，此为劳风之病❻。膀胱脉起于目内眦，上额交巅上，入络脑，还出别下项，循肩膊内侠脊抵腰中，入循膂络肾。今肾精不足，外吸膀胱，膀胱气不能上营，故使人头项强而视不明也。肺被风薄，劳气上熏，故令唾出若鼻涕状。肾气不足，阳气内攻，劳热相合，故恶风而振寒。帝曰：治之奈何？岐伯曰：以救俯仰❼。救，犹止也。俯仰，谓屈伸也。言止屈伸于❽动作，不使劳气滋蔓。**巨阳引❾。精者三日❿，中年者五日，不精者七日。**新校正云：按《甲乙经》作"三日中若五日"。《千金方》作"候之三日及五日中，不精明者是也。"与此不同。**咳出青黄涕，其状如⓫脓，大如弹丸，从口中若鼻中出⓬，不出⓭则伤肺，伤肺则死也。**巨阳者，膀胱之脉也。膀胱与肾为表里，故巨阳引精也。巨，大也。然太阳之脉，吸引精气，上攻于肺者三日，中年者五日，素不以精气用事者七日，当咳出稠涕，其色青黄如脓状。平调咳者，从咽而上出于口，暴卒咳者，气冲突于蓄门而出于鼻。夫如是者，皆肾气劳竭，肺气内虚，阳气奔迫之所为，故不出则伤肺也。肺伤则荣卫散解，魄不内治，故死。新校正云：按王氏云："卒暴咳者，气冲突于蓄门而出于鼻。"按《难经》"七冲门"无"蓄门"之名，疑是"贲门"。杨操云："贲者，膈也，胃气之所出，胃出谷气以传于肺，肺在膈上，故胃为贲门。"

❶劳风为病："为"《医垒元戎》卷九引作"之"。"劳病"，病名。张介宾曰："劳风者，因劳伤风也。劳之为病，所涉者多，恐不止于肾经耳。"森立之曰："风邪入肺下，与饮相并，荏苒不解，所以名曰劳风。"

❷法在肺下："法"《医垒元戎》卷九引作"发"。按：作"发"是。"法、发"声误。"下"处所之义。见《仪礼·士相见礼》郑注。"法在肺下"谓发病在于肺所。姚止庵曰："按劳风一条，本云法在肺下，又云唾出若涕，恶风振寒，及咳出青黄涕，其状如脓，末云伤肺则死等语，详求其义，始终则是肺病。"

❸劳：四库本"劳"下有"则必"二字。

❹强上冥视：于鬯曰："上疑工字之误，工盖项字之借。强工者，强项也。"《甲乙经》卷十一第七"冥"作"瞑"。《荀子·非十二子》杨注："瞑，视不审貌。"

❺唾出若涕：丹波元简曰："古无痰字。此云唾出若涕，谓吐黏痰也。"

❻此为劳风之病：《千金要方》卷八第一无此六字。

❼以救俯仰：玩王注之意，盖谓此病应即休息，防止动作。然诸注多认为"劳风"证见俯仰不利，故当施以"调经脉""利肺气""救水邪"诸法。如张介宾曰："风之微甚，证在俯仰之间也，故当先救之。然救此者必先温肺，温肺则风散，风散则俯仰安矣。若温散不愈，郁久成热，然后可以清解。温清失宜，

病必延甚。"张志聪曰："《金匮》水气篇曰：气强则为水，难于俯仰。此水寒之气，厥逆于上，则有形之水，将欲随之。故当急救其水邪，勿使其上溢，以致不能俯仰也。"高世栻曰："治之之法，当调和经脉以救俯仰，经脉调和，则俯仰自如，强上可愈。"尤怡曰："肺主气而司呼吸，风热在肺，其液必结，其气必壅，是以俯仰皆不顺利，故曰当救俯仰也。救俯仰者，即利肺气，散邪气之谓乎。并引以上诸说，以资参考。

❽ 于：元残二、赵本并作"放"。

❾ 巨阳引：张璐曰："邪在肺下，既不能从表而解，又非实热燥结，可攻下而除。势必借资膀胱阳气，上吸胸中，使阴噎郁闭之邪，庶得从上解散。"

❿ 精者三日：张璐曰："精壮之人，亦必服药三日，始得见效；若治中年者，及不精壮者，更须五七日为期。"

⓫ 如：《太素》卷二十五《热病说》如"上有"稠"字。

⓬ 出：《千金要方》卷八第一、《医心方》卷三"出"下并有"为善"二字。

⓭ 不：《千金要方》卷八第一"不"上有"若"字。咳涕不出，即干咳嗽，渐至金水亏竭，劳瘵而死。

帝曰：有病肾风❶者，面胕❷痝然，壅❸，害于言，可刺不❹？痝然，肿起貌。壅，谓目下壅❺，如卧蚕形也。肾之脉，从肾上贯肝膈，入肺中，循喉咙侠舌本，故妨害于言语。岐伯曰：虚❻不当刺，不当刺❼而刺，后五日其气必至。至，谓病气来至也。然谓脏配一日，而五日至肾。夫肾已不足，风内薄之，谓肿为实，以针大泄，反伤脏气，真气不足，不可复，故刺后五日其气必至也。帝曰：其至何如？岐伯曰：至必少气时热❽，时热从胸背上至头汗出，手热，口干苦渴❾，小便黄，目下肿，腹中鸣，身重难以❿行，月事不来，烦而不能食⓫，不能正偃⓬，正偃则咳⓭，病名曰风水，论在《刺法》⓮中。《刺法》篇名。今经亡。

❶ 肾风：张志聪曰："肾风者，因风而动肾脏之水，故又名风水。"按：下文"风水"乃"肾风"误刺之变病，故两者稍异。

❷ 胕：浮肿。《山海经·西山经》："可以已胕。"郭注："治胕肿也。"

❸ 壅:《甲乙经》卷八第五"壅"上有"肿"字。

❹ 不:同"否"。《说文·不部》:"否,不也"。

❺ 壅:周本作"雍"。

❻ 虚:《太素》卷二十九《风水论》"虚"下重"虚"字。

❼ 不当刺:《太素》卷二十九《风水论》无此三字。

❽ 时热:《甲乙经》卷八第五"时"下无"热"字,"时"字属下读。

❾ 口干苦渴:吴本无"口干"二字。《读素问钞》"苦渴"作"善渴"。

❿ 以:《甲乙经》卷八第五无"以"字。

⓫ 不能食:《读素问钞》无此三字。

⓬ 正偃(yǎn 演):即仰卧。《广雅·释言》:"偃,仰也。"《论语·颜渊》皇疏:"偃,卧也。"

⓭ 咳:《甲乙经》卷八第五"咳"下有"甚"字。

⓮ 刺法:张介宾曰:"论在刺法中,即《水热穴论》也。"

　　帝曰:愿闻其说。岐伯曰:邪之所凑,其气必虚❶,阴虚者阳必凑之,故少气时热而汗出也❷。小便黄者,少腹❸中有热也。不能正偃者,胃中不和也。正偃则咳甚,上❹迫肺也。诸有水气者,微肿❺先见于目下也。帝曰:何以言?岐伯曰:水者阴也,目下亦阴也❻,腹者至阴❼之所居,故水在腹❽者,必使目下肿也。真气上逆,故口苦舌干❾,卧不得正偃,正偃则咳出清水也。诸水病者,故不得卧,卧则惊❿,惊则咳甚也。腹中鸣者,病本于胃也⓫。薄脾则烦不能食⓬,食不⓭下者,胃脘隔也。身重难以行者,胃脉在足也。月事不来者,胞脉⓮闭也,胞脉者属⓯心而络于胞中,今气上迫肺,心气不得下通,故月事不来也。考上文所释之义,未解"热从胸背上至头汗出手热口干苦渴"之义,应古论简脱,而此差谬之尔。如是者何?肾少阴之脉,从肾上贯肝膈,入肺中,循喉咙侠舌本。又膀胱太阳之脉,从目内眦上额交巅上;其支者,从巅至耳上角;其直者,从巅入络脑,还出别下项,循肩膊,内侠脊抵腰中,入循膂。今阴不足而阳有余，故热从胸背上至头，而汗出口干苦渴也。然心者阳脏也，其脉行于臂手。肾者阴脏也，其脉循于胸足。肾不足则心气有余，故手热矣。又以心肾之脉，俱是少阴脉也。**帝曰：善。**

❶ 邪之所凑，其气必虚："凑"有"聚"义。见《文选·仿曹子建乐府白马篇》善注。丹波元坚曰："此非邪凑则气虚之谓。言气所虚处，邪必凑之。故下文承以阴虚者，阳必凑之。盖此语足以尽邪气伤人之理。"

❷ 少气时热而汗出也：《甲乙经》卷八第五"也"作"小便黄"。张志聪曰："风邪伤肾，精气必虚，阴虚则阳往乘之，故时时发热。肾为生气之原，故少气也。阳加于阴则汗出。"

❸ 少腹：《太素》卷二十九《风水论》无此二字。

❹ 上："上"上疑脱"气"字，律以下句"今气上迫肺"可证。《太素》杨注"仰卧气上迫肺故咳"，似杨据本有"气"字。

❺ 微肿：《太素》卷二十九《风水论》作"其征"。

❻ 目下亦阴也：《灵枢·大惑论》："肌肉之精为约束。"约束即眼睑，脾主肌肉，脾为阴，故目下亦阴也。水邪伤胃犯脾，故微肿先见于目不也。"

❼ 至阴：谓脾肾。征之《素问》在《金匮真言论》则曰："腹为阴，阴之至阴，脾也。"在《水热穴论》则曰："肾者至阴也。至阴者，盛水也。"

❽ 腹：本书《平人气象论》"目裹微肿"句王注引"腹"下有"中"字。

❾ 真气上逆，故口苦舌干："真"滑寿《读素问钞》作"其"。张志聪曰："真气者，脏真之心气也，心属火而恶水邪，水气上乘，则迫其心气上逆，是以口苦舌干。"

❿ 故不得卧，卧则惊："故"《甲乙经》卷八第五作"皆"。张志聪曰："水邪乘胃，故不得卧。胃络上通于心，阳气入阴，阴阳相薄，故惊恐也。"

⓫ 病本于胃也：明抄本病下无"本"字。张琦曰："胃当作脾。邪正相激，故腹中鸣，本于脾虚不能制水。"

⓬ 薄脾则烦不能食：《医垒元戎》卷十引"脾"作"胃"。张琦曰："作胃是。胃近于心，风水薄之，故令心烦；阴水泛滥，关门不利，胃逆故不能食。"

⓭ 不：元残二、赵本、吴本、朝本、藏本、熊本、黄本"不"下并有"能"字。

⓮ 胞脉：杨上善曰："胞者，任冲之脉起于胞中，为经络海，故曰胞脉也。"森立之曰："胞脉闭者，即闭经也。言邪气经误刺而入血中，则其气液与邪热上奔而不下达，故为月事不来之证也。"

⓯ 属：本书《阴阳别论》"女子不月"句王注引"属"下有"于"字。

逆调论篇第三十四

新校正云：按全元起本在第四卷。

提要：本篇提示寒热、骨痹、肉苛、逆气的病因。

黄帝问曰：人身非常温❶也，非常热❶也，为之热❷而烦满者何也？异于常候，故曰非常。新校正云：按《甲乙经》无"为之热"三字。岐伯对曰：阴气少而阳气胜❸，故热而烦满也。帝曰：人身非衣寒也，中非有寒气也❹，寒从中生❺者何？言不知谁为元主邪！岐伯曰：是人多痹气也❻，阳气少，阴气多，故身寒如从水中出。言自由形气阴阳之为是，非衣寒而中有寒也。

❶ 非常温　非常热：于鬯曰："常本裳字。《说文·巾部》：常，下帬也，或体作裳。是常、裳一字。此言裳，下文言衣，变文耳。""非常温""非常热"谓不是因衣温而温，不是因衣热而热。

❷ 为之热：张志聪曰："为之者，乃阳热之气为之也。"

❸ 阴气少而阳气胜：马莳曰："阴气者，诸阴经之气及营气也。阳气者，诸阳经之气及卫气也。"

❹ 中非有寒气也：《太素》卷三十《身寒》无"气"字。"中"犹内也。

❺ 生：《太素》卷三十《身寒》、《读素问钞》并作"出"。

❻ 痹气也：《甲乙经》卷十第一"痹"下无"气也"二字。"痹"作"冷疾"解。见《荀子·解蔽》杨注。

帝曰：人有四肢❶热，逢风寒❷如炙❸如火者何也？新校正云：按全元起本无"如火"二字，《太素》云"如炙于火"，当从《太素》之文。岐伯曰：是人者阴气虚，阳气盛，四肢❹者阳也，两阳相得❺，而❻阴气虚少，少❼水不能灭❽盛火，而阳独治❾，独治者不能生长也，独胜而❿止耳，水为阴，火为阳，今阳气有余，阴气不足，故云少水不能灭盛火也。治者，王也。胜者，盛也。故云独胜而止。逢风而如炙如火者，是人当肉烁也。烁，言消也。言久久此人当肉消削也。新校正云：详"如炙如火"，当从《太素》作"如炙于火"。

❶肢："肢"下当脱"先"字，应据《太素》卷三十《肉烁》杨注补。

❷寒：《全生指迷方》卷二引无"寒"字。按：律以下文"逢风而如炙如火者"句，"寒"应作"而"。

❸炙：《礼记·曲礼上》孔疏："火灼曰炙。"俗谓烤也。

❹肢：《甲乙经》卷七第一"肢"下有"热"字。

❺两阳相得：四肢属阳，其人阴虚阳盛，故云"两阳相得"。"相得"谓相合。

❻而：周本无"而"字。

❼少：《太素》卷三十《肉烁》无"少"字。

❽灭：《太素》卷三十《肉烁》作"减"。

❾而阳独治：《甲乙经》卷七第一"阳"下有"气"字。《全生指迷方》卷二引"独治"下有"于外"二字。

❿胜：《甲乙经》卷七第一作"盛"。

帝曰：人有身寒，汤❶火不能热，厚衣不能温，然不冻栗，是为何病？岐伯曰：是人者，素肾气胜，以水为事❷，太阳气衰，肾脂枯不长，一水不能胜两火❸，肾者水也，而生于骨❹，肾不生❺，则髓不能满，故寒甚至骨也。以水为事，言盛欲也。所以不能❻冻栗者，肝一阳也❼，心二阳也❽，肾孤脏❾也，一水不能胜二火❿，故不能冻栗，病名曰骨痹⓫，是人当挛节也。肾不生则髓不满，髓不满则筋干缩，故挛拘。

❶汤：《说文·水部》："汤，热水也。"

❷以水为事：张琦曰："以水为事，涉水游泳之类。恃其肾气之胜，而冒涉

寒水，水气通于肾，肾得水寒，则肾中阳衰，太阳之气亦衰。肾主骨髓，而髓之生长，惟恃乎气。寒湿在内，反消真精，肾气既衰，则脂枯不长。《痿论》亦有以水为事之文，指湿言也。"

❸ 一水不能胜两火：高世栻曰："一水不能胜两火七字在下，误重于此，衍文也。"

❹ 生于骨：《太素》卷二十八《痹论》、《甲乙经》卷七第一"生"并作"主"。胡澍曰："《甲乙经》生下无于字。"

❺ 生：《圣济总录》卷二十引作"荣"。

❻ 能：疑衍。以上文"然不冻栗"句律之可证。下文"故不能冻栗"之"能"字亦衍。

❼ 肝一阳也：孙鼎宜曰："当作胆一阳也，与全经方合。胆为少阳，少阳相火也；肝为一阴，属风，与火无涉。"

❽ 心二阳也：孙鼎宜曰："当作心二阴也。心为少阴，故为二阴，二阴，君火也。"

❾ 肾孤脏：高世栻曰："肾为阴中之阴，故肾孤脏也。""孤脏"即指一水。

❿ 二火：《甲乙经》卷七第一作"上下火"。

⓫ 骨痹：孙鼎宜曰："以肾主骨，故曰骨痹，即肾痹之别名，非谓痹在骨节也。"

　　帝曰：人之❶肉苛❷者，虽近❸衣絮，犹尚苛也，是谓何疾？苛，谓痹重。岐伯曰：荣气虚卫气实也❹。荣气虚则不仁❺，卫气虚则不用❻，荣卫俱虚，则不仁且不用，肉如故❼也，人身与志不相有，曰死❽。身用志不应，志为身不亲，两者似不相有也。新校正云：按《甲乙经》"曰死"作"三十日死也"。

❶ 之：《甲乙经》卷十二第三"之"下有"有"字。

❷ 苛：慧琳《音义》引《说文》："苛，尤剧也，克急也。"其义与"不仁"相近。

❸ 近：元残二、吴本、朝本、藏本、熊本"近"下并有"于"字。

❹ 荣气虚卫气实也：丹波元简曰："按下文云荣气虚则不仁，卫气虚则不用，荣卫俱虚，则不仁且不用。则此七字不相冒，恐是衍文，前注似牵强。"

❺ 不仁：森立之曰："仁与柔、韧等字声同，营卫不相和，其肉不柔韧。成

无己注《平脉法》云：仁者，柔也。不仁者，言不柔和也。不柔和，则言强直也。"一说，肌肉无知觉，谓之不仁。

❻ 不用：不为所用，即肢体不能举动。森立之曰："不用恐是不痛之坏字。痛字下从用，且音甚近，似因此致误。"

❼ 故：《太素》卷二十八《痹论》、《甲乙经》卷十二第三并作"苛"。

❽ 人身与志不相有，曰死：稻叶良仙曰："人身与志不相有曰死九字，衍文。"杨上善曰："身肉不仁，甚者与神不能相得故致死也。"

按语："肉苛"乃古代病名，诸家论述不多，本篇所述症状、病机亦简。清《素圃医案》载有一则，似可发明经义，录之如下："王用明兄，新正登金山，日中痛饮，攀缘山巅，劳而汗出，归卧火箱，夜又梦遗，次日四肢清冷，面惨不光，肌肤似麻非麻，似痒非痒，惟皮肤不欲沾衣，觉衣之鞭甚也，夜卧被席亦如之，脉浮而濡。医初用疏邪实表驱风剂不效。予曰：此"肉苛"也。虽正月犹属冬令，阳气在里，劳而汗出则卫虚，又值梦遗而营弱，所以不胜衣而肉苛也。以黄芪建中汤加白术、当归，姜枣引，三剂而愈。"

帝曰：人有逆气不得卧而息有音者；有不得卧而息无音者；有起居如故而息有音者；有得卧，行而喘者；有不得卧，不能行❶而喘者；有不得卧，卧而喘者；皆何脏使然？愿闻其故。岐伯曰：不得卧而息有音者，是阳明之逆也，足三阳者下行，今逆而上行，故息有音也❷。阳明者，胃脉也，胃者，六腑之海，水谷海也。其气亦下行，阳明逆不得从其道，故不得卧也。《下经》❸曰：胃不和则卧不安❹。此之谓也。《下经》上古经也。夫起居如故而息有音者，此肺之络脉逆也，络脉❺不得随经上下，故留经而不行，络脉之病人也微，故起居如故而息有音也❻。夫不得卧，卧则喘者，是水气之客❼也。夫水者，循津液而流也，肾者水脏，主津液，主卧与喘也❽。帝曰：善。寻经所解之旨，不得卧而息无音，有得卧行而喘，有不得卧不能行而喘，此三义悉阙而未论，亦古之脱简也。

❶ 不能行：滑寿曰："能行上衍不字。"

❷ 故息有音也：杨上善曰："阳明为三阳之长，故气下行顺而息调，失和上行逆而有音。"

❸ 下经：《太素》卷三十《卧息喘逆》作"上经。"

❹ 胃不和则卧不安：张介宾曰："不安，反复不宁之谓。今人有过于饱食或病胀满者，卧必不安，此皆胃气不和之故。"

❺ 脉：《病源》卷十三《逆气候》"脉"下有"之气"二字。

❻ 故起居如故而息有音也：杨上善曰："夫络脉循经脉上下而行，络脉受邪，注留于经，病人也甚，故起居不安，息亦有声。今络脉气逆，不循于经，其病也微，所以起居如故，息有音也。"

❼ 客：森立之曰："水气之客，据前后文例考之，则客恐逆之误，盖古音相近而字误欤。"

❽ 主卧与喘也："与"有"则"义。张介宾曰："水病者，其本在肾，其末在肺，故为不得卧，卧则喘者，标本俱病也。"

卷第十

疟论篇第三十五

新校正云：按全元起本在第五卷。

提要：本篇专论疟疾的病因、病机、症状与治疗原则。

黄帝问曰：夫痎疟❶皆生于风，其蓄作❷有时者何也？ 痎，犹老也，亦瘦也。新校正云：按《甲乙经》云："夫疟疾皆生于风，其以日作以时发何也？"与此文异。《太素》同今文。杨上善云："瘤，有云二日一发名疟，此经但夏伤于暑至秋为病，或云瘤疟，或但云疟，不必以日发间日以定瘤也，但应四时其形有异以为瘤尔。" **岐伯对曰：疟之始发也，先起于毫毛，伸欠❸乃作，寒栗鼓颔❹，** 栗，谓战栗。鼓，谓振动。**腰脊俱❺痛，寒去则内外皆热❻，头痛如破，渴欲冷饮❼。**

❶ 痎疟：《太素》卷二十五《疟解》"痎"作"瘤"，"疟"下有"者"字。按："瘤"即"痎"字。《左传》昭二十年《释文》："痎，或作瘤。"森立之曰："痎疟皆生于风者，言外邪入，固著于募原，故能为诸疟，非别有一种之疟邪也。"吴又可《温疫论》云："疟与疫彷佛，但疫传于胃，疟则不传胃。一言而足矣。"

❷ 蓄作：李中梓曰："蓄者，伏也。作者，发也。"

❸ 伸欠：伸，四肢伸展。欠，呵欠。《仪礼·士相见礼》郑注："志倦则欠，体倦则伸。"张介宾曰："伸者，伸其四体，邪动于经也。欠，呵欠也，阴阳争引而然。"

❹ 鼓颔：因寒战而两颔随之鼓动。颔即下颔骨。

❺ 俱：《太素》卷二十五《疟解》、《病源》卷十一《痎疟候》并无"俱"字。

❻内外皆热：喻昌曰："寒热往来，亦少阳所主，谓少阳而兼他经之证有之，谓他经而全不涉少阳，则不成其为疟。"森立之曰："外谓皮肤，内谓肌肉筋骨，非谓肠胃藏内也。后文云，热气盛，藏于皮肤之内，肠胃之外，此荣气之所舍也。可以征矣。"

❼头痛如破，渴欲冷饮：《素问校讹》引古抄本作"头痛而渴，惟欲冷饮。"

帝曰：何气使然？愿闻其道。岐伯曰：阴阳上下交争，虚实更作❶，阴阳相移也。阳气者下行极而上，阴气者上行极而下，故曰阴阳上下交争也。阳虚则外寒，阴虚则内热，阳盛则外热，阴盛则内寒，由此寒去热生，则虚实更作，阴阳之气相移易也。阳并于阴❷，则阴实而阳虚❸，阳明虚，则寒栗鼓颔也；阳并于阴，言阳气入于阴分也。阳明，胃脉也。胃之脉自交承浆，却分行循颐后下廉，出大迎；其支别者，从大迎前下人迎。故气不足，则恶寒战栗而颐颔振动也。巨阳虚，则腰背❹头项痛；巨阳者，膀胱脉。其脉从头别下项，循肩膊内，侠背❺抵腰中。故气不足，则腰背头项痛也。三阳俱虚❻，则阴气胜，阴气胜，则骨寒而痛；寒生于内，故中外皆寒；阳盛则外热，阴虚则内热，外内皆热，则喘而渴，故欲冷饮也。热伤气，故内外皆热，则喘而渴。此皆❼得之夏伤于暑，热气盛，藏于皮肤之内，肠胃之外，此荣气之所舍也❽。肠胃之外，荣气❾所主，故云荣气所舍也。舍，犹居也。此令人汗空疏❿，新校正云：按全元起本作"汗出空疏"。《甲乙经》《太素》并同。腠理开，因得秋气，汗出遇风，及⓫得之以浴，水气舍于皮肤之内，与卫气并居⓬。卫气者，昼日⓭行于阳，夜行于阴，此气得阳而外出，得阴而内薄，内外相薄⓮，是以日作⓯。作，发作也。

❶虚实更作：因为阴阳交争，阴胜则阳虚，阳胜则阴虚，疟疾发作时，阴阳更替相胜，谓之虚实更作，故证见寒热交作。

❷阳并于阴：张琦曰："阳为阴并，故阳虚而恶寒。"

❸ 阳虚：《太素》卷二十五《疟解》"阳"下有"明"字，与下"阳明虚"叠文。

❹ 背：《太素》卷二十五《疟解》《太平圣惠方》卷五十二《疟病论》引并作"脊"。

❺ 背：元残二、赵本并作"脊"。

❻ 三阳俱虚：按：上文只言"阳明""巨阳"，未及"少阳"。喻昌谓上文之寒热即少阳所主。

❼ 皆：《太素》卷二十五《疟解》、《病源》卷十一《痎疟候》、《太平圣惠方》卷五十二《疟病论》并无"皆"字。

❽ 此荣气之所舍也：杨上善曰："脉中营气，是邪之舍也。"

❾ 气：周本"气"下有"之"字。

❿ 汗空疏：《病源》卷十一《痎疟候》引"汗"下有"出"字，与林校合。《太平圣惠方》卷五十二《疟病论》引"空"作"肉"。傅青主云："此空字之义，拟孔字。"

⓫ 及：《太素》卷二十五《疟解》、《病源》卷十一《痎疟候》并作"乃"。

⓬ 与卫气并居：张琦曰："并居即与卫气合而病作之义，非本邪居于卫也。"

⓭ 日：《甲乙经》卷七第五无"日"字。

⓮ 内外相薄：《太素》卷二十五《疟解》、《病源》卷十一《痎疟候》并无此四字。

⓯ 是以日作：张琦曰："得卫气之行则外发，故病作；气过则内薄，故不作。卫气一日周于阴阳，故日作。"

帝曰：其间日而作者何也？ 间日，谓隔日。岐伯曰：其气之舍深❶，内薄于阴，阳气独发❷，阴邪内著，阴与阳争不得出，是以间日而作❸也。 不与卫气相逢会，故隔日发也。帝曰：善。其作日晏与其日早者，何气使然？ 晏，犹日暮也。岐伯曰：邪气客于风府❹，循膂❺而下， 风府，穴名，在项上入发际同身寸之二寸，大筋内宛宛中也。膂，谓脊两旁。卫气一日一夜大❻会于风府，其明日日下一节，故其作也晏，此先客于脊背也，每至于风府❼，则腠理开，腠理开，则邪气入，邪气入则病作，以此❽日作稍益晏❾

也。节，谓脊骨之节。然邪气远则逢会迟，故发暮也。**其出于风府 ❿，日下一节 ⓫，二十五日下至骶骨，二十六日入于脊内 ⓬，注于伏膂之脉 ⓭，**项已下至尾骶凡二十四节，故日下一节，二十五日下至骶骨，二十六日入于脊内，注于伏膂之脉也。伏膂之脉者，谓膂筋之间，肾脉之伏行者也。肾之脉，循股内后廉，贯脊属肾；其直行者，从肾上贯肝膈入肺中。以其贯脊，又不正应行穴，但循膂伏行，故谓之伏膂脉。新校正云：按全元起本"二十五日"作"二十一日"，"二十六日"作"二十二日"。《甲乙经》《太素》并同。"伏膂之脉"《甲乙经》作"太冲之脉"，巢元方作"伏冲"。**其气上行 ⓮，九日出于缺盆之中 ⓯，其气日高 ⓰，故作日益早也 ⓱。**以肾脉贯脊属肾，上入肺中。肺者，缺盆为之道。阴 ⓲气之行速，故其气上行，九日出于缺盆之中。**其间日发者 ⓳，由邪气内薄于五脏，横连募原 ⓴ 也，其道远，其气深，其行迟，不能与卫气俱行，不得皆出，故间日 ㉑ 乃作也。**募原，谓膈募之原系。新校正云：按全元起本"募"作"膜"。《太素》、巢元方并同。《举痛论》亦作"膜原"。

❶ 其气之舍深：《圣济总录》卷三十四引"之"下有"所"字。"其气"指邪气。

❷ 阳气独发：张琦曰："阳气独发者，卫气独行不与疟邪相值也。"

❸ 间日而作：森立之曰："内薄于阴谓募原也。募原踯躅之邪，不易发泄。故不得每日发作。"

❹ 风府：穴位名，在颈项中央入发际一寸。

❺ 膂：《太素》卷二十五《疟解》作"胪"。按："胪"与"膂"义同。"膂"谓脊椎骨。《说文·吕部》："吕，脊骨也。膂，篆文吕，从肉，从膂。"

❻ 大：《病源》卷十一《疟病候》、《外台》卷十一"大"上并有"常"字。

❼ 故其作也晏……每至于风府：《病源》卷十一《疟病候》"作"下无"也晏"以下十四字。

❽ 以此：《病源》卷十一《疟病候》、《外台》卷十一引并作"此所以"。

❾ 稍益晏：孙鼎宜曰："稍字疑衍，益晏之理，如一日申，次日酉，由此递迟。"

❿ 其出于风府：《病源》卷十一《疟病候》作"卫气之行风府"。

⓫ 节:《太素》卷二十五《疟解》作"椎"。

⓬ 二十六日入于脊内:姚止庵曰:"脊骨本二十一节,日下一节,止应二十二日,下至骶骨止应二十三日,而王本各多三日者,盖连项骨三节而言也。全元起及《甲乙经》《太素》并作二十一、二十二日,是止照脊骨本数而言,其实初非有异也。"

⓭ 伏膂之脉:即"太冲脉"。"伏"是"伏"之误字,"伏"即"太"字。

⓮ 其气上行:《病源》卷十一《疟病候》作"伏冲脉其行"。张介宾曰:"邪在伏膂之脉,循脊而上,无关节之窒,故九日而出缺盆。"

⓯ 缺盆之中:指左右两缺盆的中间。《灵枢·本输》:"缺盆之中,任脉也,名曰天突。"

⓰ 日高:《病源》卷十一《疟病候》作"既上"。

⓱ 故作日益早也:《病源》卷十一《疟病候》作"故其病稍早发"。

⓲ 阴:读本、元残二并作"其"。

⓳ 其间日发者:《太素》卷二十五《疟解》无此五字。按:"其间"以下四十四字,与上文义不相衔接,疑系错简。高士宗注本将"其间"以下四十四字移前,为"帝曰其间日而作者何也"之答语,置"其气之舍深"之上。其说可从。

⓴ 横连募原:丹波元坚曰:"横连二字,诸家无解,盖膈募横遮,故邪之客亦横连其位也。"森立之曰:"募即幕之俗字,幕即膜之正字。膜原者,即膈膜之原系也。"

㉑ 间日:《外台》卷十一引"间日"下有"蓄积"二字。

帝曰:夫子言卫气每至于风府,腠理乃发❶,发则邪气❷入,入❸则病作。今卫气日下一节,其气之发也❹,不当风府❺,其日作者❻奈何? 岐伯曰: 新校正云: 按全元起本及《甲乙经》《太素》自"此邪气客于头项"至下"则病作故"八十八字并无。此邪气客于头项循膂而下者也,故虚实不同,邪中异所,则不得当其风府也。故邪中于头项者,气至❼头项而病;中于背者,气至背而病;中于腰脊者,气至腰脊而病;中于手足者,气至手足而病。故下篇各以居邪之所而刺之。卫气之所在,与邪气相合,则病作。故❽风无常府❾，卫气之所发❿，必开其腠理，邪气之所合⓫则其府也⓬。虚实不同，邪中异所，卫邪相合，病则发焉，不必悉当风府而发作也。新校正云：按《甲乙经》、巢元方"则其府也"作"其病作"。

❶ 发：《广雅·释诂三》："发，开也。"

❷ 邪气：《太素》卷二十五《疟解》《甲乙经》卷七第五、《病源》卷十一《疟病候》邪下并无"气"字。

❸ 入：《太素》卷二十五《疟解》"入"上有"邪"字。

❹ 其气之发也：《病源》卷十一《疟病候》无此五字。

❺ 不当风府：谓没有遇到风府。《国语·晋语》韦注："当，值也。"

❻ 其日作者：《病源》卷十一《疟病候》无此四字。

❼ 气至："气"指卫气。张介宾曰："气至者，卫气之至也。"

❽ 此邪气客于头项……则病作故：《病源》卷十一《疟病候》无此八十八字，与林校合。喜多村直宽曰："案此邪气以下八十八字，《太素》所无，疑王氏补文，盖帝以不当风府为问，而伯以风无常府答之，似文义顺承。"

❾ 风无常府：谓风之所袭无固定部位。"府"此指风邪留舍之处。

❿ 发：《病源》卷十一《疟病候》作"应"。

⓫ 合：明绿格抄本、《太素》卷二十五《疟解》、《甲乙经》卷七第五、《病源》卷十一《疟病候》并作"舍"。

⓬ 府也：《甲乙经》卷七第五、《病源》卷十一《疟病候》并作"病作"。

帝曰：善。夫风之与疟也，相似同类❶，而风独常在，疟得❷有时而休者何也？风疟皆有盛衰，故云相似同类。岐伯曰：风气❸留其处，故常在❹；疟气随经络沉以内薄，新校正云：按《甲乙经》作"次以内传"。故卫气应乃作。留，谓留止。随，谓随从。

❶ 夫风之与疟也，相似同类："似"《灵枢·岁露》、《病源》卷十一《疟病候》、《外台》卷五《疗疟方》并作"与"。按：《广雅·释言》："与，如也。""如""似"同义。疟生于风，风与疟皆有寒热症状，故言相似同类。

❷ 得：《病源》卷十一《疟病候》作"特"。按："特"有"乃"义。

❸ 气：《甲乙经》卷七第五"气"下有"常"字。

❹ 故常在：《病源》卷十一《疟病候》、《外台》卷十一引并无此三字。

帝曰：疟先寒而后热者何也？岐伯曰：夏伤于大❶暑，其❷汗大出，腠理开发，因遇夏气凄沧之水寒❸，新校正云：按《甲乙经》《太素》"水寒"作"小寒迫之"。藏于腠理❹皮肤之中，秋伤于风，则病成❺矣。暑为阳气，中风者阳气受之，故秋伤于风，则病成矣。夫寒者阴气❻也，风者阳气也，先伤于寒而后伤于风，故先寒而后热也，病以时作，名曰寒疟。露形触冒，则风寒伤之。帝曰：先热而后寒者何也？岐伯曰：此❼先伤于风，而后伤于寒，故先热而后寒也，亦以时作，名曰温疟。以其先热，故谓之温。其但热而不寒者，阴气先❽绝，阳气独发，则少气烦冤，手足热而欲呕，名曰瘅疟。瘅，热也，极热为之也。

❶大：《病源》卷十一《疟病候》无"大"字。

❷其：《太素》卷二十五《三疟》、《甲乙经》卷七第五、《病源》卷十一《疟病候》并无"其"字。

❸因遇夏气凄沧之水寒：《太素》卷二十五《三疟》"夏"下无"气"字。于鬯曰："水是小字之误，林校引《甲乙经》《太素》作小寒迫之可证。迫之二字，或不必补。"本书《气交变大论》王注："凄沧，薄寒也。"

❹腠理：按："腠理"二字疑衍。前文一云"藏于皮肤"，再云"舍于皮肤"，均未及"腠理"。《太平圣惠方》卷五十二《疟病论》引亦无"腠理"二字，是可证。

❺成：《太素》卷二十五《三疟》作"盛"。按："成"与"盛"通。《周礼·考工记·匠人》郑注："盛之言成也。"

❻阴气：《太平圣惠方》卷五十二《疟病论》"阴"下无"气"字，下文"风者阳气也"句，"阳"下亦无"气"字。

❼此：《医心方》卷十四第十三引无"此"字。

❽先：《太素》卷二十五《三疟》无"先"字。《三因方》卷六《疟叙论》引"先"作"孤"。

帝曰：夫❶经言有余者泻之，不足者补之。今热为有余，寒为不足。夫疟者之寒，汤火不能温也，及其热，冰水不能寒也，此皆有余不足之类。当此之时，良工不能止，必须其自衰❷乃刺之，其故何也？愿闻其说。言何暇不早使其盛极而自止乎？岐伯曰：经言❸无刺熇熇之热，新校正云：按全元起本及《太素》"热"作"气"。无刺浑浑之脉，无刺漉漉❹之汗，故❺为其病逆，未可治也。熇熇，盛热也。浑浑，言无端绪也。漉漉，言汗大出也。夫疟之始发也，阳气❻并于阴，当是之时，阳虚而阴盛❼，外无气❽，故先寒栗也。阴气逆极，则复出之阳，阳与阴复并于外，则阴虚而阳实，故先❾热而渴。阴盛则胃寒，故先寒战栗。阳盛则胃热，故先热欲饮也。夫疟气者❿，并于阳则阳胜，并于阴则阴胜，阴胜则寒，阳胜则热。疟者，风寒之气不常也，病极则复。复，谓复旧也。言其气发至极，还复如旧。至⓫新校正云：按《甲乙经》作"疟者，风寒之暴气不常，病极则复至。"全元起本及《太素》作"疟，风寒气也，不常，病极则复至。""至"字连上句，与王氏之意异。病之发也，如火之热⓬，如风雨不可当也。以其盛炽，故不可当也。故经言曰：方其盛时必毁⓭，新校正云：按《太素》云："勿敢必毁。"因其衰也，事必大昌。此之谓也。方，正也。正盛泻之，或伤真气，故必毁。病气衰已，补其经气，则邪气弭退，正气安平，故必大昌也。夫疟之未发也，阴未并阳，阳未并阴，因而调之，真气得安，邪气乃亡⓮，所泻必中，所补必当，故真气得安，邪气乃亡也。故工不能治其已发，为其气逆也。真气浸息，邪气大行，真不胜邪，是为逆也。

❶夫：周本无"夫"字。

❷必须其自衰：《甲乙经》卷七第五"须"作"待"。《太素》卷二十五《三疟》"其"下有"时"字。

❸经言：张介宾：指《灵枢·逆顺》。

❹漉漉（lùlù 鹿鹿）：汗大出的样子。《说文系传·水部》："漉，水下貌也。"作汗出解，乃此义所引申。

❺故：明抄本、《甲乙经》卷七第五并无"故"字。

⑥ 阳气："气"字疑衍。以下文"阴未并阳，阳未并阴"句律之可证。

⑦ 阳虚而阴盛：《素问玄机原病式·热》引"盛"作"实"。按：作"实"是，与下"阴虚而阳实"对文。

⑧ 气：《素问玄机原病式·热》引"气"上有"阳"字。

⑨ 先：《太素》卷二十五《三疟》无"先"字。

⑩ 疟气者：《甲乙经》卷七第五"疟"下无"气者"二字。

⑪ 至：《汉书·东方朔传》颜注："至，实也。""实"有"是"义。"至病之发也"犹云是病之发也。

⑫ 如火之热：孙鼎宜曰："热当作爇，形误。如火爇，谓其热时；如风雨，谓其寒时。"《说文·火部》："爇，烧也。"

⑬ 必毁：《太素》卷二十五《三疟》"必毁"上有"勿敢"二字。《灵枢·逆顺》作"勿敢毁伤"。

⑭ 亡：《太素》卷二十五《三疟》作"已"。

帝曰：善。攻❶之奈何？早晏何如？岐伯曰：疟之且❷发也，阴阳之且移也，必从四末始也❸，阳已伤，阴从之，故先其时坚束其处❹，令邪气不得入，阴气不得出，审候见之，在❺孙络盛坚而血者皆取之，此真❻往而未得并者也。言牢缚四支，令气各在其处，则邪所居处必自见之，既见之则刺出其血尔。往，犹去也。

新校正云：按《甲乙经》"真往"作"其往"，《太素》作"直往"。

❶ 攻：治疗之义。《周礼·疡医》郑注："攻，治也。"杨上善曰："疗疟之要，取之早晚何如也。"

❷ 且："将"也。见《吕氏春秋·音律》高注。高世栻曰："疟之将发未发也，阴阳之将移未移也。"

❸ 必从四末始也：杨上善曰："夫疟之作也，必内阴外阳相入相并相移乃作，四肢为阳，脏腑为阴，疟之将作，阳从四肢而入，阴从脏腑而出，二气交争，阴胜为寒，阳胜为热。"马莳曰："方疟之将发，阴阳将移，必从四末而移。四末者，手足之指也，四末为十二经井、荥、输、经、合之所行，故阴阳相移，必从此始。"

❹ 故先其时坚束其处：《甲乙经》卷七第五"故"下有"气未并"三字。杨上善曰："疗之二气未并之前，以绳坚束四肢病所来处，使二气不得相通，必邪

见孙络，皆刺去血，此为要道也。"《千金方》卷十第六曰："先其时一食顷，用细左索坚束其手足十指，令邪气不得入，阴气不得出，过时乃解。"

❺ 在：《尔雅·释诂》："在，察也。"

❻ 真：傅青主曰："真字讹。"

　　帝曰：疟不发，其应❶何如？岐伯曰：疟气❷者，必更盛更虚，当❸气之所在也，病在阳，则热而脉躁；在阴，则寒而脉静；<small>阴静阳躁，故脉亦随之。</small>极则阴阳俱衰，卫气相离❹，故病得❺休；卫气集❹，则复病也。<small>相薄至极，物极❻则反，故极则阴阳俱衰。</small>

❶ 应：此指疟不发作时脉证的表现。

❷ 疟气：《甲乙经》卷七第五"疟"下无"气"字。

❸ 当：《太素》卷二十五《三疟》、《甲乙经》卷七第五并作"随"。

❹ 卫气相离　卫气集：姚止庵曰："相离者，谓卫气日夜一周，而邪气或深入于脏腑，故有时相离也。集谓邪气复与卫气合也。"

❺ 得：明抄本作"乃"。

❻ 物极：《素问校讹》引古抄本无此二字。

　　帝曰：时有间二日❶或至数日发，或渴或不渴，其故何也？岐伯曰：其间日者，邪气与卫气客❷于六腑❸，而有时相失，不能相得，故休数日乃作❹也。<small>气不相会，故数日不能发也。</small>疟者，阴阳更胜也，或甚或不甚，故或渴或不渴。<small>阳胜阴甚则渴，阳胜阴不甚则不渴也。胜，谓强盛于彼之气也。</small>

❶ 间二日：谓三日一发。

❷ 客：似应作"舍"。《诗经·大雅·公刘》笺、释文"客本作舍。"前文云："邪气客于风府，卫气一日一夜，大会于风府"是为共舍。张介宾谓"客，犹言会也。"其义本于王注，但于字书无据。

❸ 六腑：丹波元简曰："考上文并无客于六腑之说，疑是风府之讹。"

❹ 作：《甲乙经》卷七第五作"发"。

帝曰：论❶言夏伤于暑，秋必病疟。新校正云：按《生气通天论》并《阴阳应象大论》二论俱云"夏伤于暑，秋必痎疟。"今疟不必应者何也？言不必皆然。岐伯曰：此应四时者也。其病异形者，反四时也❷。其以秋病者寒甚❸，秋气清凉，阳气下降，热藏肌肉，故寒甚也。以冬病者寒不甚❹，冬气严冽，阳气伏藏，不与寒争，故寒不甚。以春病者恶风，春气温和，阳气外泄，内❺腠开发，故恶于风。以夏病者多汗。夏气暑热，津液充盈，外泄皮肤，故多汗也。

❶ 论：指古经之别论。虽《生气通天论》《阴阳应象大论》同有夏伤于暑，秋必病疟语，亦岐伯、黄帝引古经论之文耳。

❷ 其病异形者，反四时也：张介宾曰："夏伤于暑，秋必病疟，此应四时者也。其于春夏冬而病疟者，则病形多异，正以四时之气，寒热各有相反，皆能为疟也。"

❸ 以秋病者寒甚：杨上善曰："秋三月时，阴气得胜，故热少寒甚也。"

❹ 以冬病者寒不甚：杨上善曰："冬三月时，阳生阴衰，故热多寒少也。"

❺ 内：周本、守校本并作"肉"。

帝曰：夫病❶温疟与寒疟而皆❷安舍？舍于何脏？安，何也。舍，居止也。脏，谓五神脏也。岐伯曰：温疟者，得之冬中于风❸，寒气藏于骨髓之中，至春则阳气大发，邪❹气不能自出，因遇大暑，脑髓烁❺，肌肉消❻，腠理发泄，或❼有所用力，邪气与汗皆出，此病藏于肾❽，其气先从内出之❾于外也。肾主于冬，冬主骨髓，脑为髓海，上下相应，厥热上熏，故脑髓销烁，销烁则热气外薄，故肌肉减削，而病藏于肾也。如是者，阴虚而阳盛，阳盛则热矣，阴虚谓肾脏气虚，阳盛谓膀胱太阳气盛。衰则气复反入❿，入则阳虚，阳虚则⓫寒矣，故先热而后寒，名曰温疟。衰，谓病衰退也。复反入，谓入肾阴脉中。

❶ 病：《太素》卷二十五《三疟》无"病"字。

❷ 而皆:《太素》卷二十五《三疟》作"各"。

❸ 温疟者,得之冬中于风:胡本、读本、赵本、吴文、朝本、藏本、熊本、黄本并无"者"字。《甲乙经》卷七第五、《病源》卷十一《温疟候》风"下并有"寒"字。孙鼎宜曰:"前言夏伤于暑,复言秋伤于风。此又言冬中于风,春遇大暑。足见疟者,因暑风寒湿数气凑合所成,不能拘拘于一时也,又非先受一气,至数气合始成病,而前此则了如平人。前人多误解。"

❹ 邪:《甲乙经》卷七第五作"寒"。何梦瑶曰:"邪上当有若字。"

❺ 脑髓烁:《太素》卷二十五《三疟》"烁"作"铄",义同。此谓暑热上熏,使脑髓受到消耗。《庄子胠箧》《释文》引崔注:"烁,消也。"

❻ 消:《病源》卷十一《温病候》"消"下有"释"字。"消释"与下"发泄"相对。《礼记·月令》:"冰冻消释",此则以"消释"喻人剥瘦如冰之消释。

❼ 或:《太素》卷二十五《三疟》、《病源》卷十一《温疟候》并作"因"。

❽ 病藏于肾:《千金要方》卷十《温疟》病"下有"邪气先"三字。马莳曰:"肾主于冬,冬时藏邪,由风府下行于伏膂之脉,故曰肾脏之也。"

❾ 之:《太平圣惠方》卷五十二《疟病论》引无"之"字。

❿ 衰则气复反入:姚止庵曰:"衰者,盛极而变也,与前病极、逆极同意。王注作病衰退解,是疟已愈,不当更言阳虚则寒矣。"

⓫ 则:《外台》卷五引"则"下有"复"字。

帝曰:瘅疟何如? 岐伯曰:瘅疟者,肺素❶有热,气盛于身❷,厥逆上冲❸,中❹气实而不外泄,因有所用力,腠理开,风寒舍于皮肤之内、分肉之间而发,发则阳气盛,阳气盛而不衰则病矣。其气不及于阴❺,新校正云:按全元起本及《太素》作"不反之阴"。巢元方作"不及之阴"。故但热而不寒,气❻内藏于心❼,而外舍于分肉之间,令人消烁脱❽肉,故命曰瘅疟。帝曰:善。

❶ 素:杨上善曰:"素,先也。"

❷ 气盛于身:肺主周身之气,肺热则肺气实,故气盛于身。

❸ 厥逆上冲:《太素》卷二十五《三疟》"上"下无"冲"字。《甲乙经》卷七第五、《外台》卷五引并作"厥气逆上。"

❹ 中:《太平圣惠方》卷五十二《疟病论》引无"中"字。

❺ 其气不及于阴:《甲乙经》卷七第五作"不反之阴",与林校引全本合。

喜多村直宽曰："其气指疟而言。"

❻气:《金匮要略·疟病脉证并治第四》、《千金要方》卷十第六"气"上并有"邪"字。

❼心:《卫生宝鉴》卷十六《瘅疟治验》作"里"。

❽脱:明抄本、《金匮要略·疟病脉证并治第四》、《病源》卷十一《瘅疟候》并作"肌"。

刺疟篇第三十六

新校正云：按全元起本在第六卷。

提要： 本篇主要论述治疗疟疾的针刺方法。

足太阳之疟，令人腰痛头重，寒从背起，足太阳脉，从巅入络脑，还出别下项，循肩膊内，侠脊抵腰中；其支别者，从膊内左右别下贯胂，过髀枢。故令腰痛头重，寒从背起。新校正云：按《三部九候论》注"贯胂"作"贯臀"。《刺腰痛》注亦作"贯臀"。《厥论》注作"贯胂"。《甲乙经》作"贯胂"。先寒后热，熇熇暍暍❶然，熇熇，甚热状。暍暍，亦热盛也。太阳不足，故先寒，寒极则生热，故后热也。热止汗出，难已，热生是为气虚，热止则为气复，气复而汗反出，此为邪气盛而真不胜，故难已。新校正云：按全元起本并《甲乙经》《太素》巢元方并作"先寒后热渴，渴止汗出。与此文异。刺❷郄中出血。太阳之郄，是谓金门。金门在足外踝下，一名曰关梁，阳维所别属也，刺可入同身寸之三分，若灸者可灸三壮。《黄帝中诰图经》云："委中主之。"则古法以委中为郄中也。委中在腘中央约文中动脉，足太阳脉之所入也，刺可入同身寸之五分，留七呼，若灸者，可灸三壮。新校正云：详刺"郄中"《甲乙经》作"腘中"。今王氏两注之，当以"腘中"为正。

❶ 暍暍：《广韵·十月》："暍，伤热。"

❷ 刺：《太素》卷二十五《十二疟》"刺"上有"日"字。《甲乙经》卷七第五"刺"上有"间日作"三字。

足少阳之疟，令人身体解㑊❶，身体解㑊，次如下句：寒不甚，热不甚❷，阳气未盛，故令其然。恶见人，见人心惕惕❸然，胆与肝合，肝虚则恐❹，邪薄其气，故恶见人，见人心惕惕然也。热多汗出甚，邪盛则热多，中风故汗出。刺足少阳❺。侠溪主之。侠溪在足小指次指歧骨间本前陷者中，少阳之荥，刺可入同身寸之三分，留三呼，若灸者可灸三壮。

❶ 解㑊（xièyì 懈亦）："㑊"《病源》卷十一《疟病候》作"倦"。《说文·人部》："佅，惰也。"段注："医经解㑊之㑊，当作此字。"杨上善曰："足少阳脉羁终身之肢节，故此脉病身体解㑊。"

❷ 热不甚：《甲乙经》卷七第五无此三字。

❸ 惕惕：恐惧貌。见《国语·周语》韦注。

❹ 恐：胡本、元残二并作"其"。

❺ 刺足少阳：杨上善曰："可取足少阳风池、丘墟等穴也。当与王注互参。

足阳明之疟，令人先寒，洒淅洒淅❶，寒甚久乃热，热去汗出❷，喜见日月光火气，乃快然❸，阳虚则外先寒，阳虚极则复盛，故寒甚久乃热也。热去汗已，阴又内强，阳不胜阴，故喜见日月光火气乃快然也。刺足阳明跗上❹，冲阳穴也。在足跗上同身寸之五寸骨间动脉，上去陷谷同身寸之三寸，阳明之原，刺可入同身寸之三分，留十呼，若灸者可灸三壮。

❶ 洒淅（xiǎnxī 显希）洒淅：《圣济总录》卷三十六、卷一百九十二、《医垒元戎》卷五引"洒淅"下并不叠"洒淅"二字。所遗"洒淅"二字连下读，作"洒淅寒甚"。"洒淅"双声，寒貌。

❷ 出：据王注"出"应作"已"。

❸ 令人先寒……乃快然：《病源》卷十一《疟病候》"日"下无"月"字。张琦曰："此与少阴错简，当在足少阴其病难已之上。阴病多寒，喜见日月光火气者，阳虚故也。"按：张说是。本书《阳明脉解篇》：足阳明之脉，病恶人与火。"此云"喜见日月光火气"，未免相忤。前后比勘，此似应作"令人呕吐甚，多寒热，热多寒少，欲闭户牖而处。"

❹ 跗上：《甲乙经》卷七第五"跗上"下有"及调冲阳"四字。

足太阴之疟，令人不乐，好大息❶，心气流于肺则喜，令脾脏受病，心母救之，火气下入于脾，不上行于肺。又太阴脉支别者，复从胃上膈注心中。故令人不乐好大息也。不嗜食，多寒热汗出，脾主化谷，营助四旁，今邪薄之，诸脏元❷禀，土寄四季，王则邪气交争，故不嗜食，多寒热而汗出。新校正云：按《甲乙经》云："多寒少热"。病至则善❸呕，呕已乃衰，足太阴脉，入腹属脾络胃，上膈侠咽。故病气来至则呕，呕已乃衰退也。即取之❹。待病衰去，即而取之，其言衰即取之井俞及公孙也。公孙在足大指本节后同身寸之一寸，太阴络也，刺可入同身寸之四分，留七呼，若灸者可灸三壮。

❶ 令人不乐，好大息："大"读曰"太"。吴崑曰："脾脉病则不运，不运则膻中之气不化，故不乐。气塞于膻中，必嘘出之而后利，故好太息。"

❷ 元：胡本、元残二并作"无"。

❸ 善：《圣济总录》卷三十六引无"善"字。

❹ 取之：《甲乙经》卷七第五"之"下有"足太阴"三字。按：以各经律之，不应不详所刺，应据《甲乙经》补。王注"取之井俞"，其"井"者指隐白，"俞"者指太白。

足少阴之疟，令人呕吐甚，多寒热，热多寒少，足少阴脉，贯肝膈入肺中，循喉咙。故呕吐甚，多寒热也。肾为阴脏，阴气生寒，今阴气不足，故热多寒少。新校正云：按《甲乙经》云："呕吐甚，多寒少热。"欲闭户牖而处❶，其病难已❷。胃阳明脉，病欲独闭户牖而处，今谓胃土病证，反见肾水之中，土刑于水，故其病难已也。太钟、太溪悉主之。太钟在足内踝后街中，少阴络也，刺可入同身寸之二分，留七呼，若灸者，可灸三壮。太溪在足内踝后跟骨上动脉陷者中，少阴俞也，刺可入同身寸之三分，留七呼，若灸者，可灸三壮也。新校正云：按《甲乙经》云："其病难已，取太溪。"又按"太钟穴"《甲乙经》作"跟后冲中"，《刺痛篇》注作"跟后街中动脉"，《水穴》注云在内踝后，此注云内踝后街中，诸注不同，当以《甲乙经》为正。

❶ 令人呕吐甚……欲闭户牖而处:《外台》卷五、《医垒元戎》卷五引"人"下并有"闷"字。张琦曰:"此阳明疟脱文也。胃逆则呕吐,阳盛故热多,阳明病恶人与火,故欲闭户牖而处。"按:张说是,此与阳明疟误窜错简。《灵枢·经脉》:"足阳明之脉,是动则病,独户塞牖而处。"何能移属少阴?此应作"足少阴之疟,令人先寒,洒淅寒甚,久乃热,热去汗已,喜见日光火气乃快然。"

❷ 其病难已:疑"已"下疑脱"刺足少阴"四字。核王注例,如"刺足少阳"注云"侠溪主之","刺手太阴阳明"注云"列缺主之",此注云"太钟太溪悉主之",是王所据本有"刺足少阴"四字。张介宾曰:"肾为至阴之脏,而邪居之,故病深难已。"

足厥阴之疟,令人腰痛少腹满,小便不利,如癃状❶**,非癃也**❷**,数便**❸**,意恐惧,气不足,腹中悒悒**❹,足厥阴脉,循股阴入毛中,环阴器抵少腹,故病如是。癃,谓不得小便也。悒悒,不畅之貌。新校正云:按《甲乙经》"数便意"三字作"数噫"二字。**刺足厥阴**❺。太冲主之,在足大指本节后同身寸之二寸陷者中,厥阴俞也,刺可入同身寸之三分,留十呼。若灸者,可灸三壮也。新校正云:按《刺腰痛篇》注云:在本节后内间动脉应手。

❶ 如癃状:四库本"癃"作"是"。《图经》卷五《太冲》条引作"状如淋"。按:"淋"古作"痳"。《释名释疾病》:"痳,懔也,小便难,懔懔然也。"杨上善曰:"癃,淋也,小便不利如淋也。"得其旨矣。

❷ 非癃也:此三字疑系"如癃状"注文误入正文。

❸ 数便:《太素》卷二十五《十二疟》、《病源》卷十一《疟病候》、《外台》卷五《五脏及胃疟方》并作"数小便"。

❹ 腹中悒悒:《太素》卷二十五《十二疟》"腹"作"肠"。"悒"作"邑"。森立之曰:"悒悒宜从《太素》。《本草经》桔梗,治腹满,肠鸣幽幽。幽幽、邑邑音义共同。邑邑者,谓水走阳间之声,其声小。"

❺ 刺足厥阴:杨上善曰:"可刺足厥阴五输、中封等穴也。"

肺疟者,令人心寒,寒甚热❶**,热间善惊**❷**,如有所见者**❸**刺手太阴阳明。**列缺主之。列缺在手腕后同身寸之一寸半,手太阴络也,刺可入同身寸之三分，留三呼，若灸者，可灸五壮。阳明穴，合谷主之。合谷在手大指次指歧骨间，手阳明脉之所过也，刺可入同身寸之三分，留六呼，若灸者，可灸三壮。

❶ 寒甚热：《千金要方》卷十第六"寒甚"下有"则发"二字。

❷ 热间善惊：《千金要方》卷十第六"热间"下有"则"字。

❸ 如有所见者：《太素》卷二十五《十二疟》、《千金翼方》卷十八第二并无"所"字。张介宾曰："肺者心之盖也，以寒邪而乘所不胜，故肺疟者令人心寒。寒甚复热而心气受伤，故善惊如有所见。"

心疟❶者，令人烦心❷甚，欲得❸清水❹，反寒多，不甚热❺，刺手少阴❻。 神门主之。神门在掌后锐骨之端陷者中，手少阴俞也。刺可入同身寸之三分，留七呼，若灸者，可灸三壮。新校正云：按《太素》云："欲得清水及寒多，寒不甚热甚也。"

❶ 心疟：按：此五脏疟，谓邪气迫近于五脏之部位，非谓邪入脏中。与前文足太阳之疟，邪在经者不同。

❷ 烦心：与心烦同，谓心中烦热闷乱。

❸ 得：《千金要方》卷十第六、《外台》卷五引并作"饮"。

❹ 清水：谓冷水。

❺ 反寒多，不甚热：《甲乙经》卷七第五无"反"字。姚止庵曰："火内炽则外转寒，故不甚热而多寒。"

❻ 刺手少阴：杨上善曰："疗在手少阴少海之穴也。"

肝疟者，令人色苍苍❶然，太息❷，其❸状若死者，刺足厥阴见血。 中封主之。中封在足内踝前同身寸之一寸半陷者中，仰足而取之，伸足乃得之，足厥阴经也，刺出血止，常刺者可入同身寸之四分，留七呼，若灸者可灸三壮。

❶ 苍苍：《广雅·释器》："苍，青也。"

❷ 太息：《甲乙经》卷七第五无此二字。但《外台》卷三十九引《甲乙经》则有之。《千金要方》卷十第六作"气息喘闷，战掉。"

❸ 其:《病源》卷十一《疟病候》作"甚"，属上读。

脾疟者，令人寒❶，腹中痛，热则肠中❷鸣，鸣已❸汗出，刺足太阴❹。商丘主之。商丘在足内踝下微前陷者中，足太阴经也。刺可入同身寸之三分，留七呼，若灸者可灸三壮。

❶ 寒:《甲乙经》卷七第五、《千金要方》卷十第六、《千金翼方》卷十八第二、《外台》卷五引"寒"上并有"病"字。

❷ 中: 疑上衍。《医垒元戎》卷五引无"中"字。

❸ 鸣已:《千金要方》卷十第六无此二字。

❹ 刺足太阴: 杨上善曰:"可取脾之经脉大都、公孙、商丘等穴也。"

肾疟者，令人洒洒❶然，腰脊痛，宛转❷，大便难，目眴眴然❸，手足寒，刺足太阳少阴❹。太钟主之。取如前足少阴疟中法。

❶ 洒洒:《甲乙经》卷七第五、《千金要方》卷十第六、《千金翼方》卷十八第二、《外台》卷五引并作"凄凄"，义同。"洒洒"寒貌。见本书《诊要经终论》王注。

❷ 宛转:"宛转"上脱"不能"二字，应据《医垒元戎》卷五引补，文义始明。"宛转"即"辗转"，"宛""辗"叠韵。"辗转"同义复词。《说文·尸部》:"辗，转也。"《诗经·小雅·祈父》郑笺:"转，移也。""不能宛转"犹云腰脊痛难于转动也。

❸ 目眴眴然:《太素》卷二十五《十二疟》"眴眴"作"询询"。《病源》卷十一《疟病候》"目"下有"眩"字。"眴"为"旬"字重文。《说文·目部》:"旬，目摇也。"以"眴眴"喻目眩之状。《太素》作"询"，或从"旬"声假借。杨注谓"询，请也"。就字为说，误。

❹ 刺足太阳少阴: 姚止庵曰:"本篇论疟诸证，前后殊别，病本多端，其不同宜也。乃王氏之注穴俞刺灸，亦皆差别，其相同者，惟此肾疟一则而已。详求其义，差别者是，则相同者非，盖后证既与前异，则穴俞自应不同，何得仍如前法也。"

胃疟者，令人且病也❶，善饥而不能食，食而❷支满腹大，胃热脾虚，故善饥而不能食，食而支满腹大也。是以下文兼刺太阴。新校正云：按《太素》"且病"作"疽病"。**刺足阳明太阴横脉❸出血。**厉兑、解溪、三里主之。厉兑在足大指次指之端，去爪甲如韭菜，阳明井也。刺可入同身寸之一分，留一呼，若灸者可灸一壮。解溪在冲阳后同身寸之三寸半腕上陷者中，阳明经也。刺可入同身寸之五分，留五呼，若灸者可灸三壮。三里在膝下同身寸之三寸，骨外廉两筋肉分间，阳明合也。刺可入同身寸之一寸，留七呼，若灸者可灸三壮。然足阳明取此三穴，足太阴刺其横脉出血也。横脉，谓足内踝前斜过大脉，则太阴之经脉也。新校正云：详解溪在冲阳后三寸半。按《甲乙经》一寸半，《气穴论》注二寸半。

❶且病也：《甲乙经》卷七第五作"且病寒"。《太素》卷二十五《三疟》"且"作"疽"。《千金要方》卷十第六、《圣济总录》卷三十六引并作"旦"。按：作"旦"是。"旦"为"疽"之古字，"且"为"旦"之误字。杨上善曰："疽，内热病也。胃受饮食，饮食非理，致有寒热，故胃有疟也。"

❷食而：《千金翼方》卷十八第二无此二字。

❸横脉：张介宾曰："即商丘穴。"

疟发❶，身方热，刺跗上动脉❷，则❸阳明之脉也。开其空❹出其❺血，立寒。阳明之脉，多血多气，热盛气壮，故出其血而立可寒也。**疟方欲寒❻，刺手阳明太阴、足阳明太阴❼。**亦谓开穴而出其血也，当随井俞而刺之也。

❶疟发：《太素》卷二十五《十二疟》"疟"下有"以"字。

❷刺跗上动脉：谓刺冲阳穴。"跗"是足背。

❸则：守校本作"刺"。

❹开其空：杨上善曰："开空者，摇大其穴也。"

❺其：《甲乙经》卷七第五无"其"字。

❻疟方欲寒：谓未发战栗之前。

❼刺手阳明太阴、足阳明太阴：杨上善曰："手阳明脉商阳、三间、合谷、阳溪、偏历、温溜、五里等。足阳明神庭、开明、天枢、解溪、冲阳、陷谷、厉兑等。手太阴列缺、太泉、少商。足太阴大都、公孙、商丘等穴。"按："陷

谷"无治疟之记载。"开明"一穴，未详何处。

疟脉满大急，刺背俞❶，用中针❷，旁伍胠俞❸各一，适肥瘦出其❹血也。瘦者浅刺少出血，肥者深刺多出血。背俞，谓大杼。五胠俞，谓譩嘻❺。疟脉小实急，灸胫少阴❻，刺指井。灸胫少阴，是谓复溜。复溜在内踝上同身寸之二寸陷者中，足少阴经也，刺可入同身寸之三分，留三呼，若灸者可灸五壮。刺指井，谓刺至阴。至阴在足小指外侧去爪甲角如韭叶，足太阳井也，刺可入同身寸之一分，留五呼，若灸者可灸三壮。疟脉满大急，刺背俞，用五胠俞背俞各一，适行至于血也。谓调适肥瘦，穴❼度深浅，循《三备法》而行针，令至于血脉也。背俞，谓大杼。五胠俞，谓譩嘻主之。新校正云：详此条从"疟脉满大"至此注终，文注共五十五字，当从删削。经文与次前经文重复，王氏随而注之，别无义例，不若士安之精审，不复出也。疟脉缓大虚，便宜用药❽，不宜用针。缓者中风，大为气实，虚者血虚，血虚气实，风又攻之，故宜药治以遣其邪，不宜针泻而出血也。凡治疟❾先发如食顷❿乃可以治，过之则失时也。先其发时，真邪异居，波陇不起，故可治。过时则真邪相合，攻之则反伤真气，故曰失时。新校正云：详从前"疟脉满大"至此，全元起本在第四卷中，王氏移续于此也。

❶ 背俞：张介宾曰："背为诸阳所出，故当刺之，即五胠俞也。胠者，胁也，一曰旁开也。《水热穴论》曰：五脏俞旁五，以泻五脏之热。即此谓也。盖此五者，乃五脏俞旁之穴，以其旁开近胁，故曰旁五胠俞，即魄户、神堂、魂门、意舍、志室也。"

❷ 中针：森立之曰："中针者，谓铍针也，在九针中之第五等，故曰中针。"

❸ 旁伍胠俞："伍"应依王注作"五"。"五"古之金文作"三二"。与"伍"义别。《太素》杨注则依"伍"为释，不以为数，"伍"为参杂之意，此犹云，刺背输，而参杂近胠之穴，故杨曰："两胁下胠中之输有疗疟者，左右各一取之也。"

❹ 其：《甲乙经》卷七第五无"其"字。

❺讆嘻：四库本"讆嘻"下有"主之"二字。

❻灸胻少阴：张志聪曰："当灸少阴胻下之太溪。"

❼穴：四库本作"调"。

❽便宜用药：胡本、读本、元残二、赵本、吴本、朝本、藏本"便"下并无"宜"字。"便"有"即"义，"便用药"即"就用药"。病疟脉缓大虚，是气血两虚，故不宜针刺再伤气血，而应取所宜之药以补之。《灵枢·脉度》："盛者泻之，虚者饮药以补之。"与此义同。

❾疟：《太素》卷三十《刺疟度》"疟"下有"者"字。

❿食顷：约一餐之时间。"顷"，少时也。见《庄子·秋水》成玄英疏。按：此于未发前用针，即截疟之意。

　　诸疟而脉不见，刺十指间出血❶，血去必已，先视身之赤如小豆者尽取之❷。十二疟❸者，其发各不同时，察其病形，以知其何脉之病也。随其形证，而病脉可知。先其❹发时如食顷而刺之，一刺则衰，二刺则知，三刺则已❺，不已，刺舌下两脉出血，释具下文。不已，刺郄中盛经❻出血，又刺项已下侠脊者必已。并足太阳之脉气也。郄中，则委中也。侠脊者，谓大杼、风门热府穴也。大杼在项第一椎下两旁，相去各同身寸之一寸半陷者中，刺可入同身寸之三分，留七呼，若灸者可灸五壮。风门热府在第二椎下两旁各同身寸之一寸半，刺可入同身寸之五分，留七呼，若灸者可灸五壮。新校正云：详大杼穴灸"五壮"，按《甲乙经》作"七壮"，《气穴论》注作"七壮"，《刺热论》及《热穴》注并作"五壮"。**舌下两脉者，廉泉也❼。**廉泉，穴名。在颔下结喉上舌本下，阴维任脉之会，刺可入同身寸之三分，留三呼，若灸者可灸三壮。

❶诸疟而脉不见，刺十指间出血：《甲乙经》卷七第五"而"作"如"。《太素》卷二十五《十二疟》《圣济总录》卷一百九十二引"见"下并有"者"字。森立之曰："此云脉不见，热厥之尤甚者也，故用指间针法，若是虚证无脉者，非此例也。身中发赤，亦是热厥之证也。"

❷先视身之赤如小豆者尽取之：疟疾热盛，逼迫营血，从肌肤外发，故见紫赤斑如小豆。治之，可于紫赤处刺之出血。"取"作"刺"解。

❸ 十二疟：指上文六经疟、五脏疟和胃疟。

❹ 其：《太素》卷二十五《十二疟》"其"下有"病"字。

❺ 一刺则衰，二刺则知，三刺则已：杨上善曰："一刺病衰，病人未觉有愈；二刺知愈，其病未尽；三刺病气都尽也。"于鬯曰："知当训愈。《方言·陈楚篇》云：知，愈也。上文云：一刺则衰谓疟衰也；下文云：三刺则已谓疟已也；则愈者，谓疟愈也。愈在衰、已之间，则愈于疟衰，而疟犹未能已之谓也。故知与已有别。"

❻ 郄中盛经：指委中，为足太阳之盛经，谓血气盛于此也。

❼ 舌下两脉者，廉泉也：此指足少阴廉泉。《灵枢·卫气》："足少阴之本，在内踝下上三寸中，标在背腧与舌下两脉也。"足少阴廉泉，在人迎前陷中动脉前，是曰舌本，左右二也。见本书《气府论》"足少阴舌下各一"王注。与任脉廉泉异。针灸各书谓之金津、玉液。

刺疟者，必先问其病之所先发者，先刺之。先头痛及重者，先刺头上 ❶ 及两额两眉间 ❷ 出血。头上，谓上星、百会。两额，谓悬颅。两眉间，谓攒竹等穴也。先项背痛者，先刺之。项，风池、风府主之。背，大杼、神道主之。先腰脊痛者，先刺郄中出血。先手臂痛者，先刺手少阴阳明十指间。新校正云：按别本作"手阴阳"，全本亦作"手阴阳"。先足胫酸痛者，先刺足阳明 ❸ 十指间出血。各以邪居之所而脱泻之。

❶ 先刺头上：杨上善曰："先取督脉神庭、上星、囟会、百会等穴。"

❷ 两额两眉间：《太素》卷二十五《十二疟》"额"作"颔"。杨上善曰："两颔眉间，取络出血。"按：两额眉间，《甲乙经》中无主疟穴。王注以为悬颅、攒竹等穴，盖与上星、神庭等同在督脉上中行取之也。杨不正言穴处，似是。

❸ 足阳明：疑作"足阴阳"，与上"手阴阳"对文。手足十指并是十二经脉之井穴，如作"足阳明"，则仅指一经而言，何能云"刺十指间出血"？

风疟，疟发则汗出恶风，刺三阳经背俞之血者。三阳，太阳也。新校正云：按《甲乙经》云："足三阳"。胻酸痛甚 ❶，按之不可，名

曰胕髓病 ❷，以镵针针绝骨出血 ❸，立已。阳辅穴也。取如《气穴论》中府俞法。身体小痛，刺至阴 ❹。新校正云：按《甲乙经》无"至阴"二字。诸阴之井无出血，间日一刺。诸井皆在指端，足少阴并在足心宛宛中。疟不渴，间日而作，刺足太阳。新校正云：按《九卷》云："足阳明"。《太素》同。渴而间日作，刺足少阳。新校正云：按《九卷》云："手少阳"。《太素》同。温疟汗不出，为五十九刺 ❺。自胃疟下至此，寻《黄帝中诰图经》所主，或有不与此文同，应古之别法也。

❶ 痛甚：《甲乙经》卷七第五"痛"下无"甚"字。

❷ 胕髓病：吴本"胕"作"附"。高世栻曰："按之不可，痛在骨也，髓藏于骨，故名曰附髓病。"

❸ 针绝骨出血：丹波元简曰："考《四十五难》髓会绝骨，今邪伏而附于髓，故针髓会之绝骨，以祛其邪也。""绝骨"即悬钟穴，位于足外踝上三寸，动脉中。

❹ 刺至阴：《甲乙经》卷七第五"刺"下无"至阴"二字，"刺"字连下读。

❺ 五十九刺：即治热病的五十九俞。详见本书《刺热篇》及《水热穴论》。

气厥论篇第三十七

新校正云：按全元起本在第九卷，与《厥论》相并。

提要：本篇通过论述寒热相移的病变，说明了脏腑的内在联系。

黄帝问曰：五脏六腑，寒热相移❶者何？岐伯曰：肾移寒于肝❷，痈肿❸少气❹。肝藏血，然寒入则阳气不散，阳气不散，则血聚气涩，故为痈肿，又❺为少气也。新校正云：按全元起本云："肾移寒于脾"。元起注云："肾伤于寒而传于脾，脾主肉，寒生于肉则结为坚，坚化为脓，故为痈也。血伤气少，故曰少气。"《甲乙经》亦作"移寒于脾"。王因误本，遂解为肝，亦智者之一失也。脾移寒于肝，痈肿❻筋挛。脾脏主肉，肝脏主筋，肉温则筋舒，肉冷则筋急，故筋挛也。肉寒则卫气结聚，故为痈肿。肝移寒于心，狂隔中❼。心为阳脏，神处其中，寒薄之则神乱离，故狂也。阳气与寒相薄，故隔塞而中不通也。心移寒于肺，肺消❽，肺消者饮一溲二❾，死不治。心为阳脏，反受诸寒，寒气不消，乃移于肺，寒随心火内铄金精，金受火邪，故中消也。然肺脏消铄，气无所持，故令饮一而溲二也。金火相贼，故死不能治。肺移寒于肾，为涌水❿，涌水者，按腹不坚⓫，水气客于大肠，疾行则⓬鸣濯濯，如囊裹浆，水之病也⓭。肺藏气，肾主水，夫肺寒入肾，肾气有余，肾气有余则上奔于肺，故云涌水也。大肠为肺之府，然肺肾俱为寒薄，上下皆无所之，故水气客于大肠也。肾受凝寒，不能化液，大肠积水而不流通，故其疾行，则肠鸣而濯濯有声，如囊裹浆而为水病也。新校正云：按《甲乙经》水之病也"作"治主肺者"。

❶ 相移：转移。《广雅·释诂四》："移，转也。"

❷ 肝：明绿格抄本、《太素》卷二十六《寒热相移》并作"脾"，与林校合。

❸ 痈肿：《医垒元戎》卷十引"痈"上有"发为"二字。下"痈肿筋挛"句同。吴崑曰："痈者壅也，肾以寒水之气，反传所胜，侵侮脾土，故壅为浮肿，其义尤通。"

❹ 少气：脾脏受邪故少气。

❺ 又：周本无"又"字。

❻ 痈肿：肝主藏血，性喜疏泄，脾将寒气与肝，气血凝滞不通，故发为痈肿。

❼ 狂隔中：《太素》卷二十六《寒热相移》"隔"作"鬲"。姚止庵曰："木火内盛则病狂，狂者热病，寒亦何以致狂也？《六元正纪大论》曰：木郁达之，火郁发之。木火之性，喜发达而恶抑郁。肝受寒而传于心，木火之气，郁而不能遂其发达之性，于是神明乱而为狂也。"

❽ 肺消：《甲乙经》卷六第十、《圣济总录》卷三引、《内经拾遗方论》卷一引"肺消"上并有"为"字。

❾ 肺消者饮一溲二：尤怡曰："肺居上焦，而司气化，肺热则不肃，不肃则水不下，肺寒则气不化，不化则水不布，不特所饮之水，直趋而下，且并身中所有之津，尽从下趋之势，有降无升，生气乃息，故曰饮一溲二死不治。"

❿ 涌水：张介宾曰："涌水者，水自下而上，如泉之涌也。水者阴气也，其本在肾，其末在肺，肺移寒于肾，则阳气不化于下，阳气不化，则水泛为邪，而客于大肠，以大肠为肺之合也。"

⓫ 按腹不坚：《甲乙经》卷六第十"按"下有"其"字。《太素》卷二十六《寒热相移》"不"作"下"。

⓬ 则：《甲乙经》卷六第十作"肠"。

⓭ 水之病也：《太素》卷二十六《寒热相移》作"治主肺者"，与林校合。

脾移热于肝，则为惊衄。肝藏血，又主惊，故热薄之则惊而鼻中血出。**肝移热于心，则死。**两阳和合，火木相燔❶，故肝热入心，则当死也。《阴阳别论》曰："肝之心谓之生阳，生阳之属不过四日而死。"新校正云：按《阴阳别论》之文义与此殊，王氏不当引彼误文，附会此义。**心移热于肺，传为膈消❷。**心肺两❸间，中有斜膈膜，膈膜下际，内连于横膈膜，故心热入肺，久久❹传化，内为膈热消渴而多饮也。**肺移热于肾，传为柔痓❺**。柔，谓筋柔而无力。痓，谓骨痓而不随。气骨皆热，髓不内充，故骨痓强而不举，筋柔缓而无力也。**肾移热于脾，传为虚❻，肠澼死，不可治**。脾土制水，肾反移热以与之，是脾土不能制水而受病，故久久传为虚损也。肠澼死者，肾主下焦，象水而冷，今乃移热，是精气内消，下焦无主以守持，故肠澼除而气不禁止。**胞移热于膀胱，则癃溺血❼**。膀胱为津液之府，胞为受纳之司，故热入膀胱，胞中外热，阴络内溢，故不得小便而溺血也。《正理论》曰："热在下焦，则溺血。"此之谓也。**膀胱移热于小肠，隔肠❽不便，上为口糜❾**。小肠脉，络心，循咽下隔抵胃属小肠。故受热，以下令肠隔塞而不便，上则口生疮而糜烂也。糜，谓烂也。**小肠移热于大肠，为虙瘕❿为沉⓫**。小肠热已，移入大肠，两热相薄，则血溢而为伏瘕也。血涩不利，则月事沉滞而不行，故云为虙瘕为沉也。虙与伏同。瘕一为疝，传写误也。**大肠移热于胃，善食而瘦入⓬，谓之食亦⓭**。胃为水谷之海，其气外养肌肉，热消水谷，又铄肌肉，故善食而瘦入也。食亦者，谓食入移易而过，不生肌肤也。亦，易也。新校正云：按《甲乙经》"入"作"又"。王氏注云："善食而瘦入也"。殊为无义，不若《甲乙经》作"又"，读连下文。**胃移热于胆，亦曰食亦⓮**。义同上。**胆移热于脑，则辛頞鼻渊⓯，鼻渊者，浊涕下不止也⓰**，脑液下渗，则为浊涕，涕下不止，如彼水泉，故曰鼻渊也。頞，谓鼻頞也。足太阳脉，起于目内眦，上额交巅上，入络脑。足阳明脉，起于鼻，交頞中，旁约太阳之脉。今脑热则足太阳逆，与阳明之脉俱盛，薄于頞中，故鼻頞辛也。辛，谓酸痛。故下文曰：**传为衄衊瞑目**，以足阳明脉，交頞中，旁约太阳之脉，故耳⓱热盛则阳络溢，阳络溢则衄出汗血也。衊，谓汗血也。血出甚，阳明太阳脉衰，不能荣养于目，故目瞑。瞑，暗也。**故得之气厥也⓲**。厥者，气逆也，皆由气逆而得之。

❶ 燔：藏本作"播"。

❷ 膈消：张介宾曰："肺属金，其化本燥，心复以热移之，则燥愈甚，而传为膈消。膈消者，膈上焦烦，饮水多而善消也。按上文言肺消者因于寒，此言膈消者因于热，可见消有阴阳二证，不可不辨。"

❸ 两：周本作"之"。

❹ 久久：《儒门事亲》卷十三《三消论》引作"久而"。

❺ 柔痉：《太素》卷二十六《寒热相移》"柔痉"作"素痓"。按："柔痉"当作"柔痓"。"痓"字《说文》不载。字书"痓"俗作"痓"，传抄常讹作"痓"。"痓"为"痉"，沿误已久。《说文·广部》："痉，强急也。"杨上善曰："素痓，强直不得回转。"森立之曰："素痓者，刚柔痓之总称，单曰痓。盖肺肾二经之邪热煎烁津液，故筋脉挛急，所以发痓。"

❻ 虚：张琦曰："虚字衍。"

❼ 胞移热于膀胱，则癃溺血：四库本"癃"作"必"。杨上善曰："胞，女子胞也。女子胞中有热，传与膀胱尿胞，尿脬得热，故为淋病尿血也。"张志聪曰："冲任起于胞中，为经血之海。胞移热于膀胱，是经血之邪移于膀胱，故溺血，热则水道燥涸，故癃闭也。"

❽ 肠：《伤寒论》卷一成注引作"热"。

❾ 㿉：《太素》卷二十六《寒热相移》作"靡"。田晋蕃引日本仿宋椠本作"糜"。按：《说文·火部》："㸆，烂也。"段注："㸆古多假糜为之。""㿉""靡""糜"皆是假字，"㸆"乃为正字。

❿ 虙瘕：《太素》卷二十六《寒热相移》作"密疝"。《颜氏家训》卷六《书证》引孟康《汉书》古文注云："虙今伏。"张介宾曰："小肠之热下行，则移于大肠，热不散则或气或血留聚于曲折之处，是为虙瘕，虙瘕者，谓其隐伏秘匿深沉不易取也。"

⓫ 为沉：森立之曰："为沉者，瘕聚一旦虽愈，其宿饮瘀血不尽，作沉疴者，谓之沉也。《广韵·二十一侵》：瘕，腹内故病，疣，上同。《方言》：秦晋之间，谓病曰瘕，或从尤。瘕、疣与湛、沉同。《素问》作沈，乃古字。今男子宿饮，妇人瘀血所为之病，时时发为痛，忽然如失，总名之曰积聚者，盖古单曰沉也。"

⓬ 善食而瘦入：稻叶良仙曰："瘦人之人，当出衍文。"按：本书《脉要精微论》"瘅成为消中"句王注"善食而瘦"，是即引本篇成语，而无"人"字。

⓭ 亦：《本草衍义》卷三引作"你"，与本书《脉要精微论》林校引合。

⓮ 胃移热于胆，亦曰食亦：姚止庵曰："胆者肝之府，阳木也。木本有火，

更受胃热，木火相燔，故其为病，如同二阳，故亦曰食亦也。"

⓯ 胆移热于脑，则辛頞（è 饿）鼻渊：张琦曰："少阳脉上抵头角，下耳后曲折绕络脑后，脑通于鼻，脑受少阳之热，故頞中辛辣，鼻流浊涕不止也。"《说文·页部》："頞，鼻茎也。"俗谓鼻梁。

⓰ 鼻渊者，浊涕下不止也：按：此九字似为上"鼻渊"之旁注，疑传抄误入正文。《圣济总录》卷七十引无"鼻渊"九字，当从。

⓱ 耳：周本作"目"。

⓲ 故得之气厥也：《太素》卷二十六《寒热相移》"气厥"作"厥气"。杨上善曰："此胆传之病，并因逆热气之所致也。"丹波元坚曰："按王以降诸家以为结总一篇之义。然涌水、癃、溺血、虙瘕、食亦，恐不得之气厥。全本并此篇于《厥论》其名篇以《气厥》者，王所改定，知此非总结之文也。"

咳论篇第三十八

新校正云：按全元起本在第九卷。

提要： 本篇专论咳嗽病证。其中所提出的"五脏六腑皆令人咳"一语，提示人们在治疗咳嗽时，应根据症状分别施治，对临床更有重要意义。

黄帝问曰：肺之令人咳何也？岐伯对曰：五脏六腑皆❶令人咳，非独肺也。帝曰：愿闻其状。岐伯曰：皮毛者肺之合也❷，皮毛先受邪❸气，邪气以从其合❹也。邪，谓寒气。其❺寒饮食入胃，从肺脉上至❻于肺，则肺寒❼，肺寒则外内合邪，因而客❽之，则为肺咳。肺脉起于中焦，下络大肠，还循胃口，上膈属肺。故云"从肺脉上至于肺"也。五脏各以其时受病，非其时，各传以与之❾。时，谓王月也。非王月则不受邪，故各传以与之。人与天地相参❿，故五脏各以治时⓫，感于寒则受病，微则为咳，甚者为泄为痛。寒气微则外应皮毛，内通肺，故咳。寒气甚则入于内，内裂则痛，入于肠胃则泄痢。乘秋则⓬肺先受邪，乘春则肝先⓭受之，乘夏则心先受之，乘至阴⓮则脾先受之，乘冬则肾先受之。以当用事之时，故先受邪气。新校正云：按全元起本及《太素》无"乘秋则"三字，疑此文误多也。

❶ 皆：《素问病机气宜保命集》卷下第二十一引"皆"下有"能"字。

❷ 皮毛者肺之合也：谓皮毛与肺相应。《史记·乐书》张守节《正义》：

"合，应也。"

❸ 邪：《伤寒明理论》卷二第二十五引作"寒"。

❹ 从其合：谓入于肺经也。

❺ 其：假设连词，如也。

❻ 至：《太素》卷二十九《咳论》作"注"。杨上善曰："寒饮寒食入胃，寒气循肺脉上入肺中。"

❼ 则肺寒：《太素》卷二十九《咳论》、《伤寒明理论》卷二第二十五引并无此三字。

❽ 客：留止，逗留。《说文·宀部》："客，寄也。"

❾ 五脏各以其时受病，非其时，各传以与之：谓五脏各在其所主之时受病，若咳嗽非在肺所主时发生，乃是由他脏传与肺所致也。张志聪曰："五脏之邪上归于肺，而亦为咳也。乘春则肝先受邪，乘夏则心先受邪，乘秋则肺先受邪，是五脏各以所主之时而受病，如非其秋时，则五脏之邪，各传与之肺而为咳也。"

❿ 相参：相合。

⓫ 治时：指五脏在一年中分别所主的时令。"治"主也。见本书《太阴阳明论》王注。

⓬ 乘秋则：丹波元坚曰："按据新校正全本、《太素》无此三字，然下文有乘春、乘夏等语，则全本、《太素》系于脱遗，马以下诸本并有之。"

⓭ 肝先：《太素》卷二十九《咳论》、《病源》卷十四《咳嗽候》、《太平圣惠方》卷四十六《咳嗽论》引"肝"下并无"先"字。以下"心""脾""肾"同。

⓮ 至阴：《外台》卷九、《太平圣惠方》卷四十六《咳嗽论》并作"季夏"。姚止庵曰："脾王于长夏，不言长夏而言至阴，至阴者脾所居，脾不主时故也。"

帝曰：何以异❶之？ 欲明其证也。**岐伯曰：肺咳之状，咳而喘息有音❷，甚则唾血。** 肺脏气而应息，故咳则喘息而喉中有声，甚则肺络逆，故唾血也。**心咳之状，咳则心痛，喉中介介如梗状❸，甚则咽肿喉痹❹。** 手心主脉，起于胸中，出属心包。少阴之脉，起于心中，出属心系；其支别者，从心系上侠咽喉，故病如是。新校正云：按《甲乙经》"介介如梗状"作"喝喝"。又少阴之脉，上侠咽不言侠喉。**肝咳之状、咳则**

两胁下痛❺，甚则不可以转❻，转则两胠下满❼。足厥阴脉，上贯膈，布胁❽肋，循喉咙之后，故如是。胠，亦胁也。**脾咳之状，咳则右胁下❾痛，阴阴❿引肩⓫背，甚则不可以动，动则咳剧⓬。**足太阴脉，上贯膈侠咽；其支别者，复从胃别上膈。故病如是也。脾气连肺，故痛引肩背也。脾气主右，故右胠下阴阴然深慢痛也。**肾咳之状，咳则腰背相引而痛，甚则咳涎⓭。**足少阴脉，上股内后廉，贯脊属肾络膀胱；其直行者，从肾上贯肝膈入肺中，循喉咙侠舌本。又膀胱脉，从肩膊内别下侠脊抵腰中，入循膂络肾。故病如是。

❶异：区别。《广雅·释诂一》："异，分也。"

❷音：《病源》卷十四《咳嗽候》"音"下有"声"字。

❸喉中介介如梗状：《太素》卷二十九《咳论》、《外台》卷十六引《删繁》"梗"并作"哽"。《千金要方》卷十八第五引"梗"下无"状"字。《管子·四时》房注："梗，塞也。"《庄子·外物》《释文》："哽，塞也。""梗""哽"义同。"介介"乃喉塞之状词。

❹喉痹：病名。有咽喉深肿、卒不得语，不下食等症状。

❺两胁下痛：《千金要方》卷十八第五"两"作"左"。《太素》卷二十九《咳论》"胁"作"胠"。《甲乙经》卷九第三作"胠痛"。

❻甚则不可以转：《千金要方》卷十八第五作"甚者不得转侧"。《诗经·小雅·祈父》郑笺："转，移也。""移"动也。此谓咳甚则动转困难。

❼两胠下满：《甲乙经》卷九第三"胠"作"胁"。《医心方》卷九第一作"脚"。"胠"似为"脚"之坏字。"满"谓肿也。

❽胁：胡本作"胠"。

❾右胁下：《甲乙经》卷九第三"胁"作"胠"。《外台》卷九引《古今录验方》"胁"下无"下"字。森立之曰："右胁当作左胁。《太素》右上有在字。盖原作左，左误作在，后增右字欤？"

❿阴阴：《太素》卷二十九《咳论》无"阴阴"二字。

⓫肩：《病源》卷十四《咳逆上气呕吐候》、《医心方》卷九第一并作"膊"。

⓬剧：《太素》卷二十九《咳论》、《外台》卷十六引《删繁》并无"剧"字。

⓭咳涎：咳吐痰沫。

帝曰：六腑之咳奈何？安所受病？岐伯曰：五脏之久咳，乃移于六腑❶。脾咳不已，则胃受之，胃咳之状，咳而呕，呕甚则长虫❷出。脾与胃合。又胃之脉循喉咙入缺盆，下膈属胃络脾，故脾咳不已，胃受之也。胃寒则呕，呕甚则阳气逆上，故蚘❸出。肝咳不已，则胆受之，胆咳之状，咳呕胆汁❹。肝与胆合。又胆之脉从缺盆以下胸中，贯膈络肝，故肝咳不已，胆受之也。胆气好逆，故呕温❺苦汁也。肺咳不已，则大肠受之，大肠咳状，咳而遗失❻。肺与大肠合。又大肠脉入缺盆络肺，故肺咳不已，大肠受之。大肠为传送之府，故寒入则气不禁焉。新校正云：按《甲乙经》"遗失"作"遗矢"。心咳不已，则小肠受之，小肠咳状，咳而失气，气与咳俱失❼。心与小肠合。又小肠脉入缺盆络心，故心咳不已，小肠受之。小肠寒盛，气入大肠，咳则小肠气下奔，故失气也。肾咳不已，则膀胱受之，膀胱咳状，咳而遗溺。肾与膀胱合。又膀胱脉从肩膊内侠脊抵腰中，入循膂络肾属膀胱，故肾咳不已，膀胱受之。膀胱为津液之府，是故遗溺。久咳不已，则三焦受之，三焦咳状，咳而腹满，不欲食饮❽，此皆聚于胃，关于肺❾，使人多涕唾❿，而面⓫浮肿气逆也。三焦者，非谓手少阳也，正谓上焦中焦耳。何者？上焦者出于胃上口，并咽以上贯膈，布胸中，走腋。中焦者，亦至⓬于胃口，出上焦之后。此所受气者，泌糟粕，蒸津液，化其精微，上注于肺脉，乃化而为血，故言皆聚于胃，关于肺也。两焦受病，则邪气熏肺而肺气满，故使人多涕唾而面浮肿气逆也。腹满不欲食者，胃⓭寒故也。胃脉者，从缺盆下乳内廉，下循腹至气街；其支者，复从胃下口循腹里至气街中而合。今胃受邪，故病如是也。何以明其不谓下焦？然下焦者，别于回肠，注于膀胱，故水谷者常并居于胃中，盛糟粕而俱下于大肠，泌别汁，循下焦而渗入膀胱。寻此行化，乃与胃口悬远，故不谓此也。新校正云：按《甲乙经》胃脉"下循腹"作"下侠脐"。

❶ 五脏之久咳，乃移于六腑：杨上善曰："六腑之咳，皆脏咳日久，移入于腑，以为腑咳。腑不为咳移入脏者，以皮肤受寒，内至于肺，肺中外寒两邪为咳，移于五脏，然后外至于腑，故不从腑移入于脏。"张璐曰："五脏之久咳，乃移于六腑，是指内邪郁发而言，若外邪入伤肺合而咳，原无脏腑相移之例。"

❷ 长虫：即蛔虫。《说文·虫部》："蛕，腹中长虫也。""蛕"亦作"蚘"，今作"蛔"。

❸ 蚘：四库本作"虫"。

❹ 胆汁：《千金要方》卷十八第五、《中藏经》卷上第二十三并作"清苦汁"。王注"故呕温苦汁"，似王所据本原作"温苦汁"，傅抄误"清"为"温"。

❺ 温：守校本作"出"。

❻ 失：《太素》卷二十九《咳论》作"矢"，与林校合。按：作"矢"是，"矢"、"失"形误。"遗矢"即大便失禁。"矢"同"屎"。

❼ 气与咳俱失：《太素》卷二十九《咳论》"气"下有"者"字，"失"作"出"。按："失"字蒙上误。《千金要方》卷十四第一、《中藏经》卷上第二十五"失"并作"出"，与《太素》合。

❽ 三焦咳状，咳而腹满，不欲食饮：《医心方》"腹"作"肠"。"饮"字疑衍，应据王注删。张介宾曰："久咳不已，则上中下三焦俱病，出纳升降皆失其和，故腹满不能食饮。"

❾ 此皆聚于胃，关于肺：《太平圣惠方》卷四十六《咳嗽论》引"此皆"下有"寒气"二字。《医宗金鉴》卷四十一曰："五脏六腑皆令人咳，而大要皆在聚于胃关于肺也。因胃浊，则所游溢之精气，与脾湿所归肺之津液，皆不能清，水精之浊，难于四布，此生痰之本，为嗽之原也。肺居胸中，主气清肃，成为风寒外感，或为痰热内干，清肃有失降下之火，因气上逆而为咳嗽也。"

❿ 涕唾：即稠痰。

⓫ 面：《圣济总录》卷六十五引"面"下有"目"字。

⓬ 至：周本作"并"。

⓭ 胃：胡本、读本、藏本并作"肾"。

帝曰：治之奈何？岐伯曰：治脏者治其俞❶，治腑者治其合❷，浮肿者治其经❸。诸脏俞者，皆脉之所起第三穴。诸腑合者，皆脉之所起第六穴也。经者，脏脉之所起第四穴，腑脉之所起第五穴。《灵枢❹经》曰："脉之所注为俞，所行为经，所入为合。"此之谓也。帝曰：善。

❶ 治脏者治其俞：张志聪曰："俞为背俞各穴，即肺俞、心俞、肝俞、脾俞、肾俞各穴。"马莳曰："俞为手足俞穴，即肺俞太渊、脾俞太白、心俞神门、肾俞太溪、肝俞太冲。"

❷ 治府者治其合："合"谓胃之三里、小肠之小海、膀胱之委中、三焦之天井、胆之阳陵泉、大肠之曲池。

❸ 浮肿者治其经："经"为经穴。肺曰经渠，大肠曰阳溪，胃曰解溪，脾曰商邱，心曰灵道，小肠曰阳谷，膀胱曰昆仑，肾曰复溜，心包络曰间使，三焦曰支沟，胆曰阳辅，肝曰中封。

❹ 灵枢：守校本作《甲乙》。

按语： 本篇对咳证的病因、病机、病状及治疗都做了较全面的论述，是研究咳证的一篇重要文献。尤其篇中提出的"五脏六腑皆能令人咳，非独肺也"的论点，为咳证的临床治疗提示了无限法门。固然咳之本病在于肺，诸咳均从肺出，但成因有异，标本有别，故临证必详察病因，细审病机，通过咳嗽出于肺这一现象，找出造成咳嗽的内在因素。尤其内伤咳嗽，他脏犯肺而咳的病证恒多，诸如脾虚生湿、湿痰上渍于肺，肝火上冲、火气灼肺，肾水上泛、水寒射肺，胃寒停饮、饮邪迫肺等，皆为致咳的重要原因。故临证治疗时，不但要注意到咳嗽与肺的关系，更须"治病必求于本"。而标本兼顾，多为治咳之常法。兹选录清·曹仁伯《琉球百问》中一病案，足以验证经说：

"某年四十余，劳伤过度，咳嗽，吐血痰，久而不已，入夜发热，呕吐痰血，音不清，喉痒痛，胸中隐疼，坐卧不定，形体衰弱，少纳，自汗，盗汗，脉微细数而弱。用补肺、补脾、八味、蜡矾等方不效。

五脏六腑皆令人咳，非独肺也，然总不能出此门户。所以病日经久，声音不清，咽喉痒痛，先形其一损，损于肺。据述病起于劳倦，夫劳倦必伤脾，脾咳不已，则胃受之，胃咳之状，咳而呕。脾胃俱病，土气益虚，则母病及子，土不生金，金难完复，已属重候。而况脏腑皆失其荫，此胸中隐痛、脘部少纳、坐卧不安、形体衰弱、入夜发热、自汗、盗汗、脉微细弱等症所以相继而来也。在初时，可以金匮麦门冬汤加枇杷叶、茅根，共成止逆下气之法。后来生脉、六味亦可投之。"

卷第十一

举痛论篇第三十九

新校正云：按全元起本在第三卷，名《五脏举痛》，所以名"举痛"之义，未详。按本篇乃黄帝问五脏卒痛之疾，疑"举"乃"卒"字之误也。

提要：本篇举痛证为例，以明问诊、望诊、扪诊的具体运用。最后提出了"百病生于气也"的病变机理。

黄帝问曰：余闻善言天者，必有验于人；善言古者，必有合于今；善言人者，必有厌❶于己。如此，则道不惑而要数极❷，所谓明❸也。善言天者，言天四时之气，温凉寒暑，生长收藏，在人形气五脏参应，可验而指示善恶，故曰必有验于人。善言古者，谓言❹上古圣人养生损益之迹，与今养生损益之理，可合而与论成败，故曰必有合于今也。善言人者，谓言❺形骸骨节，更相枝❻拄，筋脉束络，皮肉包裹❼，而五脏六腑次居其中，假七神五脏而运用之，气绝神去则之于死，是以知彼浮形不能坚久，静虑于己，亦与彼同，故曰必有厌于己也。夫如此者，是知道要数之极，悉无疑惑，深明至理，而乃能然今矣。今余问于夫子，令言而可知❽，视而可见❾，扪而可得❿，令验于己而⓫发蒙⓬解惑，可得而闻乎？言如发开童之耳，解于疑惑者之心，令一一条理，而目视手循，验之可得。扪，犹循也。岐伯再拜稽首对曰：何道之问也？请示问⓭端也。帝曰：愿闻人之五脏卒痛⓮，何气使然？岐伯对曰：经脉流行不止，环周不休，寒气入经而稽迟，泣而不行，客于脉外则血少，客于脉中则气不通，故卒然而痛。

❶ 厌：《说文·厂部》："厌，一曰合也。"

❷ 要数极：谓重要道理之本源。杨上善曰："得其要理之极，明达故也。数，理也。"《管子·弟子职》房注："极，谓尽其本原。"

❸ 明：胡本、读本、元残二、赵本、吴本、周本、藏本、熊本"明"下并迭"明"字。"明明"谓明甚。

❹ 谓言：周本"言"上无"谓"字。按：周本是，当据删。

❺ 谓言：依注❹，则"言"上之"谓"字亦应删。

❻ 枝：读本作"支"。

❼ 裹：周本、四库本并作"裹"。

❽ 言而可知：谓听病人之主诉，可得知其病情。"言"即指问诊。

❾ 视而可见：谓望病人之色，可得知病之所主。"视"即望诊。

❿ 扪而可得：谓通过切脉和触按，可得知病之所在。"扪"即切诊。

⓫ 而：金本、胡本、读本、元残二、藏本、熊本、赵本并作"如"。《太素》卷二十七《邪客》亦作"如"，与各本合。

⓬ 发蒙：启发蒙昧。《说文·目部》："矇，童矇也，一曰不明也。""蒙""矇"音义相近。《广雅·释训》："蒙蒙，暗也。""昧"与"暗"义同。

⓭ 问：胡本、读本并作"起"。

⓮ 五脏卒痛：丹波元坚曰："按五脏二字，与下文不应，疑是有讹。"森立之曰："盖五脏卒痛者，谓心腹卒痛也。犹《本草经》有谓五脏、五内，皆指胃中或泛言腹中耳。"

帝曰：其痛或卒然而止者，或痛❶甚不休者，或痛甚不可按者，或按之而痛止者，或按之无益者，或喘动❷应手者，或心与背相引❸而痛者，或胁❹肋与少腹相引而痛者，或腹痛引阴股❺者，或痛宿昔❻而成积者，或卒然痛死不知人，有少间❼复生者，或痛而呕者❽，或腹痛而后❾泄者，或痛而闭❿不通者，凡此诸痛，各不同形，别之奈何？欲明异候之所起。岐伯曰：寒气客于脉外⓫则脉寒，脉寒则缩蜷⓬，缩蜷则脉细急⓭，则[14]外引小络，故卒然而痛，得炅[15]则痛立止；脉左右环，故得寒则缩踡而[16]绌急，缩踡绌急则卫气不得通流[17]，故外引于小络脉也。卫气不入，内薄之，脉急不纵，故痛生也。得热则卫气复行，寒气退辟，故痛止。炅，热也。止，已也。**因重中于寒，则痛久矣。**重寒难释，故痛久不消。**寒气客于经脉之中，与炅气相薄则脉满，满则痛而不可按[18]也，**按之痛甚者，其义具下文。**寒气稽留，炅气从上[19]，则脉充大而血气乱，故痛甚不可按也。**脉既满大，血气复乱，按之则邪气攻内，故不可按也。**寒气客于肠胃之间，膜原之下，血[20]不得散，小络急引故痛，按之则血[21]气散，故按之痛止。**膜，谓膈间之膜；原，谓膈肓之原。血不得散，谓膈膜之中小络脉内血也。络满则急，故牵引而痛生也。手按之则寒气散，小络缓故痛止。**寒气客于侠脊之脉[22]，则深[23]按之不能及，故按之无益也。**侠脊之脉者，当中[24]督脉也，次两旁足太阳脉也。督脉者循脊裹，太阳者贯膂筋，故深按之不能及也。若按当中则膂[25]节曲，按两旁则膂筋蹙合，曲与蹙合，皆卫气不得行过，寒气益聚而内畜，故按之无益。**寒气客于冲脉，冲脉起于关元[26]，随腹直上，寒气客[27]则脉不通，脉不通则气因之，故喘动应手矣。**冲脉，奇经脉也。关元，穴名，在脐下三寸。言起自此穴，即随腹而上，非生出于此也。其本生出，乃起于肾下也。直上者，谓上行会于咽喉也。气因之，谓冲脉不通，足少阴气因之上满。冲脉与少阴并行，故喘动应于手[28]也。**寒气客于背俞之脉则[29]脉泣，脉泣则血虚，血虚则痛，其俞注于心[30]，故相引而痛，按之则热气至，热气至则痛止矣。**背俞，谓心俞脉，亦足太阳脉也。夫俞者，皆内通于脏，故曰其俞注于心相引而痛也。按之则温气入，温气入则心气外发，故痛止。**寒气客于厥阴之脉，厥阴之脉者，络阴器系于肝，寒气客于脉中，则血泣脉急，故胁肋与少腹相引痛矣。**厥阴者，肝之脉，入毛中，环阴器，抵少腹，上贯肝膈，布胁肋，故曰络阴器系于肝，脉急引胁与少腹痛也。**厥气**❸**客于阴股，寒气上及少腹，血泣在下相引，故腹痛引阴股。**亦厥阴肝脉之气也，以其脉循阴股入毛中，环阴器上抵少腹，故曰厥气客于阴股，寒气上及于少腹也。**寒气客于小肠膜原之间，络血之中，血泣不得注于大经**❸**，血气稽留不得行，故宿昔而成积矣。**言血为寒气之❸所凝结而乃成积。**寒气客于五脏，厥逆上泄**❸**，阴气竭**❸**，阳气未入，故卒然痛死不知人，气复反**❸**则生矣。**言脏气被寒拥胃而不行，气复得通则已也。新校正云：详注中"拥胃"疑作"拥冒"。**寒气客于肠胃，厥逆上出，故痛而呕也。**肠胃客寒留止，则阳气不得下流而反上行，寒不去则痛生，阳上行则呕，故痛而呕也。**寒气客于小肠，小肠不得成聚，故后泄腹痛矣。**小肠为受盛之腑，中满则寒邪不居，故不得结聚而传下入于迴肠。回肠，广肠也，为传导之腑，物不得停留，故后泄而痛。**热气留于小肠，肠中痛，瘅热焦渴**❸**，则坚干**❸**不得出，故痛而闭不通矣。**热渗津液，故便坚也。

❶ 痛：《太素》卷二十七《邪客》"痛"上有"常"字。

❷ 喘动："喘"与"动"同义。"喘动"谓腹中跳动。丹波元坚曰："喘、揣、蝡同韵。"《说文·虫部》："蝡，动也。"

❸ 引：《太素》卷二十七《邪客》作"应"。

❹ 胁：《太素》卷二十七《邪客》"胁"上有"心"字。

❺ 阴股：大腿内侧近前阴处。杨上善曰："髀内为股，阴下之股为阴股也。"

❻ 宿昔：经久。"宿昔"双声，并训"久"。《汉书·韩安国传》颜注："宿，久留也。"《诗经·国风·墓门》毛传："昔，久也。"

❼ 有少间：胡本、元残二、赵本、吴本、藏本、熊本、田本"少间"上并无"有"字。《太素》卷二十七《邪客》"有"下无"少"字。

❽ 或痛而呕者：《太素》卷二十七《邪客》作"或腹痛而悗悗欧者"

❾ 后：《太素》卷二十七《邪客》作"复"。

❿ 闭：《读素问钞》作"闷"。"闭"指大便闭结。《金匮要略·腹满寒疝宿食病脉证治第十》："痛而闭者，厚朴三物汤主之。"

⓫ 寒气客于脉外：《太素》卷二十七《邪客》"脉"作"肠"，森立之曰："《太素》脉作肠，恐误。"张介宾曰："寒气客于脉外者，邪不甚深，卫气不得流

通，则外小络而卒然为痛。"

⑫ 脉寒则缩蜷：《太素》卷二十七《邪客》"寒"上无"脉"字。"蜷"作"卷"。"缩蜷"，收缩不伸。

⑬ 绌（chù 触）急："绌"为"屈"之假字。《诗经·鲁颂·泮水》《释文》引《韩诗》："屈，收也。""收"有"拘""敛"之义。"绌急"谓脉拘急不舒。

⑭ 则：胡本、元残二、赵本、吴本、明绿格抄本、周本、朝本、藏本、熊本、四库本、守校本"则"上并叠"绌急"二字。

⑮ 炅（jiǒng 炯）：据文义当释为"热"，本书所用，皆为"热"义，似"炅"为"热"之异文。按：字书载"炅"无"热"义。

⑯ 而：读本无"而"字。

⑰ 通流：胡本乙作"流通"。

⑱ 而不可按：柯校本、《读素问钞》并作"甚而不休"。

⑲ 上：疑"之"字之误。篆文"𡳿"（之）、"𠄞"（上）形近易混。

⑳ 血：《太素》卷二十七《邪客》作"而"。

㉑ 血：疑"寒"字之误。检王注"则寒气散"，知王据本为"寒"。

㉒ 侠脊之脉：杨上善曰："督脉侠于脊裏而上行深，故按之不及。"

㉓ 深：《史载之方》卷上引无"深"字。

㉔ 中：胡本"中"下有"之"字。

㉕ 膂：胡本、元残二并作"脊"。

㉖ 冲脉起于关元：谓冲脉起于小腹部位。本书《骨空论》："冲脉者起于气街。"《灵枢·五音五味》："冲脉、任脉皆起于胞中"三者义同。

㉗ 寒气客：《太素》卷二十七《邪客》无此三字。

㉘ 动应于手：胡本、元残二并作"动而应手"。

㉙ 则：胡本、读本、元残二、赵本、吴本、周本、藏本、熊本、黄本、四库本"则"下并有"血"字。

㉚ 其俞注于心：《史载之方》卷上引"其"作"背"，"注"作"主"。按：作"背"是。背俞主心相引而痛，与前"或心与背相引而痛"之问相应。袁刻《太素》注"作"主"，与《史载之方》合。

㉛ 厥气：疑"厥气"与下文"寒气"误倒。律以上下各节，此应作"寒气客于阴股，厥气上及少腹。"张介宾曰："厥气，寒逆之气也。"

㉜ 大经：孙鼎宜曰："大经，小肠经脉也，对于络血言，故称大经。"

㉝ 之：周本无"之"字。

㉞ 泄：柯校本作"壅"。《宣明论方》引亦作"壅"，与柯校合。

㉟ 阴气竭：张琦曰："竭当作极，阴寒之气，厥逆之极，阳气郁遏不通，故猝然若死，气得行则已。"

㊱ 复反：《内外伤辨惑论》卷中引"复"下无"反"字。按："反"乃"复"之注文误入正文，检王注无"反"字。

㊲ 渴：《太素》卷二十七《邪客》作"竭"。

㊳ 坚干：《儒门事亲》卷十三引作"便坚"，与王注合。

帝曰❶：所谓言而可知者也。视而可见奈何？谓候色也。岐伯曰：五脏六腑，固尽有部❷，谓面上之分部。视其五色，黄赤为热，中热则色黄赤。白为寒，阳气少，血不上荣于色，故白。青黑为痛，血凝泣则变恶，故色青黑则痛。此所谓视而可见者也。

❶ 帝曰：柯逢时曰："帝曰二字疑当移视而上。"

❷ 五脏六腑，固尽有部：明绿格抄本"固"作"面"。张志聪曰："五脏六腑之气色，皆见于面，而各有所主之部位。"

帝曰：扪而可得奈何？扪，摸也，以手循摸也。岐伯曰：视其主病之脉，坚而血及陷下者❶，皆可扪而得也。

❶ 坚而血及陷下者：《太素》卷二十七《邪客》"血"下有"皮"字。按：血者，乃指络脉之血结。《太素》增"皮"字，义转不明。张介宾曰："脉坚者，邪之聚也。陷下者，血气不足，多阴候也。"

帝曰：善。余知❶百病生于气也，夫气之为用，虚实逆顺缓急皆能为病，故发此问端。怒则气上❷，喜则气缓❸，悲则气消，恐则气下，寒则气收❹，炅❺则气泄，惊❻则气乱，新校正云：按《太素》"惊"作"忧"。劳则气耗，思则气结，九气不同❼，何病之生？岐伯曰：怒则❽气逆，甚则呕血及飧泄❾，新校正云：按《甲乙经》及《太素》"飧泄"作"食而气逆"。故气上矣。怒则阳气逆上而肝气乘脾，故甚则呕血及飧泄也。何以明其然？怒则面赤，甚则色苍。《灵枢经》曰："盛怒而不止则伤志"明怒则气逆上而不下也。**喜则气和志达，荣卫通利，故气缓矣**❿气脉和调，故志达畅。荣卫通利，故气徐缓。**悲则心系急，肺布叶举，而上焦不通，荣卫不散，热气在中，故气消矣**⓫。布叶，谓布盖之大叶。新校正云：按《甲乙经》及《太素》"而上焦不通"作"两焦不通"。又王注"肺布叶举"谓"布盖之大叶"，疑非。全元起云："悲则损于心，心系急则动于肺，肺气系诸经，逆故肺布而叶举。"安得谓肺布为肺布盖之大叶？**恐则精却**⓬**，却则上焦闭，闭则气还，还则下焦胀**⓭**，故气不行**⓮**矣**。恐则阳精却上而不下流，故却则上焦闭也。上焦既闭，气不行流，下焦阴气亦还回不散，而聚为胀也。然上焦固禁，下焦气还，各守一处，故气不行也。新校正云：详"气不行"当作"气下行"也。**寒则腠理闭**⓯**，气不行，故气收**⓰**矣**。腠，谓津液渗泄之所。理，谓文理逢⓱会之中。闭，谓密闭。气，谓卫气。行，谓流行。收，谓收敛也。身寒则卫气沉，故皮肤文理及渗泄之处，皆闭密而气不流行，卫气收敛于中而不发散也。新校正云：按《甲乙经》"气不行"作"营卫不行"。**炅则腠理开，荣卫通，汗大泄**⓲**，故气泄**⓳。人在阳则舒，在阴则惨，故热则肤腠开发，荣卫大通，津液外渗，而汗大泄也。**惊则心无所倚**⓴**，神无所归，虑无所定，故气乱矣**。气奔越故不调理。新校正云：按《太素》"惊"作"忧"。**劳则喘息**㉑**汗出，外内皆越**㉒**，故气耗矣**。疲力役则气奔速，故喘息。气奔速则阳外发㉓，故汗出。然喘且汗出，内外皆踊越于常纪㉔，故气耗损也。**思则心有所存**㉕**，神有所归，正**㉖**气留而不行，故气结矣**。系心不散，故气亦停留。新校正云：按《甲乙经》"归正"二字作"止"字。

❶ 知：《太素》卷二《九气》作"闻"。

❷ 上：《病源》卷十三《九气候》《鸡峰普济方》卷二十引并作"逆"。

❸ 喜则气缓：张琦曰："九气皆以病言，缓当为缓散不收之意。"

❹ 收：《云笈七签》五十七第六、《类编朱氏集验医方》卷三引并作"聚"。

❺ 炅：《病源》卷十三《九气候》、《太平圣惠方》卷四十二《上气论》、《类编朱氏集验医方》卷三引并作"热"。《类说》卷三十九引作"暑"。

❻惊:《病源》卷十三《九气候》引作"忧",与林校合。

❼同:《类说》卷三十九引作"动"。

❽怒则:《圣济总录》卷六十七《诸气》引"怒则"上有"百病所生,生于五脏,肺之所主,独主于气,不足有余,盖由虚实,故所病不同,其证亦异"三十三字。

❾飧泄:明绿格抄本作"食而气逆",与林校合。

❿喜则气和志达,荣卫通利,故气缓矣:《病源》卷十三《九气候》、《太平圣惠方》卷四十二《上气论》引并无"志达"二字。张介宾曰:"气脉和调,故志畅达,荣卫通利,故气徐缓,然喜甚则气过于缓,而渐至涣散。《本神》篇曰:喜乐者,神惮散而不藏。义可知也。"

⓫悲则心系急,肺布叶举,而上焦不通,荣卫不散,热气在中,故气消矣:《太平圣惠方》卷四十二《上气论》引无"荣卫不散"四字。姚止庵曰:"心有哀戚则悲,悲虽属肺而原于心,故悲则心系急,急则气敛涩而不外达,故令肺叶胀起,而上焦不通,荣卫不行。布者,胀也。举者,起也。肺司上焦而主气也。肺既主气,性实畏火,气不外达,则热内烁金,肺气痿弱而消散矣。注言布盖大叶,殊不可晓。"

⓬恐则精却:精却,精气衰退。"却"谓退而卑之也。见《汉书·爰盎传》颜注。张介宾曰:"恐惧伤肾则伤精,故致精却。"

⓭却则上焦闭,闭则气还,还则下焦胀:《病源》卷十三《九气候》、《太平圣惠方》卷四十二《上气论》却"上并有"精"字。张志聪曰:"气者,水中之生阳也。肾为水脏,主藏精而为生气之原。恐伤肾,是以精气退却,而不能上升。膻中为气之海,上出于肺,以司呼吸,然其原出于下焦,故精气却则上焦闭,闭则生升之气还归于下,而下焦胀矣。"

⓮气不行:新校云作"气下行"森立之曰:"据前后文例,则宜云故气下,不可云下行。"

⓯腠理闭:《病源》卷十三《九气候》、《太平圣惠方》卷四十二《上气论》并作"经络涩涩"。

⓰气收:《圣济总录》卷六十七《诸气》引"气收"下有"而不散"三字。

⓱逢:守校本作"缝"。

⓲泄:《儒门事亲》卷三第二十六引作"出"。

⓳泄:金本、元残二、赵本、吴本、周本、朝本、藏本、田本、守校本"泄"下并有"矣"字。

⓴倚:《太素》卷二《九气》作"寄"。

㉑ 息：金本、读本、元残二、赵本、吴本、朝本、藏本、熊本并作"且"。按：《甲乙经》卷一第一、《病源》卷十三《九气论》、《太平圣惠方》卷四十二《上气论》引、《圣济总录》卷六十七《诸气》引并作"且"，与各本合。《太素》卷二《九气》作"喝"。

㉒ 越：散越。《淮南子·俶真训》高注："越，散也。"

㉓ 发：周本作"泄"。

㉔ 纪：藏本作"经"。

㉕ 存：《甲乙经》卷一第一作"伤"。

㉖ 归正：《太素》卷二《九气》作"止"，与林校合。按"归"字蒙上"神无所归"衍。"正"字属上读。"正""止"古书常混误。《庄子·应帝王》释文正本作止。可证。

按语：本篇所言痛证凡十四条，惟热气留于小肠一条主乎热，余皆主乎寒客。究其病理，属于气血运行涩滞不畅，所谓"不通则痛"者是也。但验之临床，"痛"有在气在血之殊，有属虚属实之异，不可仅以"通"之一法而皆漫投通利攻下之剂。若是实证，则通其气血，攻逐荡涤尚能中的；若是虚证，气馁不能充运，血衰不能滋荣，则当补气养血，以补为通。《金匮要略》载"当归生姜羊肉汤"治"寒疝腹中痛，及胁痛里急"；"人参汤"治"胸痹心中痞，留气结在胸，胸满胁下逆抢心"，此即"痛有补法"之范例。故"通者不痛，理也，但通之之法，各有不同。调气以和血，调血以和气，通也；下逆者使之上行，中结者使之旁达，亦通也；虚者助之使通，寒者温之使通，无非通之之法也。若必以下泄通，则妄矣。此《医学正传》之说，可以参考。

腹中论篇第四十

新校正云：按全元起本在第五卷。

提要：本篇讨论鼓胀、血枯、伏梁、热中、消中、厥逆等腹中疾病的病因、症状和治法。

黄帝问曰：有病心腹满，且食则❶不能暮食，此为何病？岐伯对曰：名❷为鼓胀。心腹胀满，不能再食，形如鼓胀，故名鼓胀也。新校正云：按《太素》"鼓"作"谷"。帝曰：治之奈何？岐伯曰：治之以鸡矢醴❸，一剂知，二剂已。按古《本草》"鸡矢"并不治鼓胀，惟大利小便，微寒，今方制法当取用处汤渍服之。帝曰：其时有复发者何也？复，谓再发，言如旧也。岐伯曰：此饮食不节，故时有❹病也。虽然其病且❺已，时故当病❻，气聚于腹也。饮食不节则伤胃，胃脉者，腹里而下行，故饮食不节，时有病者复。病气聚于腹中也。

❶ 则：《本草纲目》卷四十八《禽部》引无"则"字。

❷ 名：《甲乙经》卷八第四"名"上有"此"字。

❸ 鸡矢醴：《太素》卷二十九《胀论》作"鸡醴"。李时珍曰："鸡屎能下气消积，通利大小便，故治鼓胀有殊功，醴者，一宿初来之酒醴也。"

❹ 有：《文选·养生论》善注引无"有"字。

❺ 且：将也。

❻ 时故当病：《甲乙经》卷八第四作"因当风"。《太素》卷二十九《胀论》作"时当痛"。喜多村直宽曰："时故二字疑倒，其义稍通，且与上文相应。"

按语：鸡矢治鼓胀，《神农本草经》不载，故王冰注云："鸡矢并不治鼓胀，惟大利小便。"考《要略》有"转筋入腹者，鸡屎白散主之"的记述，《千金要方》卷三"鸡粪酒主产后中风及百病"，又卷二十三"雄鸡屎治瘰病"，《外台秘要》卷二十七引《范汪方》"鸡屎白治淋，茎中有石"。从以上引证言，唐以前方书用鸡矢治鼓胀者甚少，而论中云然，抑又何解？《本草纲目》卷四十八引何大英云："诸腹胀大，皆属于热，精气不得渗入，膀胱别走于府，溢于皮里膜外故成胀满，小便短涩，鸡矢性寒，利小便，诚不传之宝也。"盖鼓胀多生于湿热，湿热胀满，则小便不利。鸡矢善利小便，则湿热从之以出，鼓胀自愈，本篇之论自是。故以后《普济方》《医学正传》并有鸡矢治鼓胀之方。王冰注谓"鸡矢利小便"则是，但未究其治鼓胀之义；不知据《素问》以补《本草纲目》之疏，而轻谓不治鼓胀，滋后学之惑，是不可以不辩。

帝曰：有病胸胁支❶满者，妨于食，病至则先闻腥臊臭❷，出清液❸，先❹唾血，四肢清❺，目眩，时时前后血❻，病名为何？何以得之？清液，清水也，亦谓之清涕。清涕者，谓从窃漏中漫液而下，水出清冷也。眩，谓目视眩转也。前后血，谓前阴后阴出血也。岐伯曰：病名血枯，此❼得之年❽少时，有所❾大脱血，若❿醉入房中，气竭肝伤，故月事衰少不来也。出血多者，谓之脱血，漏下、鼻衄、呕吐、出血皆同焉。夫醉则血脉盛，血脉盛则内热，因而入房，髓液皆下，故肾中气竭也。肝藏血以少大⓫，脱血故肝伤也。然于丈夫则精液衰乏，女⓬子则月事衰少⓭而不来。帝曰：治之奈何？复⓮以何术？岐伯曰：以四乌鲗骨⓯一藘茹⓰二物并合之，丸以雀卵⓱，大如小豆，以五丸为后饭，饮以鲍鱼⓲汁，利肠⓳中新校正云：按别本一作"伤中"。及伤肝也。饭后药先，谓之后饭。按古《本草经》云：乌鲗鱼骨、藘茹等并不治血枯，然经法用之，是攻其所生所起尔。夫醉劳力以入房，则肾中精气耗竭；月事衰少不至，则中有恶血淹留。精气耗竭，则阴痿不起而无精，恶血淹留，则血痹著中而不散。故先兹四药，用入方焉。古《本草经》曰：乌鲗鱼骨味咸冷平无毒，主治女子血闭。藘茹味辛寒平有小毒，主散恶血。

雀卵味甘温平无毒，主治男子阴萎不起，强之令热，多精有子。鲍鱼味辛臭温平无毒，主治瘀血血痹在四支不散者。寻文会意，方义如此而处治之也。新校正云：按《甲乙经》及《太素》"蘆茹"作"菌茹"。详王注性味乃菌茹，当改"蘆"作"菌"。又按《本草》乌鰂鱼骨"冷"作"微温"，雀卵"甘"作"酸"，与王注异。

❶ 支：《甲乙经》卷十一第七作"楂"。"支""楂"音同义通。

❷ 病至则先闻腥臊臭：《甲乙经》卷十一第七"病"作"食"。《全生指迷方》卷二引"臭"作"鼻"。按：作"鼻"是，"臭"为"鼻"之形误，"鼻"字属下读。肺臭腥，肝臭臊，肺虚不能制肝，则肝肺之气俱逆，浊气不降，故发病时先闻到腥臊之气味。

❸ 液：《甲乙经》卷十一第七"液"作"涕"。

❹ 先：于鬯曰："此先字，当因上文先字衍。"

❺ 清："清"有"寒"义。见《吕氏春秋·有度》高注。

❻ 时时前后血：张介宾曰："血气既乱，故于前阴后阴，血不时见，而月信反无期矣。"

❼ 此：《证类本草》卷十九《图经》引无"此"字。

❽ 年：《太素》卷三十《血枯》无"年"字。

❾ 所：疑衍，详《太素》杨注无"所"字。

❿ 若：有"或"义。

⓫ 少大：藏本、守校本并作"养人"。

⓬ 女：元残二、周本"女"上并有"若"字。

⓭ 衰少：藏本作"滞涩"。

⓮ 复：谓复其血气。

⓯ 四乌鰂骨："四"四份。乌鰂骨即乌贼骨，一名海螵蛸。《神农本草经》（孙星衍辑本）卷二："乌贼鱼骨，味咸微温，主女子漏下赤白，经汁血闭，阴蚀，肿痛，寒热，癥瘕，无子。"

⓰ 一蘆茹："一"一份。《政和经史证类备用本草》卷十一"蘆"作"菌"。按："蘆茹"似应乙作"茹蘆"。《尔雅·释草》："茹蘆，茅蒐。"郭璞注："今之蒨也。""蒨"即"茜"。《神农本草经》卷一："茜根，味苦寒，主寒湿，风痹，黄疸，补中。"

⓱ 雀卵：李时珍曰："雀，俗呼老而斑者为麻雀，小而黄口者为黄雀。今人

知雀卵能益男子阳虚，不知能治女子血枯，盖雀卵益精血耳。"

⓲ 鲍鱼：李时珍曰："鲍即今之干鱼也。《别录》既云勿令中咸，即是淡鱼无疑矣。入药亦当以石首鲫鱼为胜。煮汁，治女子血枯病伤肝，利阳中。"

⓳ 肠：《太素》卷三十《血枯》作"胁"。按：作"胁"与前"病胸胁支满"相应。

帝曰：病有少腹盛❶，上下左右皆有根❷，此为何病？可治不❸？岐伯曰：病名曰伏梁❹。伏梁，心之积也。新校正云：详此伏梁与心积之伏梁大异，病有名同而实异者非一，如此之类是也。帝曰：伏梁何因而得之？岐伯曰：裹大❺脓血，居肠胃之外，不可治，治之，每切，按之致死❻。帝曰：何以然？岐伯曰：此下则因阴❼，必下脓血，上则迫胃脘，生❽膈，侠胃脘内痈，正当冲脉带脉之部分也。带脉者，起于季胁，迥身一周，横❾络于脐下。冲脉者，与足少阴之络起于肾下，出于气街，循阴股；其上行者，出脐下同身寸之三寸关元之分，侠脐直上，循腹各行会于咽喉，故病当其分，则少腹盛，上下左右皆有根也。以其上下坚盛，如有潜梁，故曰病名伏梁不可治也。以裹大脓血，居肠胃之外，按之痛闷不堪，故每切按之致死也。以冲脉下行者络阴，上行者循腹故也。上则迫近于胃脘，下则因薄于阴器也。若因薄于阴，则便下脓血。若迫近于胃，则病气上出于膈，复侠胃脘内长其痈也。何以然哉？以本有大脓血在肠胃之外故也。"生"当为"出"，传文误也。新校正云：按《太素》"侠胃"作"使胃"。此久病也，难治。居脐上为逆，居脐下为从❿，勿动亟夺⓫，若里⓬大脓血居脐上，则渐伤心脏，故为逆。居脐下则去心稍远，犹得渐攻，故为从。从，顺也。亟，数也。夺，去也。言不可移动，但数数去之则可矣。论在《刺法》中。今经亡。

❶ 少腹盛：少腹盛满。张志聪曰："盛，满也。"
❷ 皆有根："根"谓根柢。喻病之所在，如树木根荄错结，连络四旁形成积块。

❸不：同"否"。

❹伏梁："伏梁"本篇凡两见，凡胸腹之间，病有积聚而成形者，皆得谓之"伏梁"。稻叶通达曰："伏梁后世曰癥、曰块、曰痃，皆是已。"森立之曰："伏梁之急言为旁，不论上下左右，其积旁出者，名曰伏梁也。"

❺裹大：《太素》卷三十《伏梁病》、《千金要方》卷十一第五引"裹"下并无"大"字。

❻每切，按之致死：《圣济总录》卷七十一《伏梁》引"致"作"至"。孙鼎宜曰："所以按之致死者，以伏梁内包脓血，用手按之，则脓血必有二头而出，出于下则困阴，以脓血不居肠胃之内，不能由二便故道而出，又被重按，不得不向下而流，必浸渍入于二阴而后能出，故伤阴也。出于上则迫胃脘至膈，使胃脘生痛，胃脘正当膈下，故曰至膈，胃脘内非光本有痛，以强按迫，脓血激而上出，浸渍至于脘内而生痛。"杨上善曰："因有膜裹脓血，在肠胃外，四箱有根在少腹中，不可按之，故按之痛，遂致于死。"

❼因阴：孙鼎宜曰："因当作困，形误。困阴、迫胃对文。"

❽生：《太素》卷三十《伏梁》作"出"。孙鼎宜曰："生当作至，形误。"

❾横：四库本作"而"。

❿居脐上为逆，居脐下为从：孙鼎宜曰："逆、从二字当乙转，方与上文不可治义合。"居"犹生也。见《左传》僖九年杜注。脐上生腹内痛，虽为险证，然犹不及丹田之分，故为较顺；脐下则丹田之所居，生气之源，邪不可侵。"

⓫勿动亟夺：《千金要方》卷十一第五作"慎勿动亟"。按：《千金要方》是。"亟"有"屡"义。见《左传》隐元年杜注。"慎勿动亟"犹言慎勿屡动，乃谆属病人务宜静养之词。

⓬里：元残二作"裹"。

帝曰：人有身体髀❶股䯒❷皆肿，环脐而痛，是为何病？岐伯曰：病名伏梁，此二十六字，错简在《奇病论》中，若不有此二十六字，则下文无据也。新校正云：详此并无注解，尽在下卷《奇病论》中。此风根❸也。此四字此篇本有，《奇病论》中亦有之。其气❹溢❺于大肠而著于肓❻，肓之原在脐下，故环脐而痛也。不可动之❼，动之为水溺❽涩之病。亦冲脉也。脐下，谓脖胦❾，在脐下同身寸之二寸❿半。《灵枢经》曰："肓之原名曰脖胦。"

❶ 髀（bì 闭）：慧琳《音义》卷四、卷九、卷十二、卷七十二引《说文》"髀，股外也"。《诗经·小雅·采菽》郑笺："胫本曰股。""胫本"谓自膝以上也。

❷ 骱（háng 杭）：指小腿。"骱"通"胻"。《广雅·释亲》："胻，胫也。"

❸ 风根：《淮南子·原道训》高注："根，本也。"杨上善曰："此伏梁病，以风为本。"张介宾曰："风根，即寒气也。如《百病始生》篇曰：植之始生，得寒乃生，厥乃成积。即此谓也。"

❹ 其气：吴崑曰："其气，风气也。"

❺ 溢：《甲乙经》卷八第二引《素问》作"泄"。

❻ 肓：吴崑曰："腔中无肉空隙之处，名曰肓。"此似指肠外之系膜。

❼ 不可动之：《太素》卷三十《伏梁病》"动"下无"之"字。张志聪曰："不可动者，不可妄攻以动之也。"

❽ 水溺：吴崑曰："小便也。"

❾ 脖胦：《素问校诂》引古抄本"脖胦"下有"也脖胦"三字。

❿ 二寸：胡本、读本并作"一寸"。

帝曰：夫子数言热中消中❶，不可服高梁、芳草、石药❷，石药发瘨❸，芳草发狂。多饮数溲，谓之热中。多食数溲，谓之消中。多喜曰瘨，多怒曰狂。芳，美味也。夫热中消中者，皆富贵人也，今禁高梁，是不合其心，禁芳草石药，是病不愈❹，愿闻其说。热中消中者，脾气之上溢，甘肥之所致，故禁食高梁芳美之草也。《通评虚实论》曰："凡治消瘅甘肥贵人，则高梁之疾也。"又《奇病论》曰："夫五味入于口，藏于胃，脾为之行其精气，津液在脾，故令人口甘，此肥美之所发也。此人必数食甘美而多肥也，肥者令人内热，甘者令人中满，故其气上溢，转为消渴。"此之谓也。夫富贵人者，骄恣纵欲轻人而无能禁之，禁之则逆其志，顺之则加其病，帝思难诘，故发问之。高，膏。梁，米❺也。石药，英乳也。芳草，浓美❻也。然此五者，富贵人常服之，难禁也。岐伯曰：夫芳草之气美❼，石药之气悍，二者其气急疾坚劲❽，故非缓心和人❾，不可以服此二者❿。脾气溢而生病，气美则重盛于脾，消热之气躁疾气悍，则又滋其热。若人性和心缓，气候舒匀，不与物争，释然宽泰，则神不躁迫，无惧内伤，故非缓心和人，不可以服此二者。悍，利也。坚，定也，固也。劲，刚也。言其芳草石药之气，坚定固久，刚烈而卒不歇灭，此二者是也。**帝曰：不可以服此二者**❿**，何以然？岐伯曰：夫热气慓悍**⓫**，药气亦然，二者相遇，恐内伤脾，慓，疾也。脾者土也，而恶木，服此药者，至甲乙日更论**⓬。热气慓盛则木气内余，故心非和缓则躁怒数起，躁怒数起则热气因木以伤脾，甲乙为木，故至甲乙日更论脾病之增减也。

❶ 热中消中："热中"即内热，谓胃中干燥。"消中"谓消渴。

❷ 芳草石药：张介宾曰："芳草，辛香之品也；石药，煅炼金石之类也。"丹波元坚曰："此所谓芳草，盖姜椒之属。"

❸ 瘨：《甲乙经》卷十一第六"瘨"作"疸"。柯校曰："《甲乙经》瘨作疸是。《仓公传》齐王侍医遂案可考。"

❹ 禁芳草石药，是病不愈：按：张介宾谓："消中、消渴之病，膏粱芳草之类，皆不得不禁。"玩其文意，"禁"上似脱"不"字。《素问考注》云："禁字或曰服误。"

❺ 米：顾观光曰："米即粱之坏字。"

❻ 浓美：柯逢时曰："浓美当作农果，一名防葵。防葵之防即芳字。"

❼ 美：孙鼎宜曰："美当作羑，形误。《说文》：羑，小热也。"

❽ 其气急疾坚劲：孙鼎宜曰："急疾训，坚劲训悍，二者皆药性。曰气者，古通言。《列子·汤问》注：气谓性质。《本草》温凉寒热，号曰四气，义与此同。"

❾ 缓心和人：森立之曰："缓心和人，王以为性和心缓，于义则可，然性字本文所无，恐非是。盖亦倒置文字法，乃心和缓之义。亦与头项强痛同文例。""缓人"谓恬淡优然之人。张志聪所谓（此种人）"土气厚，可服此，而使之上下分消"是也。

❿ 不可以服此二者：明抄本无此七字。《儒门事亲》卷十引无此七字，与明抄本合。

⓫ 慓悍：刚猛峻烈之意。《说文·心部》："慓，疾也。悍，勇也。"

⓬ 至甲乙日更论：《甲乙经》卷十一第六"更论"作"当愈甚"。脾伤者畏木，甲乙日属木，至此日则肝木更盛，脾土被克，中和之气益衰，故病愈甚。

帝曰：善。有病膺肿❶新校正云：按《甲乙经》作痈肿。颈痛胸满腹胀，此为何病？何以得之？膺，胸旁也。颈，项前也。胸，膺间也。岐伯曰：名厥逆❷。气逆所生，故名厥逆。帝曰：治之奈何？岐伯曰：灸之则瘖❸，石之则狂，须其气并，乃可治也❹。石，谓以石针开破之。帝曰：何以然？岐伯曰：阳气重上❺，有余于上，灸之则阳气入阴，入则瘖，石之则阳气虚❻，虚则狂❼，灸之则火气助阳，阳盛故入阴。石之则阳气出，阳气出则内不足，故狂。须其气并而治之，可使全❽也。并，谓并合也。待自并合则两气俱全，故可治。若不尔而灸石之，则偏致胜负，故不得全而瘖狂也。

❶ 膺肿：《太素》卷二十六《痈疽》作"痈肿"。

❷ 厥逆：森立之曰："颈痛胸满腹胀，共为痈毒内攻之证。内攻必四肢冷，故曰名厥逆。"

❸ 瘖（yīn 因）：失音。《释名·释疾病》："瘖，唵然无声也。"

❹ 须其气并，乃可治也：森立之曰："此际当温养，使阴阳血气合并，不得分离，而厥逆渐回，则颈痛、胸满、腹胀，亦当渐愈。若用药则宜发散解毒，须其血气相并之后，乃可施艾灸针石之治法也。"

❺ 上："上"字疑涉下衍。

❻ 气虚：胡本、元残二、藏本并作"出内"。

❼ 虚则狂：张介宾曰："阳并于，上其下必虚，以石泄之，则阳气随刺而去，气去则上下俱虚，而神失其守，故为狂也。"

❽ 全：《甲乙经》卷十一第九作"愈"。

帝曰：善。何以知怀子之且生❶也？岐伯曰：身有病而无邪脉也❷。病，谓经闭也。《脉法》曰："尺中之脉来而断绝者，经闭也。月水不利若尺中脉绝者，经闭也。"今病经闭脉反如常者，妇人姙娠之证，故云身有病而无邪脉。

❶ 怀子之且生："怀子"谓姙娠。"且生"谓将产。"之"有"与"义。

❷ 身有病而无邪脉也：汪昂曰："病字王注解作经闭，按妇人怀子，多有呕恶、头痛诸病，然形虽病，而脉不病。若经闭，其常耳，非病也。"姚止庵曰：

"帝问怀子之且生是有二意，而伯答有病无邪，是止解怀子，而且生义竟无所解、必有脱简。"

帝曰：病热而有所痛者何也？岐伯曰：病热者，阳脉也 ❶，以三阳之动 ❷ 也，人迎一盛 ❸ 少阳，二盛太阳，三盛阳明，入阴也 ❹。夫阳入于阴 ❺，故病 ❻ 在头与腹，乃膜胀而头痛 ❼ 也。帝曰：善。新校正云：按《六节藏象论》云："人迎一盛病在少阳，二盛病在太阳，三盛病在阳明。"与此论同，又按《甲乙经》"三盛阳明"无"入阴也"三字。

❶ 病热者，阳脉也：张介宾曰："阳脉大邪也。凡病热者，必因于阳，故三阳之脉，其动甚也。"

❷ 动：《甲乙经》卷七第一作"盛"。

❸ 盛：《甲乙经》卷七第一"盛"下有"在"字。

❹ 入阴也：《太素》卷三十《热痛》无此三字，与林校合。

❺ 阳入于阴：张介宾曰："邪热在表，三阳既毕，则入于阴分矣。"

❻ 病：《太素》卷三十《热痛》作"痛也"。

❼ 在头与腹，乃膜胀而头痛：森立之曰："《太素》病作痛可从，头痛为表阳证，腹痛为阴寒证，太阳病之头痛，少阴病之腹痛是也。"马莳曰："头主阳，腹主阴，在阴当腹膜胀，而在阳当头痛也。"

刺腰痛篇第四十一

新校正云：按全元起本在第六卷。

提要：本篇论述正经及奇经八脉皆可令人腰痛，评其病变，应用不同刺法予以调治。

足太阳脉令人腰痛，引项脊尻❶背如重❷状，足太阳脉，别下项，循肩膊内，侠脊抵腰中，别下贯臀。故令人腰痛，引项脊尻背如重状也。新校正云：按《甲乙经》"贯臀"作"贯肿"。《刺疟》注亦作"贯肿"。《三部九候》注作《贯臀》。**刺其郄中太阳正经❸出血，春无见血。**郄中，委中也。在膝后屈处腘中央约文中动脉，足太阳脉之所入也。刺可入同身寸之五分，留七呼，若灸者可灸三壮。太阳合肾，肾王于冬，水衰于春，故春无见血也。

❶ 尻（kǎo 考）：《广雅·释亲》："尻，臀也。"
❷ 重：《甲乙经》卷九第八作"肿"。按：作"肿"非。《针灸资生经》卷五《腰痛》："秩边，治腰尻重不能举。昆仑，疗腰尻重不欲起。风市，疗腰尻重。腰俞，疗腰重如石。"据此，文中"如重状"乃如负重物之沉重感。
❸ 太阳正经：《灵枢·经别》："足太阳之正，别入于腘中。"故"太阳正经"即指委中穴。

少阳❶令人腰痛，如以针刺其皮中❷，循循然❸，不可以俯仰，不可以顾❹，足少阳脉，绕毛际，横入髀厌中。故令腰痛，如以针刺其皮中，循循然不可俯仰。少阳之脉起于目锐眦，上抵头角，下耳后，循颈行手阳明❺之前，至肩上，交出手少阳之后；其支别者，目锐眦下入❻大迎，合手少阳于颔，下加颊车，下颈合缺盆，故不可以顾。新校正云：按《甲乙经》"行手阳明之前"作"行手少阳之前"也。**刺少阳成骨之端❼出血，成骨在膝外廉之骨独起者❽，夏无见血。**成骨，谓膝外近下，骱骨上端，两起骨相并间，陷容指者也。骱骨所成柱膝髀骨，故谓之成骨也。少阳合肝，肝王于春，木衰于夏，故无见血也。

❶少阳：核以前后文例，疑"少阳"下脱"脉"字。下文"阳明""足少阴"似亦脱"脉"字。

❷皮中：《圣济总录》卷一百九十三引"皮"下无"中"字。

❸循循然：此三字乃状词，是谓痛如针刺皮中，而有节奏之状。《论语·子罕》何注："循循，次序貌也。"

❹顾：《甲乙经》卷九第八"顾"上有"左右"二字。《说文·页部》："顾，还视也。"《诗经·国风·匪风》郑笺："回首曰顾。"

❺阳明：顾观光曰："《厥论》注阳明作少阳，与《甲乙经》合，此传写误。"

❻入：胡本、元残二并无"入"字。按：无"入"字是，与《灵枢·经脉》合。

❼刺少阳成骨之端：张志聪曰："膝外廉，阳陵泉之下（当作上）有独起之骨，为成骨。盖足少阳主骨，至此筋骨交会之处，为成骨也。"森立之曰："案成骨端，当犊鼻、阳关中间大骨节下，可容指处，即是。"

❽成骨在膝外廉之骨独起者：胡澍曰："沈果堂云膝乃骱之误也。"《圣济总录》卷一百九十三引此十一字为小字夹注，乃"成骨"之释语。

阳明令人腰痛❶，不可以顾，顾如有见者，善悲❷，足阳明脉起于鼻，交頞中，下循鼻外入上齿中，还出侠口环唇，下交承浆，却循颐后下廉出大迎；其支别者，从大迎前下人迎，循喉咙入缺盆；又其支别者，起胃下口，循腹里至气街中而合，以下髀。故令人腰痛不可顾，顾如有见者。阳虚，故悲也。**刺阳明于骱前三痏，上下和之❸出血，秋无见血。**按《内经中诰流注图经》阳明脉穴俞之所主，此腰痛者悉刺骱前三痏，则正三里穴也。

三里穴在膝下同身寸之三寸，骱骨外廉两筋肉分间，刺可入同身寸之一寸，留七呼，若灸者可灸三壮。阳明合脾，脾王长夏，土衰于秋，故秋无见血。新校正云：按《甲乙经》"骱"作"骭"。

❶ 阳明令人腰痛：足阳明之筋，上循胁属脊，故阳明脉病可以令人腰痛。

❷ 顾如有见者，善悲：阳明为水谷之海，气血荣卫之源。神者水谷之精气。阳明病则神气乃虚，精神虚乱，故幻视妄有所见，神不足而悲也。

❸ 上下和之：森立之曰："据杨注，上下和之者，言上不可顾，下腰痛二证，刺之三痏而出血，则血脉自和，二证自愈也。"谓"上下"指刺上下巨虚，如张介宾《类经》、高世栻《素问直解》。

足少阴令人腰痛，痛引脊内廉，足少阴脉，上股内后廉，贯脊属肾。故令人腰痛，痛引脊内廉也。新校正云：按全元起本"脊内廉"作"脊内痛"。《太素》亦同。此前少足太阴腰痛证，并刺足太阴法，应古文脱简也。**刺少阴于内踝上❶二痏，春无见血❷，出血太多，不❸可复也。**按《内经中诰流注图经》少阴脉穴俞所主，此腰痛者，当刺内踝上，则正复溜穴也。复溜在内踝后上同身寸之二寸动脉陷者中，刺可入同身寸之三分，留三呼，若灸者可灸五壮。

❶ 上：《太素》卷三十《腰痛》"上"作"下"。

❷ 春无见血：春时木旺水亏，出血恐虚，故禁见血。

❸ 不：《甲乙经》卷九第八"不"上有"虚"字。

厥阴❶之脉，令人腰痛，腰中如张弓弩弦❷，足厥阴脉，自阴股环阴器，抵少腹；其支别者，与太阴少阳结于腰髁❸下狭❹脊第三第四骨空中，其穴即中髎、下髎，故腰痛则中如张弓弩之弦也。如张弦者，言强急之甚。**刺厥阴之脉，在腨❺踵鱼腹之外，循之累累然❻，乃刺之**，腨踵者，言脉在腨外侧，下当足跟也。腨形势如卧鱼之腹，故曰鱼腹之外也。循其分肉，有血络累累然，乃刺出之。此正当蠡沟穴分，足厥阴之络，在内踝上五寸，别走少阳者，刺可入同身寸之二分，留三呼，若灸者可灸三壮。厥阴一经作居阴，是传写草书厥字为居❼也。新校正云：按经云厥阴之脉令人腰痛，次言刺厥阴之脉，注言刺厥阴之络，经注相违，疑经中"脉"字乃"络"字之误也。其病令人善言❽，默默然不慧❾，刺之三痏❿。厥阴之脉，循喉咙之后，上入颃颡，络于舌本，故病则善言。风盛则昏冒，故不爽慧也。三刺其处，腰痛乃除。新校正云：按经云善言、默默然不慧，详善言与默默二病难相兼，全元起本无"善"字，于义为允。又按《甲乙经》厥阴之脉不络舌本，王氏于《素问》之中五处引注，而注《厥论》与《刺热》及此三篇，皆云络舌本，注《风论》注《痹论》二篇，不言络舌本，盖王氏亦疑而两言之也。

❶ 厥阴：《太素》卷三十《腰痛》作"居阴"。下"刺厥阴"同。

❷ 腰中如张弓弩弦：肝主筋，肝足厥阴之脉病则筋急，故腰部强直拘急，如张弓弩之弦。

❸ 髁：藏本、守校本并作"髀"。

❹ 狭：藏本、赵本并作"侠"。

❺ 腨：腿肚。《说文·肉部》："腨，腓肠也。"

❻ 累累然：如串珠状。《平人气象论》："累累如连珠。"

❼ 厥阴一经作居阴，是传写草书厥字为居：森立之曰："王注非是。盖居阴者，古之俗呼，谓太阳经居阴分之经也。足三阳之经，只太阳自仆参至承扶，正为居阴分也。后文同阴之脉、飞阳之脉、昌阳之脉，并皆为古之俗称。"

❽ 其病令人善言：《太素》卷三十《腰痛》无"善"字，与林校引全本合。丹波元简曰："其病云云以下十五字，与前四经腰痛之例不同，恐是衍文。"

❾ 默默然不慧：张志聪曰："默默安静貌，谓虽善言而不狂妄也。不慧，语言之不明爽也。"

❿ 刺之三痏：高世栻曰："刺治之法仍在腨、在踵、在鱼腹之三痏。"

解脉❶令人腰痛，痛引肩❷，目䀮䀮❸然，时遗溲，解脉，散行脉也，言不合而别行也。此足太阳之经，起于目内眦，上额交巅上，循肩膊侠脊抵腰中，入循膂络肾属膀胱，下入腘中。故病斯候也。又其支别者，从膊内别下贯胛，循髀外后廉而下合于腘中。两脉如绳之解股，故名解脉也。刺

解脉，在膝筋肉分间郄外廉之横脉❹出血，血变而止。 膝后两旁，大筋双上，股之后，两筋之间，横文之处，努肉高起，则郄中之分也。古《中诰》以腘中为太阳之郄，当取郄外廉有血络❺横见，迢然紫黑而盛满者，乃刺之，当见黑血，必候其血色变赤乃止，血不变赤，极而泻之必行，血色变赤乃止，此太阳中经之为腰痛也。

❶ 解脉：森立之曰："王注可从。足太阳经自委中两分，入背部为二行，又分络腰部八髎。名曰解脉，是亦上古之俗称耳。"

❷ 痛引肩：胡本、读本、元残二、赵本、吴本、朝本、藏本、熊本、四库本、守校本"痛"下并有"而"字。《太素》卷三十《腰痛》"引肩"作"引膺"。

❸ 晄晄：《太素》卷三十《腰痛》作"旷旷"。"晄""旷"叠韵。《玉篇·目部》："晄，目不明。"

❹ 膝筋肉分间郄外廉之横脉：森立之曰："郄外廉之横脉者，即腘中横纹委中、阳关间之横脉，见紫黑色络者是也。"

❺ 络：藏本、守校本并作"脉"。

解脉❶令人腰痛如引带❷，常如折腰状，善恐❸， 足太阳之别脉，自肩而别下，循背脊至腰，而横入髀外后廉，而下合腘中。故若引带，如折腰之状。新校正云：按《甲乙经》"如引带"作"如裂"，"善恐"作"善怒"也。**刺解脉，在郄中结络如黍米，刺之血射以❹黑，见赤血而已。** 郄中则委中穴，足太阳合也。在膝后屈处腘中央约文中动脉，刺可入同身寸之五分，留七呼，若灸者可灸三壮，此经刺法也。今则取其结络大如黍米者，当黑血箭射而出，见血变赤，然可止也。新校正云：按全元起云："有两解脉，病源各异，恐误，未详。"

❶ 解脉：尤怡曰："详本篇备举诸经腰痛，乃独遗带脉，而重出解脉，按带脉起于少脉之侧，季胁之下，环身一周，如束带然，则此所谓腰痛如引带，常如折腰状者，自是带脉为病，云解脉者，传写之误也。"森立之曰："此条《太素》在后条同阴之脉下。《甲乙经》同，据此，则王冰次注时，以两解脉相次耳。盖古经传来有是两解脉条，文义稍异，故两存之。与《刺疟篇》有疟脉满

大急，刺背俞，用中针条，疟脉满大急，刺背俞，用五胠俞条，两条互有出入同例，古文往往有如此相足成其义者也。"

❷ 如引带:《太素》卷三十《腰痛》作"如别"。"别"为"列"之误字，"列"为"裂"之古字。《甲乙经》作"裂"，其征明甚。痛如破裂，故"常如折腰状"也。

❸ 恐:《太素》卷三十《腰痛》作"怒"，与林校合。

❹ 以:《太素》卷三十《腰痛》作"似"。

同阴之脉❶，令人腰痛，痛如小锤居其中❷，怫然肿❸;足少阳之别络也。并少阳经上行，去足外踝上同身寸之五寸，乃别走厥阴，并经下络足跗，故曰同阴脉也。佛❹，怒也，言肿如嗔怒也。新校正云:按《太素》"小锤"作"小针"。**刺同阴之脉，在外踝上绝骨之端❺，为三痏。**绝骨之端如前同身寸之三分，阳辅穴也，足少阳脉所行，刺可入同身寸之五分，留七呼，若灸者可灸三壮。

❶ 同阴之脉:森立之曰:"与居阴之脉同义，为古之俗称。即谓少阳之络也。王注、杨注共可从。"

❷ 小锤居其中:《太素》卷三十《腰痛》"锤"作"针"。如"小针居其中"，谓屈伸觉痛也。

❸ 怫然肿:《太素》卷三十《腰痛》"怫"作"弗"。四库本"肿"作"痛"。"怫""弗"通。"怫"通"勃"，"怫""勃"一声之转。《广雅·释训》:"勃，盛也。""怫然"喻其甚也。

❹ 佛:元残二作"怫"。

❺ 外踝上绝骨之端:指外踝上，扪循外辅骨（腓骨）之绝处，即可针刺，非指固定穴位。

阳维之脉，令人腰痛，痛上怫然肿❶，阳维起于阳，则太阳之所生，奇经八脉，此其一也。**刺阳维之脉，脉与太阳合腨下间，去地一尺所❷。**太阳所主，与正经并行而上，至腨下，复与太阳合而上也。腨下去地正同身寸之一尺，是则承光穴，在锐腨肠下肉分间陷者中，刺可入同身寸之七分，若灸者可灸五壮。以其取腨肠下肉分间，故云合腨下间。新校正云：按穴之所在乃承山穴，非承光也。"出"字误为"光"。

❶ 肿：《太素》卷三十《腰痛》"肿"上有"脉"字。

❷ 脉与太阳合腨下间，去地一尺所：当是承山穴。《医心方》卷二引《明堂》云："承山，主腰背痛。"《说文·肉部》："腨，腓肠也。"承山穴位于腓肠肌两肌腹之间凹陷的顶端，距地约一尺，为足太阳经穴。"所"与"许"义同。

衡络之脉，令人腰痛❶，不可以俯仰❷，仰则恐仆，得之举重伤腰，衡络绝❸，恶血归之❹，衡，横也，谓太阳之外也❺，络，自腰中横入髀外后廉，而下与中经合于腘中者。今举重伤腰，则横络绝，中经独盛，故腰痛不可以俯仰矣。一经作衡绝之脉，传写鱼鲁之误也。若是衡❻脉，《中诰》不应取太阳脉委阳殷门之穴也。**刺之在郄阳筋之间，上郄数寸，衡居为二痏出血❼**。横居二穴，谓委阳殷门，平视横相当也。郄阳，谓浮郄穴上侧委阳穴也。筋之间，谓膝后腘上两筋之间殷门穴也。二穴各去臀下横文同身寸之六寸，故曰上郄数寸也。委阳刺可入同身寸之七分，留五呼，若灸者可灸三壮。殷门刺可入同身寸之五分，留七呼，若灸者可灸三壮。故曰衡居为二痏。新校正云：详王氏云："浮郄穴上侧委阳穴也。"按《甲乙经》委阳在浮郄穴下一寸，不得言上侧也。

❶ 衡络之脉，令人腰痛：张志聪曰："此论带脉为病而令人腰痛也。衡，横也。带脉横络于腰间，故曰衡络之脉。夫足之三阳，循腰而下；足之三阴及奇经之脉，皆循腰而上，病则上下不通，阴阳间阻，而为腰痛之证。"

❷ 不可以俯仰：《甲乙经》卷九第八作"得俯不得仰"。

❸ 绝：阻绝不通之义。

❹ 恶血归之：《铜人图经》卷五《殷门》"归"作"注"。杨上善曰："恶血归聚之处以为腰痛。"

❺ 外也：《素门校讹》引古抄本、元椠本"外"下无"也"字。

❻ 衡：据《太素》杨注"衡"应作"冲"。

❼ 刺之在郄阳筋之间，上郄数寸，衡居为二痏出血：《甲乙经》卷九第八"筋之间"作"之筋间"。《太素》卷三十《腰痛》"衡居"作"冲居"。"郄阳"

指委阳穴。郄阳筋间上行数寸，乃殷门穴处。《外台》卷三十九第十一《膀胱腑人》："殷门，主腰痛得俯不得仰，仰则痛，得之举重，恶血归之。"与本文合。

会阴之脉❶，令人腰痛，痛上漯漯然❷汗出，汗干令人欲饮，饮已欲走❸，足太阳之中经也，其脉循腰下会于后阴，故曰会阴之脉。其经自腰下行至足，今阳气大盛，故痛上漯❹然汗出。汗液既出，则肾燥阴虚，故汗干令人欲饮水以救肾也。水入腹已，肾气复生，阴气流行，太阳又盛，故饮水已，反欲走也。**刺直阳之脉上三痏❺，在跷上郄下五寸横居❻，视其盛者出血。**直阳之脉，则太阳之脉，侠脊下行贯臀，下至腘中，下循腨，过外踝之后，条直而行者，故曰直阳之脉也。跷为❼阳跷所生申脉穴，在外踝下也。郄下，则腘下也。言此刺处在腘下同身寸之五寸，上承郄中之穴❽，下当申脉之位，是谓承筋穴，即腨中央如外陷者中也，太阳脉气所发，禁不可刺，可灸三壮。今云刺者，谓刺其血络之盛满者也。两腨皆有太阳经气下行，当视两腨中央有血络盛满者，乃刺出之，故曰视其盛者出血。新校正云：详上云"会阴之脉令人腰痛"，此云"刺直阳之脉"者，详此"直阳之脉"即"会阴之脉"也，文变而事不殊。又承筋穴注云"腨中央如外"，按《甲乙经》及《骨空论》注无"如外"二字。

❶ 会阴之脉：马莳曰："会阴者，本任脉经之穴名，督脉由会阴而行于背，则会阴之脉，自腰下会于后阴。"高世栻曰："会阴在大便之前，小便之后，任督二脉相会于前后二阴间，故曰会阴。"

❷ 痛上漯漯（lěilěi 磊磊）然：明抄本"上"作"止"。《甲乙经》卷九第八"漯漯"作"潎潎"。"漯漯然"是状汗出之甚，汗出多，故下有"汗干"之文。《广韵·二十七合》："漯""湿"通。汗出甚则湿也。

❸ 走：按："走"字疑误，似应作"溲"，"走""溲"声误。会阴之脉，起于胞中，腰痛饮已欲溲，于病较合。

❹ 漯：胡本、元残二下重"漯"字。

❺ 刺直阳之脉上三痏：《太素》卷三十《腰痛》杨注："直阳者，有本作会阳。"丹波元简曰："按此任脉与督脉相合之脉。直、值通用，遇也，即两脉会遇

之义。王注《骨空论》云任脉、冲脉、督脉者，一源而三歧也。以任脉循背者，谓之督脉，自少腹直上者，谓之任脉，是以背腹阴阳，别为各目尔。知是二脉分歧之处，即其会遇之地，故名之会阴，亦名直阳耳。"

❻ 在跻上郄下五寸横居：《太素》卷三十《腰痛》"跻"作"乔"，"五"作"三"。"乔"即"跻"之古字，与"脚"音义并同。森立之曰："横居者，飞阳承山是也。"

❼ 为：赵本作"谓"。

❽ 穴：四库本作"分"。

飞阳之脉❶，令人腰痛，痛上拂拂然❷，甚则悲以恐，是阴维之脉也，去内踝上同身寸之五寸腨分中，并少阴经而上也。少阴之脉前，则阴维脉所行也。足少阴之脉，从肾上贯肝膈，入肺中，循喉咙侠舌本；其支别者，从肺出络心，注胸中。故甚则悲以恐也。恐者生于肾，悲者生于心。**刺飞阳之脉❸，在内踝上五寸❹**，臣亿等按：《甲乙经》作"二寸"。**少阴之前，与阴维之会。**内踝后上同身寸之五寸复溜穴，少阴脉所行，刺可入同身寸之三分。内踝之后筑宾穴，阴维之郄，刺可入同身寸之三分，若灸者可灸五壮。少阴之前，阴维之会，以三脉会在此穴位分❺也，刺可入同身寸之三分，若灸者可灸五壮。今《中诰经》文正同此法。臣亿等按：《甲乙经》："足太阳之络，别走少阴者，名曰飞扬，在外踝上七寸。"又云："筑宾阴维之郄，在内踝上腨分中。复溜穴在内踝上二寸。"今此经注都与《甲乙》不合者，疑经注中"五寸"字当作"二寸"，则《素问》与《甲乙》相应矣。

❶ 飞阳之脉：丹波元简曰："盖此指足厥阴蠡沟穴。《经脉》篇云：足厥阴之别，名曰蠡沟，去内踝五寸，别走少阳。从阴经而走阳经，故名飞阳。"

❷ 痛上拂拂然："拂拂然"《甲乙经》卷九第八作"怫怫"。《太素》卷三十《腰痛》作"弗弗然"。元残二、赵本、吴本、明抄本、朝本、藏本并作"怫怫然"。按："上"与"尚"通，"尚"有"则"义。《文选·颜延年应诏宴曲水诗》善注："拂、弗古字通。"《汉书·沟洫志》颜注："弗，忧郁不乐也。"《集韵·八未》："怫谓心不安。""痛上"云者，犹云"痛则忧郁而心不安"，与下"甚则悲以恐"义贯。

❸刺飞阳之脉：高世栻曰："刺飞阳之脉，在内踝上五寸，乃阴维之郄，筑宾穴也。与少阴相合，故曰少阴之前，与阴维之会。"

❹五寸：《太素》卷三十《腰痛》作"二寸"。本书《气穴论》王注亦作"二寸"。

❺位分：胡本、元残二并作"分位"。

昌阳之脉❶，令人腰痛，痛引膺，目䀮䀮然，甚则反折❷，舌卷不能言，阴跻脉也。阴跻者，足少阴之别也，起于然骨之后，上内踝之上，直上循阴股入阴，而循腹上入胸里，入缺盆，上出人迎之前，入顽内廉，属目内眦，合于太阳阳跻而上行，故腰痛之状如此。**刺内筋❸为二痏，在内踝上大筋前，太阴后，上踝二寸所❹。**内筋，谓大筋之前分肉也。太阴后大筋前，即阴跻之郄交信穴也，在内踝上同身寸之二寸，少阴前，太阴后，筋骨之间，陷者之中，刺可入同身寸之四分，留五呼，若灸者可灸三壮。今《中诰经》文正主此。

❶昌阳之脉："昌阳"足少阴肾经复溜穴之别名。《甲乙经》卷三第三十三："复溜者，金也，一名伏白，一名昌阳。"

❷反折：谓腰痛而不能俯。《病源》卷五《腰痛不得俯仰候》云："阳病者不能俯，阴病者不能仰。"

❸内筋：张介宾曰："内筋，筋之内也。"

❹内踝上大筋前，太阴后，上踝二寸所：森立之曰："即阴跻交信、复溜二穴是也。二穴共为内踝上二寸处。据为二痏之文，则为二穴可知耳。"

散脉❶，令人腰痛而热，热甚生烦，腰下如有横木❷居其中，甚则遗溲，散脉，足太阴之别也，散行而上，故以名焉。其脉循股内，入腹中，与少阴少阳结于腰髁下骨空中。故病则腰下如有横木居其中，甚乃遗溲也。**刺散脉，在膝前骨肉分间，络外廉束脉，为三痏❸。**谓膝前内侧也。骨肉分，谓膝内辅骨之下，下廉腨肉之两间也。络外廉，则太阴之络，色青而见者也。辅骨之下，后有大筋，撷束膝胻之骨，令其连属，取此筋骨系束之处脉，以去其病，是曰地机，三刺而已，故曰束脉为之三痏也。

❶ 散脉：杨上善曰："散脉在膝前肉分间者，十二经脉中，惟足厥阴、足少阳在膝前，主溲，故当是此二经之别名。在二经大络外廉小筋，名束脉，亦名散脉也。"森立之曰："按散脉杨注可从。散脉者，谓横散腰部之脉，与解脉同义，亦古之俗名耳。《经脉篇》云：胆足少阳之脉，其支者，横入髀厌中，其直者，下合髀厌中，以下髀阳，出膝外廉云云，即横解之地也，诸注皆非是。"

❷ 木：明抄本夹注："木，一作脉。"

❸ 刺散脉，在膝前骨肉分间，络外廉束脉，为三痏：《太素》卷三十《腰痛》"膝前"下无"骨"字。楼英曰："王注谓地机者非也。既云膝前骨肉分间，络外廉束脉，当在三里、阳陵泉二穴之骨上，与膝分间是穴，横刺三痏也。"森立之曰："案膝前骨肉分间，络外廉束脉者，谓足少阳经阳交、阳陵泉、阳关之三穴，所云三痏盖是也。"

肉里之脉❶，令人腰痛，不可以咳，咳则筋缩急❷，肉里之脉，少阳所生，则阳维之脉气所发也。里，里也。**刺肉里之脉为二痏，在太阳之外，少阳绝骨之后❸**。分肉主之。一经云少阳绝骨之前，传写误也。绝骨之前，足少阳脉所行。绝骨之后，阳维脉所过。故指曰在太阳之外，少阳绝骨之后也。分肉穴，在足外踝直上绝骨之端，如后同身寸之二分筋肉分间，阳维脉气所发，刺可入同身寸之五分，留十呼，若灸者可灸三壮。新校正云：按分肉之穴，《甲乙经》不见，与《气穴》注两出，而分寸不同，《气穴》注二分作三分，五分作三分，十呼作七呼。

❶ 肉里之脉：杨上善曰："当是少阴，为肉里脉也。"张介宾曰："肉里，谓分肉之里，足少阳脉之所行，阳辅穴也。"

❷ 咳则筋缩急：《太素》卷三十《腰痛》"缩"作"挛"。《甲乙经》卷九第八同，惟"挛"下无"急"字。少阳主筋，其脉循胸过季胁，故病则不能咳，咳则引致筋缩且急。

❸ 后：《甲乙经》卷九第八作"端"。

腰痛侠脊而痛至头❶，几几然❷，目䀮䀮❸欲僵仆，刺足

太阳郄中出血❹。郄中，委中。新校正云：按《太素》作"头沉沉然"。**腰痛上寒，刺足太阳阳明；上热刺足厥阴；不可以俯仰，刺足少阳；中热而喘，刺足少阴，刺郄中出血❺。**此法玄妙，《中诰》不同，莫可窥测，当用知其应，不尔，皆应先去血络，乃调之也。

❶ 至头："至"下脱"顶"字：应据《灵枢·杂病》补。"头"字属下读。

❷ 几几然：《太素》卷三十《腰痛》作"沉沉然"。检《灵枢·杂病》："厥挟脊而痛者至顶，头沉沉然。"按：作"沉沉"似是，"几"为"沉"之坏字。燕蓟方言谓物之重者为沉，"头沉沉然"谓头重也。

❸ 眈眈：《太素》卷三十《腰痛》作"眶眶"。慧琳《音义》卷七十九"眈，音荒，目不明也。"

❹ 郄中出血：《甲乙经》卷七《六经受病发伤寒热病第一》作"腘中血络"。

❺ 出血：据王注似应作"血络"。《灵枢》卷五《杂病》可证。

腰痛上寒，不可顾，刺足阳明；上寒，阴市主之。阴市在膝上同身寸之三寸，伏兔下陷者中，足阳明脉气所发，刺可入同身寸之三分，留七呼，若灸者可灸三壮。不可顾，三里主之。三里在膝下同身寸之三寸，胻外廉两筋肉分间，足阳明脉之所入也，刺可入同身寸之一❶寸，留七呼，若灸者可灸三壮。**上热，刺足太阴；**地机主之。地机在膝下同身寸之五寸，足太阴之郄也，刺可入同身寸之三分，若灸者可灸三壮。新校正云：按《甲乙经》作"五壮"。**中热而喘，刺足少阴。**涌泉、太钟悉主之。涌泉在足心陷者中，屈足卷指宛宛中，足少阴脉之所出，刺可入同身寸之三分，留三呼，若灸者可灸三壮。太钟在足跟后街中动脉，足少阴之络，刺可入同身寸之二分，留七呼，若灸者可灸三壮。新校正云：按《刺疟》注太钟在内踝后街中。《水穴论》注在内踝后。此注在跟后街中动脉。三注不同。《甲乙经》亦云跟后冲中，当从《甲乙经》为正。**大便难，刺足少阴。**涌泉主之。**少腹满，刺足厥阴。**太冲主之。在足大指本节后内间同身寸之二寸陷者中，脉动应手，足厥阴脉之所注也，刺可入同身寸之三分，留十呼，若灸者可灸三壮。**如折，不可以俯**

黄帝内经素问校注

仰，不可举，刺足太阳。如折，束骨主之。不可以俯仰，京骨、昆仑悉主之。不可举，申脉、仆参悉主之。束骨在足小指外侧本节后赤白肉际陷者中，足太阳脉之所注也，刺可入同身寸之三分，留三呼，若灸者可灸三壮。京骨在足外侧大骨下，赤白肉际陷者中，按而得之，足太阳脉之所过也，刺可入同身寸之三分，留七呼，若灸者可灸三壮。昆仑在足外踝后跟骨上陷者中，细脉动应手，足太阳脉之所行也，刺可入同身寸之五分，留十呼，若灸者可灸三壮。申脉在外踝下同身寸之五分，容爪甲，阳跷之所生也，刺可入同身寸之六分，留十呼，若灸者可灸三壮。仆参在跟骨下陷者中，足太阳阳跷二脉之会，刺可入同身寸之三分，留七呼，若灸者可灸三壮。新校正云：按《甲乙经》申脉在外踝下陷者中，无"五分"字。刺入"六分"作"三分"，"留十呼"作"留六呼"，《气穴》注作"七呼"。仆参留"七呼"，《甲乙经》作"六呼"。**引脊内廉，刺足少阴。**复溜主之。取同飞阳注。从腰痛上寒不可顾至此件经语，除注并合朱书。新校正云：按全元起本及《甲乙经》并《太素》自"腰痛上寒"至此并无，乃王氏所添也。今注云"从腰痛上寒"至"并合朱书"十九字非王冰之语，盖后人所加也。

❶ 一：胡本、读本并作"三"。

　　腰痛引少腹控䏚❶，不可以仰，新校正云：按《甲乙经》作"不可以俯迎"。**刺腰尻交者，两髁❷肿上，以月生死为痏数❸，发针立已。**此邪客于足太阴之络也。控，通引也。䏚，谓季胁下之空软处也。腰尻交者，谓髁下尻骨两旁四骨空，左右八穴，俗呼此骨为八髎骨也。此腰痛取腰髁下第四髎，即下髎穴也。足太阴厥阴少阳三脉，左右交结于中，故曰腰尻交者也。两髁肿，谓两髁骨下坚起肉也。肿上非肿之上巅，正当刺肿肉矣，直刺肿肉，即肿上也。何者？肿之上巅，别有中膂肉俞、白环俞，虽并主腰痛，考其形证，经不相应矣。髁骨，即腰脊两旁起骨也。侠脊两旁，腰髁之下，各有肿肉陇起，而斜趋于髁骨之后，内承其髁，故曰两髁肿也。下承髁肿肉，左右两胂，各有四骨空，故曰上髎次髎中髎下髎。上髎当髁骨下陷者中，余三髎少斜下，按之陷中是也。四空悉主腰痛，唯下髎所主，文与经同，即太阴厥阴少阳所结者也。刺可入同身寸之二寸，留十呼，若灸者可灸三壮，以月生死为痏数者，月初向圆为月生，月半向空为月死，死月刺少，生月刺多。《缪刺论》曰："月生一日一痏，二日二痏，渐多之，十五日十五痏，十六日十四痏，渐少之。"其痏数多少，如此即知也❹。**左取右，右取左**❺。痛在左，针取右。痛在右，针取左。所以然者，以其脉左右交结于尻骨之中故也。新校正云：详此"腰痛引少腹"一节，与《缪刺论》重。

❶ 胂（miǎo 秒）：胂杨上善曰："胂、胂，脊骨两箱肉也。"

❷ 髁（kē 棵）：慧琳《音义》卷十四引《韵英》云："髁，腰下骨也，或作胯。"即现代医学人体解剖部位的髋骨，由髂骨、坐骨和耻骨组成。

❸ 以月生死为痏数：以月亮之盈亏变化计针刺次数。

❹ 也：胡本、读本并作"之"。

❺ 左取右，右取左：《太素》卷三十《腰痛》无此六字。此盖王冰据《缪刺论》文所加。

卷第十二

风论篇第四十二

新校正云：按全元起本在第九卷。

提要： 本篇纵论二十多种风之为病，大多属于外感风邪范畴，从而说明"风者善行数变"和"风为百病之长"的精义。

黄帝问曰：风之伤人也，或为寒热，或为热中，或为寒中，或为疬风❶，或为偏枯❷，或为风也，其病各异，其名不同❸，或内至五脏六腑，不知其解，愿闻其说。伤，谓人自中之。岐伯对曰：风气藏于皮肤之间，内不得通，外不得泄❹。腠理开疏则邪风入，风气入已，玄府闭封，故内不得通，外不得泄也。**风者善行而数变❺，腠理开则洒❻然寒，闭则热而闷，**洒然，寒貌。闷，不爽貌。腠理开则风飘扬，故寒。腠理闭则风混乱，故闷。**其寒也则衰食饮，其热也则消肌肉，故使人怢栗而❼不能食，名曰寒热。**寒风入胃，故食饮衰。热气内藏，故消肌肉。寒热相合，故怢栗而不能食名曰寒热也。怢栗，卒振寒貌。新校正云：详"怢栗"，全元起本作"失味"。《甲乙经》作"解㑊"。

❶ 疬风：即麻风病。《山海经·西山经》郭注："疬，疫病也，或曰恶创。"《说文·疒部》："疬，恶疾也。"

❷ 偏枯：滑寿曰："偏枯当作偏风，下文以春甲乙云云，则为偏风是也。"按：此云"偏枯"后云"偏风"，文异义同，即半身不遂。一侧肢体偏废不用，或僵硬拘挛，或兼麻木，或兼疼痛，久则患侧肌肉枯瘦，故名"偏枯"。《病源》卷一《偏风候》云："偏风者，风邪偏客于身一边也。其状或不知痛痒，或缓纵，或痹痛是也。"

❸ 或为风也，其病各异，其名不同：明抄本无此十二字。《太素》卷二十八《诸风数类》"或为风也"作"或为贼风也"。滑寿曰："或当作均。"于鬯曰："或本作同。"按："或"疑是"咸"之误，"或""咸"形近致误。

❹ 风气藏于……外不得泄：《千金要方》卷八第一"通"作"泄"，"泄"作"散"。张琦曰："此十六字错简，当在风气与太阳俱入节，其道不利下。"

❺ 风者善行而数（shuò 硕）变：杨上善曰："风性好动，故喜行数变以为病也。"姚止庵曰："善行者无处不到，数变者证不一端，风之为邪，其厉矣哉。"数变"多变也。《史记·游侠传》《索隐》："数，频也。"

❻ 洒：《甲乙经》卷十第二上"洒"作"凄"。

❼ 而：《甲乙经》卷十第二"而"上有"闷"字。

风气与❶阳明入胃，循脉而上至目内眦，其人肥则风气不得外泄❷，则为热中而目黄；人❸瘦则外泄而寒❹，则为寒中而泣❺出。阳明者，胃脉也。胃脉起于鼻，交頞中，下循鼻外入上齿中，还出侠口环唇，下交承浆，却循颐后下廉，循喉咙，入缺盆，下膈属胃，故与阳明入胃，循脉而上至目内眦也。人肥则腠理密致，故不得外泄，则为热中而目黄。人瘦则腠理开疏，风得外泄，则寒中而泣出也。

❶ 与：从也。见《国语·齐语》韦注。

❷ 泄：《读素问钞》作"出"。

❸ 人：《圣济总录》卷三、卷十三引"人"上并有"其"字。按：有"其"字是。"其人瘦"与上句"其人肥"对文。

❹ 则外泄而寒："而寒"疑是衍文。检王注无"而寒"释义。《医心方》卷三第一："瘦人有风，肌肉薄，则恒外行。"句虽与此异，但亦可作无"而寒"之旁证。"则外泄"与上句"不得外泄"对文。

❺ 泣：《千金要方》卷八第一作"泪"。

风气与太阳俱入，行诸脉俞❶，散于分肉❷之间，与卫气相干❸，其❹道不利，故使肌肉愤膜❺而有疡❻，卫气有所凝而不行，故其肉有不仁也。肉分之间，卫气行处，风与卫气相薄，俱行于肉分之间，故气道涩而不利也。气道不利，风气内攻，卫气相持，故肉愤膜而疡出也。疡，疮也。若卫气被风吹之，不得流转，所在偏并，凝而不行，则肉有不仁之处也。不仁，谓瘰而不知寒热痛痒。**疠者，有荣气热胕❼，其气不清，故使其鼻柱坏而色败❽，皮肤疡❾溃，吹❿则风入于经脉之中也。**荣行脉中，故风入脉中，内攻于血，与荣气合，合热而血胕坏也。其气不清，言溃乱也。然血脉溃乱，荣复挟风，阳脉尽上于头，鼻为呼吸之所，故鼻柱坏而色恶，皮肤破而溃烂也。《脉要精微论》曰："脉风盛为疠。"**风寒客于脉而不去，名曰疠风，或名曰寒热⓫。**始为寒热，热成曰疠风。

新校正云：按别本"成"一作"盛"。

❶ 行诸脉俞：足太阳经挟脊而行，五脏六腑之俞皆附之，故风气从太阳而入，必行诸脉俞。

❷ 分肉：据王注应乙作"肉分"。"肉分"谓肉之分理。本书《气穴论》云："肉分之间，溪谷之会，以行荣卫。"是也。

❸ 与卫气相干：《病源》卷二《恶风须眉堕落候》"卫"作"血"。《太平圣惠方》卷十九《中风论》引"干"作"搏"。按：王注"干"作"薄"。"薄""搏"古通。

❹ 其：疑是"气"之误。"其""气"声误。检王注云"气道"，似王据本作"气"。

❺ 愤膜：《太素》卷二十八《诸风数类》"愤"作"赍"。按："愤"与"赍"通，《礼记·乐记》郑注："赍读为愤。""愤膜"喻肌肉愤然肿胀之状。《广韵·十七真》："膜，肉胀起也。"

❻ 疡：《太素》卷二十八《诸风数类》作"伤"。

❼ 有荣气热胕：胡本、赵本、吴本、黄本"气"并作"卫"。《太素》卷二十八《诸风数类》"荣"上无"有"字。田晋蕃曰："有非衍字，有犹为也。有、为一声之转，故有可训为为。"《圣济总录》卷十八引"热"下无"胕"字。

❽ 故使其鼻柱坏而色败：胡本、吴本、藏本、熊本、黄本"故使"下并无"其"字。《病源》卷二《恶风须眉堕落候》引"而"作"面"。按："而""面"形误，"面色败"与"鼻柱坏"对文。

❾ 疡：《太素》卷二十八《诸风数类》作"伤"。

❿ 吹：读本、元残二并作"此"。

⓫ 或名曰寒热：《读素问钞》无此五字。

以春甲乙❶伤于风者为肝风，以夏丙丁伤于风者为心风，以季夏❷戊己伤于邪❸者为脾风，以秋庚辛中于邪❹者为肺风，以冬壬癸中于邪者为肾风。春甲乙木，肝主之；夏丙丁火，心主之；季夏戊己土，脾主之；秋庚辛金，肺主之；冬壬癸水，肾主之。

❶ 甲乙：《外台》卷十六引《删繁》"甲乙"下有"日"字。下"丙丁"等句同。孙鼎宜曰："按所云十干，皆统一时言，非仅谓值其日也。"

❷ 季夏：即长夏。

❸ 邪：《甲乙经》卷十第二、《千金要方》卷八第一引并作"风"。

❹ 中于邪：《甲乙经》卷十第二、《千金要方》卷八第一引并作"伤于风"。下"中于邪"句同。

风中❶五脏六腑之俞，亦为脏腑之风❷，各入其门户❸所中❹，则为偏风。随俞左右而偏中之，则为偏风。风气❺循风府而上，则为脑风。风入係头❻，则为目风，眼寒❼。风府，穴名，正入项发际一寸大筋内宛宛中，督脉阳维之会，自风府而上，则脑户也。脑户者，督脉足太阳之会。故循风府而上，则为脑风也。足太阳之脉者❽，起于目内眦，上额交巅上，入络脑还出。故风入系头则为目风，眼寒也。饮酒中风，则为漏风❾。热郁腠疏，中风汗出，多如液漏，故曰漏风。经具❿名曰酒风。入房汗出中风，则为内风⓫。内耗其精，外开腠理，因内风袭，故曰内风。经具⓬名曰劳风。新沐⓭中风，则为首风。沐发中风，舍于头，故曰首风。久风入中，则为肠风飧泄⓮。风在肠中，上熏于胃，故食不化而下出焉。飧泄者，食不化而出也。新校正云：按全元起云："飧泄者，水谷不分为利。"外在腠理，则为泄风。风居腠理，则玄府开通，风薄汗泄，故云泄风。故⓯风者百病之长也，至其变化，乃为他病也，无常方⓰，然致有⓱风气也。长，先也，先百病而有也。新校正云：按全元起本及

《甲乙经》"致"字作"故攻"。

❶ 风中：《太素》卷二十八《诸风数类》、《甲乙经》卷十第二"风"下并有"气"字。

❷ 亦为脏腑之风：风中脏腑之俞，经络受邪，内传脏腑而发病，与上节各以其时受风，病五脏之气者有异，故曰："亦为脏腑之风。"

❸ 门户：指俞穴。姚止庵曰："人身之有俞穴也，犹室之有门户，风邪中入，必由穴俞，故云入其门户也。"

❹ 所中：《太素》卷二十八《诸风数类》"所"作"之"。《甲乙经》卷十第二"所中"上有"风之"二字。

❺ 气：《太平圣惠方》卷十九《中风论》引作"邪"。

❻ 係头：《千金要方》卷八第一"头"上无"係"字。丹波元简曰："《甲乙经》注一本作头系。""系""係"通。"头系"谓头中之目系，即目睛入脑之系。

❼ 眼寒：《太素》卷二十八《诸风数类》"眼"作"眠"，"眠寒"二字属下读。

❽ 者：读本、元残二并无"者"字。

❾ 漏风：《千金要方》卷八第一"漏"作"酒"。入寐则卫气行于阴，失于固护。酒性温散，善开玄府。风为阳邪，性主开泄。睡眠感寒，且饮酒中风，以善于开泄之性，加之卫阳不固之体，则汗泄如漏，故名"漏风"。

❿ 具：柯校本作"其"。

⓫ 内风：入房汗出，气精两虚于内，风邪中之，故名"内风"。杨上善曰："入房用力汗出，中风内伤，故曰内风。"

⓬ 具：柯校本作"其"。

⓭ 沐：洗头。《说文·水部》："沐，濯发也。"

⓮ 久风入中，则为肠风飧泄：《千金要方》卷八第一引无"飧泄"二字。姚止庵曰："中者脾胃也。脾胃者土也。风久则木胜，木胜则入而伤土，是故风居肠脏，而令水谷不分也。"又，张介宾曰："久风不散，传变而入于肠胃之中，热则为肠风下血，寒则水谷不化，而为飧泄泻痢。"

⓯ 故：《千金要方》卷八第一引"故"下有"曰"字。

⓰ 方：《吕氏春秋·顺说》高注："方，道也。"

⓱ 有：于鬯曰："有字吴崑本作自字。当从之。上文云无常方，故作转语云然致自风气也。"

帝曰：五脏风之形状不同者何？愿闻其诊及其病能❶。诊，谓可言之证。能，谓内作病形。岐伯曰：肺风之状，多汗恶风❷，色胼❸然白，时咳短气，昼日则差，暮则甚，诊在眉上，其色白。凡内多风气，则热有余，热则腠理开，故多汗也。风薄于内，故恶风焉。胼，谓薄白色也。肺色白，在变动为咳，主藏气，风内迫之，故色胼然白，时咳短气也。昼则阳气在表，故差。暮则阳气入里，风内应之，故甚也。眉上，谓两眉间之上，阙庭之部，所以外司肺候，故诊在焉。白，肺色也。心风之状，多汗恶风，焦绝❹善怒嚇❺，赤色，病甚则言不可快❻，诊在口❼，其色赤。焦绝，谓唇焦而文理断绝也。何者？热则皮剥故也。风薄于心则神乱，故善怒而吓人也。心脉支别者，从心系上侠咽喉，而主舌，故病甚则言不可快也。口唇色赤，故诊在焉。赤者，心色也。新校正云：按《甲乙经》无"吓"字。肝风之状，多汗恶风，善悲❽，色微苍，嗌干善怒，时憎女子❾，诊在目下，其色青。肝病则心脏无养，心气虚，故善悲。肝合木，木色苍，故色微苍也。肝脉者，循股阴入毛中，环阴器，抵少腹，侠胃属肝络胆，上贯膈，布胁肋，循喉咙之后，入颃颡，上出额与督脉会于巅；其支别者，从目系下。故嗌干善怒，时憎女子，诊在目下也。青，肝色也。脾风之状，多汗恶风，身体怠堕❿，四肢不欲动，色薄⓫微黄，不嗜食，诊在鼻上，其色黄。脾脉起于足，上循骱骨，又上膝股内前廉，入腹属脾络胃，上膈侠咽，连舌本，散舌下；其支别者，复从胃，别上膈注心中。心脉出于手，循臂。故身体怠堕，四肢不欲动，而不嗜食。脾气合土，主中央，鼻于面部亦居中，故诊在焉。黄，脾色也。新校正云：按王注脾风不当引"心脉出于手循臂"七字，于义无取。脾主四肢，脾风则四支不欲动矣。肾风之状，多汗恶风，面疷然浮肿，脊痛不能正立⓬，其色炲，隐曲不利⓭，诊在肌⓮上，其色黑。疷然，言肿起也。炲，黑色也。肾者阴也。目下亦阴也。故肾脏受风，则面疷然而浮肿。肾脉者，起于足下，上循腨内，出腘内廉，上股内后廉，贯脊。故脊痛不能正立也。隐曲者，谓隐蔽委曲之处也。肾藏精，外应交接，今藏被风薄，精气内微，故隐蔽委曲之事，不通利所为也。《阴阳应象大论》曰："气归精，精食气。"今精不足，则气内归精。气不注皮，故肌皮上黑也。黑，肾色也。

❶ 病能："能"与"态"通，"病能"即病态。

❷ 多汗恶风：孙鼎宜曰："中风无不有汗，无不恶风。故多汗恶风，五脏胃府皆然，是为中风之定证。"

❸ 胼（pěng 捧）：有"白"义。见《广雅·释器》。

❹ 焦绝：《医心方》卷三第一引《小品方》作"憔悴"。"焦"与"憔"通，"悴"本作"脃"，"脃"与"绝"形近致误。心主血脉，其华在面，心病则气血不能上荣，故面憔悴。

❺ 善怒嚇：《医心方》卷三第一引《小品方》作"善悲"。《太素》卷二十八《诸风状论》"嚇"作"赫"。《甲乙经》卷十第二"怒"下无"嚇"字。田晋蕃曰："嚇为赫之俗字。赫本又作赤，传写者涉下赤字而误衍。"《太平圣惠方》卷四："龙骨散，治心风悲伤不乐。"

❻ 言不可快：《千金要方》卷十三第四、《类编朱氏集验医方》卷一引并作"言语不快"。

❼ 口：高注本作"舌"。《三因方》卷二引作"舌"，与高注本合。

❽ 善悲：《医心方》卷三第一引《小品方》无此二字，疑衍。

❾ 时憎女子：吴崑曰："肝脉环阴器。肝气治则悦色而欲女子，肝气衰则恶色而憎女子。"

❿ 憧：《圣济总录》卷五引作"惰"。

⓫ 薄：疑衍。《太素》卷二十八《诸风状论》杨注无"薄"字。

⓬ 脊痛不能正立：《太素》卷二十八《诸风状论》、《甲乙经》卷十第二"脊"上有"腰"字。《外台》卷十六引《删繁》"正"作"久"。

⓭ 隐曲不利：《外台》卷十六《骨极论》引《删繁》作"隐曲膀胱不通"。

⓮ 肌：《太素》卷二十八《诸风状论》、《甲乙经》卷十第二并作"颐"。《三因方》卷二引作"耳"。按：本书《刺热论》："肾热病者，颐先赤。"耳为肾之窍，耳黑为肾病，亦通。

胃风之状，颈❶多汗恶风，食饮不下，隔❷塞不通，腹

善❸满，失衣则䐜胀❹，食寒则泄，诊❺形瘦而腹❻大。胃之脉，支别者从颐后下廉过人迎，循喉咙，入缺盆，下膈属胃络脾；其直行者，从缺盆下乳内廉，下侠脐入气街中；其支别者，起胃下口，循腹里，至气街中而合。故颈多汗，食欲不下，隔塞不通，腹善满也。然失衣则外寒而中热，故腹䐜胀。食寒则寒物薄胃而阳不内消，故泄利。胃合脾而主肉，胃气不足则肉不长，故瘦也。胃中风气蓄聚，故腹大也。新校正云：按孙思邈云："新食竟取风为胃风。"首风之状，头❼面多汗恶风，当先风一日，则病甚❽，头痛不可以出内❾，至其风日❿，则病少愈。头者诸阳之会，风客之则皮腠疏，故头面多汗也。夫人阳气，外合于风，故先当风一日则病甚。以先风甚故亦先衰，是以至其风日则病少愈。内，谓室屋之内也。不可以出屋屋⓫之内者，以头痛甚而不喜外风故也。新校正云：按孙思邈云："新沐浴竟取风为首风。"漏风之状，或⓬多汗，常⓭不可单衣，食则汗出，甚则身汗⓮，喘息恶风⓯，衣常⓰濡，口干善渴，不能劳事⓱。脾⓲胃风热，故不可单衣。腠理开疏，故食则汗出。甚则风薄于肺，故身汗，喘息恶风，衣裳濡，口干善渴也。形劳则喘息，故不能劳事。新校正云：按孙思邈云："因醉取风为漏风，其状恶风，多汗少气，口干善渴，近衣则身热如火，临食则汗流如雨，骨节懈堕，不欲自劳。"泄风之状，多汗，汗出泄衣上⓳，口中干，上渍其风⓴，不能劳事，身体尽痛则寒。上渍，谓皮上湿如水渍也，以多汗出故尔。汗多则津液涸，故口中干。形劳则汗出甚，故不能劳事。身体尽痛，以其汗多，汗多则亡阳，故寒也。新校正云：按孙思邈云："新房室竟取风为内风，其状恶风，汗流沾衣裳。"疑此泄风乃内风也。按本论前文先云漏风、内风、首风，次言入中为肠风，在外为泄风。今有泄风，而无内风，孙思邈载内风乃此泄风之状，故疑此"泄"字，"内"之误也。帝曰：善。

❶ 颈：《病源》卷十七《水谷痢候》作"头"。《三因方》卷二引作"额"。

❷ 隔：《病源》卷十七《水谷痢候》《千金要方》卷八第一"隔（鬲）"下有

"下"字。

❸ 善：《病源》卷十七《水谷痢候》无"善"字。

❹ 失衣则䐜胀："失衣"衣服减少。《礼记·礼运》郑注："失，犹去也。"此因阳明受寒于外，故发䐜胀也。

❺ 食寒则泄，诊：《云笈七签》卷五十七第九引"诊"下有"在"字。《圣济总录》卷十七引作"注"，属上读。《病源》卷十七《水谷痢候》，"泄"上有"洞"字。田晋蕃曰："洞泄、泄注，文异义同。食寒则洞泄与失衣则䐜胀相对为文。"

❻ 腹：《太素》卷二十八《诸风状论》"腹"上有"膜"字。

❼ 头：《甲乙经》卷十第二"头"下有"痛"字。

❽ 当先风一日，则病甚：《太素》卷二十八《诸风状论》、《甲乙经》卷十第二、《云笈七签》卷五十七第九引"当先"并乙作"先当"。盖人身之气外合于天，先当风一日，虽风初动，然必触动诱发稽留人体之邪风，正邪交争故病甚。

❾ 出内：《三因方》卷二引"出"下无"内"字。

❿ 日：《云笈七签》卷五十七第九引"日"作"止"。

⓫ 屋屋：赵本作"室屋"。

⓬ 或：《读素问钞》无"或"字。

⓭ 常：《圣济总录》卷十三引无"常"字。

⓮ 汗：《圣济总录》卷十三引作"寒"。

⓯ 喘息恶风：《太素》卷二十八《诸风状论》"息"上无"喘"字。《太素》杨注亦无"喘息"二字，"恶风"属上读，作"甚则身寒恶风"。

⓰ 常：金本作"裳"。《太素》卷二十八《诸风状论》、《圣济总录》卷十三引并作"裳"，与金本合。

⓱ 不能劳事："能"与"耐"同。张琦曰："阳泄而虚，故不耐劳事也。"

⓲ 脾：元残二、赵本并作"肺"。

⓳ 汗出泄衣上：《医心方》卷三第一引《小品方》作"汗流沾衣"。

⓴ 上渍其风：明抄本无此四字。丹波元简曰："按上渍其风四字未详，或恐是衍文。"

痹论篇第四十三

新校正云：按全元起本在第八卷。

提要：本篇讨论了由风寒湿三气所致之行痹、痛痹和着痹。并对其证状以及发展变化进行了精透的分析。

黄帝问曰：痹之❶安生？ 安，犹何也。言何以生。岐伯对曰：风寒湿三气杂❷至，合❸而为痹也。 虽合而为痹，发起亦殊矣。其风气胜者为行痹❹，寒气胜者为痛痹❺，湿气胜者为著痹❻也。 风则阳受之，故为痹行。寒则阴受之，故为痹痛。湿则皮肉筋脉受之，故为痹著而不去也。故乃❼痹从风寒湿之所生也。

❶之：《甲乙经》卷十第一作"将"。《太素》卷二十八《痹论》无"之"字。按：有"之"字是，"之""将"义同。

❷杂：《甲乙经》卷十第一作"合"。

❸合：《甲乙经》卷十第一作"杂"。

❹行痹：以风气胜，风善行而数变，故其证肢节疼痛，游走无定。

❺痛痹：以寒气胜，寒为阴邪，其性凝滞，故令肢节疼痛较甚，得热则舒，遇寒则剧。又寒主收引，则又见拘急之象。

❻著痹：以湿气胜，湿性重浊，故证现肢体沉重，酸痛不移，或有麻木不仁之象。又湿从土化，故病多发于肌肉。杨上善曰："著，住也。"吴崑曰："著同着，著者着于一处而不移也。"

❼故乃：《永乐大典》卷一万三千八百七十七引作"故凡"。

帝曰：其有❶五者何也？ 言风寒湿气各异则三，痹生有五，何❷

气之胜也？**岐伯曰：以冬遇此者为骨痹❸，以春遇此者为筋痹❹，以夏遇此者为脉痹❺，以至阴❻遇此者为肌痹❼，以秋遇此者为皮痹❽**。冬主骨，春主筋，夏主脉，秋主皮，至阴主肌肉，故各为其痹也。至阴，谓戊己月及土寄王❾月也。

❶ 有：又也。

❷ 何：元残二"何"上有"而"字。

❸ 骨痹：《医宗金鉴》卷三十九《痹病总括》曰："骨痹，骨重酸疼不能举也。"

❹ 筋痹：《医宗金鉴》曰："筋痹，筋挛节痛，屈而不伸也。"

❺ 脉痹：《医宗金鉴》曰："脉痹，脉中血不流行而色变也。"

❻ 至阴：张琦曰："至阴当作季夏。"

❼ 肌痹：《医宗金鉴》曰："肌痹，肌顽木不知痛痒也。"

❽ 皮痹：《医宗金鉴》曰："皮痹，皮虽麻尚微觉痛痒也。"

❾ 王：胡本、元残二并作"三"。

按语： 骨、筋、脉、肌、皮为五脏之外合，五脏之气与四时相应，风寒湿三气客之，故各以受病之时，所客之处命名，这不过是《内经》对疾病的一种分类方法，验之临床，未必如此。

帝曰：内舍❶五脏六腑，何气使然？言皮肉筋❷脉痹，以五时之外，遇❸然内居脏腑，何以致之？**岐伯曰：五脏皆有合，病久而不去者，内舍于其合也。**肝合筋，心合脉，脾合肉，肺合皮，肾合骨，久病不去，则入于是。**故骨痹不已，复感于邪，内舍于肾；筋痹不已，复感于邪，内舍于肝；脉痹不已，复感于邪，内舍于心；肌痹不已，复感于邪，内舍于脾；皮痹不已，复感于邪，内舍于肺。所谓痹者，各以其时重❹感于风寒湿之气也。**时，谓气王之月也。肝王春，心王夏，肺王秋，肾王冬，脾王四季之月。感，谓感应也。

❶ 舍：居留潜藏。《汉书·景武昭宣元成功臣表》颜注："舍，谓居止也。"

❷筋：胡本、赵本"筋"下并有"骨"字。

❸遇：《永乐大典》卷一万三千八百七十七引作"偶"。

❹重：《甲乙经》卷十第一无"重"字。

凡痹之客五脏者，肺痹者❶，烦满喘而❷呕。以脏气应息，又其脉还循胃口，故使烦满喘而呕。心痹者，脉不通，烦则心下鼓❸，暴上气而喘，嗌干善噫❹，厥气上则恐。心合脉，受邪则脉不通利也。邪气内扰，故烦也。手心主心包之脉，起于胸中，出属心包，下膈。手少阴心脉，起于心中，出属心系，下膈络小肠；其支别者，从心系上侠咽喉；其直者，复从心系却上肺。故烦则心下鼓满，暴上气而喘，嗌干也。心主为噫，以下鼓满，故噫之以出气也。若是逆气上乘于心，则恐畏也，神惧凌弱故尔。肝痹者，夜卧则惊，多饮数小便，上为引如怀❺。肝主惊骇，气相应，故中夜卧则惊也。肝之脉循股阴入毛中，环阴器，抵少腹，侠胃属肝络胆，上贯膈，布胁肋，循喉咙之后上入颃颡。故多饮水，数小便，上引少腹如怀姙之状。肾痹者，善胀，尻以代踵，脊以代头❻。臀者胃之关，关不利则胃气不转，故善胀也。尻以代踵，谓足挛急也。脊以代头，谓身蜷屈也。踵，足跟也。肾之脉起于足小指之下，斜趋足心，出于然骨之下，循内踝之后别入跟中，以上腨内，出腘内廉，上股内后廉，贯脊属肾络膀胱；其直行者，从肾上贯肝膈，入肺中，气不足而受邪，故不伸展。新校正云：详"然骨"一作"然谷"。脾痹者，四肢解㑊，发咳呕汁❼，上为大塞❽。土王四季，外主四肢，故四肢解㑊，又以其脉起于足，循腨骱上膝股也。然脾脉入腹属肾❾络胃，上膈侠咽，故发咳呕汁。脾气养肺，胃复连咽，故上为大塞也。肠痹者，数饮而出不得❿，中气喘争，时发飧泄⓫。大肠之脉入缺盆络肺，下膈属大肠。小肠之脉，又入缺盆络心，循咽下膈抵胃属小肠。今小肠有邪，则脉不下膈，脉不下膈，则肠不行化而胃气蓄热，故多饮水而不得下出也。肠胃中阳气与邪气奔喘交争，得时通利，以肠⓬气不化，故时或得通则为飧泄。**胞痹者，少腹膀胱按之内痛❸，若沃以汤❹，涩于小便，上为清涕。**膀胱为津液之府，胞内居之；少腹处关元之中，内藏胞器。然膀胱之脉，起于目内眦，上额交巅上，入络脑，还出别下项，循肩髆内，侠脊抵腰中，入循膂，络肾属膀胱；其支别者，从腰中下贯臀，入腘中。今胞受风寒湿气，则膀胱太阳之脉不得下流于足。故少腹膀胱按之内痛，若沃以汤涩于小便也。小便既涩，太阳之脉不得下行，故上烁其脑而为清涕出于鼻窍矣。沃，犹灌也。新校正云：按全元起本"内痛"二字作"雨髀"。

❶ 肺痹者：《圣济总录》卷十九引"肺痹者"下有"胸背痛甚上气"六字。

❷ 而：《读素问钞》无"而"字。《太素》卷三《阴阳杂说》杨注亦无"而"字。

❸ 烦则心下鼓：《太素》卷三《阴阳杂说》无"心"字。"烦则心下鼓"谓心虚则烦，而心下动也。

❹ 善噫：由于心痹，气机不畅，故时发叹声。《诗经·周颂·噫嘻》毛传："噫，叹也。"

❺ 上为引如怀：《全生指迷方》卷二引"怀"下有"姙"字。按："为"字衍。此句当作"上引如怀姙"。王注可证。《左传》文六年孔疏："引，谓在前。""上引如怀"谓腹前膨隆如怀姙状。

❻ 尻以代踵，脊以代头：森立之曰："尻以代踵者，谓腰骨痿躄，不能行步也。脊以代头者，谓曲脊伛偻，项骨低下，不能仰天者也，布背病是也。盖肾痹，轻者为胀，重者为后二病也。"

❼ 发咳呕汁：《全生指迷方》卷二引"咳"作"渴"。《三因方》卷三《叙论》引"汁"作"沫"。"沫"即唾液。《庄子·至乐》、《释文》引李注："沫，口中汁也。"

❽ 大塞："大"疑作"不"，形误。"不"与"否"通用。《广雅·释诂四》："否，不也。""否"通"痞"。"大塞"即"痞塞"。

❾ 肾：胡本、读本并作"脾"。

❿ 数饮而出不得：《圣济总录》卷十九引"而出不得"作"而不得出"。

⓫ 中气喘争，时发飧泄：《三因方》卷三《叙论》引"争"作"急"。张志聪曰："肠痹者，兼大小肠而言。小肠为心之腑，而主小便，邪痹于小肠，则火热郁于上而为数饮，下为小便不得出也。大肠为肺之腑，而主大便，邪痹于大肠，故上则为中气喘争，而下为飧泄也。"

⑫ 肠:《永乐大典》卷一万三千八百七十七引作"阳"。

⑬ 内痛:《太素》卷三《阴阳杂说》作"两髀",与林校合。"两髀"太阳脉气所过。

⑭ 汤:《说文·水部》:"汤,热水也。"

阴气❶者,静则神藏,躁则消亡❷, 阴,谓五神脏也。所以说神藏与消亡者,言人安静不涉邪气,则神气宁以内藏,人躁动触冒邪气,则神被害而离散,藏无所守,故曰消亡。此言五脏受邪之为痹也。**饮食自❸倍,肠胃乃伤。** 脏以躁动致伤,腑以饮食见损,皆谓过用越性,则受其邪。此言六腑受邪之为痹也。**淫气❹喘息,痹聚在肺;淫气忧思,痹聚在心;淫气遗溺❺,痹聚在肾;淫气乏竭❻,痹聚在肝;淫气肌绝❼,痹聚在脾。** 淫气,谓气之妄行者,各随脏之所主而入为痹也。新校正云:详从上"凡痹之客五脏者"至此,全元起本在《阴阳别论》中,此王氏之所移也。**诸痹不已,亦益内也❽,** 从外不去,则益深至于身内。**其风气胜者,其人易已也❾。**

❶ 阴气:马莳曰:"阴气者,营气也。"

❷ 静则神藏,躁则消亡:马莳曰:"阴气精专,随宗气以行于经脉之中,惟其静,则五脏之神自藏而不消亡,若躁则五脏之神消亡而不能藏矣。"

❸ 自:有"若"义。

❹ 淫气:谓五脏失和之气。《吕氏春秋·古乐》高注:"淫,乱也。"张志聪曰:"此申明阴气躁亡,而痹聚于脏也。"

❺ 遗溺:《太素》卷三《阴阳杂说》作"欧唾"。森立之曰:"肾主水。今淫气闭塞,在肾经,故为遗溺之证。《太素》作欧唾同理,但水液不顺行,溢于上,则为欧唾,漏于下,则为遗尿也。"

❻ 乏竭:《太素》卷三《阴阳杂说》作"竭乏"。森立之曰:"竭乏者,渴燥匮乏之义,内渴乏,故引饮甚多也,是亦邪结饮闭在肝经之证。乏竭非病证,不与前后例同,《太素》作渴乏,似是。"

❼ 肌绝:《太素》卷三《阴阳杂说》"肌"作"饥"。森立之曰:"肌绝不成语,从《太素》是。盖饥绝即绝饥,谓甚饥也。甚饥而不能食者,是邪饮闭结

464

在胃中之证。"

❽ 内也：《太素》卷二十八《痹论》"内也"作"于内"。

❾ 其风气胜者，其人易已也：风为阳邪，伤人肌表，变动不居，不留著一处，治得汗解而表散，不若深入脏腑之难，故曰"易已"。

  帝曰：痹❶，其时有死者，或疼久者，或易已者，其故何也？岐伯曰：其入脏者死，其留连筋骨间者疼久，其留❷皮肤间者易已。入脏者死，以神去也。筋骨疼久，以其定❸也。皮肤易已，以浮浅也。由斯深浅，故有是不同。

❶ 痹：《太素》卷二十八《痹论》、《甲乙经》卷十第一并无"痹"字。

❷ 留：《太素》卷二十八《痹论》作"流"。

❸ 定：《永乐大典》卷一万三千八百七十七作"深"。

  帝曰：其客于六腑者何也？岐伯曰：此亦其食饮居处，为其病本也❶。四方虽土地温凉高下不同，物性刚柔，食居不异❷，但动过其分，则六腑致伤。《阴阳应象大论》曰："水谷之寒热，感则害六腑。"新校正云：按《伤寒论》曰："物性刚柔，食居亦异。"六腑亦❸各有俞，风寒湿气中其俞，而食饮应之，循俞❹而入，各舍其腑也。六腑俞，亦谓背俞也。胆俞在十椎之旁，胃俞在十二椎之旁，三焦俞在十三椎之旁，大肠俞在十六椎之旁，小肠俞在十八椎之旁，膀胱俞在十九椎之旁，随形分长短而取之如是，各去脊同身寸之一寸五分，并足太阳脉气之所发也。新校正云：详六腑俞并在本椎下两旁，此注言在椎之旁者，文略也。

❶ 此亦其食饮居处，为其病本也：《太素》卷二十八《痹论》"亦"下有"由"字。高士栻曰："犹云食饮自倍，居处失宜，乃腑痹之病本也。"

❷ 食居不异：《永乐大典》卷一万三千八百七十七引作"飧居亦异"。

❸ 亦：语中助词。

❹ 循俞：马莳曰："三百六十五穴，皆可以言俞。今曰俞者，凡六腑之穴皆可以入邪。而王注止以足太阳经在背之六俞穴为解，则又理之不然者也。"

帝曰：以针治之奈何？岐伯曰：五脏有俞，六腑有合，循脉之分，各有所发❶，各随其过❷，新校正云：按《甲乙经》"随"作"治"。则病瘳❸也。肝之俞曰太冲，心之俞曰太陵，脾之俞曰太白，肺之俞曰太渊，肾之俞曰太溪，皆经脉之所注也。太冲在足大指间本节后二寸陷者中。新校正云：按《刺腰痛》注云："太冲在足大指本节后内间二寸陷者中动脉应手。刺可入同身寸之三分，留十呼，若灸者可灸三壮。太陵在手掌后骨两筋间陷者中，刺可入同身寸之六分，留七呼，若灸者可灸三壮。太白在足内侧核骨下陷者中，刺可入同身寸之三分，留七呼，若灸者可灸三壮。太渊在手掌后陷者中，刺可入同身寸之二分，留二呼，若灸者可灸三壮。太溪在足内踝后跟骨上动脉陷者中，刺可入同身寸之三分，留七呼，若灸者可灸三壮也。胃合入于三里，胆合入于阳陵泉，大肠合入于曲池，小肠合入于小海，三焦合入于委阳，膀胱合入于委中。三里在膝下三寸，胻外廉两筋间，刺可入同身寸之一寸，留七呼，若灸者可灸三壮。阳陵泉在膝下一寸，胻外廉陷者中，刺可入同身寸之六分，留十呼，若灸者可灸三壮。小海在肘内大骨外，去肘端五分陷者中，屈肘乃得之，刺可入同身寸之二分，留七呼，若灸者可灸五壮。曲池在肘外辅，屈肘曲骨之中，刺可入同身寸之五分，留七呼，若灸者可灸三壮。委阳在足腘中外廉两筋间，刺可入同身寸之七分，留五呼，若灸者可灸三壮，屈伸而取之。委中在腘中央约文中动脉，刺可入同身寸之五分，留七呼，若灸者可灸三壮。"新校正云：按《刺热》注："委中在足膝后屈处。"余并同此。故经言循脉之分，各有所发，各随其过，则病瘳也。过，谓脉所经过处。新校正云：详王氏以委阳为三焦之合，按《甲乙经》云："委阳，三焦下辅俞也，足太阳之别络。"三焦之合，自在手少阳经天井穴，为少阳脉之所入为合。详此六腑之合，俱引本经所入之穴，独三焦不引本经所入之穴者，王氏之误也。王氏但见《甲乙经》云"三焦合于委阳"，彼说自异。彼又以大肠合于巨虚上廉，小肠合于下廉，此以曲池、小海易之，故知富以天井穴为合也。

❶ 各有所发：指发生疾病的所在经脉。马莳曰："循脏腑经脉所行之分，各有所发病之经。"

❷ 各随其过：《太素》卷二十八《痹论》"随"作"治"，"过"作"遇"。"过"谓病之所在。张志聪曰："各随其有过之处而取之。"

❸ 瘳（chōu 抽）：病愈。《说文·疒部》："瘳，疾愈也。"

帝曰：荣卫之气，亦令人❶痹乎？岐伯曰：荣者，水谷之精气也，和调❷于五脏，洒陈❸于六腑，乃❹能入于脉也。《正理论》曰："入于胃，脉道乃行，水入于经，其血乃成。"又《灵枢经》曰："荣气之道，内谷为实。"新校正云：按别本"实"作"宝"。谷入于胃，气传于肺，精专者上行经隧。由此故水谷精气合荣气运行，而入于脉也。**故循脉上下，贯五脏，络六腑也。**荣行脉内，故无所不至。**卫者，水谷之悍气❺也，其气慓疾滑利❻，不能入于脉也，**悍气，谓浮盛之气也。以其浮盛之气，故慓疾滑利，不能入于脉中也。**故循皮肤之中，分肉❼之间，熏于肓膜❽，散❾于胸腹，**皮肤之中，分肉之间，谓脉外也。肓❿膜，谓五脏之间膈中膜也。以其浮盛，故能布散于胸腹之中，空虚之处，熏其肓膜，令气宣通也。**逆其气则病，从其气则愈，不与风寒湿气合，故不为痹。**

❶ 令人：《太素》卷二十八《痹论》"令"作"合"。按："人"乃"为"之草书坏字。"令人"当作"合为"。"荣卫之气亦合为痹乎？"之问，与下"不与风寒湿气合，故不为痹"答词，前后相应。

❷ 和调：同义复词，《说文·言部》："调，和也。""调和"即均匀、协调之意。

❸ 洒（sǎ 撒）陈：即散布。《文选》郭璞《江赋》善注："洒，散也。"《广雅·释诂三》："陈，布也。"

❹ 乃：副词，于是、然后之意。

❺ 悍气：张介宾曰："卫气者阳气也，阳气之至浮盛而疾，故曰悍气。"

❻ 慓疾滑利：《甲乙经》卷十第一"慓"作"剽"。"慓疾""滑利"皆同义复词。即急滑之意。《说文·心部》："慓，疾也。"《广雅·释诂一》："疾，急

也。"《说文·水部》:"滑,利也。"孙沛曰:"阳气慓悍,气悍则性刚猛而急疾,其性流滑而轻利。"

❼ 分肉:森立之曰:"分肉谓赤肉白肤之分界也,赤肉为营气之所行,白肤为卫气之所循也。"

❽ 肓膜:《太素》卷二十八《痹论》作"胃募"。

❾ 散:《甲乙经》卷十第一作"聚"。

❿ 肓:元残二作"肓"。下一"肓"字同。

帝曰:善。痹或痛,或不痛,或不仁,或寒,或热,或燥❶,或湿,其故何也?岐伯曰:痛者寒气多也,有❷寒故痛也。风寒湿气客于肉分之间,迫切而为沫,得寒则聚,聚则排分肉,肉裂则痛,故有寒则痛也。其不痛不仁❸者,病久入深,荣卫之行涩,经络时疏❹,故不通❺,新校正云:按《甲乙经》"不通"作"不痛"。详《甲乙经》此条论不痛与不仁两事,后言不痛,是再明不痛之为重也。皮肤不营,故为不仁。不仁者,皮顽不知有无也。其寒者,阳气少,阴气多,与病相益❻,故寒也❼。病本生于风寒湿气,故阴气益之也。其热者,阳气多,阴气少,病气胜❽阳遭❾阴,故为痹热❿。遭,遇也。言遇于阴气,阴气不胜故为热。新校正云:按《甲乙经》"遭"作"乘"。其多汗⓫而濡者,此其逢湿甚⓬也,阳⓭气少,阴气盛,两气相感⓮,故汗出而濡也。中表相应,则相感也。

❶ 或燥:田晋蕃曰:"《经籍访古志》抄宋本无或燥二字,与岐伯答合。"

❷ 有:《太素》卷二十八《痹论》"有"下有"衣"字。

❸ 其不痛不仁:杨上善曰:"仁者亲也,觉也。营卫及经络之气疏涩,不营皮肤,神不王于皮肤之中,故皮肤不觉痛痒,名曰不仁。"此说以"不痛"申"不仁",与诸注异。

❹ 疏:《广雅·释诂一》:"疏,通也。"

❺ 通:《太素》卷二十八《痹论》作"痛",与林校引《甲乙经》合。于鬯曰:"痛、通并谐甬声,故得假借。"

❻ 益:《广雅·释诂二》:"益,加也。"

⑦ 寒也:《甲乙经》卷十第一"寒也"作"为寒"。

⑧ 病气胜:《圣济总录》卷三引无此三字。

⑨ 遭:明绿格抄本作"乘",与林校合。

⑩ 故为痹热:《甲乙经》卷十第一"为"下无"痹"字。"故为热"与上"故为寒"对文。

⑪ 多汗:《太素》卷二十八《痹论》、《甲乙经》卷十第一"多汗"下并有"出"字。

⑫ 甚:《太素》卷二十八《痹论》作"胜"。

⑬ 阳:《太素》卷二十八《痹论》"阳"上有"其"字。

⑭ 两气相感:谓内饮水湿之气与外邪寒湿之气相感而发痹,故身寒而汗出也。

帝曰:夫痹之为病,不痛何也?岐伯曰:痹在于骨❶则重,在于脉则血凝而不流❷,在于筋则屈不伸❸,在于肉则不仁,在于皮则寒,故具此五者则不痛也❹。凡痹之类,逢寒则虫❺,逢热则纵。帝曰:善。虫,谓皮中如虫行。纵,谓纵缓不相就。新校正云:按《甲乙经》"虫"作"急"。

❶ 在于骨:《太素》卷二十八《痹论》、《甲乙经》卷十第一、《圣济总录》卷八十五引"在"下并无"于"字。下文"在于脉""在于筋""在于肉""在于皮"同。

❷ 则血凝而不流:《甲乙经》卷十第一"则"下无"血"字。"则凝而不流"与下"则屈而不伸"句式一律。

❸ 则屈不伸:"屈"下脱"而"字,应据《圣济总录》卷八十五、《永乐大典》卷一万三千八百七十七引补。"则屈而不伸"与上"则凝而不流"对文。

❹ 故具此五者则不痛也:汪昂曰:"痛则血气犹能周身,五者为气血不足,皆重于痛,故不复作痛。"张琦曰:"五者具,则自皮入骨,所谓病久入深,明不痛之为重也。"

❺ 虫:《太素》卷二十八《痹论》作"急",与林校引《甲乙经》合。田晋蕃曰:"当从皇甫本作急。下文逢热则纵,是纵与急对。虫字疑上文在于皮则寒,本作在皮则虫,故王注谓皮中如虫行。校书人因注文虫,谓皮中如虫行;纵,谓纵缓不相就,二句并释,遂移虫于此。既误经文为逢寒则虫,遂以寒字易上文虫字。"

痿论篇第四十四

新校正云：按全元起本在第四卷。

提要：本篇专论痿证，阐述了痿躄、脉痿、筋痿、肉痿、骨痿等证的病因病理，以及治疗大法应以独取阳明为主。

黄帝问曰：五脏使人痿❶何也？痿，谓痿弱无力以运动。岐伯对曰：肺主身之皮毛，心主身之血脉，肝主身之筋膜❷，新校正云：按全元起本云："膜者，人皮下肉上筋膜也。"脾主身之肌❸肉，肾主身之骨髓，所主不同，痿生亦各归其所主。故肺热叶焦❹，则皮毛虚弱急薄❺，著则生痿躄❻也。躄，谓挛躄，足不得伸以行也。肺热则肾受热气故尔。心气热，则下脉厥而上❼，上则下脉虚，虚则生脉痿，枢折挈❽，胫纵❾而不任地也。心热盛则火独光，火独光则内❿炎上，肾之脉常下行，今火盛而上炎用事，故肾脉亦随火炎烁而逆上行也。阴气厥逆，火复内燔，阴上隔阳，下不守位，心气通脉，故生脉痿。肾气主足，故膝腕枢纽如折去而不相提挈，胫筋纵缓而不能任用于地也。肝气热，则胆泄口苦筋膜干，筋膜干则筋⓫急而挛，发为筋痿⓬。胆约肝叶而汁味至苦，故肝热则胆液渗泄，胆病则口苦，今胆液渗泄，故口苦也。肝主筋膜，故热则筋膜干而挛急，发为筋痿也。《八十一难经》曰："胆在肝短叶间下⓭。"脾气热，则胃干而渴，肌肉不仁，发为肉痿。脾与胃以膜相连，脾气热则胃液渗泄，故干而且⓮渴也。脾主肌肉，今热薄于内，故肌肉不仁，而发为肉痿。肾气热，则腰脊不举⓯，骨枯而⓰髓减，发为骨痿。腰为肾府，又肾脉上股内贯脊属肾，故肾气热则腰脊不举也。肾主骨髓，故热则骨枯而髓减，发则为骨痿。

❶ 五脏使人痿：杨上善曰："痿者，屈弱也。以五脏热，遂使皮肤脉筋肉骨缓痿屈弱不用，故名为痿。"

❷ 筋膜：杨上善曰："膜者，人之皮下肉上，膜，肉之筋也。"森立之曰："筋与膜同类而异形，所以连缀脏腑，维持骨节，保养䐃肉，为之屈申自在者也。"

❸ 肌：《太素》卷二十五《五脏痿》："肌"作"脂"。

❹ 肺热叶焦：《太素》卷二十五《五脏痿》、《甲乙经》卷十四第四"肺"下并有"气"字。又《甲乙经》"热"下有"则"字。"焦"古作"爨"。《说文·火部》："爨，火所伤也。"

❺ 则皮毛虚弱急薄：《甲乙经》卷十第四"则"上有"焦"字。《太素》卷二十五《五脏痿》"虚"作"肤"。"急薄"形容皮毛干枯无泽拘急不舒之象。"薄"迫也。

❻ 著则生痿躄（bì 壁）："著"有"甚"意，喜多村直宽曰："按著字盖语助，谓急薄之甚。"《吕氏春秋·重己》高注："痿躄，不能行也。"

❼ 下脉厥而上："下脉"谓下行之脉，"厥"者逆行之谓。

❽ 挈：《甲乙经》卷十第四作"瘈"。按：循王注"不相提挈"句，疑"挈"上脱"不"字。《说文·手部》："提，挈也。""提挈"为联绵字。《礼记·王制》："班白者不提挈。"以此知王注之确。《甲乙经》作"瘈"。"挈"与"瘈"虽通，但其义自别。

❾ 纵：《太素》卷二十五《五脏痿》作"疢"。《甲乙经》卷十第四作"肿"，似是。

❿ 内：赵本作"火"。

⓫ 筋：《太素》卷二十五《五脏痿》无"筋"字。检王注亦无"筋"字，此乃袭上误衍。

⓬ 筋痿：姚止庵曰："痿之为义，似属弛缓，挛急亦痿者，急则拘缩而不能伸，与弛无异，故亦能痿也。"

⓭ 下：今本《难经·四十二难》无"下"字。

⓮ 而且：胡本、藏本"而"下无"且"字。

⓯ 腰脊不举：谓腰脊不能活动。《淮南子·主术训》高注："举，用也。"

⓰ 而：《难经·十五难》虞注引无"而"字。

帝曰：何以得之？岐伯曰：肺者，脏之长也❶，为心之盖❷也，位高而布叶于胸中，是故为脏之长，心之盖。有所失亡，所求不得❸，则发肺鸣❹，鸣则肺热叶焦。志苦不畅❺，气郁故也，肺藏气，气郁不利，故喘息有声而肺热叶焦。故曰：五脏因肺热叶焦❻发为痿躄。此之谓也❼。肺者所以行荣卫治阴阳，故引曰五脏因肺热而发为痿躄也。悲哀太甚，则胞络绝❽，胞络绝则阳气内动，发则心下崩❾，数溲血也。悲则心系急，肺布叶举，而上焦不通，荣卫不散，热气在中，故胞络绝而阳气内鼓动，发则心下崩数溲血也。心下崩，谓心包内崩而下血也。溲，谓溺也。新校正云：按杨上善云："胞络者，心上胞络之脉也。"详经注中"胞"字，俱当作"包"。全本"胞"又作"肌"也。故《本病》曰：大经空虚，发为肌痹❿，传为脉痿。《本病》古经论篇名也。大经，谓大经脉也。以心崩溲血，故大经空虚，脉空则热内薄，卫气盛，荣气微，故发为肌痹也。先见肌痹，后渐脉痿，故曰传为脉痿也。思想无穷，所愿不得，意淫⓫于外，入房太甚，宗筋⓬弛纵，发为筋痿，及为白淫。思想所愿，为祈⓭欲也，施泻劳损，故为筋痿及白淫也。白淫，谓白物淫衍，如精之状，男子因⓮溲而下，女子阴器中绵绵而下也。故《下经》曰：筋痿者，生于肝⓯使内⓰也。《下经》上古之经名也。使内，谓劳役阴力，费竭精气也。有渐⓱于湿，以水为事⓲，若有所留，居处相湿⓳，肌肉濡渍⓴，痹而不仁，发为肉痿。业惟近湿，居处泽下，皆水为事也。平者久而犹怠㉑，感之者尤甚矣。肉属于脾，脾气恶湿，湿著于内㉒则卫气不荣，故肉为㉓痿也。故《下经》曰：肉痿者，得之湿地也。《阴阳应象大论》曰："地之湿气，感则害皮肉筋脉。"此之谓害肉也。有所远行劳倦，逢大热而渴，渴则阳气内伐㉔，内伐则㉕热舍㉖于肾，肾者水脏也，今水不胜火，则骨枯而髓㉗虚，故足不任身，发为骨痿。阳气内伐，谓伐腹中之阴气也。水不胜火，以热舍于肾中也。故《下经》曰：骨痿者，生于大热也。肾性恶燥，热反居中，热薄骨干，故骨痿无力也。

❶ 肺者，脏之长也：张志聪曰："脏真高于肺，朝百脉而行气于脏腑，故为藏之长。"

❷ 心之盖：心肺同居胸中，肺位最高，覆于心上，故谓之盖。《广韵·十四泰》："盖，覆也，掩也。"

❸ 所求不得："所求"滑寿《读素问钞》作"求之"。

❹ 则发肺鸣：《太素》卷二十五《五脏痿》"鸣"作"喝"。下一"鸣"字同。杨上善曰："心有亡失，求之不得，即伤于肺，肺伤则出气有声。""喝"谓大呵出声。见本书《生气通天论》王注。

❺ 志苦不畅：元残二"苦"作"若"。赵本、藏本"畅"并作"扬"。

❻ 故曰五脏因肺热叶焦：《甲乙经》卷十第四无此九字。钱熙祚曰："按上下文皆五脏平列，未尝归重于肺。此处但言肺痿之由，不当有此九字。"

❼ 此之谓也：《甲乙经》卷十第四无此四字。

❽ 则胞络绝："胞"林校作"包"，可从。高世栻曰："悲哀太甚，则心气内伤，故包络绝。包络，心包之络也。"按："绝"有"止"义。见《吕氏春秋·权勋》高注。马莳作"阻绝"解，其说与"止"义近。

❾ 胞络绝则阳气内动，发则心下崩：《圣济总录》卷九十六引此十三字作"阳气动中"。姚止庵曰："包络所以卫心，悲哀太甚，则气急迫而胞络伤，络伤则心病。盖心属火而主血，心病火发，血不能静，遂下流于溲溺也。"

❿ 发为肌痹：《太素》卷二十五《五脏痿》"肌"作"脉"。当据改。频发溲血，经脉空虚，渗灌不足，血行涩滞，痹而不通，发为脉痹。

⓫ 淫：《素问校讹》引古抄本作"浮"。

⓬ 宗筋：于鬯曰："宗当训众。《广雅·释诂》云：宗，众也。宗筋为众筋，故下文云：阴阳总宗筋之会。又《厥论》云：前阴者，宗筋之所聚。曰会、曰聚，则宗之训众明矣。《厥论》宗字，《甲乙经·阴衰发热厥篇》正作众，尤为明据。"按：《内经》"宗筋"一词，所指有二：一指"众筋"，如本篇所述；一指前阴而言，如《灵枢·五音五味》曰："宦者去其宗筋，伤其冲脉，血泻不复，皮肤内结，唇口不荣，故须不生。"

⓭ 祈：赵本作"所"。

⓮ 因：胡本、元残二并作"溺"。

⓯ 肝：《太素》卷二十五《五脏痿》无"肝"字。

⑯ 使内：谓入房。

⑰ 渐：浸渍。《广雅·释诂二》："渐，渍也。"

⑱ 以水为事：似谓好饮酒浆。

⑲ 居处相湿：《甲乙经》卷十第四"相"作"伤"。《全生指迷方》卷二引作"卑"。张琦曰："居处相湿四字有误。"

⑳ 肌肉濡渍：谓肌肉被湿邪浸沤、困阻。"濡"作"湿"解。见慧琳《音义》卷五十一。《说文·水部》："渍，沤也。段注："谓浸渍也。"

㉑ 怠：胡本、读本并作"殆"。

㉒ 于内：赵本"内"作"肉"。藏本"于内"作"肌肉"。

㉓ 肉为：胡本作"为肉"。

㉔ 伐：《三因方》卷九引作"乏"。按：马莳云："渴则卫气内伐其阴气。"如其说，则作"乏"误。

㉕ 内伐则：明抄本无此三字。

㉖ 舍：《太素》卷本十五《五脏痿》、《甲乙经》卷十第四并作"合"。

㉗ 髓：《甲乙经》卷十第四作"空"。

帝曰：何以别之？岐伯曰：肺热者色白而毛败，心热者色赤而络脉溢❶，肝热者色苍而爪枯，脾热者色黄而肉蠕动❷，肾热者色黑而齿槁。各求脏色及所主养而命之，则其应也。

❶ 络脉溢：指络脉充盈而外见。杨上善曰："络脉，心之所主也。络脉胀见为溢也。"丹波元简曰："此以外候言，乃孙络浮见也。"

❷ 蠕动：《太素》卷二十五《五脏痿》"蠕"作"濡"。《太平御览》卷三百七十五《人事部》引"蠕动"作"软"。按：《史记·匈奴传》索隐引《三苍》："蠕音软。""濡""软"通。是"蠕""濡""软"三字音义同。"动"疑为"蠕"之旁记字，误入正文。

帝曰：如夫子言可矣，论言❶治痿者独取阳明，何也？岐伯曰：阳明者，五脏六腑之海，阳明，胃脉也。胃为水谷之海也。主闰❷宗筋，宗筋主束骨❸而利机关也。宗筋，谓阴毛中横骨上下之竖筋也。上络胸腹，下贯髋尻，又经于背腹上头项，故云宗筋主束骨而利机关也。然腰者，身之大关节，所以司屈伸，故曰机关。**冲脉者，经脉之海也**❹，《灵枢经》曰："冲脉者，十二经之海。" **主渗灌溪谷，与阳明合于宗筋，**寻此则横骨上下齐两旁竖筋，正宗筋也。冲脉循腹侠脐旁各同身寸之五分而上，阳明脉亦侠脐旁各同身寸之一寸五分而上，宗筋脉于中，故云与阳明合于宗筋也。以为十二经海，故主渗灌溪谷也。肉之大会为谷，小会为溪。新校正云：详"宗筋脉于中"，一作"宗筋纵于中"。**阴阳揔宗筋之会**❺**，会于气街**❻**，而阳明为之长**❼**，皆属于带脉，而络于督脉。**宗筋聚会，会于横骨之中，从上而下，故云阴阳揔宗筋之会也。宗筋侠脐下合于横骨，阳明辅其外，冲脉居其中，故云会于气街而阳明为之长也。气街，则阴毛两旁脉动处也。带脉者，起于季胁，回身一周，而络于督脉也。督脉者，起于关元，上下循腹。故云皆属于带脉而络于督脉也。督脉、任脉、冲脉三脉者，同起而异行，故经文或参差而引之。**故阳明虚则宗筋纵，带脉不引，故足痿不用也。**阳明之脉，从缺盆下乳内廉，下侠脐至气街中；其支别者，起胃下口，循腹里下至气街中而合，以下髀，抵伏兔，下入膝髌中，下循骱外廉，下足跗，入中指内间；其支别者，下膝三寸而别，以下入中指外间。故阳明虚则宗筋纵缓，带脉不引，而足痿弱不可用也。引，谓牵引。

❶ 论言：张介宾曰："论言者，即《根结》篇曰：痿疾者取之阳明。"

❷ 闰：吴本、朝本"闰"并作"润"。《太素》卷二十五《五脏痿》亦作"润"。按："闰"为"润"之坏字。

❸ 宗筋主束骨：《太素》卷二十五《五脏痿》"宗筋"下有"者"字，"主束骨"作"束骨肉"。

❹ 冲脉者，经脉之海也：冲脉于循行中"渗诸阳""灌诸精""渗三阴""注诸络"，其脉上行至头，下行至足，能调节十二经气血，故曰"经脉之海"。

❺ 阴阳揔宗筋之会：张介宾曰："宗筋聚于前阴，前阴者，足之三阴、阳明、少阳及冲、任、督、跷九脉之所会也。九者之中，则阳明为五脏六腑之海，冲为经脉之海，此一阴一阳，总乎其间，故曰阴阳总宗筋之会也。""揔"《说文》作"总"。又作"總"。《广韵·一董》："總，合也，揔同。"

❻ 会于气街："气街"穴名，位于脐下五寸，旁开二寸。气街乃阳明与冲脉

循行之所，故曰"会于气街"。

❼长： 吴崑曰："长，犹主也。"

帝曰：治之奈何？岐伯曰：各补其荥而通其俞❶，调其虚实，和其逆顺，筋脉骨肉❷，各以其时受月❸，则病已矣。帝曰：善。时受月，谓受气时月也。如肝王甲乙，心王丙丁，脾王戊己，肺王庚辛，肾王壬癸，皆王气法也。时受月则正谓五常受气月也。

❶各补其荥而通其俞： 吴崑曰："十二经有荥有俞，所溜为荥，所注为俞。补，致其气也。通，行其气也。"张介宾曰："上文云独取阳明，此复云各补其荥而通其俞。盖治痿者，当取阳明，又必察其所受之经，而兼治之也。"

❷筋脉骨肉： 姚止庵曰："筋者，肝也；脉者，心也；骨者，肾也；肉者，脾也。五脏独缺肺者，肺合皮毛，皮毛附于肉，或省文也。"

❸各以其时受月：《太素》卷二十五《五脏痿》"月"作"日"。森立之曰："谓肝木痿证，以甲乙日刺之也。他四脏皆仿此。"

按语： 本篇有"治痿者独取阳明"一语，明清医家临证医治，根据病情，领会经旨，取法亦不胶柱，如滑寿治一妇，始病疟，当夏月，医以脾寒胃弱，久服桂附等药，后疟虽退，而积火燔炽，致消谷善饥，日数十饭犹不足，终日端坐如常人，第目昏不能视，足弱不能履，腰胯困软，肌肉虚肥。至初冬，伯仁诊之，脉洪大而虚濡，曰：此痿证也，长夏过服热药所致。盖夏令湿当权，刚剂太过，火湿俱甚，肺热叶焦，故两足痿易而不为用也。遂以东垣长夏湿热成痿之法（即清燥汤）治之，日食益减，日渐能视，至冬末，下榻行步如故（见滑寿《医案》）。

又如李中梓治太学朱修之，八年痿废，累治不效。李诊之，六脉有力，饮食如常，此实热内蒸，心阳独亢，证名脉痿。用承气汤下六七行，左足便能伸缩，再用大承气又下十余行，手中可以持物，更用黄连、黄芩各一斤，酒蒸大黄八两，蜜丸，日积服四钱，以人参汤送，一月之内，积滞不可胜数，四肢皆能展舒（见李士材《医案》）。

治兵尊高悬圃，患两足酸软，神气不足，向服安神壮骨之药，不效。改服滋肾合二妙，加牛膝、苡仁之属，又不效。纯用血药，脾胃不实。

李诊之，脉皆冲和，按之亦不甚虚，惟脾部重取之，则涩而无力。此土虚下陷不能制水，则湿气坠于下焦，故膝胫为患耳。进补中益气倍用升、柴，数日即愈（见李士材《医案》）。

王旭高治痿，谓肺为水源，肺热叶焦，则津液不能灌输于经脉，而为痿躄。卧床不能行动，形肉消削，咳嗽痰臭，舌红无苔，脉细而数。是皆津液消耗，燥火内灼之象。考经论治痿独取阳明者，以阳明主润宗筋，胃为气血之源耳。今拟生胃津以供于肺，仿西昌喻氏意。沙参、阿胶、杏仁、甘草、元参、火麻仁、天冬、麦冬、玉竹、茯苓、桑叶、枇杷叶（见王旭高《医案》）。

"独取阳明"乃《内经》所示治痿之总则，于施针、用药皆具指导意义。以上四案，都为"独取阳明"治法。然具体运用则分别具有匠心。或以清燥汤清阳明湿热；或以承气汤泻阳明火邪；或以参、芪、术等品补阳明之气；或以甘寒之味滋阳明之阴。补泻不同，总归乎取阳明也。

厥论篇第四十五

新校正云：按全元起本在第五卷。

提要： 本篇论述寒厥、热厥及六经厥逆的病因、病理与临床表现，着重说明了其发病机理关键在于阴阳之气不相顺接。

黄帝问曰：**厥之寒热❶者何也？** 厥，谓气逆上也。世谬传为脚气，广饰方论焉。岐伯对曰：**阳气衰于下，则为寒厥❷；阴气衰于下，则为热厥❸。** 阳，谓足之三阳脉。阴，谓足之三阴脉。下，谓足也。

❶ 厥之寒热：杨上善曰："夫厥者，气动逆也。气之失逆，有寒有热，故曰厥寒热也。""之"有"有"义。"有"古读若"以"，故"之"训"有"，亦训"以"。

❷ 阳气衰于下，则为寒厥：杨上善曰："下谓足也，足之阳气虚，阴气乘之，足冷，名曰寒厥。"

❸ 阴气衰于下，则为热厥：杨上善曰："足之阴气虚，阳气乘之，足热，名曰热厥。"

帝曰：**热厥之为热也❶，必起于足下者何也？** 阳主外而厥在内，故问之。岐伯曰：**阳气起于足五指❷之表❸，阴脉者❹集于足下而聚于足心，故阳气❺胜则足下热也。** 大约而言之，足太阳脉出于足小指之端外侧，足少阳脉出于足小指次指之端，足阳明脉出于足中指及大指之端，并循足阳而上，肝脾肾脉集于足下，聚于足心，阴弱故足下热也。

新校正云：按《甲乙经》"阳气起于足"作"走于足"。"起"当作"走"。

❶ 之为热也：《甲乙经》卷七第三、《千金要方》卷十四第五引并无此四字。

❷ 指：应作"止"，《说文·手部》："指，手指也。"据此则在手为"指"，在足为"止"，"止"乃"趾"之古文。

❸ 表：指外侧言。

❹ 阴脉者：《太素》卷二十六《寒热厥》、《病源》卷十二《寒热厥候》、《千金要方》卷十四第五引并无此三字。

❺ 阳气：《太素》卷二十六《寒热厥》、《甲乙经》卷七第三、《病源》卷十二《寒热厥候》、《千金要方》卷十四第五引"阳"下并无"气"字。

帝曰：寒厥之为寒也❶，必从五指而上于膝者❷何也？阴主内而厥在外，故问之。岐伯曰：阴气起于五指之里，集于膝下❸而聚于膝上，故阴气胜则从五指至膝上寒，其寒也，不从外，皆从内也❹。亦大约而言之也。足太阴脉起于足大指之端内侧，足厥阴脉起于足大指之端三毛中，足少阴脉起于足小指之下斜趣足心，并循足阴而上循股阴入腹，故云集于膝下，而聚于膝之上也。

❶ 之为寒也：《甲乙经》卷七第三、《千金要方》卷十四第五引并无此四字。

❷ 必从五指而上于膝者：《甲乙经》卷七第三、《千金要方》卷十四第五引"从"并作"起"。《太素》卷二十六《寒热厥》、《病源》卷十二《寒热厥候》"而上于膝者"并作"始上于膝下"。

❸ 膝下：《千金要方》卷十四第五"膝"下无"下"字。

❹ 内也：《太素》卷二十六《寒热厥》、《病源》卷十二《寒热厥候》并作"内寒"。

帝曰：寒厥何失❶而然也？岐伯曰：前阴者，宗筋之所聚，太阴阳明之所合也❷。宗筋侠脐，下合于阴器，故云前阴者宗筋之所聚也。太阴者，脾脉。阳明者，胃脉。脾胃之脉，皆辅近宗筋，故云太阴阳明之所合。新校正云：按《甲乙经》"前阴者，宗筋之所聚"作"厥阴者，众筋之所聚"。全元起云："前阴者，厥阴也。"与王注义异，亦自一说。春夏则阳气多而阴气少，秋冬则阴气盛而阳气衰，此乃天之当道。此人者❸质壮，以秋冬夺于所用，下气上争不能复❹，精气溢下，邪气因从之而上也❺，质，谓形质也。夺于所用，谓多欲而夺其精气也。气因于中❻，新校正云：按《甲乙经》"气因于中"作"所中"。阳气衰，不能渗营❼其经络，阳❽气日损，阴气独在，故手足为之寒也。

❶ 失：律以下节"热厥何如而然"句，"失"当作"如"。

❷ 太阴阳明之所合也：杨上善曰："手太阴脉络大肠，循胃口；足太阴脉络胃；手阳明脉属大肠；足阳明脉属胃。手足阴阳之脉，皆主水谷，共以水谷之气资于诸筋，故令足太阴、足少阴、足厥阴、足阳明等诸脉聚于阴器，以为宗筋，故宗筋太阴阳明之所合也。"

❸ 此人者：指寒厥手足逆冷之人。

❹ 下气上争不能复：张介宾曰："精虚于下，则取足于上，故下气上争也。去者太过，生者不及，故不能复。"高世栻曰："在下之阴气，上争于阳，致阳气不能复。复，内藏也。"

❺ 精气溢下，邪气因从之而上也：气随精泄，元阳虚衰，阴寒内盛，僭而上逆。"溢下"犹云"溢泄"。

❻ 气因于中：《太素》卷二十六、《寒热厥》"因"作"居"。"气"指寒邪之气。"中"犹言内。

❼ 渗营：渗灌营养。

❽ 阳：《太素》卷二十六《寒热厥》、《病源》卷十二《寒热厥候》"阳"上并有"故"字。

帝曰：热厥何如而然也？源其所由尔。岐伯曰：酒入于胃，则络脉满而经脉虚❶，脾主为胃行其津液者也。阴气虚则阳气入❷，阳气入则胃不和，胃不和则精气❸竭，精气竭则不营其四肢也。前阴，为太阴、阳明之所合，故胃不和则精气竭也。内精不足，故四肢无气以营之。此人必数醉若❹饱以❺入房，气聚于脾中不得散❻，酒气与谷气相薄❼，热盛于中❽，故热徧❾于身内热而溺赤也。夫酒气盛而慓悍，肾气有❿衰，阳气独胜，故手足为之热也。醉饱入房，内亡精气，中虚热入，由是肾衰，阳盛阴虚，故热生于手足也。

❶ 酒入于胃，则络脉满而经脉虚：酒为水谷之精，熟谷之液，其气慓悍，故入于胃，先从卫气行皮肤而充溢于络脉，经与络不能两实，今络脉满而经脉虚。《灵枢·经脉》："饮酒者，卫气先行皮肤，先充络脉，络脉先盛，故卫气已平，营气乃满，而经脉大盛。"

❷ 入：孙鼎宜曰："入当作实，声误。胃阳脾阴，酒入胃必归脾，湿热在脾则脾阴虚，湿热熏胃则胃阳实。"

❸ 精气：此指水谷精气。

❹ 若：有"与"义。见《经传释词》。

❺ 以：《太素》卷二十六《寒热厥》、《病源》卷十二《寒热厥候》并作"已"。按："以""已"音义并通，甚也。

❻ 气聚于脾中不得散：醉饱入房，脾肾两伤，脾伤则不运，肾虚则无气以资脾，故令酒食之气聚而不散。

❼ 薄：《太素》卷二十六《寒热厥》作"搏"。《病源》卷十二《寒热厥候》作"并"。

❽ 盛于中：《病源》卷十二《寒热厥候》作"起于内"。

❾ 徧：同"遍"。《诗经·邶风·北门》："交徧谪我。"《释文》："徧，古遍字。"

❿ 有：元残二、吴本、朝本、藏本、熊本、《读素问钞》、《甲乙经》卷七第三并作"日"。

帝曰：厥或令人腹满，或令人暴不知人，或至❶半日远至一日乃知人者何也？ 暴，犹卒也，言卒然冒闷不醒觉也。不知人，谓闷甚不知识人也，或谓尸厥。**岐伯曰：阴气盛于上则下虚，下虚则腹胀满❷；阳气盛于上，则下气重上而邪气逆，逆则阳气乱，阳气乱则不知人也❸。** 阴，谓足太阴气也。新校正云：按《甲乙经》"阳气盛于上"五字作"腹满"二字，当从《甲乙经》之说。何以言之？别按《甲乙经》云："阳脉下坠，阴脉上争，发尸厥。"焉有阴气盛于上，而又言阳气盛于上。又按张仲景云："少阴脉不至，肾气微，少精血，奔气促迫，上入胸膈，宗气反聚，血结心下，阳气退下，热归阴股，与阴相动，令身不仁，此为尸厥。"仲景言阳气退下，则是阳气不得盛于上，故知当从《甲乙经》也。又王注阴谓足太阴，亦为未尽。按《缪刺论》云："邪客于手足少阴、太阴、足阳明之络，此五络皆会于耳中，上络左角，五络俱竭，令人身脉皆动而形无知，其状若尸，或曰尸厥。"焉得专解阴为太阴也？

❶ 至：《病源》卷十二《寒热厥候》引无"至"字。

❷ 下虚则腹胀满：《甲乙经》卷七第三、《千金要方》卷十四第五引"腹"下并无"胀"字。按：作"腹满"是，与帝问相应。

❸ 阳气盛……则不知人也：尤怡曰："《素问》曰：阴气盛于上则下虚，下虚则腹胀满。又曰：阳气盛于上，则下气重上而邪气逆，逆则阳气乱，阳气乱则不知人。此二段乃岐伯分答黄帝问厥或令人腹满，或令人昏不知人二语之辞。所谓阴气者下气也，下气而盛于上，则下反无气矣，无气则不化，故腹胀满也。所谓下气者即阴气也，阳气上盛则阴气上奔，阴从阳之义也。邪气亦即阴气，以其失正而上奔即为邪气，邪气既逆，阳气乃乱，气治则明，乱则昏，故不知人也。《甲乙经》削阳气盛于上五字，而增腹满二字于下虚则腹胀满之下，则下气重上之上，林氏云：当从《甲乙经》。谓未有阴气盛于上，而又阳气盛于上者。二公并未体认分答语辞，故其言如此，殆所谓习而弗察者耶。"

帝曰：善。愿闻六经脉之厥状病能❶也。为前问解，故请备闻诸经厥也。岐伯曰：巨阳之厥❷，则肿首头重❸，足不能行，发为眴仆❹。巨阳，太阳也。足太阳脉，起于目内眦，上额交巅上；其支别者，从巅至耳上角；其直行者，从巅入络脑，还出别下项，循肩膊内，侠脊抵腰中，入循膂络肾属膀胱；其支别者，从腰中下贯臀，入腘中；其支别者，从膊内左右别下贯胛，过髀枢，循髀外后廉下合腘中，以下贯腨内，出外踝之后，循京骨至小指之端外侧。由是厥逆外形斯证也。肿，或作踵，非。阳明之厥，则癫疾欲走呼，腹满不得❺卧，面赤❻而热，妄见而妄言。足阳明脉，起于鼻，交頞中，下循鼻外，入上齿中，还出侠口环唇，下交承浆，却循颐后下廉，出大迎，循颊车上耳前，过客主人，循发际至额颅；其支别者，从大迎前下人迎，循喉咙入缺盆，下膈属胃络脾；其直行者，从缺盆下乳内廉，下侠脐入气街中；其支别者，起胃下口，循腹里，下至气街中而合，以下髀，抵伏兔，下入膝髌中，下循外廉，下足跗，入中指内间；其支别者，下膝三寸而别，以下入中指外间；其支别者，跗上入大指间出其端。故厥如是也。癫，一为巅，非。**少阳之厥，则暴聋颊肿而❼热，胁痛，胻不可以运❽**。足少阳脉，起于目锐眦，上抵头角，下耳后，循颈，行手少阳之前，至肩上，交出手少阳之后，入缺盆；其支别者，从耳后入耳中，出走耳前，至目锐眦后；其支别者，目锐眦下大迎，合手少阳于颛，下加颊车，下颈合缺盆以下胸中，贯膈络肝属胆，循胁里，出气街，绕毛际，横入髀厌中；其直行者，从缺盆下腋，循胸过季胁，下合髀厌中，以下循髀阳，出膝外廉，下入外辅骨之前，直下抵绝骨之端，下出外踝之前，循足跗，出小指次指之端，故厥如是。**太阴之厥，则腹满膜胀，后不利❾，不欲食，食❿则呕，不得卧**。足太阴脉，起于大指之端，上膝股内前廉，入腹属脾络胃，上膈侠咽，连舌本，散舌下；其支别者，复从胃别上膈，注心中。故厥如是。**少阴之厥，则口⓫干溺赤，腹满心痛**。足少阴脉，上股内后廉，贯脊属肾络膀胱；其直行者，从肾上贯肝膈，入肺中，循喉咙，侠舌本；其支别者，从肺出络心，注胸中。故厥如是。**厥阴之厥，则少腹肿痛，腹⓬胀，泾溲⓭不利，好卧屈膝，阴缩肿⓮，胻⓯内热**。足厥阴脉，去内踝一寸，上踝八寸，交出太阴之后，上腘内廉，循股阴，入毛中，下环阴器，抵少腹，侠胃属肝络胆，上贯膈。故厥如是矣。"胻内热"一本云"胻外热"，传写行书内外误也。**盛则泻之，虚则补之，不盛不虚，以经取之**。不盛不虚，谓邪气未盛，真气未虚，如是则以穴俞经法留呼多少而取之。

❶ 病能：此二字疑衍，似为"厥状"之旁注，传写误入正文。"厥状"即厥病之状态，无庸重出"病能"二字。

❷ 巨阳之厥：谓太阳经气之逆，非谓手足厥逆。《太素》杨注可从，王注非是。

❸ 肿首头重：《太素》卷二十六《经脉厥》"肿"作"踵"。田晋蕃曰："审杨注：首，头也。似正文只一首字，故以头释之。足太阳脉从头至足，此句言头，

下句方言足，肿作踵则于义非是。"

④ 眴（xuàn 眩）仆：眩晕仆倒。《文选·剧秦美新》善注："眴与眩古字通。"

⑤ 得：《太素》卷二十六《经脉厥》作"能"。

⑥ 面赤：《病源》卷十二《寒热厥候》"面赤"上有"卧则"二字。

⑦ 而：《病源》卷十二《寒热厥候》作"胸"。

⑧ 骱不可以运："骱"《千金要方》卷十四第五引作"髀"。《广雅·释诂四》："运，转也。"

⑨ 后不利：即大便不爽。

⑩ 食：《病源》卷十二《寒热厥候》"食"下有"之"字。

⑪ 口：《太素》卷二十六《经脉厥》、《病源》卷十二《寒热厥候》、《千金要方》卷十四第五引并作"舌"。

⑫ 腹：《太素》卷二十六《经脉厥》作"膜"。

⑬ 泾溲：《太素》卷二十六《经脉厥》"溲"上无"泾"字。

⑭ 肿：《甲乙经》卷七第三无"肿"字。

⑮ 骱：《太素》卷二十六《经脉厥》、《病源》卷十二《寒热厥候》并作"胫"。据王杨两注皆作"骱"。《说文·肉部》："骱，胫端也。"

太阴❶厥逆❷，骱急挛，心痛引腹，治主病者❸。足太阴脉，起于大指之端，循指内侧上内踝前廉，上腨内，循骱❹骨后，上膝股内前廉，入腹；其支别者，复从胃，别上膈，注心中。故骱急挛，心痛引腹也。太阴之脉，行有左右，候其有过者，当发取之，故言治主病者。新校正云：详从"太阴厥逆"至篇末，全元起本在第九卷，王氏移于此。**少阴厥逆，虚满呕变，下泄清❺，治主病者。**以其脉从肾上贯肝膈，入肺中，循喉咙，故如是。**厥阴厥逆，挛，腰痛，虚满前闭，谵言❻，**新校正云：按全元起云："谵言者，气虚独言也。"**治主病者。**以其脉循股阴，入毛中，环阴器，复上循喉咙之后，络舌本，故如是。新校正云：按《甲乙经》厥阴之经不络舌本，王氏注《刺热篇》《刺腰痛篇》并此三注俱云络舌本。又注《风论》《痹论》各不云络舌本，王注自有异同，当以《甲乙经》为正。**三阴俱逆，不得**

前后，使人手足寒❼，三日死。三阴绝，故三日死。太阳厥逆，僵仆❽，呕血善衄❾，治主病者。以其脉起目内眦，又循脊络脑。故如是。少阳厥逆，机关不利❿，机关不利者，腰不可以行⓫，项不可以顾，以其脉循颈下绕毛际，横入髀厌中。故如是。发肠痈不可治，惊者死⓬。足少阳脉，贯膈络肝属胆，循胁里，出气街，发肠痈则经气绝，故不可治，惊者死也。阳明厥逆，喘咳身热，善惊⓭，衄⓮呕血⓯。以其脉循喉咙，入缺盆，下膈属胃络脾。故如是。

❶ 太阴：《太素》卷二十六《经脉厥》作"足太阴脉"。下"少阴""厥阴""太阳""少阳""阳明"类推。

❷ 厥逆："厥逆"同义复词。《说文·疒部》："瘚，逆气也。""瘚"通"厥"。

❸ 治主病者：张介宾曰："谓如本经之左右上下及原俞等穴，各有宜用，当审其所主而刺之。余准此。"

❹ 胻：《灵枢·经脉》作"胫"。

❺ 少阴厥逆，虚满呕变，下泄清："清"《太素》卷二十六《经脉厥》作"青"。柯校云："清疑青水二字。"少阴厥逆，则肾阳衰，不能为脾胃腐化水谷，胃气逆则呕吐，脾气下陷则虚满，下泄青水。"呕变"即呕逆。

❻ 厥阴厥逆……谵言：厥阴主筋，故病则筋拘挛，筋挛则屈伸不利，故腰痛；木盛乘克脾土，故病虚满；肝脉绕阴器，故其病为前闭；肝藏魂，主语，厥则神魂乱，故言语谵妄。"前闭"即小便闭。

❼ 不得前后，使人手足寒：姚止庵曰："凡病内寒，前后必自利。今反不利而手足厥冷，是阴凝痼闭，真气乏竭，焉得不死。"

❽ 僵仆：杨上善曰："后倒曰僵，前倒曰仆。"

❾ 呕血善衄：张琦曰："呕血句，疑衍文。"太阳脉起于目内眦，从巅入络脑，血随厥气上逆，则呕血、善衄血。

❿ 少阳厥逆，机关不利：张介宾曰："足之少阳，胆经也。机关者，筋骨要会之所也。胆者筋其应，少阳厥逆则筋不利，故为此机关腰项之病。""机关"指关节言。

⓫ 行：有"动"义。《易·象上传》疏："行者运动之称。"

⓬ 发肠痈不可治，惊者死：据《太素》卷二十六《经脉厥》杨注"发肠痈犹可疗之"句，"不"疑作"犹"。足少阳经行胁里，出气街，相火内郁，故发为肠痈，治以清解之法，犹可疗之。若有惊者，其毒连脏，进伤及肝，故死。

⑬ 阳明厥逆，喘咳身热，善惊：足阳明之脉，循喉咙入缺盆，下膈，其气厥逆，故喘息咳嗽；阳明主肌肉，胃为阳热之腑，故病则身热；热甚内扰神明，故发惊骇。

⑭ 衄：《甲乙经》卷四第一"衄"下有"血"字。

⑮ 呕血：《太素》卷二十六《经脉厥》、《甲乙经》卷四第一"呕血"下并有"不可治，惊者死"六字。厥热上逆，血随气上，故发为鼻衄、呕血之证。

手太阴❶厥逆，虚满而咳，善呕沫❷，治主病者。手太阴脉，起于中焦，下络大肠，还循胃口，上膈属肺。故如是。**手心主、少阴厥逆，心痛引喉，身热死，不❸可治。**手心主脉，起于胸中，出属心包。手少阴脉，其支别者，从心系上侠咽喉。故如是。**手太阳厥逆，耳聋泣出，项不可以顾，腰不可以俯仰，治主病者。**手太阳脉，支别者，从缺盆循颈上颊，至目锐眦，却入耳中；其支别者，从颊上颐抵鼻，至目内眦。故耳聋泣出，项不可以顾也。腰不可以俯仰，脉不相应，恐古错简文。**手阳明、少阳厥逆，发喉痹，嗌肿，痓，治主病者。**手阳明脉，支别者，从缺盆上颈；手少阳脉，支别者，从膻中上出缺盆，上项。故如是。新校正云：按全元起本"痓"作"痉"。

❶ 手太阴：《太素》卷二十六《经脉厥》"手太阴"下有"脉"字。下文"手心主少阴""手太阳""手阳明少阳"下并有"脉"字。

❷ 善呕沫：姚止庵曰："肺受寒，故呕沫。沫，痰水之轻浮白色者。"

❸ 不：《太素》卷二十六《经脉厥》、《甲乙经》卷四第一"不"下并有"热"字。杨上善曰："若身不热，是则逆气不周三焦，故可疗之也。"

卷第十三

病能论篇第四十六

新校正云：按全元起本在第五卷。

提要： 本篇介绍了胃脘痈、颈痈、阳厥、酒风，以及卧不安、不得偃卧、腰痛、怒狂等病的病因、脉象、诊断与治法，对于启发分析病情，有着重要意义。

黄帝问曰：人病胃脘痈❶者，诊当何如？岐伯对曰：诊此者当候胃脉❷，其脉当❸沉细，沉细者气逆，胃者水谷之海，其血盛气壮，今反脉沉细者，是逆常平也。新校正云：按《甲乙经》"沉细"作"沉涩"。《太素》作"沉细"。逆者人迎甚盛❹，甚盛则热；沉细为寒，寒气格阳，故人迎脉盛。人迎者，阳明之脉，故盛则热也。人迎，谓结喉旁脉动应手者。人迎者胃脉也，胃脉循喉咙而入缺盆，故云人迎者胃脉也。逆而盛，则热聚于胃口而不行，故胃脘为痈也。血气壮盛，而热内薄之，两气合热，故结为痈也。

❶ 胃脘痈：清·余听鸿《外证医案汇编》卷四曰："胃脘痈生于中脘穴皮里膜外，气血壅塞肌肉之中。与胃痈生于胃之上口或下口不同。"

❷ 当候胃脉：杨上善曰："得胃脉者，寸口脉也。"

❸ 当：《圣济总录》卷三、卷一百二十九引并无"当"字。

❹ 沉细者气逆，逆者人迎甚盛：杨上善曰："胃脉合浮与大也。今于寸口之中，诊得沉细之脉，即知胃有伤寒逆气，故寸口之脉沉细，上之人迎洪盛者也。"

帝曰：善。人有卧而有所不安者何也？岐伯曰：脏有所伤，及精有所之寄则安，故人不能悬其病也❶。五脏有所伤损及之，水谷精气有所之寄，扶其下则卧安，以伤及于脏，故人不能悬其病处于空中也。新校正云：按《甲乙经》"精有所之寄则安"作"情有所倚则卧不安"。《太素》作"精有所倚则不安"。

❶ 脏有所伤……悬其病也：《三因方》卷十三引作"脏有所伤，情有所倚，人不能悬其病，则卧不安"。按：本句费解，《三因方》所引文义较通顺。盖卧不安之因有二：一是脏有所伤，如心肾肝虚；一是情有所偏，如忧喜悲惊之过甚。若去其所伤、所偏，自然可以安卧。本句之"倚"字作"偏"解。见《荀子·解蔽》杨注。"悬"作"消"解。见《太元·进》范注。"病"有"患"义。综上各点，是说脏有所伤，情有所偏，是为病之源，不能消除其患，必然导致卧而不安，如此，方与帝问相合。

帝曰：人之不得偃卧者何也？谓不得仰卧也。岐伯曰：肺者脏之盖也，居高布叶，四脏下之，故言肺者脏之盖也。肺气盛则脉大❶脉大则不得偃卧，肺气盛满，偃卧则气促喘奔，故不得偃卧也。论在《奇恒阴阳》中❷。《奇恒阴阳》上古经篇名，世本阙。

❶ 肺气盛则脉大：杨上善曰："肺居五脏之上，主气，气之有余，则手太阳脉盛，故不得偃卧也。"

❷ 论在《奇恒阴阳》中：《太素》卷三十《卧息喘逆》无此七字。

帝曰：有病厥❶者，诊右脉沉而紧，左脉浮而迟，不然病主安在❷？不然，言不沉也。新校正云：按《甲乙经》"不然"作"不知"。岐伯曰：冬诊之，右脉固当沉紧，此应四时，左脉浮而迟，此逆四时❸，在左当主病在肾，颇关在肺❹，当腰痛也。以冬左脉浮而迟，浮为肺脉，故言颇关在肺也。腰者肾之府，故肾受病则腰中痛也。帝曰：何以言之？岐伯曰：少阴脉贯肾络肺，今得肺脉，肾为之病，故肾为腰痛之病也❺。左脉浮迟，非肺来见，以左肾不足而脉不能沉，故得肺脉肾为病也。

❶ 厥：此指气逆。

❷ 不然病主安在：于鬯曰："然盖读为燃。《说文·人部》：燃，意膲也。意膲疑是以意揣度之谓。不燃病主安在，不敢以意揣度，故为问也。《甲乙经》作不知病主安在，意义固甚明矣，正以意义甚明，何至误知为然，故彼知字，当为浅人所改。"

❸ 左脉浮而迟，此逆四时：脉合四时，冬气伏藏，左右脉皆当沉紧，今左脉反见浮而迟，是为逆四时。

❹ 颇关在肺：《甲乙经》卷九第八、《太素》卷十六《杂诊》并无"关"字。俞正燮曰："古人止五脉（弦、钩、代、毛、石）沉紧浮迟躁盛微细，乃评论之名。归之五脉，大数近于某，则曰颇于某。"

❺ 今得肺脉……腰痛之病也：张介宾曰："肾脉本络于肺，今以冬月而肺脉见于肾位，乃肾气不足，故脉不能沉而见浮迟，此非肺病，病在肾也。腰为肾之府，故肾气逆者，当病为腰痛。"

帝曰：善。有病颈痈者，或石治之，或针灸治之❶，而皆已，其真❷安在？言所攻则异，所愈则同，欲闻❸真法何所在也。岐伯曰：此同名异等❹者也。言虽同曰颈痈，然其皮中别异不一等也。故下云：夫痈气之息者❺，宜以针开除去之❻，夫气盛血聚者❼宜石而泻之，此所谓同病异治也。息，瘜也，死肉也。石，砭石也，可以破大痈出脓，今以锋针代之。

❶ 或针灸治之：《太素》卷十九《知针石》、《甲乙经》卷十一第九"或"下并有"以"字。柯逢时曰："依下文灸字疑衍。"

❷ 真：《甲乙经》卷十一第九作"治"。按："其治安在"与"阳厥""酒风"之"治之奈何"义同。盖此本作"治"字，先由声误为"直"，后由形误为"真"。

❸ 欲闻：赵本作"故问"。

❹ 同名异等：高世栻曰："颈痈之名虽同，而在气在血则异类也。"

❺ 痈气之息者：张介宾曰："息，止也。痈有气结而留止不散者。"此指颈

痈之脓未成。

❻宜以针开除去之："除"字疑衍。"除"为"去"之旁记字。《左传》闵二年《释文》："去，除也。"《太素》卷十九《知针石》杨注："宜以针刺开其穴，泻去其气。"似杨据本无"除"字。

❼气盛血聚者：指颈痈之脓已成者。

帝曰：有病怒狂❶者，新校正云：按《太素》"怒狂"作"善怒"。此病安生？岐伯曰：生于阳也。帝曰：阳何以使人狂❷？怒不虑祸，故谓之狂。岐伯曰：阳气者，因暴折而难决，故善怒也❸，病名曰阳厥。言阳气被折郁不散也。此人多怒，亦曾因暴折而心不疏畅故尔。如是者，皆阳逆躁极所生，故病名阳厥。帝曰：何以知之？岐伯曰：阳明者常动，巨阳少阳不动❹，不动而动大疾，此其候也。言颈项之脉皆动不止也。阳明常动者，动于结喉旁，是谓人迎、气舍之分位也。若少阳之动，动于曲颊下，是谓天窗、天牖之分位也。若巨阳之动，动于项两旁大筋前陷者中，是谓天柱、天容之分位也。不应常❺动，而反动甚者❻，动当病也。新校正云：详王注以天窗为少阳之分位，天容为太阳之分位。按《甲乙经》天窗乃太阳脉气所发，天容乃少阳脉气所发，二位交互，当以《甲乙经》为正也。帝曰：治之奈何？岐伯曰：夺其食即已，夫食入于阴❼，长气于阳❽，故夺其食即已❾。食少则气衰，故节去其食，即病自止。新校正云：按《甲乙经》"夺"作"衰"。《太素》同也。使之服以生铁洛❿为饮，新校正云：按《甲乙经》"铁洛"作"铁落"，"为饮"作"为后饭"。夫生铁洛者，下气疾⓫也。之或为人，传文误也。铁洛，味辛微温平，主治下气，方俗或呼为铁浆，非是生铁液也。

❶怒狂：《太素》卷三十《阳厥》作"喜怒"。

❷阳何以使人狂：李时珍曰："阳气怫郁而不得疏越，少阳胆木挟三焦少阳相火，巨阳阴火上行，故使人易怒如狂。"

❸阳气者因暴折而难决，故善怒也：《千金要方》卷十四第五"气"下无

"者"字。阳气宜于畅达，若暴有挫折，情志不遂，气失流畅，则郁而多怒。

❹ 阳明者常动，巨阳少阳不动：马莳曰："足阳明经常动者，《灵枢·动输》篇言：足阳明独动不休。故凡冲阳、地仓、大迎、下关、人迎、气冲之类，皆有动脉不止，而冲阳为尤甚。彼足太阳膀胱经、足少阳胆经则不动者也。虽膀胱经有天窗、委中、昆仑，胆经有天容、悬钟、听会，而皆不及胃经之尤动也。"

❺ 常：胡本作"当"。

❻ 者：胡本、读本并无"者"字。

❼ 食入于阴：五味入口，运化于脾，脾属阴，故曰"食入于阴"也。

❽ 长气于阳：食入于胃，变化水谷精微，充养五脏之气，令功能健旺，气属阳，故曰"长气于阳"也。

❾ 夺其食即已：《千金要方》卷十四第五引"夺"作"衰"，与林校引《甲乙经》合。盖食少则气衰，减少饮食，不使胃火复助其邪，则病即已。张琦曰："怒狂本属肝阳炽盛，而三阳助之，夺其食使阳明气衰，则太少亦渐息矣。"

❿ 生铁洛：《太素》卷三十《阳厥》"洛"作"落"，与林校引《甲乙经》合。杨上善曰："生铁落，铁浆也。"张介宾以："生铁洛即炉冶间锤落之铁屑。"乃唐《本草》以后之说。《本草纲目》卷八《金石部》："铁落，平肝去怯，治善怒发狂。"

⓫ 下气疾：生铁落气寒重镇，能坠热开结，平木降火，故曰下气疾速。"下"有"去"义。见《周礼·司民》郑注。

帝曰：善。有病身热❶解㑊，汗出如浴，恶风少气，此为何病？岐伯曰：病名曰酒风。饮酒中风者也。《风论》曰："饮酒中风则为漏风。"是亦名漏风也。夫极饮者，阳气盛而腠理疏，玄府开发，阳盛则筋痿弱，故身体解㑊也。腠理疏则风内攻，玄府发则气外泄，故汗出如浴也。风气外薄，肤腠复开，汗多内虚，瘅热熏肺，故恶风少气也。因酒而病，故曰酒风。

帝曰：治之奈何？岐伯曰：以泽泻、术❷各十分❸，麋衔❹五分，合❺以三指撮❻，为后饭❼。术，味苦温平，主治大风，止汗。麋衔，味苦寒平，主治风湿筋痿。泽泻，味甘寒平，主治风湿，益气。由此功用，方故先之。饭后药先，谓之后饭。

❶ 身热:《证类本草》卷七"薇衔"条引"身热"下有"者"字,下文"解堕"二字自为句。

❷ 术:此指苍术。白术至梁·陶弘景始出。

❸ 分:作"份"解,配制药物取用的比例,非指重量单位。

❹ 麋衔(míxián 迷咸):药名。《神农本草经》:"味苦,平,治风湿痹,历节痛,惊痫吐舌,悸气贼风,鼠瘘痈肿。"

❺ 合:犹云掺合。《广韵·十七合》:"合,集。"集,合在一起。

❻ 以三指撮:《说文·手部》:"撮,一曰两指撮也。"清·钮树玉《说文段注订》谓"两指"乃"三指"之误文。"撮"之言最也,谓聚其物而取之也。

❼ 后饭:杨上善曰:"先食后服,故曰后饭。"其说与王注"先用药"者异。马莳曰:"此证在表,先服药则入里,故后饭者,药在饭后也。"马氏未见《太素》,而说与杨注合。

所谓深之细者❶,其中手如针❷也,摩之切之❸,聚者坚也❹,博者大也❺。《上经》❻者,言气之通天也;《下经》❻者,言病之变化也;《金匮》❻者,决死生也;《揆度》❻者,切度之也;《奇恒》❻者,言奇病也。所谓奇者,使奇病不得以四时死也;恒者,得以四时死也,新校正云:按杨上善云:"得病传之,至于胜时而死,此为恒。中生喜怒,今病次传者,此为奇。"所谓揆者,方切求之也❼,言切求其脉理也❽。度者,得其病处❾,以四时度之也。凡言所谓者,皆释未了义。今此所谓,寻前后经❿文,悉不与此篇义相接,似今数句少成文义者,终是别释经文,世本既阙第七二篇,应彼阙经错简文也。古文断裂,缪续于此。

❶ 深之细者:谓重按之而得细脉。"之"犹而也,古书"之""而"常互训。

❷ 中手如针:喻脉应指其细之状。"中"犹应也。见《礼记·月令》郑注。

❸ 摩之切之:指诊脉时之手法。杨上善曰:"切,按也。"

❹ 聚者坚也:喻脉应指有力。《广雅·释诂一》:"坚,强也。"孙鼎宜曰:"其脉聚而不散,故曰坚也。"

❺ 博者大也:"博"疑作"搏",传写偏旁致误。此言阴阳搏击,则其脉必

大也。

❻ 上经　下经　金匮　揆度　奇恒：马莳曰："俱古经篇名，今皆失之。"

❼ 方切求之也：孙鼎宜曰："《广雅·释诂》：方，始也。始切其脉而求其致病之由曰揆。"

❽ 言切求其脉理也：《太素》卷三十《经解》无此七字。

❾ 得其病处：孙鼎宜曰："得其病处，而以四时逆顺，明其治法死生曰度。"

❿ 经：《素问校讹》引古抄本无"经"字。

奇病论篇第四十七

新校正云：按全元起本在第五卷。

提要： 本篇对重身九月而瘖等十种病状的病因、病理及治法进行了分析。其中关于消渴病治之以兰的用药法则，尤有实际研究意义。

黄帝问曰：**人有重身，九月而瘖，此为何也？** 重身，谓身中有身，则怀妊者也。瘖，谓不得言语也。妊娠九月，足少阴脉养，胎约气断，则瘖不能言也。**岐伯对曰：胞之络脉绝也❶。** 绝，谓脉断绝而不通流，而不能言，非天真之气断绝也。**帝曰：何以言之？岐伯曰：胞络者系于肾❷，少阴之❸脉，贯❹肾系舌本，故不能言。** 少阴，肾脉也，气不营养，故舌不能言。**帝曰：治之奈何？岐伯曰：无治也，当十月复。** 十月胎去，胞络复通，肾脉上营，故复旧而言也。**《刺❺法》曰：无损不足，益有余，以成其疹❻。** 疹，谓久病也。反法而治，则胎死不去，遂成久固之疹病也。**然后调之。** 新校正云：按《甲乙经》及《太素》无此四字。按全元起注云："所谓不治者，其身九月而瘖，身重不得为治，须十月满生后复如常也。然后调之。"则此四字本全元起注文，误书于此，当删去之。**所谓无损不足者，身羸瘦，无用镵石也。** 妊娠九月，筋骨瘦劳，力少身重，又拒于谷，故身形羸瘦，不可以镵石伤也。**无益其有余❼者，腹中有形而泄之❽，泄之则精出而病独擅中❾。故曰疹成也。** 胎约胞络，肾气不通，因而泄之，肾精随出，精液内竭，胎则不全，胎死腹中，著而不去，由此独擅，故疹成焉。

❶胞之络脉绝也："胞"即女子胞。"绝"谓隔不通，非断绝之义。妊娠九月，儿体已大，压迫胞之络脉暂时阻隔不通。胞之络脉系于肾，肾脉循喉咙挟舌本，肾气不能上荣，故失音不能言也。

❷胞络者系于肾：《太平御览》卷七百四十《瘖哑条》"胞络"下无"者"字。"胞络"为女子胞之络脉，当指任脉、冲脉。本书《上古天真论》"二七"句王注："任脉、冲脉，皆奇经脉，冲为血海，任主胞胎，二者相资，故能有子。"《广雅·释诂四》："系，连也。""系"与"系"通。

❸之：《太平御览》卷七百四十《瘖哑条》引无"之"字。

❹贯：《灵枢·经脉篇》作"属"。

❺刺：《甲乙经》卷十二第十作"治"。

❻疢：《甲乙经》卷十二第十作"辜"。田晋蕃曰："此疢字即疢疾之疢。《左传》成六年《释文》疢或作疢。"《文选》张衡《思玄赋》善注："疢，疾也。"张介宾曰："不当治而治之，非损不足，则益有余，本无所病，反以成疾。"

❼无益其有余：《太素》卷三十《重身病》作"益有余者"。

❽腹中有形而泄之：孙鼎宜曰："泄当作补，字误，下同。形谓积聚之类，有形自当泻，今反补之，故曰益有余也。"

❾泄之则精出而病独擅中："出"有"生"义。《说文·手部》："擅，专也。"此谓积聚误补，外则精气似增，而病形却用专肆虐于中。

帝曰：病胁下满气逆❶，二三岁不已，是为何病？岐伯曰：病名曰息积❷，此不妨于食，不可灸刺，积为导引❸、服药❹，药不能独治也。腹中无形，胁下逆满，频岁不愈，息且形之，气逆息难，故名息积也。气不在胃，故不妨于食也。灸之则火热内烁，气化为风，刺之则必泻其经，转成虚败，故不可灸刺。是可积为导引，使气流行，久以药攻，内消瘀蓄，则可矣。若独凭其药，而不积为导引，则药亦不能独治之也。

❶逆：《太素》卷三十《息积病》、《甲乙经》卷八第二"逆"下并有"行"字。按："行"字应属下读。"行二三岁不已"即历二三岁不已。《国语》韦注："行，历也。"

❷积：《甲乙经》卷八第二作"贲"。钱熙祚曰："积字为传写之误。《难经》言息贲久不愈，病气逆喘咳，与经文正合。"张志聪曰："此肺积之为病也。肺主气而司呼吸定息，故肺之积曰息贲。"

❸积为导引：息贲病不可速效，须长期地用导引法疏通气血，病可渐愈。"积"作"久"解。见《汉书·严助传》颜注。

❹服药：《圣济经》卷一第六引无"服药"二字。

帝曰：人有身体髀股胻皆肿，环脐而痛，是为何病？岐伯曰：病名曰伏梁。以冲脉病，故名曰伏梁。然冲脉者，与足少阴之络起于肾下，出于气街，循阴股内廉，斜入腘中，循骨内廉，并足少阴经下入内踝之后，入足下；其上行者，出脐下同身寸之三寸关元之分，侠脐直下，循腹各行会于咽喉。故身体髀皆肿，绕脐而痛，名曰伏梁。环，谓圆绕如环也。此风根也，其气溢于大肠，而著于肓，肓之原在脐下，故环脐而痛也。大肠，广肠也。经说大肠，当言回肠也。何者？《灵枢经》曰："回肠当脐，右环回周叶积而下，广肠附脊，以受回肠，左环叶积上下辟大。"寻此则是回肠，非应言大肠也。然大肠回肠俱与肺合，从合而命，故通曰大肠也。不可动之，动之为水溺涩之病也。以冲脉起于肾下，出于气街；其上行者，起于胞中，上出脐下关元之分。故动之则为水而溺涩也。动，谓脐其毒药而击动之，使其大下也。此一问答之义，与《腹中论》同，以为奇病，故重出于此。

帝曰：人有尺脉数甚❶，筋急而见，此为何病？筋急，谓掌后尺中两筋急也。《脉要精微论》曰："尺外以候肾，尺里以候腹中。"今尺脉数急，脉数为热，热当筋缓，反尺中筋急而见，腹中筋当急，故问为病乎？《灵枢经》曰："热即筋缓，寒则筋急。"岐伯曰：此所谓疹筋❷，是人❸腹必急，白色❹黑色见，则病甚。腹急，谓侠脐竖❺筋俱急。以尺里候腹中，故见尺中筋急，则必腹中拘急矣。色见，谓见于面部也。夫相五色者，白为寒，黑为寒，故二色见，病弥甚也。

❶尺脉数甚：《甲乙经》卷四第二"脉数"作"肤缓"。丹波元简曰："按《十三难》云：脉数，尺之皮肤亦数，丁氏注：数，心也。所以臂内之皮肤热也。盖与此同义。"姚止庵曰："尺为肾，主水；肝为木，主筋。今尺脉数甚，是水虚不能养木。"

❷疹筋:《甲乙经》卷四第二"疹"作"狐"。疹,病也。其病在筋,故曰"疹筋"。

❸人:《太素》卷三十《疹筋》无"人"字。

❹白色:谓面现白色。

❺竖:读本、赵本并作"肾"。

帝曰:人有病头痛以❶数岁不已,此安得之? 名为何病? 头痛之疾,不当踰月,数年不愈,故怪而问之也。**岐伯曰:当有所犯大寒,内至骨髓❷,髓❸者以脑为主,脑逆故令头痛❹,齿亦❺痛,** 夫脑为髓主,齿是骨余,脑逆反寒,骨亦寒入,故令头痛齿亦痛。**病名曰厥逆❻。帝曰:善。** 全注:人先生于脑,缘有脑则有骨髓。齿者骨之本也。

❶以:《甲乙经》卷四第二无"以"字。

❷当有所犯大寒,内至骨髓:"当"犹定也,"当有所犯大寒"犹云必定有所犯大寒。肾为寒水之脏,主骨生髓,寒气通于肾,重寒犯人,故可深至骨髓。

❸髓:《甲乙经》卷四第二"髓"上有"骨"字。

❹脑逆故令头痛:《太素》卷三十《头齿痛》"令"下有"人"字。脑为髓海,寒入骨髓,上逆犯脑,谓之"脑逆"。姚止庵曰:"脑为髓之海,而脑实在头之中,大寒入骨髓,则寒邪之气由标及本,上逆于脑而头为之痛矣。"

❺亦:《太素》卷三十《头齿痛》"亦"下有"当"字。

❻厥逆:《针灸资生经》卷六《头痛》引"厥逆"下有"头痛"二字。森立之曰:"脑髓齿骨共系于肾,肾经有湿邪,留滞不去,故其气逆上,令人头热足寒,故曰厥逆。"

帝曰:有病口甘者,病名为何? 何以得之? 岐伯曰:此五气❶之溢也,名曰脾瘅。 瘅,谓热也。脾热则四脏同禀,故五气上溢也。生因脾热,故曰脾瘅。**夫五味入❷口,藏于胃,脾为之行其精❸气,津液在脾❹,故令人口甘也;** 脾热内渗,津液在脾,胃谷化余,精气随溢,口❺通脾气,故口甘。津液在脾,是脾之湿。**此肥美之所发也,** 新校正云：按《太素》"发"作"致"。**此人必数食甘美而多肥也，肥者令人内热❻，甘者令人中满❼，故其气上溢，转为消渴。**食肥则腠理密，阳气不得外泄，故肥令人内热。甘者性气和缓而发散逆❽，故甘令人中满。然内热则阳气炎上，炎上则欲饮而嗌干，中满则陈气有余，有余则脾气上溢，故曰其气上溢转为消渴也。《阴阳应象大论》曰："辛甘发散为阳。"《灵枢经》曰："甘多食之令人闷。"然从中满以生之。新校正云：按《甲乙经》"消渴"作"消瘅"。**治之以兰，除陈气也。**兰，谓兰草也。神农曰：兰草味辛热❾平，利水道，辟不祥，胸❿中痰澼也。除，谓去也。陈，谓久也。言兰除陈久甘肥不化之气者，以辛能发散故也。《脏气法时论》曰："辛者，散也。"新校正云：按《本草》："兰，平。"不言热也。

❶ 五气：《医说》卷十《脾瘅》引"五"作"土"。张志聪曰："五气者，土气也，土位中央，在数为五。"吴崑曰："五气，腥焦香臊腐也。"

❷ 人：《太素》卷三十《脾瘅消渴》"人"下有"于"字。按：本书《腹中论》王注引有"于"字，与《太素》合。

❸ 精：《太素》卷三十《脾瘅消渴》作"清"。

❹ 津液在脾：《外台》卷十一作"溢在于脾"。

❺ 口：四库本作"上"。

❻ 肥者令人内热：肥者味厚助阳，阳气滞而不达，气化为火，故生内热。

❼ 甘者令人中满：甘者性缓不散，善留守中，故中满。

❽ 逆：四库本作"迟"。

❾ 热：据孙星衍辑本《神农本草经》"兰草"条无"热"字。

❿ 胸：据《本草纲目》卷十四"兰草"条引《名医别录》"胸"上应有"除"字。

帝曰：有病口苦取阳陵泉❶，口苦者病名为何？何以得之？岐伯曰：病名曰胆瘅。亦谓热也。胆汁味苦，故口苦。新校正云：按全元起本及《太素》无"口苦取阳陵泉"六字。详前后文势，疑此为误。**夫肝者中之将也❷，取决于胆，咽为之使❸。**《灵兰秘典论》曰："肝者将军之官，谋虑出焉。胆者中正之官，决断出焉。"肝与胆合，气性相通，故诸谋虑取决于胆。咽胆相应，故咽为使焉。新校正云：按《甲乙经》曰："胆者中精之府，五脏取决于胆，咽为之使。"疑此文误。**此人者，数谋虑不决，故胆虚，气上溢❹，而口为之苦。治之以胆募俞❺**，胸腹曰募，背脊曰俞。胆募在乳下二肋外，期门下，同身寸之五分。俞在脊第十椎下，两旁相去各同身寸之一寸半。**治在《阴阳十二官相使》中。**言治法具于彼篇，今经已亡。

❶ 有病口苦取阳陵泉：《太素》卷三十《脾瘅消渴》"苦"下有"者"字。明绿格抄本、明抄本无"口苦取阳陵泉"六字。按：阳陵泉主口苦，《外台》卷三十九引《甲乙经》可征。

❷ 夫肝者中之将也：今本《甲乙经》卷九第五作"夫胆者，中精之府"，与新校正异。

❸ 咽为之使：张介宾曰："足少阳之脉，上挟咽；足厥阴之脉，循喉咙之后，上入颃颡。是肝胆之脉皆会于咽，故咽为之使。"

❹ 故胆虚，气上溢：《甲乙经》卷十一第六"胆"下无"虚"字。《寿世保元》卷一《胆经虚实病候》引"溢"作"嗌"。

❺ 胆募俞：胆募为日月穴，在乳下三肋处。

帝曰：有癃者，一日数十溲❶，此不足也。身热如炭❷，颈膺如格❸，人迎躁盛，喘息气逆，此有余也。是阳气太盛于外，阴气不足，故有余也。新校正云：详此十五字，旧作文写。按《甲乙经》《太素》并无此文。再详乃是全元起注，后人误书于此，今作注书。**太阴脉微细❹如发者，此不足也，其病安在？名为何病？**癃，小便不得也。溲，小便也。颈膺如格，言颈与胸膺，如相格拒不顺应也。人迎躁盛，谓结喉两旁脉动，盛满急数，非常躁速也，胃脉也。太阴脉微细❺如发者，谓手大指后同身寸之一寸骨高脉动处脉，则肺脉也，此正手太阴脉气之所流，可以候五脏也。**岐伯曰：病在太阴❻，其盛在胃❼，颇在肺❽，病名曰厥，死不治，**病癃数溲，身热如炭，颈膺如格，息气逆者，皆手太阴脉当洪大而数。今太阴脉反微细如发者，是病与脉相反也。何以致之？肺气逆陵于胃而为是，上使人迎躁盛也，故曰病在太阴，其盛在胃也。以喘息气逆，故云颇亦在肺也。病因气逆，证不相应，故病名曰厥，死不治也。**此所谓❾得五有余二不足也。帝曰：何谓五有余二不足？岐伯曰：所谓五❿有余者，五病之气⓫有余也，二⓬不足者，亦病气之不足也。今外得五有余，内得二不足，此其身不表不里，亦正死⓭明矣。**外五有余者，一身热如炭，二颈肤⓮如格，三人迎躁盛，四喘息，五气逆也。内二不足者，一病癃一日数十溲，二太阴脉微细如发。夫如是者，谓其病在表，则内有二不足，谓其病在里，则外得五有余，表里既不可冯，补泻固难为法，故曰此其身不表不里，亦正死明矣。

❶ 癃者，一日数十溲：谓小便涩而频数。吴崑曰："由中气虚，欲便则气不能传送，出之不尽，少间则又欲便，而溲出亦无多也。"

❷ 炭：《太素》卷三十《厥死》"炭"下有"火"字。《生气通天论》："体若燔炭。"

❸ 颈膺如格：谓胸喉之间其气不通，如有物竖立。《说文·木部》"格，木长貌。""如格"与"如炭"对文。至以"格"为"扞格"者，乃"挌"之假借字，"格""挌"双声语转，非"格"本义。

❹ 微细：明绿格抄本"细"上无"微"字。《甲乙经》卷九第十一无"微"字，与明抄合。

❺ 微细：赵本作"细缕"。田本作"细微"。

❻ 病在太阴：高世栻曰："病癃数十溲，太阴微细如发，则病在太阴。"

❼ 其盛在胃：上文云："身热如炭，颈膺如格，人迎躁盛。"均为阳明热证、实证，故曰"其盛在胃"。

❽ 颇在肺：指喘息气逆是偏重在肺之症状。《左传》昭十二年杜注："颇，偏也。"

❾ 所谓：《甲乙经》卷九第十一无此二字。

❿ 五：张琦曰："五字衍。下五病之五字，亦衍。"

⓫ 病之气："之气"二字误倒，应乙作"气之"，"病气之有余"与下"病气之不足"句法同。

⓬ 二：张琦曰："二字衍。"

⓭ 正死:《甲乙经》卷九第十一作"死证"。

⓮ 肤：赵本、守校本并作"膚"。

帝曰：人生而有❶病巅❷疾者，病名曰❸何？安所得之？

夫百病者，皆生于风雨寒暑阴阳喜怒也。然始生有形，未犯邪气，已有巅疾，岂邪气素伤邪？故问之。巅，谓上巅，则头首也。岐伯曰：病名为胎病，此得之在母❹腹中时，其母有所❺大惊，气上而不下❻，精气并居❼，故令子发为巅疾也。精气，谓阳之精气也。

❶ 有：《太平御览》卷七百三十九《颠》条、《医说》卷五引并无"有"字。

❷ 巅：《太素》卷三十《癫疾》、《甲乙经》卷十一第二、《千金要方》卷十四第五引并作"癫"。顾观光曰："癫与巅通。"巅"应作"癫"，谓癫痫。

❸ 曰：《太素》卷三十《癫疾》"曰"作"为"。

❹ 母：《太素》卷三十《癫疾》、《千金要方》卷十四第五、《太平御览》卷七百三十九《颠条》、《圣济总录》卷一百九十二引并无"母"字。

❺ 所：《千金要方》卷十四第五、《太平御览》卷七百三十九"颠条"引"所"下并有"数"字。

❻ 气上而不下：《幼幼新书》卷十二第五引无"而"字。

❼ 精气并居：《太平御览》卷七百三十九《颠条》引无"居"字。

帝曰：有病痝然如有水❶状，切其脉大紧，身无痛者，形不瘦❷，不能食，食少，名为何病？痝然，谓面目浮起而色杂也。大紧，谓如弓弦也。大即为气，紧即为寒，寒气内薄，而反无痛，与众别异，常❸故问之也。岐伯曰：病生❹在肾，名为肾风。脉如弓弦，大而且紧，劳气内蓄，寒复内争，劳气薄寒，故化为风，风胜于肾，故曰肾风。肾风而不能食，善惊，惊已❺，心气痿者死❻。肾水受风，心火痿弱，火水俱困，故必死。帝曰：善。

❶ 水:《太素》卷二十九《风水论》、《甲乙经》卷八第五"水"下并有"气"字。

❷ 形不瘦：张志聪曰："水气上乘，故形不瘦。"

❸ 常：顾观光曰："常当作帝。"

❹ 生：《甲乙经》卷八第五作"主"。

❺ 善惊，惊已：《甲乙经》卷八第五作"善惊不已"。

❻ 心气痿者死：《太素》卷二十九《风水论》"心"下无"气"字。

大奇论篇第四十八

新校正云：按全元起本在第九卷。

提要：本篇着重论述了奇病的脉象、症状、机转及预后；并介绍了某些脏腑由于精气不足而出现的各种死脉。

肝满肾满肺满❶皆实，即为肿❷。满，谓脉气满，实也。肿，谓痈肿也。脏气满，乃如是。肺之雍❸，喘而两胠❹满。肺脏气而外主息，其脉支别者，从肺系横出腋下，故喘而两胠满也。新校正云：详肺雍、肝雍、肾雍，《甲乙经》俱作"痈"。肝雍，两胠❺满，卧则惊❻，不得小便❼。肝之脉，循股阴入毛中，环阴器，抵少腹，上贯肝膈，布胁肋，故胠满不得小便也。肝主惊骇，故卧则惊。肾雍，脚下❽至少腹满，新校正云：按《甲乙经》"脚下"作"胠下"。"脚"当作"胠"，不得言脚下至少腹也。胫有大小，髀胻大跛，易偏枯❾。冲脉者，经脉之海，与少阴之络俱起于肾下，出于气街，循阴股内廉，斜入腘中，循胻骨内廉，并少阴之经，下入内踝之后，入足下；其上行者出脐下同身寸之三寸。故如是。若血气变易，为偏枯也。心脉满大，痫瘛筋挛❿。心脉满大，则肝气下流，热气内薄，筋干血涸，故痫瘛而筋挛。

❶肝满肾满肺满：森立之曰："肝满者，下文所云两胠满。肾满者，胠下至少腹满。肺满者，两胁满是也。盖肺气不利故胁满，肾气不利故腹满，肝气不利故两胠满。满有虚实，实者或为痈肿，虚者否也。"

❷即为肿：《太素》卷十五《五脏脉诊》"即"作"皆"。《说文·肉部》："肿，痈也。"

❸ 肺之雍:《太素》卷十五《五脏脉诊》"雍"作"痈",与林校引《甲乙经》合。田晋蕃曰:"雍、痈字古通。""雍"乃"痈"之省文,《孟子·万章上》:"孔子于卫主痈疽。"《史记·孔子世家》作"雍渠",《韩非子》作"雍钼"。按:"肺"下"之"字衍,律以下文"肝雍""肾雍"可证。

❹ 胠:《太素》卷十五《五脏脉诊》作"胁"。

❺ 胠:《甲乙经》卷十一第八作"胁下"。

❻ 卧则惊:森立之曰:"卧则惊者,乃水血带热迫于心家之候也。"

❼ 不得小便:森立之曰:"不得小便者,水血带热,将作脓之候也。"

❽ 脚下:《太素》卷十五《五脏脉诊》作"胠下",与林校合。

❾ 胫有大小,髀胻大跛,易偏枯:《甲乙经》卷十一第八"胻"作"胫",无"大"字。"胫有大小"指患侧下肢大而健侧小。刘衡如曰:"跛字连下句读。跛易偏枯,《札迻》卷十一谓易当读为施。易、施、弛古通。盖痿跛之病,皆由筋骨解弛。"

❿ 心脉满大,痫瘛筋挛:"瘛"手足抽搐。本书《玉机真脏论》:病筋脉相引而急,病名曰瘛。"张介宾曰:"心脉满大,火有余也。心主血脉,火盛则血涸,故痫瘛而筋挛。"

肝脉小急,痫瘛筋挛❶,肝养筋,内藏血,肝气受寒,故痫❷瘛而筋挛。脉小急者,寒也。**肝脉骛暴,有所惊骇❸**,骛,谓驰骛,言其迅急也。阳气内薄,故发为惊也。**脉不至若瘖,不治自已❹**。肝气若厥,厥则脉不通,厥退则脉复通矣。又其脉布胁肋,循喉咙之后,故脉不至若瘖,不治亦自已。**肾脉小急,肝脉小急,心脉小急❺,不鼓皆为瘕**。小急为寒甚,不鼓则血不流,血不流而寒薄,故血内凝而为瘕也。

❶ 肝脉小急,痫瘛筋挛:脉小为气血不足,脉急为有寒。"急"谓绷急,有"紧"意。张介宾曰:"夫痫瘛筋挛病一也,而心肝二经皆有之,一以内热,一以风寒,寒热不同,血衰一也,故同有是病。"

❷ 痫:守校本作"痫"。

❸ 肝脉骛(wù 务)暴,有所惊骇:张琦曰:"骛暴,迅急鼓动之意,阳气不安,故为惊骇得之。"

❹ 脉不至若瘖,不治自已:吴崑曰:"脉不至,在诸病为危剧。若其暴喑失声,则是肝木厥逆,气雍不流,故脉不至耳,不必治之,厥还当自止。"按:"脉

不至"非谓脉迄不至，所谓"惊者其脉止而复来"是。说见《医通·惊》。

❺ 心脉小急：《太素》卷十五《五脏脉诊》"心脉"下无"小急"二字。"心脉"二字连下读。

　　肾肝并沉为石水 ❶，肝脉入阴内，贯小腹，肾脉贯脊中，络膀胱。两脏并，脏气熏冲脉，自肾下络于胞，今 ❷ 水不行化，故坚而结。然肾主水，水冬冰，水宗于肾，肾象水而沉，故气并而沉，名为石水。新校正云：详"肾肝并沈"至下"并小弦欲惊"全元起本在《厥论》中，王氏移于此。**并浮为风水 ❸**，脉浮为风，下焦主水，风薄于下，故名风水。**并虚为死**，肾为五脏之根，肝为发生之主，二者不足，是生主 ❹ 俱微，故死。**并小弦欲惊 ❺**。脉小弦为肝肾 ❻ 不足故尔。**肾脉大急沉，肝脉大急沉，皆为疝 ❼**。疝者，寒气结聚之所为也。夫脉沉为实，脉急为痛，气实寒薄聚，故为绞痛，为疝。**心脉搏滑急为心疝 ❽，肺脉沉搏为肺疝 ❾**。皆寒薄于脏故也。**三阳急为瘕，三阴急为疝 ❿**，太阳受寒，血凝为瘕。太阴受寒，气聚为疝。**二阴急为痫厥 ⓫，二阳急为惊 ⓬**。二阴，少阴也。二阳，阳明也。新校正云：详"二阳急为瘕"至此，全元起本在《厥论》，王氏移于此。

❶ 肾肝并沉为石水："肾肝"下脱"脉"字，应据王注补。《脉经》卷五第五"肝"作"脉"，但"脉"上脱"肝"字。姚止庵曰："肾，少阴也。肝，厥阴也。二脏俱阴而其脉并沉，则为阴寒不化，水气凝结之病，是名石水也。"

❷ 今：胡本、读本并作"令"。

❸ 风水：《金匮要略·水气病脉证并治第十四》："风水，其脉自浮，外证骨节痛疼，恶风。"《病源》卷二十一《风水候》："身浮肿，如裹水之状，颈脉动，时咳，按肿上，凹而不起也，骨节疼痛而恶风，脉浮者名曰风水。"

❹ 生主：张文虎曰："生主当作根主。"

❺ 欲惊：《全生指迷方》卷一《诊诸病证脉法》引作"为惊"。按：作"为惊"是，与上"为石水""为风水""为死"句法一律。

❻ 肝肾：胡本"肝肾"下有"俱"字。

❼ 肾脉大……皆为疝：《说文·疒部》："疝，腹痛也。"马莳曰："疝，或结于少腹，或结于睾丸，或结于睾丸之上下两旁，肾肝二脉经历之所，皆是也。"

森立之曰："疝者，血中有寒邪系于肾部下焦，故其病不移动，但其气上冲者有之，即水血结聚于下之证也。"

❽ 心脉搏滑急为心疝："搏"《太素》卷十五《五脏脉诊》、《甲乙经》卷四第一并作"揣"，下一"搏"字同。按："搏"应作"抟（搏）"，形误。"抟"与"揣"同。《史记·贾生传》"控抟"、《汉书》作"控揣"可证。《广雅·释诂一》："揣，动也。""心脉抟"谓心脉之动，非谓其抟指。"滑急"即"滑紧"。《病源》卷二十《心疝候》："疝者痛也。由阴气积于内，寒气不散，上冲于心，故使心痛，谓之心疝也。其痛也，或如锥刀所刺，或阴阴而痛，或四肢逆冷，或唇口变青，皆其候也。"

❾ 肺脉沉搏为肺疝："沉搏"依上校文例，当乙作"搏沉"。谓肺脉之动见沉象，是肺疝。高士宗曰："肺疝，气疝也。"腹中乍满乍减而痛，名曰气疝。见《病源》卷二十《七疝候》。

❿ 三阴急为疝：《太素》卷二十六《寒热相移》、《甲乙经》卷四第一并无此五字。

⓫ 二阴急为痫厥：邪乘心肾，发为痫厥。

⓬ 二阳急为惊：张介宾曰："木邪乘胃，故发为惊。"

脾脉外鼓，沉为肠澼❶，久自已。外鼓，谓鼓动于臂外也。肝脉小缓为肠澼，易治❷。肝脉小缓为脾乘肝，故易治。肾脉小搏沉，为肠澼下血，小为阴气不足，搏为阳气乘之，热在下焦，故下血也。血温❸身热者死。血温身热，是阴气丧败，故死。心肝澼亦下血❹，肝藏血，心养血，故澼皆下血也。二脏同病者可治，心火肝木，木火相生，故可治之。其脉小沉涩为肠澼❺，心肝脉小而沉涩者，澼也。其身热者死，热见七日死❻。肠澼下血而身热者，是火气内绝，去心而归于外也，故死。火成数七，故七日死。

❶ 脾脉外鼓，沉为肠澼：《太素》卷十五《五脏脉诊》"澼"作"辟"。马莳曰："肠澼者，肠有所积而下之也。有下血者，有下白沫者，有下脓血者，病在于肠，均谓之肠澼也。"森立之曰："外鼓沉者，言沉脉而外鼓，自带数脉，所云阴病得阳脉之义。"

❷ 肝脉小缓为肠澼，易治：肠澼而见肝脉小缓，为邪轻胃气未衰，故易治。

❸ 温：尤怡曰："温当作溢。血既流溢，复见身热，则阳过亢而阴受逼，有不尽不已之势，故死。"田晋蕃曰："作温是。温、蕴字古通，谓蓄血也。尤怡谓作溢，由识不古书通假之例而妄改之。"

❹ 心肝澼亦下血："澼亦下血"四字，似蒙上肾脉"肠澼下血"误衍。下文"脉小沉涩为肠澼"七字，应在"心肝"二字之下。只以传写既误，又于"脉"上增"其"字，以成其义，而窜衍之迹遂难察矣。《全生指迷方》卷一《诊诸病证脉法》引作"心肝脉小沉涩为肠澼"。如是，则与"肝脉小缓为肠澼""肾脉小搏沉为肠澼下血"，上下句例一致。

❺ 其脉小沉涩为肠澼：《太素》卷十五《五脏脉诊》无此八字。张介宾曰："心肝之脉小沉而涩，以阴不足而血伤也，故为肠澼。"

❻ 其身热者死，热见七日死："见"《甲乙经》卷四第一作"甚"。张介宾曰："脉沉细者不当热，今脉小身热是为逆，故当死。而死于热见七日者，六阴败尽也。"

胃脉沉鼓涩❶，胃外鼓大，心脉小坚❷急，皆鬲❸偏枯，外鼓，谓不当尺寸而鼓击于臂外侧也。**男子发左，女子发右❹，**阳主左，阴主右故尔。《阴阳应象大论》曰："左右者阴阳之道路。"此其义也。**不瘖舌转，可治，三十日起❺，**偏枯之病，瘖不能言，肾与胞脉内绝也。胞脉出于肾，肾之脉从肾上贯肝膈入肺中，循喉咙，侠舌本，故气内绝，则瘖不能言也。**其从者，瘖，三岁起❻，**从，谓男子发左，女子发右也。病顺左右而瘖不能言，三岁治之乃能起。**年不满二十者，三岁死❼。**以其五脏始定，血气方刚，脏始定则易伤，气方刚则甚费，易伤甚费，故三岁死也。

❶ 胃脉沉鼓涩："鼓"字涉下衍。"脉沉涩"与下"外鼓大"一偏于阴，一偏于阳，阴阳偏胜，皆可发偏枯之病。

❷ 坚：《全生指迷方》卷一《诊诸病证脉法》引无"坚"字。

❸ 鬲：《全生指迷方》卷一《诊诸病证脉法》引作"为"。按：作"为"是。"皆为偏枯"与上"皆为瘕""皆为疝"句法一致。

❹ 男子发左，女子发右：男子属阳以气为主，女子属阴以血为主，男子病左，女子病右，示人之本气不足。故男子左为逆，右为从；女子右为逆，左为从。

❺不瘖舌转，可治，三十日起：《甲乙经》卷四第一"转"下有"者"字。张介宾曰："若声不瘖，舌可转，则虽逆于经，未甚于脏，乃为可治，而一月当起。"

❻其从者，瘖，三岁起："其从者"谓男子发于右，女子发于左。瘖而舌转（此据杨注），则三岁亦能渐愈。

❼年不满二十者，三岁死：马莳曰："若年不满二十者，而得此疾，不问其在左在右，瘖与不瘖，主三年而死。盖五脏始定，血气方刚，而早得此疾，乃脏腑血气皆损之极也。其欲生也难矣。"

脉至而搏❶，血衄❷身热者死，血衄为虚，脉不应搏，今反脉搏，是气极乃然，故死。脉来悬钩浮为常脉❸。以其为血衄者之常脉也。脉至如喘❹，名曰暴❺厥。喘，谓卒来盛急，去而便衰，如人之喘状也。暴厥者，不知与人言。所谓暴厥之候如此。脉至如❻数，使人暴惊，脉数为热，热则内动肝心，故惊。三四日自已。数为心脉，木被火干，病非肝生，不与邪合，故三日后四日自除。所以尔者，木生数三也。

❶脉至而搏：《广雅·释诂三》："搏，击也。""脉至而搏"谓脉至中手有力。

❷血衄：《甲乙经》卷四第一乙作"衄血"。

❸脉来悬钩浮为常脉：《脉经》卷五第五"来"下有"如"字。森立之曰："悬即弦字，同音通用。夫衄血之脉见弦钩浮。春夏秋三时之脉状者，以此为常脉。何者？血逆于上，则其脉亦逆于上，不得不然。所以冬之石脉，决无有之也。盖不论四时，而见此三脉，为胃气未尽，真阳未败也。至其鼓动失常，洪大无根，则为必死也。"

❹脉至如喘：《释名·释疾病》："喘，湍也。"《史记·河渠书》集解："湍，疾也。""脉至如喘"喻脉来如水之湍急。

❺暴：《太素》卷十五《五脏脉诊》、《脉经》卷五第五并作"气"。

❻如：《甲乙经》卷四第一作"而"。

脉至浮合❶，如浮波之合，后至者凌前，速疾而动，无常候也。浮合如❷数，一息十至以上，是经气予不足也❸，微见九十日死❹。脉至如火薪然❺，是心精之予夺❻也，草干而死❼。薪❽然之火焰，瞥瞥不定其形，而便绝也。**脉至如散叶❾，是肝气予虚也，木叶落而死❿**。如散叶之随风，不常其状。新校正云：按《甲乙经》"散叶"作"丛棘"。**脉至如省客⓫，省客者，脉塞而鼓，是肾气予不足也，悬去枣华而死⓬**。脉塞而鼓，谓才见不行，旋复去也。悬，谓如悬物，物动而绝去也。**脉至如丸泥⓭，是胃精予不足也，榆荚落而死⓮**。如珠之转，是谓丸泥。**脉至如横格，是胆气予不足也，禾熟而死⓯**。脉长而坚，如横木之在指下也。**脉至如弦缕，是胞精予不足也，病善言，下霜而死⓰，不言可治**。胞之脉系于肾，肾之脉侠舌本，人⓱气不足者，则当不能言，今反善言，是真气内绝，去肾外归于舌也，故死。

❶ 脉至浮合：谓各部脉至同浮。《广雅·释诂四》："合，同也。"

❷ 如："如"有"而"义。

❸ 是经气予不足也：《脉经》卷五第五"是"下有"为"字。按："予"与"于"通。见《仪礼·士丧礼》郑注。"于""之"同义，故本句犹云"是经气之不足也"。森立之曰："经气，盖谓肺经之气，十二经脉皆会于肺，故曰经气也。"

❹ 微见九十日死：吴崑曰："微见，始见也。"按："九十日死"与上文"三四日自已"句法同，"三四日"谓三日或四日，则"九十日"亦谓九日或十日。有注谓三个月，恐非是。

❺ 薪然：明绿格抄本、《太素》卷十五《五脏论》、《脉经》卷五第五"薪"并作"新"。谢星焕曰："脉来如火新然，然者，燃也，是洪大已极之脉。"

❻ 心精之予夺：《甲乙经》卷四第一"精"下无"之"字。按："之""予"义复，当无"之"字是，"夺"古"脱"字。

❼ 草干而死：草干于冬，寒水行令，水来克火，心气绝也。

❽ 薪：藏本作"新"。

❾ 散叶：《甲乙经》卷四第一作"丛棘"。张琦曰："丛棘，弦硬杂乱之象。"

❿ 木叶落而死：木叶落于秋季，金胜木败，肝死时也。

⓫ 脉至如省客：《太素》卷十五《五脏脉诊》"客"作"容"。张介宾曰："省客，省问之客，或去或来也。塞者或无而止。鼓者或有而搏。是肾原不固，而无所主持也。"孙鼎宜曰："省客即塞也。以省客二字合之，即得塞音。《中庸》注：塞，犹实。《论语》鼓瑟希。皇疏：鼓犹弹也。此即弹石之谓。"

⓬ 悬去枣华而死：张介宾曰："枣华之候，初夏时也。悬者华之开，去者华

之落，言枣花开落之时，火旺而水败，肾虚者死也。"

⑬ 脉至如丸泥：张介宾曰："泥弹之状，坚强短涩之谓。"

⑭ 榆荚落而死：《脉经》卷五第五校注引"荚"作"叶"。张介宾曰："榆荚，榆钱也，春深而落，木旺之时，土败者死。"

⑮ 禾熟而死：禾熟于秋，金令旺也，故木败而死。《广雅·释草》："粢、黍、稻其采谓之禾。"采，俗作穗。

⑯ 脉至如……下霜而死：《说文·弦部》："弦，弓弦也。"《说文·系部》："缕，线也。"脉至如弦缕"坚急不和之谓。森立之曰："胞精，谓心包膈幕也。云心精、胞精以心、胞共藏精血也。盖心胞主血脉。今胞精不足，血脉乏少，其害及于心家，故令妄言也。下霜之节至而死者，水克火之义也。"

⑰ 人：胡本、读本并作"令"。

脉至如交漆，交漆者，左右旁至也❶，微见三十日死。左右旁至，言如沥漆之交，左右反戾。新校正云：按《甲乙经》"交漆"作"交棘"。脉至如涌泉❷，浮鼓肌❸中，太❹阳气予不足也，少气味❺，韭英而死❻。如水泉之动，但出而不入。脉至如颓❼土之状，按之不得❽，是肌气予不足也，五色先见，黑白垒发死❾。颓土之状，谓浮之大而虚奕，按之则无。新校正云：按《甲乙经》"颓土"作"委土"。脉至如悬雍，悬雍者，浮揣切之益大❿，是十二俞之予不足也，水凝而死⓫。如颡中之悬雍也。新校正云：按全元起本"悬雍"作"悬离"。元起注云："悬离者，言脉与肉不相得也。"

❶ 脉至如交漆，交漆者，左右旁至也：《太素》卷十五《五脏脉诊》"漆"作"荚"。森立之曰："作荚可从。荚即萧字。《说文》：萧，莿也。《玉篇》：莿，草木针也。萧之作荚，犹刺、刾之例，杨以为豆荚字，非也。如交荚者，谓如交加棘针，左右旁至，紧细搏击也。是亦弦缕之尤甚者也。"

❷ 涌泉：《太素》卷十五《五脏脉诊》"泉"上无"涌"字。按："如泉""浮鼓"乃虚阳上泛，脉至无根之象。

❸ 肌：《太素》卷十五《五脏脉诊》作"胞"。

❹ 太：《脉经》卷五第五"太"上有"是"字。

❺ 少气味：张琦曰："少气味三字衍。"马莳以"少气"为句。"味"字属

下读。

❻ 韭英而死：吴崐曰："韭至长夏而英，长夏属土，太阳壬水之所畏也，故死。""英""华"义同。

❼ 颓：《太素》卷十五《五脏脉诊》、《脉经》卷五第五并作"委"，与林校引《甲乙经》合。"委"有"弃"义。见《孟子·滕文公上》赵注。

❽ 不得：《甲乙经》卷四第一作"不足"。

❾ 五色先见，黑白垒发死：《甲乙经》卷四第一无"先"字。《太素》卷十五《五脏脉诊》"垒"作"累"。喜多村直宽曰："言五色共见，而黑白之色累发者，盖阴阳互争之候，故死。垒字当从《太素》作累为是。"按："五色"九字断句，当作"五色先见黑白，垒发死。""垒"疑"雷"之声误。揆之上下文义，言死期均有大约之时，如"木叶落死""榆荚落死""枣叶生死"，此言"雷发死"者，即惊蛰节死。《礼记·月令》："仲春，雷乃发声"。

❿ 脉至如悬雍，悬雍者，浮揣切之益大：《太素》卷十五《五脏脉诊》"悬雍"作"悬离"。与林校引全本同。"揣"动也，"浮揣"即脉搏浮动有力。以其浮揣，若有与骨肉相离之象，故称"悬离"。

⓫ 十二俞之予不足也，水凝而死：《甲乙经》卷四第一"之"下有"气"字，（按：依《甲乙经》则"予"字衍。）"凝"作"冻"。张介宾曰："俞皆在背，为十二经脏气之所系。水凝而死，阴气盛而孤阳绝也。"

脉至如偃刀❶，偃刀者，浮之小急，按之坚大急❷，五脏菀熟❸，寒热独并于肾也，如此其人不得坐，立春而死❹。菀，积也。熟，热也。脉至如丸，滑不直手❺，不直手者❻，按之不可得也，是大肠❼气予不足也，枣叶生而死。脉至如华❽者，令人善恐，不欲坐卧，行立常听❾，是小肠气予不足也，季秋而死。脉至如华，谓似华虚弱，不可正取也。小肠之脉，上入耳中，故常听也。

❶ 脉至如偃刀：张志聪曰："偃，仰也。脉如仰起之刀口，利锐而背坚厚，是以浮之小急，而按之坚大也。"

❷ 急：《甲乙经》卷四第一无"急"字。

❸ 菀熟：田晋蕃曰："菀熟，《脉经》作菀热，《甲乙经》作寒热。按菀、郁通。《荀子·荣辱》杨注：熟，甚也。王叔和不知熟为甚，改熟作热。《甲乙经》作寒热，则涉下文寒热误衍。"

④ 其人不得坐，立春而死：腰为肾之外府，肾病腰不能支持故不得坐。立春阳盛，阴日以衰，所以当死。

⑤ 脉至如丸，滑不直手：《甲乙经》卷四第一"直"作"著"。此言脉滑小，不能著于指下，无根而不胜按也。

⑥ 不直手者：《甲乙经》卷四第一作"丸滑不著者"。

⑦ 大肠：《太素》卷十五《五脏脉诊》作"胆"。

⑧ 华：《脉经》卷五第五、《甲乙经》卷四第一并作"春"。

⑨ 行立常听：张介宾曰："行立常听者，恐惧多而生疑也。"其说亦通。

脉解篇第四十九

新校正云：按全元起本在第九卷。

提要：本篇从四时六气的盛衰变化，说明经脉偏盛偏衰所发生的病变。

太阳所谓 ❶ 肿腰 ❷ 脽痛者，正月太阳寅 ❸，寅太阳也，脽，谓臀肉也。正月三阳生，主建寅，三阳谓之太阳，故曰寅太阳也。**正月阳气出在 ❹ 上，而阴气盛，阳未得自次 ❺ 也**，正月虽三阳生，而天气尚寒，以其尚寒，故曰阴气盛阳未得自次。次，谓立王之次也。**故肿腰脽痛也**。以其脉抵腰中，入贯臀，过髀枢，故尔，**病偏虚 ❻ 为跛 ❼ 者，正月阳气冻 ❽ 解，地气而出也，所谓偏虚者，冬寒颇有不足者 ❾，故偏虚为跛也**。以其脉循股内后廉，合腘中，下循腨，过外踝之后，循京骨至小指外侧故也。新校正云：详王氏云"其脉循股内"，殊非。按《甲乙经》太阳流注，不到股内，股内乃髀外之误，当云"髀外后廉"。**所谓强上引背 ❿ 者，阳气大上而争，故强上也**。强上，谓颈项嗫 ⓫ 强也，甚则引背矣。所以尔者，以其脉从脑出，别下项背故也。**所谓耳鸣者，阳气万物盛上而跃，故耳鸣也 ⓬**。以其脉支别者，从巅至耳上角，故尔。**所谓甚则 ⓭ 狂巅疾 ⓮ 者，阳尽在上，而阴气从下，下虚上实，故狂巅疾也**，以其脉上额交巅上，入络脑还出；其支别者，从巅至耳上角。故狂巅疾也。项 ⓯ 上曰巅。**所谓浮为聋者，皆在气也 ⓰**。亦以其脉至耳故也。**所谓入中为瘖者，阳盛已衰，故为瘖也 ⓱**。阳气盛，入中而薄于胞肾，则胞络肾络气不通，故瘖也。胞之脉系于肾，肾之脉侠舌本，故瘖不能言也。

内夺⑱**而厥，则为瘖俳**⑲**，此肾虚也。**俳，废也。肾之脉与冲脉并出于气街，循阴股内廉，斜入腘中，循骱骨内廉及⑳内踝之后，入足下，故肾气内夺而不顺，则舌瘖足废，故云此肾虚也。新校正云：详王注云"肾之脉与冲脉并出"，按《甲乙经》是"肾之络"，非"肾之脉"，况王注《痿论》并《奇病论》《大奇论》并云"肾之络"，则此"脉"字当为"络"。**少阴不至**㉑**者，厥也。**少阴，肾脉也。若肾气内脱，则少阴脉不至也。少阴之脉不至，是则太阴之气逆上而行也。

❶ 所谓：张介宾曰："所谓者，引古经语也。"

❷ 肿腰：柯校曰："肿腰当云腰肿，此倒者，《著至教论》干嗌喉塞同句法。"

❸ 正月太阳寅：于鬯曰："太阳二字疑即涉下衍。正月寅，寅，太阳也。太阳正释寅义，今有两太阳，则复叠无理矣。"古人以十二辰分配地平方位，观斗柄所指之辰以定月份，谓之斗建，又称月建。《广雅·释天》："北斗七星，一为枢、二为旋、三为机、四为权、五为衡、六为开阳、七为摇光。"其第五星至第七星谓斗柄。正月斗柄指寅，为建寅之月。二月指卯，为建卯之月。依次三月建辰，四月建巳，五月建午，六月建未，七月建申，八月建酉，九月建戌，十月建亥，十一月建子，十二月建丑。"《礼记·月令》孔疏："此言孟春者，夏正建寅之月也，斗谓北斗，循天而转行，建一月一辰。辰，三十度九十六分度之四十二，正月建寅，二月建卯……。"《汉书·律历志上》："斗建下为十二辰，视其建而知其次。"

❹ 在：明绿格抄本作"于"。

❺ 阴气盛，阳气未得自次也：于鬯曰："次当读为恣。恣谐次声，例得假借。《说文·心部》：恣，纵也。阳未得自恣者，阳未得自纵。"此即云由于阴气盛而阳未得畅达之意。

❻ 病偏虚：《太素》卷八《经脉病解》"偏"上无"病"字。按：无"病"字是，"偏虚"上脱"所谓"二字，探下文有"所谓偏虚者"句，似"所谓"二字传抄误窜于下。

❼ 跛：《说文·足部》："跛，行不正也。"

❽ 冻：读本、赵本、吴本、朝本、藏本、熊本并作"东"。丹波元简曰：

"东作冻，则下而字不妥。盖谓气自东方，解地气之冻，而上出也。"

⑨ 颇有不足者：四库本"足"下无"者"字。孙鼎宜曰："不上疑有阳字。"

⑩ 强上引背：《太素》卷八《经脉病解》无"引背"二字。孙鼎宜曰："强上，谓头项强痛。上，头项也。"

⑪ 喋：赵本、藏本并作"禁"。

⑫ 万物盛上而跃，故耳鸣也：张文虎曰："万物二字衍。上云阳气大上而争是其例。"按：《素问玄机原病式·火》引"万物盛上"作"上甚"，是河间亦及为"万物"二字为衍文。盖足太阳经之脉，其支者从巅至耳上角，阳气盛疾向上冲逆，故作耳鸣。《说文·足部》："跃，迅也。"段注："迅，疾也。"

⑬ 甚则：《图经》卷二《足太阳膀胱经》注引无"甚则"二字。

⑭ 狂巅疾：杨上善曰："脱衣登上，驰走妄言，即谓之狂。僵仆而倒，遂谓之巅也。"

⑮ 项：疑"顶"字之误。

⑯ 所谓浮为聋者，皆在气也：气逆上浮，阳气壅实，故令耳聋。

⑰ 阳盛已衰，故为瘖也：张介宾曰："声由气发，气者阳也。阳盛则声大，阳微则声微，若阳盛已衰，故瘖哑不能言也。"

⑱ 内夺：吴崑曰："内谓房劳也。夺，耗其阴也。"

⑲ 瘖俳：《太素》卷八《经脉病解》"俳"作"痱"。《说文·疒部》："痱，风病也。"是证有虚实之异，此则属于虚言。恣情纵欲，精血耗夺，病本在肾，其气厥逆。肾脉挟舌本，少阴经气不得上达，故瘖。骨髓空虚，筋脉失养，则四肢萎废不用。《灵枢·热论》："痱之为病也，身无痛者，四肢不收，智乱不甚。其言微知可治；甚则不能言，不可治也。"

⑳ 内廉及：四库本"内廉"下有"而又"二字，"及"下有"于"字。

㉑ 少阴不至：《太素》卷八《经脉病解》"少阴不至"下重"少阴不至"四字。

少阳所谓心胁痛者，言❶少阳盛❷也，盛者心之所表也❸，心气逆则少阳盛，心气宜木，外铄肺金，故盛者心之所表也。**九月阳气尽，而阴气盛，故心胁痛也❹。**足少阳脉，循胁里出气街，心主脉，循胸出胁故尔。火墓于戌，故九月阳气尽而阴气盛也。**所谓不可反侧❺者，**阴气藏物也，物藏则不动，故不可反侧也❻。**所谓甚则跃❼者，**

跃，谓跳跃也。**九月万物尽衰，草木毕落而堕，则气去阳而之阴，气盛而阳之下长，故谓跃。**亦以其脉循髀阳，出膝外廉，下入外辅之前，直下抵绝骨之端，下出外踝之前，循足跗，故气盛则令人跳跃也。

❶ 言：孙鼎宜曰："言字衍。"

❷ 盛：《太素》卷八《经脉病解》作"戌"。下"盛者"同。按：作"戌"是，本篇以六经配属月份，与上文"寅，太阳也"、下文"阳明者午也"例同。杨上善曰："戌为九月，九月阳少，故曰少阳也。"

❸ 盛者心之表也：杨上善曰："少阳脉散络心包，故为心之所表。"

❹ 九月阳气尽而阴气盛，故心胁痛也：九月，天之阳气将尽阴气始盛，人亦应之，手少阳脉络心包，足少阳脉下胸中，贯膈，循胁里，阳为阴遏，经气郁而不舒故发心胁痛。

❺ 反侧：即辗转。《广雅·释训》："展转，反侧也。""不得反侧"是说卧而不能转侧。

❻ 阴气藏物也，物藏则不动，故不可反侧也："阴气"上疑脱"九月"二字，应据《太素》卷八《经脉病解》杨注、《图经》卷一《足少阳胆经》注引补。"物藏"四库本作"藏物"。《灵枢·经脉》："胆足少阳之脉，是动则病心胁痛，不能转侧。"

❼ 甚则跃："跃"谓身瞤动。

阳明所谓洒洒振寒者，阳明者午也❶，五月盛阳之阴也，阳盛以明，故云午也。五月夏至，一阴气上，阳气降下，故云盛阳之阴也。**阳盛而阴气加之，故洒洒振寒也❷。**阳气下，阴气升，故云阳盛而阴气加之也。**所谓胫肿而股不收❸者，是五月盛阳之阴也，阳者衰于五月，而一阴气上，与阳始争，故胫肿而股不收也。**以其脉下髀抵伏兔，下入膝髌中，下循胻外廉，下足跗，入中指内间；又其支别者，下膝三寸而别，以下入中指外间。故尔。**所谓上喘而为水者，阴气下而复上，上则邪客于脏腑间，故为水也❹。**脏，脾也。腑，胃也。足太阴脉从足走腹，足阳明脉从头走足，今阴气微下而太阴上行，故云阴气下而复上也。复上则所下之阴气不散，客于脾胃之间，化为水也。**所谓胸痛少气者，**

水气❺在脏腑也，水者阴气也，阴气在中，故胸痛少气也。水停于下，则气郁于上，气郁于上，则肺满，故胸痛少气也。所谓甚则厥，恶人与火，闻木音则惕然而惊者，阳气与阴气相薄❻，水火相恶，故惕然而惊也。所谓欲独闭户牖而处者，阴阳相薄也，阳尽而阴盛，故欲独闭户牖而居。恶喧故尔。所谓病至则欲乘❼高而歌，弃衣而走者，阴阳复❽争，而外并于阳，故使之弃衣而走也。新校正云：详"所谓甚则厥"至此，与前《阳明脉解论》相通。所谓客孙脉则头痛、鼻鼽、腹肿者，阳明并于上，上者则其孙络❾太阴也，故头痛、鼻鼽❿、腹肿也。

❶ 阳明者午也：杨上善曰："午为五月，阳之盛也。"

❷ 五月盛阳……洒洒振寒也：森立之曰："五月盛阳之时，阴气内生者，是天地自然之理，不待辨也。此举之者，义不在于此，示人感邪气，则先振寒，而后发热之理也。应活看。"

❸ 股不收：森立之曰："谓股不坚固，不便于行立也。"

❹ 所谓上喘……故为水也：吴崑曰："脏，肺脏也。腑，胃腑也。脾土不能制湿，故上于肺而为水喘。"

❺ 水气：《太素》卷八《经脉病解》"水"下无"气"字。

❻ 相薄：《释名·释言语》："薄，迫也。"杨注谓"相薄"即"相争"，与"相迫"义近。如此，始与下"水火相恶"义贯。

❼ 乘：本书《阳明脉解篇》"乘"作"登"。"乘""登"叠韵，《左传》宣公十二年杜注："乘犹登也。"

❽ 复：本书《阳明脉解篇》林校引本句无"复"字。

❾ 孙络：《太素》卷八《经脉病解》"孙络"作"孙脉"。

❿ 鼽：《说文·鼻部》："鼽，病寒鼻窒也。"

太阴所谓病胀者，太阴子也，十一月万物气皆藏于中，故曰病胀❶。阴气大盛，太阴始于子，故云子也。以其脉入腹属脾络胃，故病胀也。所谓上走心为噫者，阴盛而上走于阳明，阳明络属心，故曰上走心为噫也❷。按《灵枢经》说足阳明流注并无至心者，太阴脉说云：

其支别者，复从胃别上膈，注心中。法应以此络为阳明络也。新校正云：详王氏以"足阳明流注，并无至心者"。按《甲乙经》阳明之脉上通于心，循咽出于口，宜其经言"阳明络属心为噫"，王氏安得谓之无。**所谓食则呕❸者，物盛满而上溢，故呕也。**以其脉属脾络胃上膈侠咽故也。**所谓得后与气则快然如衰者，十二❹月阴气下衰，而阳气且❺出，故曰得后与气❻则快然如衰也。**

❶ 太阴子也，十一月万物气皆藏于中，故曰病胀：《太素》卷八《经脉病解》"太阴"下有"者"字。十一月乃阴气大盛之月，故云太阴。阴极于子，万物闭藏，人之阴气亦聚于内，虽有一阳始生，但斡旋无力，足太阴脾经入腹，属脾络胃，邪气入中，故病腹胀。

❷ 阴盛而……上走心为噫也：杨上善曰："十一月有五阴爻，故阴气盛也。太阴在内，所以为下也；阳明居外，所以为上也。阳明之正，上入腹里属胃，散入脾，上通于心，故阳明络属心者也。"《灵枢·口问》云："寒气客于胃，厥逆从下上散，复出于胃，故善噫。"

❸ 呕：《太素》卷八《经脉病解》"呕"作"欧"。《广韵·四十五厚》："欧，吐也。或作呕。"

❹ 十二：胡本、读本、赵本、吴本、朝本、藏本、熊本、田本、守校本并作"十一"。

❺ 且：《图经》卷二《足太阴脾经》注引作"自"。

❻ 后与气："后"指大便，"气"指矢气。

少阴所谓腰痛者，少阴者肾❶也，十月万物阳气皆伤❷，故腰痛也。少阴者，肾脉也。腰为肾府，故腰痛也。**所谓呕咳上气喘者，阴气在下，阳气在上，诸阳气浮，无所依从，故呕咳上气喘也。**以其脉从肾上贯肝膈入肺中，故病如是也。**所谓色色❸**新校正云：详"色色"字疑误。**不能久立久坐，起则目䀮䀮无所见者，万物阴阳不定未有主❹也，秋气始至，微霜始下，而方杀万物❺，阴阳内夺，故目䀮䀮无所见也。所谓少气善怒者，阳气不治❻，**

阳气不治，则阳气不得出，肝气当治而未得，故善怒，善怒者，名曰煎厥❼。所谓恐如人将捕之者❽，秋气万物未有❾毕去，阴气少，阳气入，阴阳相薄，故恐也。所谓恶闻食臭者，胃无气，故恶闻食臭也❿。所谓面黑如地⓫色者，秋气⓬内夺，故变于色也。所谓咳则有血者，阳脉⓭伤也，阳气未⓮盛于上而脉满，满则咳，故血见于鼻也。

❶ 肾：律以上下文例，"肾"当作"申"，声误。

❷ 十月万物阳气皆伤：《太素》卷八《经脉病解》"十"作"七"。按："七""十"形误。七月建申，与少阴者申也相合。

❸ 色色：《太素》卷八《经脉病解》作"邑邑"。田晋蕃曰：《太素》作邑邑是，《楚辞·远逝》风邑邑而蔽之。注：微弱貌，义与不能久立久坐合。"

❹ 主：《图经》卷一《足少阴肾经》注引作"生"。

❺ 万物：《图经》卷一《足少阴肾经》注引无"万物"二字。

❻ 阳气不治：按："治"有"理"义，故二字可互训，《广雅·释诂三》："理，治也。"《释诂一》："理，顺也。""阳气不治"即阳气不顺。吴崑所谓"阳气不舒"是也。

❼ 煎厥：《太素》卷八《经脉病解》"煎"作"前"。森立之曰："煎厥，是夏时阳气不发泄，肝气郁伏之人也。故至秋少阴用事之时，为此善怒煎厥之证。"

❽ 所谓恐如人将捕之者：《图经》卷一《足少阴肾经》注引"所谓"下有"善"字。

❾ 有：《太素》卷八《经脉病解》"有"作"得"。

❿ 胃无气，故恶闻食臭也：胃无气者，谓七月阳衰，胃阳不足，其气不能以消化，故恶闻食臭。《广韵·四十九宥》："臭，凡气之总名。"

⓫ 地：孙鼎宜曰："地当作坔，形误。坔，即炭也。《广雅·释诂四》：炭，坔也。"

⓬ 秋气：孙鼎宜曰："秋气即肾气。"

⓭ 阳脉：指人身上部之脉络。吴崑曰："阳脉者，以其脉行乎身半以上也。"

⓮ 未：孙鼎宜曰："未字疑衍。阳气盛于上即上文阳气在上之义。满谓邪满。"

厥阴所谓癞疝❶，妇人少腹肿者，厥阴者辰也，三月阳中之阴❷，邪在中，故曰癞疝少腹肿也。以其脉循股阴，入毛中，环阴器，抵少腹，故尔。所谓腰脊痛不可以俯仰者❸，三月一振荣华，万物一俯而不仰也❹。所谓癞癃疝❺肤胀❻者，曰阴亦盛而脉胀不通❼，故曰癞癃疝也。所谓甚则嗌干热中者，阴阳相薄而热，故嗌干也。此一篇殊与前后经文不相连接，别释经脉发病之源，与《灵枢经》流注略同，所指殊异。新校正云：详此篇所解，多《甲乙经》是动所生之病，虽复少有异处，大概则不殊矣。

❶ 癞（tuí 颓）疝：张介宾曰："疝者，以其顽肿不仁也。"《医宗金鉴》卷四十二《疝证》："少腹不痛，阴囊肿大顽硬者，为癞疝也。"

❷ 厥阴者辰也，三月阳中之阴：三月月建辰，《说文·辰部》："辰，震也。三月阳气动，雷电振，民农时也，物皆生。"杨上善曰："三月为阳，厥阴脉在中，故曰阳中之阴。"

❸ 所谓腰脊痛不可俯仰者："脊"字疑衍。《灵枢·经脉》肝足厥阴之脉，是动则病腰痛，并未言及"脊"。

❹ 三月一振荣华，万物一俯而不仰也：《太素》卷八《经脉病解》"万"上有"而"字。杨上善曰："振，动也。三月，三阳合动而为春，万物荣华，低枝垂叶，俯而不仰，故邪因客厥阴，腰脊痛俯不仰也。"

❺ 癞癃疝：《太素》卷八《经脉病解》作"钉癃"。森立之曰："作钉癃者，盖因钉、颓音近而误，后句作颓癃则钉字为误可知。《太素》无疝字可从，盖因前文有颓疝而误耳。"

❻ 肤胀：癞癃、肤胀，共为阴盛水血不通之候，其散漫者为肤胀，其走于下者为癞癃。

❼ 曰阴亦盛而脉胀不通：《太素》卷八《经脉病解》作"曰阴一盛而胀，阴胀不通"。吴崑注本"曰"作"由"。

卷第十四

刺要论篇第五十

新校正云：按全元起本在第六卷刺齐篇中。

提要： 本篇说明针刺治疗，必须依照针法，否则，就会伤及人体。

　　黄帝问曰：愿闻刺要。岐伯对曰：病有浮沉❶，刺有浅深，各至其理❷，无过其道❸。道，谓气所行之道也。过之则内伤，不及则生❹外壅，壅则邪从之。过之内伤，以太深也。不及外壅，以妄益他分之气也。气益而外壅，故邪气随虚而从之也。浅深不得❺，反为大贼❻，内动❼五脏，后生大病。贼，谓私害。动，谓动乱。然不及则外壅，过之则内伤，既且外壅内伤，是为大病之阶渐尔，故曰后生大病也。故曰：病有在毫毛腠理❽者，有在皮肤者，有在肌肉者，有在脉者，有在筋者，有在骨者，有在髓者。毛之长者曰毫，皮之文理曰腠理，然二者皆皮之可见者也。

　　❶ 病有浮沉：谓病有轻重。浮为在表其病轻，沉为在里其病重。

　　❷ 理：谓针刺深浅各适其度。《汉书·武帝纪》颜注："理，法也。""法"与"度"联绵字，《说文·又部》："度，法制也。"

　　❸ 无过其道：孙鼎宜曰："应浅过深，应深过浅，皆过其道也。"喜多村直宽曰："按道谓可刺之道，乃下文刺皮无伤肉云云是也。王注恐非。"

　　❹ 生：疑衍，涉下"后生"句所致。王注无"生"字。

　　❺ 不得：谓"不当"，"得""当"双声。

　　❻ 贼：危害。《吕氏春秋·不屈》高注："贼，害也。"张志聪曰："不得其浅深之法，反为大害矣。"

　　❼ 动：《甲乙经》卷五第一下作"伤"。

❽毫毛腠理：森立之曰："凡身体中之毛，除头发面髭外，皆谓之毫毛，就中又有长短之别。毛孔之下，皮中通气之处谓之腠，为卫分，皮下通血之处，谓之理，为营分。故腠理者，表之最表者也。"

　　是故刺毫毛腠理无伤皮，皮伤则内动❶**肺，肺动则秋病温疟**❷**，泝泝**❸**然寒栗。**《针经》曰："凡刺有五，以应五脏，一曰半刺，半刺者，浅内而疾发针，令针伤多，如拔发状，以取皮气，此肺之应也。"然此其浅以应于肺，腠理毫毛犹应更浅，当取发根浅深之半尔。肺之合皮，王于秋气，故肺动则秋病温疟，泝泝然寒栗也。**刺皮无伤肉，肉伤则内动脾，脾动则七十二日四季之月，病腹胀烦**❹**，不嗜食。**脾之合肉，寄王四季。又其脉从股内前廉，入腹属脾络胃，上膈侠咽，连舌本，散舌下；其支别者，复从胃别上膈，注心中。故伤肉则动脾，脾动则四季之月腹胀烦而不嗜食也。七十二日四季之月❺者，谓三月、六月、九月、十二月各十二日后，土寄王十八日也。**刺肉无伤脉，脉伤则内动心，心动则夏病心痛。**心之合脉，王于夏气。真心少阴之脉，起于心中，出属心系。心包心主之脉，起于胸中，出属心包。《平人气象论》曰："脏真通于心。"故脉伤则动心，心动则夏病心痛。**刺脉无伤筋，筋伤则内动肝，肝动则春病热而筋弛。**肝之合筋，王于春气。《针经》曰："热则筋缓。"故筋伤则动肝，肝动则春病热而筋弛缓。弛，犹纵缓也。**刺筋无伤骨，骨伤则内动肾，肾动则冬病胀**❻**腰痛。**肾亦❼合骨，王于冬气。腰为肾府，故骨伤则动肾，肾动则冬病腰痛也。肾之脉直行者，从肾上贯肝膈，故胀也。**刺骨无伤髓，髓伤则销铄**❽**胻酸，体解㑊然不去**❾**矣。**髓者骨之充。《针经》曰："髓海不足，则脑转耳鸣，胻酸眩冒。"故髓伤则脑髓销铄胻酸体解㑊然不去也。销铄，谓髓脑销铄。解㑊，谓强不强，弱不弱，热不热，寒不寒，解解㑊㑊然，不可名之也。脑髓销铄，骨空之所致也。

　　❶动：张志聪曰："动，谓动其脏气也。"

❷ 温疟:《甲乙经》卷五第一下"温疟"下有"热厥"二字。

❸ 泝泝:《甲乙经》卷五第一下作"浙浙"。按:作"浙浙"是。"浙""泝"形误。《广雅·释诂二》:"浙,洒也。"洒然,寒貌。

❹ 烦:《甲乙经》卷五第一下"烦"下有"满"字。按:有"满"字是。《千金要方》卷十五上第一:"脾脉沉之而濡,浮之而虚,苦腹胀烦满。"

❺ 月:读本、赵本、藏本"月"下并有"病"字。

❻ 肾动则冬病胀:姚止庵曰:"其病胀者,人身中之气,本原于命门,肾伤则命门已不能化气,壅遏不行故胀。"

❼ 亦:赵本、藏本并作"之"。按:作"之"是。"亦""之"草书形近而误。

❽ 销铄:《甲乙经》卷五第一下作"消泺"。按:"销铄""消泺"并叠韵霄部。"销铄"谓焦枯。见《楚辞·九辩》"形销铄而瘀伤"王注。

❾ 体解㑊然不去:"体解㑊然"即身体懈怠困倦。《广雅·释诂一》:"去,行也。""不去"犹云不欲行动。

刺齐论篇第五十一

新校正云：按全元起本在第六卷。

提要：本篇论述针刺皮肉筋脉骨各部的深浅分位。

黄帝问曰：愿闻刺浅深之分。谓皮肉筋脉骨之分位也。岐伯对曰：刺骨者无伤筋，刺筋者无伤肉，刺肉者无伤脉，刺脉者无伤皮❶，刺皮者无伤肉，刺肉者无伤筋，刺筋者无伤骨❷。帝曰：余未知其所谓，愿闻其解。岐伯曰：刺骨无伤筋者，针至筋而去，不及骨也❸。刺筋无伤肉者，至肉而去，不及筋也。刺肉无伤脉者，至脉而去，不及肉也。刺脉无伤皮者，至皮而去，不及脉也。是皆谓遣邪也。然筋有寒邪，肉有风邪，脉有湿邪，皮有热邪，则如是遣之。所谓邪者，皆言其非顺正气而相干犯也。新校正云：详此谓刺浅不至所当刺之处也，下文则诫其太深也。所谓❹刺皮无伤肉者，病在皮中，针入皮中❺，无伤❻肉也。刺肉无伤筋者，过肉中筋❼也。刺筋无伤骨者，过筋中骨❼也。此之谓❽反也。此则诫过分太深也。新校正云：按全元起本云："刺如此者，是谓伤，此皆过，过必损其血气，是谓逆也，邪必因而入也。"

❶ 刺骨者……无伤皮：张志聪曰："四句言宜深者勿浅。"

❷ 刺皮者……无伤骨：张志聪曰："三句言宜浅者勿深，所谓各至其理，无过其道。"

❸ 刺骨无伤……不及骨也：张志聪曰："言其病在骨，刺当及骨，若针至筋而去，不及于骨，则反伤筋之气，而骨病不除，是刺骨而反伤其筋矣。"

❹ 所谓:《甲乙经》卷五第一无"所谓"二字。

❺ 皮中:《甲乙经》卷五第一"皮"下无"中"字。

❻ 伤:《甲乙经》卷五第一作"中"。

❼ 中筋　中骨:"中"（zhòng 众）与上"伤"字异文同义。《淮南子·原道训》高注:"中，伤也。"

❽ 之谓:赵本、吴本、田本、明绿格抄本并作"谓之"。

刺禁论篇第五十二

新校正云：按全元起本在第六卷。

提要：本篇说明人体禁刺部位，以及误刺的后果。

黄帝问曰：愿闻禁数❶。岐伯对曰：脏有要害❷，不可不察，**肝生于左**❸，肝象木，王于春，春阳发生，故生于左也。**肺藏于右**❹，肺象金，王于秋，秋阴收杀，故藏于右也。新校正云：按杨上善云："肝为少阳，阳长之始，故曰生。肺为少阴，阴藏之初，故曰藏。"**心部于表**❺，阳气主外，心象火也。**肾治**❻**于里**，阴气主内，肾象水也。新校正云：按杨上善云："心为五脏部主，故得称部。肾间动气，内治五脏，故曰治。"**脾为之使**❼，营动不已，糟粕水谷，故使者也。**胃为之市**。水谷所归，五味皆入，如市杂，故为市也。**膈肓之上，中有父母**❽，膈肓之上，气海居中，气者生之原，生者命之主，故气海为人之父母也。新校正云：按杨上善云："心下膈上为肓，心为阳父也，肺为阴母也，肺主于气，心主于血，共营卫于身，故为父母。"**七节之旁，中有小心**❾，小心，谓真心神灵之宫室。新校正云：按《太素》"小心"作"志心"。杨上善云："脊有三七二十一节，肾在下七节之旁，肾神曰志，五脏之灵皆名为神，神之所以任，得名为志者，心之神也。"**从之有福，逆之有咎**❿。从，谓随顺也。八者人之所以生，形之所以成，故顺之则福延，逆之则咎至。

❶ 禁数：谓禁刺之术。《广雅·释言》："数，术也。"张志聪谓："数，几也，言所当禁刺之处有几也。"未知所据。

❷ 要害：谓身中紧要处。《后汉书·来歙传》："为何人所贼伤，中臣要害。"四库本作"五象"，非。

❸ 肝生于左：杨上善曰："肝者为木，在春，故气生左。"

❹ 肺藏于右：杨上善曰："肺者为金，在秋，故气藏右也。"

❺ 心部于表：杨上善曰："心者为火，在夏，居于太阳最上，故为表。"森立之曰："心火阳气充足于皮肤故曰心部于表也。部是分配部别之意。"

❻ 治：《云笈七签》卷五十七引作"位"。

❼ 脾为之使：赵本、吴本、藏本"为"并作"谓"。五脏受气于胃，不能自致，必赖脾为胃行其津液，运化水谷精微，营动不已，以灌四旁，故以"使"喻脾之作用。杨上善曰："脾者为土，王四季，脾行谷气，以资四脏，故为之使也。"

❽ 膈肓之上，中有父母：杨上善曰："心下膈上谓肓。心为阳，父也。肺为阴，母也。肺主于气，心主于血，共营卫于身，故为父母也。"

❾ 七节之旁，中有小心："小心"《甲乙经》卷五第四作"志心"。

❿ 咎（jiù 旧）：灾祸。《说文·人部》："咎，灾也。"

按语： 经云"肝生于左，肺藏于右"，有人引与现代解剖学相对照，认为不符合实际，甚者以此诋谤中医理论。其实，这里所说的"肝生于左，肺藏于右"，不是指的解剖部位，而是从生理功能而言。根据中医藏象学说及阴阳升降的理论，"肝生于左，肺藏于右"是完全正确的。对此，不但杨上善、王冰早有解释，明、清医家也多有所阐发。如明·马莳云："肝象木，木主东方，故肝生于左。肺象金，金主西方，故肺藏于右，虽其形为五脏之华盖，而其用则在于右也。肝为少阳，阳主于生，故曰生。肺为太阴，阴主于藏，故曰藏。"清·张志聪云："圣人南面而立，前曰广明，后曰太冲，左东而右西，是以肝左而肺右也。曰生曰藏者，谓脏体藏于内，脏气之从左右而出于外也。"《素问·阴阳应象大论》曰："左右者，阴阳之道路也。"所以，肝体虽居于右，而肝气却生发于左；肺脏虽居于上，而肺气却肃降于右。一升一降，来调节维持机体的生理功能与阴阳平衡。对于肝、肺的解剖位置，中医也有着明确的认识。如《难经》有"肝左三叶，右四叶"之说；《中藏经》有"肺为五脏六腑之华盖"之论。倘若不经实际解剖，是难以有此清楚认识的。

刺❶中心，一日死❷，其动❸为噫。心在气为噫。刺中肝，五日死，其动为语。肝在气为语。新校正云：按全元起本并《甲乙经》"语"作"欠"。元起云："肾伤则欠，子母相感也。"王氏改"欠"作"语"。刺中肾，六❹日死，其动为嚏。肾在气为嚏。新校正云：按全元起本及《甲乙经》"六日"作"三日"。刺中肺，三❺日死，其动为咳。肺在气为咳。刺中脾，十❻日死，其动为吞。脾在气为吞。新校正云：按全元起本及《甲乙经》"十日"作"十五日"。刺中五脏，与《诊要经终论》并《四时刺逆从论》相重。此叙五脏相次之法，以所生为次，《甲乙经》以心肺肝脾肾为次，是以所克为次，全元起本旧文则错乱无次矣。刺中胆，一日半死，其动为呕❼。胆气勇，故为呕。新校正云：按《诊要经终论》"刺中胆"下又云："刺中膈者，为伤中，其病虽愈，不过一岁而死。"

❶刺：《太平圣惠方》卷九十九引"刺"下有"若"字。下"刺中肝""刺中肾""刺中肺""刺中脾""刺中胆"同。

❷一日死：本书《诊要经终论》作"环死"。

❸动：吴崑曰："动，变动也。"

❹六：本书《诊要经终论》作"七"。

❺三：本书《诊要经终论》作"五"。

❻十：本书《诊要经终论》作"五"。

❼其动为呕：张介宾曰："呕出于胃而胆证忌之，木邪犯土，见则死矣。"

刺跗上，中大脉❶，血出不止死。跗，为足跗。大脉动而不止者，则胃之大经也。胃为水谷之海，然血出不止，则胃气将倾，海竭气亡故死。刺面，中溜脉❷，不幸为盲。面中溜脉者，手太阳任脉之交会。手太阳脉，自颧而斜行，至目内眦。任脉自鼻頄两旁上行，至瞳子下，故刺面中溜脉，不幸为盲。刺头❸，中脑户，入脑❹立死。脑户，穴名也。在枕骨上，通于脑中。然脑为髓之海，真气之所聚，针入脑则真气泄，故立死。刺舌下❺，中脉太过，血出❻不止为瘖，舌下脉，脾之脉也。脾脉者，侠咽连舌本，散舌下。血出不止，则脾气不能营运于舌，故瘖不能言语。**刺足下布络中脉❼，血不出为肿。** 布络，谓当内踝前足下空处布散之络，正当然谷穴分也。络中脉，则冲脉也。冲脉者，并少阴之经，下入内踝之后，入足下也。然刺之而血不出，则肾脉与冲脉气并归于然谷之中，故为肿。**刺郄中大脉❽，令人仆脱色。** 寻此经郄中主治，与《中诰流注经》委中穴正同。应郄中者，以经穴为名，委中，处所为名，亦犹寸口脉口气口，皆同一处尔。然郄中大脉者，足太阳经脉也。足太阳之脉，起于目内眦，合手太阳。手太阳脉，自目内眦，斜络于颧。足太阳脉，上头下项，又循于足。故刺之过禁，则令人仆倒而面色如脱去也。**刺气街中脉，血不出为肿，鼠仆❾。** 气街之中，胆胃脉也。胆之脉，循胁里出气街。胃之脉，侠脐入气街中；其支别者，起胃卜口，循腹里至气街中而合。今刺之而血不出，则血脉气并聚丁中，故内结为肿，如伏鼠之形也。气街在腹下侠脐两旁相去四寸，鼠仆上一寸，动脉应手也。新校正云：按别本"仆"一作"鼷"。《气府论》注："气街在脐下横骨两端鼠鼷上一寸也。"**刺脊间，中髓，为伛❿。** 伛，谓伛偻，身蜷屈也。脊间，谓脊骨节间也。刺中髓，则骨精气泄，故伛偻也。**刺乳上，中乳房，为肿，根蚀⓫。** 乳之上下，皆足阳明之脉也。乳房之中，乳液渗泄，胸中气血，皆外凑之。然刺中乳房，则气更⓬交凑，故为大肿。中有脓⓭根，内蚀肌肤，化为脓水，而久不愈。**刺缺盆中内陷⓮，气泄，令人喘咳⓯逆。** 五脏者，肺为之盖，缺盆为之道。肺藏气而主息，又在气为咳，刺缺盆中内陷，则肺气外泄，故令人喘咳逆也。**刺手鱼腹⓰内陷，为肿。** 手鱼腹内，肺脉所流，故刺之内陷，则为肿也。新校正云：按《甲乙经》肺脉所"流"当作"留"字。

❶ 大脉：冲阳穴之高骨间动脉。

❷ 溜脉：马莳曰："溜与流同。所谓溜脉者，凡脉与目流通者，皆是也。又按《灵枢·大惑论》云：五脏六腑之精，皆上注于目，而为之精。又按《灵枢·论疾诊尺》篇云：赤脉从上下者，太阳病。从下上者，阳明病。从外走内者，少阳病。此皆溜脉之义也。"

❸ 刺头："头"疑"项"之误字，"脑户"与"项"近。

卷第十四　刺禁论篇第五十二

533

❹ 入脑:《圣济总录》卷一百九十四引无"入脑"二字，非。"入脑"谓刺之太深。脑户既使浅刺，亦应慎重。《图经》卷三："脑户禁不可针，亦不可妄灸。"

❺ 舌下:张介宾曰："舌下脉者，任脉之廉泉穴，足少阴之标也。中脉太过，血出不止则伤肾，肾虚则无气，故令人瘖。"

❻ 出:《医心方》卷二第三引无"出"字。

❼ 足下布络中脉:《广雅·释诂三》："布，散也。"足下散络，谓足下各经之络。马莳曰："布络者，凡足之六经，皆有络脉也。误中其脉，而血又不出，则必邪不得散，而为肿矣。"

❽ 刺郄中大脉:"郄中"下疑脱"中"字。"刺郄中，中大脉"与上"刺跗上，中大脉"句式一律。

❾ 为肿鼠仆:《甲乙经》卷五第一"仆"作"鼠仆"。《千金要方》卷二十九第三、《圣济总录》卷一百九十四并引作"鼷"，与林校引别本合。按:作"鼷"是。《尔雅·释兽》《释文》引《博物志》："鼷，鼠之最小者。"横骨尽处去中行五寸有肉核，名鼠鼷。

❿ 伛（yǔ雨）:背曲不直。《说文·人部》："伛，偻也。"人体之曲者谓之偻。

⓫ 根蚀:"根"有"生"义。《说文·虫部》："蚀，败创也。""根蚀"谓由肿而生败疮。

⓬ 更:胡本、赵本并作"血"。

⓭ 脓:《素问校讹》引古抄本作"肿"。

⓮ 刺缺盆中内陷:张志聪曰："缺盆在喉旁两横骨陷中，若缺盆然，故以为名。""内陷"谓针过深。《甲乙经》卷三第十三："缺盆，刺太深令人逆息。"

⓯ 喘咳:《医心方》卷二第三引"喘"下无"咳"字。

⓰ 手鱼腹:掌侧拇指本节后方隆起之肉谓手鱼。"手鱼腹"即手鱼之中央。张志聪谓鱼际穴。

无刺大醉，令人气乱。脉数过度，故因刺而乱也。新校正云：按《灵枢经》"气乱"当作"脉乱"。**无刺大怒，令人气逆。**怒者气逆，故刺之益甚。**无刺大劳人，**经气越也。**无刺新❶饱人，**气盛满也。**无刺大饥人，**气不足也。**无刺大渴人，**血脉干也。**无刺大惊人。**神荡越而气不治也。新校正云：详"无刺大醉"至此七条，与《灵枢经》相出入。《灵枢经》云："新内无刺，已刺无内。大怒无刺，已刺无怒。大劳无刺。已刺无劳。大醉无刺，已刺无醉。大饱无刺，已刺无饱。大饥无刺，已刺无饥。大渴无刺，已刺无渴。大惊、大恐，必定其气，乃刺之也。"

❶ 新：《太平圣惠方》卷九十九引作"大"。

刺阴股中大脉❶，血出不止死。阴股之中，脾之脉也。脾者，中❷土孤脏，以灌四旁。今血出不止，脾气将竭，故死。新校正云：按"刺阴股中大脉"条，皇甫士安移在前"刺跗上中大脉"下相续，自后至篇末，逐条与前条相间也。刺客主人内陷❸中脉，为内漏❹、为聋。客主人，穴名也，今名上关，在耳前上廉起骨，开口有空，手少阳足阳明脉交会于中。陷脉，言刺太深。刺太深则交脉破决，故为耳内之漏。脉内漏则气不营，故聋。新校正云：详客主人穴，与《气穴论》注同。按《甲乙经》及《气府论》注云：手足少阳足阳明三脉之会，疑此脱足少阳一脉也。刺膝髌出液，为跛。膝为筋府，筋会于中，液出筋干，故跛。刺臂❺太阴脉，出血多立死。臂太阴者，肺脉也。肺者，主行荣卫阴阳，治节由之。血出多则荣卫绝，故立死也。刺足少阴脉，重虚❻出血，为舌难以言。足少阴，肾脉也。足少阴脉，贯肾络肺系舌本，故重虚出血，则舌难言也。刺膺中陷，中肺❼，为喘逆仰息。肺气上泄，逆所致也。刺肘中内陷，气归之，为不屈伸。肘中，谓肘屈折之中，尺泽穴中也。刺过陷脉，恶气归之，气固❽关节，故不屈伸也。刺阴股下三寸❾内陷，令人遗溺。股下三寸，肾之络也。冲脉与少阴之络，皆起于肾下，出于气街，并循于阴股：其上行者，出胞中。故刺陷脉，则令人遗溺也。刺腋下胁间内陷，令人咳。腋下，肺脉也。肺之脉，从肺系，横出腋下。真心脏脉，直行者，从心系却上腋下。刺陷脉，则心肺俱动，故咳也。刺少腹，中膀胱，溺出，令人少腹满。胞气外泄，谷气归之，故少腹满也。少腹，谓脐下也。刺腨肠内陷为肿。腨肠之中，足太阳脉也。太阳气泄，故为肿。**刺❿眶⓫上陷骨中脉，为漏为盲。**眶，目眶也。骨中，谓目眶骨中也。眶骨中脉，目之系，肝之脉也。刺内陷，则眼系⓬绝，故为目漏，目盲。**刺关节中液出，不得屈伸。**诸筋者，皆属于节，津液渗润之，液出则筋膜干，故不得屈伸也。

❶ 刺阴股中大脉：吴崑曰："脾肾肝三脉，皆行于阴股，刺者中之，血出不止，皆令人死。"

❷ 中：赵本、守校本"中"下并有"央"字。

❸ 内陷：《圣济总录》卷一百九十四引"内陷"下有"及刺目上陷骨"六字。

❹ 内漏：森立之曰："内漏，《甲乙经》无内字，可从。言误刺中脉，则出血不止，或为漏疮，或为脓也。"

❺ 臂：《甲乙经》卷五第一"臂"下有"中"字。

❻ 重虚：张介宾曰："少阴之脉循喉咙、系舌本，肾气虚而复刺出血，是重虚也，故令舌难以言。"

❼ 肺：《圣济总录》卷一百九十四引作"脉"。

❽ 固：《针灸资生经》第一《尺泽》引作"闭"。

❾ 阴股下三寸：张介宾曰："阴股之脉，足三阴也，皆上聚于阴器，惟少阴之在股间者，有经无穴。其在气冲下三寸者，足厥阴之五里也。主治肠中热满不得溺，若刺深内陷，令人遗溺不禁，当是此穴。"

❿ 刺：《千金要方》卷二十九第三"刺"下有"目"字。

⓫ 眶：《说文·目部》无"眶"字，古只作"匡"。《广韵·十阳》："眶，目眶。"

⓬ 眼系：四库本作"目气"。

刺志论篇第五十三

新校正云：按全元起本在第六卷。

提要： 本篇论述虚实正反现象，与针刺补泻方法。

黄帝问曰：愿闻虚实之要。岐伯对曰：**气实形实，气虚形虚，此其常也❶，反此者病**；《阴阳应象大论》曰："形归气。"由是故虚实同焉。反，谓不相合应，失常平之候也。形气相反，故病生。气，谓脉气。形，谓身形也。**谷❷盛气盛，谷虚气虚，此其常也，反此者病**；《灵枢经》曰："荣气之道，内谷为实，谷入于胃，气传与肺，精专者上行经隧。"由是故谷气虚实，占必同焉。候不相应，则为病也。新校正云：按《甲乙经》"实"作"宝"。**脉实血实，脉虚血虚，此其常也，反此者病**。脉者血之府，故虚实同焉。反不相应，则为病也。

❶ 气实形实，气虚形虚，此其常也：气实于内，形盛于外；气虚于内，形损于外。如此相称者为常。

❷ 谷：谓纳谷。《灵枢·营卫生会》："人受气于谷，谷入于胃，以传于肺，五脏六腑皆以受气。"

帝曰：如何而反？岐伯曰❶：**气虚身热，此谓反也**；气虚为阳气不足，阳气不足当身寒，反身热者，脉气当盛，脉不盛而身热，证不相符，故谓反也。新校正云：按《甲乙经》云："气盛身寒，气虚身热，此谓反也。"当补此四字。**谷入多而气少，此谓反也**；胃之所出者，谷气而布于经脉也，谷入于胃，脉道乃散，今谷入多而气少者，是胃气不散，故谓反也。**谷不入❷而气多，此谓反也；**胃气外散，肺并之也。**脉盛血少❸，此谓反也；脉少❹血多❸此谓反也。**经脉行气，络脉受血，经气入络，络受经气，候不相合，故皆反常也。

❶ 岐伯曰：明绿格抄本"岐伯曰"下有"气盛身寒，此谓反也"八字，当据补。

❷ 不入：似当作"入少"，核下文"谷入少而气多"可证。盖入少气多，是已谓反，如谷不入，而气反多，似无此理。

❸ 血少　血多：丹波元简曰："血多血少，盖察面色而知之，即血少指面色㿠白，血多指面色红赤。"

❹ 少：顾观光曰："少当作小，下文不误。"

气盛身寒，得之伤寒❶。气虚身热，得之伤暑❷。伤，谓触冒也。寒伤形，故气盛身寒。热伤气，故气虚身热。**谷入多而气少者，得之有所脱血，湿居下也❸。**脱血则血虚，血虚则气盛内郁，化成津液，流入下焦，故云湿居下也。**谷入少而气多者，邪在胃及与肺也❹。**胃气不足，肺气下流于胃中。故邪在胃，然肺气入胃，则肺气不自守，气不自守，则邪气从之，故云邪在胃及与肺也。**脉小血多者，饮中热也❺。**饮，谓留饮也。饮留脾胃之中则脾气溢，脾气溢则发热中。**脉大血少者，脉有风气，水浆不入❻，此之谓❼也。**风气盛满，则水浆不入于脉。**夫实者，气入也；虚者，气出也❽。**入为阳，出为阴，阴生于内故出。阳生于外故入。**气实者，热也；气虚者，寒也。**阳盛而阴内拒，故热。阴盛而阳外微，故寒。**入实者，左手开针空也；入虚❾者，左手闭针空也。**言用针之补泻也。右手持针，左手捻穴，故实者左手开针空以泻之，虚者左手闭针空以补之也。

❶ 气盛身寒，得之伤寒：寒为阴邪，其性凝敛，犯人则令人气闭于内，卫阳郁遏，故气盛身寒。

❷气虚身热，得之伤暑：暑为阳邪，火热所化，其性升散，耗气伤津，故曰："气虚身热，得之伤暑。"

❸有所脱血，湿居下也：丹波元简曰："血脱液干，水湿归下，并胃中津乏，故消谷善饥。王注以脱血，湿居为一事，恐非。"

❹邪在胃及与肺也：于鬯曰："及与二字同义，盖古人自有复语耳。吴崑本删去与字，未必当也。"

❺脉小血多者，饮中热也：高世栻曰："脉小血反多者，其内必饮酒中热之病，酒行络脉，故血多行于外，而虚于内，故脉小。"

❻脉大血少者，脉有风气，水浆不入：张介宾曰："风为阳邪，居于脉中，故脉大；水浆不入，则中焦无以生化，故血少。"

❼此之谓：张琦曰："此之谓三字衍。"

❽夫实者，气入也；虚者，气出也：孙鼎宜曰："邪气充于内故实，正气泄于中故虚。"

❾入虚：丹波元简曰："入虚当是出虚。"

针解篇第五十四

新校正云：按全元起本在第六卷。

提要： 本篇说明针刺虚实之道及与四时阴阳的关系。

　　黄帝问曰：愿闻九针之解，虚实之道。岐伯对曰：刺虚则实之者，针下热也❶，气实乃热也❷。满而泄之者，针下寒也❸，气虚乃寒也❹。菀陈则除之者，出恶血也。菀，积也。陈，久也。除，去也。言❺络脉之中血积而久者，针刺而除去之也。邪胜则虚之者，出针勿按。邪者，不正之目，非本经气，是则谓邪，非言鬼毒精邪之所胜也。出针勿按，穴俞且开，故得经虚，邪气发泄也。徐而疾则实者，徐出针而疾按之❻。疾而徐则虚者，疾出针而徐按之❼。徐出，谓得经气已久，乃出之。疾按，谓针出穴已，速疾按之，则真气不泄，经脉气全。故徐而疾乃实也。疾出针，谓针入穴已，至于经脉，即疾出之。徐按，谓针出穴已，徐缓按之，则邪气得泄，精气复固❽，故疾而徐乃虚也。言实与虚者，寒温气多少也❾。寒温，谓经脉阴阳之气也。若无若有者，疾不可知也❿。言其冥昧，不可即而知也。夫不可即知，故若无。慧然神悟，故若有也。察后与先者，知病先后也⓫。知病先后，乃补泻之。为虚与实者，工⓬勿失其法。《针经》曰："经气已至，慎守勿失。"此之谓也。新校正云：按《甲乙经》云："若存若亡，为虚与实。"若得若失者，离其法也。妄为补泻，离乱大经，误补实者，转令若得，误泻虚者，转令若失，故曰若得若失也。《针经》曰："无实实无虚虚。"此其诫也。新校正云：详自篇首至此，与《太素》九针解篇经同而解异，二经互相发明也。**虚实之要，九针最妙者，为其各有所宜也。**热在头身，宜镵针。肉分气满，宜员针。脉气虚少，宜锓针。泻热出血，发泄固病，宜锋针。破痈肿，出脓血，宜铍针。调阴阳，去暴痹，宜员利针。治经络中痛痹，宜毫针。痹深居骨解腰脊节腠之间者，宜长针。虚风舍于骨解皮肤之间，宜大针。此之谓各有所宜也。新校正云：按别本"铍"一作"钺"。**补泻之时者，与气开阖相合也。**气当时刻谓之开，已过未至谓之阖，时刻者，然水下一刻，人气在太阳；水下二刻，人气在少阳；水下三刻，人气在阳明；水下四刻，人气在阴分。水下不已，气行不已。如是则当刻者谓之开，过刻及未至者谓之阖也。《针经》曰："谨候其气之所在而刺之，是谓逢时。"此所谓补泻之时也。新校正云：详自篇首至此，文出《灵枢经》，《素问》解之，互相发明也。《甲乙经》云"补泻之时，以针为之者。"此脱此四字也。**九针之名，各不同形者，针穷其所当补泻也。**各不同形，谓长短锋颖不等。穷其补泻，谓各随其疗而用之也。新校正云：按九针之形，今具《甲乙经》。

❶ 刺虚则实之者，针下热也：张介宾曰："针下热者，自寒而热也。热则正气至而虚者实矣，故为补。"

❷ 气实乃热也：《太素》卷十九《知针石》无此五字。

❸ 满而泄之者，针下寒也：张介宾曰："针下寒者，自热而寒也。寒则邪气去，而实者虚矣，故为泻。"

❹ 气虚乃寒也：《太素》卷十九《知针石》无此五字。

❺ 言：胡本无"言"字。

❻ 徐而疾则实者，徐出针而疾按之：吴崑曰："针下得气，徐出针而疾按其穴，经气不泄乃实之也。"马莳曰："《灵枢·小针解》云：徐而疾则实者，言徐内而疾出也。则以入针为徐，而不以出针为徐，与此解不同。"

❼ 疾而徐则虚者，疾出针而徐按之：吴崑曰："针及于经，疾出针而徐按其穴，邪气得泄乃虚之也。"

❽ 固：藏本、赵本并作"间"。

❾ 言实与虚者，寒温气多少也："虚"指泻法，针下气少而寒。"实"指补法，针下气多而温。

⑩ 若无若有者，疾不可知也：马莳曰："其寒温多少，至疾而速，正恍惚于有无之间，真不可易知也。"

⑪ 察后与先者，知病先后也：杨上善曰："知相传之病先后者。"

⑫ 工：《太素》卷十九《知针石》"工"下有"守"字。

刺实❶须其虚者，留针阴气隆至❷，乃去针也。刺虚须其实者，阳气隆至，针下热乃去针也。言要以气至而有效也。经气已至，慎守勿失者，勿变更也。变，谓变易。更，谓改更。皆变法也。言得气至，必宜谨守，无变其法，反招损也。深浅在志者，知病之内外也。志一为意，志意皆行针之用也。近远如一者，深浅其候等也❸。言气虽近远不同，然其测候，皆以气至而有效也。如临深渊者，不敢堕❹也。言气候补泻，如临深渊，不敢堕慢，失补泻之法也。手如握虎❺者，欲其壮也。壮谓持针坚定也。《针经》曰："持针之道，坚者为实。"则其义也。新校正云：按《甲乙经》"实"字作"宝"。神无营❻于众物者，静志观病人，无左右视也。目绝妄视，心专一务，则用之必中，无惑误也。新校正云：详从"刺实须其虚"至此，又见《宝命全形论》，此又为之解，亦互相发明也。义无邪❼下者，欲端以正也。正指直刺，针无左右。必正其神者，欲瞻病人目，制其神❽，令气易行也。检彼精神，令无散越，则气为神使，中外易调也。所谓三里者，下膝三寸也。所谓跗之❾者，新校正云：按全元起本"跗之"作"低胻"。《太素》作"付之"。按《骨空论》"跗之"疑作"跗上"。举膝分易见也❿。三里，穴名，正在膝下三寸，胻外两筋肉分间。极重按之，则足跗上动脉止矣，故曰举膝分易见。巨虚⓫者，跷足胻独陷者⓬。巨虚，穴名也。跷，谓举也。取巨虚下廉，当举足取之，则胻外两筋之间陷下也。下廉⓭者，陷下者也。欲知下廉穴者，胻外两筋之间独陷下者，则其处也。

❶ 刺实：《太素》卷十九《知针石》"刺"下有"其"字。下"刺虚"同。

❷ 阴气隆至：明绿格抄本"隆至"下有"针下寒"三字。按：明绿格抄本

是。"阴气隆至针下寒乃去针"与下句"阳气隆至针下热乃去针"对文。"隆"有"盛"义，《淮南子·泛论》高注："隆，盛也。"

❸ 近远如一者，深浅其候等也：深者气远，浅者气近，皆以候气之所至为相同的准则。《淮南子·主术》高注："等，同也。"

❹ 憧：守校本作"惰"。"惰"怠忽之意。《广雅·释诂二》："惰，懒也。"

❺ 握虎：谓手如握虎符，示谨慎也。

❻ 营：有"惑"义。见《汉书·叙传下》颜注。

❼ 邪：通"斜"。《汉书·司马相如传上》颜注："邪读为斜。"

❽ 制其神：马莳曰："制其神气，使之专一。"

❾ 跗之：当依林校作"跗上"，"上""之"篆文形近。"跗上"指冲阳穴言。此所谓冲阳者，与上"所谓三里者"之句并列。

❿ 举膝分易见也：胡本、赵本"膝"并作"脉"。"分"疑"则"字之误（草书形近），此句当作"举，脉则易见也"。

⓫ 巨虚：指上巨虚，又名上廉，足阳明胃经穴，在足三里直下三寸。

⓬ 者：金本作"也"。

⓭ 下廉：即下巨虚，穴名，足阳明胃经穴，在上廉直下三寸。

帝曰：余闻九针，上应天地四时❶阴阳，愿闻其方❷，令可传于后世❸，以为常也。岐伯曰：夫一天、二地、三人、四时、五音❹、六律❺、七星❻、八风❼、九野❽，身❾形亦应之，针各有所宜，故曰九针。新校正云：详此文与《灵枢经》相出入。人皮应天❿，覆盖于物，天之象也。人肉应地⓫，柔厚安静，地之象也。人脉应人，盛衰变易，人之象也。人筋应时⓬，坚固真定，时之象也。人声应音，备五音故。人阴阳合气⓭应律，交会气通，相生无替，则律之象。新校正云：按别本"气"一作"度"。人齿面目应星，人面应七星者，所谓面有七孔应之也。新校正云：详此注乃全元起本之辞也。人出入气⓮应风，动出往来，风之象也。人九窍三百六十五络应野⓯，身形之外，野之象也。故一针皮，二针肉，三针脉，四针筋，五针骨，六针调阴阳，七针益精，八针除风，九针通九窍，除⓰三百六十五节气，此之谓各有所主也。一镵针，二员针，三锓针，四锋针，五铍针，六员利针，七毫针，八长针，九大针。新校正云：按别本"铍"一作"铍"。**人心意应八风** ❶，动静不形，风之象也。**人气应天**，运行不息，天之象也。**人发齿耳目五声应五音六律** ❶，发齿生长，耳目清通，五声应同，故应五音及六律也。**人阴阳脉血气应地**，人阴阳有交会，生成脉血，气有虚盈盛衰，故应地也。**人肝目应之九** ❶。肝气通目，木生数三，三而三之，则应之九也。

❶ 四时：《类说》卷三十七、《医说》卷二《九针》引并无"四时"二字。

❷ 方：《礼记·乐记》郑注："方，道也。"

❸ 世：《太素》卷十九《知针石》"世"下有"而"字。

❹ 五音：即宫、商、角、徵、羽。

❺ 六律：指十二律中阳声之律，即黄钟、太簇、姑洗、蕤宾、夷则、亡射。《汉书·律历志》："律有十二，阳六为律，阴六为吕。"

❻ 七星：指北斗七星而言。即天枢、天璇、天玑、天权、玉衡、开阳、摇光七星。

❼ 八风：即八方之风。《灵枢·九宫八风》："风从南方来，名曰大弱风；风从西南方来，名曰谋风；风从西方来，名曰刚风；风从西北方来，名曰折风；风从北方来，名曰大刚风；风从东北方来，名曰凶风；风从东方来，名曰婴儿风；风从东南方来，名曰弱风。"

❽ 九野：《后汉书·冯衍传》："疆理九野"贤注："九野，谓九州之野。"

❾ 身：《太素》卷十九《知针石》作"人"。

❿ 人皮应天：张志聪曰："一者，天也。天者，阳也。五脏之应天者肺，肺者五脏六腑之盖也，皮者肺之合也，人之阳也，故人皮以应天。"

⓫ 人肉应地：张志聪曰："二者，地也。人之所以应土者肉也，故人肉应地。"

⓬ 人筋应时：张志聪曰："四时之气，皆归始春，筋乃春阳甲木之所生，故人筋应时。"

⓭ 合气：柯逢时曰："依《九针论》合气二字衍。"

⓮ 气：《太素》卷十九《知针石》"气"下有"口"字。

⓯ 人九窍三百六十五络应野：张志聪曰："《阴阳应象大论》曰：地有九野，人有九窍。九野者，九州岛之分野也，人之三百六十五络，犹地之百川流注，

会通于九州岛之间。"

⑯ 除：据《太素》卷十九《知针石》杨注"除"当作"应"。

⑰ 人心意应八风：人之心意多变，天之八风无常，故相应也。

⑱ 人发齿耳目五声应五音六律：张介宾曰："发之多，齿之列，耳之聪，目之明，五声之抑扬清浊，皆纷纭不乱，各有条理，故应五音六律。"

⑲ 人肝目应之九：杨上善曰："肝主于目，在天为日月，其数当九。"高世栻则将"九"字下移作烂文，而改为"人肝目应之"。

　　九窍三百六十五，新校正云：按全元起本无此七字。人一以观动静天二以候五色七星应之以候发毋泽五音一以候宫商角徵羽六律有余不足应之二地一以候高下有余九野一节俞应之以候闭节三人变一分人候齿泄多血少十分角之变五分以候缓急六分不足三分寒关节第九分四时人寒温燥湿四时一应之以候相反一四方各作解此一百二十四字，蠹简烂文，义理残缺，莫可寻究，而上古书故且载之，以伫后之具本也。新校正云：详王氏云一百二十四字，今有一百二十三字，又亡一字。

长刺节论篇第五十五

新校正云：按全元起本在第三卷。

提要：本篇对头痛、寒热、痈肿、少腹有积、寒疝、筋痹、肌痹、骨痹、狂颠、大风等病的针刺手法，进针穴位，针后反应等，分别作了说明，因为本篇补充了《灵枢》"刺有五节""刺有十二节"的道理，故名长刺节论。

刺家不诊❶，听病者言，在头，头疾痛，为脏针之，脏，犹深也，言深刺之。故下文曰：新校正云：按全元起本云"为针之"，无"脏"字。刺至骨❷，病已上❸，无伤骨肉及皮，皮者道也。皮者针之道，故刺骨无伤骨肉及皮也。阴刺❹，入一旁四处❺，治寒热。头有寒热，则用阴刺法治之。阴刺，谓卒刺之如此数也。新校正云：按别本"卒刺"一作"平刺"。按《甲乙经》："阳刺者，正内一旁内四。阴刺者，左右卒刺之。"此"阴刺"疑是"阳刺"也。深专者，刺大脏❻，寒热病气深专攻中者，当刺五脏以拒之。迫脏刺背，背俞也❼。迫，近也。渐近于脏，则刺背五脏之俞也。刺之迫脏，脏会❽，言刺近于脏者何也？以是脏气之会发也。腹中寒热❾去而止。言刺背俞者，无问其数，要以寒热去乃止针。与❿刺之要，发针⓫而浅出血。若与诸俞刺之，则如此。治腐⓬肿者刺腐上，视痈小大深浅刺⓭，腐肿，谓肿中肉腐败为脓血者。痈小者浅刺之，痈大者深刺之。新校正云：按全元起本及《甲乙经》"腐"作"痈"。刺大者多血，小者深之⓮，必端内针为故止⓯。痈之大者，多出血。痈之小者，但直针之而已。新校正云：按《甲乙经》云："刺大者多而深之，必端内针为故正也。"此文云"小者深之"，疑此误。

❶ 刺家不诊："刺家"指医生。"不诊"指听病者言。《灵枢·邪气脏腑病形》："问其处，知其病，命曰工。"

❷ 至骨：指颅骨。孙鼎宜曰："《秦策》高注：至犹大也。至骨，即头之大骨，围二尺六寸者。病在头，故刺之其上，若其穴，则随证选择。"

❸ 上：朝本、明绿格抄本并作"止"。《太素》卷二十三《杂刺》无"上"字。按：下文有"病已止"句式，凡三见，则此作"病已，止"，亦可。

❹ 阴刺：《太素》卷二十三《杂刺》作"阳刺"，与林校合。杨上善曰："作阴刺者，字误。"

❺ 入一旁四处：《太素》卷二十三《杂刺》无"处"字。此指中间刺一针，在其上、下、左、右四周各刺一针。

❻ 刺大脏：马莳曰："五脏为大脏，而刺五俞即所以刺大脏也。"此指刺五脏的募穴，肺中府、肝期门、心巨阙、脾章门、肾京门。

❼ 刺背，背俞也：《太素》卷二十三《杂刺》作"刺背俞也"。

❽ 脏会：指五脏背俞穴，是脏气输注聚会之所。如心俞、肺俞、脾俞、肝俞、肾俞。

❾ 热：《太素》卷二十三《杂刺》"热"下有"气"字。

❿ 与：疑为"举"之坏字。"举"有"凡"义。

⓫ 发针：出针。《广雅·释诂二》："发，去也。"

⓬ 腐：《太素》卷二十三《杂刺》作"痛"，与林校合。下"腐"字同。

⓭ 刺：《太素》卷二十三《杂刺》无"刺"字。

⓮ 大者多血，小者深之：楼英曰："大者多血，小者深之八字，衍文也。视痈大小深浅刺七字，取脓之法尽矣备矣。"

⓯ 必端内针为故止：此言刺痈时，必端直下针以法施术。《吕氏春秋·知度》高注："故，法也。""止"语末助词。

病在少腹❶有积，刺皮䯏❷以下，至少腹而止，刺侠脊两旁四椎间，刺两髂❸髎季胁肋间，导腹中气热❹下已。少腹积，谓寒热之气结积也。皮䯏，谓脐下同身寸之五寸横约文。审刺而勿过深之。《刺禁论》曰："刺少腹中膀胱溺出，令人少腹满。"由此故不可深之矣。侠脊四椎之间，据经无俞，恐当云五椎间，五椎之下，两旁正心之俞，心应少腹，故当言椎❺间也。骼为❻腰骨，髎一为髀字，形相近之误也。髎谓居胶❼，腰侧穴也。季胁肋间，当是刺季肋之间京门穴也。新校正云：按《释言》"皮髓"作"皮骭"，苦末反，是"骭"误作"髓"也。及遍寻《篇》《韵》中无"髓"字，只有"骭"字，"骭"，骨端也。皮者，盖谓脐下横骨之端也。全元起本作"皮髓"，元起注云："脐旁堆起也。"亦未为得。**病在少❽腹，腹痛❾不得大小便，病名曰疝❿，得之寒，刺少腹两股间⓫，刺腰髁⓬骨间，刺而多⓭之，尽炅病已。**厥阴之脉，环阴器，抵少腹。冲脉与少阴之络，皆起于肾下，出于气街，循阴股；其后行者，自少腹以下骨中央，女子入系廷孔，其络循阴器合篡间，绕篡后，别绕臀至少阴，与巨阳中络者，合少阴上股内后廉，贯脊属肾，其男子循茎下至篡，与女子等。故刺少腹及两股间，又刺腰髁骨间也。腰髁骨者，腰房侠脊平立陷者中，按之有骨处也。疝为寒生，故多刺之，少腹尽热乃止针。炅，热也。新校正云：按别本"篡"一作"基"。

❶ 少腹：《太素》卷二十三《杂刺》作"小肠者"。

❷ 皮髓（tǔ 土）：《太素》卷二十三《杂刺》"皮髓"作"腹脐"。杨上善曰："小肠傅脊，下连睾系，外傅于脐，故小肠有积，刺于脐腹，下至少腹，并脊椎间及季肋间也。"孙鼎宜曰："按《太素》皮髓作脐腹。据杨注当乙作脐腹，犹言从腹以下也。"

❸ 骼（qià 恰）：沈彤《释骨》曰："骶之上，侠脊十七节至二十节起骨，曰腰髁骨，其旁临两股者，曰监骨，曰大骨，曰骼。"

❹ 气热：金本作"热气"。

❺ 椎：胡本、赵本并作"之"。

❻ 为：赵本作"谓"。

❼ 居胶：胡本作"居髎"。

❽ 少：《太素》卷二十三《杂刺》作"小"。

❾ 腹痛：《太素》卷二十三《杂刺》、《甲乙经》卷九第九"痛"上无"腹"字。

❿ 疝：此指腹痛。《说文·广部》："疝，腹痛也。"《金匮要略》载有"寒疝"病。《病源》卷二十《诸疝候》："诸疝者，阴气积于内，复为寒气所加，使

荣卫不调，血气虚弱，故风冷入其腹内，而成疝也。疝者，痛也。或少腹痛，不得大小便；或手足厥冷，绕脐痛，自汗出；或冷气逆上抢心腹，令心痛；或里急而腹痛。"

❶ 得之寒，刺少腹两股间：《甲乙经》卷九第九作"得寒则少腹胀，两股间冷"。

❷ 髁（kē 科）：似为股骨头，即指髋关节部位而言。《说文·骨部》："髁，髀骨也。"段注："髁者，髀与髋相按之处，人之所以能立、能行、能有力者，皆在于是。"

❸ 多：疑作"灸"，形近而误。

病在筋，筋挛节❶痛，不可以行，名曰筋痹，刺筋上为故，刺分肉❷间，不可中骨也，分，谓肉分间有筋维络处也。刺筋无伤骨，故不可中骨也。病起❸筋炅，病已止。筋寒❹痹生，故得筋热病已乃止。病在肌肤，肌肤尽痛，名曰肌痹，伤于寒湿，刺大分、小分❺，多发针而深之，以热为故，大分，谓大肉之分。小分，谓小肉之分。无伤筋骨，伤筋骨，痈❻发若变，《针经》曰："病浅针深，内伤良肉，皮肤为痈。"又曰："针太深则邪气反沉，病益甚。"伤筋骨则针太深，故痈发若变也。诸分尽热病已止。热可消寒，故病已则止。病在骨，骨重不可举，骨髓酸痛，寒气至❼，名曰骨痹，深者刺，无伤脉肉为故，其道❽大分小分，骨热病已止。骨痹刺无伤脉肉者何？自刺其气，通肉之大小分中也。

❶ 节：《太素》卷二十三《杂刺》"节"上有"诸"字。

❷ 分肉：《太素》卷二十三《杂刺》"分"下无"肉"字。王注："分，谓肉分间有筋维络处也。"王只注"分"而不及"肉"，似其据本无"肉"字。

❸ 病起：森立之曰："病起，诸注并非。言刺之不可中骨，中骨则病起，病起者，谓余病蜂起也。若刺筋，气至筋热，则病已也。"

❹ 寒：读本、赵本并作"雍"。

❺ 大分小分：高世栻曰："大分，肉之大会；小分，肉之小会。分肉之间，三百六十五会。"

❻痈：《甲乙经》卷十第一作"寒"。

❼寒气至：孙鼎宜曰："至下疑有骨字。"

❽其道：《太素》卷二十三《杂刺》作"至其"。

病在诸阳脉❶，且寒且热❷，诸分且寒且热❸，名曰狂。气狂乱也。刺之虚脉❹，视分尽热，病已止。病初发，岁一发，不治，月一发，不治，月四五发，名曰癫病。刺诸分诸脉，其无寒者以针调之，病止❺。新校正云：按《甲乙经》云："刺诸分，其脉尤寒，以针补之。"病风且寒且热，炅汗出，一日数过❻，先刺诸分理❼络脉，汗出且寒且热，三日一刺，百日而已。病大风❽，骨节重，须眉堕❾，名曰大风，刺肌肉❿为故，汗出百日，泄卫气之怫热。刺骨髓⓫，汗出百日，泄荣气之怫热。凡二百日，须眉生而止针⓬。怫热屏退，阴气内复，故多汗出，须眉生也。

❶诸阳脉：即手足太阳、少阳、阳明等经脉。

❷且寒且热：此四字为涉下误衍。检《太素》卷二十三《杂刺》杨注不出此四字。

❸诸分且寒且热：张介宾曰："且寒且热者，皆阳邪乱其血气，热极则生寒也，故病为狂。"

❹刺之虚脉：张介宾曰："泻其盛者，使之虚也。"

❺病止：金本、胡本、读本、赵本、吴本、朝本、藏本、熊本、田本、守校本"病"下并有"已"字。

❻过：《甲乙经》卷七第一"过"作"欠"。

❼理：指皮肤。《荀子·解蔽》杨注："理，肌肤之文理。"

❽大风：即疠风。

❾堕：《太素》卷二十三《杂刺》作"随落"。按："随"乃"堕"之误字。《病源》卷二《恶风须眉堕落候》："大风病，须眉堕落。"

❿刺肌肉：张介宾曰："所以泄阳分之毒，风从汗散也。"

⓫刺骨髓：张介宾曰："所以泄阴分之风毒也。"

⓬须眉生而止针：张介宾曰："风毒去尽，然后营卫气复，眉发重生，是病已愈，方可止针矣。"

卷第十五

皮部论篇第五十六

新校正云：按全元起本在第二卷。

提要： 本篇说明十二经脉在皮部的分属部位，从而认识各经疾病，掌握早期治疗。

黄帝问曰：余闻皮有分部❶，脉有经纪❷，筋有经络❸，骨有度量❹，其所生病各异，别其分部，左右上下，阴阳所在，病之始终，愿闻其道。岐伯对曰：欲知皮部以经脉为纪者❺，诸经皆然。循经脉行止所主，则皮部可知。诸经，谓十二经脉也。十二经脉皆同。阳明之阳，名曰害蜚❻，蜚，生化也。害，杀气也。杀气行则生化弭，故曰害蜚。上下同法❼。视其部中有浮络❽者，皆阳明之络也。上，谓手阳明。下，谓足阳明也。其色多青则痛，多黑则痹，黄赤❾则热，多白则寒，五色皆见，则寒热也❿。络盛则入客于经，阳主外，阴主内⓫。阳谓阳络，阴谓阴络，此通言之也。手足身分所见经络皆然。少阳之阳，名曰枢持⓬，枢谓枢要，持谓执持。上下同法，视其部中有浮络者，皆少阳之络也，络盛则入客于经。故在阳者主内，在阴者主出，以渗于内，诸经皆然⓭。太阳之阳，名曰关枢⓮，关司外动，以静镇为事，如枢之运，则气和平也。上下同法，视其部中有浮络者，皆太阳之络也，络盛则入客于经。少阴之阴，名曰枢儒⓯，儒，顺也。守要而顺阴阳开阖之用也。新校正云：按《甲乙经》"儒"作"檽"。上下同法，视其部中有浮络者，皆少阴之络也，络盛则入客于经，其入经也，从阳部注于经❶，其出者❶，从阴内❶注于骨。心主❶之阴，名曰害肩❷，心主脉入腋下，气不和则妨害肩腋之动运。上下同法。视其部中有浮络者，皆心主之络也。络盛则入客于经。太阴之阴，名曰关蛰❷，关闭蛰类，使顺行藏。新校正云：按《甲乙经》"蛰"作"执"。上下同法，视其部中有浮络者，皆太阴之络也，络盛则入客于经。部，皆谓本经络之所部分。浮，谓浮息❷也。凡十二经络脉者❷，皮之部也。列阴阳位，部主于皮，故曰皮之部也。

❶ 皮有分部：谓皮肤之上下前后，各有十二经脉分属的部位。马莳曰："人身之皮，分为各部，如背之中行为督脉，督脉两旁属足太阳经，胁后背旁属足少阳经，胁属足厥阴经是也。"

❷ 脉有经纪：杨上善曰："大络小络，惣以十二大脉，以为皮部经纪。"

❸ 筋有结络：筋之系结为结，筋之连络为络。

❹ 骨有度量：指骨之大小长短言。《淮南子·时则训》高注："度，丈尺也。"《周礼·量人》郑注："量，长短也。"

❺ 皮部以经脉为纪者：《太素》卷九《经脉皮部》无"者"字。"纪"谓纲纪。见《后汉书·邓禹传》贤注。

❻ 害蜚：丹波元简曰："盖害、盍、阖古通用。《尔雅·释宫》阖谓之扉。疏：阖，扇也。《说文》曰：阖，门扇，一曰闭也。蜚音扉。害蜚即是阖扉，门扇之谓。《离合真邪论》云：阳明为阖。义相通。"

❼ 上下同法：《甲乙经》卷二第一"上下"上有"十二经"三字。"上"指手经，"下"指足经。杨上善曰："手阳明在手为下，在头为上；足阳明在头为上，在足为下，诊色行针，皆同法也。"

❽ 浮络：浅在之络脉。

❾ 黄赤：《太素》卷九《经脉皮部》"黄赤"上有"多"字。应据补。

❿ 五色皆见，则寒热也：杨上善曰："青赤黄等为阳色，白黑为阴色。今二色俱见，当知所病有寒热也。"

⓫ 阳主外，阴主内：络脉属阳主外，经脉属阴主内。

⓬ 枢持：《甲乙经》卷二第一作"枢杼"。丹波元简曰："据《甲乙经》枢杼即枢轴。《诗经·小雅》：小东大东，杼柚其空。柚、轴同。"此指少阳枢转阳气

的作用，似门户之转轴。

⑬ 故在阳者主内……诸经皆然：滑寿曰："此十九字，上下不相蒙，不知何谓。"按：张琦以为讹误，孙鼎宜以为衍文，吴注本则无此十九字。

⑭ 关枢：《说文·门部》："关，以木横持门户也。"《说文·木部》："枢，户枢也。"吴崑曰："关，固卫也。少阳为枢，转布阳气，太阳则约束而固卫其转布之阳，故曰关枢。"

⑮ 枢儒：《太素》卷九《经脉皮部》"儒"作"橚"，与林校合。丹波元简曰："作橚似是。"森立之曰："按枢儒与枢杼同，一音之转，故假借作枢橚，又作枢儒耳。盖少阴与少阳同居中，故曰少阴、少阳共为枢，或曰枢儒，或曰枢杼，其义一也。"

⑯ 经：疑蒙上误，似当作"筋"，"经""筋"声误。"注于筋"与下句"注于骨"对文。

⑰ 其出者：《太素》卷九《经脉皮部》"其"下有"经"字。按："经"字应在"出"字下，"其出经者"与上句"其入经者"对文。

⑱ 阴内：《甲乙经》卷二第一"阴"下有"部"字。《太素》卷九《经脉皮部》"阴"下无"内"字。按：当作"阴部"，与上句"阳部"对文。"阴部"谓脉也。

⑲ 心主：张琦曰："心主当作厥阴。"按：张说是。仅举心主，则遗足肝经，故应作"厥阴之阴"。下"心主之络"亦应作"厥阴之络"。

⑳ 害肩：四库本"害"作"寒"。森立之曰："按害肩盖害扉讹。与前文害蜚字异而义同。本作扉，一自形误作肩，一自音误作蜚也。阳明为阳经之极，厥阴为阴经之极，故共曰阖扉。"

㉑ 关蛰：《太素》卷九《经脉皮部》"蛰"作"枢"。森立之曰："枢与执音近而误，执又作蛰，并关枢之误。此篇害蜚、害肩，枢持、枢儒，关枢、关蛰诸注皆失解，今以六为三，乃与《阴阳离合论》所云太阳、太阴共为开，阳明、厥阴共为阖，少阳、少阴共为枢正合矣。"

㉒ 息：读本、赵本并作"见"。

㉓ 凡十二经络脉者：《太素》卷九《经脉皮部》"经"下无"络"字。

是故百病之始生也，必先 ❶ 于皮毛，邪中之则腠理开，开则入客于络脉，留而不去，传入于经，留而不去，传入于腑，廪于肠胃 ❷。廪，积也，聚也。邪之始入于皮也，泝 ❸ 然起毫毛，开腠理；泝然，恶寒也。起，谓毛起竖也。腠理，皆谓皮空及文理也。**其入于络也，则络脉盛色变；**盛，谓盛满。变，谓易其常也。**其入客于经也，则感虚乃陷下；**经虚邪入，故曰感虚。脉虚气少。故陷下也。**其留于筋骨之间，寒多则筋挛骨痛，热多则筋弛骨消，肉烁䐃破，毛直而败❹。**挛，急也。弛，缓也。消，烁也。《针经》曰："寒则筋急，热则筋缓，寒胜为痛，热胜为气消。"䐃者肉之标，故肉消则䐃破毛直而败也。

❶ 先：《太素》卷九《经脉皮部》、《甲乙经》卷二第一"先"下并有"客"字。

❷ 传入于府，廪于肠胃：《类说》卷三十七引"入于"下无"府廪于"三字，作"传入于肠胃"。

❸ 泝：《甲乙经》卷二第一作"淅"。按："泝"是"淅"之误字。"淅然"寒貌。

❹ 毛直而败：热盛煎津，毛发失荣，枯槁败坏。

帝曰：夫子言皮之十二部，其生病皆何如？岐伯曰：**皮者脉之部也，**脉气留行，各有阴阳，气随经所过而部主之，故云脉之部。**邪客于皮则腠理开，开则邪入客于络脉，络脉满则注于经脉，经脉满则入舍于腑脏也，故皮者❶有分部，不与而生大病也❷。**脉行皮中，各有部分，脉受邪气，随则病生，非由皮气而能生也。新校正云：按《甲乙经》"不与"作"不愈"。全元起本作"不与"。元起云："气不与经脉和调，则气伤于外，邪流入于内，必生大病也。"**帝曰：善。**

❶ 皮者：《甲乙经》卷二第一"皮"下无"者"字。按：无"者"字是，与篇首句应。

❷ 不与而生大病也：杨上善曰："在浅不疗，遂生大病也。与，疗也。"

经络论篇第五十七

新校正云：按全元起本在《皮部论》末，王氏分。

提要： 本篇阐述从络脉的色泽变化来测知脏腑经络的病变，是色诊部分中的重要文献。

黄帝问曰：夫络脉之见❶也，其五色各异，青黄赤白黑不同❷，其故何也？岐伯对曰：经有常色而络无常变也。经行气，故色见常应于时。络主血，故受邪则变而不一矣。帝曰：经之常色何如？岐伯曰：心赤，肺白，肝青，脾黄，肾黑，皆亦应❸其经脉之色也。帝曰：络之阴阳❹，亦应其经乎？岐伯曰：阴络之色应其经，阳络之色变无常❺，随四❻时而行也。顺四时气化之行止。寒多则凝泣，凝泣则青黑，热多则淖泽，淖泽则黄赤，此皆常色，谓之无病❼。五色具❽见者，谓之寒热。淖，湿也。泽，润液也，谓微湿润也。帝曰：善。

❶ 见：读如现。古无现字，《广韵》始收。

❷ 青黄赤白黑不同：《甲乙经》卷二第一无此七字。

❸ 皆亦应：明抄本"皆"下无"亦"字。

❹ 络之阴阳：《太素》卷九《经脉皮部》、《甲乙经》卷二第一"络"上并有"其"字。

❺ 阴络之色……色变无常：张介宾曰："此言络有阴阳而色与经应亦有异同也。经在里为阴，络在外为阳。若单以络脉为言，深而在内者是为阴络，阴络近经，色则应之，故分五行以配五脏而色有常也。浅而在外者是为阳络，阳络浮显，色不应经，故随四时之气以为进退，而变无常也。"

❻随四:《太素》卷九《经脉皮部》"随"下无"四"字。

❼此皆常色,谓之无病:明抄本夹注云:"此皆八字,当在随时而行之下。"

❽具:《太素》卷九《经脉皮部》作"俱"。

气穴论篇第五十八

新校正云：按全元起本在第二卷。

提要： 本篇介绍人体三百六十五个穴位的分布概况，并说明气穴与孙脉、络脉、经脉、溪谷、荣卫等的关系。

黄帝问曰：余闻气穴❶三百六十五，以应一岁，未知其所❷，愿卒闻之。岐伯稽首再拜对曰：窘乎哉问也！其❸非圣帝，孰能穷❹其道焉！因❺请溢意❻，尽言其处。孰，谁也。帝捧手❼逡巡❽而却曰：夫子之开❾余道也，目未见其处，耳未闻其数，而目以明，耳以聪矣。目以明耳以聪，言心志通明，迥如意也。岐伯曰：此所谓圣人易语，良马易御也。帝曰：余非圣人之易语也❿，世言真数⓫开人意，今余所访⓬问者真数，发蒙解惑，未足以论也。开⓭气穴真数，庶将解彼蒙昧之疑惑，未足以论述深微之意也。然余愿闻夫子溢志尽言其处，令解其意，请藏之金匮，不敢复出。言其处，谓穴俞处所。岐伯再拜而起曰：臣请言之。背与心⓮相控⓯而痛，所治天突⓰与十椎⓱及上纪⓲，天突在颈结喉下同身寸之四寸中央宛宛中，阴维任脉之会，低针取之，刺可入同身寸之一寸留七呼，若灸者可灸三壮。按今《甲乙经》《经脉流注孔穴图经》当脊十椎下并无穴目，恐是七椎也，此则督脉气所主之。上纪之处次如下说。新校正云：按《甲乙经》"天突在结喉下五寸"。**上纪者，胃脘也，**谓中脘也。中脘者，胃募也，在上脘下同身寸之一寸，居心蔽骨与脐之中，手太阳、少阳、足阳明三脉所生，任脉气所发也，刺可入同身寸之一寸二分，若灸者可灸七壮。新校正云：按《甲乙经》云："任脉之会也。"**下纪者，关元也。**开⑲元者，少阳⑳募也，在脐下同身寸之三寸，足三阴任脉之之㉑会，刺可入同身寸之二寸，留七呼，若灸者可灸七壮。**背胸㉒邪系㉓阴阳左右，如此其病前后痛涩，胸胁痛而不得息，不得卧，上气短气偏痛，**新校正云：按别本"偏"一作"满"。**脉满起㉔斜出尻脉，络胸胁㉕，支心贯膈，上肩加天突㉖斜下肩交十椎下㉗。**寻此支络脉泳㉘注病形证，悉是督脉支络自尾骶出，各上行，斜络胁，支心贯膈，上加天突，斜之肩而下交于七㉙椎。新校正云：详自"背与心相控而痛"至此，疑是《骨空论》文，简脱误于此。

❶ 气穴：即腧穴。吴崑曰："人身孔穴，皆气所居，故曰气穴。"

❷ 所：《太素》卷十一《气穴》"所"下有"谓"字。

❸ 其：假设连词，若也。

❹ 穷：推究。杨上善曰："穷，究寻也。"

❺ 因：《太素》卷十一《气穴》作"固"。

❻ 溢意：谓尽情畅达。杨上善曰："溢意，纵志也。"

❼ 捧手：《广韵·二肿》："捧，两手承也。""捧手"犹今之拱手。

❽ 逡（jùn 俊）巡：《太素》卷十一《气穴》作"遵循"。按："逡巡"与"遵循"均叠韵文部，"遵循"乃"逡巡"之假借字。"逡巡"退让貌。《文选·刘琨劝进表》翰注："逡巡犹退让也。"

❾ 开：启发之意。《礼记·学记》："故君子之教喻也，开而勿达。"郑注："开谓发头角也。"

❿ 余非圣人之易语也："易语"谓平实之言。此谓圣人平实之语，非吾之所能也。

⓫ 真数：此指脉络三百六十五穴数而言。

⓬ 访：《太素》卷十一《气穴》作"方"。"访""方"通。"方"有"才"义。

⓭ 开：守校本作"问"。

⓮ 心：指心胸部位。

⑮ 控:《广雅·释诂一》:"控,引也。"

⑯ 天突:任脉穴,在胸骨上窝正中。

⑰ 十椎:张介宾曰:"十椎,督脉之中枢也。此穴诸书不载,惟《气府论》督脉气所发条下,王氏注曰:中枢在第十椎节下间,与此相合,可无疑也。"

⑱ 上纪:《太素》卷十一《气穴》"上纪"下有"下纪"二字。

⑲ 开:读本作"关"。

⑳ 少阳:据本书《气府论》"腹脉法"条下林校"少阳"作"小肠"。

㉑ 之之:胡本、读本"之"下不重"之"字。

㉒ 背胸:《太素》卷十一《气穴》无"背胸"二字。

㉓ 系:《太素》卷十一《气穴》作"击"。

㉔ 脉满起:高世栻曰:"经脉满盛,从下而起。"

㉕ 络胸胁:检王注"络"下无"胸"字。《太素》卷十一《气穴》"胸"下无"胁"字。

㉖ 加天突:《尔雅·释诂》:"加,重也。"在此有重叠交会之意。"加天突"意即会于天突穴。

㉗ 下:《太素》卷十一《气穴》"下"下有"藏"字。

㉘ 泳:胡本、守校本并作"流"。

㉙ 七:读本、赵本并作"十"。

脏俞五十穴 ❶,脏,谓五脏肝、心、脾、肺、肾,非兼四形脏也。俞,谓井、荥、俞、经、合,非背俞也。然井、荥、俞、经、合者,肝之井也 ❷、大敦也。荥,行间也;俞,太冲也;经,中封也;合,曲泉。大敦在足大指端,去爪甲角如韭叶,及三毛之中,足厥阴脉之所出也,刺可入同身寸之三分,留十呼,若灸者可灸三壮。行间,在足大指之间脉动应手陷者中,足厥阴脉之所流也。新校正云:按《甲乙经》"留"作"流"。余所"流"并作"留"。刺可入同身寸之六分,留十呼,若灸者可灸三壮。太冲,在足大指本节后同身寸之二寸陷者中,新校正云:按《刺腰痛》注云:"本节后内间同身寸之二寸陷者中,动脉应手。"足厥阴脉之所注也,刺可入同身寸之三分,留十呼,若灸者可灸三壮。中封,在足内踝前同身寸之一寸半。"新校正云按《甲乙经》云"一寸"。

陷者中，仰足而取之，伸足乃得之，足厥阴脉之所行也，刺可入同身寸之四分，留七呼，若灸者可灸三壮。曲泉，在膝内辅骨下大筋上小筋下陷者中，屈膝而得之，足厥阴脉之所入也，刺可入同身寸之六分，留十呼，若灸者可灸三壮。心包之井者，中冲也；荥，劳宫也；俞，太陵也；经，间使也；合，曲泽也。中冲在手中指之端，去爪甲角如韭叶陷者中，手心主脉之所出也，刺可入同身寸之一分，留三呼，若灸者可灸一壮。劳宫在掌中央动脉，手心主脉之所流也，刺可入同身寸之三分，留六呼，若灸者可灸三壮。太陵在掌后骨两筋间陷者中，手心主脉之所注也，刺可入同身寸之六分，留七呼，若灸者可灸三壮。间使、在掌后向身寸之三小两筋间陷者中，手心主脉之所行也，刺可入同身寸之六分，留七呼，若灸者可灸七壮。新校正云：按《甲乙经》云"灸三壮"。曲泽、在肘内廉下陷者中，屈肘而得之，手心主脉之所入也，刺可入同身寸之三分，留七呼，若灸者可灸三壮。脾之井者，隐白也；荥，大都也；俞，太白也；经，商丘也；合，阴陵泉也。隐白在足大指之端内侧，去爪甲角如韭叶，足太阴脉之所出也，刺可入同身寸之一分，留三呼，若灸者可灸三壮。大都，在足大指本节后陷者中，足太阴脉之所流也，刺可入同身寸之三分，留七呼，若灸者可灸三壮。太白，在足内侧核骨下陷者中，足太阴脉之所注也，刺可入同身寸之三分，留七呼，若灸者可灸三壮。商丘，在足内踝下微前陷者中，足太阴脉之所行也，刺可入同身寸之四分，留七呼，若灸者可灸三壮。阴陵泉，在膝下内侧辅骨下陷者中，伸足乃得之，足太阴脉之所入也，刺可入同身寸之五分，留七呼，若灸者可灸三壮。肺之井者，少商也；荥，鱼际也；俞，太渊也；经，经渠也；合，尺泽也。少商在手大指之端内侧，去爪甲角如韭叶，手太阴脉❸所出也，刺可入同身寸之一分，留一呼，若灸者可灸三壮。新校正云：按《甲乙经》作"一壮"。鱼际，在手大指节本后内侧散脉，手太阴脉之所流也，刺可入同身寸之二分，留三呼，若灸者可灸三壮。太渊，在掌后陷者中，手太阴脉之所注也，刺可入同身寸之二分，留二呼，若灸者可灸三壮。经渠，在寸口陷者中，手太阴脉之所行也，刺可入同身寸之三分，留三呼，不可灸，伤人神明。尺泽，在肘中约上动脉，手太阴脉之所入也，刺可入同身寸之三分，留三呼，若灸者可灸三壮。肾之井者，涌泉也；荥，然谷也；俞，太溪也；经，复溜也。新校正云：按《甲乙经》"溜"作"留"。余"复溜"字并同。合，阴谷也。涌泉，在足心陷者中，屈足卷指宛宛中，足少阴脉之所出也，刺可入同身寸之三分，留三呼，若灸者可灸三壮。然谷，在足内踝前起大骨下陷者中，足少阴脉之所流也，刺可入同身寸之三分，留三呼，若灸者可灸三壮，刺此多见血，令人立饥欲食。太溪，在足内踝后跟骨上动脉陷者中，足少阴脉之所注也，刺可入同身寸之三分，留七呼，若灸者可灸三壮。复溜，在足内踝上同身寸之二寸陷者中。新校正云：按《刺腰痛篇》注云："在内踝后上二寸动脉。"足少阴脉之所行也，刺可入同身寸之三分，留三呼，若灸者可灸五壮。阴谷，在膝下内辅骨之后，大筋之下，小筋之上，按之应手，屈膝而得之，足少阴脉之所入也，刺可入同身寸之四分，若灸者可灸三壮。如是五脏之俞，脏各五穴，则二十五俞，以左右脉具而言之，则五十穴。**腑俞七十二穴，**腑，谓六腑，非兼九形腑也。俞，亦谓井、荥、俞、原、经、合，非背俞也。肝之腑胆，胆之井者窍阴也；荥，侠溪也；俞，临泣也；原，丘墟也；经，阳辅也；合，阳陵泉也。窍阴在足小指次指之端，去爪甲角如韭叶，足少阳脉之所出也，刺可入同身寸之一分，留一呼，新校正云：按《甲乙经》作"三呼"。若灸者可灸三壮。侠溪，在足小指次指歧骨间，本节前陷者中，足少阳脉之所流，刺可入同身寸之三分，留三呼，若灸者可灸三壮。临泣，在足小指次指本节后间陷者中，去侠溪同身寸之一寸半，足少阳脉之所注也，刺可入同身寸之三分，新校正云：按《甲乙经》作"二分"。留五呼，若灸者可灸三壮。丘墟，在足外踝下如前陷者中，去临泣同身寸之三寸，足少阳脉之所过也，刺可入同身寸之五分，留七呼，若灸者可灸三壮。阳辅，在足外踝上，新校正云：按《甲乙经》云"外踝上四寸"。辅骨前绝骨之端，如前同身寸之三分所，去丘墟同身寸之七寸，足少阳脉之所行也，刺可入同身寸之五分，留七呼，若灸者可灸三壮。阳陵泉，在膝下同身寸之一寸骱外廉，陷者中，足少阳脉之所入也，刺可入同身寸之六分，留十呼，若灸者可灸三壮。脾之腑胃，胃之井者，厉兑也；荣，内庭也；俞，陷谷也；原，冲阳也；经，解溪也；合，三里也。厉兑在足大指次指之端，去爪甲角如韭叶，足阳明脉之所出也，刺可入同身寸之一分，留一呼，若灸者可灸一壮。内庭，在足大指次指外间陷者中，足阳明脉之所流也，刺可入同身寸之三分，留十呼，新校正云：按《甲乙经》作"二十呼"。若灸者可灸三壮。陷谷，在足大指次指外间本节后陷者中，去内庭同身寸之二寸，足阳明脉之所注也，刺可入同身寸之五分，留七呼，若灸者可灸三壮。冲阳，在足跗上同身寸之五寸骨间动脉上，去陷谷同身寸之三寸，足阳明脉之所过也，刺可入同身寸之三分，留十呼，若灸者可灸三壮。解溪，在冲阳后同身寸之二寸半，新校正云：按《甲乙经》作"一寸半"，《刺疟》注作"三寸半"，《素问》二注不同，当从《甲乙经》之说。腕上陷者中，足阳明脉之所行也，刺可入同身寸之五分，留五呼，若灸者可灸三壮。三里，在膝下同身寸之三寸，骱骨外廉两筋肉分间，足阳明脉之所入也，刺可入同身寸之一寸，留七呼，若灸者可灸三壮。肺之腑大肠，大肠之井者，商阳也；荣，二间也；俞，三间也；原，合谷也；经，阳溪也；合，曲池也。商阳在手大指次指内侧，去爪甲角如韭叶，手阳明脉之所出也，刺可入同身寸之一分，留一呼，若灸者可灸三壮。二间，在手大指次指本节前内侧陷者中，手阳明脉之所流也，刺可入同身寸之三分，留六呼，若灸者可灸三壮。三间，在手大指次指本节后内侧陷者中，手阳明脉之所注也，刺可入同身寸之三分，留三呼，若灸者可灸三壮。合谷，在手大指次指歧骨之间，手阳明脉之所过也，刺可入同身寸之三分，留六呼，若灸者可灸三壮。阳溪，在腕中上侧两筋间陷者中，手阳明脉之所行也，刺可入同身寸之三分，留七呼，若灸者可灸三壮。曲池，在肘外辅屈肘两骨之中，手阳明脉之所入也，以手拱胸取之，刺可入同身寸之五分，留七呼，若灸者可灸三壮。心之腑小肠，小肠之井者少泽也，荥，前谷也，俞，后溪也，原，腕骨也，经，阳谷也，合，少❹海也。少泽在手小指之端，去爪甲下同身寸之一分陷者中，手太阳脉之所出也，刺可入同身寸之一分，留二呼，若灸者，可灸一壮。前谷，在手小指外侧本节前陷者中，手太阳脉之所流也，刺可入同身寸之一分，留三呼，若灸者可灸三壮。后溪，在手小指外侧本节后陷者中，手太阳脉之所注也，刺可入同身寸之一分，留二呼，若灸者可灸一壮。腕骨，在手外侧腕前起骨下陷者中，手太阳脉之所过也，刺可入同身寸之二分，留三呼，若灸者可灸三壮。阳谷，在手外侧腕中锐骨之下陷者中，手太阳脉之所行也，刺可入同身寸之二分，留三呼，新校正云：按《甲乙经》作"二呼"。若灸者可灸三壮。少海在肘内大骨外，去肘端同身寸之五分陷者中，屈肘乃得之，手太阳脉之所入也，刺可入同身寸之二分，留七呼，若灸者可灸五壮。心包之腑三焦，三焦之井者，关冲也；荥，液门也；俞，中渚也；原，阳池也；经，支沟也；合，天井也。关冲在手小指次指之端，去爪甲角如韭叶，手少阳脉之所出也，刺可入同身寸之一分，留三呼，若灸者可灸三壮。液门，在手小指次指间陷者中，手少阳脉之所流也，刺可入同身寸之二分❺，若灸者可灸三壮。中渚，在手小指次指本节后间陷者中，手少阳脉之所注也，刺可入同身寸之二分，留三呼，若灸者可灸三壮。阳池，在手表腕上陷者中，手少阳脉之所过也，刺可入同身寸之二分，留六呼，若灸者可灸三壮。支沟，在腕后同身寸之三寸两骨之间陷者中，手少阳脉之所行也，刺可入同身寸之二分，留七呼，若灸者可灸三壮。天井，在肘外大骨之后同身寸之一寸两筋间陷者中，屈肘得之，手少阳脉之所入也，刺可入同身寸之一寸，留七呼，若灸者可灸三壮。肾之腑膀胱，膀胱之井者，至阴也；荥，通谷也；俞，束骨也；原，京骨也；经，昆仑也；合，委中也。至阴在足小指外侧，去爪甲角如韭叶，足太阳脉之所出也，刺可入同身寸之一分，留五呼，若灸者可灸三壮。通谷在足小指外侧本节前陷者中，太阳脉之所流也，刺可入同身寸之二分，留五呼，若灸者可灸三壮。束骨，在足小指外侧本节后，赤白肉际陷者中，足太阳脉之所注也，刺可入同身寸之三分，留三呼，若灸者可灸三壮。京骨，在足外侧大骨下，赤白肉际陷者中，按而得之，足太阳脉之所过也，刺可入同身寸之三分，留七呼，若灸者可灸三壮。昆仑，在足外踝后腿❻骨上陷者中，细脉动应手，足太阳脉之所行也，刺可入同身寸之五分，留十呼，若灸者可灸三壮。委中在腘中央约文中动脉，新校正云：详"委中"穴与《甲乙经》及《刺疟篇》注、《痹论》注同。又《骨空论》云："在膝解之后，曲脚之中，背面取之。"又《热穴论》注、《刺热篇》注云："在足膝后屈处。"足太阳脉之所入，刺可入同身寸之五分，留七呼，若灸者可灸三壮。如是六腑之俞，腑各六穴，则三十六俞，以左右脉具而言之，则七十二穴。**热俞五十九穴，水俞五十七穴**，并具《水热穴论》中。新校正云：按"热俞"又见《刺热篇》注。**头上五行行五❼，五五二十五穴**，此亦热俞之五十九穴也。**中朋❽两旁各❾五，凡十穴**，谓五脏之背俞也，肺俞，在第三椎下两旁，心俞，在第五椎下两旁，肝俞，在第九椎下两旁，脾俞，在第十一椎下两旁，肾俞，在第十四椎下两旁，此五脏俞者，各侠脊相去同身寸之一寸半，并足太阳脉之会，刺可入同身寸之三分，肝俞留六呼，余并留七呼，若灸者可灸三壮。侠脊数之则十穴也。**大椎上❿两旁各一，凡二穴**，今《甲乙经》《经脉流注孔穴图经》并不载，未详何俞也。新校正云：按大椎上旁无穴，大椎下旁穴名大杼，后有，故王氏云未详。**目瞳子浮白⓫二穴**，瞳子髎在目外去眦同身寸之⓬五分，手太阳手足少阳三脉之会，刺可入同身寸之三分，若灸者可灸三壮。浮白在耳后入发际同身寸之一寸，足太阳少阳二脉之会，刺可入同身寸之三分，若灸者可灸三壮。左右言之，各二为四也。**两髀厌分⓭中二穴**，谓环跳穴也。在髀枢后，足少阳太阳二脉之会，刺可入同身寸之一寸，留二十⓮呼，若灸者可灸三壮。新校正云：按王氏云"在髀枢后"，按《甲乙经》云"在髀枢中"，"后"当作"中"。灸"三壮"《甲乙经》作"五壮"。**犊鼻二穴**，在膝髌下胻上侠解大筋中，足阳明脉气所发，刺可入同身寸之六分，若灸者可灸三壮。**耳中多所闻二穴，**听宫穴也。在耳中珠子，大如赤小豆，手足少阳手太阳三脉之会，刺可入同身寸之一分，若灸者可灸三壮。新校正云：按《甲乙经》云"刺可入三分"。**眉本二穴，**攒竹穴也。在眉头陷者中，足太阳脉气所发，刺可入同身寸之三分，留六呼，若灸者可灸三壮。**完骨二穴，**在耳后入发际同身寸之四分，足太阳少阳之会，刺可入同身寸之三分，留七呼，若灸者可灸三壮。新校正云：按《甲乙经》云："刺可入二分，灸七壮。"**顶⑮中央一穴，**风府穴也。在顶⑯上入发际同身寸之一寸大筋内宛宛中，督脉阳维二经之会，疾言其肉立起，言休其肉立下，刺可入同身寸之四分，留三呼，灸之不幸使人瘖。**枕骨二穴，**窍阴穴也。在完骨上，枕骨下，摇动应手，足太阳少阴之会，刺可入同身寸之三分，若灸者可灸三壮。新校正云：按《甲乙经》云："刺可入四分，灸可五壮。"**上关二穴，**《针经》所谓刺之则欬不能欠者也，在耳前上廉起骨，关⑰口有空，手少阳足阳明之会，刺可入同身寸之三分，留七呼，若灸者可灸三壮，刺深令人耳无所闻。**大迎二穴，**在曲颔前同身寸之一寸三分骨陷者中动脉，足阳明脉气所发，刺可入同身寸之三分，留七呼，若灸者可灸三壮。**下关二穴，**《针经》所谓刺之则欠不能欬者也。在上关下耳前动脉下廉，合口有空，张口而闭，足阳明少阳二脉之会，刺可入同身寸之三分，留七呼，若灸者可灸三壮，耳中有干摘之，不得灸也。新校正云：按《甲乙经》"摘之"作"摘抵"。**天柱二穴，**在侠项后发际大筋外廉陷者中，足太阳脉气所发，刺可入同身寸之二分，留六呼，若灸者可灸三壮。**巨虚上下廉⑱四穴，**上廉，足阳明与大肠⑲合也，在膝犊鼻下胻外廉同身寸之六寸，足阳明脉气所发，刺可入同身寸之八分，若灸者可灸三壮。下廉，足阳明与小肠⑳合也，在上廉下同身寸之三寸，足阳明脉气所发，刺可入同身寸之三分，若灸者可灸三壮。新校正云：按《甲乙经》并《刺热篇》注、《水热穴》注"上廉"在"三里下三寸"，此云"犊鼻下六寸"者，盖"三里"在犊鼻下三寸，上廉又在三里下三寸，故云六寸也。**曲牙㉑二穴，**颊车穴也。在耳下曲颊端陷者中，开口有空，足阳明脉气所发，刺可入同身寸之三分，若灸者可灸三壮也。

天突一穴，已前释也。**天府二穴，**在腋下同身寸之三寸臂臑内廉动脉，手太阴脉气所发，禁不可灸，刺可入同身寸之四分，留三呼。**天牖二穴，**在颈筋间缺盆上，天容后，天柱前，完骨下发际上，手少阳脉气所发，刺可入同身寸之一寸，留七呼，若灸者可灸三壮。**扶突二穴，**在颈当曲颊❷下同身寸之一寸，人迎后，手阳明脉气所发，仰而取之，刺可入同身寸之四分，若灸者可灸三壮。**天窗二穴，**在曲颊❷下扶突后动脉应手陷者中，手太阳脉气所发，刺可入同身寸之六分，若灸者可灸三壮。**肩解二穴，**谓肩井也。在肩上陷解中缺盆上大骨前，手足少阳阳维之会，刺可入同身寸之五分，若灸者可灸三壮。新校正云：按《甲乙经》"灸五壮"。**关元一穴，**新校正云：详此已前释，旧当篇再注，今去之。**委阳二穴，**三焦下辅俞也。住腘中外廉两筋间，此足太阳之别络，刺可入同身寸之七分，留五呼，若灸者可灸三壮，屈身❷而取之。**肩贞二穴，**在肩曲甲下两骨解间，肩髃后陷者中，手太阳脉气所发，刺可入同身寸之八分，若灸者可灸三壮。**瘖门一穴❷，**在项❷发际宛宛中，入系舌本，督脉阳维二经之会，仰头取之，刺可入同身寸之四分，不可灸，灸之令人瘖。新校正云：按《气府》注云："去风府一寸。"**脐一穴❷，**脐中也，禁不可刺，刺之使人脐中恶疡，溃矢出者死不可治，若灸者可灸三壮。**胸俞十二穴❷，**谓俞府、彧中、神藏、灵墟、神封、步廊，左右则十二穴也。俞府在巨骨下侠任脉两旁，横去任脉各同身寸之二寸陷者中，下五穴递相去同身寸之一寸六分陷者中，并足少阴脉气所发，仰而取之，刺可入同身寸之四分，若灸者可灸五壮。**背俞二穴，**大杼穴也。在脊第一椎下两旁，相去各同身寸之一寸半陷者中，督脉别络手足太阳三脉气之会，刺可入同身寸之三分，留七呼，若灸者可灸七壮。**膺俞十二穴，**谓云门、中府、周荣、胸卿、天溪、食窦，左右则十二穴也。新校正云：按《甲乙经》作"周营""胸乡"。云门在巨骨下侠任脉旁，横去任脉各同身寸之六寸，新校正云：按《水热穴》注作"胸中行两旁"，与此文虽异，处所无别。陷者中，动脉应手，云门、中府相去同身寸之一寸，余五穴递相去同身寸之一寸六分陷者中，并手太阴脉气所发，云门、食窦举臂取之，余并仰而取之，云门刺可入同身寸之七分，太深令人逆息，中府刺可入同身寸之三分，留五呼，余刺可入同身寸之四分，若灸者可灸五壮。新校正云：详王氏以此十二穴并手太阴，按《甲乙经》云门乃手太阴，中府乃手足太阴之会，周荣已下乃足太阴，非十二穴并手太阴也。**分肉**㉘**二穴**，在足外踝上绝骨之端同身寸之三分筋肉分间，阳维脉气所发，刺可入同身寸之三分，留七呼，若灸者可灸三壮。新校正云：按《甲乙经》无分肉穴，详处所疑是阳辅，在足外踝上，辅骨前绝骨端如前三分所，又按《刺腰痛》注作"绝骨之端如后二分，刺入五分，留十呼"。与此注小异。**踝上横二穴**㉙，内踝上者，交信穴也。交信去内踝上同身寸之二寸，少阴前太阴后筋骨间，足㉚阴跷之郄，刺可入同身寸之四分，留五呼，若灸者可灸三壮。外踝上，附阳穴也。附阳去外踝上同身寸之三寸，太阳前少阴㉛后筋骨间，阳跷之郄，刺可入同身寸之六分，留七呼，若灸者可灸三壮。新校正云：按《甲乙经》附阳作付阳。**阴阳跷四穴**，阴跷穴在足内踝下，是谓照海，阴跷所生，刺可入同身寸之四分，留六呼，若灸者可灸三壮。阳跷穴，是谓申脉，阳跷所生，在外踝下陷者中，新校正云：按《刺腰痛篇》注作"在外踝下五分"，《缪刺论》注云"外踝下半寸"。容爪甲，刺可入同身寸之二分，留七呼，若灸者，可灸三壮。新校正云：按《甲乙经》留"七呼"作"六呼"，《刺腰痛篇》注作"十呼"。**水俞在诸分**㉜，分，谓肉之分理间，治水取之。**热俞在气穴**㉝，泻热则取之。**寒热**㉞**俞在两骸厌中二穴**㉟，骸厌，谓膝外侠膝之骨厌中也。**大禁二十五，在天府下五寸**㊱，谓五里穴也。所以谓之大禁者，谓其禁不可刺也。《针经》曰："迎之五里，中道而上㊲，五至而已，五注㊳而脏之气尽矣，故五五二十五而竭其俞矣。盖谓此也。"又曰："五里者，尺泽之后五里。"与此文同。**凡三百六十五穴**㊴，**针之所由**㊵**行也**。新校正云：详自"脏俞五十"至此，并重复共得三百六十六，通前天突、十椎、上纪、下纪，共三百六十五穴，除重复，实有三百一十三穴。

❶ 脏俞五十穴：按：王氏所注无手少阴心之腧穴。似本于《灵枢·本输》之义。即《灵枢·邪客》所谓心为五脏六腑之大主，精神之所舍，其脏坚固，邪不能容，故邪之在心者，皆在于心之包络，故手少阴心独无腧之理。但根据经络学说，各经都有不同的生理、病理，不能混淆。所以后世对此有所发展和补充，如《难经》将心包络提出，合为六脏，其中心包络的五腧即《灵枢·本输》手少阴的五腧，亦即王冰注心包的五腧，而手少阴心经的五俞似可以本经的腧穴少冲（井）、少府（荥）、神门（俞）、灵道（经）、少海（合）补之。

❷ 也：守校本作"者"。

❸ 脉：藏本"脉"下有"之"字。

❹ 少：《甲乙经》卷三第二十九作"小"。按：本书《气府论》王注亦作"小"，与《甲乙经》合。

❺ 二分：藏本"二分"下有"留二呼"三字。

❻ 腿：藏本作"跟"。

❼ 头上五行行五："行"（háng 航），行列。此言头上有五行，每行五个腧穴。计中行有上星、囟会、前顶、百会、后顶；次旁两行有五处、承光、通天、络却、玉枕；又次旁两行有临泣、目窗、正营、承灵、脑空。

❽ 胪：《太素》卷十一《气穴》作"侣"。按：作"侣"是。《淮南子·天文训》高注："吕，侣也。"《说文·吕部》："吕，脊骨也"。篆文作"膂"。

❾ 各：《太素》卷十一《气穴》作"傍"。

❿ 大椎上：《太素》卷十一《气穴》"大椎"作"大杼"。按："上"疑是"下"字之误。大椎下两旁，正为大杼。马莳谓"大椎上即大杼穴"。但据《图经》卷四：大椎，在第一椎上陷中；大杼，在项后第一椎下两旁。分别甚清，未容混淆。张介宾认为大椎上旁，必当有穴，亦揣度之辞。《太素》"大椎"为"大杼"亦未得。

⓫ 白："白"下疑脱"各"字。应据王注补。

⓬ 去眦同身寸之：《资生经》第一、《图经》卷三引并无"去同身寸之"五字。

⓭ 厌分：《太素》卷十一《气穴》"厌"下无"分"字。

⓮ 二十：胡本、读本、赵本"二"下并无"十"字。

⓯ 顶：金本、赵本、藏本并作"项"。《太素》卷十一《气穴》亦作"项"。

⑯ 顶：赵本作"项"。

⑰ 关：《素问校诠》引古抄本、元椠本作"开"。守校本亦作"开"。

⑱ 巨虚上下廉：《太素》卷十一《气穴》"上下"下无"廉"字。按：无"廉"字是。《图经》卷五《足阳明胃经》："下廉一名下巨虚，上廉一名上巨虚。"据是，则此两穴，如曰上下廉则无庸出"巨虚"二字，如曰"巨虚上下"，则不应有"廉"字。

⑲ 大肠：赵本作"太阳"。

⑳ 小肠：胡本、赵本并作"少阳"。

㉑ 曲牙：一说指地仓穴。沈彤曰："牝齿曰牙，其自齿左右转势微曲者曰曲牙。颊车去曲牙远，恐非经意，若指牙之近颊车者，则其牙未尝曲也。惟地仓二穴，侠口旁四分，正当牙曲处。"

㉒ 曲颊：守校本作"曲頬"。

㉓ 身：读本、赵本、藏本并作"伸"。

㉔ 痦门一穴：《太素》卷十一《气穴》作"肩髃二穴"。

㉕ 项：《资生经》第一《委阳》引"项"下有"后"字。

㉖ 脐一穴：脐一穴即神阙穴。

㉗ 胸俞十二穴：《太素》卷十一《气穴》作"肓输二穴"。

㉘ 分肉：穴名，即阳辅穴。见本书《刺腰痛论》"刺肉里之脉"王注。

㉙ 踝上横二穴：《太素》卷十一《气穴》"横"下有"骨"字。顾观光曰："依前后文例，当云四穴。"

㉚ 足：《资生经·交信》引无"足"字，按："足"字衍，以下文"阳跷之郄"例之可证。

㉛ 阴：赵本作"阳"。

㉜ 水俞在诸分：指治水病的五十七穴，皆在诸经分肉之间。

㉝ 热俞在气穴：孙鼎宜曰："气穴当作气分，即五十九穴，以热多在阳分也。"

㉞ 热：《太素》卷十一《气穴》无"热"字。

㉟ 两骸厌中二穴：张介宾曰："两骸厌中，谓膝下外侧骨厌中，足少阳阳关穴也。"骸，读为协。《说文》："骸，胫骨。"

㊱ 在天府下五寸：明绿格抄本、吴注本并无此五字。张琦曰："按五里手阳明穴，与天府下五寸不合，疑是衍文。"

㊲ 上：守校本作"止"。

㊳ 注：赵本、守校本并作"往"。

㊴ 凡三百六十五穴：注家对此穴数所释不一。喜多村直宽曰："按三百六十五者，盖一岁周天之数，此举其大较，不必拘也。注家强实其数，失经旨。"

㊵ 由：孙鼎宜曰："由当作游，声误。后文云游针之居，是其明证。以所论非直数经穴，乃谓游针之穴，如后世所谓要穴也。"

帝曰：余已知气穴之处，游针之居，愿闻孙络溪谷，亦有所❶应乎？孙络，小络也，谓络之支别者。岐伯曰：孙络三百六十五穴会❷，亦❸以应一岁，以溢奇邪❹，以通荣卫❺，荣卫稽留，卫散荣溢❻，气竭❼血著❽，外为发热，内为少气，疾泻无怠，以通荣卫，见而泻之，无问所会。荣积卫留，内外相薄者，见其血络当即泻之，亦无问其脉之俞会。

❶ 有所：《甲乙经》卷三第一作"各有"。

❷ 孙络三百六十五穴会：张介宾曰："孙络之云穴会，以络与穴为会也，穴深在内，络浅在外，内外相会，故曰穴会，非谓气穴之外，别有三百六十五络穴也。"

❸ 亦：《太素》卷十一《气穴》、《甲乙经》卷三第一并无"亦"字。

❹ 以溢奇邪：驱去邪气。《广雅·释诂一》："溢，出也。""出"有"去"意。高世栻曰："孙络之所以溢奇邪者，以孙络合大络，而通营卫。"

❺ 以通荣卫：丹波元简曰："此四字恐衍。"

❻ 卫散荣溢：疑此四字为下文的"气竭血著"之旁注，羼入正文。

❼ 竭：《太素》卷十一《气穴》作"浊"。

❽ 著：《广韵·九御》："著，处也，定也。"吴崑释"著"为凝结而不流。乃由《广韵》之说引申，其本义无凝结不流之意。

帝曰：善❶。愿闻溪谷之会也。岐伯曰：肉❷之大会为谷，肉之❸小会为溪，肉分之间，溪谷之会，以行荣卫，以会大气❹，新校正云：按《甲乙经》作"以舍大气"。邪溢❺气壅，脉❻热肉败，荣卫不行，必将为脓❼，内销骨髓，外破大䐃❽，热过故

572

致是。**留于节凑 ❾，必将为败。**若留于骨节之间，津液所溱 ❿ 之处，则骨节之间，髓液皆溃为脓，故必败烂筋骨而不得屈伸矣。**积寒留舍，荣卫不居 ⓫，卷肉缩筋 ⓬，**新校正云：按全元起本作"寒肉缩筋"。**肋肘 ⓭ 不得伸，内为骨痹，外为不仁，命曰不足，大寒留于溪谷也。**邪气盛甚，真气不荣，髓溢 ⓮ 内消，故为是也。不足谓阳气不足也。寒邪外薄，久积淹留，阳不外胜，内消筋髓，故曰不足，大寒留于溪谷之中也。**溪谷三百六十五穴会，亦应一岁，其小痹 ⓯ 淫溢 ⓰，循脉往来，微针所及，与法相同。**若小寒之气，流行淫溢，随脉往来为痹病，用针调者，与常法相同尔。

❶ 善：胡本、读本、赵本、藏本并无"善"字。

❷ 肉：《太素》卷十一《气穴》"肉"上有"分"字。

❸ 肉之：《太素》卷三《阴阳杂说》杨注引无"肉之"二字。

❹ 以会大气：杨上善曰："以舍邪之大气。"似杨据本"会"作"舍"，与《甲乙经》合。"大气"在此指邪气言。

❺ 溢：藏本作"益"。

❻ 脉：《外科精义》卷上引"脉"作"血"。

❼ 脓：孙鼎宜曰："脓，失韵。当作膜，肉肿起也。"

❽ 䐃：《太素》卷十一《气穴》作"腘"，应据改。

❾ 节凑：《太素》卷十一《气穴》"凑"作"腠"。按：作"腠"是。"节腠"指骨肉相连之处。

❿ 溱：赵本、守校本并作"凑"。

⓫ 荣卫不居：《周书·作雒》孔注："居，治也。"荣卫不治，亦即荣卫不能正常循行之意。

⓬ 卷肉缩筋：金本、赵本、吴本、朝本"肉"并作"内"。袁刻《太素》"卷"作"寒"，与林校引全元起本合。综上所述，本句当作"寒内缩筋"。

⓭ 肋肘：《太素》卷十一《气穴》作"时"。

⓮ 溢：赵本作"液"。

⓯ 小痹：据王注应作"小寒"。"小寒"与上文"大寒"对文。

⓰ 淫溢：有"积渐"之义。见《楚辞·九辩》五臣注。盖大寒留于溪谷，固能留积为痹，而小寒积渐，亦能随脉往来，致为痹痛。

　　帝乃辟左右而起，再拜曰：今日发蒙解惑，藏之金匮，不敢复出。乃藏之金兰之室❶，署❷曰气穴所在。岐伯曰：孙络之脉别经者，其血盛而当泻者，亦三百六十五脉，并注于络，传注十二络❸脉，非独十四络脉也，十四络者，谓十二经络兼任脉督脉之络也。脾之大络起自于脾，故不并言之也。内解泻于中者十脉❹。解，谓骨解之中经络也。虽则别行，然所受邪亦随❺注泻于五脏之脉，左右各五，故十脉也。

　　❶金兰之室：杨上善曰："金兰之室，藏书府也。"

　　❷署：《太素》卷十一《气穴》"署"下有"之"字。"署"有"题"义。见《汉书·苏武传》颜注。

　　❸络：孙鼎宜曰："络当作经。"

　　❹内解泻于中者十脉：张介宾曰："解，解散也，即《刺节真邪》篇解结之谓。泻，泻去其实也。中者，五脏也。此言络虽十二，而分属于五脏，故可解泻于中，左右各五，故云十脉。"

　　❺随：赵本、守校本并作"还"。

气府论篇第五十九

新校正云：按全元起本在第二卷。

提要：本篇主要讨论气穴。分别阐述了手足三阳经脉及督脉、任脉、冲脉等脉气所发的俞穴系统。

足太阳脉气所发❶**者七十八穴**❷：兼气浮薄相通者言之，当言九十三穴，非七十八穴也。正经脉会发者七十八穴，浮薄相通者一十五穴，则其数也。**两眉头各一**，谓攒竹穴也。所在刺灸分壮，与《气穴》同法。**入发至项三寸半**❸，**旁五，相去三寸**❹，谓大杼，风门各二穴也。所在刺灸分壮，与《气穴》同法。新校正云：按别本云："入发至项三寸。"又注云："寸，同身寸也，诸寸同法。"与此注全别。此注谓大杼风门各二穴，所在灸刺分壮，与《气穴》同法。今《气穴》篇中无风门穴，而注言与同法，此注之非可见。此非王氏之误，误在后人。详此入发至项三寸半旁五相去三寸，盖是说下文浮气之在皮中五行行五之穴，故王都不解释，直云寸为同身寸也。但以顶误作页，剩半字耳。所以言入发至顶者，目入发囟会穴至顶百会凡三寸，自百会后至后顶又三寸，故云入发至顶三寸。旁五者，为兼四行旁数有五行也。相去三寸者，盖谓自百会顶中数左右前后各三寸，有五行行五，共二十五穴也。后人误认，将顶为项，以为大杼、风门，此甚误也。况大杼在第一椎下两旁，风门又在第二椎下，上云发际非止三寸半也，其误甚明。**其浮气在皮中者凡五行，行五，五五二十五**，浮气，谓气浮而通之可以去热者也。五行，谓头上自发际中同身寸之二寸后至顶之后者也。二十五者，其中行，则囟会❺、前顶、百会、后顶、强间五，督脉气也。次侠旁两行，则五处、承光、通天、络却、玉枕各五，本经气也。又次旁两行，则临泣、目窗❻、正营、承灵、脑空各五，足少阳气也。两旁四行各五，则二十穴。中行五，则二十五也。其刺灸分壮，与《水热穴》同法。**项中大筋两旁各一❼**，谓天柱二穴也。所在刺灸分壮，与《气穴》同法。**风府两旁各一❽**，谓风池二穴也。刺灸分壮与《气穴》同法。新校正云：按《甲乙经》风池足少阳阳维之会，非太阳之所发也。经言风府两旁，乃天柱穴之分位，此亦复明上项中大筋两旁穴也，此注剩出风池二穴于九十三数外，更剩前大杼、风门，及此风池六穴也。**侠背以下至尻尾二十一节，十五间各一❾**，十五间各一者，今《中诰孔穴图经》所存者十三穴，左右共二十六，谓附分、魄户、神堂、谚语、膈关、魂门、阳纲、意舍、胃仓、肓门、志室、胞育、秩边十三也。附分，在第二椎下附项内廉两旁，各相去侠脊同身寸之三寸，足❿太阳之会，刺可入同身寸之八分，若灸者可灸五壮。魄户在第三椎下两旁，上直附分，足太阳脉气所发，下十二⓫穴并同，正坐取之，刺可入同身寸之五分，若灸者如附分法。神堂，在第五椎下两旁，上直魄户，刺可入同身寸之三分，灸同附分法。谚语在第六椎下两旁，上直神堂，新校正云：按《骨空论》注云："以手厌之，令病人呼谚语之声，则指下动矣。"刺可入同身寸之六分，留七呼，灸如附分法。膈关在第七椎下两旁，上直谚语，正坐开肩取之，刺可入同身寸之五分，若灸者可灸三壮。新校正云：按《甲乙经》"可灸五壮"。魂门在第九椎下两旁，上直膈关，正坐取之，刺灸分壮如膈关法。阳纲在第十椎下两旁，上直魂门，正坐取之，刺灸分壮如魂门法。意舍在第十一椎下两旁，上直阳纲，正坐取之，刺灸分壮如阳纲法。胃仓在第十二椎下两旁，上直意舍，刺灸分壮如意舍法。肓门在第十三椎下两旁，上直胃仓，刺同胃仓，可灸三十壮。"新校正云：按肓门"灸三十壮"，与《甲乙经》同。《水穴》注作"灸三壮"。志室在第十四椎下两旁，上直肓门，正坐取之，刺灸分壮如魄户法。胞育在第十九椎下两旁，上直志室，伏而取之，刺灸分壮如魄户法。新校正云：按志室、胞肓灸如魄户"五壮"，《甲乙经》作"三壮"，《水穴》注亦作"三壮"，《热穴》注志室亦作"三壮"。秩边，在第二十一椎下两旁，上直胞肓，伏而取之，刺灸分壮如魄户法。**五脏之俞各五，六腑之俞各六，**肺俞在第三椎下两旁，侠脊相去各同身寸之一寸半，刺可入同身寸之三分，留七呼，若灸者可灸三壮。心俞在第五椎下两旁，相去及❷如肺俞法，留七呼。肝俞在第九椎下两旁，相去及刺如心俞法，留六呼。脾俞在第十一椎下两旁，相去及刺如肝俞法，留七呼。肾俞在第十四椎下两旁，相去及刺如脾俞法，留七呼。胆俞在第十椎下两旁，相去❸如肺俞法，正坐取之，刺可入同身寸之五分，留七呼。胃俞在第十二椎下两旁，相去及刺如脾俞法，留七呼。三焦俞在第十三椎下两旁，相去及刺如胆俞法。大肠俞在第十六椎下两旁，相去及刺如肺俞法，留六呼。小肠俞在第十八椎下两旁，相去及刺如心俞法，留六呼。膀胱俞在第十九椎下两旁，相去及刺如肾俞法，留六呼。五脏六腑之俞，若灸者并可灸三壮。新校正云：详或者疑经中各五各六，以"各"字为误者，非也。所以言各者，谓左右各五各六，非谓每脏腑而各五各六也。**委中以下至足小指旁各六俞。**谓委中、昆仑、京骨、束骨、通谷、至阴六穴也。左右言之，则十二俞也。其所在刺灸如《气穴》法。经言脉气所发者七十八穴，今此所有兼止❹者九十三穴，由此则大数差错传写有误也。新校正云：详王氏云兼亡者九十三穴，今兼大杼、风门、风池为九十九穴，以此王氏总数计之，明知此三穴后之妄增也。

❶ 脉气所发：俞穴乃经脉之气游行之所，本篇言"所发"以与本经有关穴位为主，但未必皆属本经之穴位。

❷ 七十八穴：《太素》卷十一《气府》作"七十三穴"。吴注本作"九十一穴"。高世栻《直解》作"七十六穴"。

❸ 入发至项三寸半：《太素》卷十一《气府》"三寸半"作"二寸间半寸"。吴注本、高注本"项"并作"顶"。高世栻曰："顶，前顶穴也。两眉头各一，攒竹穴也，自攒竹入发际，至前顶，其中有神庭、上星、囟会，故长三寸半。前顶在中行，次两行，外两行，故旁五，言自中及旁，有五行也。"

❹ 相去三寸：《太素》卷十一《气府》"三寸"作"二寸"。杨注引《明堂》旁相去一寸半。即头部中行。其次行：五处、承光、通天、络却、玉枕，左右相去中行各一寸半。其三行：临泣、目窗、正营、承灵、脑空，左右相去第二行各一寸半，故曰旁五相去三寸。

❺ 囟会：高世栻易为"脑户"。

❻ 临泣、目窗：高世栻分别易为窍阴、完骨。

❼ 项中大筋两旁各一：高世栻曰："风池二穴。"

❽ 风府两旁各一：高世栻曰："天柱二穴。"

❾ 侠背以下至尻尾二十一节，十五间各一：《太素》卷十一《气府》"背"作"脊"。此谓大椎以下至尾骶，计二十一节，其中十五个椎间，左右各一穴。

❿ 足：《外台》卷三十九、《图经》卷四"足"上并有"手"字。

⓫ 二：守校本作"一"。

⓬ 及：赵本、藏本"及"下并有"刺"字。

⓭ 去：胡本、赵本"去"下并有"及刺"二字。

⓮ 止：读本、赵本并作"亡"。

足少阳脉气所发者六十二穴：两角❶上各二，谓天冲、曲鬓左右各二也。天冲在耳上如前同身寸之三分，足太阳少阳二脉之会，刺可入同身寸之三分，若灸者可灸五壮。曲鬓在耳上入发际曲阳❷陷者中，鼓颔有空，足太阳少阳二脉之会，刺灸分壮如天冲法。**直目上发际内各五**，谓临泣、目窗、正营、承灵、脑空左右是❸也。临泣直目❹上入发际同身寸之五分，足太阳少阳阳维三脉之会，留七呼。目窗在临泣后同身寸之一寸，正营在目窗后同身寸之一寸，承灵在正营后同身寸之一寸半，脑空在承灵后同身寸之一寸半，侠枕骨后枕骨上，并足少阳阳维二脉之会，刺可入同身寸之四分，余并刺可入同身寸之三分，若灸者并可灸五壮。新校正云：按"脑空"在"枕骨后枕骨上"，《甲乙经》作"玉枕骨下"。**耳前角上各一**，谓颔厌二穴也，在曲角下❺颞颥之上上❻廉，手足少阳足阳明三脉之会，刺可入同身寸之七分，留七呼，若灸者可灸三壮，刺深令人耳无所闻。**耳前角下各一**，谓悬厘二穴也。在曲角上❼颞颥之下廉，手足少阳阳明四脉之交会，刺可入同身寸之三分，留七呼，若灸者可灸三壮。新校正云：按后"手少阳"中云"角上"，此云"角下"必有一误。**锐发❽下各一**，谓和髎二穴也。在耳前锐发下横动脉，手足少阳二脉之会❾，刺可入同身寸之三分，若灸者可灸三壮。新校正云：按《甲乙经》云："手足少阳手太阳之会。"**客主人❿各一**，客主人，穴名也。在耳前上廉起骨，开口有空，手足少阳足阳明三脉之会，刺可入同身寸之三分，留七呼，若灸者可灸三壮。新校正云：按《甲乙经》及《气穴》注、《刺禁》注并云"手少阳足阳明之会"，与此异。**耳后陷中各一**，谓翳风二穴也。在耳后陷者中，按之引耳中，手足少阳二脉之会，刺可入同身寸之三分，若灸者可灸三壮。**下关各一**，下关，穴名也。所在刺灸，《气穴》同法。**耳下牙车之后各一⓫**，谓颊车一⓬穴也。刺灸分壮《气穴》同法。**缺盆各一**，缺盆，穴名也。在肩上横骨陷者中，足阳明脉气所发，刺可入同身寸之二分，留七呼，若灸者可灸三壮，太深令人逆息。新校正云：按《骨空》注作"手阳明"。**腋下三寸，胁下至胠，八间⓭各一**，腋下三寸，同身寸也。腋下，谓渊腋、辄筋、天池，胁下至胠，则日月、章门、带脉、五枢、维道、居髎九穴也，左右共十八穴也。渊腋在腋下同身寸之三寸，足少阳脉气所发，举臂得之，刺可入同身寸之三分，禁不可灸。辄筋在腋下同身寸之三寸，复前行同身寸之一寸搓胁，新校正云：按《甲乙经》"搓"作"著"。下同。足少阳脉气所发，刺可入同身寸之六分，若灸者可灸三壮。天池在乳后同身寸之二寸，新校正云：按《甲乙经》作"一寸"。腋下三寸搓胁直腋撅肋间，手心主足少阳二脉之会，刺可入同身寸之三分，新校正云：按《甲乙经》作"七分"。若灸者可灸三壮。日月，胆募也，在第三肋揣⓮，横直心蔽骨旁各同身寸之二寸五分，上直两乳，新校正云：按《甲乙经》云："日月在期门下五分。"足太阴少阳二脉之会，刺可入同身寸之七分，若灸者可灸五壮。章门，脾募也，在季肋端，足厥阴少阳二脉之会，侧卧屈上足伸下足举臂取之，刺可入同身寸之八分，留六呼，若灸者可灸三壮。带脉在季肋下同身寸之一寸八分，足少阳带脉二经之会，刺可入同身寸之六分，若灸者可灸五壮。五枢在带脉下同身寸之三寸，足少阳带脉二经之会，刺可入同身寸之一寸，若灸者可灸五壮。维道在章门下同身寸之五寸三分，足少阳带脉二经之会，刺灸分壮如章门法。居髎在章门下同身寸之四❶⑤寸三分，骼❶⑥骨上。新校正云：按《甲乙经》作"监骨"。陷者中，阳跷足少阳二脉之会，刺灸分壮如维道法。所以谓之八间者，自腋下三寸至季肋凡八肋骨。**髀枢中旁各一**❶⑦，谓环铫二穴也。刺灸分壮，《气穴》同法。新校正云：按《气穴论》云："两髀厌分中。"王注为"环跳穴"。又《甲乙经》云："环跳在髀枢中。"今云"髀枢中旁各一者"，盖谓此穴在髀枢中也。"旁各一者"，谓左右各一穴也。非谓环跳在髀枢中旁也。**膝以下至足小指次指各六俞**，谓阳陵泉、阳辅、丘墟、临泣、侠溪、窍阴六穴也。左右言之，则十二俞也。其所在刺灸分壮《气穴》同法。

❶角：头角。沈肜曰："额之上曰颜，曰庭，其旁曰额角，巅之上崭然起者，曰头角，亦曰角。"

❷阳：当作"隅"，应据《甲乙经》卷三第五改。

❸是：《素问校讹》引古抄本作"十"。

❹直目：疑作"目直"。

❺下：《甲乙经》卷三第十校语引无"下"字。

❻上上：《甲乙经》卷三第十校语引"上"字不重。

❼上：《甲乙经》卷三第十校语引无"上"字。

❽锐发：谓发尖锐处。即耳前发末。

❾手足少阳二脉之会：《甲乙经》卷三第十作"手足少阳、手太阳之会"。

❿客主人：即上关穴。

⓫耳下牙车之后各一：高世栻曰："耳下颊车之后天容二穴。"《释名·释形体》："颐，或曰辅车，言其骨强所以辅持口也；或曰牙车，牙所以载也；或曰颊车，亦所以载物也。""牙车"今谓下颌骨。

⓬一：胡本作"二"。

⓭间：此指肋骨与肋骨之间。

⓮揣：《甲乙经》卷三第二十二校语引作"端"。

⓯四：当作"八"。应据《甲乙经》卷三第二十三、《外台秘要》卷三十九、

《图经》卷四改。

⓰ 骼：藏本作"骼"。

⓱ 髀枢中旁各一：按："旁"字疑衍。《图经》卷五："环跳二穴在髀枢中。"林校谓："旁各一者，谓左右各一穴。"但以本篇文例言之，如"客主人各一""下关各一"等，均无"旁"字，而"各一"即指左右二穴，则此"旁"字之为衍文明甚。张琦谓"中"字亦衍，似非是。

足阳明脉气所发者六十八穴：额颅发际旁各三❶，谓悬颅、阳白、头维左右共六穴也。正面发际横行数之，悬颅在曲角上颞颥之中，足阳明脉气所发，刺入同身寸之三分，留三呼，若灸者可灸三壮。阳白在眉上同身寸之一寸直瞳子，足阳明阴维二脉之会，刺可入同身寸之三分，灸三壮。头维在额角发际侠本神两旁各同身寸之一寸五分，足少阳阳明二脉之交会，刺可入同身寸之五分，禁不可灸。新校正云：按《甲乙经》"阳白足少阳阳维之会"，今王氏注云"足阳明阴维之会"。详此在足阳明脉气所发中，则足阳明近是。然阳明经不到此，又不与阴维会，疑王注非，《甲乙经》为得矣。**面鼽骨空各一❷**，谓四白穴也。在目下同身寸之一寸，足阳明脉气所发，刺可入同身寸之四分，不可灸。新校正云：按《甲乙经》："刺入三分，灸七壮。"**大迎之骨空各一❸**，大迎，穴名也。在曲颔前同身寸之一寸三分骨陷者中动脉，足阳明脉气所发，刺可入同身寸之三分，留七呼，若灸者可灸三壮。**人迎各一**，人迎，穴名也。在颈侠结喉旁大脉动应手，足阳明脉气所发，刺可入同身寸之四分，过深杀人，禁不可灸。**缺盆外骨空各一**，谓天髎二穴也。在肩缺盆中上伏骨之陬陷者中，手足少阳阳维三脉之会，刺可入同身寸之八分，若灸者可灸三壮。新校正云：按《甲乙经》"伏骨"作"惢骨"。**膺中❹骨间各一**，谓膺窗等六穴也。膺窗在胸两旁，侠中行各相去同身寸之四寸，巨骨下同身寸之四寸八分陷者中，足阳明脉气所发，仰而取之，刺可入同身寸之四分，若灸者可灸五壮。此穴之上，又有气户、库房、屋翳，下又有乳中、乳根。气户在巨骨下，下直膺窗，去膺窗上同身寸之四寸八分。库房在气户下同身寸之一寸六分。

屋翳在气户下同身寸之三寸二分。下即膺窗也。膺窗之下，即乳中也。乳中穴下同身寸之一寸六分陷者中，则乳根穴也。并足阳明脉气所发，仰而取之。乳中禁不可灸刺，灸刺之不幸生蚀疮，疮中有清汁脓血者可治，疮中有瘜肉若蚀疮者死。余五穴并刺可入同身寸之四分，若灸者可灸三壮。新校正云：按《甲乙经》"灸五壮"。**侠鸠尾之外，当乳下三寸，侠胃脘各五**，谓不容、承满、梁门、关门、太一五穴也。左右共一寸**❺**也。侠腹中行两旁相去各同身寸之四寸。新校正云：按《甲乙经》云"各二寸"。疑此注剩"各"字。不容在第四肋端，下至太一，各上下相去同身寸之一寸，并足阳明脉气所发，刺可入同身寸之八分，若灸者可灸五壮。新校正云：按《甲乙经》"不容刺入五分"，此云并入"八分"，疑此注误。**侠脐广三寸❻各三**，广，谓去脐横广也。广三寸者，各如太一之远近也。各三者，谓滑肉门、天枢、外陵也。滑肉门在太一下同身寸之一寸，天枢在滑肉门下同身寸之一寸，正当于脐，外陵在天枢下同身寸之一寸，并足阳明脉气所发。天枢刺可入同身寸之五分，留七呼。滑肉门、外陵各刺可入同身寸之八分，若灸者并可灸三壮。新校正云：按《甲乙经》"天枢"在脐旁各二寸，上曰"滑肉门"，下曰"外陵"，是三穴者，去脐各二寸也。今此经注云"广三寸"。《素问》《甲乙经》不同，然《甲乙经》分寸与诸书同，特此经为异也。**下脐二寸侠之各三**，下脐二寸，则外陵下同身寸之一寸，大巨穴也。各三者，谓大巨、水道、归来也。大巨在外陵下同身寸之一寸，足阳明脉气所发，刺可入同身寸之八分，若灸者可灸五壮。水道在大巨下同身寸之三寸，足阳明脉气所发，刺可入同身寸之二寸半，若灸者可灸五壮。归来在水道下同身寸之二寸，刺可入同身寸之八分，若灸者可灸五壮也。**气街动脉各一❼**，气街，穴名也。在归来下鼠鼷上同身寸之一寸脉动应手，足阳明脉气所发，刺可入同身寸之三分，留七呼，若灸者可灸三壮。新校正云：详此注与《甲乙经》同。《刺热》注及《热穴》注云"气街"在"腹脐下，横骨两端，鼠鼷上"，《刺禁论》注在"腹下侠脐两旁，相去四寸，鼠仆上"，《骨空》

注云在"毛际两旁，鼠鼷上"。诸注不同，今备录之。**伏兔上各一，**谓髀关二穴也。在膝上伏兔后交分中，刺可入同身寸之六分，若灸者可灸三壮。**三里以下至足中指各八俞，分之所在穴空。**谓三里、上廉、下廉、解溪、冲阳、陷谷、内庭、厉兑八穴也。左右言之则十六俞也。上廉足阳明与大肠合，下廉足阳明与小肠合也，其所在刺灸分壮与《气穴》同法。所谓分之所在穴空者，足阳明脉自三里穴分而下行，其直者，循胻过跗入中指出其端，则厉兑也，其支者与直俱行至足跗上入中指次❽间，故云分之所在穴空也。之，往也。言分而各行往指间穴空处也。

❶ 额颅发际旁各三：杨上善曰："头维、本神、曲差左右六穴也。"

❷ 面鼽骨空各一：《甲乙经》卷三第十："四白，在目下一寸，向頄骨颧空。"沈彤《释骨》曰："目之下起骨曰頄，其下旁高而大者，曰面鼽骨，曰颧骨，亦曰大颧，亦曰頄。鼽、頄，古通用。"

❸ 大迎之骨空各一：高世栻曰："大迎在颊车下，承浆旁，穴在骨间，故曰大迎之骨，空。"

❹ 膺中：即前胸两侧肌肉隆起处。《说文·肉部》："膺，胸也。"

❺ 一寸：四库本作"十穴"。

❻ 侠脐广三寸："三寸"高注本作"二寸"，与林校合。《周礼·司裘》贾疏："横度为广。"

❼ 气街动脉各一：指气冲穴，左右共二穴。

❽ 次：四库本作"外"。

手太阳脉气所发者三十六穴：目内眦各一，谓睛明二穴也。在目内眦，手足太阳足阳明阴跷阳跷五脉之会，刺可入同身寸之一分，留六呼，若灸者可灸三壮。诸穴有云数脉会发而不于所会刺❶脉下言之者，出从其正者也。**目外❷各一，**谓瞳子髎二穴也。在目外去眦同身寸之五分，手太阳手足少阳三脉之会，刺可入同身寸之三分，若灸者可灸三壮。**鼽骨下各一，**谓颧髎二穴也。鼽，頄也。頄，面颧也。在面頄骨下陷者中，手太阳少阳二脉之会，刺可入同身寸之三分。**耳郭❸上各一，**谓角孙二穴也。在耳上郭表之中间上，发际之下，开口有空，手太阳手足少阳三脉之会，刺可入同身寸之三分，若灸者可灸三壮。新校正云：按《甲乙经》"手太阳"作"手阳明"。**耳中各一**，谓听宫二穴也。所在刺灸分壮与《气穴》同法。**巨骨穴各一**，巨骨，穴名也。在肩端上行两叉骨间陷者中，手阳明跷脉二经之会，刺可入同身寸之一寸半，若灸者可灸三壮。新校正云：按《甲乙经》作"五壮"。**曲腋上骨穴各一**，谓臑俞二穴也。在肩臑后大骨下胛❹上廉陷者中，手太阳阳维跷脉三经之会，举臂取之，刺可入同身寸之八分，若灸者可灸三壮。新校正云：按《甲乙经》作"手足太阳"。**柱骨上陷者各一**❺，谓肩井二穴也。在肩上陷解中缺盆上大骨前，手足少阳阳维三脉之会，刺可入同身寸之五分，若灸者可灸三壮。**上天窗四寸各一**，谓天窗、窍阴四穴也。所在刺灸分壮与《气穴》同法。**肩解**❻**各一**，谓秉风二穴也。在肩上小髃骨后，举臂有空，手太阳阳明手足少阳四脉之会，举臂取之，刺可入同身寸之五分，若灸者可灸三壮。新校正云：按《甲乙经》"灸五壮"。**肩解下三寸各一**，谓天宗二穴也。在秉风后大骨下陷者中，手太阳脉气所发，刺可入同身寸之五分，留六呼，若灸者可灸三壮。**肘以下至手小指本各六俞**，六俞所起于指端，经言至小指本，则以端为本，言上之本也，下文阳明少阳同也。六俞，谓小海、阳谷、腕骨、后溪、前谷、少泽六穴也。左右言之，则十二俞也。其所在刺灸分壮，《气穴》同法。新校正云：后此手太阳、阳明、少阳三经，各言至手某指本，王注"以端为本"者，非也。详手三阳之井穴，爪甲下际，此言"本"者，是遂指爪甲之本也，安得"以端为本"哉。

❶ 会刺：顾观光曰："刺字衍。"

❷ 外：明绿格抄本"外"下有"眦"字。

❸ 郭：《甲乙经》卷三第十一作"廓"。

❹ 胛：当作"胛"。应据《甲乙经》卷三第十三、《图经》卷四改。

❺ 柱骨上陷者各一：古注并谓肩井穴。然丹波元简以为"肩井，在肩上陷者中，即是项骨外旁，安得言项骨上陷者，此必别有所指"。其说可参。"柱骨"即项骨。

❻肩解：即肩胛骨与肱骨交会分解之处。

手阳明脉气所发者二十二穴：鼻空外廉项上各二❶，谓迎香、扶突、各二穴也。迎香在鼻下孔旁，手足阳明二脉之会，刺可入同身寸之三分。扶突在曲颊下同身寸之一寸人迎后，手阳明脉气所发，仰而取之，刺可入同身寸之四分，若灸者可灸三壮。**大迎骨空各一**，大迎，穴名也。在曲颔前同身寸之一寸三分，骨陷者中动脉，足阳明脉气所发，刺可入同身寸之三分，留七呼，若灸者可灸三壮。新校正云：详大迎穴已见前足阳明经中，今又见于此，王氏不注所以，当如颧髎穴，两出之义。**柱骨之会❷各一**，谓天鼎二穴也。在颈缺盆上，直扶突，气舍后同身寸之半❸，手阳明脉气所发，刺可入同身寸之四分，若灸者可灸三壮。新校正云：按《甲乙经》作"一寸半"。**髃骨之会❹各一**，谓肩髃二穴也。所在刺灸分壮与《气穴》同法。新校正云：按"髃骨"《气穴》注中无，《刺热》注、《水热穴》注、《骨空论》注中有之。**肘以下至手大指次指本各六俞。**谓三里、阳溪、合谷、三间、二间、商阳六穴也。左右言之，则十二俞也。所在刺灸分壮与《气穴》同法。新校正云：按《气穴论》注有"曲池"而无"三里"。"曲池"手阳明之合也，此误出"三里"而遗"曲池"也。

❶鼻空外廉项上各二：《素问札记》引恕公曰："项上当是颈上。"杨上善曰："迎香、天窗左右四穴。"按：天窗穴，据《甲乙经》乃手太阳脉气所发，仍以王注为是。

❷柱骨之会：高世栻曰："柱骨，项骨也。柱骨之会，谓项肩相会之处。"

❸半：胡本、赵本"半"下有"寸"字。

❹髃骨之会："髃骨"肩端之骨，即肩胛骨头凹上之棱骨。"髃骨之会"指肩臂相会之处。乃肩髃穴。

手少阳脉气所发者三十二穴：䐔骨下各一，谓颧髎二穴也。所在刺灸分壮，与手太阳脉同法。此穴中手少阳太阳脉气俱会于中，等无优劣，故重说于此，下有者同。**眉后各一**，谓丝竹空二穴也。在眉后陷者中，手少阳脉气所发，刺可入同身寸之三分，留六呼，不可灸，灸之不幸使人目小及盲。新校正云：按《甲乙经》"手少阳"作"足少阳"，留"六呼"作"三呼"。**角上各一❶**，谓悬厘二穴也。此与足少阳脉中同，以❷是二脉之会也。新校正云：按"足少阳脉"中言"角下"，此云"角上"，疑此误。**下完骨后各一**，谓天牖二穴也。所在刺灸分壮与《气穴》同法。**项中足太阳之前各一**，谓风池二穴也。在耳后陷者中，按之引于耳中，手足少阳脉之会，刺可入同身寸之四分，若灸者可灸三壮。新校正云：按《甲乙经》在"颞颥后发际，足少阳阳维之会，刺可入三分。"**侠扶突各一❸**，谓天窗二穴也。在曲颊下扶突后动脉应手陷者中，手太阳脉气所发，刺可入同身寸之六分，若灸者可灸三壮。**肩贞各一**，肩贞，穴名也。在肩曲胛下两骨解间，肩髃后陷者中，手太阳脉气所发，刺可入同身寸之八分，若灸者可灸三壮。**肩贞下三寸分间各一❹**，谓肩髎、臑会、消泺各二❺穴也。其穴各在肉分间也。肩髎在肩端臑上，斜举臂取之，手少阳脉气所发，刺可入同身寸之七分，若灸者可灸三壮。臑会在臂前廉，去肩端同身寸之三寸，手阳明少阳二络气❻之会，刺可入同身寸之五分，灸者可灸五壮。消泺在肩下臂外关❼腋斜肘分下行间，手少阳脉之会，刺可入同身寸之五分，若灸者可灸三壮。**肘以下至手小指次指本各六俞。**谓天井、支沟、阳池、中渚、液门、关冲六穴也。左右言之，则十二俞也。所在刺灸分壮与《气穴》同法。

❶ 角上各一：杨上善曰："颔厌左右二穴。"张琦曰："即足少阳颔厌，二穴重出。"

❷ 以：四库本作"亦"。

❸ 侠扶突各一：《太素》卷十一《气府》无"侠"字。杨上善曰："扶突近手少阳经也。"

❹ 肩贞下三寸分间各一：高世栻曰："肩贞下三寸，消泺穴也。分间即肩贞分肉之间，天宗、臑会穴也。"

❺ 二：当作"三"。

❻ 气：《甲乙经》卷三第十三校语引作"脉"。

❼ 关：当作"开"。应据《甲乙经》卷三第二十八、《外台》卷三十九改正。

督脉气所发者二十八穴：今少一穴。新校正云：按会阳二穴，为二十九穴，乃剩一穴，非少也。"少"当作"剩"。**项中央二，**是谓风府、瘖门二穴也。悉在项中，余一穴今亡。风府在项上入发际同身寸之一寸，大筋内宛宛中，督脉阳维之会，刺可入同身寸之四分，留三呼，不可妄灸，灸之不幸令人瘖。瘖门在项❶发际宛宛中，去风府同身寸之一寸，督脉阳维二经之会，仰头取之，刺可入同身寸之四分，禁不可灸，灸之令人瘖。新校正云：按王氏云"风府、瘖门悉在项中，余一穴今亡"者，非谓此二十八穴中亡其一穴也，王氏盖见《气穴论》大椎上两旁各一穴，亦在项之穴也，今亡，故云余一穴今亡也。**发际后中八，**谓神庭、上星、囟会、前顶、百会、后顶、强间、脑户八穴也。其正发际之中也。神庭在发际直鼻，督脉足太阳阳明脉三经之会，禁不可刺，若刺之令人❷巅疾，目失睛，若灸者可灸三壮。上星在颅上直鼻中央，入发际同身寸之一寸陷者中，谷❸豆。囟会在上星后同身寸之一寸陷者中。前顶在囟会后同身寸之一寸五分骨间陷者中。百会在前顶后同身寸之一寸五分顶中央旋毛中陷容指，督脉足太阳之交会。后顶在百会后同身寸之一寸五分。强间在后顶后同身寸之一寸五分。脑户在强间后同身寸之一寸五分，督脉足太阳之会，不可灸。此八者并督脉气所发也，上星、百会、强间、脑户各刺可入同身寸之三分，上星留六呼，脑户留三呼，余并刺可入同身寸之四分，若灸者可灸五壮。新校正云：按《甲乙经》"脑户不可灸"，《骨空论》注云"不可妄灸"。**面中三❹，**谓素髎、水沟、龂交三穴也。素髎在鼻柱上端，督脉气所发，刺可入同身寸之三分。水沟在鼻柱下人中，直唇取之，督脉手阳明之会。刺可入同身寸之二分，留六呼，若灸者可灸三壮。龂交在唇内齿上龂缝，督脉任脉二经之会，可逆刺之，入同身寸之三分，若灸者可灸三壮。此三者正居面左右之中也。**大椎以下至尻尾及旁十五穴❺，**脊椎之间有大椎、陶道、身柱、神道、灵台、至阳、筋缩、中枢、脊中、悬枢、命门、阳关、腰俞、长强、会阳十五俞也。大椎在第一椎上陷者中，三阳督脉之会。陶道在项大椎节下间，督脉足太阳之会，俯而取之。身柱在第三椎下间，俯而取之。神道在第五椎节下间，俯而取之。灵台在第六椎节下间，俯而取之。至阳在第七椎节下间，俯而取之。筋缩在第九椎节下间，俯而取之。中枢在第十椎节下间，俯而取之。脊中在第十一椎节下间，俯而取之，禁不可灸，令人偻。悬枢在第十三椎节下间，伏而取之。命门在第十四椎节下间，伏而取之。阳关在第十六椎节下间，坐而取之。腰俞在第二十一椎节下间。长强在脊骶端，督脉别络少阴二脉所结。会阳穴在阴尾骨两旁。凡此十五者，并督脉气所发，腰俞、长强各刺可入同身寸之二分，新校正云：按《甲乙经》作"二寸"，《水穴论》注作"二分"，"腰俞"穴《缪刺论》注作"二寸"，《热穴》注作"二寸"，《刺热》注作"二分"，诸注不同。虽《甲乙经》作"二寸"，疑太深，与其失之深，不若失之浅，宜从二分之说。留七呼，悬枢刺可入同身寸之三分，会阳刺可入同身寸之八分，余并刺可入同身寸之五分，陶道、神道各留五呼，陶道、身柱、神道、筋缩可灸五壮，大椎可九壮，余并可三壮。新校正云：按《甲乙经》无"灵台、中枢、阳关"三穴。

至骶下凡二十一节，脊椎法也。通项骨三节，即二十四节。

❶ 项："项"下疑脱"后"字，应据《资生经》第一补。

❷ 人：四库本"人"下有"多"字。

❸ 谷：胡本、读本并作"容"。《资生经》卷一引亦作"容"。

❹ 面中三：高世栻曰："面之中央，从鼻至唇，有素髎、水沟、兑端三穴。"按：王注有"龈交"穴，此穴在唇内，不宜言面中，应从高注。

❺ 大椎以下至尻尾及旁十五穴：吴崑曰："从大椎至长强十三穴，又会阳在两旁各一，共十五穴。"

任脉之气❶所发者二十八穴：今少一穴。喉中央二，谓廉泉、天突二穴也。廉泉在颔下结喉上舌本下，阴维任脉之会，刺可入同身寸之三分，留三呼，若灸者可灸三壮。天突在颈结喉下同身寸之四寸，中央宛宛中，阴维任脉之会，低针取之，刺可入同身寸之一寸，留七呼，若灸者可灸三壮。**膺中骨陷中各一**，谓旋机❷、华盖、紫宫、玉堂、膻中、中庭六穴也。旋机在天突下同身寸之一寸，华盖在旋机下同身寸之一寸，紫宫、玉堂、膻中、中庭各相去同身寸之一寸六分陷者中，并任脉气所发，仰而取之，各刺可入同身寸之三分，若灸者可灸五壮。**鸠尾下三寸，胃脘五寸，胃脘以下至横骨六寸半一**❸，新校正云：详"一"字疑误。**腹脉法也。**鸠尾，心前穴名也。其正当心蔽骨之端，言其骨垂下如鸠鸟尾形，故以为名也。鸠尾下有鸠尾、巨阙、上脘、中脘、建里、下脘、水分、脐中、阴交、脖胦、丹田、关元、中极、曲骨十四俞也。鸠尾在臆前，蔽骨下同身寸之五分，任脉之别，不可灸，刺人无蔽骨者，从歧骨际下行同身寸之一寸，新校正云：按《甲乙经》云"一寸半"。为鸠尾处也。下次巨阙、上脘、中脘、建里、下脘、水分递相去同身寸之一寸，上脘则足阳明手太阳之会，中脘则手太阳少阳足阳明三脉所生也。脐中禁不可刺，若刺之使人脐中恶疡，溃矢出者死不治。阴交在脐下同身寸之一寸，任脉阴冲❹之会。脖胦在脐下同身寸之一寸❺。丹田，三焦募也，在脐下同身寸之二寸。关元，小肠募也，在脐下同身寸之三寸，足三阴任脉之会也。中极在关元下一寸，足三阴之会也。曲骨在横骨上，中极下同身寸之一寸，足厥阴之会。凡此十四者，并任脉气所发。建里、丹田并刺可入同身寸之六分，留七呼。新校正云：按《甲乙经》作"五分十呼"。上脘、阴交并刺可入同身寸之八分，下脘、水分并刺可入同身寸之一寸，中脘、脖胦并刺可入同身寸之一寸二分，曲骨刺可入同身寸之一寸半，留七呼，余并刺可入同身寸之一寸二分。若灸者，关元、中脘各可灸七壮，脐中、中极、曲骨各三壮，余并可五壮。自鸠尾下至阴间，并任脉主之，腹脉法也。新校正云：据此注云余并"刺入一寸二分"，关元在中，与《甲乙经》及《气穴》《骨空》注"刺入二寸"不同，当从《甲乙经》之寸数。**下阴别一**❻，谓会阴一穴也。自曲骨下至阴，阴之下两阴之间则此穴也，是任脉别络侠督脉者冲脉之会，故曰下阴别一也。刺可入同身寸之二寸，留七呼，若灸者可灸三壮。新校正云：按《甲乙经》"七呼"作"三呼"。**目下各一**，谓承泣二穴也。在目下同身寸之七分，上直瞳子，阳跷任脉足阳明三经之会，刺可入同身寸之三分，不可灸。**下唇** ❼ **一**，谓承浆穴也。在颐前下唇之下，足阳明脉 ❽ 任脉之会，开口取之，刺可入同身寸之二分，留五呼，若灸者可灸三壮。新校正云：按《甲乙经》作"留六呼"。**断交一** ❾。断交，穴名也。所在刺灸分壮与 ❿ 脉同法。

❶ 之气："之"字疑衍。律以"督脉气""冲脉气"各文可证。《图经》卷四引无"之"字。

❷ 旋机：胡本"旋"作"璇"。读本"机"作"玑"。

❸ 鸠尾下三寸，胃脘五寸，胃脘以下至横骨六寸半一：胡澍曰："当云鸠尾下三寸胃脘，五寸脐，脐以下至横骨六寸半，寸一。"按：鸠尾骨以下至胃之上脘，计三寸间，有鸠尾、巨阙二穴。《图经》卷四《腹中行》云："上脘，去蔽骨三寸。"是也。自胃之上脘至神阙穴（脐）五寸间，有上脘、中脘、建里、下脘、水分五穴。自神阙穴至横骨毛际计六寸半，有阴交、气海、石门、关元、中极、曲骨六穴。其骨度与《灵枢·骨度》："髑骺以下至天枢长八寸，天枢以下至横骨长六寸半。"相合。

❹ 任脉阴冲：《外台》卷三十九引作"少阴冲脉"。

❺ 一寸："二寸"下脱"五分"二字，应据《甲乙经》卷三第十九补。

❻ 下阴别一：张介宾曰："自曲骨之下，别络两阴之间，为冲、督之会，故曰阴别。一谓会阴也。"

❼ 下唇："下唇"应乙作"唇下"。《图经》卷二："承浆，在颐前唇下宛宛中。"

❽ 脉：四库本无"脉"字。

❾ 断交一：罗树仁《素问灵枢针灸合纂》曰："下齿中央之穴名断基，属任脉；上齿中央名断交，属督脉。今于任脉所在之穴，不言断基，而言断交者，其意盖以为两断相交，言一穴而两穴俱在矣。"《说文·齿部》："断，齿本也。"段注："齿本肉也。"通作龈。

❿ 与：守校本"与"下有"督"字。

冲脉气所发者二十二穴：侠鸠尾外各半寸至脐寸一，谓幽门、通谷、阴都、石关、商曲、肾❶俞六穴，左右则十二穴也。幽门侠巨关❷两旁相去各同身寸之半寸陷者中，下五穴各相去同身寸之一寸，并冲脉足少阴二经之会，各刺可入同身寸之一寸，若灸者可灸五壮。新校正云：按此云"各刺入一寸"，按《甲乙经》云"幽门、通谷刺入五分"。**侠脐下旁各五分至横骨寸一❸，复脉法也。**谓中注、髓府、胞门、阴关、下极五穴，左右则十穴也。中注在肓俞下同身寸之五分，上直幽门，下四穴各相去同身寸之一寸，并冲脉足少阴二经之会，各刺可入同身寸之一寸，若灸者可灸五壮。**足少阴舌下❹，厥阴毛中急脉各一，**足少阴舌下二穴，在人迎前陷中动脉前，是日月❺本，左右二也。足少阴脉气所发，刺可入同身寸之四分。急脉在阴毛中，阴上两旁相去同身寸之二寸半，按之隐指坚，然甚按则痛引上下也。其左❻者，中寒则上引少腹，下引阴丸，善为痛，为少腹急中寒。此两脉皆厥阴之大络通行其中，故曰厥阴急脉，即睾之系也。可灸而不可刺，病疝少腹痛，即可灸。新校正云：详"舌下毛中之穴"，《甲乙经》无。**手少阴各一，**谓手少阴郄穴也。在腕后同身寸之半寸，手少阴郄也。刺可入同身寸之三分，若灸者可灸三壮，左右二也。**阴阳跷各一，**阴跷一，谓交信穴也。交信在足内踝上同身寸之二寸，少阴前太阴后筋骨间，阴跷之郄，刺可入同身寸之四分，留五呼，若灸者可灸三壮。阳跷一，谓附阳穴也。附阳在足外踝上同身寸之三寸，太阳前少阳后筋骨间，谨取之，阳跷之郄，刺可入同身寸之六分，留七呼，若灸者可灸三壮，左右四也。**手足诸鱼际脉气所发者❼，凡三百六十五穴也。**经之所存者多，凡一十九穴，此所谓气府也。然散穴俞，诸经脉部分皆有之，故经或不言，而《甲乙经》经脉流注多少不同者以此❽。

❶ 肾：读本作"肓"。

❷ 关：赵本作"阙"。

❸ 侠脐下旁各五分至横骨寸一：指并脐两旁，各开五分，至横骨一寸一穴，即中注、四满、气穴、大赫、横骨五穴，左右凡十穴。

❹ 足少阴舌下：吴崑曰："少阴舌下，古无穴名。"

❺ 日月：柯校本作"由舌"。

❻左：四库本"左"下有"右"字。

❼手足诸鱼际脉气所发者：孙鼎宜曰："者下当脱各一二字，手足共四，故曰诸。手鱼际，肺经穴名；足鱼际，谓足太阴大都穴。"张介宾曰："手足掌两旁丰肉处，皆谓之鱼。此举诸鱼际为言者，盖四肢为十二经发脉之本，故言此以明诸经气府之纲领也。"

❽以此：四库本、守校本"以此"下并有"分"字。

卷第十六

骨空论篇第六十

新校正云：按全元起本在第二卷，自灸寒热之法已下，在第六卷《刺齐》篇末。

提要： 本篇所云之"骨空"，即"骨孔"，俞穴位于骨孔之中，为周身经气出入之所，提出令人注意。另外介绍风和各种痛证、寒热等针灸疗法及应取穴位。

黄帝问曰：余闻风者百病之始也❶，以针治之奈何？始，初也。岐伯对曰：风从外入，令人振寒，汗出头痛，身重恶❷寒，风中身形，则腠理闭密，阳气内拒，寒复外胜，胜拒相薄，荣卫失所，故如是。**治在风府，** 风府，穴也。在项上入发际同身寸之一寸❸宛宛中，督脉足太阳之会，刺可入同身寸之四分，若灸者可灸五壮。新校正云：按风府注，《气穴论》《气府论》中各已注，与《甲乙经》同，此注云督脉足太阳之会，可灸五壮者，乃是风门热府穴也。当云督脉阳维之会，留三呼，不可灸。乃是。**调其阴阳，不足则补，有余则泻。** 用针之道，必法天常，盛泻虚补，此其常也。**大风❹颈项痛，刺风府，风府在上椎；** 上椎，谓大椎上入发际同身寸之一寸。**大风汗出，灸谚譆，谚譆在背下侠脊旁三寸所❺，厌之❻令病者呼谚譆，谚譆应手。** 谚譆，穴也。在肩髆内廉侠第六椎下两旁，各同身寸之三寸，以手厌之，令病人呼谚譆之声，则指下动矣，足太阳脉气所发，刺可入同身寸之六分，留七呼，若灸者可灸五壮，谚譆者因取为名尔。**从风憎风❼，刺眉头。** 谓攒竹穴也。在眉头陷者中脉动应手，足太阳脉气所发，刺可入同身寸之三分，若灸者可灸三壮。**失枕^❽，在肩上横骨间^❾**。谓缺盆穴也。在肩上横骨陷者中，手阳明脉气所发，刺可入同身寸之二分，留七呼，若灸者可灸三壮，刺入深令^❿人逆息。新校正云：按《气府》注作"足阳明"，此云"手阳明"，详二经俱发于此，故王注两言之。**折，使榆臂，齐肘正，灸脊中^⓫**。榆读为摇，摇谓摇动也。然失枕非独取肩上横骨间，乃当正形灸脊中也。欲而验之，则使摇动其臂，屈折其肘，自项之下，横齐肘端，当其中间，则其处也，是曰阳关，在第十六椎节下间，督脉气所发，刺可入同身寸之五分，若灸者可灸三壮。新校正云：详阳关穴，《甲乙经》无。

胠络^⓬季胁引少腹而痛胀，刺谚谚。胠，谓侠脊两旁空软处也。少腹，脐下也。**腰痛不可以转摇，急引阴卵，刺八髎^⓭与痛上，八髎在腰尻分间。**八或为^⓮九，验《真骨》及《中诰孔穴经》正^⓯有八髎无九髎也。分，谓腰尻筋肉分间陷下处。**鼠瘘^⓰，寒热，还刺寒府^⓱，寒府在附^⓲膝外解营^⓳。**膝外骨间也。屈伸之处，寒气喜中，故名寒府也。解，谓骨解。营，谓深刺而必中其营也。**取膝上外者使之拜^⓴，取足心者使之跪。**拜而取者，使膝穴^㉑空开也。跪而取之者，令足心宛宛处深定也。

❶风者百病之始也：风邪伤人，由浅入深，自微而甚，且客邪之寒湿燥热等多依附风邪而犯人，故风为百病之始。

❷恶：《太素》卷十一《骨空》"恶"下有"风"字。

❸寸："寸"下脱"大筋内"三字，应据《气穴论》"项中央一"、《气府论》"项中央二"王注补。

❹大风：森立之曰："大风在《生气通天论》则为天地间之名，在此篇则为在人身中之名，犹云大邪、大气也。"

❺所：有"处"义。见《吕氏春秋·谨听》高注。

❻厌之：即以手指按压其穴。"厌"与"𢬵"古通，《说文·手部》："𢬵，一指按也。"朱骏声曰："一指当作以指。"

❼从风憎风：即迎风恶风。高世栻曰："从，迎也。"《广雅·释诂三》："憎，恶也。"

❽失枕：即颈项转侧疼痛，难以回顾，每因风邪侵袭或枕卧姿势不当而致。

❾ 在肩上横骨间：《太素》卷十一《骨空》"上"下有"之"字。按："在"上脱"治"字。"失枕"是病状，不是病名，云"在肩上"不合。杨上善云："可取肩上横骨间。"足证应有"治"字，取穴应依王注。《医心方》卷二引《明堂》："缺盆，在肩上横骨陷者中。"至马莳谓"巨骨"、张介宾谓"肩井"均不可从。

❿ 今：守校本作"令"。

⓫ 折，使榆臂，齐肘正，灸脊中："榆"吴本作"揄"。《太素》卷十一《骨空》作"揄"，与吴本合。张介宾曰："折，痛如折也。榆当作揄，引也。谓使病者引臂，下齐肘端以度脊中，乃其当灸之处，盖即督脉之阳关穴也。"

⓬ 胗（miǎo 秒）络：《甲乙经》卷七第一"胗"下无"络"字。《太素》卷十一《骨空》"胗"上有"除"字，以"除胗络季胁小腹痛"与上"灸脊中"合，"胀刺谵谵"另起为句，与《素问》《甲乙经》并异。

⓭ 八髎：指上髎、次髎、中髎、下髎，左右八穴的总称。《甲乙经》卷二第八："上窌（与髎同）在第一空髁下一寸，侠脊陷者中，次窌在第二空，中窌在第三空，下窌在第四空。"

⓮ 为：藏本作"谓"。

⓯ 正：赵本作"止"。

⓰ 鼠瘘：病名。《说文·疒部》："瘘，颈肿也。""鼠瘘"即瘰疬，生于颈腋之间，破溃后，流浓稀薄，久不收口，其形如鼠穴，塞其一洞，复穿其二，故名鼠瘘。

⓱ 还刺寒府："还"上疑脱"往"字，"往还"属上读为句，应作"鼠瘘，寒热往还，刺寒府"。

⓲ 附：《太素》卷十一《骨空》无"附"字。

⓳ 膝外解营：膝关节外侧骨缝中。"解"为骨之分解处，即骨缝的意思。"营"与"荥"通，荥俞，足小指本节之通谷穴。

⓴ 取膝上外者使之拜：取膝上外侧的孔穴，令患者取膝部微屈下拜的姿势，则于骨缝中的腧穴易开。

㉑ 穴：胡本、藏本并作"外"。

　　任脉者，起于中极之下❶，以上毛际，循腹里上关元，至咽喉，上颐循面入目❷。新校正云：按《难经》《甲乙经》无"上颐循面入目"六字。冲脉者，起于气街，并少阴之经❸，新校正云：按《难经》《甲乙经》作"阳明"。**侠脐上行，至胸中而散。**任脉、冲脉，皆奇经也。任脉当脐中而上行，冲脉侠脐两旁而上行。然中极者，谓脐下同身寸之四寸也。言中极之下者，言中极❹从少腹之内上行，而外出于毛际而上，非谓本起于此也。关元者，谓脐下同身寸之三寸也。气街者，穴名也。在毛际两旁鼠鼷上同身寸之一寸也。言冲脉起于气街者，亦从少腹之内，与任脉并行，而至于是乃循腹也。何以言之？《针经》曰："冲脉者，十二经之海，与少阴之络起于肾下，出于气街。"又曰："冲脉任脉者，皆起于胞中，上循脊里，为经络之海；其浮而外者，循腹各行会于咽喉，别而络唇口。血气盛则皮肤热，血独盛则渗灌皮肤，生毫毛。"由此言之，则任脉冲脉从少腹之内上行，至中极之下，气街之内，明矣。新校正云：按"气街"与《气府论》《刺热篇》《水热穴篇》《刺禁论》等注重，文虽不同，处所无别，备注《气府论》中。**任脉为病，男子内结七疝❺，女子带下❻瘕聚。冲脉为病，逆气里急❼。督脉为病，脊强反折❽。**督脉，亦奇经也。然任脉冲脉督脉者，一源而三歧也，故经或谓冲脉为督脉也。何以明之？今《甲乙》及古《经脉流注图经》以任脉循背者，谓之督脉，自少腹直上者谓之任脉，亦谓之督脉，是则以背腹阴阳别为各❾目尔。以任脉自胞上过带脉贯脐而上，故男子为病，内结七疝，女子为病，则带下瘕聚也。以冲脉侠脐而上，并少阴之经，上至胸中，故冲脉为病则逆气里急也。以督脉上循脊里，故督脉为病则脊强反折也。**督脉者，起于少腹以下骨中央❿。女子入系廷孔⓫**，起，非初起，亦犹任脉冲脉起于胞中也，其实乃起于肾下，至于少腹，则下行于腰横骨围之中央也。系廷孔者，谓窈漏，近所谓前阴穴也。以其阴廷系属于中，故名之。**其孔，溺孔之端也。**孔，则窈漏也。窈漏之中，其上有溺孔焉。端，谓阴廷在此溺孔之上端也，而督脉自骨围中央则至于是。**其络循阴器合篡⓬间，绕篡后**，督脉别络，自溺孔之端，分而各行，下循阴器，乃合篡间也。所谓间者，谓在前阴后阴之两间也。自两间之后，已⓭复分而行，绕篡之后。**别绕臀，**

至少阴与巨阳中络者^⑭合，少阴上股内后廉，贯脊属肾，别，谓别络分而各行之于焦也。足少阴之络者，自股内后廉贯脊属肾，足太阳络之外行者，循滑^⑮枢络股阳而下；其中行者，下贯臀，至腘中与外行络合。故言至少阴与巨阳中络合，少阴上股内后廉贯脊属肾也。新校正云：详各行于焦，疑"焦"字误。**与太阳起于目内眦，上额交巅，上入络脑，还出别下项，循髆，内侠脊抵腰中，入循膂络肾^⑯**，接绕臀而上行也。**其男子循茎下至篡，与女子等，其少腹直上者，贯脐中央，上贯心入喉，上颐环唇，上系两目之下中央^⑰**。自与太阳起于目内眦下至女子等，并督脉之别络也。其直行者，自尻上循脊里而至于鼻人^⑱也。自其与滑少腹直上，至两目之下中央，并任脉之行，而云是督脉所系，由此言之，则任脉冲脉督脉，名异而同^⑲体也。**此生病，从少腹上冲心而痛，不得前后^⑳，为冲疝；**寻此生病正是任脉，经云为冲疝者，正明督脉以别主而异目也。何者？若一脉一气而无阴阳之异主，则此生病者当心背俱痛，岂独冲心而为疝乎。**其女子不孕，癃痔^㉑遗溺嗌干。**亦以冲脉任脉并自少腹上至于咽喉，又以督脉循阴器合篡间绕篡后别绕臀，故不孕癃痔遗溺嗌干也。所以谓之任脉者，女子得之以任养也，故经云此病其女子不孕也。所以谓之冲脉者，以其气上冲也，故经云此生病从少腹上冲心而痛也。所以谓之督脉者，以其督领经脉之海也。由此三用，故一源三歧，经或通呼，似相谬引，故下文曰：**督脉生病治督脉，治在骨上^㉒，甚者在脐下营^㉓。**此亦正任脉之分也，冲任督三脉异名同体亦明矣。骨上，谓腰横骨上毛际中曲骨穴也，任脉足厥阴之会，刺可入同身寸之一寸半，若灸者可灸三壮。脐下，谓脐直下同身寸之一寸阴交穴，任脉阴冲之会，刺可入同身寸之八分，若灸者可灸五壮。

❶ 任脉者，起于中极之下："中极"穴名，在少腹聚毛处之上毛际，即脐下四寸。"中极之下"谓曲骨之下会阴部位。会阴在两阴间，任脉由会阴而行腹，督脉由会阴而行背。

❷ 上颐循面入目：田晋蕃曰："今本《甲乙经》有上颐循面入目六字，盖后

人依《素问》校改。正统本《甲乙经》中无，与宋臣校语合。"又《太素》卷十《任脉》杨上善曰："《明堂》言目下巨窌、承泣左右四穴，有阳跷脉任脉之会，则知任脉亦有分歧上行者也。"

❸ 并少阴之经：《太素》卷十《冲脉》杨注引皇甫谧录《素问》"少阴"作"阳明"，与林校合。《难经·二十八难》虞注："《素问》曰：并足少阴之经，《难经》却言并阳明之经。况少阴之经，侠脐左右各五分，阳明之经，侠脐左右各二寸，气冲又是阳明脉所发，如此推之，则冲脉自气冲起，在阳明、少阴两经之内，侠脐上行，其理明矣。"按：冲脉前行于腹，后行于背，上至于头，下至于足，阴阳表里无所不至，通受十二经之气血。若从腧穴考之，则本篇所论"并少阴之经"与《甲乙经》卷三第二十所载腧穴之义相合，似仍当从本篇"并少阴之经"。

❹ 中极：应作"任脉"，蒙上"言中极之下者"句致误。

❺ 七疝：《内经》中关于"疝"的记载，大凡有五脏疝、五脏风疝、癫疝、㿉疝、狐疝风、狐疝、卒疝、冲疝、厥疝等。至本节之"七疝"，不知以何为"七"。《病源》卷二十《七疝候》："七疝者，厥疝、癥疝、寒疝、气疝、盘疝、胕疝、狼疝。"巢氏虽云七疝之名，是否即系经文原旨，亦难知晓。

❻ 带下：《难经·二十九难》作"为"。

❼ 逆气里急：谓气逆上冲，腹内拘急疼痛。

❽ 反折：《读素问钞》作"张"。《难经·二十九难》、《脉经》卷二第四并作"而厥"。

❾ 各：读本、藏本并作"名"。

❿ 骨中央：杨上善曰："骨中，尻下大骨空中也。"

⓫ 廷孔：指尿道口。孙鼎宜曰："廷当作阴，按下文云其孔，溺孔之端也。女子系阴门，男子则循茎端，女无外阴，故变易其文。"

⓬ 篡：《太素》卷十《督脉》、《甲乙经》卷二第二并作"纂"。按：作"纂"是。《文选·笙赋》善注："纂，聚貌。"纂，谓肛门皮肤攒聚处。《千金要方》卷十九《肾虚实》："若下重不自收，纂反出，时时苦洞泄。"其误"纂"为"篡"，与《素问》同。但所谓"纂反出"，则"纂"字之义显出，"纂反出"，即后世所谓脱肛翻花。如王注以"篡"为两阴之间，则《千金要方》"纂反出"之语不可解。

⓭ 已：疑衍。

⓮ 者：疑衍，核王注无"者"字。

⓯ 滑：读本、藏本并作"髀"。

⑯ 络肾：《太素》卷十《督脉》"络肾"下有"而止"二字。

⑰ 中央：《甲乙经》卷二第二无"中央"二字。

⑱ 人：疑误，似应作"上"。

⑲ 同：胡本、藏本"同"下并有"一"字。

⑳ 不得前后：谓二便闭阻。

㉑ 痔：《太素》卷十《督脉》杨注："有本无痔字。"

㉒ 治在骨上：杨上善曰："骨上，量是骶骨骨上，督脉标也。"

㉓ 脐下营：指脐下小腹部之腧穴。杨上善曰："脐下营者，督脉本也。营亦穴处也。"

其上气有音❶者，治其喉中央，在缺盆中者❷，中，谓缺盆两间之中天突穴，在颈结喉下同身寸之四寸中央宛宛中，阴维任脉之会，低针取之，刺可入同身寸之一寸，留七呼，若灸者可灸三壮。其病❸上冲喉者治其渐，渐者，上❹侠颐也。阳明之脉，渐上颐而环唇，故以侠颐名为渐也，是为大迎。大迎在曲颔前骨同身寸之一寸三分陷中动脉，足阳明脉气所发，刺可入同身寸之三分，留七呼，若灸者可灸三壮。蹇❺，膝伸不屈，治其楗❻。蹇膝，谓膝痛屈伸蹇难也。楗，谓髀辅骨上，横骨下，股外之中，侧立摇动取之筋应手。坐而膝痛，治其机❼。髋骨两旁相接处。立而暑解❽，治其骸关❾。暑，热也。若膝痛，立而膝骨解中热者，治其骸关。骸关，谓膝解也。一经云："起而引解。"言膝痛起立，痛引膝骨解之中也。暑、引二字其义则异，起、立二字其意颇同。膝痛，痛及拇指❿，治其腘。腘，谓膝解之后、曲脚之中委中穴，背面取之，脉动应手，足太阳脉之所入，刺可入同身寸之五分，留七呼，若灸者可灸三壮。坐而膝痛如物隐者⓫，治其关⓬。关在腘上，当楗之后，背立按之，以动摇筋应手。膝痛不可屈伸，治其背内⓭。谓大杼穴也。所在灸刺分壮，与《气穴》同法。连骺若折，治阳明中输髎⓮。若膝痛不可屈伸，连骺痛如折者，则针阳明脉中输髎也，是则正取三里穴也。若别⓯，治巨阳少阴荥。若痛而膝如别离者，则治足太阳少阴之荥也。足太阳荥，通谷也，在足小指外侧本节前陷者中，刺可入同身寸之二分，留五呼，若灸者可灸三壮。足少阴荥，然谷也，在足内踝前起大骨下陷者中，刺可入同身寸之三分，留三呼，若灸者可灸三壮。**淫泺胫酸❶，不能久立，治少阳之维，**新校正云：按《甲乙经》外踝上五寸，乃足少阳之络，此云"维"者，字之误也。**在外❶上五寸。**淫泺，谓似酸痛而无力也。三❶寸一云四寸。《中诰图经》外踝上四寸无穴，五寸是光明穴也。足少阳之络，刺可入同身寸之七分，留十呼，若灸者可灸五壮。新校正云：按《甲乙经》云："刺入六分，留七呼。"**辅骨上、横骨下为楗，侠髋为机，膝解为骸关，侠膝之骨为连骸❶，骸下为辅，辅上为腘，腘上为关，头横骨❷为枕。**由是则谓膝辅骨上、腰髋骨下为楗。楗上为机，膝外为骸关，楗后为关，关下为腘，腘下为辅骨，辅骨上为连骸。连骸者，是骸骨相连接处也。头上之横骨，为枕骨。

❶ 上气有音：气逆喘鸣。《周礼·疾医》郑注："上气，逆喘也。"

❷ 治其喉中央，在缺盆中者：杨上善曰："喉中央，廉泉也。缺盆中央，天突穴也。"

❸ 病：孙鼎宜曰："病下疑有气字。"

❹ 上：孙鼎宜曰："上字蒙上文'上冲喉者'句衍。"

❺ 蹇（jiǎn 简）：跛，行走困难。《说文·足部》："蹇，跛也。"

❻ 治其楗：指取股部的腧穴治疗。下文曰"辅骨上横骨下为楗"，"楗"即股骨。张介宾曰："股骨为楗，治其楗者，谓治其膝辅骨之上，前阴横骨之下，盖指股中足阳明髀关等穴也。"

❼ 治其机：下文曰："侠髋为机。"《释名·释形体》："髀股动摇如枢机也。"张介宾曰："侠臀两旁骨缝之动处曰机，即足少阳之环跳穴也。"

❽ 暑解：尤怡曰："暑解当是骨解，言骨散堕如解也。暑与骨相似，传写之误也。"

❾ 治其骸（hái 孩）关："骸关"指膝关节部位。下文曰："膝解为骸关。"张介宾曰："骸，《说文》云：胫骨也。胫骨之上，膝之节解也，是为骸关。""治其骸关，谓足少阳之阳关穴也。"

❿ 拇指：《太素》卷十一《骨空》"拇"作"母"。杨上善曰："母指，小母指

也。"按：下文"治其腘"，谓取委中穴，足太阳膀胱经络于小指之端。

⓫ 坐而膝痛如物隐者：谓痛如有物隐藏其中也。《国语·齐语》韦注："隐，藏也。"

⓬ 治其关：杨上善曰："腘上髀枢为关也。"马莳曰："疑是承扶穴也。"

⓭ 治其背内：指当取足太阳经之背部腧穴治疗。

⓮ 连骱若折，治阳明中输髎：五输之穴，前有井荥，后有经合，"输"居中，故曰"中输"，"髎"俞穴也。"连骱若折"其治应取犊鼻、梁丘、阴市、髀关，并主膝痛。梁丘等三穴在膝上，犊鼻一穴在膝下，故曰"连骱"。"骱"通"胻"，脚胫也。

⓯ 别：按："别"疑是"列"之误字，两字草书形近。"列"乃"裂"之古字，《外台》卷三十引《甲乙经》"昆仑、承山并主踹如裂"。是古义之仅存者。

⓰ 胻酸：《太素》卷十一《骨空》无"胻酸"二字。

⓱ 外：金本"外"下有"踝"字。按：《太素》卷十一《骨空》、《圣济总录》卷一百九十一引并有"踝"字，与金本合。

⓲ 三：藏本、守校本并作"五"。

⓳ 连骸：《医宗金鉴》卷七十三曰："膝盖骨即连骸，亦名髌骨。"

⓴ 头横骨：《太素》卷十一《骨空》"头"作"项"。杨上善曰："项横骨，项上头后玉枕也。"

水俞五十七穴者，尻上五行，行五，伏兔上两行，行五，左右各一行，行五，踝上各一行，行六穴。所在刺灸分壮，具《水热穴论》中，此皆是骨空，故《气穴篇》内与此重言尔。**髓空在脑后三❶分，在❷颅际锐骨之下，**是谓风府，通脑中也。**一在龂基❸下，**当颐下骨陷中有穴容豆，《中诰》名下颐。**一在项后中复骨下❹，**谓瘖门穴也。在项发际宛宛中，入系舌本，督脉阳维之会，仰头取之，刺可入同身寸之四分，禁不可灸。**一在脊骨上空在风府上。**此谓脑户穴也，在枕骨上，大羽后同身寸之一寸五分宛宛中，督脉足太阳之会，此别脑之户，不可妄灸，灸之不幸，令人瘖，刺可入同身寸之三分，留三呼。新校正云：按《甲乙经》："大羽者，强间之别名。"《气府》注云："若灸者，可灸五壮。"**脊骨下空，在**

尻骨下空。不应主疗，经阙其名。新校正云：按《甲乙经》长强在脊骶端，正在尻骨下。王氏云："不应主疗，经阙其名。"得非误乎？**数髓空在面侠鼻❺**。谓颧髎等穴，经不二❻指陈其处，小小者尔。**或骨❼空在口下当两肩❽**。谓大迎穴也。所在刺灸分壮，与前侠颐同法。**两髆骨空❾，在髆中之阳❿**。近肩髃⓫穴，经无名。**臂骨空在臂阳，去踝四寸两骨空之间⓬**。在支沟上同身寸之一寸，是谓通间。新校正云：按《甲乙经》支沟上一寸名三阳络，通间岂其别名欤！**股骨上空在股阳⓭，出上⓮膝四寸**。在阴市上伏兔穴，下在承楗也。**骺骨空在辅骨之上端**。谓犊鼻穴也。在膝髌下骺骨上侠解大筋中，足阳明脉气所发，刺可入同身寸之六分，若灸者可灸三壮耳。**股际⓯骨空在毛中动⓰下**。经阙其名。**尻骨空在髀骨之后，相去四寸**。是谓尻骨⓱八髎穴也。**扁骨⓲有渗理凑⓳，无髓孔，易髓⓴无空**。扁骨，谓尻间扁庂骨也。其骨上有渗灌文理归凑之，无别髓孔也。易，亦也。骨有孔则髓有孔，骨若无孔髓亦无孔也。

❶三：胡本、读本、赵本、吴本、明绿格抄本、朝本、藏本、熊本、田本、守校本并作"五"。

❷在：明绿格抄本无"在"字。

❸龂基：张介宾曰："唇内上齿缝中曰龂交，则下齿缝中当为龂基。龂基下者，乃颐下正中骨罅也。"

❹复骨下：森立之曰："复骨，盖谓枕骨，枕骨在头盖骨下。正相重复，故名复骨。"

❺数髓空在面侠鼻：森立之曰："数有细小之义。盖面部口鼻间动脉纵横维持，相为屈伸开闭之机者，皆因此稍少微眇之髓气所贯通之余力也。其所贯通之处，皆有穴处。"按：在面侠鼻之穴，如睛明、瞳子髎、承泣、巨髎、丝竹空、迎香等。

❻二：守校本作"一一"。

❼或骨：沈彤曰："或即域本字。云或骨者，以其骨在口颊下，象邦域之回帀。"

❽两肩：田晋蕃曰："《太素》杨注：两肩有本为唇也。据王注两肩应为唇。"

⑨ 两髆骨空：谓肩髆上之骨空有两处也。

⑩ 在髆中之阳：髆阳即髆外，谓肩外俞。

⑪ 髃：《素问校讹》引古抄本作"髆"。

⑫ 臂骨空在臂阳，去踝四寸两骨空之间：《太素》卷十一《骨空》"在"下无"臂"字，"骨"下无"空"字。此指在前臂背侧，尺骨茎突之上四寸，尺骨与桡骨之间的三阳络。"踝"指尺骨茎突。

⑬ 股阳：股骨外侧。

⑭ 出上：孙鼎宜曰："出上二字恐文倒。《诗经·小雅·宾之初筵》笺：出，犹去也。"

⑮ 股际：阴股交会之际。

⑯ 动：《太素》卷十一《骨空》"动"下有"脉"字。

⑰ 骨：藏本、守校本"骨"下并有"上"字。

⑱ 扁骨：张介宾曰："扁骨者，对圆骨而言。凡圆骨内皆有髓，有髓则有髓孔。但若扁骨，则有血脉渗灌之理凑，而内无髓。"

⑲ 凑：《太素》卷十一《骨空》无"凑"字。

⑳ 易髓：顾观光曰："易髓二字当乙转。"胡澍曰："依王注当倒。"

　　灸寒热之法，先灸❶项大椎，以年为壮数，如患人之年数。次灸橛❷骨，以年为壮数。尾穷谓之橛骨。视背俞陷者灸之，背胛骨际有陷处也。举❸臂肩上陷者灸之，肩髃穴也。在肩端两骨间，手阳明跷脉之会，刺可入同身寸之六分，留六呼，若灸者可灸三壮。两季胁之间灸之，京门穴，肾募也，在髂骨与腰中季胁本侠脊，刺可入同身寸之三分，留七呼，若灸者可灸三壮。外踝上绝骨之端灸之，阳辅穴也，在足外踝上辅骨前绝骨之端，如前同身寸之三分所，去丘墟七寸，足少阳脉之所行也，刺可入同身寸之五分，留七呼，若灸者可灸三壮。新校正云：按《甲乙经》云："在外踝上四寸。"足小指次指间灸之，侠溪穴也，在足小指次指歧骨间本节前陷者中，足少阳脉之所流也，刺可入同身寸之三分，留三呼，若灸者可灸三壮。新校正云：按《甲乙经》"流"当作"留"字。腨下陷脉❹灸之，承筋穴也。在腨中央陷者中，足太阳脉气所发也，禁不可刺，若灸者可灸三壮。新校正云：按《刺腰痛篇》注云："腨中央如外陷者中。"**外踝后灸之，**昆仑穴也，在足外踝后跟骨上陷者中，细脉动应手，足太阳脉之所行也，刺可入同身寸之五分，留十呼，若灸者可灸三壮。**缺盆骨上，切之坚痛❺如筋者灸之，**经阙其名，当随其所有而灸之。**膺中陷骨间灸之，**天突穴也，所在灸刺分壮，与前缺盆中者同法。**掌束骨下❻灸之，**阳池穴也，在手表腕上陷者中，手少阳脉之所过也，刺可入同身寸之二分，留六呼，若灸者可灸三壮。**脐下关元三寸❼灸之，**正在脐下同身寸之三寸也，足三阴任脉之会，刺可入同身寸之二寸，留七呼，若灸者可灸七壮。新校正云：按《气府》注云"刺可入一寸二分"者非。**毛际动脉灸之，**以脉动应手为处，即气街穴也。**膝下三寸❽分间灸之，**三里穴也，在膝下同身寸之三寸，䯒骨外廉两筋肉分间，足阳明脉之所入也，刺可入同身寸之一寸，留七呼，若灸者可灸三壮。**足阳明❾跗上动脉灸之，**冲阳穴也，在足跗上同身寸之五寸骨间动脉，足阳明脉之所过也，刺可入同身寸之三分，留十呼，若灸者可灸三壮。新校正云：按《甲乙经》及全元起本"足阳明"下有"灸之"二字，并跗上动脉是二穴，今王氏去"灸之"二字，则是二穴，今于注中却存"灸之"二字，以阙疑之。**巅上一灸之。**百会穴也，在顶中央旋毛中陷容指❿，督脉足太阳脉之交会，刺可入同身寸之三分，若灸者可灸五壮。**犬所啮⓫之处灸之三壮，即以犬伤病法灸之。**犬伤而发寒热者，即以犬伤法三壮灸。**凡当灸二十九处⓬伤食灸之，**伤食为病，亦发寒热，故灸。新校正云：详足阳明不别灸，则有二十八处，疑王氏去上文"灸之"二字者非。**不已者，必视其经之过于阳者⓭，数刺其俞而药之。**

❶灸：《太素》卷二十六《灸寒热法》、《甲乙经》卷八第一上并作"取"。

❷橛：赵本、吴本、藏本并作"撅"。《太素》卷二十六《灸寒热法》作"厥"。按："橛"亦作"骳"。《说文·骨部》："骳，臀骨也。"

❸举：《太素》卷二十六《灸寒热法》作"与"。

❹ 腨下陷脉：杨上善曰："承山等穴。"按：承筋、承山均主寒热。《外台》卷三十九引《甲乙经》云："承山在兑踹肠下陷者中主寒热。承筋在踹中央陷者中，主寒热。"其中关于承山之说尤为切也。

❺ 痛：胡本、赵本、田本、吴本并作"动"，非。按：此为取缺盆穴方法，痛指此穴刺时感觉痛。

❻ 掌束骨下：张介宾从王冰注，指此为阳池穴。《外台》卷三十九引《甲乙经》云："阳池在手表腕上陷者中，灸三壮，主寒热。"

❼ 脐下关元三寸："关元"与"三寸"误倒，应作"脐下三寸关元"。

❽ 膝下三寸：《甲乙经》卷八第一上"三"作"二"。

❾ 足阳明：《太素》卷二十六《灸寒热法》"足阳明"下有"灸之"二字，与林校合。

❿ 指：四库本作"豆"。

⓫ 啮：《太素》卷二十六《灸寒热法》作"齧"。按：作"齧"是。《说文·齿部》："啮，噬也。""噬"有"咬"意。

⓬ 凡当灸二十九处：森立之曰："新校正云：详足阳明不别灸，则有二十八处。其说非。今据此数之如下：一、项大椎，二、橛骨，三、背俞，四、五、臂肩上，六、七、两季胁间，八、九、外踝上，十、十一、足小指次趾间，十二、十三、腨下，十四、十五、外踝后，十六、十七、缺盆骨上；十八、膺中，十九、二十、掌束骨，二十一、脐下，二十二、二十三、毛际，二十四、二十五、膝下，二十六、二十七、足阳明跗上，二十八、巅上，二十九、犬所啮，以上灸法二十九穴，故曰凡当灸二十九处也。"

⓭ 必视其经之过于阳者：杨上善曰："伤食为病，灸之不得愈者，可刺之，刺法可刺大经所过之络出血。阳，络脉也。"

水热穴论篇第六十一

新校正云：按全元起本在第八卷。

提要： 本篇论述了穴位治疗水病、热病的机理，以及针刺深浅与四时的关系。

黄帝问曰：少阴何以主肾？肾何以主水？岐伯对曰：肾者，至阴也，至阴❶者，盛水也；肺者，太阴也❷，少阴者，冬脉也，故其本在肾，其末在肺❸，皆积水也。阴者，谓寒也。冬月至寒，肾气合应，故云肾者至阴也。水王于冬，故云至阴者盛水也。肾少阴脉，从肾上贯肝膈，入肺中，故云其本在肾，其末在肺也。肾气上逆，则水气客于肺中，故云皆积水也。

❶ 至阴：《太素》卷十一《气穴》"阴"上无"至"字。

❷ 肺者，太阴也：《太素》卷十一《气穴》作"肾者少阴"。按：《太素》是。

❸ 其本在肾，其末在肺：姚止庵曰："水原于肾，故云本；由肾而溢于肺，故云末也。"

帝曰：肾何以能聚水而生病？岐伯曰：肾者，胃之关也❶关门❷不利，故聚水而从其类也。关者，所以司出入也，肾主下焦，膀胱为府，主其分注，关窍❸二阴，故肾气化则二阴通，二阴闭则胃填满，故云肾者胃之关也。关闭❹则水积，水积则气停，气停则水生，水生则气溢，气水同类，故云关闭❹不利，聚水而从其类也。《灵枢经》曰："下焦溢为水。"此之谓也。上下溢于皮肤，故为胕肿❺，胕肿者，聚水而生病也。

上，谓肺。下，谓肾。肺肾俱溢，故聚水于腹中而生病也。

❶ 肾者胃之关也：《太素》卷十一《气穴》"也"作"闭"。张介宾曰："关者，门户要会之处，所以司启闭出入也。肾主下焦，开窍于二阴，水谷入胃，清者由前阴而出，浊者由后阴而出。肾气化则二阴通，肾气不化则二阴闭，肾气壮则二阴调，肾气虚则二阴不禁，故曰肾者胃之关也。"

❷ 关门：朝本"门"作"闭"。赵本作"阌"。《太素》卷十一《气穴》亦作"闭"，与朝本合。按：《释音》出"阌"字，似宋人所见本作"阌"，"阌"与"闭"同。

❸ 关窍：守校本"关"作"开"。

❹ 关闭：赵本"闭"作"阌"。

❺ 胕肿：高世栻曰："胕肿者，皮肌胀满，水气不行。"

帝曰：诸水皆生❶于肾乎？岐伯曰：肾者，牝脏也，牝，阴也。亦主阴位，故云牝藏。地气上者❷属于肾，而生水液也，故曰至阴。勇而劳甚❸则肾❹汗出，肾汗出逢于风❺，内不得入于脏腑❻，外不得越于皮肤，客于玄府❼，行于皮里❽，传为胕肿，本之于肾，名曰风水。勇而劳甚，谓力房也。劳勇汗出则玄府开，汗出逢风则玄府复闭，玄府闭已则余汗未出，内伏皮肤，传化为水，从风而水，故名风水。所谓玄府者，汗空也❾。汗液色玄，从空而出，以汗聚于里，故谓之玄府。府，聚也。

❶ 生：《甲乙经》卷八第五作"主"。

❷ 上者：《医垒元戎》卷十引无此二字。杨上善曰："地气，阴气也，阴气盛水，上属于肾。"

❸ 勇而劳甚：《圣济总录》卷七十八《风水》引"勇"上有"故人"二字。姚止庵曰："劳甚谓恃其有力而入房，或远行动作也，单指力劳偏矣。"

❹ 肾：孙鼎宜曰："肾字蒙上甚字声衍。"

❺ 肾汗出逢于风：《太素》卷十一《气穴》"汗"上无"肾"字，"逢"下无"于"字。

❻ 入于脏腑：《太素》卷十一《气穴》作"入其脏"。

❼ 玄府：《太素》卷十一《气穴》"玄"作"六"。森立之曰："玄府《太素》

作六腑，可从。盖六腑专指胃腑，胆、大小肠、三焦、膀胱，亦是胃家之余气所荣养者，言肾汗出之后，风邪入而客肠胃之外，焦膀之中，故曰内不得入于脏腑，外不得越于皮肤，盖风邪入表，则发汗而解。入里则得下而愈，今不在表，不在里，正在肠胃焦膀水液之间，故曰客于六腑也。"

❽ 里：四库本作"肤"。按：《太素》卷十一《气穴》作"肤"，与四库本合。

❾ 所谓玄府者，汗空也：《太素》卷十一《气穴》、《甲乙经》卷八第五并无此八字。又《太素》卷三十《温暑病》有"所谓"七字。张介宾曰："汗属水，水色玄，故曰玄府，从孔而出，故曰汗空。然汗由气化，出乎玄微，是亦玄府之义。"

帝曰：水俞五十七处❶者，是何❷主也？岐伯曰：肾俞❸五十七穴，积阴之所聚也，水所从出入也。尻上五行行五者，此肾俞❹，背部之俞凡有五行，当其中者，督脉气所发，次两旁四行皆足太阳脉气也。故水病下为胕肿大腹❺，上为喘呼❻，水下居于肾，则腹至足而胕肿，上入于肺，则喘息贲急而大呼也。不得卧者，标本俱病，标本者，肺为标，肾为本。如此者，是肺肾俱水为病也。故肺为喘呼，肾为水肿，肺为逆❼不得卧，肺为喘呼气逆不得卧者，以其主呼吸故也。肾为水肿者，以其主水故也。分为相输俱受者❽，水气之所留也。分其居处以名之，则是气相输应。本其俱受病气，则皆是水所留也。伏兔上各二行行五者❾，此肾之街❿也，街，谓道也。腹部正俞凡有五行，侠脐两旁，则肾脏足少阴脉及冲脉气所发，次两旁则胃腑足阳明脉气所发，此四行穴则伏兔之上也。三阴之所交结于脚也⓫。踝上各一行行六者⓬，此肾脉之下行也，名曰太冲⓭。肾脉与冲脉并下行循足，合而盛大，故曰太冲。凡五十七穴者，皆藏之阴络⓮，水之所客也。经所谓五十七者，然尻上五行行五，则背脊当中行督脉气所发者，脊中、悬枢、命门、腰俞、长强当其处也。次侠督脉两旁足太阳脉气所发者，有大肠俞、小肠俞、膀胱俞、中膂内俞⓯、白环俞当其处也。又次外侠两旁足太阳脉气所发者，有胃仓、肓门、志室、胞肓、秩边当其处也。伏兔上各二行行五者，腹部正俞侠中行任脉两旁冲脉足少阴之会者，有中注、四满、气穴、大赫、横骨当其处也。次侠冲脉足少阴两旁足阳明脉气所发者，有外陵、大巨、水道、归来、气街当其处也。踝上各一行行六者，足内踝之上有足少阴阴跷脉并循腨上行，足少阴脉有太冲❶❻、复溜、阴谷三穴，阴跷脉有照海、交信、筑宾三穴，阴跷既足少阴脉之别，亦可通而主之。兼此数之，犹少一穴❶❼。脊中在第十一椎节下间，俯而取之，刺可入同身寸之五分，不可灸，令人偻。悬枢在第十三椎节下间，伏而取之，刺可入同身寸之三分，若灸者可灸三壮。命门在第十四椎节下间，伏而取之，刺可入同身寸之五分，若灸者可灸三壮。腰俞在第二十一椎节下间，刺可入同身寸之二分。新校正云：按《甲乙经》及《缪刺论》注并《热穴》注俱云"刺入二寸"，而《刺热》注、《气府》注并此注作"二分"，宜从二分之说。留七呼，若灸者可灸三壮。长强在脊骶端，督脉别络，少阴所结，刺可入同身寸之二分，留七呼，若灸者，可灸三壮。此五穴者，并督脉气所发也。新校正云：详王氏云少一穴，按《气府论》注十二椎节下有"阳关"一穴，若通数"阳关"，则不少矣。次侠督脉两旁，大肠俞在第十六椎下侠督脉两旁，去督脉各同身寸之一寸半，刺可入同身寸之三分，留六呼，若灸者可灸三壮。小肠俞在第十八椎下两旁，相去及刺灸分壮法如大肠俞。膀胱俞在第十九椎下两旁，相去及刺灸分壮法如大肠俞。中膂内俞❶❺在第二十椎下两旁，相去及刺灸分壮法如大肠俞，侠脊胂肺❶❽起肉，留十呼。白环俞在第二十一椎下两旁，相去如大肠俞，伏而取之，刺可入同身寸之五分，若灸者可灸三壮。新校正云：按《甲乙经》云："刺可入八分，不可灸。"此五穴者，并足太阳脉气所发，所谓肾俞者，则此也。又次外两旁，胃仓在第十二椎下两旁，相去各同身寸之三寸，刺可入同身寸之五分，若灸者可灸三壮。肓门在第十三椎下两旁，相去及刺灸分壮法如胃仓。志室在第十四椎下两旁，相去及刺灸分壮法如胃仓，正坐取之。胞肓在第十九椎下两旁，相去及刺灸分壮法如胃仓，伏而取之。秩边在第二十一椎下两旁，相去及刺灸分壮法如胃仓，伏而取之。此五穴者，并足太阳脉气所发也。次伏兔上两行，中注在脐下同身寸之五分两旁，相去任脉各同身寸之五分。新校正云：按《甲乙经》同《气府》注云"侠中行方一寸"，文异而义同。四满在中注下同身寸之一寸，气穴在四满下同身寸之一寸，大赫在气穴下同身寸之一寸，横骨在大赫下同身寸之一寸，各横相去同身寸之一寸，并冲脉足少阴之会，刺可入同身寸之一寸，若灸者可灸五壮。次外两膀穴，外陵在脐下同身寸之一寸，新校正云：按《气府论》注云："外陵在天枢下一寸。"与此正同。两旁，去冲脉各同身寸之一寸半，大巨在外陵下同身寸之一寸，水道在大巨下同身寸之三寸，归来在水道下同身寸之三寸，气街在归来下，新校正云：按《气府》注、《刺热》注、《热穴》注云"在腹脐下横骨两端鼠鼷上一寸"。《刺禁》注云"在腹下侠脐两旁相去四寸，鼠仆上一寸动脉应手"。《骨空》注云"在毛际两旁，鼠鼷上"。诸注不同，今备录之。鼠鼷上同身寸之一寸，各横相去同身寸之二寸，此五穴者并足阳明脉气所发，水道刺可入同身寸之二寸半，若灸者可灸五壮。气街刺可入同身寸之三分，留七呼，若灸者可灸三壮。余三穴并刺可入同身寸之八分，若灸者并可五壮。所谓肾之街者，则此也。踝上各一行行六者，太钟在足内踝后街中，新校正云：按《甲乙经》云"跟后冲中"，《刺疟》注、《刺腰痛》注作"跟后街中动脉"，此云"内踝后"，此注非。足少阴络别走太阳者，刺可入同身寸之二分，留三呼，若灸者可灸三壮。复溜在内踝上同身寸之二寸陷者中，足少阴脉之所行也，刺可入同身寸之三分，留三呼，若灸者可灸五壮。照海在内踝下，刺可入同身寸之四分，留六呼，若灸者可灸三壮。交信在内踝上同身寸之二寸，少阴前太阴后筋骨间，阴跷之郄，刺可入同身寸之四分，留五呼，若灸者可灸三壮。筑宾在内踝上腨分中，阴维之郄，刺可入同身寸之三分，若灸者可灸五壮。阴谷在膝下内辅骨之后，大筋之下，小筋之上，按之应手，屈膝而得之，足少阴脉之所入也，刺可入同身寸之四分，若灸者可灸三壮。所谓肾经之下行名曰太冲者，则此也。

❶ 水俞五十七处："处"犹"穴"，此与下文"肾俞五十七穴"异文同义。

❷ 何：《太素》卷十一《气穴》"何"下有"所"字。

❸ 肾俞：孙鼎宜曰："肾主水，故水输统名肾输，非谓足少阴一经之穴也。"

❹ 此肾俞：《太素》卷十一《气穴》"此"下有"皆"字。杨上善曰："尻上五行合二十五输者，有非肾脉所发，皆言肾输，以其近肾，并在肾部之内，肾气所及，故皆称肾输也。"

❺ 胕肿大腹：金本、赵本、吴本、熊本、田本"胕"并作"胕"。"胕肿"指胫肿。"大腹"谓少腹水气及鼓胀之类。

❻ 呼：慧琳《音义》卷三十引《考声》："呼，出息也，气出喉有声也。"

❼ 逆：《太素》卷十一《气穴》"逆"下有"故"字。

❽ 分为相输俱受者：《太素》卷十一《气穴》作"分之相输受者"。杨上善曰："肾以主水，肺以主气，故曰分之，二气通聚，故曰相输受也。相输受者，水之与气并留止也。"高世栻曰："肾气上升，肺气下降，上下分行，相为输布。"

❾ 伏兔上各二行行五者：张志聪曰："伏兔，在膝上六寸起肉，以左右各三指按膝上，有肉起如兔之状，故以为名。各二行者，谓少阴之大络与少阴之经，左右各二，共四行也。行五者，谓少阴经之阴谷、筑阴、交信、复溜，及三阴之所交结之三阴交穴也。"

❿ 街：《太素》卷十一《气穴》作"所冲"。

⓫ 三阴之所交结于脚也：森立之曰："杨以此十字属下读，似是。盖三阴之所交结于脚者，即谓三阴交之穴也。此穴非肾经，为足太阴脾经，而以此一穴，入踝上六穴之中，故先置此一句而示之也。"

⓬ 踝上各一行行六者：杨上善曰："足三阴脉交结脚者，从踝以上，左右各有一行，行六输，合有十二输。"

⓭ 名曰太冲：杨上善曰："冲脉上出于颅颡，下者注少阴大络，以下伏行出跗循跗，故曰肾脉下行，名曰太冲。"

⓮ 皆藏之阴络："皆藏之阴络"《太素》卷十一《气穴》作"皆藏阴之终也"。森立之曰："阴络二字，张琦存疑，似是。《太素》作藏阴之终，盖此五十七穴腰、少腹以下至足，其中虽有膀胱及督脉之阳经，竟是为少阴肾经之所主领，其地在下，故曰藏阴之终也。"

⓯ 内俞：本书《刺腰痛篇》"两髁胂上"王注作"肉俞"。应据改。

⓰ 冲：读本作"钟"。

⓱ 犹少一穴：顾观光曰："依注数之，正得五十七穴，不知何以云少一穴？林氏不知是正，又增阳关一穴，则与尻上五行行五之文，显然不合矣。"

⑱ 肺：藏本作"胕"。

帝曰：春取络脉分肉❶何也？岐伯曰：春者木始治，肝气始❷生，肝气急，其风疾，经脉常深，其气少，不能深入，故取络脉分肉❸间。

❶ 春取络脉分肉：丹波元简曰："按《本输》篇、《四时气》篇、《寒热病》篇、《终始》篇、《四时刺逆从论》、《诊要经终篇》并论四时刺法，本节最详，而义互异，然与水热穴义不太涉，疑是他篇错简。"按：此段文《太素》入《变输》篇。张琦疑此为《四时刺逆从论》脱文误次，殆未检《太素》而云然。

❷ 始：《太素》卷十一《变输》无"始"字。

❸ 络脉分肉：《甲乙经》卷五第一上"肉"下有"之"字。森立之曰："络脉分肉者，谓络脉上浅刺至赤肉白肤之分界也。"

帝曰：夏取盛经分腠何也？岐伯曰：夏者火始治，心气始长，脉瘦气弱，阳气留❶溢，新校正云：按别本"留"一作"流"。热熏分腠❷，内至于经，故取盛经分腠，绝肤而病去者❸，邪居浅也。绝，谓绝破，令病得出也。所谓盛经者，阳脉也。

❶ 留：《太素》卷十一《变输》、《甲乙经》卷五第一并作"流"。

❷ 热熏分腠：《甲乙经》卷五第一作"热温于腠"。《太素》卷十一《变输》"热熏"作"熏热"。

❸ 绝肤而病去者：姚止庵曰："夏热气浮，邪居阳分，用针不必太深。绝肤谓但绝其皮肤而病邪已去也。""绝"犹"过"也。见《淮南子·主术训》高注。"绝肤"针刺透过皮肤之意。

帝曰：秋取经俞❶何也？岐伯曰：秋者金始治，肺将收杀❷，三阴已升❸，故渐将收杀。金将胜火，阳气在合，金王火衰，故云金将胜火。阴气初胜，湿气及体，以渐于雨❹湿雾露，故云湿气及体。阴气未盛，未能深入，故取俞以泻阴邪❺，取合以虚阳邪❻，阳气始衰，故取于合。新校正云：按皇甫士安云："是谓始秋之治变。"

❶ 经俞：即各经之经穴和俞穴。

❷ 杀：似当作"敛"。《尚书大传·尧典》注："秋，收敛貌。"以收敛应秋，而即以应肺。"杀""敛"形近而误。

❸ 升：胡本、读本并作"成"。

❹ 雨：胡本、藏本并作"下"。

❺ 取俞以泻阴邪：高世栻曰："时方清肃，故阴气初胜；白露乃下，故湿气及体。阴气初胜，则阴气未盛；湿气及体，则未能深入，故取俞以泻阴湿之邪。俞，经俞也，所以答帝秋取经俞之问。"

❻ 取合以虚阳邪：高世栻曰："秋时亦有阳邪内入之病，若果阳气在合，则取合以虚阳邪。所以然者，秋时阳气始衰，故当更取于合，不但取于经俞也。"

帝曰：冬取井荥何也？岐伯曰：冬者水始治，肾方闭❶阳气衰少，阴气坚盛❷，巨阳伏沉❸，阳脉❹乃去，去，谓下去。故取井以下阴，逆取荥以实阳气❺。新校正云：按全元起本"实"作"遣"。《甲乙经》《千金要方》作"通"。故曰冬取井荥，春不鼽衄❻，新校正云：按皇甫士安云"是谓末冬之治变"。此之谓也。新校正云：按此与《四时刺逆从论》及《诊要经终论》义颇不同，与《九卷》之义相通。

❶ 肾方闭：谓肾气开始闭藏。《广雅·释诂一》："方，始也。"

❷ 坚盛：《太素》卷十一《变输》作"紧"。

❸ 巨阳伏沉：杨上善曰："巨阳，足太阳，气伏沉在骨也。"

❹ 脉：赵本、朝本并作"气"。

❺ 取井以下阴，逆取荥以实阳气：杨上善曰："井为木也，荥为火也。冬合之时，取井荥者，冬阴气盛，逆取其春井，泻阴邪也，逆取其夏荥，补其阳也。"

❻ 冬取井荥，春不鼽衄：吴崑曰："冬时既取其在下之井荥，则下无逆阴，故春时木气升发，亦无鼽衄之患矣。"

帝曰：夫子言治热病五十九俞，余论❶其意，未能领❷别其处，愿闻其处，因闻其意。岐伯曰：头上五行行五者，以越

诸阳之热逆也 ❸，头上五行者，当中行谓上星、囟会、前顶、百会、后顶，次两旁谓五处、承光、通天、络却、玉枕，又次两旁谓临泣、目窗、正营、承灵、脑空也。上星在颅上直鼻中央，入发际同身寸之一寸陷者中容豆，刺可入同身寸之三分。囟会在上星后同身寸之一寸陷者中，刺可入同身寸之四分。前顶在囟会后同身寸之一寸五分骨间陷者中，刺如囟会法。百会在前顶后同身寸之一寸五分，顶中央旋毛中陷容指，督脉足太阳脉之交会，刺如上星法。后顶在百会后同身寸之二 ❹ 寸五分枕骨上，刺如囟会法。然是五者皆督脉气所发也，上骨 ❺ 留六呼，若灸者并可灸五壮。次两旁穴，五处在上星两旁同身寸之一寸五分，承光在五处后同身寸之一寸，通天在承光后同身寸之一寸五分，络却在通天后同身寸之一寸五分，玉枕在络却后同身寸之七分，然是五者并足太阳脉气所发，刺可入同身寸之三分，五处、通天各留七呼，络却留五呼，玉枕留三呼，若灸者可灸三壮。新校正云：按《甲乙经》承光不灸，玉枕刺入二分。又次两旁，临泣在头直目上入发际，同身寸之五分，足太阳少阳阳维三脉之会，目窗、正营递相去同身寸之一寸，承灵、脑空递相去同身寸之一寸五分，然是五者并足少阳阳维二脉之会，脑空一穴，刺可入同身寸之四分，余并可刺入同身寸之三分，临泣留七呼，若灸者可灸五壮。**大杼、膺俞、缺盆、背俞** ❻，**此八者，以泻胸中之热也**，大杼在项第一椎下两旁，相去各同身寸之一寸半陷者中，督脉别络手足太阳三脉气之会，刺可入同身寸之三分，留七呼，若灸者可灸五壮。新校正云：按《甲乙经》并《气穴》注作"七壮"，《刺疟》注、《刺热》注作"五壮"。膺俞者，膺中之俞也，正名中府，在胸中行两旁，相去同身寸之六寸，云门下一寸，乳上三肋间动脉应手陷者中，仰而取之，手足太阴脉之会，刺可入同身寸之三分，留五呼，若灸者可灸五壮。缺盆在肩上横骨陷者中，手阳明脉气所发，刺可入同身寸之二分，留七呼，若灸者可灸三壮。背俞即风门热府俞也，在第二椎下两旁，各同身寸之一寸三 ❼ 分，督脉足太阳之会，刺可入同身寸之五分，留七呼，若灸者可灸五壮。今《中诰孔穴图经》虽不名之，既曰风门热府，即治热之背俞也。新校正云：按王氏注《刺热论》云"背俞未详何处"，注此指名"风门热府"，注《气穴论》以"大杼"为"背俞"，三经不同者，盖亦疑之者也。**气街、三里、巨虚上、下廉，此八者，以泻胃中之热也；**气街在腹脐下横骨两端，鼠鼷上同身寸之一寸动脉应手，足阳明脉气所发，刺可入同身寸之三分，留七呼，若灸者可灸三壮。新校正云：按气街诸注不同，具前《水穴》注中。三里在膝下同身寸之三寸，䯏外廉两筋肉分间，足阳明脉之所入也。刺可入同身寸之一寸，留七呼，若灸者可灸三壮。巨虚上廉，足阳明与大肠**❽**合，在三里下同身寸之三寸，足阳明脉气所发，刺可入同身寸**❾**八分，若灸者可灸三壮。巨虚下廉，足阳明与小肠**❿**合，在上廉下同身寸之三寸，足阳明脉气所发，刺可入同身寸之三分，若灸者可灸三壮也。**云门、髃骨、委中、髓空**❶❶**，此八者，以泻四肢之热也；**云门在巨骨下，胸中行两旁，相去同身寸之六寸，动脉应手，足太阴脉气所发，新校正云：按《甲乙经》同《气穴》注作"手太阴"，《刺热》注亦作"手太阴"。举臂取之，刺可入同身寸之七分，若灸者可灸五壮。验今《中诰孔穴图经》无髃骨穴，有肩髃穴，穴在肩端两骨间，手阳明跷脉之会，刺可入同身寸之六分，留六呼，若灸者可灸三壮。委中在足膝后屈处，腘中央约文中动脉，足太阳脉之所入也，刺可入同身寸之五分，留七呼，若灸者可灸三壮。按今《中诰孔穴图经》云：腰俞穴一各**❶❷**髓空，在脊中第二十一椎节下，主汗不出，足清不仁，督脉气所发也，刺可入同身寸之二寸，留七呼，若灸者可灸三壮。新校正云：详腰俞刺入"二寸"当作"二分"，已具前《水穴》注中。**五脏俞旁五，此十者，以泻五脏之热也。**俞旁五者，谓魄户、神堂、魂门、意舍、志室五穴，侠脊两旁各相去同身寸之三寸，并足太阳脉气所发也。魄户在第三椎下两旁，正坐取之，刺可入同身寸之五分，若灸者可灸五壮，神堂在第五椎下两旁，刺可入同身寸之三分，若灸者可灸五壮。魂门在第九椎下两旁，正坐取之，刺可入同身寸之五分，若灸者可灸三壮。意舍在第十一椎下两旁，正坐取之，刺可入同身寸之五分，若灸者可灸三壮。志室在第十四椎下两旁，正坐取之，刺可入同身寸之五分，若灸者可灸五壮也。**凡此五十九穴者，皆热之左右也❸。**

❶ 论：疑误，似应作"谕"，形近致误。《广雅·释言》："谕，晓也。"

❷ 领：《太素》卷十一《气穴》无"领"字。

❸ 以越诸阳之热逆也：即刺头上二十五俞，可散泄诸阳热气之逆于上者。

❹ 二：胡本、读本并作"一"。

❺ 骨：胡本、读本并作"星"。

❻ 背俞：杨上善曰："背俞，肺俞。"高世栻谓："背中第一俞两旁肺俞穴也。"说与杨同。

❼ 三：藏本作"五"。

❽ 大肠：藏本作"太阳"。

❾ 寸：藏本"寸"下有"之"字。

❿ 小肠：藏本作"少阳"。

⓫ 髓空：《素问札记》引骊恕公曰："髓空若为督脉之腰俞，则不合此八者之数，按《四十难》髓会绝骨云云，热病在内者，取其会之气穴，据之，则绝骨穴近之。"罗树仁曰："长强与腰俞同在二十一椎下，或长强居中，腰俞居其两旁。"

⓬ 各：藏本作"名"。

⓭ 皆热之左右也："左右"犹云经过。《汉书》卷九十二《楼护传》："不得左右。"颜注："不相经过也。"此云五十九穴者，皆热之所经过，故可刺而泻之。

帝曰：人伤于寒而传❶为热何也？岐伯曰：夫寒盛则生热也。 寒气外凝，阳气内郁，腠理坚致，元❷府闭封，致则气不宣通，封则湿气内结，中外相薄，寒盛热生，故人伤于寒转而为热，汗之而愈，则外凝内郁之理可知，斯乃新病数日者也。

❶ 传：田晋蕃曰："传、转古字通。"《吕览》高注："传，犹转也。"

❷ 元：胡本作"玄"。

卷第十七

调经论篇第六十二

新校正云：按全元起本在第一卷。

提要： 篇中言病有虚实，宜善调其经脉。并对气、血、形、志、神的变化，与针刺补泻、理法等作了说明。

黄帝问曰：余闻刺法言，有余泻之，不足补之，何谓有余？何谓不足？岐伯对曰：有余有五，不足亦❶有五，帝欲何问？帝曰：愿尽闻之。岐伯曰：神❷有余有不足，气有余有不足，血有余有不足，形有余有不足，志有余有不足，凡此十者，其气不等也。神属心，气属肺，血属肝，形属脾，志属肾，以各有所宗，故不等也。

❶ 亦：《太素》卷二十四《虚实补泻》作"又"。

❷ 神：《甲乙经》卷六第三"神"下有"有"字。下"气""血""形""志"并同。

帝曰：人有精气津液，四肢九窍，五脏十六部❶，三百六十五节❷，乃生百病，百病之生，皆有虚实。今夫子乃言有余有五，不足亦有五，何以生之乎？《针经》曰："两神相薄，合而成形，常先身生，是谓精。上焦开发，宣五谷味，熏肤充身泽毛，若雾露之溉，是谓气。腠理发泄，汗出腠理，是谓津。液❸之渗于空窍，留而不行者，为液也。"十六部者，谓手足二，九窍九，五脏五，合为十六部也。三百六十五节者，非谓骨节，是神气出入之处也。《针经》曰："所谓节之交，三百六十五会，皆神气出入游行之所，非骨节也。"言人身所有则多，所举则少，病生之数，何以论之？**岐伯曰：皆生于五脏也。**谓五神脏也。**夫心藏神，肺藏气，肝藏血，脾藏肉，肾藏志，而此成形❹。**言所以病皆生于五脏者何哉？以内藏五神而成形也。**志意通❺，内连骨髓，而成身形五脏❻。**志意者，通言五神之大凡也。骨髓者，通言表里之成化也。言五神通泰，骨髓化成，身形既立，乃五脏互相为有矣。新校正云：按《甲乙经》无"五脏"二字。**五脏之道，皆出于经隧，以行血气，血气不和，百病乃变化而生，是故守经隧焉。**隧，潜道也。经脉伏行而不见，故谓之经隧焉。血气者人之神，邪侵之则血气不正，血气不正，故变化而百病乃生矣。然经脉者，所以决死生，处百病，调虚实，故守经隧焉。新校正云：按《甲乙经》"经隧"作"经渠"，义各通。

❶ 十六部：张志聪曰："十六部者，十六部之经脉也，手足经脉十二、跷脉二、督脉一、任脉一，共十六部。"高世栻曰："形体之十六部，谓两肘、两臂、两腘、两股、身之前后左右、头之前后左右也。"

❷ 三百六十五节：此指人之全身骨节。

❸ 液：藏本、守校本"液"并作"津"。

❹ 而此成形：明绿格抄本"此"作"各"。《甲乙经》卷六第三无此四字。于鬯曰："此成二字盖倒。此者，此五脏也，成此形，成五脏之形也。与下文身形别。"

❺ 通：《甲乙经》卷六第三"通"下有"达"字。

❻ 而成身形五脏：金本、赵本、藏本、朝本、田本"成"下并无"身"字。现刊《甲乙经》卷六第三作"而成形"。

帝曰：神有余不足何如？岐伯曰：神有余则笑不休，神不足则悲❶。心之藏也。《针经》曰："心藏脉，脉舍神，心气虚则悲，实则笑不休也。"悲，一为"忧"，误也。新校正云：详王注云："悲，一为忧，误也。"按《甲乙经》及《太素》并全元起注本并作"忧"。皇甫士安云："心虚则悲，悲则忧，心实则笑，笑则喜。夫心之与肺，脾之与心，互相成也。故喜发于心，而成于肺，思发于脾，而成于心，一过其则二脏俱伤。"杨上善云："心之忧，在心变动也。肺之忧，在肺之志。是则肺主秋，忧为正也。心主于夏，变而生忧也。"**血气未并❷，五脏安定❸，邪客于形，洒淅起于毫毛，未入于经络也，故命曰神之微❹。**并，谓并合也。未与邪合，故曰未并也。洒淅，寒貌也，始起于毫毛，尚在于小络，神之微病，故命曰神之微也。新校正云：按《甲乙经》"洒淅"作"凄厥"。《太素》作"凔泝"。杨上善云："凔，毛孔也，水逆流曰泝，谓邪气入于腠理，如水逆流于凔。"**帝曰：补泻奈何？岐伯曰：神有余，则泻其小络之血❺，出血勿之深斥，无中其大经，神气乃平。**邪入小络，故可泻其小络之脉出其血，勿深推针，针深则伤肉也。以邪居小络，故不欲令针中大经也。络血既出，神气自平。斥，推也。小络，孙络也。《针经》曰："经脉为里，支而横者为络，络之别者为孙络。"平，谓平调也。新校正云：详此注引《针经》曰与《三部九候论》注两引之，在彼云《灵枢》，而此曰《针经》，则王氏之意指《灵枢》为《针经》也。按今《素问》注中引《针经》者多《灵枢》之文，但以《灵枢》今不全，故未得尽知也。**神不足者，视其虚络❻，按而致之，刺而利之，无出其血，无泄其气，以通其经，神气乃平。**但通经脉令其和利，抑按虚络令其气致，以神不足，故不欲出血及泄气也。新校正云：按《甲乙经》"按"作"切"，"利"作"和"。**帝曰：刺微奈何？**覆前初起于毫毛，未入于经络者。**岐伯曰：按摩勿释，著针勿斥，移气于不足，神气乃得复。**按摩其病处，手不释散，著针于病处，亦不推之，使其人神气内朝于针，移其人神气今❼自充足，则微病自去，神气乃得复常。新校正云：按《甲乙经》及《太素》云"移气于足"，无"不"字。杨上善云："按摩，使气至于踵也。"

❶ 悲：于鬯曰："此悲字必以作忧为是。王注以不误为误矣。上文云：神有余则笑不休，忧与休叶韵。盖忧字古作惪，惪与悲亦形相似而误也。"

❷ 血气未并："并"偏聚之义，《后汉书·张衡传》贤注："并，犹聚也。"张介宾曰："邪之中人，久而不散，则或并于气，或并于血，病乃甚矣。今血气未

并，邪犹不深，故五脏安定。"

❸ 五脏安定：《太素》卷二十四《虚实补泻》"定"下有"神不定则"四字。

❹ 微：谓邪气微浅，故王注曰"微病"。《金匮·经络先后病脉证第一》："人又有六微，微有十八病。"

❺ 血：守校本作"脉"。按：据王注作"脉"是，下"出血"二字属上读。

❻ 虚络：指虚而下陷之络脉。

❼ 今：胡本、读本并作"令"。

帝曰：善。有❶余不足奈何？岐伯曰：气有余则喘咳上气，不足则息利❷少气。肺之藏也。肺藏气，息不利则喘。《针经》曰："肺气虚，则鼻息利少气，实则喘喝胸凭仰息也。"血气未并，五脏安定，皮肤微病，命曰白气微泄❸。肺合脾❹，其色白，故皮肤微病，命曰白气微泄。帝曰：补泻奈何？岐伯曰：气有余，则泻其经隧❺，无伤其经，无出其血，无泄其气；不足则补其经隧，无出其气。气，谓荣气也。针泻若伤其经，则血出而荣气泄脱，故不欲出血泄气，但泻其卫气而已。针补则又宜谨闭穴俞，然其卫气亦不欲泄之。新校正云：按杨上善云："经隧者，手太阴之别，从手太阴走手阳明，乃是手太阴向手阳明之道，欲道脏腑阴阳，故补泻皆从正经，别走之络，泻其阴经，别走之路，不得伤其正经也。"帝曰：刺微奈何？覆前白气微泄者。岐伯曰：按摩勿释，出针视之❻，曰我❼将深之，适人必革❽，精气自伏，邪气散乱，无所休息❾，气泄腠理，真气乃相得。亦谓按摩其病处也。革，皮也。我将深之，适人必革者，谓其深而浅刺之也。如是胁从，则人怀惧色，故精气潜伏也。以其调适于皮，精气潜伏，邪无所据，故乱散而无所休息，发泄于腠理也。邪气既泄，真气乃与皮腠相得矣。新校正云：按杨上善云："革，改也。夫人闻乐至，则身心忻悦，闻痛及体情必改异，忻悦则百体俱纵，改革则情志必拒，拒则邪气消伏。"

❶ 有：金本、胡本、读本、赵本、吴本、明绿格抄本、朝本、藏本、守校

本"有"上并有"气"字。《太素》卷二十四《虚实补泻》亦有"气"字，与各本合。

❷ 利："利"上疑脱"不"字。《灵枢·本神》云："肺气虚，则鼻塞不利，少气。"

❸ 微泄：高世栻曰："微泄犹言微虚也。"

❹ 脾：藏本、守校本并作"皮"。

❺ 泻其经隧：杨上善曰："经隧者，手太阴之别，从手太阴走手阳明，乃是手太阴向手阳明之道，故曰经隧。隧，道也。欲通脏腑阴阳，故补泻之，皆取其正经别走之络也。"

❻ 出针视之：稻叶良仙曰："视即示字，示之病者也。"

❼ 我：《甲乙经》卷六第三作"故"。按："故"与"固"通。

❽ 适人必革：《太素》卷二十四《虚实补泻》萧校引《甲乙经》"人作"入"。按：作"入"似是。"适"有"才"义。"革"改也。上曰"我（故）将深之"，此曰"适入必革"，谓本应深刺，而才入针则改为浅刺。王注"谓其深而浅刺之"其意甚是。但又谓"调适于皮"则蛇足矣。

❾ 休息：《太素》卷二十四《虚实补泻》作"伏"。

帝曰：善。血有余不足奈何？岐伯曰：血有余则怒，不足则恐。肝之藏也。《针经》曰："肝藏血，肝气虚则恐，实则怒。"新校正云：按全元起本"恐"作"悲"。《甲乙经》及《太素》并同。血气未并，五脏安定，孙络水溢❶，则经❷有留血。络有邪，盛则入于经，故云孙络水溢，则经有留血。帝曰：补泻奈何？岐伯曰：血有余，则泻其盛经出其❸血。不足，则视❹其虚经内针其脉中❺，久留而视❻。新校正云：按《甲乙经》云："久留之血至"。《太素》同。脉大，疾出其针，无令血泄❼。脉盛满则血有余，故出之。经气虚则血不足，故无令血泄也。久留疾出，是谓补之。《针解论》曰："徐而疾则实。"义与此同。帝曰：刺留血奈何？岐伯曰：视其血络，刺出其血，无令恶血得入于经，以成其疾❽。血络满者，刺按出之，则恶色之血，不得入于经脉。

❶ 孙络水溢：金本、赵本、明绿格抄本、朝本"水"并作"外"。《太素》

卷二十四《虚实补泻》亦作"外"。《甲乙经》卷六第三"经"作"络"。按："孙络外溢"者，谓邪在皮肤孙络之分也。

❷ 经：《甲乙经》卷六第三作"络"。

❸ 其：疑蒙上"泻其盛经"衍。

❹ 视：《太素》卷二十四《虚实补泻》作"补"。按：作"补"是，与上"泻"对文。

❺ 内针其脉中：于鬯曰："内针二字当句。其脉中对下文脉大而言，脉不大故曰中。《汉书·律历志》颜注所谓中，不大不小也。其脉中而不大，则不可即出针，故云久留而视。其脉大而过中，针又不可留，故下文云脉大，疾出其针。""内"通"纳"。

❻ 久留而视：于鬯曰："视者究何视？窃谓视病人之目也，即《针解》所云欲瞻病人目，制其神，令气易行是也。"

❼ 脉大，疾出其针，无令血泄：姚止庵曰："脉大则气虚，气既虚矣，若针之太久，则气散而不能摄血，故当疾出其针，庶血不致于过动也。"

❽ 无令恶血得入于经，以成其疾：姚止庵曰："血不流动，则留滞而成恶血矣。恶血在络，若不刺出，必入于经而为病也。按心肺脾肾俱有微证刺法，而此肝脏独以刺留血为解，或者以肝主藏血故也。"

帝曰：善。形有余不足奈何？岐伯曰：形有余则腹胀，泾溲不利❶，不足则四肢不用。脾之藏也。《针经》曰："脾气虚则四肢不用，五脏不安；实则腹胀泾溲不利。"泾，大便。溲，小便也。新校正云：按杨上善云"泾"作"经"。妇人月经也。血气未并，五脏安定，肌肉蠕动❷，命曰微风❸。邪薄肉分，卫气不通，阳气内鼓，故肉蠕动。新校正云：按全元起本及《甲乙经》"蠕"作"溢"。《太素》作"濡"。帝曰：补泻奈何？岐伯曰：形有余则泻其阳经，不足则补其阳络❹。并胃之经络。帝曰：刺微奈何？岐伯曰：取分肉间，无中其经，无伤其络，卫气得复，邪气乃索。卫气者，所以温分肉而充皮肤，肥腠理而司开阖，故肉蠕动即取分肉间。但开肉分以出其邪，故无中其经，无伤其络，卫气复旧而邪气尽。索，散尽也。

❶ 泾溲不利:《太素》卷二十四《虚实补泻》杨注:"有本经溲者。""经"为月经,其义可从。王注谓"泾"为大便,经考无据。

❷ 蠕动:微动貌,即肉眴也。"蠕"篆文作"蝡",《说文·虫部》:"蝡,动也。"《荀子·劝学》杨注:"蠕,微动也。"

❸ 微风:高世栻曰:"风邪入于肌肉,则肌肉蠕动,命曰微风,言微风在肌肉也。"

❹ 形有余则泻其阳经,不足则补其阳络:高世栻曰:"阳经,阳明经也。阳络,阳明络也。形肉有余,则土气实,故泻阳明之经。泻经者,从内而出于外,此泻有余之法也。形肉不足,则土气虚,故补阳明之络。补络者,从外而入于内,此补不足之法也。"

帝曰:善。志有余不足奈何?岐伯曰:志有余则腹胀飧泄❶,不足则厥❷。肾之藏也。《针经》曰:"肾藏精,精含❸志,肾气虚则厥,实则胀。"胀,谓胀起。厥,谓逆行上冲也。足少阴脉下行,令❹气不足,故随冲脉逆行而上冲也。血气未并,五脏安定,骨节有动❺。肾合骨,故骨有邪薄,则骨节段动❻,或骨节之中,如有物鼓动之也。帝曰:补泻奈何?岐伯曰:志有余则泻然筋血者,新校正云:按《甲乙经》及《太素》云:"泻然筋血者,出其血。"杨上善云:"然筋,当是然谷下筋。"再详诸处引然谷者,多云然骨之前血者,疑少"骨之"二字,"前"字误作"筋"字。不足则补其复溜。然,谓然谷,足少阴荥也,在内踝之前大骨之下陷者中,血络盛则泄之,其刺可入同身寸之三分,留三呼,若灸者可灸三壮。复溜,足少阴经也,在内踝上同身寸之二寸陷者中,刺可入同身寸之三分,留三呼,若灸者可灸五壮。帝曰:刺未并奈何?岐伯曰:即取之,无中其经,邪所乃能立虚❼。不求穴俞,而直取居邪之处,故云即取之。新校正云:按《甲乙经》"邪所"作"以去其邪"。

❶ 志有余则腹胀飧泄:《圣济经》卷四第四吴注引无"飧泄"二字。"有余"谓邪气盛也,肾舍志,肾邪有余,水寒内盛,故为腹胀。

❷ 厥:手足逆冷。

❸含：赵本作"舍"。

❹令：守校本作"今"。

❺动：《甲乙经》卷六第三作"伤"。按："动"与"痛"通。

❻叚动：按："叚动"即以动。"叚"与"假"通用。《礼记·曲礼上》孔疏："假，因也。""因""以"同义。一本叚作"鼓"，非。

❼邪所乃能立虚：《太素》卷二十四《虚实补泻》"邪所"作"以邪"。按：《太素》是。"以"有"则"义。此犹云"则邪乃能立虚"也。

帝曰：善。余已闻虚实之形，不知其何以生。岐伯曰：气血以并❶，阴阳相倾❷，气乱于卫，血逆❸于经，血气离居，一实一虚。卫行脉外，故气乱于卫，血行经内，故血逆于经，血气不和，故一虚一实。血并于阴，气并于阳，故为惊狂❹；气并于阳，则阳气外盛，故为惊狂。血并于阳，气并于阴，乃为炅中；气并于阴，则阳气外内盛，故为热中。炅，热也。血并于上，气并于下，心烦惋善怒❺，血并于下，气并于上，乱而喜忘❻。上，谓膈上。下，谓膈下。帝曰：血并于阴，气并于阳，如❼是血气离居，何者为实？何者为虚？岐伯曰：血气者，喜温而恶寒，寒则泣不能流，温则消而去之❽，泣，谓如雪在水中，凝住而不行去也。是故气之所并为血虚，血之所并为气虚。气并于血则血少，故血虚，血并于气则气少，故气虚。

❶以并：赵本"以"作"已"。"并"偏盛。

❷倾：倾陷。

❸逆：《太素》卷二十四《虚实所生》作"留"。

❹血并于阴，气并于阳，故为惊狂：张介宾曰："血并于阴，是重阴也；气并于阳，是重阳也。重阴者癫，重阳者狂，故为惊狂。"

❺心烦惋善怒：《太素》卷二十四《虚实所生》"惋"作"悗"。《甲乙经》卷六第三作"闷"。明抄本夹注云"惋宜作悗"。与《太素》合。按："惋""悗""闷"义通。姚止庵曰："血者生于心而藏于肝，血并于上，则血偏盛而气自并于下，下冲其上，心与肝动，故令烦惋善怒也。"

❻乱而喜忘:《太素》卷二十四《虚实所生》"乱"上有"气"字。姚止庵曰:"气者蓄于丹田,则神自清而精自摄,今并于上,则气尽升而血自并于下,上离乎下,精神涣散,故令乱而喜忘也。"

❼如:《太素》卷二十四《虚实所生》作"于"。

❽温则消而去之:谓血气得温则消散而易行。《广雅·释诂一》:"去,行也。"

帝曰:人之所有者,血与气耳。今夫子乃言❶血并为虚,气并为虚,是无实乎? 岐伯曰:有者为实,无者为虚,气并于血则血无,血并于气则气无。故气并则无血❷,血并则无气❷,今血与气相失❸,故为虚焉。气并于血,则血失其气,血并于气,则气失其血,故曰血与气相失。络之与孙脉❹俱输❺于经,血与气并,则为实焉。血之与气并走于上,则为大厥❻,厥则暴死,气复反则生,不反则死❼。

❶言:四库本作"曰"。

❷无血 无气:张介宾曰:"有血无气,是血实气虚也;有气无血,是气实血虚也。"

❸今血与气相失:孙鼎宜曰:"今字衍。气血不可相离,偏胜则为相失。"

❹脉:明绿格抄本作"络"。

❺输:《甲乙经》卷六第三作"注"。

❻血之与气并走于上,则为大厥:张介宾曰:"血气并走于上,则上实下虚,下虚则阴脱,阴脱则根本离绝而下厥上竭,是为大厥。""大厥"指突然昏倒,中风之类疾病。

❼气复反则生,不反则死:《太素》卷二十四《虚实所生》无"气"字。杨上善曰:"手足还暖复生,不还则死也。"王芳候曰:"气复反则生,谓复归于下也。盖阳气生于下而升于上,血气并逆,则气机不转而暴死,反则旋转而复生。"此从病机解,而杨注则提示了大厥向愈的临床症状,两说不悖。此与《金匮要略·脏腑经络先后病脉证第一》所论"实气相搏,血气入脏即死,入腑即愈",机理相同。

帝曰：实者何道从来？虚者何道从去？虚实之要，愿闻其故。岐伯曰：夫阴❶与阳❶，皆有俞会❷，阳注于阴，阴满之外❸，阴阳匀平❹，以充其形，九候若一，命曰平人。平人，谓平和之人。夫邪之❺生也，或生于阴，或生于阳❻，其生于阳者，得之风雨寒暑❼，其生于阴者，得之饮食居处❽，阴阳❾喜怒。

❶阴　阳：此指阴经、阳经而言。

❷俞会：经气输注会合之处。

❸阳注于阴，阴满之外：杨上善曰："脏有阴阳之脉，皆有别走，输会相通，如足阳明从丰隆之穴别走足太阴，足太阴从公孙之穴别走足阳明，故曰之外。"张介宾曰："阳注于阴，则自经归脏；阴满之外，则自脏及经。"

❹阴阳匀平：《太素》卷二十四《虚实所生》"匀"作"旬"。按："匀"与"均"同，"均"与"旬"通。杨上善曰："阴阳之脉，五十迎无多少者，名曰旬平。"

❺之:《甲乙经》卷六第三"之"下有"所"字。

❻或生于阴，或生于阳：阴主内，阳主外，故外感曰"生于阳"，内因曰"生于阴"。

❼风雨寒暑：丹波元简曰："据下文，宜云风雨寒湿。"

❽居处:《太素》卷二十四《虚实所生》、《甲乙经》卷六第三并作"起居"。

❾阴阳：丹波元简曰："阴阳喜怒之阴阳，盖指房室。"

帝曰：风雨之伤人奈何？岐伯曰：风雨之伤人也，先客于皮肤，传入于孙脉，孙脉满则传入于络脉，络脉满则输于大经脉❶，血气与邪并客于分腠之间，其脉坚大，故曰实。实者外坚❷充满，不可按之❸，按之则痛。帝曰：寒湿之伤人奈何？岐伯曰：寒湿之中人也，皮肤不收❹，新校正云：按全元起云："不收，不仁也。"《甲乙经》及《太素》云："皮肤收"，无"不"字。肌肉坚紧❺，荣血泣，卫气去，故曰虚。虚者聂辟❻，气不足❼，按之则气足以温之，故快然而不痛。聂，谓聂皱。辟，谓辟迭也。新校正云：按《甲乙经》作"摄辟"，《太素》作"摄辟"。

❶ 则输于大经脉：《甲乙经》卷六第三"则输"作"乃注"。孙鼎宜曰："大字疑衍。"

❷ 外坚：孙鼎宜曰："外坚当作外邪，蒙上文误。"

❸ 之：《太素》卷二十四《虚实所生》、《甲乙经》卷六第三并无"之"字。

❹ 皮肤不收：丹波元简曰："寒主收敛，此云不收，则与肌肉坚紧相反，《甲乙经》《太素》近是。"杨上善曰："皮肤收者，言皮肤急而聚也。"

❺ 紧：《太素》卷二十四《虚实所生》无"紧"字。

❻ 聂辟：《太素》卷二十四《虚实所生》"聂"作"慑"。森立之曰："聂，慑弱也。辟，辟易也。即正气衰弱之谓也。"

❼ 不足：《太素》卷二十四《虚实所生》、《甲乙经》卷六第三"不足"下并有"血泣"二字。

帝曰：善。阴之生实奈何？实，谓邪气盛也。岐伯曰：喜怒不节❶，则阴气上逆，上逆则下虚，下虚则阳气走之❷，故曰实矣。新校正云：按《经》云："喜怒不节，则阴气上逆。"疑剩"喜"字。帝曰：阴之生虚奈何？虚，谓精气夺也。岐伯曰：喜则气下❸，悲则气消，消则脉虚空❹，因寒饮食，寒气熏满❺，新校正云：按《甲乙经》作"动藏"。则血泣气去，故曰虚矣。

❶ 喜怒不节："喜怒"偏义复词，此则指"怒"言。喜多村直宽曰："喜怒专重怒字，林以为剩文，非。"

❷ 下虚则阳气走之：谓阴逆于上则虚于下，下虚则阳气趋向之，所以为实。《吕氏春秋·期贤》高注："走，趋也。"

❸ 喜则气下：人喜则气和志达，若过喜则阳气涣散陷而不升。《淮南子·原道训》："大喜坠阳"。高注："喜者阳气，阳气升于上，积阳相薄，故曰坠阳也。与"喜则气下"句义同。

❹ 虚空：《太素》卷二十四《虚实所生》无"空"字。

❺ 满：《太素》卷二十四《虚实所生》作"藏"。

帝曰：经言阳虚则外寒，阴虚则内热，阳盛则外热，阴盛则内寒，余已闻之矣，不知其所由然也。经言，谓上古经言也。岐伯曰：阳受气于上焦❶，以温皮肤分肉之间，令❷寒气在外，则上焦不通，上焦❸不通则寒气❹独留于外，故寒栗。栗，谓振栗也。帝曰：阴虚生内热奈何？岐伯曰：有所劳倦，形气衰少，谷气不盛，上焦不行，下脘不通❺，新校正云：按《甲乙经》作“下焦不通”。胃气热❻，热气❼熏胸中，故内热。甚用其力，致劳倦也。贪役不食，故谷气不盛也。帝曰：阳盛生外热奈何？岐伯曰：上焦不通利❽，则皮肤致密，腠理闭塞，玄府不通❾，新校正云：按《甲乙经》及《太素》无“玄府”二字。卫气不得泄越，故外热。外伤寒毒，内薄诸阳，寒外盛则皮肤收，皮肤收则腠理密，故卫气蓄聚，无所流行矣。寒气外薄，阳气内争，积火内燔，故生外热也。帝曰：阴盛生内寒奈何？岐伯曰：厥气上逆，寒气积于胸中而不泻，不泻则温气去，寒独留，则血凝泣，凝则脉不通，新校正云：按《甲乙经》作“腠理不通”。其脉盛大以涩❿，故中寒⓫。温气，谓阳气也。阴逆内满，则阳气去于皮外也。

❶ 阳受气于上焦："阳"指卫气。《灵枢·决气篇》："上焦开发，宣五谷味，熏肤、充身、泽毛，若雾露之溉，是谓气。"《本脏篇》："卫气者，所以温分肉，充皮肤，肥腠理，司开合者也。"

❷ 令：金本、读本、赵本、朝本并作"今"。

❸ 上焦：《太素》卷二十四《虚实所生》、《甲乙经》卷六第三、《病源》卷十二《寒热候》并无"上焦"二字。

❹ 寒气：《太素》卷二十四《虚实所生》、《甲乙经》卷六第三、《病源》卷十二《寒热候》"寒"下并无"气"字。

❺ 上焦不行，下脘不通：高世栻曰："上焦不能宣五谷味，故上焦不行。下脘不能化谷之精，故下脘不通。"

❻ 胃气热：谓不行、不通，以致胃气郁遏生热。

❼ 热气：《甲乙经》卷六第三、《病源》卷十二《寒热候》并无"热气"二字。

❽ 上焦不通利："通"字疑蒙前"上焦不通"句衍。"利"有"和"意，此与"不通"义别。

❾ 玄府不通：《太素》卷二十四《虚实所生》、《甲乙经》卷六第三、《病源》卷十二《寒热候》并无"玄府"二字，"不通"二字属上读。

❿ 其脉盛大以涩：张志聪曰："阴盛则脉大，血凝泣故脉涩也。"

⓫ 中寒：《卫生宝鉴》卷六引作"寒中"。

帝曰：阴与阳并❶，血气以并，病形以成，刺之奈何？岐伯曰：刺此者，取之经隧，取血于营，取气于卫，用形哉，因四时多少高下❷。营主血，阴气也。卫主气，阳气也。夫行针之道，必先知形之长短，骨之广狭，循《三备》法通计身形，以施分寸，故曰用形也。四时多少高下，具在下篇。帝曰：血气以并，病形以成，阴阳相倾，补泻奈何？岐伯曰：泻实者气盛乃内针，针与气俱内❸，以开其门，如利其户❹；针与气俱出，精气不伤，邪气乃下❺，外门不闭，以出其疾；摇大其道，如利其路，是谓大泻，必切而出，大气❻乃屈。言欲开其穴，而泄其气也。切，谓急也，言急出其针也。《针解篇》曰："疾而徐则虚者，疾出针而徐按之也。大气，谓大邪气也。屈，谓退屈也。"帝曰：补虚奈何？岐伯曰：持针勿置❼，以定其意，候呼内针，气出针入，针空四塞❽，精无从去，方实而疾出针❾，气入针出，热不得还❿，闭塞其门，邪气布散，精气乃得存，动气候时⓫，新校正云：按《甲乙经》作"动无后时"。近气不失，远气乃来，是谓追之。言但密闭穴俞，勿令其气散泄也。近气，谓已至之气。远气，谓未至之气也。欲动经气而为补补⓬者，皆必候水刻气之所在而刺之，是谓得时而调之。追，言补也。《针经》曰："追而济之，安得无实。"则此谓也。

❶ 阴与阳并：《太素》卷二十四《虚实所生》作"阴之与阳"。

❷ 因四时多少高下：吴崑曰："因四时多少高下者，如曰以月生死为痏数多少之谓也。春时俞在颈项，夏时俞在胸胁，秋时俞在肩背，冬时俞在腰股，高下之谓也。"

❸ 俱内：《素问校诂》引古抄本"俱"下无"内"字。

❹ 以开其门，如利其户："门户"喻俞穴开放。"如"有"而"义。下文"如利其路"之"如"亦同。杨上善曰："人之吸气，身上有孔闭处，皆入聚于肾肝；呼气之时，有孔开处，皆从心肺而出。"

❺ 下：有"减"义。见《后汉书·仲长统传》贤注。

❻ 大气：即亢盛之邪气。

❼ 持针勿置：谓持针而不立即刺入。杨上善曰："持针勿置于肉中，先须安神定意，然后下针。若医者志意散乱，针下气之虚实有无，皆不得知，故须定意也。"

❽ 针空四塞：谓针孔须紧密。故下承以"精无从出"。

❾ 方实而疾出针：杨上善曰："方，正也。候气正实，疾出针。"

❿ 热不得还：《太素》卷二十四《虚实所生》"还"作"环"。按："还""环"义同。《史记·李将军传》《正义》："还谓转也。"杨上善曰："虚者多寒，得热为补。环，转也。疾出针，使针下热气不得转也。"

⓫ 动气候时：《太素》卷二十四《虚实所生》作"动无后时"，与林校引《甲乙经》合。今本《甲乙经》卷六第三脱"无"字。"动无后时"即不失时机而入针出针之意。

⓬ 补补：守校本"补"下不迭"补"字。四库本作"补益"。

帝曰：夫子言虚实者有十❶，生于五脏，五脏五脉❷耳，夫十二经脉皆生其病，新校正云：按《甲乙经》云："皆生百病。"《太素》同。今夫子独言五脏，夫十二经脉者，皆络三百六十五节❸，节有病必被❹经脉，经脉之病，皆有虚实，何以合❺之？岐伯曰：五脏者，故❻得六腑与为表里，经络肢节，各生虚实，其❼病所居，随而调之。从其左右经气支节而调之。病在脉，调之血；脉者血之府，脉实血实，脉虚血虚，由此脉病而调之血也。新校正云：按全元起本及《甲乙经》云："病在血调之脉"。病在血，调之络❽，血病则络脉易，故调之于络也。病在气，调之卫；卫主气，故气病而调之卫也。病在肉，调之分肉❾；候寒热而取之。病在筋，调之筋；适缓急而刺熨之。病在骨，调之骨❿；察轻重而调之。燔针劫刺其下及与急者**❶**；调筋法也。筋急则烧针而劫刺之。**病在骨，焠针❷药熨**；调骨法也。焠针，火针也。**病不知所痛❸，两跷为上❹**；两跷，谓阴阳跷脉。阴跷之脉，出于照海。阳跷之脉，出于申脉。申脉在足外踝下陷者中容爪甲，新校正云：按《刺腰痛》注云："在踝下五分"。刺可入同身寸之三分，留六呼，若灸者可灸三壮。照海在足内踝下，刺可入同身寸之四分，留六呼，若灸者可灸三壮。**身形有痛，九候莫病，则缪刺之**；莫病，谓无病也。缪刺者，刺络脉，左痛刺右，右痛刺左。**痛❺在于左而右脉病者，巨❻刺之**。巨刺者，刺经脉。**脉❼**左痛刺右，右痛刺左。**必谨察其九候，针道备❽矣**。

❶ 言虚实者有十：《太素》卷二十四《虚实所生》、《甲乙经》卷六第三并无"者"字。马莳曰："神气血肉志，各有虚实，是计之有十也。"

❷ 五脏五脉：《甲乙经》卷六第三"五脉"上不出"五脏"二字，"五脉"属上读。

❸ 节：指俞穴。

❹ 被：波及之意。《尚书·禹贡》孔传："被，及也。"

❺ 合："合"有"应"义。见《史记·乐书》："合，生气之和。"《正义》："合，应也。"

❻ 故：与"固"通，本然之意。《史记·鲁周公世家》《集解》引徐广："固，一作故。"

❼ 其：《太素》卷二十四《虚实所生》、《甲乙经》卷六第三"其"上并有"视"字。

❽ 病在血，调之络：姚止庵曰："调之络者，谓血之流行由络走经，故病在血分，必调其经络也。"

❾ 病在肉，调之分肉：姚止庵曰："拥护一身者，肉也。然而前后左右各有部分，故曰分肉，肉之所分，经络系焉。观其病在何部，则知其所属何经，然后或用药或用针也。"

❿ 病在骨，调之骨：《太素》卷二十四《虚实所生》无此六字。按下"燔针劫刺其下及与急者"，紧承调筋而言，如以此六字横格其中，则上下文义不属。且此六字与下"病在骨"重，衍误甚明。

⓫ 燔针劫刺其下及与急者："及与"同义复词。"急"谓拘急。此犹云燔针

劫刺其下和筋拘急之处也。

⑫ 焠针:《太素》卷二十四《虚实所生》"焠"作"卒"。杨上善曰:"卒,穷也。痛痹在骨,穷针深之至骨,出针以药熨之,以骨病痛深故也。"

⑬ 病不知所痛:《太素》卷二十四《虚实所生》"知"下有"其"字。

⑭ 上:杨上善曰:"上者,胜也。"

⑮ 痛:《太素》卷二十四《虚实所生》、《甲乙经》卷六第三并作"病"。

⑯ 巨:《太素》卷二十四《虚实所生》、《甲乙经》卷六第三"巨"上并有"则"字。按以上"则缪刺之"句律之,当有"则"字。

⑰ 脉:顾观光曰:"依上注例,脉字当衍。"

⑱ 备:《甲乙经》卷六第三作"毕"。

卷第十八

缪刺论篇第六十三

新校正云：按全元起本在第二卷。

提要：本篇主要讨论经络各脉发病时所采用的左病右刺，右病左刺的缪刺方法。

黄帝问曰：余闻缪刺❶，未得其意，何谓缪刺？缪刺，言所刺之穴，应用如纰缪纲纪也。岐伯对曰：夫邪之客于形也❷，必先舍于皮毛，留而不去入舍于孙脉❸，留而不去入舍于络脉，留而不去入舍于经脉，内连五脏，散于肠胃，阴阳俱感❹，五脏乃伤，此邪之从皮毛而入，极❺于五脏之次也，如此则治其经焉❻。今邪客于皮毛，入舍于孙络，留而不去，闭塞不通，不得入于经，流❼溢于大络，而生奇病❽也。病在血络，是谓奇邪❾。新校正云：按全元起云："大络，十五络也。"夫邪客大络者，左注右，右注左，上下左右❿与经相干，而布于四末，其气无常处，不入于经俞，命曰缪刺。四末，谓四肢也。

❶ 缪（miù 谬）刺：谓左病刺右，右病刺左。杨上善所谓"左右互取"是也。

❷ 邪之客于形也："形"指"身"言，《左传》昭七年孔疏："有身体之质名之曰形。"此与本书《脏气法时论》："夫邪气之客于身也。"义同。

❸ 脉：明绿格抄本作"络"。按：《甲乙经》卷五第三、《外台》卷三十九引并作"络"，与明抄合。

❹ 俱感：《太素》卷二十三《量缪刺》作"更盛"。

❺ 极:《尔雅·释诂》:"极,至也。"

❻ 如此则治其经焉:张介宾曰:"邪气自浅入深,而极于五脏之次者,当治其经,治经者,十二经穴之正刺也,尚非缪刺之谓。"

❼ 流:《甲乙经》卷五第三、《外台》卷三十九引并无"流"字。

❽ 奇病:此与本书《玉版论要篇》所言"奇病"义异。此"奇"读如"积"。《太平御览》卷七百五十引《风俗通》:"奇,只也。""奇病"谓病在络,左右只病一侧。

❾ 病在血络,是谓奇邪:按:"病"与"邪"字上下窜倒,应作"邪在血络,是谓奇病"。

❿ 上下左右:《太素》卷二十三《量缪刺》"上下"下无"左右"二字。

帝曰:愿闻缪刺以左取右以右取左奈何❶?其与巨刺何以别之❷?岐伯曰:邪客于经,左盛则右病,右盛则左病,亦有移易❸者,新校正云:按《甲乙经》作"病易且移"。左痛❹未已而右脉先病,如此者,必巨刺之,必中其经,非络脉也。先病者,谓彼痛未止,而此先病以承之。故络病者,其痛与经脉缪处❺,故命曰缪刺。络,谓正经之旁支,非正别也,亦兼公孙、飞扬等之别络也。新校正云:按王氏云"非正别也"。按本论"邪客足太阴络,令人腰痛"注引"从髀合阳明,上络嗌,贯舌中。"乃太阴之正也,亦是兼脉之正,安得谓之非正别也。

❶ 奈何:《甲乙经》卷五第三无此二字。

❷ 其与巨刺何以别之:巨刺与缪刺同是左病刺右,右病刺左之刺法,但刺经者谓之巨刺,刺络者谓之缪刺。

❸ 移易:同义复词,改变之意。《广韵·五支》:"移,易也。"

❹ 痛:《太素》卷二十三《量缪刺》作"病"。

❺ 其痛与经脉缪处:高世栻曰:"《灵枢·脉度》论云:经脉为里,支而横者为络。故络病者,其痛与经脉缪处。缪处异处也。谓经脉之痛,深而在里,络脉之痛,支而横居。"

帝曰:愿闻缪刺奈何?取之何如?岐伯曰:邪客于足少阴

之络，令人卒心痛，暴胀，胸胁支满❶，以其络支别者，并正经从肾上贯肝膈，走于心包，故邪客之，则病如是。**无积者，刺然骨之前❷出血，如食顷❸而已。**然骨之前，然谷穴也，在足内踝前起大骨下陷者中，足少阴荥也。刺可入同身寸之三分，留三呼，若灸者可灸三壮，刺此多见血，令人立饥欲食。**不已❹，左取右，右取左**，言痛在左，取之右，痛在右，取之左，余如此例。**病新发者，取❺五日，已。**素有此病而新发，先刺之五日，乃尽❻已。

❶ 卒心痛，暴胀，胸胁支满：杨上善曰："足少阴直脉，从肾上入肺中，支者，从肝出络心，注胸中，故卒心痛也。从肾而上，故暴胀也。注于胸中，胸胁支满也。以足少阴大钟之络傍经而上，故少阴脉行处，络为病也。"

❷ 无积者，刺然骨之前：高世栻曰："胀满有积，当刺其胸胁；若无积者，病少阴之络，上走心包，故当刺足少阴然谷之前。"

❸ 食顷：即一顿饭的时间。

❹ 不已：《太素》卷二十三《量缪刺》、《甲乙经》卷五第三并无此二字。

❺ 取：《太素》卷二十三《量缪刺》、《甲乙经》卷五第三并无"取"字。

❻ 尽：藏本作"愈"。

邪客于手少阳之络，令人喉痹舌卷，口干心烦，臂外廉痛，手不及头❶，以其脉循手表出臂外，上肩入缺盆，布膻中，散络心包；其支者，从膻中上出缺盆上项，又心主其❷舌，故病如是。**刺手中❸指次指爪甲上，去端如韭叶各一痏❹**，谓关冲穴，少阳之井也，刺可入同身寸之一分，留三呼，若灸者可灸三壮。左右手皆刺之，故言各一痏。痏，疮也。新校正云：按《甲乙经》关冲穴出手小指次指之端，今言中指者，误也。**壮者立已，老者有顷❺已，左取右，右取左，此新病数日已。**

❶ 令人喉痹舌卷，口干心烦，臂外廉痛，手不及头：杨上善曰："手少阳外关之络，从外关上绕臂内廉，上注胸，合心主之脉。胸中之气上熏，故喉痹，舌卷，口干，烦心，臂内廉痛，手不上头也。"

❷ 其：守校本无"其"字。

❸ 中:《太素》卷二十三《量缪刺》作"小"。

❹ 痏（wěi 委）:针后穴位上之创痕。《灵枢·邪气脏腑病形》:"已发针,疾按其痏,无令其血出,以和其脉。"在此指针刺之次数。

❺ 有顷:《国策·秦策》高注:"有顷,言未久。"

邪客于足厥阴之络,令人卒疝暴痛,以其络去内踝上同身寸之五寸,别走少阳,其支别者,循胫上睾结于茎,故今❶人卒疝暴痛。睾,阴丸也。**刺足大指爪甲上,与肉交者❷各一痏,**谓大敦穴,足大指之端,去爪甲角如韭叶,厥阴之井也,刺可入同身寸之三分,留十呼,若灸者可灸三壮。**男子立已,女子有顷已❸,左取右,右取左。**

❶ 今:藏本、守校本并作"令"。

❷ 与肉交者:谓爪甲与皮肉相交处。

❸ 女子有顷已:杨上善曰:"疝痛者,阴之病也,女子阴气不胜于阳,故有顷已也。"

邪客于足太阳之络,令人头项❶肩痛,以其经之正者,从脑出别下项;支别者,从膊内左右别下。又其络自足上行,循背上头。故项头❷肩痛也。新校正云:按《甲乙经》云:"其支者,从巅入络脑,还出别下项。"王氏云"经之正者","正"当作"支"。**刺足小指爪甲上,与肉交者各一痏,立已,**谓至阴穴,太阳之井也,刺可入同身寸之一分,留五呼,若灸者可灸三壮。新校正云:按《甲乙经》云:"在足小指外侧,去爪甲角如韭叶。"**不已,刺外踝下❸三痏,左取右,右取左,如食顷已❹。**谓金门穴,足太阳郄也,在外踝下,刺可入同身寸之三分,若灸者可灸三壮。

❶ 项:《太素》卷二十三《量缪刺》、《甲乙经》卷五第三"项"下并有"痛"字。

❷ 项头:藏本、守校本并作"头项"。

❸ 下:《甲乙经》卷五第三作"上"。

❹ 如食顷已:《太素》卷二十三《量缪刺》无此四字。

邪客于手阳明之络，令人气满胸中，喘息❶而支胠，胸中热，以其经自肩端入缺盆，络脉❷，其支别者，从缺盆中直而上颈，故病如是。刺手大指次指爪甲上，去端如韭叶各一痏，左取右，右取左，如食顷已。谓商阳穴，手阳明之井也，刺可入同身寸之一分，留一呼，若灸者可灸一壮。新校正云：按《甲乙经》云："商阳在手大指次指内侧，去爪甲角如韭叶。"

❶ 胸中喘息：《甲乙经》卷五第三"息"作"急"。高世栻曰："喘息，肺病也。"

❷ 脉：守校本作"肺"。

邪客于臂掌之间，不可得屈❶，刺其踝后，新校正云：按全元起云："是人手之本节踝也"。先以指按之痛❷，乃刺之，以月死生为❸数，月生一日一痏，二日二痏❹，十五日十五痏，十六日十四痏❺。随日数也。月半已前谓之生，月半以后谓之死，亏满而异也。

❶ 邪客于臂掌之间，不可得屈：《甲乙经》卷五第三"不"下无"可"字。《全生指迷方》卷三《诸痛》引作"臂痛不能屈伸"。

❷ 先以指按之痛：吴崑曰："此以应痛为痏，不拘穴法。即以痛为俞刺之。

❸ 为：明绿格抄本"为"下有"痏"字。《太素》卷二十三《量缪刺》亦有"痏"字，与明抄本合。

❹ 二痏：本书《刺腰痛篇》王注引"二痏"下有"渐多之"三字，应据补。

❺ 十四痏：本书《刺腰痛篇》王注引"十四痏"下有"渐少之"三字，应据补。

邪客于足❶阳跷之脉，令人目痛从内眦始，以其脉起于足，上行至头而属目内眦，故病令人目痛从内眦始也。何以明之？《八十一难经》曰："阳跷脉者，起于跟中，循外踝上行，入风池。"《针经》曰："阴跷脉入䪼属目内眦，合于太阳阳跷而上行。"寻此则至于目内眦也。刺外踝之下半寸所❷各二痏，谓申脉穴，阳跷之所生也，在外踝下陷者中，容爪甲，刺可入同身寸之三分，留六呼，若灸者可灸三壮。新校正云：详"血脉痛"注云"外踝下五分"。**左刺右，右刺左，如行十里顷而已。**

❶ 足：《太素》卷二十三《量缪刺》无"足"字，《太素》卷十《阴阳跷脉》有"足"字。按：以王注引《难经》《针经》核之，无"足"字是。

❷ 所：义与"许"同。

人有所堕坠，恶血留内，腹中满❶胀，不得前后，先饮利药❷，此上伤厥阴之脉，下伤少阴之络❸，刺足内踝之下，然骨之前，血脉出血，此少阴之络也。新校正云：详"血脉出血"，"脉"字疑是"络"字。**刺足跗上动脉❹，**谓冲阳穴，胃之原也，刺可入同身寸之三分，留十呼，若灸者可灸三壮。主腹大不嗜食。以腹胀满，故尔❺取之。**不已，刺三毛上各一痏，见血立已，左刺右，右刺左。**谓大敦穴，厥阴之井也。**善悲惊不乐，刺如右方❻。**善悲惊不乐，亦如上法刺之。

❶ 满：《卫生宝鉴》卷十三引作"痛"。

❷ 利药：指破瘀之药。杨上善曰："可饮破血之汤，利而出之。"

❸ 上伤厥阴之脉，下伤少阴之络：张介宾曰："凡堕坠者，必病在筋骨。故上伤厥阴之脉，肝主筋也，下伤少阴之络，肾主骨也。"

❹ 刺足跗上动脉：张介宾曰："足厥阴之俞，太冲穴也。"

❺ 故尔：读本、藏本"故"下并无"尔"字。

❻ 善悲惊不乐，刺如右方：《太素》卷二十三《量缪刺》、《甲乙经》卷五第三"惊"上并有"善"字。吴昆曰："厥阴之病，连于肝则惊，少阴之病，逆于膻中则不乐，故刺法相侔也。"

邪客于手阳明之络，令人耳聋，时不闻音❶，以其经支者，从缺盆上颈贯颊，又其络支别者，入耳会于宗脉，故病令人耳聋时不闻声。**刺手大指次指爪甲上去端如韭叶各一痏，立闻❷，**亦同前商阳穴。**不已，刺中指爪甲上与肉交者立闻，**谓中冲穴，手心主之井也，在手中指之端，去爪甲如韭叶陷者中，刺可入同身寸之一分，留三呼，若灸者可灸三壮❸。古经脱简，无络可寻之❹。恐是刺小指爪甲上，与肉交者也。何以言之？下文云，手少阴络会于耳中也。若小指之端，是谓少冲，手少阴之井，刺可入同身寸之一分，留一呼，若灸者可灸一壮。新校正云：按王氏云"恐是小指爪甲上少冲穴"。按《甲乙经》手心主之正，上循喉咙，出耳后，合少阳完骨之下。如是则安得不刺中冲，而疑为少冲也。**其不时闻者❺，不可刺也。**不时闻者，络气已绝，故不可刺。**耳中生风❻者，亦刺之如此数，左刺右，右刺左。**

❶ 时不闻音：《太素》卷二十三《量缪刺》无"音"字。"时"犹或也。

❷ 立闻：按：准前后例，"立闻"下，似脱"左刺右，右刺左"六字。

❸ 谓中冲穴……若灸者可灸三壮：顾观光曰："此四十四字，必非王注。当是林氏引别说以解经，而传写脱其姓氏，又误置王氏前也。"

❹ 之：藏本、守校本并无"之"字。

❺ 其不时闻者：谓完全失去听力。"时"犹常也。

❻ 耳中生风：姚止庵曰："生风谓耳中自响，如闻风声也。"

凡痹往来行无常处者❶，在分肉间痛而刺之，以月死生为数，用针者随气盛衰，以为痏数❷，针过其日❸数则脱气，不及日数则气不泻，左刺右，右刺左，病已止；不已❹，复刺之如法。言所以约月死生为数者何？以随气之盛衰也。**月生一日一痏，二日二痏，渐多之；十五日十五痏，十六日十四痏，渐少之。**如是刺之，则无过数，无不及也。

❶ 凡痹往来行无常处者：高世栻曰："此言往来行痹，不涉经脉，但当缪刺其络脉，不必刺其俞穴也。其行无常处者，邪在分肉之间，不涉经脉也。"

❷ 用针者随气盛衰，以为痏数：明绿格抄本无此十二字。吴崑曰："此十一字原为注文，窜入正文。"

❸ 日：《太素》卷二十三《量缪刺》作"月"。下"不及日数"亦作"不及月数"。

❹ 病已止；不已：《甲乙经》卷五第三作"病如故"。

邪客于足阳明之经❶，令人鼽衄上齿❷寒，以其脉起于鼻交頞中，下循鼻外，入上齿中，还出侠口环唇，下交承浆，却循颐后下廉，出大迎，循颊车，上耳前，故病令人鼽衄上齿寒也。复以其脉左右交于面部，故举经脉之病，以明缪处之类，故下文云：新校正云：按全元起本与《甲乙经》"阳明之经"作"阳明之络"。刺足中指次指❸爪甲上，与肉交者各一痏，左刺右，右刺左。中当为大，亦传写中大之误也。据《灵枢经》《孔穴图经》中指次指爪甲上无穴，当言刺大指次指爪甲上，乃厉兑穴，阳明之井，不当更有次指二字也，厉兑者刺可入同身寸之一分，留一呼，若灸者可灸一壮。新校正云：按《甲乙经》云："刺足中指爪甲上"。无"次指"二字。盖以大指次指为中指，义与王注同。下文云"足阳明中指爪甲上"。亦谓此穴也。厉兑在足大指次指之端，去爪甲角如韭叶。

❶ 经：《太素》卷二十三《量缪刺》、《圣济总录》卷一百九十一引"经"并作"络"。

❷ 上齿：《太素》卷二十三《量缪刺》"上"作"下"。森立之曰：《太素》作'下齿'恐讹。"

❸ 次指：《太素》卷二十三《量缪刺》无此二字。

邪客于足少阳之络，令人胁痛不得息，咳而汗出，以其脉支别者从目锐眦下大迎，合手少阳于頔，下加颊车，下颈合缺盆，以下胸中，贯膈络肝属胆循胁，故令人胁痛咳而汗出。刺足小指次指❶爪甲上，与肉交者各一痏，谓窍阴穴，少阳之井也，刺可入同身寸之一分，留一呼，若灸者可灸三壮。新校正云：按《甲乙经》"窍阴在足小指次指之端，去爪甲角如韭叶。"不得息立已，汗出立止，咳者温衣饮食❷，一日已。左刺右，右刺左，病立已。不已，复次如法。

❶ 次指：《甲乙经》卷五第三无此二字。

❷ 温衣饮食：黄球曰："饮食之饮作暖"。《太素》卷二十三《量缪刺》杨注作"暖饮食。"

邪客于足少阴之络，令人嗌❶痛，不可内❷食，无故善怒，气上走贲上❸，以其经支别者，从肺出络心，注胸中。又其正经，从肾上贯肝膈，入肺中，循喉咙，侠舌本，故病令人嗌干痛，不可内食，无故善怒，气上走贲上也。贲，谓气奔也。新校正云：详王注以"贲上"为"气奔"者非，按《难经》"胃为贲门"。杨玄操云："贲，膈也。"是气上走膈上也。经既云气上走，安得更以贲为奔上之解邪？**刺足下中央之脉❹，各三痏，凡六刺，立已，左刺右，右刺左。**谓勇❺泉穴，少阴之井也，在足心陷者中，屈足蜷指宛宛中，刺可入同身寸之三分，留三呼，若灸者可灸三壮。**嗌中肿，不能内唾，时不能出唾者，刺❻然骨之前，出血立已，左刺右，右刺左。**亦足少阴之络也，以其络并大经❼喉咙，故尔刺之。此二十九字，本错简在"邪客手足少阴太阴足阳明之络"前，今迁于此。新校正云：详王注以"其络并大经循喉咙"差互。按《甲乙经》"足少阴之络，并经上走心包少阴之经，循喉咙。"今王氏之注，经与络交互，当以《甲乙经》为正也。

❶ 嗌：《太素》卷二十三《量缪刺》、《甲乙经》卷五第三"嗌"并作"咽"。"嗌"与"咽"同义。

❷ 内：《广雅·释诂三》："内，入也。"

❸ 贲上：四库本"贲"下无"上"字。杨上善曰："贲，膈也。"

❹ 脉：《甲乙经》卷五第三作"络"。

❺ 勇：守校本作"湧"。

❻ 刺：《太素》卷二十三《量缪刺》、《甲乙经》卷五第三"刺"上并有"缪"字。按："缪"字应补，与王注所谓"二十九字"合。

❼ 经：《素问校讹》引古抄本"经"下有"循"字。

邪客于足太阴之络，令人腰痛，引少腹控眇❶，不可以仰息，足太阴之络，从髀合阳明，上贯尻骨中，与厥阴少阳结于下髎，而循尻骨内入腹，上络嗌贯舌❷中。故腰痛则引少腹，控于眇中也。眇，谓季胁下之空软处也。受邪气则络拘急，故不可以仰伸而喘息也。《刺腰痛篇》中无"息"字。新校正云：详王注云"足太阴之络"，按《甲乙经》乃"太阴之正"，非络也。王氏谓之络者，未详其旨。**刺腰尻之解，两胛之上，是腰俞❸，以月死生为痏数，发针立已，左刺右，右刺左。**腰尻骨间曰解，当中有腰俞，刺可入同身寸之二寸，新校正云：按《气府论》注作"二分"。《刺热论》注作"二分"。《水穴篇》注作"二分"。《热穴篇》注作"二寸"。《甲乙经》作"二寸"。留七呼，主与经同。《中诰孔穴经❹》云：左取右，右取左，穴当中，不应尔也。次腰下侠尻有骨空各四，皆主腰痛，下髎主与经同，是足太阴厥阴少阳所结，刺可入同身寸之二寸，留十呼，若灸者可灸三壮。胛，谓两髁胛也。腰俞髁伸❺，皆当取之也。新校正云：按此邪客足太阴之络，并刺法一项，已见《刺腰痛篇》中，彼注甚详，此特多"是腰俞"三字耳。别按全元起本旧无此三字，王氏颇知腰俞无左右取之理而注之，而不知全元起本旧无。

❶ 令人腰痛，引少腹控䏚：吴崑曰："足太阴，湿土也。湿病者，先注于腰，故腰痛。太阴之筋，聚于阴器，循腹里结胁，故引少腹控䏚。"

❷ 舌：《素问校讹》引古抄本、元椠本作"肩"。

❸ 是腰俞：《太素》卷二十三《量缪刺》无此三字，与林校引全元起本合。

❹ 经："经"上脱"图"字。

❺ 伸：柯校本作"胛"。

邪客于足太阳之络，令人拘挛背急，引胁而痛❶，以其经从踝❷内，左右别下，贯胛，合腘中，故病令人拘挛背急，引胁而痛。新校正云：按全元起本及《甲乙经》"引胁而痛"下，更云"内引心而痛"。**刺之从项始，数脊椎侠脊，疾按之应手如痛❸，刺之旁三痏，立已。**从项始数脊椎者，谓从大椎数之，至第二椎两旁，各同身寸之一寸五分，内循脊两旁，按之有痛应手，则邪客之处也，随痛应手深浅，即而刺之。邪客在脊骨两旁，故言刺之旁也。

❶ 令人拘挛背急，引胁而痛：《太素》卷二十三《量缪刺》"引胁而痛"下

有"内引心而痛"五字，与林校引全元起本合。《灵枢·经脉》云："膀胱，足太阳也。是动则病，脊痛，腰似折，髀不可以曲，腘如结，踹如裂，是主筋所生病者，项背腰尻腘踹脚皆痛，小指不用。"森立之曰："拘挛二字，专指腰脚而言，《经脉篇》可证矣。其筋或引背而急，或引腰而痛，或内引心而痛也。"

❷ 踝：胡本、读本并作"膊"。

❸ 如痛：《太素》卷二十三《量缪刺》、《甲乙经》卷五第三并作"而痛"。《全生指迷方》卷三引作"痛者"。杨上善曰："脊有二十一椎，以两手挟脊当椎，按之痛处，即是。"吴崑曰："此不拘穴俞而刺，谓之应痛穴。"

邪客于足少阳之络，令人留于枢中痛，髀不可举❶，以其经出气街，绕毛际，横入髀厌中，故痛令人留于髀枢，后痛解不可举也。枢，谓髀枢也。**刺枢中以毫针，寒则久留针，以月死生为**❷**数，立已。**髀枢之后，则环铫穴也，正在髀枢后，故言刺髀枢后也。环铫者，足少阳脉气所发，刺可入同身寸之一寸，留二十❸呼，若灸者可灸三壮。毫针者，第七针也。新校正云：按《甲乙经》"环铫在髀枢中"，《气穴论》云："在两髀厌分中"，此经云"刺枢中"，而王氏以谓"髀枢之后者"，误也。

❶ 令人留于枢中痛，髀不可举：《针灸资生经》卷五《足杂病》引无"留于"二字。杨上善曰："足少阳光明之络，去踝五寸，别走少阴，不至枢中。足少阳正别，绕髀入毛际，合厥后，别者入季肋间，故髀枢中久痛及髀不举也。""枢中"当环铫穴处。《说文·骨部》："髀，股也。"此指大腿。

❷ 为：《太素》卷二十三《量缪刺》、《甲乙经》卷五第三"为"下并有"痏"字，应据补。

❸ 二十：胡本、读本"二"下并无"十"字。

治诸经刺之，所过者不病❶，**则缪刺之。**王❷言也。经不病则邪在络，故缪刺之。若经所过有病，是则经病，不当缪刺矣。

❶ 所过者不病：《太素》卷二十三《量缪刺》"病"作"痛"。杨上善曰："刺十二经所过之处不痛者，病在于络，故缪刺也。"

❷ 王：藏本、守校本并作"正"。

耳聋，刺手阳明，不已，刺其通脉出耳前者❶。手阳明，谓前手大指次指去端如韭叶者也，是谓商阳。据《中诰孔穴图经》手阳明脉中商阳、合谷、阳溪、徧❷历四穴，并主耳聋。今经所指，谓前商阳，不谓此合谷等穴也。耳前通脉，手阳明脉。正当听会之分，刺入同身寸之四分，若灸者可灸三壮。齿龋❸，刺手阳明❹，不已，刺其脉入齿中❺，立已。据《甲乙》《流注图经》手阳明脉中商阳、二间、三间、合谷、阳溪、徧❻历、温留七穴，并主齿痛。手阳明脉贯颊入下齿中，足阳明脉循鼻外入上齿中也。

❶ 刺其通脉出耳前者：《甲乙经》卷五第三"通"作"过"。森立之曰："耳聋定法，宜刺手阳明。若不已者，其动脉自有通耳前者，探得之，而直刺其处，亦阿是之法也。与后条治龋法同理，而此云出耳前，后云入齿中，出入二字，下得尤妙。"

❷ 徧：胡本作"偏"，是。

❸ 龋（qǔ取）：《释名·释疾病》："龋，齿朽也，虫啮之齿缺朽也。"

❹ 阳明：《甲乙经》卷五第三"阳明"下有"立已"二字。

❺ 中：金本、胡本、读本、赵本"中"下并有"者"字。

❻ 徧：依注❷，亦应作"偏"。

邪客于五脏之间❶，其病也，脉引而痛，时来时止，视其病❷，缪刺之于手足爪甲上，各刺其井，左取右，右取左。视其脉，出其血，间日一刺，一刺不已，五刺已。有血脉者，则刺之如此数。

❶ 邪客于五脏之间：吴崑曰："五脏之间，谓五脏络也。"

❷ 病：《太素》卷二十三《量缪刺》、《甲乙经》卷五第三"病"下并有"脉"字。

缪传引上齿❶，齿唇寒痛❷，视其手背脉血❸者去之，若病缪传而引上齿，齿唇寒痛者，刺手背阳明络也。足❹阳明中指爪甲上一痏，手大指次指爪甲上各一痏，立已，左取右，右取左。谓第二指厉兑穴也。手大指次指，谓商阳穴，手阳明井也。《针经》曰："齿痛不恶清

饮，取足阳明。恶清饮，取手阳明。"新校正云：详前文"邪客足阳明，刺中指
次指爪甲上，"是误剩"次指"二字，当如此只言中指爪甲上乃是也。

❶ 缪传引上齿：《太素》卷二十三《量缪刺》"引"作"刺"。杨上善曰："足
阳明络，左病右痛，右病左痛，可刺上齿足阳明络。"

❷ 齿唇寒痛：《甲乙经》卷五第三"寒"下无"痛"字。《太素》卷二十三
《量缪刺》杨注"唇"下无"寒"字。

❸ 脉血：疑作"血络"。《太素》卷二十三《量缪刺》杨注："取手阳明血
络，以去齿唇痛。"似杨据本作"血络"。

❹ 足：《甲乙经》卷五第三"足"上有"刺"字。

**邪客于手足少阴太阴足阳明之络，此五络，皆会于耳中❶，
上络左角**，手少阴，真心脉。足少阴，肾脉。手太阴，肺脉。足太阴，脾，
脉。足阳明，胃脉。此五络皆会于耳中，而出络左额角也。**五络俱竭，令人
身脉皆动❷，而形无知也，其状若尸，或曰尸厥，**言其卒胃闷而如
死尸，身脉犹如常人而动也。然阴气盛于上，则下气熏上而邪气逆，邪气逆则
阳气乱，阳气乱则五络闭结而不通，故其状若尸也。以是从厥而生，故或曰尸
厥。**刺其❸足大指内侧爪甲上，去端如韭叶，**谓隐白穴，足太阴之井
也，刺可入同身寸之一分，留三呼，若灸者可灸三壮。**后刺足心，**谓湧泉穴，
足少阴之井也，刺同前取湧泉穴法。**后刺足中指❹爪甲上各一痏，**谓第
二指足阳明之井也，刺同前取厉兑穴法。**后刺手大指内侧❺，去端如韭
叶，**谓少商穴，手太阴之井也，刺可入同身寸之一分，留三呼，若灸者可灸三
壮。**后刺手心主❻，**谓中冲穴，手心主之井也，刺可入同身寸之一分，留
三呼，若灸者可灸一壮。新校正云：按《甲乙经》不刺手心主，详此五络之数，
亦不及手心主，而此刺之，是有六络。未会王冰相随注之，不为明辨之旨也。
少阴锐骨之端各一痏，立已。谓神门穴，在掌后锐骨之端陷者中，手
少阴之俞也，刺可入同身寸之三分，留三呼，若灸者可灸三壮。**不已，以竹
管吹其两耳❼，**言使气入耳中，内助五络，令气复通也。当内管入耳，以

手密抶之，勿令气泄，而极吹之，气蔇然，从 ❽ 络脉通也。新校正云：按陶隐居云："吹其左耳极三度，复吹其右耳三度也。" **鬄 ❾ 其左角之发方一寸，燔治 ❿，饮以美酒一杯，不能饮者灌之，立已。**左角之发，是五络血之余，故鬄之。燔治，饮之以美酒也。酒者所以行药，势又炎上而内走于心，心主脉，故以美酒服之。

❶ 此五络皆会于耳中：《甲乙经》卷五第三、《针灸资生经》卷五《尸厥》引"络"下并有"者"字。杨上善曰："手少阴通里，入心中，系舌本，孙络至耳中。足少阴经至舌本，皮部络入耳也。手太阴正别，从喉咙，亦孙络入耳中。足太阴经，连舌本，散舌下，亦皮部络入耳中。足阳明经，上耳前，过客主人前，亦皮部络入耳中。此之五络，入于耳中，相会通已。"

❷ 皆动：《千金要方》卷三十第四、《针灸资生经》卷五《尸厥》引并作"动如故"。

❸ 其：《太素》卷二十三《量缪刺》无"其"字。

❹ 中指：据王注"中指"似应作"次指"。

❺ 侧：《甲乙经》卷五第三"侧"下有"爪甲"二字。

❻ 后刺手心主：《太素》卷二十三《量缪刺》"后刺"下无"手心主"三字，"后刺"连下"少阴"读。按：新校正于此引《甲乙经》而不引《太素》，森立之疑宋臣所见《太素》恐非全卷，似亦有见，抑或偶略欤？

❼ 两耳：《甲乙经》卷五第三"耳"下有"中"字。按："耳中"下脱"立已，不已"四字，应据《针灸资生经》卷五《尸厥》引补。若无此四字，则与下文不属。

❽ 然从：胡本、藏本"从"并作"后"。

❾ 鬄（tì剃）：《甲乙经》卷五第三作"剔"。按："鬄"与"剔"同。见《仪礼·士丧礼》郑注。"剔"俗作"剃"。

❿ 燔（fān翻）治：谓烧热。《说文·火部》："燔，爇也。""爇，烧也。"

凡刺之数 ❶，先 ❷ 视其经脉，切而从 ❸ 之，审其虚实而调之，不调者经刺之 ❹，有痛而经不病者缪刺之，因视其皮部有血络 ❺ 者尽取之，此缪刺之数也。

❶ 数：杨上善曰："数，法也。"

❷ 先:《太素》卷二十三《量缪刺》"先"上有"必"字。

❸ 从:《甲乙经》卷五第三作"循"。

❹ 不调者经刺之:杨上善曰:"不调者,偏有虚实也。偏有虚实者,可从经穴调其气也。"

❺ 血络:谓络脉结之有血者。

四时刺逆从论篇第六十四

新校正云：按"厥阴有余"至"筋急目痛"，全元起本在第六卷。"春气在经脉"至篇末，全元起本在第一卷。

提要：本篇首先说明三阴三阳脉之滑涩、有余不足所发生的病变，其次指出四时针刺部位，最后提出误刺伤及五脏的危险。

厥阴有余，病阴痹 ❶，痹，谓痛也。阴，谓寒也。有余，谓厥阴气盛满。故阴发于外，而为寒痹。新校正云：详王氏以"痹"为"痛"，未通。不足，病生 ❷ 热痹 ❸，阴不足，则阳有余，故为热痹。滑则病狐疝风 ❹，涩则病少腹积气 ❺。厥阴脉循股阴入毛中，环阴器抵少腹，又其络支别者，循胫上睾结于茎，故为狐疝、少腹积气也。新校正云：按杨上善云："狐夜不得尿，日出方得，人之所病与狐同，故曰狐疝。一曰孤疝，谓三焦孤府为疝，故曰孤疝。"少阴有余，病皮痹，隐轸 ❻，不足，病肺痹 ❼，肾水逆连于肺母故也。足少阴脉，从肾上贯肝膈，入肺中，故有余病皮痹隐轸，不足病肺痹也。滑则病肺风疝，涩则病积溲血 ❽。以其正经入肺贯肾络膀胱，故为肺疝及积溲血也。太阴有余，病肉痹寒中 ❾，不足，病脾痹，脾主肉，故如是。滑则病脾风疝，涩则病积心腹时满。太阴之脉入腹属脾络胃，其支别者，复从胃别上膈疰 ❿ 心中，故为脾疝、心腹时满也。阳明有余，病脉痹 ⓫，身时热，不足，病心痹 ⓬，胃有余则上归于心，不足则心下痹，故为是 ⓭。滑则病心风疝，涩则病积时善惊。心主之脉起于胸中，出属心包，下膈历络三焦，故为心疝、时善惊。太阳有余，病骨痹身重❶，不足，病肾痹，太阳与少阴为表里，故有余不足皆病归于肾也。滑则病肾风疝，涩则病积善时❶巅疾。太阳之脉交于巅上，入络脑，下循膂络肾，故为肾风及巅病也。少阳有余，病筋痹胁满，不足病肝痹，少阳与厥阴为表里，故病归于脾❶。滑则病肝风疝，涩则病积时筋急目痛。肝主筋，故时筋急，厥阴之脉上出额，与督脉会于巅，其支别者，从目系下颊里，故目痛。是故春气在经脉，夏气在孙络，长夏气在肌肉，秋气在皮肤，冬气在骨髓中。

❶ 厥阴有余病阴痹：森立之曰："厥阴有余者，即血有余之病。故其痹证，不为燥热，而为阴寒湿润之证，其治以活血利水疏导渗湿之剂。"张志聪曰："痹者闭也，血气留著于皮肉筋骨为痛也。"

❷ 生：明绿格抄本、明抄本并无"生"字。"病热痹"与上"病阴痹"对文。

❸ 热痹：阴血不足而阳邪乘之，故病热痹。其治宜润燥清热。

❹ 滑则病狐疝风：丹波元简曰："《经脉篇》肝所生病者，狐疝遗溺。而本篇系以风者，《寿夭刚柔篇》云：病在于阴者，谓之痹。病在于阳者，谓之风。凡脉滑为阳有余，今脉滑者，并以风称之，其义可知。"

❺ 涩则病少腹积气：涩为血虚不足之脉，故病少腹积气作阴寒之证。

❻ 隐轸：《甲乙经》卷四第一作"瘾疹"，《永乐大典》卷一万三千八百七十七引"轸"作"疹"。按："隐轸"即"瘾胗"。《切韵残卷·十八隐》："瘾胗，皮上小起。"慧琳《音义》卷七十四引《考声》："瘾疹，皮上风起也。""胗""疹"古今字。肺合于皮，少阴君火之气有余，克犯肺金故病皮痹、隐疹。

❼ 肺痹：森立之曰："肺肾之气，母子相通，肾气不足，则肺气闭塞，为烦满喘呕之证。"

❽ 涩则病积溲血：张介宾曰："涩为心血不足，故经滞而为积聚，血乱而为溲血也。"

❾ 肉痹寒中："肉痹"即"肌痹"，其证见四肢解堕，发咳呕汁。"寒中"即"内寒"。

❿ 疰：赵本、藏本并作"注"。

⓫ 脉痹：森立之曰："即血痹"。

⓬ 心痹：《痹论》云："心痹者，脉不通，烦则心下鼓，暴上气而喘。"

⓭ 是：四库本"是"下有"病"字。

⓮ 重：明抄本"重"下有"满"字。

⓯ 善时：明抄本无此二字。《甲乙经》卷四第一作"时善"。按："善时"二字误倒。"时善巅疾"与上"时善惊"句式同。

⓰ 脾：赵本、藏本并作"肝"。

按语： 有关疝病问题，《内经》中有多处论及，而所论不一。古籍中对"疝"的诠释也各有不同含义。如《说文·疒部》："疝，腹痛也。"《汉书·艺文志》，《五脏六腑疝十六病方》四十卷，颜注："疝，心腹气病。"《释名·释疾病》："阴肿又曰疝，亦言诜也，诜诜引小腹急痛也。""心痛曰疝。疝，诜也，气诜诜然上而痛也"。本节文中所说的"疝"，或本经自病，或他经累及。其中"狐风疝"，据经络循行，可以病及前阴，其他"肺风疝""脾风疝""心风疝""肾风疝""肝风疝"似为心腹气病为患，其见证因经文未曾明示，亦不敢臆测也。

帝曰：余愿闻其故。岐伯曰：春者，天气始开，地气始泄，冻解冰释，水行经通，故人气在脉。夏者，经满气溢，入❶孙络受血，皮肤充实。长夏者，经络皆盛，内溢肌中。秋者，天气始收，腠理闭塞，皮肤引急❷。引，谓牵引以缩急也。冬者盖藏，血气在中，内著骨髓，通于五脏。是故邪气者，常随四时之气血而入客也，至其变化不可为❸度，然必从其经气，辟除其邪，除其邪❹则乱气不生。得气而调，故不乱。

❶ 入：系衍文，应据姚止庵说删。

❷ 皮肤引急：谓皮肤汗孔收缩。

❸ 为："为"明抄本作"以"。

❹ 除其邪：明抄本无此三字。

帝曰：逆四时而生乱气奈何？岐伯曰：春刺络脉，血气外溢，令人少气❶；血气溢于外，则中不足，故少气。新校正云：按自"春刺络脉"至"令人目不明"与《诊要经终论》义同文异，彼注甚详于此，彼分四时，此分五时，然此有长夏刺肌内之分，而逐时各阙刺秋分之事，疑此肌肉之分，即彼秋皮肤之分也。**春刺肌肉，血气环逆❷，令人上气；**血逆气上，故上气。新校正云：按经阙"春刺秋分"。**春刺筋骨，血气内著，令人腹胀。**内著不散故胀。**夏刺经脉，血气乃竭，令人解㑊❸；**血气竭少，故解㑊然不可名之也。解㑊，谓寒不寒，热不热，壮不壮，弱不弱，故不可名之也。**夏刺肌肉，血气内却❹，令人善恐；**却，闭也。血气内闭，则阳气不通，故善恐。**夏刺筋骨，血气上逆，令人善怒❺。**血气上逆，则怒气相应，故善怒。新校正云：按经阙"夏刺秋分"。**秋刺经脉，血气上逆，令人善忘；**血气上逆，满于肺中，故善忘。**秋刺络脉，气不外行❻。**新校正云：按别本作"血气不行"。全元起本作"气不卫外"，太素同。**令人卧不欲动；**以虚甚故。新校正云：按经阙"秋刺长夏分"。**秋刺筋骨，血气内散❼，令人寒栗。**血气内散，则中气虚，故寒栗。**冬刺经脉，血气皆脱，令人目不明，**以血气无所营故也。**冬刺络脉，内❽气外泄，留为大痹❾，冬刺肌肉，阳气竭绝，令人善忘❿。**阳气不壮，至春而竭，故善忘。新校正云：按经阙"冬刺秋分"。**凡此四时刺者，大逆之病，**新校正云：按全元起本作"六经之病"。**不可不从也，反之，则生乱气相淫病焉。**淫，不次也。不次而行，如浸淫相染而生病也。**故刺不知四时之经，病之所生，以从为逆，正气内乱，与精相薄⓫。必审九候，正气不乱，精气不转⓬。**不转，谓不逆转也。

❶ 令人少气：春气在经脉而刺络脉，致气血外溢而令人气少。

❷ 血气环逆：姚止庵曰："环者，循环。谓血气相乱而逆，故周身之气上而不下也。"

❸ 解㑊：本书《诊要经终论》林校引作"解堕"。"堕"系"惰"之借字。"解㑊"即"解惰"之义。

❹ 血气内却：血气虚，退却于内之意。"却"乃"卻"之俗字。《汉书·爰盎传》颜注："却谓退而卑之也。"

❺ 令人善怒：张介宾曰："夏刺冬分，则阴虚于内，阳胜于外，故令人血气逆而善怒。"

❻ 气不外行：刺络后，阳气内乏，故不外行。

❼ 血气内散：森立之曰："血气内散，则表阳失守，故令人寒栗。"

❽ 内：本书《诊要经终论》林校引作"血"，应据改。

❾ 大痹：吴崑曰："大痹者，脏气虚而邪痹于五脏也。"

❿ 善忘：本书《诊要经终论》林校引作"善渴"。

⓫ 与精相薄：谓邪气与真气相搏击。"精"真气。"薄"与"搏"通。《左传》昭十七年杜注：《释文》"搏本作薄。"

⓬ 精气不转："转"疑作"搏"，"转""搏"草书形近易误。"精气不搏"谓真气不受邪气的搏击，与上文"与精相搏"相对成文。

帝曰：善。刺五脏，中心一日死，其动为噫。《诊要经终论》曰："中心者环死。"《刺禁论》曰："一日死，其动为噫。"中肝五日死，其动为语。《诊要经终论》阙而不论。《刺禁论》曰："中肝五日死，其动为语。"新校正云：按《甲乙经》"语"作"欠"。中肺三日死，其动为咳。《诊要经终论》曰："中肺五日死。"《刺禁论》曰："中肺三日死，其动为咳。"中肾六日死，新校正云：按《甲乙经》作"三日死"。其动为嚏欠。《诊要经终论》曰："中肾七日死"。《刺禁论》曰："中肾六日死，其动为嚏。"新校正云：按《甲乙经》无"欠"字。中脾十日死，新校正云：按《甲乙经》作"十五日"。其动为吞。《诊要经终论》曰："中脾五日死。"《刺禁论》曰："中脾十日死，其动为吞。"然此三论，皆岐伯之言，而死日动变不同，传之误也。刺伤人五脏必死，其动则依其脏之所变，候知其死也 ❶。变，谓气动变也。中心下至此，并为逆从，重文也。

❶ 其动则依其脏之所变，候知其死也：依据五脏变动所发生的不同证候，则可察知所伤之脏而预知其死期。

标本病传论篇第六十五

新校正云：按全元起本在第二卷《皮部论》篇前。

提要： 本篇说明疾病有标有本，针刺有逆有从。同时还论述了疾病传变的次序及判断生死的方法。

黄帝问曰：病有标本❶，刺有逆从❷奈何？岐伯对曰：凡刺之方，必别阴阳❸，前后相应❹，逆从得施，标本相移❺，故曰：有其在标而求之于标，有其在本而求之于本，有其在本而求之于标，有其在标而求之于本，故治有取标而得者，有取本而得者，有逆取而得❻者，有从取而得❼者，得病之情，知治大体，则逆从皆可，施必中焉。故知逆与从，正行无问❽，知标本者，万举万当，道不疑惑，识既❾深明，则无问于人，正行皆当。不知标本，是谓❿妄行。识犹褊浅，道未高深，举且见违，故行多妄。

❶ 病有标本：马莳曰："标者，病之后生，本者，病之先成，此乃病体之不同也。"

❷ 刺有逆从：马莳曰："逆，谓如病在本而求之于标，病在标而求之于本。从，谓如在本求本，在标求标。"

❸ 必别阴阳：张介宾曰："阴阳二字，所包者广，如经络时令，气血疾病，无所不在。"

❹ 前后相应：即先病后病互相关联。《淮南子·原道训》高注："应，和也。"在本文则有关联之意。

❺ 标本相移：治病或先治标，或先治本，而不能有固定的次序。吴崑曰："刺者，或取于标，或取于本，互相移易。"

❻ 逆取而得：即施治时在本求标，在标求本。

❼ 从取而得：即施治时在标求标，在本求本。

❽ 问：吴注本"问"作"间"。

❾ 既：藏本作"断"。

❿ 谓：本书《至真要大论》"夫标本之道"节，林校引作"为"。

　　夫阴阳、逆从、标本之为❶道也，小而大，言一而知百病之害❷。著之至也。言别阴阳，知逆顺，法明著，见精微，观其所举则小，寻其所利则大，以斯明著，故言一而知百病之害。少而多，浅而博，可以言一而知百也。言少可以贯多，举浅可以料大者，何法之明，故❸非圣人之道，孰能至于是耶？故学之者，犹可以言一而知百病也。博，大也。以浅而知深，察近而知远，言标与本，易而勿及。虽事极深玄，人非咫尺，略以浅近，而悉贯之。然标本之道，虽易可为言，而世人识见无能及者。治反为逆，治得为从❹。

❶ 为：《圣济经》卷一第六吴注引无"为"字。

❷ 言一而知百病之害：吴崑曰："一者本也，百者标也。"

❸ 故：四库本作"备"。按：作"备"应属上读。

❹ 治反为逆，治得为从：高世栻曰："不知标本，治之相反，则为逆；识其标本，治之得宜，始为从。"

　　先病而后逆者治其本❶；先逆而后病者治其本❷；先寒而后生病者治其本；先病而后生寒者治其本；先热而后生病者治其本；先热而后生中满者治其标❸；先病而后泄者治其本；先泄而后生他病者治其本；必且调之，乃治其他病。先病而后先中满者治其标❹；先中满而后烦心者治其本。人有客气❺，有同气❻。新校正云：按全元起本"同"作"固"。小大不利治其标❼；小大利治其本。本先病，标后病，必谨察之。病发而有余，本而标之❽，先治其本，后治其标❾，病发而不足，标而本之，先治其标，后治其本❿。本而标之，谓有先病复有后病也。以其有余，故先治其本，后治其标也。标而本之，谓先发轻微缓者，后发重大急者。以其不足，故先治其标，后治其本也。**谨察间甚⓫，以意调之**，间，谓多也。甚，谓少也。多，谓多形证而轻易。少，谓少形证而重难也。以意调之，谓审量标本不足有余，非谓舍法而以意妄为⓬也。**间者并行，甚者独行⓭。先小大不利而后生病者治其本⓮**。并，谓他脉共受邪气而合病也。独，为一经受病而无异气相参也。并甚则相传，传急则亦死。

❶ 先病而后逆者治其本：马蒔曰："凡先生病而后病势逆者，必先治其初病之为本。"丹波元绍曰："其病本重，后有治逆，犹宜治其本病。"

❷ 先逆而后病者治其本：丹波元绍曰："其病本轻，倘被医误而加重者，逆治为本，宜救疗之，仲景所谓知犯何逆，及本发汗而复下之，此之类，皆可以相发焉。"

❸ 先热而后生中满者治其标：《灵枢·病本》"热"作"病"。滑寿曰："此句当作先病而后生热者治其标。盖以下文自有先病而后生中满者治其标之句，此误无疑。"

❹ 先病而后先中满者治其标：金本、胡本、赵本、吴本、明绿格抄本、朝本、滑抄本、四库本、黄本、守校本"先中满"并作"生中满"。《灵枢·病本》无"生"字。张介宾曰："诸病皆先治本，而惟中满者先治其标，盖以中满为病，其邪在胃，胃者，脏腑之本也，胃满则药食之气不能行，而脏腑皆失其所禀，故先治此者，亦所以治本也。"

❺ 客气：张志聪曰："客气者，谓在天之六气。"

❻ 同气：张志聪曰："同气者，谓吾身中亦有此六气，而与天气之相同也。"

❼ 小大不利治其标：《灵枢·病本》"小大"下有"便"字。"小大不利"乃危急之候，虽为标病，必先治之，此急则治标之法也。

❽ 病发而有余，本而标之："本而标之"谓先为本治，而后为标治。下文"先治其本，后治其标"，即是申明本句之意义。

❾ 先治其本，后治其标：森立之曰："如喘家作，桂枝汤加厚朴、杏子，及桂二麻一诸加味之方是也。凡方后所述加减药味，并是治标之方法也。"

❿ 病发而不足……后治其本：谓先病发而表现为正气不足的虚证。则正气

为标，邪气为本，当先治其正气不足之标，后治其病邪之本。

⑪ 间甚："间"谓病轻，"甚"谓病重。

⑫ 妄为：胡本、读本"妄为"下并有"调之"二字。

⑬ 间者并行，甚者独行：张介宾曰："病浅者可以兼治，故曰并行，病甚者难容杂乱，故曰独行。""行"犹用也。见《周礼·司爟》郑注。

⑭ 先小大不利而后生病者治其本：明绿格抄本、明抄本移此十三字在本节"小大利治其本"句下。

夫病传❶者，心病先心痛，脏真通于心，故心先痛。一日而咳，心火胜金，传于肺也。肺在变动为咳故尔。三日胁支痛，肺金胜木，传于肝也。以其脉循胁肋❷，故如是。五日闭塞不通，身痛体重；肝木胜土，传于脾也。脾性安镇，木气乘之，故闭塞不通，身痛体重。三日不已，死。以胜相伐❸，唯弱是从，五脏四伤，岂其能久，故为即死。冬夜半，夏日中❹。谓正子午之时也。或言冬夏有异，非也。昼夜之半，事甚昭然。新校正云：按《灵枢经》"夫气入脏，病先发于心，一日而之肺，三日而之肝，五日而之脾，三日不已，死。冬夜半，夏日中。"《甲乙经》曰："病先发于心，心痛，一日之肺而咳，五日之肝，胁支痛，五日之脾，闭塞不通，身体重，三日不已，死，冬夜半，夏日中。"详《素问》言其病，《灵枢》言其脏，《甲乙经》乃并《素问》《灵枢》二经之文，而病与脏兼举之。

❶ 病传：指病之传变。

❷ 肋：四库本作"下"。

❸ 伐：《素问校讹》引古抄本作"代"。

❹ 冬夜半，夏日中：张介宾曰："冬月夜半，水旺之极也。夏月日中，火旺之极也。心火畏水，故冬则死于夜半。阳邪亢极，故夏则死于日中。盖衰极亦死，盛极亦死，有所偏胜，则有所偏绝也。"

肺病喘咳，脏真高于肺而主息，故喘咳也。三日而胁支满痛，肺传于肝。一日身重体痛，肝传于脾。五日而胀❶；自传于府。十日不已，死。冬日入，夏日出。孟冬之中，日入于申之八刻三分。仲冬之中，日入于申之七刻三分。季冬之中，日入于申，与孟月等。孟夏之中，日出于寅之八刻一分。仲夏之中，日出于寅❷十刻三分。季夏之中，日出于寅，与孟月等也。

❶ 胀：脾传于肾，水壅不行，故胀。

❷ 寅：读本、守校本"寅"下并有"之"字。

肝病头目眩，胁支满❶，脏真散于肝，脉内连目胁，故如是。三日体重身痛，肝传于肺❷。五日而胀，自传于腑。三日腰脊少腹痛，胫酸；谓❸胃传于肾。以其脉起于足，循腨内出腘内廉，上股内后廉，贯脊属肾络膀胱，故如是也。腰为肾之府，故腰痛。三日不已，死。冬日入，新校正云：按《甲乙经》作"日中"。夏早食。日入早晏，如冬法也。早食谓早于食时，则卯正之时也。

❶ 满：金刻本作"痛"。

❷ 肺：读本、守校本并作"脾"。

❸ 谓：四库本"谓"上有"是"字。

脾病身痛体重，脏真濡于脾，而主肌肉故尔。一日而胀，自传于府。二日少腹腰脊痛胫酸，胃传于肾。三日背䐃筋痛❶，小便闭；自传于府及之䐃也。十日不已，死。冬人定❷，夏晏食❸。人定，谓申后二十五刻。晏食，谓寅后二十五刻。

❶ 背䐃筋痛：脊椎两侧背部的竖筋疼痛，脊旁开一寸五分、三寸为膀胱经脉，邪传入故尔。"䐃"与臀同，脊骨也。

❷ 人定：夜深安息之时。《后汉书·来歙传》："臣夜人定后，为何人所贼伤，中臣要害。"

❸ 晏食：晚饭之时。《广雅·释诂三》："晏，晚也。"

肾病少腹腰脊痛，骱酸，脏真下于肾，故如是。**三日背胠筋痛，小便闭**，自传于腑。新校正云：按《灵枢经》云："之胠膀胱"。是自传于腑，及之胠也。**三日腹胀❶**，膀胱传于小肠。新校正云：按《甲乙经》云："三日上之心，心胀"。**三日两胁❷支痛**，腑传于脏。新校正云：按《灵枢经》云："三日之小肠，三日上之心。"今云"两胁支痛"，是小肠腑传心脏而发痛也。**三日不已，死。冬大晨❸，夏晏晡❹**。大晨，谓寅后九刻大明之时也。晏晡，谓申后九刻向昏之时也。

❶ 腹胀：此指小肠胀。见《灵枢·胀论》。

❷ 两胁：楼英曰："小肠传心，两胁恐错。"

❸ 大晨：天亮之时。

❹ 晏晡：晚饭之时。"晡"古作"餔"。《后汉书·王符传》贤注："餔今为晡字也。"《广雅·释诂二》："餔，食也。"

胃病胀满，以其脉循腹，故如是。**五日少腹腰脊痛，骱酸；**胃传于肾。**三日背胠筋痛，小便闭；**自传于腑及之胠也。**五日身体重❶；**膀胱水腑传于脾也。新校正云：按《灵枢经》及《甲乙经》各云"五日上之心"。是膀胱传心，为相胜而身体重。今王氏言传脾者，误也。**六日不已，死。冬夜半后，夏日昳❷**。夜半后，谓子后八刻丑正时也。日昳，谓午后八刻未正时也。

❶ 身体重：楼英曰："膀胱水传心火，身体重亦错简。"

❷ 日昳（dié 蝶）：午后日偏斜之时。《左传》昭五年孔疏："日昳谓蹉跌而下也。"

膀胱病小便闭，以其为津液之府，故尔。**五日少腹胀，腰脊痛，骱酸；**自归于脏。**一日腹胀；**肾复传于小肠。**一日身体痛❶；**小肠传于脾。新校正云：按《灵枢经》云："一日上之心"。是腑传于脏也。《甲乙经》作"之脾"，与王注同。**二日不已，死。冬鸡鸣，夏下晡❷**。鸡鸣，谓早鸡鸣，丑正之分也。下晡，谓日下于晡时，申之后五刻也。

❶ 身体痛： 楼英曰："小肠传心，身体痛亦错简。"

❷ 下晡： 即午后，与日昳之时相近。《左传》昭五年孔疏："晡食谓日西时也。"

诸病以次是❶相传，如是者，皆有死期❷，不可刺，五脏相移皆如此，有缓传者，有急传者，缓者或一岁二岁三岁而死，其次或三月若六月而死，急者一日二日三日四日或五六日而死，则此类也。寻此病传之法，皆五行之气，考其日数，理不相应。夫以五行为纪，以不胜之数传于所胜者，谓火传于金，当云一日，金传于木当云二日，木传于土当云四日，土传于水当云三日，水传于火当云五日也。若以己胜之数传于不胜者，则木三日传于土，土五日传于水，水一日传于火，火二日传于金，金四日传于水❸，经之传日，似法三阴三阳之气。《玉机真脏论》曰："五脏相通，移皆有次。不治，三月若六月，若三日若六日，传而当死。"此与同也。虽尔，犹当临病详视日数，方悉是非尔。**间一脏止❹，**新校正云：按《甲乙经》无"止"字。**及至三四脏者，乃可刺也。**间一脏止者，谓隔过前一脏而不更传也。则谓木传土，土传水，水传火，火传金，金传木而止，皆间隔一脏也。及至三四脏者，皆谓至前第三第四脏也。诸❺至三脏者，皆是其己不胜之气也。至四脏者，皆至己所生之父母也。不胜则不能为害，于彼所生则父子无克伐之期，气顺以行，故刺之可矣。

❶ 是： 金本无"是"字。

❷ 皆有死期： 姚止庵曰："五行以胜相传，言其常也，若夫死期有相符者，有未必相符者，不可拘执。"

❸ 水： 胡本、赵本并作"木"。

❹ 止： 《灵枢·病传》无"止"字，与林校合。

❺ 诸： 赵本作"谓"。

按语： 本篇云死期冬夜半、夏日中、冬日入、夏日出、夏早食、冬人定、夏晏食、冬大晨、夏晏晡、冬夜半后、夏日昳、冬鸡鸣、夏下晡，与其他篇所论不同。据《左传》昭五年："日之数十，故有十时。"杜注云"十时"为：日中、食时、平旦、鸡鸣、夜半、人定、黄昏、日入、晡时、日映。另加隅中、日出，共为十二时。本篇所载夜半、日中、日入、日出等者，亦即十二时之属也。十二时乃古人取象自然用以标志一日之不同时间，但是十二时须随每日昼夜交替、太阳升降等自然客观现象而定，故每时时阈或长或短。十二时且随四季时序的更迭而变化甚大，或早或迟，无有定律。由于十二时随四季昼夜长短、太阳升降等自然现象分定其时，故各时所主时间的位置亦受到昼夜长短变化的影响。我们习用的十二时辰，是用历法地支平分一日昼夜，每辰时阈约合今二小时，每辰时阈和时矩均匀相等，分守其位，各主其时，无季变化，不受自然昼夜变化影响。据此，本篇所云十二时与习用的十二时辰虽数目相同，但二者颇存差别，不能等同看待，更不能机械地将二者固定地相互配搭。其中或有能相合之处，但无固定规律。故本篇旧注多将十二时解十二辰之某一时间，显系牵强附会，并非《内经》本义。

666

卷第十九

天元纪大论篇第六十六

提要： 本篇重点分析五运系统与六气系统之变化规律。明确指出五运六气对宇宙万物之影响。即从五行溯源阴阳，并取干支推演甲子，分纪天地间之气候常变关系万物化生，并概括了其起源及演化皆本于一元之气，故以"天元纪大论"名篇。

黄帝问曰：天有五行，御五位❶，以生寒暑燥湿风，人有五脏，化五气，以生喜怒思忧恐❷，御，谓临御。化，谓生化也。天真之气无所不周，器象虽殊，参应一也。新校正云：按《阴阳应象大论》云："喜怒悲忧恐，"二论不同者，思者，脾也，四脏皆受成焉，悲者，胜怒也，二论所以互相成也。论言五运相袭❸而皆治❹之，终暮❺之日，周而复始，余已知之矣，愿闻其与三阴三阳之候，奈何合之？论，谓《六节藏象论》也。运，谓五行应天之五运，各周三百六十五日而为纪者也。故曰终暮之日，周而复始也。以六合五，数未参同，故问之也。

❶ 御五位："御"有"主"义。见《礼记·曲礼》郑注。"五位"指东、南、中央、西、北五方。

❷ 化五气，以生喜怒思忧恐：张介宾曰："心化火，其志喜，肝化木，其志怒，脾化土，其志思，肺化金，其志忧，肾化水，其志恐。"

❸ 相袭：即相因。《广韵·二十六缉》："袭，因也。"

❹ 治：有"列""次序"之义。《广雅·释诂》："列，治也。"

❺ 暮：(jī基) 亦作"期"。《广韵·七之》："暮，周年，又复时也。"

按语： "天有五行御五位，以生寒暑燥湿风"云云者，系谓主运。查主运为一年四时五步常令，除所主二十四气气之交司有早晚外，其五行五运之顺布年年相同，故日主运。制图并说明如下：

申子辰岁：初运：大寒日寅初初刻起。二运：春分后十三日寅正一刻起。三运：芒种后十日卯初二刻起。四运：处暑后七日卯正三刻起。五运：立冬后四日辰初四刻起。

巳酉丑岁：初运：大寒日巳初初刻起。二运：春分后十三日巳正一刻起。三运：芒种后十日午初二刻起。四运：处暑后七日午正三刻起。五运：立冬后四日未初四刻起。

寅午戌岁：初运：大寒日申初初刻起。二运：春分后十三日申正一刻起。三运：芒种后十日酉初二刻起。四运：处暑后七日酉正三刻起。五运：立冬后四日戌初四刻起。

亥卯未岁：初运：大寒日亥初初刻起。二运：春分后十三日亥正一刻起。三运：芒种后十日子初二刻起。四运：处暑后七日子正三刻起。五运：立冬后四日丑初四刻起。

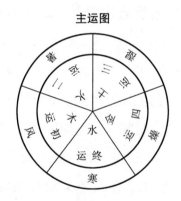

主运图

鬼臾区稽首再拜对曰：昭乎哉问也。夫五运❶阴阳者，天地之道也，万物之纲纪，变化之父母，生杀之本始，神明之府也，可不通乎！道，谓化生之道。纲、纪，谓生长化成收藏之纲纪也。父母，谓万物形之先也。本始，谓生杀皆因而有之也。夫有形禀气而不为五运阴阳之所摄者，未之有也。所以造化不极，能为万物生化之元始者，何哉？以其是神明之府故也。然合散不测，生化无穷，非神明❷运为无能尔也。新校正云：

详"阴阳者"至"神明之府也"与《阴阳应象大论》同，而两论之注颇异。**故物生谓之化，物极谓之变，阴阳不测谓之神，神用无方❸谓之圣。**所谓化变圣神之道也。化，施化也。变，散易也。神，无期也。圣，无思也。气之施化故曰生，气之散易故曰极，无期禀候故曰神，无思测量故曰圣。由化与变，故万物无能逃五运阴阳，由圣与神，故众妙无能出幽玄之理。深乎妙用，不可得而称之。新校正云：按《六微旨大论》云："物之生从于化，物之极由乎变，变化之相薄，成败之所由也。"又《五常政大论》云："气始而生化，气散而有形，气布而蕃育，气终而象变，其致一也。"**夫变化之为用也，**应万化之用也。**在天为玄❹，**玄，远也。天道玄远，变化无穷。《传》曰："天道远，人道迩。"**在人为道❹，**道，谓妙用之道也。经术政化，非道不成。**在地为化❹，**化，谓生化也。生万物者地，非土气孕则形质不成。**化生五味，**金石草木，根叶华实，酸苦甘淡辛咸，皆化气所生❺育，随时而有。**道生智，**智通妙用，唯道所生。**玄生神。**玄远幽深，故生神也。神之为用，触遇玄通，契物化成，无不应也。**神在天为风，**风者，教之始，天之使也，天之号令也。**在地为木，**东方之化。**在天为热，**应火为用。**在地为火，**南方之化。**在天为湿，**应土为用。**在地为土，**中央之化。**在天为燥，**应金为用。**在地为金，**西方之化。**在天为寒，**应水为用。**在地为水，**北方之化。神之为用，如上五化。木为风所生，火为热所炽，金为燥所发，水为寒所资，土为湿所全，盖初因而成立也。虽初因之以化❻成卒因之以败散尔。岂五行之独有是哉，凡因所因而成立者，悉因所因而散落尔。新校正云：详"在天为玄"至此，则与《阴阳应象大论》及《五运行大论》文重，注颇异。**故在天为气，在地成形，**气，谓风热湿燥寒。形，谓木火土金水。**形气相感❼，而化生万物矣。**此造化生成之大纪。**然天地者，万物之上下也；**天覆地载，上、下相临，万物化生，无遗略也。由是故万物自生自长，自化自成，自盈自虚，自复自变也。夫变者何？谓生之气极本而更始化也。孔子曰："曲成万物而不遗。"**左右者，阴阳之道路也；**天有六气御下，地有五行奉上。当岁者为上，主司天。承岁者为下，主司地。不当岁者，二气居右，北行转之，二气居左，南行转之。金木水火运，北面❽正之，常左为右，右为左，则左❾者南行，右者❿北行而反也。新校正云：详上下左右之说，义具《五运行大论》中。**水火者，阴阳之征兆也；**征，信也，验也。兆，先也。以水火之寒热，彰信阴阳之先兆也。**金木者，生成之终始也⓫。**木主发生应春，春为生化之始。金主收敛应秋，秋为成实之终。终始不息，其化常行，故万物生长化成收藏自久。新校正云：按《阴阳应象大论》曰："天地者，万物之上下也，阴阳者，血气之男女也，左右者，阴阳之道路也，水火者，阴阳之征兆也，阴阳者，万物之能始也。"与此论相出入也。**气有多少，形有盛衰，上下相召，而损益彰矣。**气有多少，谓天之阴阳三等，多少不同秩也。形有盛衰，谓五运之气，有太过不及也。由是少多衰盛，天地相召，而阴阳损益昭然彰著可见也。新校正云：详阴阳三等之义，具下文注中。

❶ 五运：本书《阴阳应象大论》无"五运"二字。

❷ 神明：藏本作"以五"。

❸ 神用无方：指阴阳变化，有阳中含阴，阴中含阳之意。张介宾曰："神之为用，变化不测。"

❹ 玄　道　化：高世栻曰："玄，纯粹幽深也。道，大中至正也。化，孕育生成也。"

❺ 生：藏本"生"作"吐"。

❻ 化：守校本"化"作"生"。

❼ 形气相感：张介宾曰："形，阴也；气，阳也；形气相感，阴阳合也。"

❽ 北面：顾观光曰："北面"当云"面北"。

❾ 左：守校本"左"作"右"。

❿ 右者：守校本"右"作"左"。

⓫ 金木者生成之终始也：金位西方，其气主成。木位东方，其气主生，一生一成，为万物之终始。

帝曰：愿闻五运之主时也何如？时，四时也。鬼臾区曰：五气运行，各终期日，非独主时也。一运之日，终三百六十五日四分度之一乃易之，非主一时当其王相囚死而为绝法也。气交之内迢然而别有之也。

帝曰：请闻❶其所谓也。鬼臾区曰：臣积❷考《太始天元册》文曰：《天元册》所以记天真元气运行之纪也。自神农之世❸，鬼臾区十世祖始，诵而行之，此太古占候灵文。洎乎伏羲之时，已镌诸玉❹版，命曰《册文》。太古灵文，故命曰《太始天元册》也。新校正云：详今世有《天元玉册》，或者以谓即此《太始天元册》文，非是。太虚廖廓❺，肇基化元❻，太虚，谓空玄之境，真气之所充神明之宫❼府也，真气精微，无远不至，故能为生化之本始，运气之真元矣。肇，始也。基，本也。万物资❽始，五运终天，五运，谓木火土金水运也。终天，谓岁三百六十五日四分度之一也。终始更代，周而复始也。言五运更统于太虚，四时随部而迁复，六气分居而异主，万物因之以化生，非曰自然，其谁能始，故曰万物资始。《易》曰："大哉乾元，万物资始。乃统天、云行雨施，品物流形。"孔子曰："天何言哉，四时行焉，百物生焉。"此其义也。布气真灵，摁统坤元，太虚真气，无所不至也，气齐生有，故禀气含灵者，抱真气以生焉。摁统坤元，言天元气常司地气，化生之道也。《易》曰："至哉坤元，万物资生。乃顺承天也。"九星悬朗，七曜周旋，九星，上古之时也。上古世质人淳，归真反朴，九星悬朗，五运齐宣。中古道德稍衰，标星藏曜，故计星之见者七焉。九星谓天蓬、天内❾、天冲、天辅、天禽、天心、天任、天柱、天英，此盖从标而为始，遁甲式法，今犹用焉。七曜，谓日月五星，今外蕃具❿以此历⓫为举动吉凶之信也。周，谓周天之度。旋谓左循天度而行。五星之行，犹各有进退高下小大矣。曰阴曰阳，曰柔曰刚，阴阳，天道也。柔刚，地道也。天以阳生阴长，地以柔化刚成也。《易》曰："立天之道，曰阴与阳，立地之道，曰柔与刚。"此之谓也。幽显⓬既位，寒暑弛张⓭，幽显既位，言人神各得其序。寒暑弛张，言阴阳不失其宜也。人神各守所居，无相干犯，阴阳不失其序，物得其宜，天地之道且然，人神之理❶亦犹❶也。新校正云：按《至真要大论》云："幽明何如？岐伯曰：两阴交尽，故曰幽，两阳合明，故曰明。"幽明之配，寒暑之异也。**生生化化❶，品物❶咸章。**上生，谓生之有情有识之类也；下生，谓生之无情无识之类也；上化，谓形容彰显者也；下化，谓蔽匿形容者也。有情有识，彰显形容，天气主之，无情无识，蔽匿形质，地气主之。禀元灵气之所化育尔。《易》曰："天地细缊，万物化醇。"斯之谓欤。**臣斯十世，此之谓也。**传习斯文，至鬼臾区，十世于兹，不敢失坠。

❶ 闻：守校本"闻"作"问"。

❷ 积："积"疑作"稽"。

❸ 世：四库本"世"作"出"。

❹ 王：守校本"王"作"玉"。

❺ 廖廓：守校本"廖"作"寥"。《文选·游天台山赋》善注："太虚，谓天也。""廖廓"天上宽广之处。见《汉书·司马相如传》颜注。

❻ 化元：张介宾曰："化元，造化之本原也。"

❼ 宫：胡本、藏本"宫"并作"官"。

❽ 资：《易·乾卦》释文："资，取也。"

❾ 内：《素问校讹》引古抄本"内"作"芮"。

❿ 具：读本、守校本并作"多"。

⓫ 历：四库本作"法"。

⓬ 幽显：张介宾曰："阳主昼，阴主夜，一日之幽显也；自晦而朔，自弦而望，一月之幽显也；春夏主阳而生长，秋冬主阴而收藏，一岁之幽显也。"

⓭ 寒暑弛张：张介宾曰："幽显既定其位，寒暑从而弛张矣。弛张，往来也。"

⓮ 理：守校本"理"作"道"。

⓯ 犹：四库本"犹"作"然"。

⓰ 生生化化：自无至有为生，物生为化。

⓱ 品物：谓形质可别之品类。《易·乾卦》"品物流形"，陈梦雷《周易浅述》曰："浑沦未辨，故曰万物；形质可别，故曰品物。"

按语："品物"，系《易》"大哉乾元，万物资始"之物；"物极谓之变"之物，即"云行雨施，品物流行"之物。足见"天以五运六气化生万物"之生化、极变现象，是由于"万物资始"至"品物流行"之往复过程。明乎此，则对天元之气和五运之气本末关系可了然矣。

帝曰：善。何谓气有多少，形有盛衰？鬼臾区曰：阴阳之气各有多少，故曰三阴三阳也。由气有多少，故随其升降，分为三别也。新校正云：按《至真要大论》云："阴阳之三也，何谓？岐伯曰：气有多少异用。"王冰云："太阴为正阴，太阳为正阳，次少者为少阴，次少者为少阳，又次为阳明，又次为厥阴。"**形有盛衰，谓五行之治，各有太过不及也❶。**太过，有余也。不及，不足也。气至不足，太过迎之，气至太过，不足随之，天地之气，亏盈如此，故云形有盛衰也。**故其始也，有余而往，不足随之，不足而往，有余从之，知迎知随，气可与期❷。**言亏盈无常，互❸有胜负尔。始，谓甲子岁也。《六微旨大论》曰："天气始于甲，地气始于子，子甲相合，命曰岁立。"此之谓也。则始甲子之岁，三百六十五日，所禀之气，当不足也，次而推之，终六甲也，故有余已则不足，不足已则有余，亦有岁运，非有余非不足者，盖以同天地之化也。若余已复余，少已复少，则天地之道变常，而灾害作，苛疾生矣。新校正云：按《六微旨大论》云："木运临卯，火运临午，土运临四季，金运临酉，水运临子，所谓岁会，气之平也。"又按《五常政大论》云："委和之纪，上角与正角同，上商与正商同，上宫与正宫同。伏明之纪，上商与正商同。卑监之纪，上宫与正宫同，上角与正角同。从革之纪，上商与正商同，上角与正角同。涸流之纪，上宫与正宫同。赫曦之纪，上羽与正徵同。坚成之纪，上徵与正商同。"又《六元正纪大论》云："不及而加同岁会已前诸岁，并为正岁，气之平也。"今王注以同天之化为非有余不足者，非也。**应天为天符❹，承岁为岁直❺，三合❻为治。**应天，谓木运之岁上见厥阴，火运之岁上见少阳、少阴，土运之岁上见太阴，金运之岁上见阳明，水运之岁上见太阳，此五者天气下降，如合符运，故曰应天为天符也。承岁，谓木运之岁，岁当于卯❼；火运之岁，岁当于午❽；土运之岁，岁当辰戌丑未；金运之岁，岁当于酉❾；水运之岁，岁当于子❿，此五者岁之所直，故曰承岁为岁直也。三合，谓火运之岁，上见少阴，年辰临午；土运之岁，上见太阴，年辰临丑未；金运之岁，上见阳明，年辰临酉；此三者，天气、运气与年辰俱会，故云三合为治也。岁直亦曰岁位，三合亦为天符。《六微旨大论》曰：天符岁会，曰太一天符。谓天、运与岁俱会也。新校正云：按天符岁会之详，具《六微旨大论》中，又详火运，上少阴，年辰临午，即戊午岁也。土运，上太阴，年辰临丑未，即己丑、己未岁也。金运，上阳明，年辰临酉，即乙酉岁也。

❶ 谓五行之治，各有太过不及也：张介宾曰："形有盛衰，如木有太少角，火有太少徵，土有太少宫，金有太少商，水有太少羽。此五行之治，各有太过不及也。"

❷ 知迎知随，气可与期：张介宾曰："迎者，迎其至也。随者，随其去也。如时令有盛衰，则候至有迟速，至与不至，必先知之，是知迎也。气运有胜复，胜微者复微，胜甚者复甚，其微其甚，必先知之，是知随也。知迎知随，则岁气可期，而天和可自保矣。"

❸ 互：四库本"互"作"时"。

❹ 天符：一岁中运之气，与司天之气相符同化，谓之"天符"。

❺ 岁直：主一岁的中运之气，与主岁之气相承，谓之"岁直"。

❻ 三合：运气、司天、主岁，三者之气会合，谓之"三合"，亦谓太乙天符。

❼ 于卯：胡本、读本并作"亥卯"。

❽ 于午：胡本、读本并作"寅午"。

❾ 于酉：胡本、读本并作"己酉"。

❿ 于子：胡本、读本并作"申子"。

帝曰：上下相召❶奈何？鬼臾区曰：寒暑燥湿风火，天之阴阳也，三阴三阳，上奉之。太阳为寒，少阳为暑，阳明为燥，太阴为湿，厥阴为风，少阴为火，皆其元在天，故曰天之阴阳也。木火土金水火，地之阴阳也，生长化收藏，下应之。木，初气也。火，二气也。相火，三气也。土，四气也。金，五气也。水，终气也。以其在地应天，故云下应也。气在地，故曰地之阴阳也。新校正云：按《六微旨大论》曰："地理之应六节气位何如？岐伯曰，显明之右，君火之位，退行一步，相火治之，复行一步，土气治之，复行一步，金气治之，复行一步，水气治之，复行一步，木气治之。"此即木火土金水火地之阴阳之义也。**天以阳生阴长，地以阳杀阴藏。**生长者天之道，藏杀者地之道。天阳主生，故以阳生阴长。地阴主杀，故以阳杀阴藏。天地虽高下不同，而各有阴阳之运用也。新校正云：详此经与《阴阳应象大论》文重，注颇异。**天有阴阳，地亦有阴阳。**天有阴故能下降，地有阳故能上腾，是以各有阴阳也。阴阳交泰，故化变由之成也。**木火土金水火❷，地之阴阳也，生长化收藏。故阳中有阴，阴中有阳。**阴阳之气，极则过亢，故各兼之。《阴阳应象大论》曰："寒极生热，热极生寒。"又曰："重阴必阳，重阳必阴。"言气极则变也。故阳中兼阴，阴中兼阳，《易》之卦，离中虚，坎中实❸。此其义象也。**所以欲知天地之阴阳者，应天之气，动而不息❹，故五岁而右迁❺，应地之气，静而守位❻，故六期而环会❼，**天有六气，地有五位，天以六气临地，地以五位承天，盖以天气不加君火故也。以六加五，则五岁而❽余一气❾，故迁一位。若以五承六，则常六岁乃备尽天元之气，故六年而环会，所谓周而复始也。地气左行，往而不返，天气东转❿，常自火运数五岁已，其次气正当君火气⓫之上，法不加临，则右迁君火气上，以临相火之⓬上，故曰五岁而右迁也。由斯动静，上下相临，而天地万物之情，变化之机可见矣。**动静相召，上下相临，阴阳相错，而变由生也。**天地之道，变化之微，其由是矣。孔子曰：天地设位，而易行乎其中。此之谓也。新校正云：按《五运行大论》云："上下相遘，寒暑相临，气相得则和，不相得则病。"又云："上者右行，下者左行，左右周天，余而复会。"

❶ 上下相召：上为天，下为地。相召者，谓天地之气相互感召。

❷ 木火土金水火：《困学纪闻》卷九《天道》引无"木火土金水火，地之阴阳也，生长化收藏"十六字。钱熙祚曰："木火以下十六字，必因上文误衍。上下文势紧相承接，不当以此十六字横亘于中。"

❸ 实：读本、守校本"实"并作"满"。

❹ 应天之气，动而不息：张介宾曰："应天之气，五行之应天干也。动而不息，以天加地而六甲周旋也。"

❺ 故五岁而右迁：例如甲子年为土运，由甲而乙，乙而丙，丙而丁，丁而戊，至己巳年又为土运，是谓五岁而右迁。

❻ 应地之气，静而守位：张介宾曰："应地之气，天气之应地支也。静而守位，以地承天而地支不动也。"

❼ 六期而环会：谓六年运气循环一周。如甲子年少阴热气，至庚午年又为少阴热气。

❽ 而：四库本"而"下有"多"字。

❾ 气：赵本"气"作"岁"。

❿ 转：四库本"转"作"行"。

⓫ 火气：藏本、守校本"火"下并无"气"字。

⓬ 之：守校本"之"作"气"。

帝曰：上下周纪❶，其有数乎？鬼臾区曰：天以六为节，地以五为制，周天气者，六期为一备；终地纪者，五岁为一周。六节，谓六气之分。五制，谓五位之分。位应一岁，气统一年，故五岁为一周，六年为一备。备，谓备历天气。周，调周行地位。所以地位六而言五者，天气不临君火故也。君火以明，相火以位❷。君火在相火之右，但立名于君位，不立岁气，故天之六气，不偶其气以行，君火之政❸，守位而奉天之命，以宣行火令尔。以名奉天，故曰君火以名，守位禀命，故云相火以位。五六相合而七百二十气为一纪❹，凡三十岁，千四百四十气，凡六十岁而为一周，不及太过，斯皆见矣。历法一气十五日，因而乘之，积七百二十气，即三十年，积千四百四十气，即六十年也。经云：有余而往，不足随之，不足而往，有余从之，故六十年中，不及太过，斯皆见矣。新校正云：按《六节藏象论》云："五日谓之候，三候谓之气，六气谓之时，四时谓之岁，而各从其主治焉。五运相袭，而皆治之，终期之日，周而复始，时立气布，如环无端，候亦同法，故曰不知年之所加，气之盛衰、虚实之所起，不可为工矣。"

❶ 周纪：天干在上，五岁为一周；地支在下，七百二十气为一纪。

❷ 君火以明，相火以位：明绿格抄本无"君火"以下八字。

❸ 政：赵本、藏本"政"并作"正"。

❹ 七百二十气为一纪："气"指节气，一年共有二十四个节气。三十年为一纪，共七百二十个节气。

帝曰：夫子之言，上终天气，下毕地纪，可谓悉矣。余愿闻而藏之，上以治民，下以治身，使百姓昭著，上下和亲，德泽下流，子孙无忧❶，传之后世，无有终时，可得闻乎？安不忘危，存❷不忘亡，大圣之至教也。求民之瘼，恤民之隐，大圣之深仁也。**鬼臾区曰：至数之机❸，迫迮❹以微，其来可见，其往可追，敬之者昌，慢之者亡，无道行私，必得天殃，**谓传非其人授❺于情押❻及寄求名利者也。**谨奉天道，请言真要。**申誓戒于君王❼，乃明言天道，至真之要旨也。

❶ 使百姓昭著……子孙无忧：明绿格抄本无"使百姓昭著，上下和亲，德泽下流，子孙无忧"十七字。

❷ 存：四库本作"治"。

❸ 至数之机："至数"指至极之数，即微妙不测之数，恍惚之数。本书《灵兰秘典》："恍惚之数，生于毫厘。"王注："似有似无，而毫厘之数生其中。""机"指发动所由之机要。

❹ 迫迮："迮"与"窄"通，有"近"义。见《孟子·滕文公下》焦疏。张介宾曰："迫迮以微，谓天地之气数，其精微切近，无物不然也。"

❺ 授：赵本、藏本"授"并作"受"。

❻ 押：守校本"押"作"狎"。

❼ 王：读本、藏本"王"并作"主"。

帝曰：善言始者，必会于终，善言近者，必知其远，数术明著，应用不差，故故❶远近于言，始终无谬。是则至数极而道不惑，所谓明矣。愿夫子推而次之。令有条理，简而不匮，久而不绝，易用难忘，为之纲纪，至数之要，愿尽闻之。简，省要也。匮，乏也。久，远也。要，枢纽也。鬼臾区曰：昭乎哉问！明乎哉道！如鼓之应桴，响之应声也。桴，鼓椎也。响，应声也。臣闻之：甲己之岁，土运统之；乙庚之岁，金运统之；丙辛之岁，水运统之；丁壬之岁，木运统之；戊癸之岁，火运统之。太始天地初分之时，阴阳析位之际，天分五气，地列五行，五行定位，布政于四方，五气分流，散支于十干，当是❷黄气横于甲己，白气横于乙庚，黑气横于丙辛，青气横于丁壬，赤气横于戊癸。故甲己应土运，乙庚应金运，丙辛应水运，丁壬应木运，戊癸应火运。太古圣人，望气以书天册，贤者谨奉以纪天元，下论文义备矣。新校正云：详运有太过、不及、平气，甲庚丙壬戊主太过，乙辛丁癸巳主不及，大法如此，取平气之法，其说不一，具如诸篇。

❶ 故故：胡本、读本"故"下不重"故"字。

❷ 当是：顾观光曰："是当作时。"

按语："甲己之岁，土运统之"云云者，系谓逐年移易之全年大运所主之气候变化，并关系人体变化情况，应与《五运行大论》互参。其本于天干对化五行，其次序制表于下：

大运天干对化五行表

戊癸	丁壬	丙辛	乙庚	甲己
化火	化木	化水	化金	化土

《证治准绳》载："娄全善云：洪武戊辰春，乡村病喉痹者甚众，盖前年终之气，及当年初之气，二火之邪也。予累用甘桔汤加黄连、半夏、僵蚕、鼠黏子根等剂发之，挟虚者，加参、芪、归辈；水浆不入者，先

用解毒雄黄丸醋磨化之，灌喉痰出，更用生姜汁灌之，却用上项药，无不神验。"查当年岁次戊辰太阳司天，初之气主少阳相火，其前年岁次丁卯阳明司天，终之气属少阴君火，二火合邪人感之而病喉痹。可见运气所主不止限当年，前年、来年亦有所关系，是故应前后详审。况戊年主运岁火太过，关涉尤大也。

帝曰：其于三阴三阳，合之奈何？鬼臾区曰：子午之岁，上见少阴❶；丑未之岁，上见太阴；寅申之岁，上见少阳；卯酉之岁，上见阳明；辰戌之岁，上见太阳；巳亥之岁，上见厥阴。少阴所谓标也，厥阴所谓终也❷。标，谓上首也。终，谓当三甲六甲之终。新校正云：详午未寅酉戌亥之岁为正化，正司化令之实，子丑申卯辰巳之岁为对化，对司化令之虚，此其大法也。**厥阴之上，风气主之；少阴之上，热气主之；太阴之上，湿气主之；少阳之上，相火主之；阳明之上，燥气主之；太阳之上，寒气主之。所谓本也，是谓六元。**三阴三阳为标，寒暑燥湿风火为本，故云所谓本也。天真元气分为六化，以统坤元生成之用，征其应用则六化不同，本其所生则正是真元之一气，故曰六元也。新校正云：按别本"六元"作"天元"也。**帝曰：光乎哉道！明乎哉论！请著之玉版，藏之金匮，署❸曰《天元纪》。**

❶ 子午之岁，上见少阴：逢子年午年，则少阴司天在上，因三阴三阳为六气之上奉于天，故称上见。

❷ 少阴所谓标也，厥阴所谓终也："标"首也。"终"尽也。子午为少阴君火，君火为起首，其始故谓"标"，从少阴子午而数到厥阴巳亥为一周，厥阴为阴之尽，其尽故谓"终"。

❸ 署：题题。《释名·释书契》："书文书检曰署。"

按语：篇中是以理、气、象、数括论运气的。理辨阴阳消息，气分寒暑往来，象别星曜张列，数推五六错综，所以当全面理解其中各个要领，不可拘泥一端。如仅从寒、暑、燥、湿、风、火之"六期一备"与木、火、土、金、水之"五岁一周"的数之错综，而死板去认识"司天在泉"，则不能辨气候之胜负无常，人病之变现不一，致使偶得一验，便认为不爽毫发，或经试不验，即认为无关医学，皆属片面之见。

五运行大论篇第六十七

提要： 本篇的重点，是谓古人"仰观天文，俯察地理"。从而明阴阳，别五行，辨五气，并阐明了五运之气的运行，及其变化规律，不仅对人体有影响，而且关系万物化生。故以"五运行大论"名篇。

黄帝坐明堂❶，始正天纲❷，临观八极❸，考建五常❹，明堂，布政宫也。八极，八方目极之所也。考，谓考校。建，谓建立也。五常，谓五气，行天地之中者也。端居正气，以候天和。**请天师而问之曰：论言天地之动静，神明为之纪，阴阳之升降，寒暑彰其兆。** 新校正云：详论谓《阴阳应象大论》及《气交变大论》文，彼云："阴阳之往复，寒暑彰其兆。" **余闻五运之数于夫子，夫子之所言，正五气之各主岁尔，首甲❺定运，余因论之。鬼臾区曰：土主甲己，金主乙庚，水主丙辛，木主丁壬，火主戊癸。子午之上，少阴主之；丑未之上，太阴主之；寅申之上，少阳主之；卯酉之上，阳明主之；辰戌之上，太阳主之；巳亥之上，厥阴主之。不合阴阳❻，其故何也？** 首甲，谓六甲之初，则甲子年也。

❶ 明堂：指颁令察政之宫室。《孟子·梁惠王下》朱注："明堂，王者所居，以出政令之所也。"

❷ 天纲：张志聪曰："天纲，天之度数也。"

❸ 八极：张志聪曰："八极，地之八方也。"

❹ 五常：张介宾曰："考，察也。建，立也。五常，五行气运之常也。"

❺ 首甲：谓甲子，与甲戌、甲申、甲午、甲辰、甲寅，合称六甲之年。

❻ 不合阴阳：张介宾曰："不合阴阳，如五行之甲乙，东方木也，而甲化

土运，乙化金运；六气之亥子，北方水也，而亥年之上，风木主之，子年之上，君火主之。"

按语："首甲定运"，系本阴阳化合之五行，分纪六甲，逐年更动，其中与人体脏腑经络之关系亦颇详明，制表如下：

五运合脏腑表

甲己	乙庚	丙辛	丁壬	戊癸
化	化	化	化	化
阴阳	阳阴	阴阳	阳阴	阴阳
土合	金合	水合	木合	火合
脾胃	大肺肠	肾膀胱	胆肝	心小肠

六气合十二经络表

子午主少阴君火合心与小肠

丑未主太阴湿土合脾与胃

寅申主少阳相火合包络与三焦

卯酉主阳明燥金合肺与大肠

辰戌主太阳寒水合肾与膀胱

巳亥主厥阴风木合肝与胆

"首甲"王冰注："谓六甲之初，则甲子年也。"由甲子顺次推衍则为乙丑、丙寅直至癸亥分纪六十年，在此六十年中之岁立首甲子，故又统称"甲子"，或"六十甲子"。依次制表于下，以便参考。

六十甲子纪岁表

甲子	甲戌	甲申	甲午	甲辰	甲寅
乙丑	乙亥	乙酉	乙未	乙巳	乙卯

丙寅	丙子	丙戌	丙申	丙午	丙辰
丁卯	丁丑	丁亥	丁酉	丁未	丁巳
戊辰	戊寅	戊子	戊戌	戊申	戊午
己巳	己卯	己丑	己亥	己酉	己未
庚午	庚辰	庚寅	庚子	庚戌	庚申
辛未	辛巳	辛卯	辛丑	辛亥	辛酉
壬申	壬午	壬辰	壬寅	壬子	壬戌
癸酉	癸未	癸巳	癸卯	癸丑	癸亥

岐伯曰：是明道也，此天地之阴阳也。上古圣人，仰观天象，以正阴阳。夫阴阳之道，非不昭然，而人昧宗源❶，述❷其本始，则百端疑议，从是而生。黄帝恐至理真宗，便因诬废，悯愍念黎庶，故启问之，天师知道出从真，必非谬述，故对上曰："是明道也，此天地之阴阳也。"《阴阳法》曰："甲乙合，乙庚合，丙辛合，丁壬合，戊癸合。"盖取圣人仰观天象之义。不然，则十干之位，各在一方，征其离合，事亦寥阔。呜呼远哉！百姓日用而不知尔。故《太上立言》曰："吾言甚易知，甚易行；天下莫能知，莫能行。"此其类也。新校正云：详金主乙庚者，乙者庚之柔，庚者乙之刚。大而言之阴与阳，小而言之夫与妇，是刚柔之事也。余并如此。**夫数之可数者，人中之阴阳也**❸，**然所合，数之可得者也。夫阴阳者，数之可十，推之可百，数之可千，推之可万。天地阴阳者，不以数推，以象之谓也。**言智识偏❹浅，不见原由，虽所指弥远，其知弥近，得其元始，桴鼓非遥。

❶ 源：胡本、赵本"源"并作"元"。

❷ 述：胡本、赵本并作"迷"。

❸ 人中之阴阳也：指人认识天地阴阳，而推算出能合乎天地阴阳之象的数之阴阳。

❹ 偏：赵本"偏"作"褊"。按：《永乐大典》卷一万三千八百七十九引作

"褊"，与赵本合。

按语：象与数有相互关系，无象则谈不到数，舍数则无从见五运六气所由之宗。因此须认清象为主，数为用之关系。如天之日月星辰之象为数之主；三百六十五度四分度之一的数为象之用。故"数之可十，推之可百，数之可千，推之可万"而"不可胜数"。在"不可胜数"取象推数之间的关系，便是象与数间之离合关系。故《阴阳离合论》云："万之大不可胜数，然其要一也。"（王冰注："一谓离合也，虽不可胜数，然其要妙以离合推步，可悉知之。"）说明取象推数要妙之处，在于离合之间。即如以一镜照一物，镜中只现一物之影，两镜对照一物，其影在两镜中，则各数不清楚，在此恍惚之间数之不清阶段，是为象与数之离合阶段，也为取象舍数阶段，此乃"天地阴阳不以数推，以象之谓"的认识。

帝曰：愿闻其所始也。岐伯曰：昭乎哉问也！臣览《太始天元册》文，丹天之气，经于牛女戊分❶，黅天之气，经于心尾己分❷，苍天之气，经于危室柳鬼❸，素天之气，经于亢氐昴毕❹，玄天之气，经于张翼娄胃❺。所谓戊己分者，奎壁角轸，则天地之门户也❻。戊土属乾，己土属巽。《遁甲经》曰："六戊为天门，六己为地户，晨暮占雨，以西北、东南。"义取此。雨为土用，湿气生❼之，故此占焉。夫候❽之所始，道之所生，不可不通也。

❶ 丹天之气，经于牛女戊分："丹"赤色，火气也。"牛女"二十八宿中二星宿名，在北方癸位。"戊分"西北方，奎壁二宿之所在。

❷ 黅天之气，经于心尾己分："黅"黄色，土气也。"心尾"二十八宿中二星宿名，在东方甲位。"己分"东南方，角轸二宿之所。

❸ 苍天之气，经于危室柳鬼："苍"青色，木气也。"危室柳鬼"二十八宿中四星宿名。"危室"在北方，居天纬的壬位。"柳鬼"在南方，居天纬的丁位。

❹ 素天之气，经于亢氐昴毕："素"白色，金气也。"亢氐昴毕"二十八宿中四星宿名。"亢氐"在东方，居天纬的乙位。"昴毕"在西方，居天纬的庚位。

❺ 玄天之气，经于张翼娄胃："玄"黑色，水气也。"张翼娄胃"二十八宿中四星宿名。"张翼"在南方，居天纬的丙位。"娄胃"在西方，居天纬的辛位。

❻奎壁角轸，则天地之门户也："奎壁角轸"，二十八宿中四星宿名。太阳之视运动，位于奎壁二宿时，正当由春入夏之时；位于角轸二宿时，正当由秋入冬之时，夏为阳中之阳，冬为阴中之阴，故古称"奎壁角轸"为天地之门户。

❼生：读本作"属"。

❽候：指气候。

帝曰：善。论言天地者，万物之上下❶，左右❷者，阴阳之道路，未知其所谓也。论谓《天元纪》及《阴阳应象论》也。岐伯曰：所谓上下者，岁❸上下见阴阳之所在❹也。左右者，诸上见厥阴❺，左少阴右太阳；见少阴，左太阴右厥阴；见太阴，左少阳右少阴；见少阳，左阳明右太阴；见阳明，左太阳右少阳；见太阳，左厥阴右阳明。所谓面北而命其位❻，言其见也。

面向北而言之也。上，南也。下，北也。左，西也。右，东也。

❶上下："上"指司天，"下"指在泉。

❷左右：指司天或在泉之左间右间。

❸岁：谓大岁所在之年。

❹阴阳之所在：指三阴三阳之所在。

❺诸上见厥阴："诸"有"凡"义。"上"指司天。"见（xiàn 现）"同现。

❻面北而命其位："面北"与下"面南"相对，面向不同，其左右亦相反，此谓司天左右，为面向北方所定之左间右间也。

帝曰：何谓下？岐伯曰：厥阴在上，则少阳在下，左阳明，右太阴❶；少阴在上，则阳明在下，左太阳，右少阳；太阴在上，则太阳在下，左厥阴，右阳明；少阳在上，则厥阴在下，左少阴，右太阳；阳明在上，则少阴在下，左太阴，右厥阴；太阳在上，则太阴在下，左少阳，右少阴。所谓面南而命其位，言其见也。主岁者位在南，故面北而言其左右。在下者位在北，故面南而言其左右也。上，天位也。下，地位也。面南，左东也，右西也，上下异而❷左右殊也。

❶ 左阳明右太阴："左右"指在泉之左右。

❷ 而：四库本"而"作"位"。

上下相遘❶，寒暑相临❷，气相得❸则和，不相得❹则病。木火相临，金水相临，水木相临，火土相临，土金相临，为相得也。土木相临，土水相临，水火相临，火金相临，金木相临，为不相得也。上临下为顺，下临上为逆，逆亦郁抑❺而病生。土临相火君火之类者也。**帝曰：气相得而病者何也？岐伯曰：以下临上，不当位也。**六位相临，假令土临火，火临木，木临水，水临金，金临土，皆为以下临上，不当位也。父子之义，子为下，父为上，以子临父，不亦逆乎？

❶ 相遘："遘"与"构"通。《易·系辞下传》疏："构，合也。"相遘"谓相互交合。司天在上，五运居中，在泉在下，三气之交，是上下相遘。

❷ 寒暑相临：指客气加临于主时之六气。

❸ 相得：谓彼此相生。

❹ 不相得：谓彼此相克。

❺ 逆亦郁抑："逆"藏本无。疑蒙上"下临上为逆"衍。

帝曰：动静何如？言天地之行左右也。**岐伯曰：上者右行，下者左行❶，左右周天，余而复会也。**上，天也。下，地也。周天，谓天周地五行之位也。天垂六气，地布五行，天顺地而左回，地承天而东❷转，木运之后，天气常余，余气不加于君火，却退一步加临相火之上，是以每五岁已，退一位而右迁，故曰左右周天，余而复会。会，遇也，合也。言天地之道，常五岁毕，则以余气迁加，复与五行座位再相会合，而为岁法也。周天，谓天周地位，非周天之六气也。**帝曰：余闻鬼臾区曰：应地者静，今夫子乃言下者左行，不知其所谓也，愿闻何以生之乎❸？**诘异也。新校正云：按鬼臾区言应地者静，见《天元纪大论》中。**岐伯曰：天地动**

静，五行迁复，虽鬼臾区其❹上候而已，犹不能徧明。不能徧明，无求备也。夫变化之用，天垂象，地成形，七曜纬虚❺，五行丽❻地。地者，所以载生成之形类❼也。虚者，所以列应天之精气❽也。形精之动，犹根本之与枝叶也，仰观其象，虽远可知❾也。观五星之东转，则地体左行之理，昭然可知也。丽，著也。有形之物，未有不依据物而得全者也。

❶ 上者右行，下者左行：张介宾曰："上者右行言天气右旋，自东而西以降于地。下者左行言地气左转，自西而东以升于天。"

❷ 东：赵本作"右"。

❸ 愿闻何以生之乎："生"谓生变。本书《天元纪大论》："动静相召，而变由生也。"张志聪谓动之所生，似未合。

❹ 其："其"有"亦"义。见《古书虚字集释》卷五。

❺ 七曜纬虚：张志聪曰："纬虚者，经纬于太虚之间，亦绕地而环转也。"

❻ 丽：《论衡·说日》："丽者，附也。"

❼ 形类：指动植物或矿物言。

❽ 精气：指日月五星。

❾ 虽远可知：谓天道虽远，亦可测而知之。

帝曰：地之为下否乎？言转不居，为下乎？为否乎？岐伯曰：地为人之下，太虚之中者❶也。言人之所居，可谓下矣，征其至理，则是太虚之中一物尔。《易》曰："坤厚载物，德合无疆。"此之谓也。帝曰：冯❷乎？言太虚无碍，地体何冯而止住？岐伯曰：大气举之也。大气，谓造化之气，任持太虚者也。所以太虚不屈，地久天长者，盖由造化之气任持之也。气化而变，不任持之，则太虚之器亦败坏矣。夫落叶飞空，不疾而下，为其乘气，故势不得速焉。凡之有形，处地之上者，皆有生化之气任持也。然器有大小不同，坏有迟速之异，及至气不任持，则大小之坏一也。燥以干之，暑以蒸之，风以动之，湿以润之，寒以坚之，火以温之。故风寒在下❸，燥热在上❹，湿气在中，火游行其间❺，寒暑六入，故令虚而生化❻也。地体之中，凡有六入：一曰燥、二曰暑、三曰风、四曰湿、五曰寒、六曰火。受燥故干性生焉，受暑故蒸性生焉，受风故动性生焉，受湿故润性生焉，受寒故坚性生焉，受火故温性生焉，此谓天之六气也。**故燥胜则地干，暑胜则地热，风胜则地动，湿胜则地泥，寒胜则地裂，火胜则地固矣。**六气之用。**帝曰：天地之气，何以候之？岐伯曰：天地之气，胜复❼之作，不形于诊也。**言平气及胜复，皆以形证观察，不以诊知❽也。**《脉法》曰：天地之变，无以脉诊，此之谓也。**天地以气不以位，故不当以脉知之。

❶太虚之中者：明绿格抄本"中"下无"者"字。"太虚"谓太空。指包围地球之空间大气。

❷冯：与"凭"通。《说文·几部》："凭读若冯。"段玉裁曰："假借字。"《文选·西京赋》薛注："凭，依托也。"

❸风寒在下：张介宾曰："寒居北，风居东，自北而东，故曰风寒在下，下者左行也。"

❹燥热在上：张介宾曰："热居南，燥居西，自南而西，故曰燥热在上，上者右行也。"

❺湿气在中，火游行其间：张介宾曰："地者土也，土之化湿，故曰湿气在中也。惟火有二，君火居湿之上，相火居湿之下，故曰火游行其间也"。

❻生化：胡本、赵本、吴本、朝本并作"化生"。

❼胜复："胜"谓克贼侵犯。"复"谓报复。

❽不以诊知：《永乐大典》卷一万五千九百五十六引"知"作"言"。

帝曰：间气❶何如？岐伯曰：随气所在，期于左右。于左右尺寸四部，分位承之，以知应与不应，过与不过。**帝曰：期之奈何？岐伯曰：从其气则和，违其气则病，**谓当沉不沉，当浮不浮，当涩不涩，当钩不钩，当弦不弦，当大不大之类也。新校正云：按《至真要大论》云："厥阴之至，其脉弦；少阴之至，其脉钩；太阴之至，其脉沉；少阳之至，大而浮；阳明之至，短而涩；太阴之至，大而长。至而和则平，至而甚则病，至而反则病，至而不至者病，未至而至者病，阴阳易者危。"**不当其位❷者病，**见于他位也。**迭移其位者病，**谓左见右脉，右见左脉，气差错故尔。**失守其位❸者危，**已见于他乡，本宫见贼杀之气，故病危。**尺寸反者死，**子午卯酉四岁有之。反，谓岁当阴在寸脉而反见❹于尺，岁当阳在尺而脉反见于寸，尺寸俱乃谓反也。若尺独然，或寸独然，是不应气，非反也。**阴阳交者死。**寅申巳亥丑未辰戌八年有之。交，谓岁当阴在右脉反见左，岁当阳在左脉反见右，左右交见是谓交。若左独然、或右独然，是不应气，非交也。**先立其年，以知其气，左右应见，然后乃可以言死生之逆顺。**经言岁气备矣。

新校正云：详此备《六元正纪大论》中。

❶ 间（jiàn 见）气：即间隔于司天在泉之中的气。司天、在泉都有左右间气。

❷ 不当其位：张介宾曰："应左而右，应右而左，应上而下，应下而上也。"

❸ 失守其位：张介宾曰："克贼之脉见，而本位失守也。"

❹ 寸脉而反见：守校本作"寸而脉反见"。

按语：客运全年分初、二、三、四、终五步，依五行木火土金水相生之次序推衍，而天干丁壬化木，则丁壬岁之初步木、二步火、三步土、四步金、终步水。甲己化土，则甲己之岁初步土、二步金、三步水、四步木、终步火。余此类推，制图如下供参考。

客运图

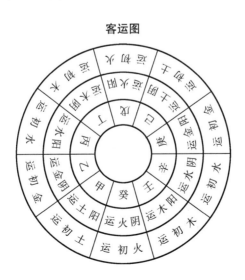

客气逐年运行。如子午年则太阳为初气，厥阴为二气，少阴司天为三气，太阴为四气，少阳为五气，阳明在泉为六气。丑未则为厥阴初气，以次而转。余可仿此类推也。

客气图

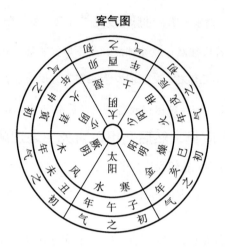

司天、在泉、四间气者，客气之六步也。凡主岁者司天，位当三之气。司天之下相对者为在泉，位当终之气。司天之左为天之左间，右为天之右间。在泉之左为地之左间，右为地之右间。每岁客气始于司天前二位，乃地之左间，是为初气，以至二气，三气而终于在泉之六气，每气各主一步。然司天通主上半年，在泉通主下半年，故又曰岁半以前，天气主之，岁半以后，地气主之也。子午之岁少阴司天，丑未之岁太阴司天，寅申之岁少阳司天，卯酉之岁阳明司天，辰戌之岁太阳司天，巳亥之岁厥阴司天。制图如下，以便逐年依次查对。

司天在泉左右间气图

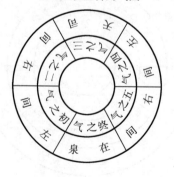

帝曰：寒暑燥湿风火，在人合之奈何？其于万物何以生化？ 合，谓中外相应。生，谓承化而生。化，谓成立众象也。**岐伯曰：东方生风，** 东者日之初，风者教之始，天之使也，所以发号施令，故生自东方也。景霁山昏，苍埃际合。崖谷若一，岩岫之风也。黄白昏埃，晚空如堵，独见天垂，川泽之风也。加以黄黑白埃承下，山泽之猛风也。**风生木，** 阳升风鼓，草木敷荣，故曰风生木也。此和气之生化也，若风气施化则飘扬敷折❶，其为变极则木拔草除也。运乘丁卯、丁丑、丁亥、丁酉、丁未、丁巳之岁，则风化不足。若乘壬申、壬午、壬辰、壬寅、壬子、壬戌之岁，则风化有余于万物也。新校正云：详王注以丁壬分运之有余不足，或者以丁卯、丁亥、丁巳、壬申、壬寅五岁为天符，同天符正岁会，非有余不足为平木运，以王注为非，是不知大统也。必欲细分，虽除此五岁，亦未为尽。下文火土金水运等，并同此。**木生酸，** 万物味酸者，皆始自木气之生化也。**酸生肝，** 酸味入胃，生养于肝脏。**肝生筋，** 酸味入肝，自肝脏布化，生成于筋膜也。**筋生心。** 酸气荣养筋膜毕已，自筋流化，乃入于心。**其在天为玄，** 玄，谓玄冥也。丑之终，东方白。寅之初，天色反黑，太虚皆暗，在天为玄象可见。新校正云：详在天为玄至化生气七句，通言六气五行生化之大法，非东方独有之也。而王注"玄"谓丑之终，寅之初，天色黑，则专言在东方，不兼诸方，此注未通。**在人为道，** 正理之道，生养之政化也，**在地为化。** 化，生化也。有生化而后有万物，万物无非化气以生成者也。**化生五味，** 金玉土石，草木菜果，根茎枝叶，花壳实核，无识之类，皆地化生也。**道生智，** 智，正知也，虑远也。知正则不疑于事，虑远则不涉于危，以道处之，理符于智。《灵枢经》曰："因虑而处物谓之智。"**玄生神，** 神用无方，深微莫测，迹见形隐，物鲜能期。由是则玄冥之中，神明栖据，隐而不见，玄生神明也。**化生气❷。** 飞走蚑行，鳞介毛；裸羽，五类变化，内属神机，虽为五味所该，然其生禀则异，故又曰化生气也。此上七句，通言六气五行生化之大法，非东方独有之也。新校正云：

按《阴阳应象大论》及《天元纪大论》无"化生气"一句。**神❸在天为风**，鸣紊启坼，风之化也。振拉摧拔，风之用也。岁属厥阴在上，则风化于天；厥阴在下，则风行于地。**在地为木**，长短曲直，木之体也。干举机发，木之用也。**在体为筋**，维结束络，筋之体也。缙纵卷舒，筋之用也。**在气为柔**，木化宣发，风化所行，则物体柔耎。**在脏为肝**。肝有二布叶，一小叶，如木甲拆之象也。各有支给❹，脉游中❺，以宣发阳和之气，魂之宫也。为将军之官，谋虑出焉。乘丁岁，则肝脏及经络先受❻邪而为病也。胆腑同。**其性为暄**，暄，温也，肝木之性也。**其德为和**，敷布和气于万物，木之德也。新校正云：按《气交变大论》云，"其德敷和"。**其用为动**，风摇而动，无风则万类皆静。新校正云：按木之用为动，火太过之政亦为动，盖火木之主暴速，故俱为动。**其色为苍**，有形之类，乘木之化，则外色皆见薄青之色。今东方之地，草木之上，色皆苍。遇丁岁，则苍物兼白及黄，色不纯也。**其化为荣**，荣，美色也。四时之中，物见华荣，颜色鲜丽者，皆木化之所生也。新校正云：按《气交变大论》云"其化生荣"。**其虫毛**，万物发生，如毛在皮。**其政为散**，发散生气于万物。新校正云：按《气交变大论》云"其政舒启"。详木之政散，平木之政发散，木太过之政散，土不及之气散，金之用散落，木之灾散落，所以为散之异有六，而散之义惟二：一谓发散之散，是木之气也；二谓散落之散，是金之气所为也。**其令宣发**，阳和之气，舒而散也。**其变摧拉**，摧，拔成者也。新校正云：按《气交变大论》云"其变振发"。**其眚为陨**，陨，坠也。大风暴起，草泯木坠。新校正云：按《气交变大论》云"其灾散落"。**其味为酸**，夫物之化之变而有酸味者，皆木气之所成败也。今东方之野，生味多酸。**其志为怒**。怒，直声也。怒所以威物。**怒伤肝**，凡物之用极，皆自伤也。怒发于肝，而反伤肝脏。**悲胜怒**；悲发而怒止，胜之信也。新校正云：详五志悲当为忧，盖忧伤意悲伤魂，故云悲胜怒也。**风伤肝**，亦犹风之折木也，风生于木而反折之，用极而舒❼。新校正云：按《阴阳应象大

694

论》云："风伤筋。"**燥胜风；**风自木生，燥为金化，风余则制之以燥，肝盛则治之以凉，凉清所行，金之气也。**酸伤筋，**酸泻肝气，泻甚则伤其气。《灵枢经》曰："酸走筋，筋病无多食酸。"以此尔。走筋，谓宣行其气速**❽**疾也。气血肉骨同。新校正云：详注云《灵枢经》云，乃是《素问·宣明五气篇》文。按《甲乙经》以此为《素问》。王云《灵枢经》者误也。**辛胜酸。**辛，金味，故胜木之酸，酸余则胜之以辛也。

❶ 折：赵本、守校本"折"并作"拆"。

❷ 其在天为玄……化生气：据林校"其在天"七句，似应上移在本节"岐伯曰"下，"东方生风"至"筋生心"移在"化生气"下，上下文义方合。

❸ 神："神"字误，应作"其"，当据下文南方各例改。

❹ 给：胡本、读本"给"并作"络"。

❺ 游中：守校本"游"下有"于"字。

❻ 先受：胡本、读本"先受"并作"见受"。

❼ 舒：胡本、藏本"舒"并作"衰"。

❽ 速：《永乐大典》卷一万五千九百五十六引无"速"字。

南方生热，阳盛所生，相火、君火之政也。太虚昏翳，其若轻尘，山川悉然，热之气也。大明不彰，其色如丹，郁热之气也。若行**❶**云暴升，縱然叶积，乍盈乍缩，崖谷之热也。**热生火，**热甚之气，火运盛明，故曰热生火，火者，盛阳之生化也，热气施化则炎暑郁燠，其为变极则燔灼销融，运乘癸酉、癸未、癸巳、癸卯、癸丑、癸亥岁，则热化不足。若乘戊辰、戊寅、戊子、戊戌、戊申、戊午岁，则热化有余。火有君火、相火，故曰热生火，又云火也。**火生苦，**物之味苦者，皆始自火之生化也。甘物遇火，体焦则苦，苦从火化，其可征也。**苦生心，**苦物入胃，化入于心，故诸癸岁则苦化少，诸戊岁则苦化多。**心生血，**苦味自心化已，则布化生血脉。**血生脾。**苦味营血已，自血流化，生养脾也。**其在天为热，**亦神化气也。暄暑郁蒸，热之化也。炎赫沸腾，热之用也。岁属少阴少阳，在上，则热化于天，在下，则热行于地。**在**

地为火，光显炳明，火之体也。燔燎焦然，火之用也。**在体为脉，**流行血气，脉之体也。壅泄虚实，脉之用也。络脉同。**在气为息，**息，长也。**在脏为心，**心形如未敷莲花，中有九空，以导引天真之气，神之宇也。为君主之官，神明出焉。乘癸岁，则心与经络受邪而为病，小肠腑亦然。**其性为暑，**暑，热也。心之气性也。**其德为显，**明显见象，定而可取，火之德也。新校正云：按《气交变大论》云"其德彰显"。**其用为躁，**火性躁动，不专定也。**其色为赤，**生化之物，乘火化者，悉表备赭丹之色。今南方之地，草木之上，皆兼赤色。乘癸岁，则赤色之物，兼黑及白也。**其化为茂，**茂，蕃盛也。新校正云：按《气交变大论》云"其化蕃茂"。**其虫羽，**参差长短，象火之形。**其政为明，**明曜彰见，无所蔽匿，火之政也。新校正云：按《气交变大论》云"其政明曜"。又按火之政明，水之气明，水火异而明同者，火之明明于外，水之明明于内，明虽同而实异也。**其令郁蒸，**郁，盛也。蒸，热也。言盛热气如蒸也。新校正云：详注谓郁为盛，其意未安。按王冰注《五常政大论》云："郁，谓郁燠不舒畅也。"当如此解。**其变炎烁，**热甚炎赫，烁石流金，火之极变也。新校正云：按《气交变大论》云"其变销烁"。**其眚燔炳，**燔炳山川，旋及屋宇，火之灾也。新校正云：按《气交变大论》云"其灾燔炳"。**其味为苦，**物之化之变而有若❷味者，皆火气之所合散也。今南方之野，生物多苦。**其志为喜。**喜，悦乐也。悦以和志。**喜伤心，**言其过也。喜发于心而反伤心，亦由风之折木也。过则气竭，故见伤也。**恐胜喜；**恐至则喜乐皆泯，胜喜之理，目击道存。恐则水之气也。**热伤气，**天热则气伏不见，人热则气促喘急。热之伤气，理亦可征。此皆谓大热也，小热之气，犹生诸气也。《阴阳应象大论》曰："壮火散气，少火生气。"此其义也。**寒胜热；**寒胜则热退，阴盛则阳衰，制热以寒，是求胜也。**苦伤气，**大凡如此尔。苦之伤气，以其燥也。苦❸加以热，则伤尤甚也。何以明之？饮酒气促，多则喘急，此其信也。苦寒之物，偏服岁久，益火滋甚，亦伤气也。暂以方治，乃同少火，反生气也。新校正云：详此论所伤之旨有三，东方曰风伤肝，酸伤筋。中央曰湿伤肉，甘伤脾。西方曰辛伤皮毛，是自伤者也。南方曰热伤气，苦伤气。北方曰寒伤血，咸伤血，是伤己所胜也。西方曰热伤皮毛，是被胜伤己也。凡此五方所伤之例有三，若《太素》则俱云自伤焉。**咸胜苦。**酒得咸❹而解，物理昭然。火苦之胜，制以水咸。

❶ 行：胡本、读本"行"并作"彤"。
❷ 若：四库本、守校本"若"并作"苦"。
❸ 苦：胡本"苦"作"若"。
❹ 咸：胡本、读本"咸"并作"盐"。

中央生湿，中央，土也，高山土湿，泉出地中，水源山隈，云生岩谷，则其象也。夫性内蕴，动而为用，则雨降云腾，中央生湿，不远信矣。故历候记土润溽暑于六月，谓是也。**湿生土，**湿气内蕴，土体乃全，湿则土生，干则土死，死则庶类凋丧，生则万物滋荣，此湿气之化尔。湿气施化则土宅而云腾雨降，其为变极则骤注土崩也。运乘己巳、己卯、己丑、己亥、己酉、己未之岁，则湿化不足。乘甲子、甲戌、甲申、甲午、甲辰、甲寅之岁，则湿化有余也。**土生甘，**物之味甘者，皆始自土之生化也。**甘生脾，**甘物入胃，先入于脾，故诸己岁则甘少化，诸甲岁甘多化。**脾生肉，**甘味入脾，自脾脏布化，长生脂肉。**肉生肺。**甘气营肉已，自肉流化，乃生养肺脏也。**其在天为湿，**言神化也。柔润重泽，湿之化也。埃郁云雨，湿之用也。岁属太阴在上，则湿化于天，太阴在下则湿化于地。**在地为土，**敦静安镇，聚散复形，群品以生，土之体也。含垢匿秽，静而下民，为变化母，土之德也。新校正云：详注云静而下民，为土之德。下民之义，恐字误也。**在体为肉，**覆裹筋骨，气发其间，肉之用也。疏密不时，中外否闭，肉之动也。**在气为充，**土气施化，则万象盈。**在脏为脾。**形象马蹄，内包胃脘，象土形也。经络之气，交归于中，以营运真灵之气，意之舍也。为仓廪之官，化物出焉。乘己岁，则脾及经络受邪而为病。新校正云：详肝心肺肾四脏，注各言腑同。独此注不言胃府同者，阙文也。**其性静兼**，兼，谓兼寒热暄凉之气也。《白虎通》曰："脾之为言并也。"谓四气并之也。**其德为濡**，津湿润泽，土之德也。新校正云：按《气交变大论》云"其德溽蒸"。**其用为化**，化，谓兼诸四化，并己为五化，所谓风化热化燥化寒化，周万物而为生长化成藏也。**其色为黄，**物乘土化，则表见黔黄之色。今中央之地，草木之上，皆兼黄色。乘己岁则黄色之物，兼苍及黑。**其化为盈，**盈，满也。土化所及，则万物盈满。新校正云：按《气交变大论》云"其化丰备"。**其虫裸❶**，裸露皮革，无毛介也。**其政为谧，**谧，静也。土性安静。新校正云：按《气交变大论》云"其政安静"。详土之政谧，水太过其政谧者，盖水太过，而土下承之，故其政亦谧。**其令云雨，**湿气布化之所成。**其变动注，**动，反静也。地之动则土失性，风摇不安，注雨久下也。久则垣岸复为土矣。新校正云：按《气交变大论》云："其变骤注。"**其眚淫溃，**淫，久雨也。溃，土崩溃也。新校正云：按《气交变大论》云："其灾霖溃。"**其味为甘，**物之化之变而有甘味者，皆土化之所终始也。今中原之地，物味多甘淡。**其志为思。**思以成务。新校正云：按《灵枢经》曰："因志而存变谓之思。"**思伤脾，**思劳于智，过则伤脾。**怒胜思；**怒则不思，忿而忘祸，则胜可知矣。思甚不解，以怒制之，调性之道也。**湿伤肉，**湿甚为水，水盈则肿，水下去已，形肉已消，伤肉之验，近可知矣。**风胜湿；**风，木气，故胜土湿，湿甚则制之以风。**甘伤脾，**过节也。新校正云：按《阴阳应象大论》云："甘伤肉。"**酸胜甘。**甘余则制之以酸，所以救脾气也。

❶ 其虫裸（luǒ 裸）：谓无毛无甲无鳞之动物。

　　西方生燥，阳气已降，阴气复升，气爽风劲，故生燥也。夫岩谷青埃，川源❶苍翠，烟浮草木❷，远望氤氲，此金气所生，燥之化也。夜起白朦，轻如微雾，邈迹一色，星月皎如，此万物阴成，亦金气所生，白露之气也。太虚埃昏，气郁黄黑，视不见远，无风自行，从阴之阳，如云如雾，此杀气也。亦金气所生，霜之气也。山谷川泽，浊昏如雾，气郁蓬勃，惨然戚然，咫尺不分，此杀气将用，亦金气所生，运之气也。天❸雨大霖，和气西起，云卷阳曜，太虚廓清，燥生西方，义可征也。若西风大起，木偃云腾，是为燥与湿争，气不胜也，故当复雨。然西风❹雨晴，天之常气，假有东风雨止，必有西风复雨，因雨而乃自晴，观是之为，则气有往复，动有燥湿，变化之象，不同其用矣。由此则天地之气，以和为胜，暴发奔骤，气所不胜，则多为复也。**燥生金**，气劲风切，金鸣声远，燥生之信，视听可知，此则燥化，能令万物坚定也。燥之施化于物如是，其为变极则天地凄惨，肃杀气行，人悉畏之，草木凋落。运乘乙丑、乙卯、乙巳、乙未、乙酉、乙亥之岁，则燥化不足，乘庚子、庚寅、庚辰、庚午、庚申、庚戌之岁，则燥化有余，岁气不同，生化异也。**金生辛**，物之有辛味者，皆始自金化之所成也。**辛生肺**，辛物入胃，先入于肺，故诸乙岁则辛少化，诸庚岁则辛多化。**肺生皮毛**，辛物入肺，自肺脏布化，生养皮毛也。**皮毛生肾**。辛气自入皮毛，乃流化生气，入肾脏也。**其在天为燥**，神化也。雾露清劲，燥之化也。肃杀凋零，燥之用也。岁属阳明在上，则燥化于天，阳明在下，则燥行于地者也❺。**在地为金**，从革坚刚、金之体也。锋剑铦束❻，金之用也。新校正云：按别本"铦"作"括"。**在体为皮毛**，柔韧包裹，皮毛之体也。渗泄津液，皮毛之用也。**在气为成**❼，物乘金化则坚成。**在脏为肺**。肺之形似人肩，二布叶，数小叶，中有二千❽四空，行列以分布诸脏清浊之气，主藏魄也。为相传❾之官，治节出焉。乘乙岁，则肺与经络受邪而为病也。大肠腑亦然。**其性为凉**，凉，清也，肺之性也。**其德为清**，金以清凉为德化。新校正云：按《气交变大论》云："其德清洁。"**其用为固**，固，坚定也。**其色为白**，物乘金化，则衣❿彰缟素之色，今西方之野，草木之上，色皆兼⓫白，乘乙岁，则白色之物，兼赤及苍也。**其化为敛**，敛，收也。金化流行，则物体坚敛。新校正云：按《气交变大论》云："其化紧敛"，详金之化为敛，而木不及之气亦敛者，盖木不及而金胜之，故为

敛也。**其虫介**，介，甲也。外被介甲，金坚之象也。**其政为劲**⑫，劲，前
锐也。新校正云：按《气交变大论》云："其政劲切。"**其令雾露**，凉气化生。
其变肃杀，天地惨凄，人所不喜，则其气也。**其眚苍落**，青干而凋落。**其
味为辛**，夫物之化之变而有辛味者，皆金气之所离合也。今西方之野，草木
多辛。**其志为忧**。忧，虑也，思也。新校正云：详王注以忧为思，有害于义。
按本论思为脾之志，忧为肺之志，是忧非思明矣。又《灵枢经》曰："愁忧则闭
塞而不行。"又云："愁忧而不解，则伤意。"若是，则忧者愁也，非思也。**忧伤
肺**，愁忧则气闭塞而不行，肺脏气，故忧伤肺。**喜胜忧**；神悦则喜？故喜胜
忧。**热伤皮毛**，火有二别，故此再举热伤之形证也。火气薄烁则物焦干，故
热气盛则皮毛伤也。**寒胜热**；以阴消阳，故寒胜热。新校正云：按《太素》
作"燥伤皮毛，热胜燥"。**辛伤皮毛**，过节也，辛热又甚焉。**苦胜辛**。苦，
火味，故胜金之辛。

❶ 源：胡本、赵本"源"并作"原"。

❷ 木：赵本"木"作"树"。

❸ 天：赵本、藏本"天"并作"大"。

❹ 风：《永乐大典》卷一万五千九百五十六引"风"作"方"。

❺ 地者也：胡本、读本"地"下无"者也"二字。

❻ 锋剑铦束：胡本、读本"剑"并作"刃"，"束"并作"利"。

❼ 在气为成：高世栻曰："感秋气而万物成就也。"

❽ 千：读本、四库本"千"并作"十"。

❾ 相传（傳）：守校本"传"作"傅"。

❿ 衣：胡本、读本"衣"并作"表"。

⓫ 兼《永乐大典》卷一万五千九百五十六引"兼"作"根"。

⓬ 劲："劲"有"强"义。见《史记·韩世家》索隐。

北方生寒，阳气伏，阴气升，政布而大行，故寒生也。太虚澄净，黑
气浮空，天色黯然，高空之寒气也。若气似散麻，本❶末皆黑，微见川泽之
寒气也。太虚清白，空犹雪映，遐迩一色，山谷之寒气也。太虚白昏，火明不

翳，如雾雨气，遐迩肃然，北望色玄，凝雾夜落，此水气所生，寒之化也。太虚凝阴，白埃昏翳，天地一色，远视不分，此寒湿凝结，雪之将至也。地裂水冰，河渠干涸，枯泽浮❷咸，木❸敛土坚，是土胜水，水❹不得自清，水所生，寒之用也。**寒生水，**寒资阴化，水所由生，比寒气之生化尔。寒气施化则水冰雪雾，其为变极则水涸冰坚。运乘丙寅、丙子、丙戌、丙申、丙午、丙辰之岁，则寒化大行。乘辛未、辛巳、辛卯、辛丑、辛亥、辛酉之岁，则寒化少。**水生咸，**物之有咸味者，皆始自水化之所成结也。水泽枯涸，卤咸乃蕃，沧海味咸，盐从水化，则咸因水产，其事炳然，煎水味咸，近而可见。**咸生肾，**咸物入胃，先归于肾，故诸丙岁咸物多化，诸辛岁咸物少化。**肾生骨髓，**咸味入肾，自肾脏布化，生养骨髓也。**髓生肝。**咸气自生骨髓，乃流化生气，入肝脏也。**其在天为寒，**神化也。凝惨冰雪，寒之化也。凛冽霜雹，寒之用也。岁属太阳在上则寒化于天，太阳在下则寒行于地。**在地为水，**阴气布化，流于地中，则为水泉。澄澈流衍，水之体也。漂荡没溺，水之用也。**在体为骨，**强干坚劲，骨之体也。包裹髓脑，骨之用也。**在气为坚，**柔㪇之物，遇寒则坚，寒之化也。**在脏为肾，**肾脏有二，形如豇❺豆相并，而曲附于膂筋，外有脂裹，里白表黑，主藏精也。为作强之官，伎巧出焉。乘辛岁，则肾脏及经络受邪而为病。膀胱腑同。**其性为凛，**凛，寒也。肾之性也。**其德为寒，**水以寒为德化。新校正云：按《气交变大论》“其德凄沧”。**其用为❻，**本阙。**其色为黑，**物禀水成，则表被玄黑之色，今比❼方之野，草木之上，色皆兼黑。乘辛岁，则黑色之物，兼黄及赤也。**其化为肃，**肃，静也。新校正云：按《气交变大论》云“其化清谧”。详水之化为肃，而金之政太过者为肃，平金之政劲肃，金之变肃杀者何也？盖水之化肃者，肃静也。金之政肃者，肃杀也。文虽同而事异者也。**其虫鳞。**鳞，谓鱼蛇之族类。**其政为静，**水性澄澈而清静。新校正云：按《气交变大论》云“其政凝肃”。详水之政为静，而平土之政安静。土太过之政亦为静，土不及之政亦为静定。水土异而静同者，非同也。水之静清净也，土之静安静也。**其令**❽，本阙。**其变凝冽，**寒甚故致是。新校正云：按《气交变大论》云"其变凛冽"。**其眚冰雹，**非时而有及暴过也。新校正云：按《气交变大论》云"其灾冰雪霜雹"。**其味为咸，**夫物之化之变而有咸味者，皆水化之所凝散也。今北方川泽，地多咸卤。**其志为恐。**恐❾以远祸。**恐伤肾，**恐甚动中则伤肾。《灵枢经》曰："恐惧而不解则伤精。"肾藏精，故精伤而伤及于肾也。**思胜恐；**思见祸机，故无忧恐。思一作忧，非也。**寒伤血，**明❿胜心也。寒甚血凝，故伤血也。**燥胜寒；**寒化则水积，燥用则物坚，燥与寒兼，故相胜也。天地之化，物理之常也。**咸伤血，**味过于咸，则咽干引饮，伤血之义，断可知矣。**甘胜咸。**渴饮甘泉，咽干自已，甘为土味，故胜水咸。新校正云：详自上岐伯曰至此，与《阴阳应象大论》同，小有增损，而注颇异。**五气更立**⓫，**各有所先，**当其岁时，气乃先也。**非其位则邪，当其位则正。**先立运，然后知非位与当位者也。

❶ 本：守校本"本"作"木"。
❷ 浮：读本"浮"作"净"。
❸ 木：守校本"木"作"水"。
❹ 水：赵本"水"作"冰"。
❺ 豇；胡本、读本"豇"并作"红"。
❻ 为：明抄本"为"下有"藏"字。
❼ 比：守校本"比"作"北"。
❽ 令：明绿格抄本"令"下有"霰雪"二字。
❾ 恐：赵本"恐"作"则"。
❿ 明：胡本、读本"明"并作"肾"。
⓫ 五气更立：张志聪曰："五气，五方之气也。更立，四时之更换也。"

帝曰：病生之变何如？岐伯曰：气相得则微，不相得则甚。木居火位，火居土位，土居金位，金居水位，水居木位，木居君位，如是者为相得。又木居水位，水居金位，金居土位，上居火位，火居木位，如是者虽为相得，终以子僭居父母之位，下陵其❶上，犹为小逆也。木居金土位，火居金水位，土居水木位，金居火木位，水居火土位，如是者为不相得，故病甚也。皆先立运气及司天之气，则气之所在相得与不相得可知矣。帝曰：主岁❷何如？岐伯曰：气有余，则制己所胜而侮所不胜❸，其不及，则己所不胜侮而乘之，己所胜轻而侮之。木余，则制土，轻忽于金，以金气不争，故木恃其余而欺侮也。又木少金胜，土反侮木，以木不及，故土妄凌之也。四气卒❹同，侮，谓❺而凌忽之也。侮反受邪，或以己强盛，或遇彼衰微，不度卑弱，妄行凌忽，虽侮而求胜，故终必受邪。侮而受邪，寡于畏也。受邪各谓受己不胜之邪也。然舍己宫观，适他乡邦，外强中干，邪盛真弱，寡于敬畏，由是纳邪，故曰寡于畏也。新校正云：按《六节藏象论》曰："未至而至，此谓太过，则薄所不胜，而乘所胜，命曰气淫，至而不至，此谓不及，则所胜妄行，而所生受病，所不胜而薄之，命曰气迫。"即此之义也。

帝曰：善。

❶ 陵其：读本"陵"下无"其"字。

❷ 主岁：五运六气，有其所主之岁，是为各主岁。

❸ 己所胜而侮所不胜："己所胜"为我克制他；"所不胜"为他克制我。

❹ 卒：守校本"卒"作"并"。

❺ 谓：胡本、读本"谓"下并有"侮慢"二字。

六微旨大论篇第六十八

提要： 本篇从上应天气，至下合地理，推演六气应五行之变，详明六气主时，及客主气加临，并进一步分析其标本中气之相互关系，对自然界升降出入运动之生机，亦予以精微之阐明。

黄帝问曰：呜呼远哉！天之道也，如迎浮云，若视深渊，视深渊尚可测，迎浮云莫知其极。深渊静潆而澄澈，故视之可测其深浅；浮云飘泊而合散，故迎之莫诣其边涯。言苍天之象，如渊可视乎鳞介；运化之道，犹云莫测其去留。六气深微，其于运化，当知❶是喻矣。新校正云：详此文与《疏五过论》文重。夫子数言谨奉天道，余闻而藏之，心私异之，不知其所谓也。愿夫子溢志尽言其事❷，令终不灭，久而不绝，天之道可得闻乎？运化生成之道也。岐伯稽首再拜对曰：明乎哉问，天之道也！此因天之序，盛衰之时也❸。

❶ 知：读本、赵本"知"并作"如"。按：《永乐大典》卷一万一百十六引作"如"，与读本合。

❷ 事：指事理。亦有"通变"之涵义，《易·系辞》："通变之谓事。"

❸ 此因天之序，盛衰之时也：张介宾曰："因天道之序更，所以成盛衰之时变也。"

帝曰：愿闻天道六六之节盛衰何也？六六之节，经已答❶问，天师夫❷敷其旨，故重问之。岐伯曰：上下有位，左右有纪❸。上下，谓司天地之气二也。余左右四气，在岁❹之左右也。故少阳之右，阳明治之；阳明之右，太阳治之；太阳之右，厥阴治之；厥阴之右，少阴治之；少阴之右，太阴治之；太阴之右，少阳治之；此所谓气之标❺，盖南面而待❻也。标，末也。圣人南面而立，以阅气之至也。故曰：因天之序，盛衰之时，移光定位，正立而待之❼。此之谓也。移光，谓日移光。定位，谓面南观气，正立观岁，数气之至，则气可待之也。

❶ 答：胡本、读本"答"并作"启"。

❷ 夫：胡本、守校本"夫"并作"未"。

❸ 纪：谓数之纪，此指六六之节，天地二气，左右四气而言。"数起于一，终于十，十则更，故曰纪。"见《国语·周语》吴注"君亡国不过十年，数之纪也。"

❹ 岁：《素问校讹》引古抄本"岁"作"气"。

❺ 气之标：谓三阴三阳为六气之标。

❻ 待：胡本、吴本、明绿格抄本、朝本、守校本"待"下并有"之"字。按：《永乐大典》引亦有"之"字，与胡本等合。

❼ 移光定位，正立而待之：张介宾曰："六气盛衰之时，由于日光之移，日光移而后位次定，圣人南面立而待以察之，则其时更气易，皆于日光而见之。"

少阳之上，火气治之，中见厥阴❶；少阳南方火，故上见火气治之。与厥阴合，故中见厥阴也。阳明❷之上，燥气治之，中见太阴；阳明，西方金，故上燥气治之。与太阴合，故气燥❸之下，中见太阴也。太阳之上，寒气治之，中见少阴；太阳北方水，故上寒气治之。与少阴合，故寒气之下，中见少阴也。新校正云：按《六元正纪大论》云："太阳所至为寒生，中为温。"与此义同。厥阴之上，风气治之，中见少阳；厥阴东方木，故上风气治之。与少阳合，故风气之下，中见少阳也。少阴之上，热气治之，中见太阳；少阴东南方君火，故上热气治之。与太阳合，故热气之下，中见太阳也。新校正云：按《六元正纪大论》云"少阴所至为热生，中为寒。"与此义同。太阴之上，湿气治之，中见阳明。太阴西南方土，故上湿气治之，与阳明合，故湿气之下，中见阳明也。**所谓本也，本之下，中之见也，见之下 ❹，气之标也。**本，谓元气也。气则为主 ❺，则文言著矣。新校正云：详注云，文言著矣，疑误。**本标不同，气应异象 ❻。**本者应之元，标者病之始，病生形用求之标，方施其用求之本，标本不同，求之中，见法万全。新校正云：按《至真要大论》云：六气标本不同，气有从本者，有从标本者，有不从标本者，少阳太阴从本，少阴太阳从本从标，阳明厥阴不从标本，从乎中。故从本者，化生于本。从标本者，有标本之化。从中者，以中气为化。

❶ 中见厥阴：按：《至真要大论》"六气标本"节，林校引"厥阴"作"阳明"。

❷ 阳明：《至真要大论》林校引"阳明"作"厥阴"。

❸ 气燥：读本、守校本"气燥"并作"燥气"。

❹ 下：张琦曰："下，当作上，谓司天在上者也。"

❺ 气则为主：赵本"则"作"别"。胡本"主"作"王"。

❻ 本标不同，气应异象：张介宾曰："瓜甜蒂苦，葱白叶青，参补芦泻，皆本标不同之象。"

帝曰：**其有至而至，有至而不至，有至而太过，何也？**皆谓天之六气也。初之气，起于立春前十五日。余二三四五终气次至，而分治六十日余八十七刻半。**岐伯曰：至而至者和；至而不至，来气不及也；未至而至 ❶，来气有余也。**时至而气至，和平之应，此则为平岁也。假令甲子，岁气有余，于癸亥岁未当至之期，先时而至也。乙丑岁气不足，于甲子岁当至之期，后时而至也。故曰来气不及，来气有余也。言初气之至期如此，岁气有余，六气之至皆先时；岁气不足，六气之至皆后时。先时后至，后时先至，各差十三 ❷ 日而应也。新校正云：按《金匮要略》云：有未至而至，有至而不至，有至而不去，有至而太过，冬至之后得甲子夜半少阳起，少阴之时阳始生，天得温和，以未得甲子，天因温和，此为未至而至也。以得甲子而天未温和，此为至而不至。以得甲子而天寒不解，此为至而不去。以得甲子而天温如盛夏时，此为至而太过。此亦论气应之一端也。**帝曰：至而不至，未至而至如何？**言太过不及岁，当至晚至早之时应也。**岐伯曰：应则顺，否则逆，逆则变生，变❸则病。**当期为应，愆时为否，天地之气生化不息，无止碍也。不应有而有，应有而不有，是造化之气失常，失常则气变，变常则气血纷挠而为病也。天地变而失常，则万物皆病。**帝曰：善。请言其应。岐伯曰：物，生其应也，气，脉其应也。**物之生荣有常时，脉之至有常期，有余岁早，不及岁晚，皆依期❹至也。

❶ 来气不及也；未至而至：滑抄本无此九字。

❷ 十三：守校本："十三"作"三十"。

❸ 变：读本、赵本、吴本、朝本、四库本"变"下并有"生"字。

❹ 期：胡本、读本"期"并作"时"。

帝曰：善。愿闻地理之应六节气位❶何如？岐伯曰：显明❷之右，君火之位也；君火之右，退行一步❸，相火治之；日出谓之显明，则卯地气分春❹也。自春分后六十日有奇，斗建卯正至于巳正，君火位也。自斗建巳正至未之中，三之气分，相火治之，所谓少阳也。君火之位，所谓少阴，热之分也，天度至此，暄淑大行。居热之分，不行炎暑，君之德也。少阳居之为僭逆，大热早行，疫疠乃生，阳明居之为温凉不时。太阳居之为寒雨间热。厥阴居之为风湿，雨生羽虫。少阴居之为天下疵疫，以其得位，君令宣行故也。太阴居之为时雨。火有二位，故以君火为六气之始也。相火，则夏至日前后各三十日也，少阳之分，火之位也，天度至此，炎热大行。少阳居之，为热暴至，草萎河干，炎亢，湿化晚布。阳明居之为凉气间发。太阳居之为寒气间至，热争冰雹，厥阴居之为风热大行，雨生羽虫。少阴居之为大暑炎亢。太阴居之为云雨雷电。退，谓南面视之，在位之右也。一步凡六十日又八十七刻半。余气同法。**复行一步，土气治之；**雨之分也，即秋分前六十日而有奇，斗建未正至酉之中，四之气也，天度至此，云雨大行，湿蒸乃作。少阳居之为炎热沸腾，云雨雷雹❺。阳明居之为清雨雾露。太阳居之为寒雨害物。厥阴居之为暴风雨摧拉，雨生裸虫。少阴居之为寒热气反用，山泽浮云，暴雨溽蒸。太阴居之为大雨霪霍。**复行一步，金气治之**；燥之分也，即秋分后六十日而有奇，自斗建酉正至亥之中，五之气也，天度至此，万物皆燥。少阳居之为温清更正，万物乃荣。阳明居之为大凉燥疾，太阳居之为早寒。厥阴居之为凉风大行，雨生介虫。少阴居之为秋湿，热病时行。太阴居之为时雨沉阴。**复行一步，水气治之**；寒之分也，即冬至日前后各三十日。自斗建亥❻至丑之中六之气也，天度至此，寒气大行，少阳居之为冬温蛰虫不藏，流水不冰。阳明居之为燥寒劲切。太阳居之为大寒凝冽。厥阴居之为寒风摽扬，雨生鳞虫。少阴居之为蛰虫出见，流水不冰。太阴居之为凝阴寒雪，地气湿也。**复行一步，木气治之**；风之分也，即春分前六十日而有奇也，自斗建丑正至卯之中，初之气也，天度至此，风气乃行，天地神明号令之始也，天之使也。少阳居之为温疫至，阳明居之为清风，雾露朦昧。太阳居之为寒风切冽，霜雪水冰。厥阴居之为大风发荣，雨生毛虫。少阴居之为热风伤人，时气流行。太阴居之为风雨，凝阴不散。**复行一步，君火治之**。热之分也，复春分始也，自斗建卯正至巳之中，二之气也。凡此六位，终纪❼一年，六六三百六十日，六八四百八十刻，六七四十二刻，其余半刻积❽而为三，约终三百六十五度也，余奇细分率之可也。**相火之下，水气承❾之**；热盛水承，条蔓柔弱，凑润衍溢，水象可见。新校正云：按《六元正纪大论》云："少阳所至为火生，终为蒸溽。"则水承之义可见。又云："少阳所至为摽风燔燎霜凝。"亦下承之水气也。**水位之下，土气承之**；寒甚物坚，水冰流涸，土象斯见，承下明矣。新校正云：按《六元正纪大论》云："太阳所至为寒雪冰雹白埃。"则土气承之之义也。**土位之下，风气承之**；疾风之后，时雨乃零。是则湿为风吹，化而为雨。新校正云：按《六元正纪大论》云："太阴所至为湿生，终为注雨。"则土位之下，风气承之而为雨也。又云："太阴所至为雷霆骤注列风。"则风承之义也。**风位之下，金气承之；**风动气清，万物皆燥，金承木下，其象昭然。新校正云：按《六元正纪大论》云："厥阴所至为风生，终为肃。"则金承之义可见。又云："厥阴所至飘怒大凉。"亦金承之义也。**金位之下，火气承之；**锻金生热，则火流金，乘火之上，理无妄也。新校正云：按《六元正纪大论》云："阳明所至为散落温。"则火乘之义也。**君火之下，阴精承之。**君火之位，大热不行，盖为阴精制承其下也。诸以所胜之气乘于下者，皆折其摽❿盛，此天地造化之大体尔。新校正云：按《六元正纪大论》云："少阴所至为热生，中为寒。"则阴承之义可知。又云："少阴所至为大暄寒。"亦其义也。又按《六元正纪》云：水发而雹雪，土发而飘骤，木发而毁折，金发而清明，火发而曛昧，何气使然？曰：气有多少，发有微甚，微者当其气，甚者兼其下，征其下气而见可知也。"所谓征其下者，即此六承气也。**帝曰：何也？岐伯曰：亢则害，承乃制⓫，制则生化⓬，外列盛衰⓭，害则败乱，生化大病。**亢，过极也，物恶其极。

❶ 地理之应六节气位：张志聪曰："此论六节应而地主时也。节，度也。气位，六气所主之步位也。"

❷ 显明：谓日正之卯正东方。

❸ 退行一步：即退于君火之右一步。六气分主一年，"一步"凡六十日又八十七刻半，包括四个气，如初之气由大寒而立春、雨水、惊蛰。余此类推。

❹ 分春：按："分春"二字疑倒。

❺ 雹：胡本、读本"雹"并作"电"。

❻ 亥：《素问校讹》引古抄本"亥"下有"正"字。

❼ 纪：读本、赵本"纪"并作"统"。

❽ 积：胡本、赵本"积"并作"分"。

❾ 承：《说文·手部》："承，受也。"吴崑曰："六气各专一令，专令者常太过，故各有所承，所以防其太过，不欲其亢甚为害也。"

❿ 摽：赵本"摽"作"標"。

⓫ 亢则害，承乃制：张介宾曰："亢者，盛之极也。制者，因其极而抑之也。盖阴阳五行之道，亢极则乖，而强弱相残矣，故凡有偏盛，则必有偏衰，

卷第十九　六微旨大论篇第六十八

709

使强无所制，则强者愈强，弱者愈弱，而乖乱日甚。所以亢而过甚，则害乎所胜，承其下者，必从而制之。"

⑫ 制则生化：胡本、读本、赵本、吴本、藏本"则生"并作"生则"。"制生则化"谓一克一生，则变化无穷。

⑬ 外列盛衰：张志聪曰："谓外列主岁之气，有盛有衰，如主岁之气与主时之气，交互亢极，则为害更甚。"

按语： 主气虽分六位，但与主运同顺五行相生之序终而复始，盖其于五行之中火分二，即君火、相火也。于是六步六位皆契合时节，如厥阴风木主春，初之气；少阴君火主二之气等。舆二十四气始于大寒，分属六步，每步纪六十七日又八十七刻半。复次："显明之右，君火之位也，君火之右，退行一步，相火治之"云云者，言六位六步之次第，详见经文及王冰注，兹不赘述，制图如下，以便详参。

主气图

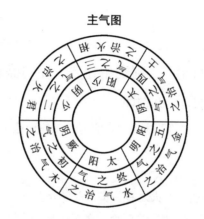

帝曰：盛衰何如？岐伯曰：非其位❶则邪，当其位❶则正，邪则变甚，正则微。帝曰：何谓当位？岐伯曰：木运临卯，火运临午，土运临四季❷，金运临酉，水运临子，所谓岁会❸，气❹之平也。非太过，非不及，是谓平运主岁也。平岁之气，物生脉应，皆必合期，无先后也。新校正云：详木运临卯，丁卯岁也。火运临午，戊午岁也。土运临四季，甲辰甲戌、己丑、己未岁也。金运临酉，乙酉岁也。水运临子，丙子岁也。内戊午、己丑、己未、己酉又为太一天符。帝曰：非位何如？

岐伯曰：岁不与会也。不与本辰相逢会也。

❶ 非其位当其位："当其位"谓子午卯酉四方之正位，以及寄其末而兼主之辰戌丑未之土位。"非其位"谓寅申巳亥不当于四正位。

❷ 四季：指辰戌丑未四个方位。

❸ 岁会：中运与地支五行方位所属相同者，谓之岁会。

❹ 气：四库本"气"作"岁"。

帝曰：土运之岁，上见**❶**太阴；火运之岁，上见少阳、少阴；少阴少阳皆火气。金运之岁，上见阳明；木运之岁，上见厥阴；水运之岁，上见太阳。奈何？岐伯曰：天之与**❷**会也。天气与运气相逢会也。新校正云：详土运之岁，上见太阴，己丑、己未也。火运之岁上见少阳，戊寅、戊申也。上见少阴，戊子、戊午也。金运之岁，上见阳明，乙卯、乙酉也。木运之岁，上见厥阴，丁巳、丁亥也。水运之岁，上见太阳，丙辰、丙戌也。内己丑、己未、戊午、乙酉，又为太一天符。按《六元正纪大论》云：太过而同天化者三，不及而同天化者亦三，戊子、戊午太徵上临少阴，戊寅、戊申太徵上临少阳，丙辰、丙戌太羽上临太阳，如是者三，丁巳、丁亥少角上临厥阴，乙卯、乙酉少商上临阳明，己丑、己未少宫上临太阴，如是者三。临者太过不及，皆曰天符。故《天元册》曰：天符。

❶ 上见：张志聪曰："上见者，谓司天之气，见于岁运之上也。"

❷ 之与：吴注本"之与"作"与之"。

天符岁会何如？岐伯曰：太一天符**❶**之会也。是谓三合，一者天会，二者岁会，三者运会也。《天元纪大论》曰：三合为治。此之谓也。新校正云：按太一天符之详，具《天元纪大论》注中。

❶ 太一天符：谓司天、中运与地支方位五行所属完全相同。

帝曰：其贵贱何如？岐伯曰：天符为执法**❶**，岁位为行令❷，太一天符为贵人❸。执法犹相辅，行令犹方伯，贵人犹君主。**帝日：邪之中也奈何？岐伯日：中执法者，其病速而危❹**；执法官人之绳准，自为邪僻，故病速而危。**中行令者，其病徐而特❺**，方伯无执法之权，故无速害，病但执持而已。**中贵人者，其病暴而死❻**。义无凌犯，故病则暴而死。**帝日：位之易也何如？岐伯日：君位臣则顺，臣位君则逆，逆则其病近，其害速，顺则其病远，其害微，所谓二火也。**相火居君火，是臣位❼居君位，故逆也。君火居相火，是君居臣位，君临臣位❽，故顺也。远谓里远，近谓里近也。

❶执法：取譬天符之邪气在上，如执法于上之意。

❷岁位为行令：吴注本"位"作"会"。"行令"取譬岁会之邪气在下，如下奉令而行之意。

❸贵人：取譬天符岁会之邪气盛于上下，如贵人然。

❹中执法者，其病速而危：《素问入式运气论奥》卷中第十七引无"中"字，下"中行令""中贵人"同。张介宾日："犯司天之气也，天者生之本，故其病速而危。"

❺其病徐而特：赵本、吴本、藏本、朝本"特"并作"持"。张介宾日："中行令者，犯地支之气也，害稍次之，故其病徐而持。持者，邪正相持，吉凶相半也。"

❻中贵人者，其病暴而死：张介宾日："天地之气皆犯矣，故暴而死。"

❼臣位：守校本"臣"下无"位"字。

❽君临臣位：守校本无"君临臣位"四字。

帝日：善。愿闻其步❶何如？岐伯日：所谓步❶者，六十度而有奇❷。奇，谓八十七刻又十分刻之五也。**故二十四步积盈百刻而成日也。**此言天度之余也。夫言周天之度者，三百六十五度四分度之一也。二十四步，正四岁也。四分度之一，二十五刻也。四岁气乘❸积已盈百刻故成一日。度，一日也。

❶步：谓推步，即推算天文。

❷六十度而有奇：张介宾日："一日一度，度即日也。周岁共三百六十五日

二十五刻，以六步分之，则步得六十日又八十七刻半，故曰有奇也。”

❸乘：赵本、藏本“乘”并作“成”。

帝曰：六气应五行之变何如？岐伯曰：位有终始❶，气有初中❷，上下❸不同，求之亦异也。位，地位也。气，天气也。气与位互有差移，故气之初，天用事，气之中，地主之。地主则气流于地，天用则气腾于天。初与中皆分天步而率刻尔，初中各三十日余四十三刻四分刻之三也。

帝曰：求之奈何？岐伯曰：天气始于甲，地气始于子，子甲相合，命曰岁立❹，谨候其时，气可与期❺。子甲相合，命曰岁立，则甲子岁也。谨候水刻早晏，则六气悉可与期尔。帝曰：愿闻其岁，六气始终，早晏何如？岐伯曰：明乎哉问也！甲子之岁，初之气，天数始于水下一刻❻，常起于平明寅初一刻，艮中之南也。新校正云：按戊辰、壬申、丙子、庚辰、甲申、戊子、壬辰、丙申、庚子、甲辰、戊申、壬子、丙辰、庚申岁同此。所谓辰申子岁气会同，《阴阳法》以是为三合。终于八十七刻半；子正之中，夜之半也。外十二刻半，入二气之初，诸余刻同入也。二之气，始于八十七刻六分，子中之左也。终于七十五刻；戌之后四刻也。外二十五刻，入次三气之初率。三之气，始于七十六刻，亥初之一刻。终于六十二刻半；酉正之中也。外三十七刻半差入后。四之气，始于六十二刻六分，酉中之北。终于五十刻；未后之四刻也。外五十刻差入后。五之气，始于五十一刻，申初之一刻。终于三十七刻半；午正之中，昼之半也。外六十二刻半差入后。六之气，始于三十七刻六分，午中之酉❼。终于二十五刻，辰正之后四刻，外七十五刻差入后。所谓初六，天之数❽也。天地之数，二十四气乃大会而同，故命此日初六天数也。

❶位有终始：张介宾曰：“位，地位也，位有上下左右之终始也。”按：“终始”与“始终”不同。“终始”即“终而复始”之意。盖阴阳有渐次无间断，言

"始终"者则有间断之意。《易·乾卦》:"大明终始。"朱注:"始,即元也;终,谓贞也;不终则无始,不贞则无以为元也。"

❷ 气有初中:"初"言其始,气有始而渐盛;"中"言其盛,气自盛而渐衰。

❸ 上下:上指天气,下指地气。

❹ 岁立:张介宾曰:"干支合而六十年之岁气立。"

❺ 期:《广雅·释诂四》:"期,会也。"

❻ 水下一刻:古以漏壶计时,壶水昼夜尽百刻。水下一刻,即壶水开始下滴。

❼ 酉:"酉"藏本作"南",守校本作"西"。

❽ 天之数:谓天时之气终始刻数。

乙丑岁,初之气,天数始于二十六刻,巳初之一刻。新校正云:按己巳、癸酉、丁丑、辛巳、乙酉、巳丑、癸巳、丁酉、辛丑、乙巳、巳酉、癸丑、丁巳、辛酉岁同,所谓巳酉丑岁气会同也。终于一十二刻半;卯正之中。二之气,始于一十二刻六分,卯中之南。终于水下百刻;丑后之四刻。三之气,始于一刻,又寅初之一刻。终于八十七刻半;子正之中。四之气,始于八十七刻六分,子中正❶东。终于七十五刻;戌后之四刻。五之气,始于七十六刻,亥初之一刻。终于六十二刻半;酉正之中。六之气,始于六十二刻六分,酉中之北。终于五十刻;未后之四刻。所谓六二,天之数也。一六为初六,二六为六二,名次也。

❶ 正:守校本"正"作"之"。

丙寅岁,初之气,天数始于五十一刻,申初之一刻。新校正云:按庚午、甲戌、戊寅、壬午、丙戌、庚寅、甲午、戊戌、壬寅、丙午、庚戌、甲寅、戊午、壬戌岁同此。所谓寅午戌岁气会同。终于三十七刻半;午正之中。二之气,始于三十七刻六分,午中之西。终于二十五刻;辰后之四刻。三之气,始于二十六刻,巳初之一刻。终于一十二刻半;

卯正之中。**四之气，始于一十二刻六分，**_{卯中之南。}**终于水下百刻；**_{丑后之四刻。}**五之气，始于一刻，**_{寅初之一刻。}**终于八十七刻半；**_{子正之中。}**六之气，始于八十七刻六分，**_{子中之左。}**终于七十五刻，**_{戌后之四刻。}**所谓六三，天之数也。**

丁卯岁，初之气，天数始于七十六刻，_{亥初之一刻。新校正云：}_{按辛未、乙亥、己卯、癸未、丁亥、辛卯、乙未、己亥、癸卯、丁未、辛亥、}_{乙卯、己未、癸亥岁同。此所谓卯未亥岁气会同。}**终于六十二刻半；**_{酉正之中。}**二之气，始于六十二刻六分，**_{酉中之北。}**终于五十刻；**_{未后之四刻。}**三之气，始于五十一刻，**_{申初之一刻。}**终于三十七刻半；**_{午正之中。}**四之气，始于三❶十七刻六分，**_{午中之西。}**终于二十五刻；**_{辰后之四刻。}**五之气，始于二十六刻，**_{巳初之一刻。}**终于一十二刻半；**_{卯正之中。}**六之气，始于一十二刻六分，**_{卯中之南。}**终于水下百刻，**_{丑后之四刻。}**所谓六四，天之数也。次戊辰岁，初之气，复始于一刻，常如是无已，周而复始。**_{始自甲子年，终于癸亥岁，常以❷四岁为一小周，一十五周为一大周，以辰命岁，则气可与期。}

❶ 三：四库本"三"作"二"。

❷ 常以：四库本作"一周"。

帝曰：愿闻其岁候❶何如？岐伯曰：悉乎哉问也！日行一周❷，天气始于一刻，_{甲子岁也。}日行再周，天气始于二十六刻，_{乙丑岁也。}日行三周，天气始于五十一刻，_{丙寅岁也。}日行四周，天气始于七十六刻，_{丁卯岁也。}日行五周，天气复始于一刻，_{戊辰岁也。余五十五岁循环，周而复始矣。}所谓一纪也。_{法以四年为一纪，循环不已。余三岁一会同，故有三合也。}是故寅午戌岁气会同❸，卯未亥岁气会同，辰申子岁气会同，巳酉丑岁气会同，终而复始。_{《阴阳法》以是为三合者，缘其气会同也。不尔，则各在一方，义无由合。}

❶ 岁候：张介宾曰："通岁之大候。"

❷ 日行一周：即太阳在天体黄道上循行一周，一周于天，谓甲子一年。

❸ 岁气会同：指四年一纪之各年六气六步交会刻分相会同。

按语：准四年之纪，及十二支之序，经文"卯未亥"及"辰申子"皆各失序，似系后世传写之误。查"寅申巳亥"四隅居上，"子午卯酉"四正居中，"辰戌丑未"四维居下，则"卯未亥"应作"亥卯未"，"辰申子"应作"申子辰"。况"子午卯酉"居中会合上下为"三合局"。即"寅（木）午（火）戌（土）"三者生克之理为：木既生火，火既生土，则木失力克土，得力生火而火盛，合火局。"亥（水）卯（木）未（土）"三者生克之理为：水既生木，木既克土，则土失力克水，而水得力生木，则木盛，合木局。"申（金）子（水）辰（土）"三者生克之理为：金既生水，土既生金，金得水生，土失力克水，得力生金，则水盛，合水局。"巳（火）酉（金）丑（土）"三者生克之理为：火既生土，土既生金，则金得土生，而火得力生土，失力克金，则金盛，合金局。

帝曰：愿闻其用❶也。岐伯曰：言天者求之本，言地者求之位，言人者求之气交。本，谓天六气，寒暑燥湿风火也。三阴三阳由是生化，故云本。所谓六元者也。位，谓金木火土水君火也。天地之气，上下相交，人之所处者❷也。帝曰：何谓气交？岐伯曰：上下之位，气交之中，人之居也。自天之下地之上，则二气交合之分也。人居地上，故气交合❸之中，人之居也。是以化生变易，皆在气交之中也。故曰：天枢❹之上，天气主之；天枢之下，地气主之；气交之分，人气从之，万物由之。此之谓也。天枢，当脐之两旁也，所谓身半矣，伸臂指天，则天枢正当身之半也。三分折❺之，上分应天，下分应地，中分应气交。天地之气交合之际，所遇寒暑燥湿风火胜复之变之化，故人气从之，万物生化，悉由而合散也。帝曰：何谓初中？岐伯曰：初凡三十度而有奇❻，中气同法。奇，谓三十日余四十三刻又四十分刻之三十也。初中相合，则六十日余八十七刻半也。以各余四十分刻之三十，故云中气同法也。**帝曰：初中何也？岐伯曰：所以分天地也。**以是知气高下，生人病主之也。**帝曰：愿卒闻之。岐伯曰：初者地气也，中者天气也。**气之初，天用事，天用事，则地气上腾于太虚之内。气之中，地气主之，地气主则天气下降于有质之中。

❶ 用：谓天之六气变化动静升降出入作用。

❷ 处者：胡本"处"下无"者"字。

❸ 交合：胡本、读本"交"下并无"合"字。

❹ 天枢：即中枢。谓天地之中间。

❺ 折：藏本"折"作"析"。

❻ 初凡三十度而有奇：即初气为三十日余四十三刻又四分刻之三。

帝曰：其升降何如？岐伯曰：气之升降，天地之更用❶也。升，谓上升。降，谓下降。升极则降，降极则升，升降不已，故彰天地之更用也。**帝曰：愿闻其用何如？岐伯曰：升已而降，降者谓天；降已而升，升者谓地。**气之初，地气升；气之中，天气降。升已而降以下，彰天气之下流；降已而升以上，表地气之上应。天气下降，地气上腾，天地交合，泰之象也。《易》曰："天地交泰"。是以天地之气升降，常以三十日半下上，下上不已，故万物生化，无有休息，而各得其所也。**天气下降，气流于地；地气上升，气腾于天。故高下相召❷，升降相因❷，而变作矣。**气有胜复，故变生也。新校正云：按《六元正纪大论》云：天地之气，盈虚何如？曰天气不足，地气随之，地气不足，天气从之，运居其中，而常先也。恶所不胜，归所和同，随运归从而生其病也。故上胜则天气降而下，下胜则地气迁而上，多少而差其分，微者小差，甚者大差，甚则位易气交，易则大变生而病作矣。**帝曰：善。寒湿相遘❸，燥热相临❹，风火相值❺，其有闻❻乎？岐伯曰：气有胜复，胜复之作，有德有化❼，有用❽有变，变则邪气居之。**夫抚掌成声，沃火生沸，物之交合，象出其间，万类交合，亦由是矣。天地交合，则八风鼓拆，六气交驰于其间，故气不能正者，反成邪气。

❶ 天地之更用：张介宾曰："天无地之升，则不能降；地无天之降，则不能升。故天地更相为用。"

❷ 相召　相因：张介宾曰："召，犹招也。上者必降，下者必升，此天运循环之道，故高下相召，则有升降，有升降则强弱相因而变作矣。"

❸ 遘：作"遇"解。见《尔雅·释诂》。

❹ 临：见也。见《易·系辞下传》虞注。

❺ 值：当，轮到。见《文选·皇太子释奠会诗》善注。

❻ 有闻：读本、吴本、朝本、守校本"闻"并作"间"。张介宾曰："间，异也。惟其有间，故或邪或正而变由生也。"

❼ 有德有化："德"乃本质，"化"为生息。

❽ 用：谓作用。高世栻曰："德、化、用，气之正也。变则邪气居之。"

　　帝曰：**何谓邪乎？**邪者，不正之目❶也。天地胜复，则寒暑燥湿风火六气互为邪也。岐伯曰：**夫物之生从于化，物之极由乎变，变化之相薄❷，成败之所由也。**夫气之有生化也，不见其形，不知其情，莫测其所起，莫究其所止，而万物自生自化，近成无极，是谓天和。见其象，彰其动，震烈刚暴，飘泊骤卒，拉坚摧残，折拆鼓栗，是谓邪气。故物之生也静而化成，其毁也躁而变革，是以生从于化，极由乎变，变化不息，则成败之由常在，生有涯分者，言有终始尔。新校正云：按《天元纪大论》云：物生谓之化，物极谓之变也。**故气有往复，用有迟速，四者之有，而化而变，风之来也。**天地易位，寒暑移方，水火易处，当动用时，气之迟速往复，故不常在。虽不可究识意端，然微甚之用，而为化为变，风所由来也。人气不胜，因而感之，故病生焉，风匪求胜于人也。帝曰：**迟速往复，风所由生，而化而变，故因盛衰之变耳。成败倚伏❸游乎中何也？**夫倚伏者，祸福之萌也。有祸者，福之所倚也。有福者，祸之所伏也。由是故祸福互为倚伏，物盛则衰，乐极则哀，是福之极，故为祸所倚。否极之泰，未济之济，是

祸之极，故为福所伏。然吉凶成败，目击道存，不可以终，自然之理，故无尤

也。**岐伯曰：成败倚伏生乎动，动而不已，则变作矣。**动静之理，

气有常运，其微也为物之化，其甚也为物之变。化流于物，故物得之以生，变

行于物，故物得之以死。由是成败倚伏，生于动之微甚迟速尔，岂唯气独有是

哉？人在气中，养生之道，进退之用，当皆然也。新校正云：按《至真要大论》

云：阴阳之气，清静则化生治，动则苛疾起，此之谓也。

❶ 目：《素问校诂》引古抄本"目"作"因"。

❷ 薄：迫也。见《释名·释言语》。

❸ 倚伏：谓成败间隐藏相互之因果。《老子》第五十八章王注："倚，因

也。"《国语·晋语》韦解："伏，隐也。"

帝曰：有期乎？岐伯曰：不生不化，静之期也。人之期可见

者，二也。天地之期，不可见也。夫二可见者，一曰生之终也，其二曰变易，

与上❶同体。然后舍小生化，归于大化，以死后犹化变未已，故可见者二也。

天地终极，人寿有分，长短不相及，故人见之者鲜矣。**帝曰：不生化乎？**

言亦有不生不化者乎？**岐伯曰：出入废则神机化灭，升降息则气立**

孤危。出入，谓喘息也。升降，谓化气也。夫毛羽裸鳞介，及飞走蚑行，皆

生气根于身中，以神为动静之主，故曰神机也。然金玉土石，镕埏草木，皆生

气根于外，假气以成立主特❷，故曰气立也。《五常政大论》曰："根于中者，命

曰神机，神去则机息。根于外者，命曰气立，气止则化绝。"此之谓也。故无是

四者则神机与气立者，生死皆绝。新校正云：按《易》云：本乎天者亲上，本

乎地者亲下。《周礼》：《大宗伯》有天产，地产；《大司徒》云动物植物。即此神

机、气立之谓也。**故非出入，则无以生长壮老已；非升降，则无以**

生长化收藏。夫自东自西，自南自北者，假出入息以为化主❸。因物以全质

者，阴阳❹升降之气以作生源，若非此道，则无能致是十❺者也。**是以升降**

出入，无器❻不有。包藏生气者，皆谓生化之器，触物然矣。夫窍横者，

皆有出入去来之气。窍坚❼者，皆有阴阳升降之气往复于中。何以明之？则壁❽窗户牖两面伺之，皆承来气冲击于人，是则出入气也。夫阳升则井寒，阴升则水暖，以物投井，及叶坠空中，翩翩不疾，皆升气所碍也。虚管溉满，捻上悬之，水固不泄，为无升气而不能降也，空瓶小口，顿溉不入，为气不出而不能入也。由是观之，升无所不降，降无所不升，无出则不入，无入则不出。夫群品之中，皆出入升降不失常守，而云非化者，未之有也。有识无识❾，有情无情，去出入，已升降，而云存者，未之有也。故曰升降出入，无器不有。**故器者生化之宇，器散则分之❿，生化息矣。** 器，谓天地及诸身也。宇，谓屋宇也。以其身形，包藏腑脏，受纳神灵，与天地同，故皆名器也。诸身者，小生化之器宇，太虚者，广生化之器宇也。生化之器，自有小大，无不散也。夫小大器，皆生有涯分，散有远近也。**故无不出入，无不升降，** 真生假立，形器者，无不有此二者。**化有小大，期有近远，** 近者不见远，谓远者无涯。远者无常，见近而叹有其涯矣。既近远不同期，合散殊时节，即有无交竞，异见常乖。及至分散之时，则近远同归于一变。**四者之有，而贵常守。** 四者，谓出入升降也。有出入升降，则为常守。有出无入，有入无出，有升无降，有降无升，则非生之气也。若非胎息道成，居常而生，则未之有屏出入息，泯升降气而能存其生化者，故贵当❶守。**反常则灾害至矣。** 出入升降，生化之元生❷，故不可无之。反常之道，则神去其室，生之❸微绝，非灾害而何哉！**故曰：无形无患。此之谓也。** 夫喜于遂，悦于色，畏于难，惧于祸，外恶风寒暑湿，内繁饥饱爱欲，皆以形无所隐，故常婴患累于人间也。若便想慕滋曼，嗜欲无厌，外附权门，内丰情伪，则动以牢网，坐招燔炳，欲思释缚，其可得乎！是以身为患阶尔。《老子》曰："吾所以有大患者，为吾有身，及吾无身，吾有何患。" 此之谓也。夫身形与太虚释然消散，复未知生化之气，为有而聚耶？为无而灭乎？**帝曰：善。有不生不化乎？** 言人有逃阴阳，免❹生化，而不生不化无始无终，同太虚自然者乎？**岐伯曰：悉乎哉**

问也！与道合同，惟真人也。真人之身，隐见莫测，出入天地内外，顺道至真以生，其为小也入于无间，其为大也过虚空界，不与道如一，其孰能尔乎！帝曰：善。

❶ 上：胡本、守校本"上"并作"土"。

❷ 特：赵本、藏本"特"并作"持"。

❸ 主：赵本"主"作"生"。

❹ 阴阳：守校本"阴阳"上有"承"字。

❺ 十：守校本"十"作"生"。

❻ 器：形成曰器。《易·系辞上传》"形乃谓之器"。

❼ 坚：胡本"坚"作"竖"。

❽ 则壁：守校本"壁"上无"则"字。

❾ 有识无识：读本、藏本"识"并作"失"。

❿ 器散则分之：张介宾曰："若形器散敝，则出入升降无所依凭，各相离而生化息矣。"

⓫ 当：赵本"当"作"常"。

⓬ 生：胡本"生"作"主"。

⓭ 之：读本"之"作"化"。

⓮ 免：《素问校讹》引古抄本"免"作"逸"。

卷第二十

气交变大论篇第六十九

新校正云：详此论专明气交之变，乃五运太过、不及、德化、政令、灾变、胜复为病之事。

提要： 篇中以天文、地理、人事相关之观点，阐明岁运太过、不及所致之胜复变化。比拟五星晦明，取譬德、化、政、令，推测气运正常运行、异常灾变与人体之关系，故名《气交变大论》。

黄帝问曰：五运更治，上应天期，阴阳往复，寒暑迎随，真邪相薄，内外分离，六经波荡，五气倾移，太过不及，专胜兼并，愿言其始，而有常名，可得闻乎？期，三百六十五日四分日之一也。专胜，谓五运主岁太过也。兼并，谓主岁之不及也。常名，谓布化于太虚，人身参应病之形诊也。新校正云：按《天元纪大论》云：五运相袭，而皆治之，终期之日，周而复始。又云：五气运行，各终期日。《太始天元册文》曰：万物资始，五运终天。即五运更治上应天期之义也。岐伯稽首再拜对曰：昭乎哉问也！是明道也。此上帝所贵，先师传之，臣虽不敏，往闻其旨。言非己心之生知，备闻先人往古受传之遗旨也。帝曰：余闻得其人不教，是谓失道，传非其人，慢泄天宝❶。余诚菲德，未足以受❷至道；然而众子哀其不终，愿夫子保于无穷，流于无极，余司其事，则而行之奈何？至道者，非传之难，非知之艰，行之难，圣人悯念苍生，同居永寿，故屈❸身降志，请受于天师。太上贵德，故后己先人，苟非其人，则道无虚授。黄帝欲仁慈惠远，博爱❹流行，尊道下身，拯乎黎庶，乃曰余司其事则而行之也。**岐伯曰：请遂言之也。《上经》曰：夫道者，上知天文，下知地理，中知人事，可以长久，此之谓也。** 夫道者，大无不包，细无不入，故天文地理人事咸通。新校正云：详夫道者一节，与《著至教论》文重。**帝曰：何谓也？岐伯曰：本气位也❺，位天者，天文也，位地者，地理也，通于人气之变化者，人事也❻。故太过者先天❼，不及者后天❽，所谓治化❾而人应之也。** 三阴三阳，司天司地，以表定阴阳生化之纪，是谓位天位地也。五运居中，司人气之变化，故曰通于人气也，先天后天，谓生化气之变化所主时也。太过岁化先时至，不及岁化后时至。

❶ 天宝：谓天道。"宝，犹道也。"见《论语·阳货》"怀其宝而迷其邦"皇疏。又"宝，谓善道可守者。"见《礼记·檀弓下》"仁亲以为宝"陈注。

❷ 受：读本"受"作"为"。

❸ 故屈：读本"故屈"作"而辱"。

❹ 爱：读本"爱"作"文"。

❺ 本气位也：张志聪曰："气位者，五运六气各有司天纪地主岁主时之定位也。"

❻ 位天者……人气之变化者，人事也：吴崑曰："位天，谓五星之应及阴阳风雨晦明，位地，谓水泉之变及草木蛰虫五谷之异也；人气之变，谓表里阴阳手足脏腑变病也。"

❼ 先天：谓天时未至而天气先至。

❽ 后天：谓天时已至而天气后至。

❾ 治化：谓六气之变化。

按语： 古人从无到有，穷尽自然现象，而曰"道本无名"。无名之"一元"，系后来所指天地之开端；有名之"阴阳"，谓为万物之本始。本节"愿言其始，而有常名"之"常名"，即本于天地阴阳标记"名象"（天象·病形）之假定者。

帝曰：五运之化，太过何如？ 太过，谓岁气有余也。新校正云：详太过五化，具《五常政大论》中。**岐伯曰：岁木太过，风气流行，**

脾土受邪。木余，故土气卑屈。**民病飧泄，食减，体重，烦冤，肠鸣腹支满，上应岁星❶**。飧泄，谓食不化而下出也。脾虚，故食减，体重烦冤，肠鸣腹支满也。岁木气太盛，岁星光明逆守，星属分皆灾也。新校正云：按《脏气法时论》云：脾虚则腹满肠鸣，飧泄食不化。**甚则忽忽❷善怒，眩冒巅疾**。凌犯太甚，则遇于金，故自病。新校正云：按《玉机真脏论》云：肝脉太过，则令人喜怒忽忽眩冒巅疾，为肝实而然，则此病不独木太过遇金自病，肝实亦自病也。**化气不政，生气独治❸，云物飞动❹，草木不宁，甚而摇落，反胁❺痛而吐甚，冲阳绝者死不治，上应太白星❻**。诸壬❼岁也，木余土抑，故不能布政于万物也。生气，木气也，太过故独治而生化也。风不务德，非分而动，则太虚之中，云物飞动，草木不宁，动而不止，金则胜之，故甚则草木摇落也。胁反痛，木乘土也。冲阳，胃脉也。木气胜而土气乃绝，故死也。金复而太白逆守，属星者危也。其灾之发，害于东方。人之内应，则先害于脾，后伤❽肝也。《书》曰："满招损。"此其类也。新校正云：详此太过五化，言星之例有三，木与土运，先言岁镇，后言胜己之星；火与金运，先言荧惑太白，次言胜己之星，后再言荧惑太白；水运先言辰星，次言镇星，后再言辰星，兼见己胜之星也。

❶ 岁星：即木星。按：木星又名"太岁"，系分十二辰历十二年周天一次（实际为十一年又三百十三日有奇），则一年"太岁"一易，故亦名岁星。

❷ 忽忽："不爽也"。见本书《玉机真脏论》"忽忽眩冒而巅疾。"王注。

❸ 化气不政，生气独治：张介宾曰："化气，土气也。生气，木气也。木盛则土衰，故化气不能布政于万物，而木之生气独治也。"

❹ 动：明绿格抄本"动"作"扬"。

❺ 反胁：《史载之方》卷上引"胁"上无"反"字。

❻ 太白星：即金星。

❼ 壬：读本、赵本"壬"并作"阳"。

❽ 伤：赵本、藏本"伤"并作"复"。

岁火太过，炎暑流行，金肺❶受邪。火不以德，则邪害于金，若以德行，则政和平也。**民病疟，少气咳喘，血溢血泄注下，嗌躁耳聋，中热肩背热，上应荧惑星❷**。少气，谓气少不足以息也。血泄，谓血利❸便血也。血溢，谓血上出于七窍也。注下，谓水利也。中热，谓胸心之❹中也。背，谓❺胸中之府，肩接近之，故胸心中及肩背热也。火气太盛，则荧惑光芒逆临，宿属分皆灾也。新校正云：详火盛而克金，寒热交争，故为疟，按《脏气法时论》云：肺病者，咳喘。肺虚者，少气不能报息，耳聋嗌干。**甚则胸中痛，胁支满胁痛❻，膺背肩胛间痛，两臂内痛**，新校正云：按《脏气法时论》云：心病者，胸中痛胁支满，胁下痛，膺背肩甲间痛，两臂内痛。**身热骨痛而为浸淫**。火无德令，纵热害金，水为复雠，故火自病。新校正云：按《玉机真脏论》云：心脉太过，则令人身热而肤痛，为浸淫，此云骨痛者，误也。**收气❼不行，长气❼独明，雨水霜寒**，今详水字当作冰。**上应辰星❽**，金气退避，火气独行，水气折之，故雨零冰雹及偏❾降霜寒而杀物也。水复于火，天象应之，辰星逆凌，乃寒灾于物也。占❿辰星者，常在日之前后三十度。其灾发之，当至南方。在人之应，则内先伤肺，后反伤心。新校正云：按《五常政大论》"雨水霜寒"作"雨冰霜雹。"**上临少阴少阳⓫，火燔焫，冰⓬泉涸，物焦槁**，新校正云：按《五常政大论》云：赫曦之纪，上徵而收气后。又《六元正纪大论》云：戊子、戊午太徵，上临少阴，戊寅、戊申太徵，上临少阳，临者太过不及皆曰天符。**病反谵妄狂越，咳喘息鸣，下甚⓭血溢泄不已，太渊绝者死不治，上应荧惑星**。诸戊岁也。戊午、戊子岁，少阴上临，戊寅、戊申岁，少阳上临，是谓天符之岁也。太渊，肺脉也。火胜而金绝故死。火既太过，又火热上临，两火相合，故形斯候。荧惑逆犯，宿属皆危。新校正云：详戊辰、戊戌岁，上见太阳，是谓天刑运，故当盛而不得盛，则火化减半，非太过又非不及也。

❶ 金肺：吴本"金肺"作"肺金"。

❷ 荧惑星：即火星。

❸ 血利：读本、赵本"血利"并作"泄利"。

❺ 谓：胡本、赵本"谓"并作"者"。

❻ 胁痛：《三因方》卷五《五运时气民病证治》引无"胁痛"二字。

❼ 收气　长气：收气即金气，长气即火气。

❽ 辰星：即水星。

❾ 徧：赵本、守校本"徧"并作"偏"。

❿ 占：藏本"占"作"上"。

⓫ 上临少阴少阳："上临"指司天。张介宾曰："凡此戊年，皆太过之火，而又遇子午，则上临少阴君火，遇寅申，则上临少阳相火，皆为天符，其热尤甚。"

⓬ 冰：读本、赵本、明绿格抄本、藏本"冰"并作"水"。

⓭ 下甚：张琦曰："下甚"二字衍。

岁土太过，雨湿流行，肾水受邪。土无德乃尔。**民病腹痛，清厥❶，意不乐，体重烦冤，上应镇星❷。**腹痛，谓大腹小腹痛也。清厥，谓足逆冷也。意不乐，如有隐忧也。土来刑水，象❸应之，镇星逆犯，宿属则灾。新校正云：按《脏气法时论》云：肾病者，身重。肾虚者，大腹小腹痛，清厥，意不乐。**甚则肌肉萎，足痿不收，行善瘈，脚下痛，饮发❹中满食减，四肢不举。**脾主肌肉，外应四肢，又其脉起于足中指之端，循核骨内侧，斜出络跗。故病如是。新校正云：按《脏气法时论》云："脾病者，身重善饥，肉痿，足不收，行善瘈，脚下痛。"又《玉机真脏论》云："脾太过，则令人四支不举。"**变生得位❺，**新校正云：详太过五化，独此言变生得位者，举一而四气可知也。又以土王时月难知，故此详言之也。**脏气❻伏，化气❻独治之，泉涌河衍❼，涸泽生鱼，风雨大至，土崩❽溃，鳞见于陆，病腹满溏泄肠鸣，反下甚而太溪绝者，死不治，上应岁星。**诸甲岁也。得位，谓季月也。脏，水气也。化，土气也。化太过，故水脏伏❾匿而化气独治，土胜木复，故风雨大至，水泉涌，河渠溢，干泽生鱼。湿既甚矣，风又鼓之，故土崩溃，土崩溃谓垣颓岸仆，山落地入也。

河溢泉涌，枯泽水滋，鳞物丰盛，故见于陆地❿也，太溪，肾脉也。土胜而水绝，故死。木来折土，天象逆临，加其宿属，正可忧也。新校正云：按《脏气法时论》云：脾虚则腹满肠鸣飧泄，食不化也。

❶ 清厥：手足厥冷。

❷ 镇星：即土星。

❸ 象：读本、赵本"象"上并有"天"字。

❹ 饮发：谓脾土失于运化水气，发为水饮。按：饮病源于水，故仲景则之著《金匮》，分别立痰、悬、溢、支四饮之名而关系五脏。此"饮发中满，食减，四肢不举"。颇类《金匮》所谓"水在脾，少气，身重"。皆饮病源于水，而病于脾也。当互参。

❺ 变生得位：张介宾曰："土无定位，凡在四季中土邪为变，即其得位之时也。"按：辰、戌、丑、未各月之最后十八日，即土旺之时，新校正"土王时月难知"盖指此而言也。

❻ 脏气 化气："脏气"即"水气"，"化气"即"土气"。

❼ 衍："衍"作"溢"解。见《文选·琴赋》善注。

❽ 土崩：《圣济总录》卷一上引"土"下无"崩"字。

❾ 水脏伏：按：以本经文"脏气伏"核之，"水脏"应作"脏气"。

❿ 陆地：读本"陆"下无"地"字。

按语：土盛不宜太过，故曰土气太过之得位，非其常，乃土邪为变（过则为害），因而人病肌肉萎缩。否则脾既属土主肌肉，土气旺盛，肌肉当丰满也。

岁金太过，燥气流行，肝木受邪。金暴虐乃尔。**民病两胁下少腹痛，目赤痛眦疡❶，耳无所❷闻。**两胁，谓两乳之下胁之下也。少腹谓脐下两旁髎骨内也。目赤，谓白睛色赤也。痛，谓渗❸痛也。眦，谓四际睑睫之本也。**肃杀而甚，则体重烦冤，胸痛引背，两胁满且痛引少腹，上应太白星。**金气已过肃杀又甚，木气内畏，感而病生。金盛应天，太白明大，加临宿属，心❹受灾害。新校正云：按《脏气法时论》云：肝病者，两胁下痛，引少腹，肝虚则目䀮䀮无所见，耳无所闻。又《玉机真脏论》

云：肝脉不及，则令人胸痛，引背下则两胁胠满也。**甚则喘咳逆气，肩背痛，尻阴❺股膝髀腨胻足皆病。上应荧惑星。**火气复之，自生病也。天象示应，在荧惑，逆加守宿属，则可忧也。新校正云：按《脏气法时论》云：肺病者，喘咳逆气，肩背痛，汗出，尻阴股膝髀腨胻足皆痛。**收气峻，生气❻下，草木敛，苍干凋陨，病反暴痛，胠胁不可反侧，**新校正云：详此云反暴痛，不言何所痛者。按《至真要大论》云：心胁暴痛，不可反侧，则此乃心胁暴痛也。**咳逆甚而血溢，太冲绝者死不治，上应太白星。**诸庚岁也。金气峻疟❼，木气被刑，火未来复，则如是也。敛，谓已生枝叶，敛附其身也。太冲，肝脉也。金胜而本绝故死，当是之候，太白应之，逆守星属，病皆危也。新校正云：按庚子、庚午、庚寅、庚申岁上见少阴。少阳司天，是谓天刑运，金化减半，故当盛而不得盛，非太过又非不及也。

❶ 疡：《三因方》卷五引"疡"作"痒"。
❷ 无所：《三因方》卷五引"无"下无"所"字。
❸ 渗：读本、赵本"渗"并作"磣"。
❹ 心：读本、赵本"心"并作"必"。
❺ 尻阴：《圣济总录》卷一上引"尻阴"作"下连"。
❻ 生气：即木气。
❼ 疟：赵本、藏本"疟"并作"虐"。

岁水太过，寒气流行，邪害心火。水不务德，暴虐乃然。**民病身热烦心，躁悸，阴厥上下中寒，谵妄心痛，寒气早至，上应辰星。**悸，心跳动也。谵，乱语也。妄，妄见闻也。天气水盛，辰星莹明，加其宿，属灾乃至。新校正云：按阴厥在后，金不及复，则阴厥有注。**甚则腹大胫肿，喘咳，寝❶汗出憎风，**新校正云：按《脏气法时论》云：肾病者，腹大胫肿，喘咳身重，浸汗出，憎风，再详太过五化，木言化气不政，生气独治，火言收气不行，长气独明；土言脏气伏，长气独治；金言收气峻，生气下。水当言脏气乃盛，长气失政，今独亡者，阙文也。**大雨至，埃雾朦**

郁，上应镇星。水盛不已，为土所乘，故彰斯候，埃雾朦郁，土之气。肾之脉，从足下上行入腹，从肾上贯肝膈，入肺中，循喉咙，故生是病。肾为阴故浸则汗出而憎风也。卧浸汗出，即其病也。夫土气胜，折水之强，故镇星明盛，昭其应也。**上临太阳，雨❷冰雪，霜不时降，湿气变物，**新校正云：按《五常政大论》云：流衍之纪，上羽而长气不化。又《六元正纪大论》云：丙辰、丙戌太羽上临太阳。临者，太过不及，皆曰天符。**病反腹满肠鸣，溏泄食不化，**新校正云：按《脏气法时论》云：脾虚则腹满肠鸣，飧泄食不化。**渴而妄冒，神门绝者死不治，上应荧惑、辰星❸。**诸丙岁也。丙辰、丙戌岁，太阳上临，是谓天符之岁也。寒气太甚，故雨化为冰雪，雨冰，则雹也。霜不时降，彰其寒也。土复其水，则大雨霖霪。湿气内深，故物皆湿变。神门，心脉也。水胜❹而火绝，故死。水盛太甚，则荧惑减曜，辰星明莹，加以逆守宿，属则危亡也。新校正云：详太过五，独记火水之上临者，火临火，水临水，为天符故也。火临水为逆，水临木为顺，火临土为顺，水临土为运胜天，火临金为天刑运，水临金为逆，更不详出也。又此独言上应荧惑、辰星，举此一例，余从而可知也。

❶ 浸（寖）：赵本、朝本、藏本"寖"并作"寝"。

❷ 雨：按："雨"上脱"则"字，应据本书《五常政大论》"流衍之纪"节林校引文补。

❸ 上应荧惑辰星：张介宾曰："惟水运言荧惑、辰星者，谓水盛火衰，则辰星明朗，荧惑减耀，五运皆然，举此二端，余可从而推矣。"

❹ 胜：藏本"胜"作"盛"。

　　帝曰：善。其不及何如？谓政化少也。新校正云：详不及五化，具《五常政大论》中。**岐伯曰：悉乎哉问也！岁木不及，燥乃大行，清冷❶**时至，加之薄寒，是谓燥气。燥，金气也。**生气失应，草木晚荣，**后时之谓失应也。**肃杀而甚，则刚木辟著❷，悉❸萎苍干，上应太白星，**天地❹凄沧，日见朦昧，谓雨非雨，谓晴非晴，人意惨然，气象凝敛，是为肃杀其也。刚，劲硬也。辟著，谓辟著枝茎，干而不落也。柔，耎也。苍，青也。柔木之叶，青色不❺变而干卷也。木气不及，金气乘之，太白之明，光芒而照其空也。**民病中清❻，肤胁痛，少腹痛，肠鸣溏泄，凉雨时至，上应太白星，**新校正云：按不及五化，民病证中，上应之星，皆言运星失色，畏星加临宿属为灾。此独言畏星，不言运星者，经文阙也。当云上应太白星、岁星。**其谷苍，**金气乘木，肝之病也。乘此气者，肠中自鸣而溏泄者，即无肤胁少腹之痛疾也。微者善之，甚者止之，遇夏之气，亦自止也，遇秋之气，而复有之。凉雨时至，谓应时而至也，金土齐化，故凉雨俱行，火气来复，则夏雨少。金气胜木，太白临之，加其宿属分皆灾也。金胜毕岁，火气不复，则苍色之谷不成实也。新校正云：详中清、肤胁痛，少腹痛，为金乘木，肝病之状。肠鸣溏泄，乃脾病之证。盖以木少，脾土无畏，侮反受邪之故也。

上临阳明，生气失政，草木再荣，化气乃急，上应太白、镇星，其主苍早❼，诸丁岁也。丁卯、丁酉岁阳明上临，是谓天刑之岁也。金气承天，下胜于木，故生气失政，草木再荣。生气失政，故木华晚启。金气抑木，故秋夏始荣，结实成熟，以化气急速，故晚结成就也。金气胜木，天应同之，故太白之见，光芒明盛。木气既少，土气无制，故化气生长急速。木少金胜，天气应之，故镇星、太白，润而明也。苍色之物，又早凋落，木少金乘故也。

新校正云：按不及五化，独纪木上临阳明，土上临厥阴，水上临太阴，不纪木上临厥阴，土上临太阴，金上临阳明者，经之旨各记其甚者也。故于太过运中，只言火临火，水临水。此不及运中，只言木临金，土临木，水临土。故不言厥阴临木，太阴临土，阳明临金也。**复❽则炎暑流火，湿性燥，柔脆草木焦槁，下体再生❾，华实齐化❿，病寒热疮疡疿胗⓫痈痤，上应荧惑、太白，其谷白坚⓬。**火气复金，夏生大热，故万物湿性，时变为燥。流火烁物，故柔脆草木及蔓延之类皆上干死，而下体再生。若辛热之草，死不再生也。小热者死少，大热者死多，火大复已，土气闲至，则凉雨降，其酸苦甘咸性寒之物，乃再发生，新开之与先结者，齐承化而成熟。火复其金，太白减曜，荧惑上应，则益❶光芒，加其宿属，则皆灾也。以火反复，故曰❶**白坚之谷。秀而不实。白露早降，收杀气行，寒雨害物，虫食甘黄，脾土受邪，赤气后化，心气晚治，上胜肺金，白气乃屈❶，其谷不成，咳而鼽❶，上应荧惑，太白星。**阳明上临，金自用事，故白露早降，寒凉大至，则收杀气行。以太阳居土湿之位，寒湿相合，故寒雨害物，少于成实。金行伐木，假途于土，子居母内，虫之象也。故甘物黄物，虫蠹食之。清气先胜，热气后复，复已乃胜，故火赤之气后生化也。赤后化，谓草木赤华及赤实者，皆后时而再荣秀也。其五脏则心气晚王，胜于肺，心胜于肺，则金之白气乃屈退也。金谷，稻也。鼽，鼻中水出也。金为火胜，天象应同，故太白芒减，荧惑益明。

❶ 冷：藏本"冷"作"泠"。

❷ 刚木辟著："刚"谓劲硬，"辟"谓破析。见《释名·释天》。

❸ 悉：胡本、读本、吴本、朝本、藏本、守校本"悉"并作"柔"。

❹ 地：赵本"地"作"气"。

❺ 不：藏本"不"作"下"。

❻ 中清：谓中气虚寒。

❼ 其主苍早：沈祖绵曰："主上脱谷字，早为白之讹。"

❽ 复：张介宾曰："复者，子为其母而报复也，木衰金亢，火则复之，故为炎暑流火。"

❾ 下体再生：谓草木上枯干，下又重新滋长。

❿ 华实齐化：谓同时开花结实。

⓫ 胗：四库本"胗"作"疹"。按："胗""疹"音义同。《说文·肉部》："胗，唇疡也。籀文疹从疒。"

⓬ 白坚：张介宾曰："白坚属金，秀而不实。"

⓭ 益：藏本"益"作"溢"。

⓮ 故曰：藏本"故"下无"曰"字。

⓯ 屈：谓退屈也。见本书《调经论》"大气乃屈"王注。

⓰ 鼽（qiú 求）：《说文·鼻部》："病寒，鼻窒也。"

岁火不及，寒乃大行，长政不用，物荣而下❶，凝惨而甚，则阳气不化，乃折荣美，上应辰星，火少水胜，故寒乃大行，长政不用，则物容卑下。火气既少，水气洪盛，天象出见，辰星益明。民病胸中❷痛，胁支满，两胁痛，膺背肩胛间及两臂内痛，新校正云：详此证与火太过，甚则反病之状同，旁见《脏气法时论》。郁冒朦昧，心痛暴瘖，胸腹大，胁下与腰背相引而痛，新校正云：按《脏气法时论》云：心虚则胸腹大，胁下与腰背❸相引而痛。甚则屈不能伸，髋髀如别❹，上应荧惑、辰星，其谷丹。诸癸岁也。患，以其脉行于是也。火气不行，寒气禁固，髋髀如别，屈不得伸。水行乘火，故荧惑芒减❺，丹谷不成，辰星临其宿属之分，则皆灾也。复则埃郁❻，大雨且至，黑气乃辱❼，病鹜溏腹满，食饮不下，寒中肠鸣，泄注腹痛，暴挛痿痹，足不任身，上应镇星、辰星，玄谷不成。埃郁云雨，土之用也。复寒之气必以湿，湿气内淫，则生腹疾身重，故如是也。黑气，水气也。辱，屈辱也。鹜，鸭也。土复于水，故镇星明润，临犯宿属，则民受病灾矣。

❶ 物荣而下：《尔雅·释诂》："下，落也。""物荣而下"谓植物由荣而趋向衰落。

❷ 胸中：《三因方》卷五引"胸中"作"胃"。

❸ 腰背：本书《脏气法时论》"腰"下无"背"字。

❹ 髋髀如别："髋"即坐骨，"髀"即股部。"别"作"裂"解。

❺ 减：藏本"减"作"滅"。

❻ 埃郁：谓土湿之气上蒸为云。"埃"是土气，"郁"作"蒸"解。

❼ 黑气乃辱："黑气"即水气。"辱"谓抑制。按：《中藏经》所称"黑水"即"黑气"。

岁土不及，风乃大行，化气不令，草木茂荣。飘扬而甚，秀而不实，上应岁星。木无德也，木气专行，故化气不令。生气独擅，故草木茂荣。飘扬而甚，是木不以德。土气薄少，故物实不成。不实，谓粃恶也。

土不及，木乘之，故岁星之见，润而明也。**民病飧泄霍乱，体重腹痛，筋骨繇复❶，肌肉瞤酸❷，善怒，脏气举事❸，蛰虫早附，咸病寒中，上应岁星、镇星，其谷龄。**诸己岁也。风客于胃，故病如是。土气不及，水与齐化，故脏气举事，蛰虫早附于阳气之所，人皆病中寒之疾也。繇，摇也。筋骨摇动，已复常则已繇复也。土抑不伸，若岁星临宿属，则皆灾也。新校正云：详此文云筋骨繇复，王氏虽注，义不可解。按《至真要大论》云：筋骨繇并。疑此复字、并字之误也。**复则收政严峻，名木苍凋，胸胁暴痛，下引少腹，善大息，虫食甘黄，气客于脾，龄谷乃减，民食少失味，苍谷乃损，**金气复木，故名木苍凋。金入于土，母怀子也。故甘物黄物，虫食其中。金入土中，故气客于脾。金气大来，与土仇复，故龄❹减实，谷❺不成也。**上应太白、岁星。**太白芒盛，岁减明也。一❻经少此六字，缺文耳。**上临厥阴，流水不冰，蛰虫来见，脏气不用，白乃不复❼，上应岁星，民乃康。**己亥己巳岁，厥阴上临，其岁少阳在泉，火司于地，故蛰虫来见，流水不冰也。金不得复，故岁星之象如常，民康不病。新校正云：详木不及上临阳明，水不及上临太阴，俱后言复。此先言复而后举上临之候者，盖白乃不复，嫌于此年有复也。

❶ 繇复：按《圣济总录》卷一上引"复"作"并"与林校合。吴崑曰："繇复，动摇反复也。"

❷ 肌肉瞤酸：谓肌肉瘛动发酸。"瞤"与"痫"音同，因之有瘛动之义。故《史记·酷吏列传》集解引《汉书音义》谓"瞤"有小儿痫病之义也。

❸ 脏气举事：谓冬藏之气用事。"举，用事也。"见本书《六元正纪大论》王注。

❹ 龄：按："龄"下脱"谷"字。依本句经文应补。

❺ 谷：按："谷"上脱"苍"字。依本句经文应补。

❻ 一：藏本经上无"一"字。

❼ 白乃不复：谓金气不得复。马莳曰："少阳在泉，火司于地，故流水不冰，蛰虫来见，其脏气者水气也，不能举事而火司于地，金不得复。"

岁金不及，炎火乃行，生气乃用，长气专胜❶，庶物以茂，燥烁以行，上应荧惑星，火不务德，而袭金危，炎火既流，则夏生大热。生气举用，故庶物蕃茂。燥烁气至，物不胜之，烁胜之烁石❷流金，涸泉焦草，山泽燔烁❸，雨乃不降。炎火大盛，天象应之，荧惑之见而大明也。民病肩背瞀重，鼽嚏血便注下，收气乃后，上应太白星，其谷坚芒。诸乙岁也。瞀，谓闷也。受热邪故生是病。收，金气也。火先胜，故收气后。火气胜金，金不能盛，若荧惑逆守，宿属之分皆受病。新校正云：详其谷坚芒，白色可见，故不云其谷白也。经云上应太白，以前后例相照，经脱荧惑二字。及详王注言荧惑逆守之事，益知经中之阙也。复则寒雨暴至，乃零冰雹霜雪杀物，阴厥且格，阳反上行❹，头脑户痛，延及囟❺顶发热，上应辰星，新校正云：详不及之运，克我者行胜，我者之子来复，当来复之后，胜星减曜，复星明大。此只言上应辰星，而不言荧惑者，阙文也。当云上应辰星、荧惑。丹谷不成，民病口疮，甚则心痛。寒气折火，则见冰雹霜雪，冰雹先伤而霜雪后损，皆寒气之常也。其灾害乃伤于赤化也。诸不及而为胜所犯，子气复之者，皆归其方也。阴厥，谓寒逆也。格，至也，亦拒也。水行折火，以救困金，天象应之，辰星明莹。赤色之谷，为霜雹损之。

❶ 生气乃用，长气专胜：金运不及，而艰于制木，木之生气于是为用，金不及而火愈胜，即火之长气专胜。

❷ 烁胜之烁石："守校本"烁石"上无"烁胜之"三字。

❸ 燔烁：《素问校讹》引古抄本作"燔燎"。

❹ 阴厥且格，阳反上行：张志聪曰："厥逆格拒也。秋冬之时，阳气收藏于阴脏，因寒气厥逆，且格阳于外，致阳反上行。"

❺ 囟：胡本、读本、赵本、吴本、明绿格抄本、朝本、藏本"囟"并作"脑"。

岁水不及，湿乃大行，长气反用，其化乃乃速❶，暑雨数至，上应镇星，湿大行，谓数雨也。化速，谓物早成也。火湿齐化，故暑雨数至，乘水不及而土胜之，镇星之象，增益光明，逆凌留犯其又甚矣。**民病腹❷满身重，濡泄寒疡流水❸，腰股痛发，腘腨股膝不便，烦冤，足痿，清厥，脚下痛，甚则胕❹肿，脏气不政❺，肾气不衡，上应辰星，其谷秬❻。**脏气不能由其政令，故肾气不能内致和平。衡，平也。辰星之应，当减其明，或遇镇星临属宿者乃灾。新校正云：详经云：上应辰星，注言镇星，以前后例相校，此经阙镇星二字。**上临太阴，则大寒数举，蛰虫早藏，地积坚冰，阳光不治，民病寒疾于下，甚则腹满浮肿，上应镇星，**新校正云：详木不及，上临阳明，上应太白、镇星，此独言镇星，而不言荧惑者，文阙也。盖水不及而又上临太阴，则镇星明盛，以应土气专盛，水既益弱，则荧惑无畏而明大。**其主黔谷。**诸辛岁也。辛丑、辛未岁上临太阴，太阳在泉，故大寒数举也。土气专盛，故镇星益明，黔谷应天岁成也。**复则大风暴发，草偃木零，生长不鲜，面色时变，筋骨并辟❼，肉䐜瘈，目视䀮䀮，物疏璺❽，肌肉疹发，气并膈中，痛于心腹，黄气❾乃损，其谷不登，上应岁星。**木复其土，故黄气反损，而黔谷不登也，谓实不成无以登祭器也。木气暴复，岁星下临宿属分者灾。新校正云：详此当云上应岁星、镇星尔。

❶ 长气反用，其化乃速：谓水气不及，难以制火，火之长气反得行其使命而生土，则土之化气速至。

❷ 腹：《三因方》卷五引"腹"作"肿"。

❸ 寒疡流水：谓阴性疮疡，由于湿阻，阳气不宣，而疮口流稀脓水。

❹ 胕：赵本、吴本"胕"并作"胕"。

❺ 政：四库本"政"作"攻"。

❻ 秬（jù巨）："秬"《尔雅·释草》："秬，黑黍。"

❼ 并辟：吴崑曰："并辟，挛急也。"张介宾曰："并，拘挛也。辟，偏斜也。"

❽ 物疏璺（wèn问）：谓毛发稀疏分而不能合拢。"物，毛也。"见《吕览·仲秋》"察毛色"注。"璺"分也。《广韵·二十三问》引《方言》："璺，秦晋器破而未离谓之璺。"因之，引中有"分"义。

⑨ 黄气：谓土气之化。见本书《金匮真言论》："中央黄色，入通于脾""其类土。"

帝曰：善。愿闻其时也。岐伯曰：悉 ❶ 哉问也！木不及，春有鸣条 ❷ 律畅之化，则秋有雾露清凉之政，春有惨凄残贼之胜，则夏有炎暑燔烁之复，其眚东，化，和气也。胜，金气也。复，火气也。火复于金，悉因其木。故灾眚之作，皆在东方，余眚同。新校正云：按木火不及，先言春夏之化，秋冬之政者，先言木火之政化，次言胜复之变也。其脏肝，其病内舍胠胁，外在关节 ❸。东方用之主也。

❶ 悉：胡本、吴本、朝本、藏本"悉"下并有"乎"字。

❷ 鸣条：孙诒让曰："条当作璺，《六元正纪大论》注：璺，微裂也。然则鸣璺者，亦谓风过璺隙而鸣也。"

❸ 其病内舍胠胁，外在关节：胠胁为肝运行之位，肝主筋脉，故其发病，内在胠胁，外在关节。

火不及，夏有炳明 ❶ 光显之化，则冬有严肃霜寒之政，夏有惨凄凝冽之胜，则不时有埃昏 ❷ 大雨之复，其眚南，化，火德也。胜，水虐也。复，土变也，南方火也。其脏心，其病内舍膺胁，外在经络。南方心之主也。

❶ 炳明：同义复词。《说文·火部》："炳，明也。"

❷ 埃昏：谓土雾昏蒙。"埃，土雾也。"见《五常政大论》王注。

土不及，四维 ❶ 有埃云润泽之化，则春有鸣条鼓拆 ❷ 之政，四维发振拉飘腾 ❸ 之变，则秋有肃杀霖霪 ❹ 之复，其眚四维，东南、东北、西南、西北方也。维，隅也。谓日在四隅月也。新校正云：详土不及，亦先言政化，次言胜复。其脏脾，其病内舍心腹，外在肌肉四支。四维，中央脾之主也。

❶ 四维：四维之名所指不一，此指五方四隅之四隅，即东南（辰）、东北（丑）、西南（未）、西北（戌）。按：此"四维"虽指"四隅"言，而亦关四时之季，即辰属三月之季，未属六月之季，戌属九月之季，丑属十二月之季。按日计之，即三、六、九、十二月，月之最后十八日"土王用事"也。

❷ 拆：赵本"拆"作"折"。

❸ 振拉飘腾：谓暴风飞扬，草木摇折。"振拉"谓摇折。"飘腾"谓暴风。

❹ 霖霪：谓久雨。《尔雅·释天》："久雨谓淫，淫谓之霖。"

金不及，夏有光显郁蒸之令❶，则冬有严凝整肃之应，夏有炎烁燔燎之变，则秋有冰雹霜雪之复，其眚西，其脏肺，其病内舍膺胁肩背，外在皮毛。西方，肺之主也。

❶ 夏有光显郁蒸之令：沈祖绵曰："此句疑讹。夏，当作秋。"

水不及，四维有湍润埃云之化❶，则不时有和风生发之应，四维发埃昏骤注❷之变，则不时有飘荡❸振拉之复，其眚北，飘荡振拉，大风所作。新校正云："详金水不及，先言火土之化，令与应，故不当秋冬而言也。次言者，火土胜复之变也。与木火土之例不同者，互文也。其脏肾，其病内舍腰脊骨髓，外在溪谷踹膝❹。肉之大会为谷，肉之小会为溪。肉分之间，溪谷之会，以行荣卫，以会大气。夫五运之政，犹权衡也❺，高者抑之，下者举之，化者应之，变者复之，此生长化成收藏之理，气之常也。失常则天地四塞矣。失常之理，则天地四时之气闭塞，而无所运行，故动必有静，胜必有复，乃天地阴阳之道。故曰：天地之动静，神明为之纪，阴阳之往复，寒暑彰其兆❻，此之谓也。新校正云：按故曰已下，与五运行大论同，上两句又与《阴阳应象大论》文重，彼云阴阳之升降，寒暑彰其兆也。

❶ 湍润埃云之化：张志聪曰："湍润埃云，土之德化也。"

❷ 骤注：谓暴雨如注。

❸ 飘荡：此与"飘薄"义同。慧琳《音义》卷七十二《飘薄条》云："薄，

迫也，风近迫之曰薄。"前文"土不及"之"飘腾"，与此义略异。

❹ 其病内舍腰脊骨髓，外在溪谷踹膝：张志聪曰："腰脊者，肾之府；骨髓者，肾所主；溪骨者，骨所属；踹膝者，肾脉所循也。"

❺ 五运之政，犹权衡也：谓五运之政施行，犹权衡称物之平。

❻ 天地之……彰其兆：张介宾曰："应天之气，动而不息，应地之气，静而守位，神明为之纪，则九星悬朗，七曜周旋也。阴阳寒暑，即动静神明之用也。此承上文而总言盛衰胜复，即天地之动静。生长化成收藏，即阴阳之往复，动静不可见，有神有明，则有纪可察矣。阴阳不可测，有寒有暑，则有兆可知矣。"

帝曰：夫子之言五气之变，四时之应，可谓悉矣。夫气之动乱，触遇而作，发无常会，卒然灾合，何以期之？岐伯曰：夫气之动变，固不常在，而德化政令灾变，不同其候也。帝曰：何谓也？岐伯曰：东方生风，风生木，其德敷和，其化生荣。其政舒启，其令风。其变振发，其灾散落。敷，布也。和，和气也。荣，滋荣也。舒，展也。启，开也。振，怒也。发，出也。散，谓物飘零而散落也。新校正云：按《五运行大论》云：其德为和，其化为荣，其政为散，其令宣发，其变摧拉。其眚为陨，义与此通。南方生热，热生火，其德彰显❶，其化蕃茂。其政明曜，其令热，其变销烁，其灾燔炳。新校正云：详《五运行大论》云：其德为显，其化为茂，其政为明，其令郁蒸，其变炎烁，其眚燔炳。中央生湿，湿生土，其德溽蒸，其化丰备。其政安静，其令湿，其变骤注，其灾霖溃。溽，湿也。蒸，热也。骤注，急雨也。霖，久雨也。溃，烂泥也。新校正云：按《五运行大论》云：其德为濡，其化为盈，其政为谧，其令云雨，其变动注，其眚淫溃。西方生燥，燥生金，其德清洁，其化紧敛。其政劲切，其令燥，其变肃杀，其灾苍陨。紧，缩也。敛，收也。劲，锐也。切，急也。燥，干也。肃杀，谓风动草树声若干也。杀气太甚，则木青干而落也。新校正云：按

《五运行大论》云：其德为清，其化为敛，其政为劲，其令雾露，其变肃杀，其眚苍落。**北方生寒，寒生水，其德凄沧，其化清谧❷。其政凝肃，其令寒，其变溧冽，其灾冰雪霜雹。**凄沧，薄寒也。谧，静也。肃，中列❸严整也。溧冽，甚寒也。冰雪霜雹寒气凝结所成，水复火则非时而有也。新校正云：按《五运行大论》云：其德为寒，其化为肃，其政为静，其变凝冽，其眚冰雹。**是以察其动也，有德有化，有政有令，有变有灾，而物由之，而人应之也。**夫德化政令，和气也。其动静胜复，施于万物，皆悉生成。变与灾，杀气也，其出❹暴速，其动骤急，其行损伤，虽皆天地自为动静之用，然物有不胜其动者，且损且病且死焉。

❶ 彰显：彰明外显。

❷ 谧（mì 密）：《尔雅·释诂》："谧，静也。"

❸ 列：胡本、读本"列"并作"外"。

❹ 出：藏本"出"作"用"。

帝曰：夫子之言岁候，不及其太过❶，而上应五星。今夫德化政令，灾眚变易，非常而有也，卒然而动，其亦为之变乎。岐伯曰：承天而行之，故无妄动❷，无不应也。卒❸然而动者，气之交变也，其不应焉。故曰：应常不应卒，此之谓也。德化政令，气之常也。灾眚变易，气卒交会而有胜负者也。常，谓岁四时之气不差晷刻者。不常，不久也。**帝曰：其应奈何？岐伯曰：各从其气化也。**岁星之化，以风应之。荧惑之化，以热应之。镇星之化，以湿应之。太白之化，以燥应之。辰星之化，以寒应之。气变则应，故各从其气化也。上文言复胜皆上应之，今经言应常不应卒，所谓无大变易而不应。然其胜复，当色有枯燥润泽之异，无见小大以应之。

❶ 不及其太过：马莳曰："其字当在不及上。"

❷ 承天而行之，故无妄动：张介宾曰："谓岁候承乎天运，故无妄动。"

❸ 卒（cù 醋）：卒，同"猝"。《广韵·十一没》："卒，急也，遽也。"

帝曰：其行之徐疾逆顺何如？岐伯曰：以道❶留久，逆守而小❷，是谓省下❸；以道，谓顺行。留久，谓过应留之日数也。省下，谓察天下人君之有德有过者也。**以道而去，去而速来，曲而过之，是谓省遗过❹也；**顺行已去，已去辄逆行而速，委曲而经过，是谓遗其过而辄省察之也。行急行缓，往多往少，盖谓罪之有大有小，按其遗而断之。**久留而环，或离或附，是谓议❺灾与其德也；**环，谓如环之绕，盘回而不去也。火议罪，金议杀，土木水议德也。**应❻近则小，应远则大，**近，谓犯星常在。远，谓犯星去久。大小，谓喜庆及罚罪事。**芒而大倍常之一，其化甚；大常之二，其眚即也❼；**甚，谓政令大行也。发，谓起也。即，至也。金火有之。**小常之一，其化减；小常之二，是谓临视，省下之过与其德也。**省，谓省察万国人吏侯王有德有过者也。故侯王人吏，安可不深思诚❽慎邪？**德者福之，过者伐之。**有德❾，则天降福以应之。有过者，天降祸以淫之。则知祸福无门，惟人所召尔。**是以象之见也，高而远则小，下而近则大，**见物之理也。**故大则喜怒迩，小则祸福远。**象见高而小，既未即祸，亦未即福。象见下而大，福既不远，祸亦未遥。但当修德省过，以候厥终。苟未能慎祸，而务求福佑，岂有是者哉。**岁运太过，则运星北越❿，**火运火星，木运木星之类也。北越，谓北而行也。**运气相得，则各行以道。**无克伐之嫌，故守常而各行于中道。**故岁运太过，畏星⓫失色而兼其母。**木失色而兼火⓬，火失色而兼苍，土失色而兼赤，金失色而兼黄，水失色而兼白，是谓兼其母也。**不及则色兼其所不胜。**木兼白色，火兼玄色，土兼苍色，金兼赤色，水兼黄色，是谓兼不胜也。**肖者瞿瞿，莫知其妙，闵闵之当，孰者为良，**新校正云：详肖者至为良，与《兰灵秘典论》重，彼有注。**妄行无征⓭，示畏侯王。**不识天意，心私度之，妄言灾咎，卒无征验，适足以示畏之兆于侯王，荧惑于庶民矣。

❶ 以道：谓五星所由之道。

❷ 逆守而小：张介宾曰："逆守，逆行，不进而守其度。小，·无芒而光

不露。"

❸ 省（xǐng 醒）下：谓察看所属之分野。

❹ 省遗过：张介宾曰："谓省察有未尽，而复省其所遗过失也。"

❺ 议："议，犹择也。"见《仪礼·有司彻》"征乃议侑于宾以异姓。"郑注。

❻ 应：《素问校诂》引古抄本无"应"字。

❼ 其眚即也：顾观光曰："依注则正文当有发字，在即字下。"

❽ 诚：藏本"诚"作"诫"。

❾ 德：读本"德"下有"者"字。

❿ 运星北越：吴崑曰："运星，主运之星。北越，北行而越其常度也。"

⓫ 畏星：谓所制之星。如木运太过，木制土，则土即畏星。

⓬ 火：胡本、藏本"火"并作"玄"。

⓭ 妄行无征：无征验而妄为。"无征，犹无可信验也。"见本书《方盛衰论》王注。

帝曰：其灾应何如？岐伯曰：亦各从其化也。故时至有盛衰，凌犯有逆顺，留守有多少，形见有善恶，宿属❶有胜负，征应有吉凶矣。五星之至，相王为用盛❷，囚死为衰。东行凌犯为顺，灾轻。西行凌犯为逆，灾重。留守日多则灾深，留守日少则灾浅。星喜润则为见善，星怒操❸忧丧，则为见恶。宿属，谓所生月之属二十八宿，及十二辰相，分所属之位也。命胜星不灾不害，不胜星为灾小重，命与星相得虽灾无害。灾者，狱讼疾病之谓也。虽五星凌犯之事，时遇星之囚死时月，虽灾不成。然火犯留守逆临，则有诬谮狱讼之忧。金犯，则有刑杀气郁之忧。木犯，则有震惊风鼓之忧。土犯，则有中满下利跗肿之忧。水犯，则有寒气冲蓄❹之忧。故曰：征应有吉凶也。

❶ 宿属：张介宾曰："谓二十八宿及十二辰位，各有五行所属之异。"

❷ 相王为用盛：赵本、藏本"用"并作"时"。按：守校本无"用"字，似是。"相王为盛"与"囚死为衰"相对。

❸ 操：赵本"操"作"燥"。

❹ 蓄（稸）：藏本"蓄（稸）"作"搐"。

按语：经言"征应有吉凶"系谓岁运气化不同之上应五星，而有顺逆善恶之别，顺善为吉为王相，逆恶为凶为死囚。故此王、相、死、囚、休，系指天地之气运顺逆而言，非关人之命运流年，则王注"命与星相得，虽灾无害，灾者，狱讼疾病之谓也。"不尽合。所指王、相、死、囚、休，即谓春三月木王（木王于春）、火相（木生火）、土死（木克土）、金囚（金克木）、水休（水生木）。余此类推。

帝曰：其善恶何谓也？岐伯曰：**有喜有怒，有忧有丧，有泽有燥，此象之常也，必谨察之。**夫五星之见也，从夜深见之。人见之喜，星之喜也。见之畏，星之怒也。光色微曜，乍明乍暗，星之忧也。光色迥然，不彰不莹，不与众同，星之丧也。光色圆明，不盈不缩，怡然莹然，星之喜也。光色勃然临人，芒彩满溢，其象懔然，星之怒也。泽，洪润也。燥，干枯也。**帝曰：六者高下异乎？岐伯曰：象见高下，其应一也，故人亦应之。**观象睹色，则中外之应，人天咸一矣。

帝曰：善。**其德化政令之动静损益皆何如？岐伯曰：夫德化政令灾变，不能相加❶也。**天地动静，阴阳往复，以德报德，以化报化，政令灾眚及动复亦然，故曰不能相加也。**胜复盛衰，不能相多也。**胜盛复盛，胜微复微，不应以盛报微，以化报变，故曰不能相多也。**往来小大，不能相过也❷。**胜复日数，多少皆同，故曰不能相过也。**用之升降，不能相无也❸。**木之胜，金必报，火土金水皆然，未有胜而无报者，故气不能相使无也。**各从其动而复之耳❹。**动必有复，察动以言复也。《易》曰："吉凶悔吝者生乎动。"此之谓欤。天虽高不可度，地虽广不可量，以气动复言之，其犹视其❺掌矣。

❶ 相加：谓相陵。《左传》襄十三年杜注："加，陵也。"

❷ 往来小大，不能相过也：张介宾曰："胜负小大，气数皆同，故不能相过也。"

❸ 用之升降，不能相无也：张志聪曰："用谓阴阳气之为用也。天地阴阳之

气，升已而降，降已而升，寒往则暑来，故曰不能相无也。"

❹ 各从其动而复之耳：张介宾曰："五运之政，犹权衡也，故动有盛衰，则复有微甚，各随其动而应之。"

❺ 视其：读本"视"下无"其"字。

帝曰：其病生何如？岐伯曰：德化者气之祥，政令者气之章，变易者复之纪，灾眚者伤之始❶，气相胜者和，不相胜者病❷，重感于邪则甚也。祥，善应也。章，程也，式也。复纪，谓报复之纲纪也。重感，谓年气已不及，天气又见克杀之气，是为重感。重，谓重累也。

帝曰：善。所谓精光❸之论，大圣之业，宣明大道，通于无穷，究于无极也。余闻之，善言天者，必应于人，善言古者，必验于今，善言气者，必彰于物，善言应❹者，同天地之化，善言化言变者，通神明之理，非夫子孰能言至道欤！太过不及，岁化无穷，气交迁变，流于无极。然天垂象，圣人则之以知吉凶。何者？岁太过而星大或明莹，岁不及而星小或失色，故吉凶可指而见也。吉凶者何？谓物禀五常之气以生成，莫不上参应之，有否有宜，故曰吉凶斯至矣。故曰善言天者，必应于人也。言古之道，而今必应之，故曰善言古者，必验于今也。化气生成，万物皆禀，故言气应者，以物明之，故曰善言应者，必彰于物也。彰，明也。气化之应，如四时行，万物备，故善言应者，必同天地之造化也。物生谓之化，物极谓之变，言万物化变终始，必契于神明运为，故言化变者，通于神明之理。圣人智周万物，无所不通，故言必有发，动无不应之也。乃择良兆而藏之灵室，每旦读之，命曰《气交变》，非斋戒不敢发，慎传也。灵室，谓灵兰室，黄帝之书府也。新校正云：详此文与《六元正纪大论》末同。

❶ 始：张介宾曰："始者，灾眚所由。"

❷ 气相胜者和，不相胜者病：张介宾曰："相胜，相当也。谓人气与岁气相当，则为比合而无病。不相当，则邪正相干而病生矣。"

❸精光："光"有"广"义。见《诗经·周颂·敬之》传。"精光"谓精湛广博。

❹应：守校本"应"作"气"。

按语：本篇提出"善言天者，必应于人；善言古者，必验于今；善言气者，必彰于物；善言应者，同天地之化，善言化、言变者，通神明之理。"指导后人研究运气之学，当联系实际，识其常变，不应以"示人以规矩"之司天在泉之气运规律，视为一成不变。更应对其"无征不信"之"占象"加以批判。况"言天验人，言古合今"之明训在经中反复论述，岂可不遵。

五常政大论篇第七十

新校正云：详此篇统论五运有平气、不及、太过之事，次言地理有四方、高下、阴阳之异。又言岁有不病，而脏气不应，为天气制之，而气有所从之说，仍言六气五类相制胜，而岁有胎孕不育之理，而后明在泉六化，五味有薄厚之异，而以治法终之。此篇之大概如此，而专名《五常政大论》者，举其所先者言也。

提要：篇中主要从气候、物候、病候之各种表现，溯本穷源、比类推理地阐发木、火、土、金、水五运之气在天地之间的正常作用，从而分别表明其平气、太过、不及的变化规律。

黄帝问曰：太虚寥廓❶，五运回薄❷，衰盛不同，损益相从❸，愿闻平气❹何如而名，何如而纪❺也？岐伯对曰：昭乎哉问也！木曰敷和，敷布和气，物以生荣。火曰升明❻，火气高明。土曰备化❼，广被化气，损❽于群品。金曰审平❾，金气清，审平而定。水曰静顺❿，水体清静，顺于物也。

❶ 太虚寥廓：《文选·游天台山赋》善注："太虚，谓天也。"《文选·鹏鸟赋》善注："寥廓，元气未分之貌。"

❷ 回薄：《说文·口部》"回，转也。"《书·益稷》传："薄，迫也。"转迫即循环不息之意。

❸ 损益相从：谓由于盛衰不同，故损益随之而异。

❹ 平气：五运之气，既非太过，又非不及，故曰平气。

❺ 纪：《广雅·释诂》："纪，识也。"识，标志，辨别。

❻ 升明：谓上升而明。

❼ 备化：张介宾曰："土含万物，无所不备；土生万物，无所不化。"

❽ 损：读本作"资"。

❾ 审平：张介宾曰："金主杀伐，和则清宁，故曰审平，无妄刑也。"

❿ 静顺：谓水性平静流顺，润泽万物。《方言·二》注："顺，言流泽也。"

帝曰：其不及奈何？岐伯曰：木曰委❶和，阳和之气，委屈而少用也。火曰伏明❷，明曜之气，屈伏不申❸。土曰卑监❹，土虽卑少，犹监万物之生化也。金曰从革❺，从顺革易，坚成万物。水曰涸流❻。水少，故流注干涸。帝曰：太过何谓？岐伯曰：木曰发生，宣发生气，万物以荣。火曰赫曦❼，盛明也。土曰敦阜，敦，厚也。阜，高也。土余，故高而厚。金曰坚成，气爽风劲，坚成庶物。水曰流衍。衍，泮衍也，溢也。

❶ 委：阳和之气萎弱。"萎"与"委"古通。见《文选》"长委离兮"注。

❷ 伏明：光明下伏。高世栻曰："明显不升而下伏也。"张介宾曰："阳德不彰，光明伏也。"

❸ 申：读本、守校本并作"伸"。

❹ 监：《说文·卧部》："监，临下也。"《广韵·二十七衔》："监，察也。"

❺ 从革：俞樾曰："从革即因革，金之性可因可革，木之性可曲可直。从革与曲直对文。"

❻ 涸流：水尽失润。《文选·文赋》善注："涸，水尽也。"

❼ 赫曦：《文选·潘岳在怀县作诗》铣注："赫曦，炎盛貌。"

帝曰：三❶气之纪，愿闻其候。岐伯曰：悉乎哉问也！新校正云：按此论与《五运行大论》及《阴阳应象大论》《金匮真言论》相通。敷和之纪，木德周行❷，阳舒阴布，五化宣平❸，自当其位，不与物争，故五气之化，各布政令于四方，无相干犯。新校正云：按王注大过不及，各纪年辰。此平木运，注不纪年辰者，平气之岁，不可以定纪也。或者欲补注云：谓丁巳、丁亥、壬寅、壬申岁者，是未达也。其气端，端，直也，丽也。**其性随**，顺于物化。**其用❹曲直❺**，曲直材干，皆应用也。**其化生荣**，木化宣行，则物生荣而美。**其类草木**，木体坚高，草形卑下，然各❻有坚脆刚柔、蔓结条屈者。**其政发散**，春气发散，物禀以生，木之化也。**其候温和**，和，春之气也。**其令风**，木之令行以和风。**其脏肝**，五脏之气与肝同。**肝其畏清**，清，金令也。木性暄，故畏清。《五运行大论》曰："木，其性暄。"又曰："燥胜风。"**其主目**，阳升明见，目与同。**其谷麻**，色苍也。新校正云：按《金匮真言论》云："其谷麦。"与此不同。**其果李**，味酸也。**其实❼核**，中有坚核者。**其应春**，四时之中，春化同。**其虫毛**，木化宣行，则毛虫生。**其畜犬**，如草木之生，无所避也。新校正云：按《金匮真言论》云："其畜鸡。"**其色苍**，木化宣行，则物浮苍翠。**其养筋**，酸入筋。**其病里急支满**，木气所生。新校正云：按《金匮真言论》云："是以知病之在筋也。"**其味酸**，木化敷和，则物酸味厚。**其音角❽**，调而直也。**其物中坚**，象土中之有木也。**其数八**。成数也。

❶ 三：吴注本作"五"。

❷ 木德周行：春谓发陈，万物向荣，故曰"木德"。《淮南子·天文训》高注："德，始生也。""周行"谓普遍流行。

❸ 五化宣平：谓五行气化，皆由木德而畅发其平和之气。

❹ 用：谓所宜用。见《周礼·巾车》司农注。

❺ 曲直：《尚书·洪范》："木曰曲直。"传："木可以揉曲直。"

❻ 各：读本作"名"。

❼ 实：《礼记·祭统》郑注："草木之实，菱芡榛栗之属。"

❽ 角：作"触"解，由阳气触动而发生，木亦为春阳之气而生，故角为木之音。《礼记·月令》："孟春之月，其音角。"

升明之纪，正阳❶而治，德施周普，五化均衡❷，均，等也。衡，平也。**其气高**，火炎上。**其性速**，火性躁疾。**其用燔灼**，灼，烧也。燔之与灼皆火之用。**其化蕃茂**，长气盛，故物火❸。**其类火**，五行之气，与火类同。**其政明曜**，德合高明，火之政也。**其候炎暑**，气之至也，以是候之。**其令热，**热至乃令行。**其脏心，**心气应之。**心其畏寒，**寒，水令也。心性暑热，故畏寒。《五运行大论》曰："心其性暑。"又曰："寒胜热。"**其主舌，**火以烛幽，舌申明也。**其谷麦，**色赤也。新校正云：按《金匮真言论》云："其谷黍。"又《脏气法时论》云："麦也。"**其果杏，**味苦也。**其实络，**中有支络者。**其应夏，**四时之气，夏气同。**其虫羽，**羽，火象也。火化宣行，则羽虫生。**其畜马，**健决躁速，火类同。新校正云：按《金匮真言论》云："其畜羊。"**其色赤，**色同又❹明。**其养血，其病瞤瘛❺，**火之性动也。新校正云：按《金匮真言论》云："是以知病之在脉也。"**其味苦，**升明气化，则物苦味纯。**其音徵❻，**和而美。**其物脉❼，**中多支脉，火之化也。**其数七。**成数也。

❶ 正阳：火主南方故曰正阳。

❷ 均衡：即"均平"，"平""衡"韵通。

❸ 火：守校本作"大"。

❹ 又：四库本作"火"。

❺ 瞤瘛（shùnqì 顺契）：即肌肉跳动，肢体抽搐。

❻ 徵：作"火"解，《吕氏春秋·孟夏》高注："徵，火也。"阳盛而极，物盛则止，火为盛阳之象，故"徵"为火之宫，五音配夏。

❼ 脉：《说文·辰部》："血理分（据《广韵·二十麦》作"之分"）衺（邪）行体者。""脉"没也。谓血行体中，湛没不见于外，流别繁杂，故许训以"衺（邪）行"。与王注"支脉"之义合。

备化之纪，气协天休，德流四政，五化齐修❶，土之德静，分助四方，赞成金木水火之政。土之气厚，应天休和之气，以生长收藏，终而复始，故五化齐修。**其气平，**土之生也平而正。**其性顺，**应顺群品，悉化成也。**其用高下，**田土高下，皆应用也。**其化丰满，**丰满万物，非土化不可也。**其类土，**五行之化，土类同。**其政安静，**土体厚，土德静，故政化亦然。**其候溽蒸，**溽，湿也。蒸，热也。**其令湿，**湿化不绝竭，则土令延长。**其脏脾，**脾气同。**脾其畏风，**风，木令也。脾性虽四气兼并，然其所主，犹❷畏木也。《五运行大论》云："脾，其性静兼。"又曰："风胜湿。"**其主口**，上❸体包容，口主受纳。**其谷稷**，色黄也。新校正云：按《金匮真言论》作"稷"。《脏气法时论》作"稉"。**其果枣**，味甘也。**其实肉**，中有肌肉者。**其应长夏**，长夏，谓长养之夏❹。新校正云：按王注《脏气法时论》云："夏为土母，土长于中，以长而治，故云长夏。"又注：《六节藏象论》云："所谓长夏者，六月也。土生于火，长在夏中，既长而王，故云长夏。"**其虫裸**，无毛羽鳞甲，土形同。**其畜牛**，成彼稼穑，土之用也。牛之应用，其缓而和。**其色黄**，土同也。**其养肉**，所养者，厚而静。**其病否**❺，土性拥碍❻。新校正云：按《金匮真言论》云："病在舌本，是以知病之在肉也。"**其味甘**，备化气丰，则物味甘厚。**其音宫**❼，大而重。**其物肤**❽，物禀备化之气，则多肌肉。**其数五。**生数也，正土不虚加故也。

❶ 五化齐修：张介宾曰："生长化收藏咸得其政，而五者齐修。"

❷ 犹：胡本作"尤"。

❸ 上：藏本作"土"。

❹ 夏：读本"夏"下并有"也六月气同"五字。

❺ 否（pǐ 痞）：即痞隔。《广韵·五旨》："痞，病也。又音否。""痞"字或作"胉"。《释名·释疾病》："胉，否也，气否结也。"

❻ 碍：《素问校讹》引古抄本作"凝"。

❼ 宫：作"中"解，土居中央，化生万物，故宫为土音。《礼记·乐记》郑注："黄钟为宫。"

❽ 肤：《广韵·十虞》："肤，皮肤。""肤者，柔脆之物也。"见《易·噬嗑》王注。

按语："其数五"之"五"在河图中虽为土之生数，也视同成数。其道理是：虽然一者数之始，十者数之终，而古人认为先天之数只止于五，其六、七、八、九、十不过是一、二、三、四、五的下半截，是后来从"五"并一现六、并二现七、并三现八、并四现九、并五现十递进出来的。可是天分九宫其数不可至十，至九而回（十则进位），即如本书《三部九候论》所说："天地之至数，始于一终于九焉。"这就是终九不终十"终则有始"的妙识。也就是《玄珠密语》所说："土所以无成数者，谓土旺四季，不得正方也。"又"数至十则行，即复归五也。"后来张介宾"土不待十而后成"之说即本于此。

再从河图天一生水，地六成之；地二生火，天七成之；天三生木，地八成之；地四生金，天九成之；天五生土，地十成之的错综之数上看：天地之数区分生成，一生一成其数为二。以地之数二，分别乘以天之生数一、二、三、四，都不能各准其地之成数六、七、八、九，所以一、二、三、四之生数，都不能各视同其成数。五之生数能视同其成数，是即"妙合二五"的道理。就是说，只有居中央而位四方，总统六、七、八、九的四象之数（《易》演河图之数：中五为衍母，次十为衍子，次一、二、三、四为四象之位，次六、七、八、九为四象之数）的"五"才能视同成数。所以宋·沈括在其所写《梦溪笔谈》中说:《黄帝素问》"土生数五，成数亦五。"

审平 ❶ 之纪，收而不争，杀而无犯，五化宣明，犯，谓刑犯于物也。收而不争，杀而无犯，匪审平之德，何以能为是哉。其气洁 ❷，金气以洁白莹明为事。其性刚，性刚，故摧缺于物。其用散落 ❸，金用则万物散落。其化坚敛，收敛坚强，金之化也。其类金，审平之化，金类同。其政劲肃，化急速而整肃也。劲，锐也。其候清切，清，大凉也。切，急也，风声也。其令燥，燥，干也。其脏肺，肺气之用，同金化也。肺其畏热，热，火令也。肺性凉，故畏火热。《五运行大论》曰："肺，其性凉"。其主鼻，肺藏气，鼻通息也。其谷稻，色白也。新校正云：按《金匮真言论》作"稻"。《脏气法时论》作"黄黍"。其果桃 ❹，味辛也。其实壳 ❺，外有坚壳者。其应秋，四时之化，秋气同。其虫介，外被坚甲者。其畜鸡，性善斗伤，象金用也。新校正云：按《金匮真言论》云："其畜马"。其色白，色同也。其养皮毛，坚同也。其病咳，有声之病，金之应也。新校正云：按《金匮真言论》云："病在背，是以知病之在皮毛也。"其味辛，审平化治 ❻，则物辛味正。其音商 ❼，和利而扬。其物外坚，金化宣行，则物体外坚。**其数九。**成数也。

❶ 审平：定平，指金气平定。"审，定也"。见《吕览·顺民》高注："必先定民心。"

❷ 洁：清明的金气。张介宾曰："洁白莹明，金之气也。"

❸ 散落：即分散零落。《说文·艸部》："落，凡草曰零，木曰落。"

❹ 桃：张志聪曰："桃色白而有毛，肺之果也。"

❺ 壳：本字作"㱿"。《广韵·四觉》："㱿，皮甲。"《文选·七命》注："壳，即核也。凡物内盛者，皆谓之壳"。

❻ 治：《素问校讹》引古抄本作"洽"。

❼ 商：作"强"解，五行之金，性最坚强，故商为金之音。《淮南子·览冥》高注："商，西方金音也。"

静顺之纪，藏而勿害，治而善下，五化咸整，治，化也。水之性下，所以德全。江海所以能❶为百谷主❷者，以其善下之也。**其气明，**清净明昭❸，水气所主。**其性下，**归流于下。**其用沃衍❹，**用非净事，故沫生而流溢。沃，沫也。衍，溢也。**其化凝坚，**脏气布化，则水物凝坚。**其类水，**净顺之化，水同类。**其政流演，**井泉不竭，河流不息，则流演之义也。**其候凝肃，**凝，寒也。肃，静也。寒来之气候。**其令寒，**水令宣行，则寒司物化。**其脏肾，**肾脏之用，同水化也。**肾其畏湿，**湿，土气也。肾性凛，故畏土湿。《五运行大论》曰："肾，其性凛。"**其主二阴，**流注应同。新校正云：按《金匮真言论》曰："北方黑色，入通于肾，开窍于二阴。"**其谷豆，**色黑也。新校正云：按《金匮真言论》及《脏气法时论》同。**其果栗，**味咸也。**其实濡，**中有津液也。**其应冬，**四时之化，冬气同。**其虫鳞，**鳞，水化生。**其畜彘，**善下也。彘，豕也。**其色黑，**色同也。**其养骨髓❺，**气入也。**其病厥，**厥，气逆也，凌上也，倒行不顺也。新校正云：按《金匮真言论》云："病在溪，是以知病之在骨也。"**其味咸，**味同也。**其音羽❻，**深而和也。**其物濡❼，**水化丰洽，庶物濡润。**其数六。**成数也。**故生而勿杀，长而勿罚，化而勿制，收而勿害，藏而勿抑，是谓平气。**

生气主岁，收气不能纵其杀。长气主岁，脏气不能纵其罚。化气主岁，生气不能纵其制。收气主岁，长气不能纵其害。脏气主岁，化气不能纵其抑。夫如是者，皆天气平，地气正，五化之气不以胜克为用，故谓曰平和气也。

❶ 能：读本无"能"字。

❷ 主：藏本作"王"。

❸ 昭：赵本作"照"。

❹ 沃衍：谓溉灌流溢。《汉书·地理志下》颜注："沃，即溉也。"

❺ 其养骨髓：吴本骨下无"髓"字。张志聪曰："肾主骨髓，故其养在骨髓。"

❻ 羽：作"舒"解，阴尽阳生，万物将生，冬尽春回，水能生木，故羽为水音。

❼ 濡（ruǎn 软）:《管子·版法》房注："濡，古软字。"

按语：古人相对地立阴阳说明天道，立柔刚说明地道，而阴阳有盛衰，柔刚有微甚。故篇中之其物中坚、脉、肤、外坚、濡，皆从物之"刚柔微甚"阐明地道之关系运气化生。其中"濡"，读作"软"，"肤"作"脆"解，方与"坚、濡"等语义契合。王冰注"肤"为"物禀备化之气则多肌肉。"义虽可通，嫌未尽合。

委和之纪，是谓胜生❶，丁卯、丁丑、丁亥、丁酉、丁未、丁巳之岁。生气不政❷，化气乃扬，木少，故生气不政。土宽，故化气乃扬。长气自平，收令乃早，火无忤犯，故长气自平。木气既少，故收令乃早。凉雨时降，风云并兴，凉，金化也。雨，湿气也。风，木化也。云，湿气也。草木晚荣，苍干凋落，金气有余，木不能胜故也。新校正云：详委和之纪，木不及而金气乘之，故苍干凋落。非金气有余，木不能胜也，盖木不足而金胜之也。物秀而实，肤肉内充，岁生虽晚，成者满实，土化气速，故如是也。其气敛，收敛，兼金气故。其用聚❸，不布散也。其动緛戾拘缓❹，緛，缩短也。戾，了戾也。拘，拘急也。缓，不收也。其发惊骇，大❺屈卒伸，惊骇象也。其脏肝，内应肝。其果枣李，枣，土。李，木实也。新校正云：详李，木实也。按火土金水不及之果，李当作桃，王注亦非。**其实核壳**，核，木。壳，金主。**其谷稷稻**，金土谷也。**其味酸辛，**味酸之物，孰❻兼辛也。**其色白苍，**苍色之物，孰❼兼白也。**其畜犬鸡，**木从金畜。**其虫毛介，**毛从介。**其主雾露凄沧，**金之化也。**其声角商，**角从商。**其病摇动注❽恐，**木受邪也。**从金化也，**木不自攻❾，故化从金。**少角❿与判商⓫同，**少角木不及，故半与商金化同。判，半也。新校正云：按火土金水之文判作少，则此当云少角与少商同，不云少商者，盖少角之运共有六年，而丁巳、丁亥，上角与正角同。丁卯、丁酉，上商与正商同。丁未、丁丑，上宫与正宫同。是六年者，各有所同，与火土金水之少运不同，故不云同，少商只大约而言，半从商化也。**上角⓬与正角同，**上见厥阴，与敷和岁化同，谓丁亥、丁巳岁，上之所见者也。**上商与正商同，**上见阳明，则与平金岁化同，丁卯，丁酉岁，上见阳明。**其病支废⓭痈肿疮疡，**金刑木也。**其甘虫，**子在母中。**邪伤肝也，**虽化悉与金同，然其所伤，则归于肝木也。**上宫与正宫同，**土盖其木，与未出等也。木未出土，与无木同。土自用事，故与正土运岁化同也。上见太阴，是谓上宫。丁丑、丁未岁上见太阴，司天化之⓮也。**萧飚⓯肃杀，则炎赫沸腾，**萧飚肃杀，金无德也。炎赫沸腾，火之复也。**眚于三⓰，**火为木复，故其眚在东。三，东方也。此言金之物胜也。新校正云：按《六元正纪大论》云："灾三宫也。"**所谓复⓱也，**复，报复也。**其主飞蠹蛆雉，**飞，羽虫也。蠹，内生虫也。蛆，蝇之生者，此则物内自化尔。雉，鸟耗⓲也。**乃为雷霆。**雷，谓大声，生于太虚云暝之中也。霆，谓迅雷，卒如火之爆⓳者，即霹雳也。

❶胜生：谓生发之气受阻。木不及而受土金之气克制，故曰胜生。

❷生气不政：张志聪曰："金气胜，则木之生气，不能章其政令矣。"

❸聚：敛也。见《公羊·襄王三十年传》"诸候相聚"何注。

❹缓庚拘缓："缓庚"谓拘挛收缩。"拘缓"谓弛缓。

❺大：赵本作"木"。

❻孰：柯校本作"熟"。

❼ 孰：赵本作"熟"。

❽ 注：于鬯曰："按注字无义，疑狂字形近之误。"

❾ 攻：赵本、守校本并作"政"。

❿ 少角：木运平气称为正角，委和（不及）称为少角，发生（太过）称为太角。其余各音类推。

⓫ 判商，指少商。

⓬ 上角："上"指司天而言，角属木，厥阴风木司天，故称上角。

⓭ 废：胡本、吴本、藏本、熊本并作"发"。

⓮ 化之：胡本作"之化"。

⓯ 萧飋（sè 色)：《文选·秋兴赋》济注："飋，秋声。"

⓰ 三：指东方仓门宫。

⓱ 复：报复。例如木运不及，金气克之；金气过盛，火来报复。

⓲ 耗：赵本作"祥"。

⓳ 爆：赵本作"暴"。

伏明之纪，是谓胜长❶，脏气胜长也，谓癸酉、癸未、癸巳、癸卯、癸丑、癸亥之岁也。长气不宣，脏气反布，火之长气，不能施化，故水之脏气，反布于时。收气自政，化令乃衡❷，金土之义，与岁气素无干犯，故金自行其政，土自平其气也。寒清数举，暑令乃薄，火气不用故。承化物生，生而不长，火令不振❸，故承化生之物，皆不长也。成实而稚，遇化已老，物实成孰❹，苗尚稚短，及遇化气，未长极而气已老矣。阳气屈伏，蛰虫早藏，阳不用而阴胜也，若上临癸卯、癸酉岁，则蛰反不藏。新校正云：详癸巳、癸亥之岁，蛰亦不藏。其气郁，郁燠不舒畅。其用暴，速也。其动彰伏变易，彰，明也。伏，隐也。变易谓不常其象见也。其发痛，痛由心所生。其脏心，岁运之气通于心。其果栗桃，栗，水。桃，金果也。其实络濡，络，支脉也。濡，有汁也。其谷豆稻，豆，水。稻，金谷也。其味苦咸，苦兼咸也。其色玄丹，色丹之物，熟兼玄也。其畜马彘，火从水畜。其虫羽鳞，羽从鳞也。其主冰雪霜寒，水之气也。

其声徵羽，徵从羽。其病昏惑悲忘，火之躁动不拘常律，阴冒阳火，故昏惑不治。心气不足，故喜悲善忘也。从水化也，火弱水强，故伏明之纪半从水之政化。少徵与少羽同，火少故，半同❺水化。新校正云：详少徵运六年内，癸卯、癸酉、同正商。癸巳、癸亥、同岁会外，癸未、癸丑二年少徵与少羽同，故不云判羽也。上商与正商同，岁上见阳明，则与平金岁化同也。癸卯及癸酉，岁上见阳明。新校正云：详此不言上宫、上角者，盖宫角于火无大克罚，故经不备云。邪伤心也❻，受病者心。凝惨漂冽❼，则暴雨霖霪，凝惨溧冽，水无德也。暴雨霖霪，土之复也。眚于九❽，九，南方也。新校正云：按《六元正纪大论》云："灾九宫。"其主骤注雷霆震惊，天地气争，而生是变，气交之内，害及粢盛，及伤鳞类。沉霒❾淫雨❿。沉阴淫雨，湿变所生也。霒，音阴。

❶ 胜长：谓生长之气受阻。火运不及，受制于水金二气，故曰胜长。

❷ 衡：作"平"解。见《广韵·十二庚》。

❸ 振：胡本、读本并作"政"。

❹ 孰：赵本作"熟"。

❺ 同：读本作"从"。

❻ 邪伤心也："邪"上疑有脱文。如"委和"所云"其支废痈肿疮疡，邪伤肝也"；"卑监"所云"其病飧泄，邪伤脾也"；"涸流"所云"其病癃闷，邪伤肾也"，惟此与"从革"两节，当脱"其病……"句。否则，文义不相衔接。

❼ 漂冽：金刻本、藏本"漂"并作"溧"。《广韵·五质》："溧冽，寒风。"《玉篇》："冽，寒气也。"

❽ 九：指南方离宫位也。

❾ 沉霒：金刻本、朝本"霒"并作"靄"。"沉"读为"霃"。《说文·雨部》："霃，久阴也。""霒，云覆日也。""霒"原作"侌"，今通用"阴"。

❿ 淫雨：谓久雨。《广韵·二十一侵》："久雨曰淫。"

卑监之纪，是谓减化❶，谓化气减少，己巳、己卯、己丑、己亥、己酉、己未之岁也。化气不令，生政独彰，土少而木专其用。长气整，雨乃愆❷，收气平，不相干犯，则平整。化气减，故雨愆期。风寒并兴，草木荣美，风，木也。寒，水也。土少故寒气得行，生气独彰，故草木敷荣而端美。秀而不实❸，成而秕❹也，荣秀而美，气生于木，化气不满，故物实中空，是以秕恶。其气散，气不安静，水且乘之❺，从木之风，故施散也。其用静定，虽不能专政于时物，然或举用，则终归土德而静定。其动疡涌分❻溃痈肿，疡，疮也。涌，呕吐也。分，裂也。溃，烂也。痈肿，脓疮也。其发濡滞❼，土性也濡，湿也。其脏脾，主脏病。其果李栗，李，木，栗。水果也。其实濡核，濡，中有汁者。核，中坚者。新校正云：详前后濡实主水，此濡字当作肉，王注亦非。其谷豆麻，豆，水。麻，木谷也。其味酸甘，甘味之物，熟兼酸也。其色苍黄，色黄之物，外兼苍也。其畜牛犬，土从木畜。其虫裸毛，裸从毛。其主飘怒振发，木之气用也。其声宫角，宫从角。其病留满否塞，土气拥碍❽，故从木化也，不胜，故从佗化。少宫与少角同，土少，故半从木化也。新校正云：详少宫之运，六年内，除己丑、己未，与正宫同，己巳、己亥，与正角同外，有己卯、己酉二年，少宫与少角同，故不云判角也。上宫与正宫同，上见太阴，则与平土运，生化同也。己丑、己未，其岁见也。上角与正角同，上见厥阴，则悉是敷和之纪也。己亥、己巳其岁见也。其病飧泄，风之胜也。邪伤脾也，纵诸气金病，即自伤脾。新校正云：详此不言上商者，土与金无相克罚，故经不纪之也。又注云："纵诸气金病，即自伤脾也。""金"字疑误。振拉❾飘扬，则苍干散落，振拉飘扬，木无德也。苍干散落，金之复也。其眚四维，东南、西南、东北、西北，土之位也。新校正云：按《六元正纪大论》云："灾五宫。"其主败折虎狼，虎狼猴犴豹鹿马獐麂，诸四足之兽，害于粢盛及生命也。清气乃用，生政乃辱。金气行，则木气屈。

❶ 减化：谓化运受到减弱。土运不及，而木水之气克侮，故曰减化。

❷ 愆：《文选·刘越石扶风歌》善注："愆，过也。"此谓雨水过期。

❸ 秀而不实：谓植物虽已开花，不结果实。《论语》朱注："谷之始生曰苗，

吐华（花）曰秀，成谷曰实。"

❹ 秕：子实不饱满。《广韵·五旨》："秕，穅秕。"

❺ 水且乘之：读本"水"作"木"。赵本"乘"作"疏"。

❻ 涌分：张琦曰："肌肉之病，涌分字衍。"

❼ 濡滞：濡湿凝滞。《说文·水部》："滞，凝。"

❽ 硋：依前"备化之纪"节"其病否"注校例，应作"凝"。

❾ 振拉：摇动摧折。《说文·手部》："振，摇也。"《汉书·邹阳传》："拉，摧也。"

从革之纪，是谓折收❶，火折金收之气也，谓乙丑、乙亥、乙酉、乙未、乙巳、乙卯之岁也。**收气乃后，生气乃扬**，后，不及时也。收气不能以时而行，则生气自应布扬而用之也。**长化合德，火政乃宣，庶类❷以蕃**，火土之气，同生化也。宣，行也。**其气扬**，顺火也。**其用躁切**，少虽后用，用则切急，随火躁也。**其动铿禁❸瞀厥**，铿，咳声也。禁，谓二阴禁止也。瞀，闷也。厥，谓气上逆也。**其发咳喘**，咳，金之有声。喘，肺藏气也。**其脏肺**，主脏病。**其果李杏**，李，木。杏，火果也。**其实壳络**，外有壳，内有支络之实也。**其谷麻麦❹**，麻，木。麦，火谷也。麦色赤也。**其味苦辛**，苦味胜辛，辛兼苦也。**其色白丹**，赤加白也。**其畜鸡羊**，金从火土之兼化。新校正云：详火畜马、土畜牛、今言羊，故王注云从火土之兼化为羊也。或者当去注中之土字，甚非。**其虫介羽**，介从羽。**其主明曜炎烁**，火之胜也。**其声商徵**，商从徵。**其病嚏咳鼽❺衄**，金之病也。**从火化也**，火气来胜，故屈己以从之。**少商与少徵同**，金少，故半同火化也。新校正云：详少商运六年内，除乙卯、乙酉同正商、乙巳、乙亥同正角外，乙未、乙丑二年为少商同少徵，故不云判徵也。**上商与正商同**，上见阳明，则与平金运生化同，乙卯、乙酉其岁止❻见也。**上角与正角同**，上见厥阴，则与平木运生化同，乙巳、乙亥其岁上见也。新校正云：详金土无相胜克，故经不言上宫与正宫同也。**邪伤肺也**，有邪之胜则归肺。**炎光赫**

烈，则冰雪霜雹，炎光赫烈，火无❼德也。冰雪霜雹，水之复也。水复之作，雹形如半珠。新校正云：详注云：雹形如半珠，半字疑误。眚于七，七，西方也。新校正云：按《六元正纪大论》云："灾七宫。"其主鳞伏彘鼠，突戾潜伏，岁主纵之，以伤赤实及羽类也。岁气早至，乃生大寒。水之化也。

❶ 折收：金运不及，火来克金，木来反侮，故曰折收。

❷ 庶类：《尔雅·释诂》："庶，众也。""类"有"种"义。众种，是谓各种植物。

❸ 铿禁：张介宾曰："铿然有声，咳也。禁，声不出也。"

❹ 其谷麻麦：程瑶田曰："经、注三麦字，本皆黍字，后人因火曰升明，其谷麦，而妄改之。不知麦之色赤已见上注，此注不应重见矣。"

❺ 鼽：病寒，鼻窒。

❻ 止：胡本、藏本并作"上"。

❼ 无：《素问校讹》引古抄本无"无"字。

涸流之纪，是谓反阳❶，阴气不及❷，反为阳气代之，谓辛未、辛巳、辛卯、辛酉、辛亥、辛丑之岁也。脏令不举，化气乃昌，少水而土盛。长气宣布，蛰虫不藏，太阳在泉，经文背也。厥阴、阳明司天，乃如经谓也。土润水泉减，草木条茂，荣秀满盛，长化之气，丰而厚也。其气滞，从土也。其用渗泄，不能流也。其动坚止，谓便泻也。水少不濡，则干而坚止。脏气不能固，则注下而奔速。其发燥槁，阴少而阳盛故尔。其脏肾，主脏病也。其果枣杏，枣，土。杏，火果也。其实濡肉，濡，水。肉，土化也。其谷黍稷，黍，火。稷，土谷也。新校正云：按本论上文，麦为火之谷，今言黍者，疑麦字误为黍也。虽《金匮真言论》作黍，然本论作麦，当从本篇之文也。其味甘咸，甘入于咸，味甘美也。其色黅玄，黄加黑也。其畜彘牛，水从土畜。其虫鳞倮，鳞从倮。其主埃郁昏翳❸，土之胜也。其声羽宫，羽从宫。其病痿厥坚下❹，水土参并，故如是。

从土化也，不胜于土，故从他化。**少羽与少宫同，**水土各半化也。新校正云：详少羽之运六年内，除辛丑、辛未与正宫同外，辛卯、辛酉、辛巳、辛亥四岁为同少宫，故不言判宫也。**上宫与正宫同，**上见太阴，则与平土运生化同。辛丑、辛未岁上见之。新校正云：详此不言上角、上商者，盖水于金木无相克罚故也。**其病癃闷❺，**癃，小便不通。闷，大便干涩不利也。**邪伤肾也，**邪胜则归肾。**埃昏❻骤雨，则振拉摧拔，**埃昏骤雨，土之虐也。振拉摧拔，木之复也。**眚于一，**一，北方也。诸谓方者，国郡州县境之方也。新校正云：按《六元正纪大论》云："灾一宫。"**其主毛显狐狢❼，变化不藏，**毛显，谓毛虫：麋鹿麇麇猫兔虎狼显见，伤于黄实，兼害裸虫之长也。变化，谓为魅狐狸当之。不藏，谓害粢盛，鼠猫兔狸狢当之，所谓毛显不藏也。

故乘危而行，不速而至，暴虐无德，灾反及之，微者复微，甚者复甚，气之常也。通言五行气少，而有胜复之大凡也。乘彼孤危，恃乎强盛❽，不召而往，专肆威刑，怨祸自招，又谁咎也，假令木弱，金气来乘，暴虐苍卒，是无德也。木被金害，火必仇之，金受火燔，则灾及也。夫如是者，刑甚则复甚，刑微则复微，气动之常，固其宜也，五行之理，咸迭然乎。新校正云：按五运不及之详，具《气交变大论》中。

❶ 反阳：高世栻曰："反阳，火不畏水也。"

❷ 及：《素问校讹》引古抄本作"足"。

❸ 昏翳：即昏暗。《广韵·十二霁》："翳，隐也。"

❹ 坚下：指人体下部坚硬徵结一类病变。高世栻曰："水气不注于二阴，则坚下。"

❺ 闷："闷"与"闭"同。"闷""闭"双声。

❻ 埃昏：谓尘雾若有所蔽。《说文·土部》："埃，尘也。""埃"之言簸也，谓尘起如物也。

❼ 狐狢（hè 贺）："狢"本作"貉"，亦作"貊"。《说文·豸部》："貉，似狐善睡兽。""貉"小于狐而毛厚，人多取其皮为裘。《论语·乡党》："狐貉之厚以居。"

❽ 苍：守校本作"仓"。

发生之纪，是谓启敕❶，物乘木气以发生，而启陈其容质也。是谓壬申、壬午、壬辰、壬寅、壬子、壬戌之六岁化也。敕，古陈字。土疏泄，苍气达，生气上发❷，故土体疏泄。木之专政，故苍气上达。达，通也，出也，行也。阳和布化，阴气乃随，少阳先生，发于万物之表。厥阴次随，营运于万象之中也。生气淳化，万物以荣，岁木有余，金不来胜，生令布化，故物以舒荣。其化生，其气美，木化宣行，则物容端美。其政散❸，布散生荣，无所不至。其令条舒，条，直也，理也。舒，启也。端直舒启，万物随之，发生之化，无非顺理者也。其动掉眩巅疾，掉，摇动也。眩，旋转也。巅，上首也。疾，病气也。新校正云：详王不解其动之义，按后敦阜之纪，其动濡积并蓄。王注云：动谓变动。又坚成之纪，其动暴折疡疰。王注云：动以生病。盖谓气既变，因动以生病也，则木火土金水之动义皆同也。又按王注《脉要精微论》云：巅疾，上巅疾也。又注《奇病论》云：巅，谓上巅，则头首也。此注云：巅，上首也。疾，病气也。气字为衍。其德鸣靡启坼❹，风气所生。新校正云：按《六元正纪大论》云：其化鸣紊启拆。其变振拉摧拔，振，谓振怒。拉，谓中折。摧，谓仆落。拔，谓出本。新校正云：按《六元正纪大论》同。其谷麻稻，木化齐金。其畜鸡犬，齐鸡孕❺也。其果李桃，李齐桃实也。其色青黄白，青加于黄白，自正也。其味酸甘辛，酸入于甘辛，齐化也。其象春，如春之气，布散阳和。其经足厥阴少阳，厥阴，肝脉。少阳，胆脉。其脏肝脾，肝胜脾。其虫毛介，木余，故毛齐介育。其物中坚外坚，中坚有核之物，齐等于皮壳之类也。其病怒。木余故。太角与上商同，太过之木气与金化齐等。新校正云：按太过五运，独太角言与上商同，余四运并不言者，疑此文为衍。上徵则其气逆❻，其病吐利。上见少阴、少阳，则其气逆行。壬子、壬午岁上见少阴。壬寅、壬申岁上见少阳。木余遇火，故气不顺。新校正云：按《五运行大论》云：气相得而病者，以下临上，不当位也。不云上羽者，水临木为相得故也。不务❼其德，则收气复，秋气劲切，甚则肃杀，清气大至，草木凋零，邪乃伤肝。恃已太过，凌犯于土，土气屯极，金为复仇。金行杀令，故邪伤肝木也。

❶ 启敷："启敷（陈）"与本书《四气调神大论》"发陈"义同。《仪礼·士昏礼》郑注："启，发也。"张介宾曰："布散阳和，发生万物之象也。"

❷ 发：胡本、读本并作"达"。

❸ 散：《广雅·释诂三》："散，布也。"

❹ 其德鸣靡启坼：吴本"坼"作"折"。张介宾曰："鸣，风木声也；靡，散也；启坼，即启陈之义，其德应春也。"

❺ 鸡孕：柯校本作"孕育。"

❻ 上徵则其气逆：张介宾曰："上徵者，司天见少阴君火、少阳相火，乃壬子、壬午、壬寅、壬申四年是也。木气有余而上行生火，子居母上，是为气逆。"

❼ 不务：《说文·力部》："务，趣也。"张舜徽曰："务之言敄也。谓自迫促不懈急也。""不务"即不专力勉修。

赫曦之纪，是谓蕃茂❶，物遇太阳，则蕃而茂，是谓戊辰、戊寅、戊子、戊戌、戊申、戊午之岁也。新校正云：按或者云注中"太阳"当作"太徵"。详木土金水之太过注，俱不言角宫商羽等运，而水太过注云，阴气大行。此火太过，是物遇太阳也，安得谓之太徵乎。**阴气内化，阳气外荣，**阴阳之气，得其序也。**炎暑施化，物得以昌，**长气多故尔。**其化长，其气高，**长化行，则物容大。高气达，则物色明。**其政动，**革易其象不常也。**其令鸣❷显，**火之用而有声，火之燔而有焰，象无所隐，则其信也。显，露也。**其动炎灼妄扰，**妄，谬也。扰，挠也。**其德暄暑❸郁蒸，**热化所生，长于物也。新校正云：按《六元正纪大论》云："其化暄嚣郁燠。"又作"暄曜"。**其变炎烈沸腾，**胜复之有，极于是也。**其谷麦豆，**火齐水化也。**其畜羊彘，**齐孕育也。新校正云：按本论上文马为火之畜。今言羊者，疑马字误为羊。《金匮真言论》及《脏气法时论》俱作羊。然本论作马，当从本论之文也。其果杏栗，等实也。其色赤白玄，赤色加白黑，自正也。其味苦辛咸，辛物兼苦与咸，化齐成也。其象夏，如夏气之热也。其经手少阴太阳，少阴，心脉。太阳，小肠脉。手厥阴少阳，厥阴，心包脉。少阳，三焦脉。其脏心肺，心胜肺。其虫羽鳞，火余，故鳞羽齐化。其物脉濡，脉，火物。濡，水物。水火齐也。新校正云：详脉，即络也。文虽殊，而义同。其病笑，疟、疮疡、血流、狂妄、目赤，火盛故。上羽与正徵同 ❹，其收齐，其病痓 ❺，上见太阳，则天气且制，故太过之火，反与平火运生化同也。戊辰、戊戌岁上见之。若平火运同，则五常之气无相凌犯，故金收之气生化同等。上徵 ❻ 而收气后也，上见少阴、少阳，则其生化自政，金气不能与之齐化。戊子、戊午岁上见少阴，戊寅、戊申岁上见少阳。火盛故收气后化。新校正云：按《气交变大论》云："岁火太过上临少阴、少阳，火燔焫，水泉涸，物焦槁。"暴烈其政，脏气乃复，时见凝惨，甚则雨水霜雹切寒，邪伤心也。不务其德，轻侮致之也。新校正云：按《气交变大论》云："雨冰霜寒。"与此互文也。

❶ 蕃茂：二字同义。《说文·艸部》："蕃，艸茂也。"茂，草丰盛。

❷ 鸣：明绿格抄本"鸣"作"明"。张介宾曰："火之声壮，火之光明。"

❸ 其德暄暑：谓其施予如温如热。

❹ 上羽与正徵同：指戊辰、戊戌太阳寒水司天之年，火运太过，而司天之寒水可以克火运太过之火，故说上羽与正徵同。

❺ 其收齐，其病痓：张琦曰："其收齐其病痓六字疑衍。"

❻ 上徵：指戊子、戊午少阴君火司天之年，与戊寅、戊申少阳相火司天之年，司天与岁运同气，则火气更盛。

敦阜之纪，是谓广化，土余，故化气广被于物也。是谓甲子、甲戌、甲申、甲午、甲辰、甲寅之岁也。厚德清静，顺长以盈，土性顺用，无与物争，故德厚而不躁，顺火之长育，使万物化气盈满也。至阴内实 ❶，物化充成，至阴，土精气也。夫万物所以化成者，皆以至阴之灵气，生化于中也。**烟埃朦郁** ❷，**见于厚土** ❸，厚土，山也。烟埃，土气也。**大雨时行，湿气乃用，燥政乃辟** ❹，湿气用则燥政辟，自然之理尔。**其化圆，其气丰，**化气丰圆，以其清静故也。**其政静，**静而能久，故政常存。**其令周备，**气缓故周备。**其动濡积并蓄** ❺，动，谓变动。**其德柔润重淖** ❻，静而柔润，故厚德常存。新校正云：按《六元正纪大论》云："其化柔润重泽。"**其变震惊飘骤崩溃，**震惊，雷霆之作也。飘骤，暴风雨至也。大雨暴注，则山崩土溃，随水流注 ❼。**其谷稷麻，**土木齐化。**其畜牛犬，**齐孕育也。**其果枣李，**土齐木化。**其色黅玄苍，**黄色加黑苍，自正也。**其味甘咸酸，**甘入于咸酸，齐化也。**其象长夏，**六月之气生 ❽ 化同。**其经足太阴阳明，**太阴，脾脉。阳明，胃脉。**其脏脾肾，**脾胜肾。**其虫裸毛，**土余故毛裸齐化。**其物肌核，**肌，土。核，木化也。**其病腹满，四肢不举，**土性静，故病如是。新校正云：详此不云上羽、上徵者，徵羽不能亏盈于土，故无他候也。**大风迅至，邪伤脾也。**木盛怒，故土脾伤。

❶ 至阴内实：至阴之土气有余，则万物得以充实于内。

❷ 烟埃朦郁：《说文》无"朦"字。"朦"原作"蒙。"《诗经·邶风·君子偕老》传："蒙，覆也。"《文选·海赋》善注："郁，盛貌。""烟埃朦郁"谓覆盖之土气甚盛。

❸ 厚土：谓大地。《文选·宋玉九辨》："皇天淫溢而秋霖兮，厚土何时而得干。"注："厚土，地也。"

❹ 辟：除掉。《音义》卷二十一引《广雅》："辟，除也。"

❺ 濡积并蓄：张志聪曰："蓄，聚也。湿则濡滞而成积聚也。"

❻ 重淖：于鬯曰："按淖疑潐字形近之误。《史记·天官书》集解：潐，音泽。故《六元正纪大论》此文两见，俱作其化柔润重泽，是其明证。盖潐实即泽之殊文。"

❼ 注：赵本、藏本并作"没"。

❽ 生：守校本作"土"。

坚成之纪，是谓收引 ❶，引，敛也。阳气收，阴气用，故万物收敛。

谓庚午、庚辰、庚寅、庚子、庚戌、庚申之岁也。**天气洁，地气明，**秋气高洁，金气同。**阳气随阴治化，**阳顺阴而生化。**燥行其政，物以司成，**燥气行化万物，专司其成熟，无遗略也。**收气繁布，化洽❷不终，**收杀气早，土之化不得终其用也。　　新校正云：详繁字疑误。**其化成，其气削，**减，削也。**其政肃，**肃，清也，静也。**其令锐切，**气用不屈，劲而急。**其动暴折疡疰❸，**动以病生❹。**其德雾露萧飋，**燥之化也。萧飋，风声也。静为雾露，用则风生。新校正云：按《六元正纪大论》"德"作"化"。**其变肃杀凋零，**陨坠于物。**其谷稻黍，**金火齐化也。　　新校正云：按本论上文麦为火之谷，当言其谷稻麦。**其畜鸡马，**齐孕育也。**其果桃杏，**金火齐实。**其色白青丹，**白加于青丹，自正也。**其味辛酸苦，**辛入酸苦齐化。**其象秋，**气爽清洁，如秋之化。**其经手太阴阳明，**太阴，肺脉。阳明，大肠脉。**其脏肺肝，**肺胜肝。**其虫介羽，**金余，故介羽齐育。**其物壳络，**壳，金。络，火化也。**其病喘喝，胸凭仰息❺，**金气余故。**上徵与正商同❻，其生齐❼，其病咳，**上见少阴少阳，则天气见❽抑，故其生化与平金岁同。庚子、庚午岁上见少阴，庚寅、庚申岁上见少阳。上火制金，故生气与之齐化。火乘金肺，故病咳。新校正云：详此不言上羽者，水与金非相胜克故也。**政暴变，则名木❾不荣，柔脆焦首，长气斯救，大火流，炎烁且至，蔓将槁，邪伤肺也。**变，谓太甚也。政太甚则生气抑，故木不荣，草首焦死。政暴不已，则火气发怒，故火流炎烁至，柔条蔓草脆❿之类皆干死也，火乘金气，故肺⓫伤也。

❶ 收引：黄元御曰："收引者，金气收敛，引阳气于地下也。"

❷ 洽：吴本"洽"作"治。"谓土之化气，不得尽其沾润作用。《说文·水部》："洽，沾也。"

❸ 疡疰：疮病。《广雅·释诂一》："疰，病也。"

❹ 病生：胡本作"生病"。

❺ 胸凭仰息：谓胸满呼吸困难。《广雅·释诂一》："凭，满也。"

❻ 上徵与正商同：谓庚子、庚午少阴君火司天，与庚寅、庚申少阳相火司

天之年，虽运太过，而司天之火能克之，故同。

❼ 其生齐： 火气司天，火克金，木不受金，木之生气与金齐化。

❽ 见： 胡本、赵本并作"且"。

❾ 名木： 大木。

❿ 草脆： 守校本"草"下无"脆"字。

⓫ 肺： 胡本、读本"肺"下并有"气"字。

按语： 五运盛衰不同，故有平气、不及、太过三气之分，而名三气之纪。三气之纪，均各寓五行之生克，叶五音之清浊，应万物之化生。从音声来讲：平气的敷和之纪音角，角属木；升明之纪音徵，徵属火；备化之纪音宫，宫属土；审平之纪音商，商属金；静顺之纪音羽，羽属水。故不及之气的委和之纪其声角商，属金克木；伏明之纪其声徵羽，属水克火；卑坚之纪其声宫角，属木克土；从革之纪其声商徵，属火克金；涸流之纪其声羽宫，属土克水。惟经文太过条下，但言发生之纪，太角（属木）与上商（属金）同；赫曦之纪，上羽（属水）与正徵（属火）同；坚成之纪，上徵（属火）与正商（属金）同。其敦阜之纪条下，不言音声（阙土木二音）；流衍之纪条下，仅言上羽（羽属水，此下阙属土之音）。详勘上下文义，无论平气、不及、太过之五运，均与分上下、别清浊之五音、各相契合，知不言音声及仅言上羽等处，似系阙文，故特提出与新校正所指"按太过五运，独太角与上商同，余四运并不言者，疑此文为衍"及张介宾因之而谓"或非衍则误耳"共商一是。

流衍之纪，是谓封藏❶，阴气大行，则天地封藏之化也，谓丙寅、丙子、丙戌、丙申、丙午、丙辰之岁。**寒司物化，天地严凝**，阴之气也。**脏政以布，长令不扬**，脏气用则长化止，故令不发扬。**其化凛，其气坚**，寒气及物则坚定。**其政谧**，谧静也，**其令流注**，水之象也。**其动漂泄沃涌❷**，沃，沫也。涌，溢也。**其德凝惨寒雾❸**，寒之化也。　新校正云：按《六元正纪大论》作"其化凝惨溧冽"。**其变冰雪霜雹**，非时而有。**其谷豆稷**，水齐土化。**其畜彘牛**，齐孕育也。**其果栗枣**，水土齐实。**其色黑丹黅，**黑加于丹黄，自正也。**其味咸苦甘，**咸入于苦甘，化齐焉。**其象冬，**气序疑肃，似冬之化。**其经足少阴太阳，**少阴肾脉，太阳膀胱脉也。**其脏肾心，**肾胜心。**其虫鳞裸，**水余，故鳞裸齐育。**其物濡满❹，**濡，水。满，土化也。　新校正云：按土不及作肉，土太过作肌，此作满，互相成也。**其病胀，**水余也。**上羽而长气不化也。**上见太阳，则火❺不能布化以长养也。丙辰、丙戌之岁，上见天符水运也。　新校正云：按《气交变大论》云："上临太阳，则雨、冰、雪、霜不时降。湿气变物。"不云上徵者，运所胜也。**政过则化气大举，而埃昏气交，大雨时❻降，邪伤肾也。**暴寒数举，是谓政过。火被水凌，土来仇复，故天地昏翳，土水气交，大雨斯降，而邪伤肾也。**故曰，不恒其德❼，则所胜来复，政恒其理❽，则所胜同化，此之谓也。**不恒谓恃己有余，凌犯不胜。恒谓守常之化不肆威刑。如是则克己之气，岁同治化也。新校正云：详五运太过之说，具《气交变大论》中。

❶封藏：与"深藏"义近。《左传》昭二年杜注："封，厚也。""厚"有"深"义。寒则万物深藏。张介宾曰："水盛则阴气大行，天地闭而万物藏，故曰封藏。"

❷漂泄沃涌："漂泄"谓痛泄。《汉书·中山靖王胜传》颜注："漂，动也。"动，引申有"痛"义。"沃"沫也，"涌"作"吐"解。"沃涌"谓吐涎沫。

❸寒雾：谓寒雾之气。《广韵·二十文》："雾，雾气也。"

❹濡满：汁水饱满。

❺火：胡本、读本并作"天"。

❻时：《素问校讹》引古抄本作"斯"。

❼不恒其德：谓五运之气不能正常施予而化生万物。《礼记·玉藻》注："德，如有予也。"

❽政恒其理：谓五运之气正常地施化万物。《广雅·释诂》："理，治也。"治"有"化"义。

帝曰：天不足西北❶，左寒而右凉，地不满东南❶，右热而左温，其故何也？面巽言也。岐伯曰：阴阳之气，高下之理，太少❷之异也。高下，谓地形。太少❸，谓阴阳之气盛衰之异。今中原地形，西北方高，东南方下，西方凉，北方寒，东方温，南方热，气化犹然矣。东南方，阳也，阳者其精降于下，故右热而左温。阳精下降，故地❹以温而知❺之于下矣。阳气生于东而盛于南，故东方温而南方热，气之多少明矣。西北方，阴也，阴者其精奉于上，故左寒而右凉。阴精奉上，故地以寒而知之于上矣。阴气生于西而盛于北，故西方凉北方寒，君面巽而言，臣面乾而对也。新校正云：详天地不足阴阳之说，亦具《阴阳应象大论》中。是以地有高下，气有温凉，高者气寒，下者气热，新校正云：按《六元正纪大论》云：至高之地，冬气常在，至下之地，春气常在。故适寒凉者胀，之❻温热者疮，下之则胀已，汗之则疮已，此腠理开闭之常，太少❼之异耳。西北、东南，言其大也。夫以气候验之，中原地形所居者，悉以居高则寒，处下则热。尝试观之，高山多雪，平川多雨，高山多寒，平川多热，则高下寒热可征见矣。中华之地，凡有高下之大者，东西、南北各三分也。其一者，自汉蜀江南至海也；二者，自汉江北至平遥县也；三者，自平遥北山北至蕃界北海也。故南分大热，中分寒热兼半，北分大寒。南北分外，寒热尤极。大热之分，其寒微，大寒之分，其热微。然其登涉❽极高山顶，则南面北面，寒热悬殊，荣枯倍异也。又东西高下之别亦三矣，其一者自汧源县西至沙州，二者自开封县西至汧源县，三者自开封县，东至沧海也。故东分大温，中分温凉兼半，西分大凉。大温之分，其寒五分之二，大凉之分，其热五分之二，温凉分外，温凉尤极，变为大暄大寒也。约其大凡如此。然九分之地，寒极于东❾北，热极于西❿南。九分之地，其中有高下不同，地高处则湿⓫，下处则燥⓬，此一方之中小异也。若大而言之，是则高下之有一⓭也。何者？中原地形，西高北高，东下南下。今百川满凑，东之沧海，则东南西北高下可知。一为地形高下，故寒热不同；二则阴阳之气有少有多，故表温凉之异尔。今以气候验之，乃春气西行，秋气东行，冬气南行，夏气北行。以中分校之，自开封至汧源，气候正与历候同。以东行校之，自开封至沧海，每一百里，秋气至晚一日，春气发早一日。西行校之，自汧源县西至蕃界碛石，其以南向及西北东南者，每四十里，春气发晚一日，秋气至早一日；北向及东北西南者，每一十五里，春气发晚一日，秋气至早一日。南行校之，川形有北向及东北西南者，每五百里，新校正云：按别本作"十五里。"阳气行晚 ❶ 一日，阴气行早 ❶ 一日；南向及东南西北川，每一十五里，热气至早一日，寒气至晚一日；广平之地，则每五 ❶ 十里，阳气发早一日，寒气至晚一日。北行校之，川形有南向及东南西北者，每二十五里，阳气行晚一日，阴气行早一日；北向及东北西南川，每一十五里，寒气至早一日，热气至晚一日。广平之地，则每二十里，热气行晚一日，寒气至早一日。大率如此。然高处峻处，冬气常在，平处下处，夏气常在，观其雪零草茂，则可知矣。然地土固有弓形川、蛇行川、月形川，地势不同，生杀荣枯，地同而天异。凡此之类，有离向丙向巽向乙向震向处，则春气早至，秋气晚至，早晚校十五日，有丁向坤向庚向兑向辛向乾向坎向艮向处，则秋气早至，春气晚至，早晚亦校二十日，是所谓带山之地也，审观向背，气候可知。寒凉之地，腠理开少而闭多，闭多则阳气不散，故适寒凉，腹必胀也。湿热之地，腠理开多而闭少，开多则阳发散，故往温热，皮必疮也。下之则中气不余，故胀已。汗之则阳气外泄，故疮愈。

❶ 天不足西北　地不满东南：高世栻曰："天为阳，阳气温热；地为阴，阴气寒凉。天不足西北，则西北方之阳气少，故左右寒凉；地不满东南，则东南方之阴气少，故左右温热。"

❷ 太少：胡本、吴本、明绿格抄本、藏本、熊本并作"大小"。

❸ 太少：胡本作"大小"。

❹ 地：赵本"地"下有"气"字。

❺ 知：赵本作"和"。下"地以寒而知之"句同。

❻ 之：按：此"之"字应作"适"，属下读，"之温热者疮"，与上"适寒凉者胀"，句法相对。《太医局诸科程文》卷一《墨义》引"之"作"适"可证，

"之"与"适"同有往义。

❼ 太少：熊本作"大小"。

❽ 涉：赵本作"陟"。

❾ 东：《类经》卷二十五第十六引"东"作"西"。

❿ 西：《类经》引"西"作"东"。

⓫ 湿：《类经》引"湿"作"燥"。

⓬ 燥：《类经》引"燥"作"湿"。

⓭ 一：读本、守校本并作"二"。

⓮ 晚：守校本作"早"。

⓯ 早：守校本作"晚"。

⓰ 五：守校本作"二"。

帝曰：其于寿夭何如？言土地居人之寿夭。岐伯曰：阴精所奉其人寿，阳精所降其人夭。阴精所奉，高之地也；阳精所降，下之地也。阴方之地，阳不妄泄，寒气外持，邪不数中而正气坚守，故寿延。阳方之地，阳气耗散，发泄无度，风湿数中，真气倾竭，故夭折。即事验之，今中原之境，西北方众人寿，东南方众人夭，其中犹各有微甚尔，此寿夭之大异也，方❶者审之乎！帝曰：善。其病也❷，治之奈何？岐伯曰：西北之气散而寒之，东南之气收而温之，所谓同病异治❸也。西方北方人皮肤❹腠理密，人皆食热，故宜散宜寒。东方南方人皮肤❹疏，腠理开，人皆食冷，故宜收宜温。散，谓温浴，使中外条达。收，谓温中，不解表也。今土俗皆反之，依而疗之则反甚矣。新校正云：详分方为治，亦具《异法方宜论》中。故曰：气寒气❺凉，治以寒凉，行水渍之❻。气温气❼热，治以温热，强其内守。必同其气，可使平也❽，假者反之❾。寒方以寒，热方以热，温方以温，凉方以凉，是正法也，是同气也。行水渍之，是汤漫渍也❿。平，谓平调也。若西方北方有冷病，假热方温方以除之，东方南方有热疾，须凉方寒方以疗者，则反上正法以取之。帝曰：善。一州之气，生化寿夭不同，其故何也？岐伯曰：高下之理，地势使然也。崇高则阴气治❶之，污下则阳气治之，阳胜者先天，阴胜者后天，先天，谓先天时也。后天，谓后天时也。悉言土地生荣枯落❷之先后也。物既有之，人亦如❸然。此地理之常，生化之道也。帝曰：其有寿夭乎？岐伯曰：高者其气寿，下者其气夭，地之小大异也，小者小异，大者大异。大，谓东南西北相远万里许也。小，谓居所高下相近二十❹三十里或百里许也。地形高下悬倍不相计者，以近为小，则十里二十里。高下平慢❺气相接者，以远为小，则三百里二百里。地气不同乃异❻也。故治病者，必明天道地理，阴阳更胜，气之先后，人之寿夭，生化之期，乃可以知人之形气矣。不明天地之气，又昧阴阳之候，则以寿为夭，以夭为寿，虽尽上圣救生之道，毕经脉药石之妙，犹未免世中之诬斥也。

❶ 方：赵本"方"上有"异"字。

❷ 也：道藏本、朝鲜本均作"者"。

❸ 同病异治：张志聪曰："西北气寒，寒固于外，则热郁于内，故宜散其外寒，凉其内热。东南气热，则阳气外泄，里气虚寒，故宜收其元阳，温其中冷。所谓为病虽同，而治法则异也。"

❹ 肤：胡本、赵本"肤"下并有"闭"字。

❺ 寒气：《素问校讹》引古抄本"寒"下无"气"字。

❻ 行水渍之：《周礼·司爟》郑注："行，犹用。"即用热汤浸渍以散寒。

❼ 温气：《素问校讹》引古抄本"温"下无"气"字。

❽ 必同其气，可使平也：张介宾曰："天气地气有阴阳升降，病治亦有阴阳升降，用合气宜，是同其气而病可平矣。"

❾ 假者反之：谓假寒或假热证，应以相反之法治之。张介宾曰："西北未必无假热，东南未必无假寒，假者当反治。"

❿ 是汤漫渍也：《素问校讹》引古抄本"是"作"谓"。胡本、赵本"漫"并作"浸"。

⓫ 治：明绿格抄本作"居"。

⓬ 土地生荣枯落：藏本作"天地生化荣枯零落"。

⓭ 如：赵本作"宜"。

⓮ 二十：胡本、赵本"二十"下并有"里"字。

⓯ 慢：赵本作"漫"。

⓰ 不同乃异：赵本"同"下有"生"字。

帝曰：善。其岁有不病，而脏气不应不用者，何也？岐伯曰：天气制之，气有所从也❶。从，谓从事于彼，不及营于私应用之。帝曰：愿卒闻之。岐伯曰：少阳司天，火气下临❷，肺气上从，白起金用❸，草木眚，火见燔焫，革金且耗，大暑以行，咳嚏鼽衄鼻窒，曰❹疡，寒热胕肿。寅申之岁候也。临，谓御于下❺。从，谓从事于上。起，谓价高于市。用，谓用行刑罚也，临从起用同之。革，谓皮革，亦谓革易也。金，谓器属也。耗，谓费用也。火气燔灼，故曰生疮。疮，身疮也。疡，头疮也。寒、热，谓先寒而后热，则疟疾也。肺为热害，水且救之，水守肺中，故为胕肿。胕肿，谓肿满，按之不起，此天气之所生也。新校正云：详注云："故曰生疮，疮，身疮也。疡，头疮也。"今经只言曰疡，疑经脱一疮字，别本"曰"字作"口"。风行于地，尘沙飞扬，心痛胃脘痛，厥逆隔不通，其主暴速。厥阴在泉，故风行于地。风潘所胜，故是病生焉。少阳厥阴，其化急速，故病气起发，疾速而为，故云其主暴速。此也气❻不顺而生是也。新校正云：详厥阴与少阳在泉，言其主暴速，其发机速，故不言甚则某病也。

❶ 天气制之，气有所从也：张志聪曰："此论天有五运，地有五方，而又有司天在泉之六气，交相承制者也。岁有不病者，不因天之五运地之五方而为病也。脏气者，五脏之气应合五运五行。不应用者，不应五行之用也。此因司天之气制之，而人之脏气从之也。"

❷ 少阳司天，火气下临：谓寅申之岁，少阳相火司天，而火气下临于地则气候偏热。

❸ 肺气上从，白起金用：谓由于火性克金而金为火用，则五色属白，五行属金之肺，上从司天相火而用事发动火郁之疾。

❹ 曰：明绿格抄本作"疮"。林校引别本作"口"。按：本书《六元正纪大

论》有"少阳司天之政，民病有外发疮疡"句，可证作"疮"是。

❺ 谓御于下："谓"下脱"临"字。

❻ 也气：《素问校讹》引古抄本作"地气"。

阳明司天，燥气下临，肝气上从，苍起木用而立❶，土乃眚，凄沧❷数至，木伐草委，胁痛目赤，掉振❸鼓栗❹，筋痿不能久立。卯酉之岁候也。木用，亦谓木功也。凄沧，大凉也。此病之起，天气生焉。暴热至，土乃暑，阳气郁发，小便变，寒热如疟❺，甚则心痛，火行于❻稿❼，流水不冰，蛰虫乃见。少阴在泉，热监❽于地，而为是也，病之所有，地气生焉。

❶ 苍起木用而立：张介宾曰："燥气下临，肝之所畏。故肝气应而上从，木应则苍色起，而木为金用。"按："而立"二字无义，疑涉下文"久立"误衍。

❷ 凄沧：大凉。《文选·圣主得贤臣颂》翰注："凄沧，寒之甚也。"

❸ 掉振：似误倒，应乙作"振掉"。本书《脉要精微论》："行则振掉。""振掉"动摇也。《广雅·释诂一》："振，动也。"《说文·手部》："掉，摇也。"

❹ 鼓栗：即战动，较上"振掉"尤甚。《汉书·杨雄传下》颜注引邓展云："鼓亦动也。"《广雅，释言》："栗，战也。"

❺ 寒热如疟：谓寒热一日二三度发，似疟非疟之病。

❻ 于：于鬯曰："于乃干误，干，读为旱。"

❼ 稿：胡本作"槁"。

❽ 监：守校本作"盛"。

太阳司天，寒气下临，心气上从，而火且明❶，新校正云：详火且明三字，当作火用二字。丹起金乃眚❷，寒清时举❸，胜则水冰，火气高明，心热烦，嗌干善渴，鼽嚏，喜悲数欠❹，热气妄行，寒乃复，霜不时降，善忘，甚则心痛。辰戌之岁候也。寒清时举，太阳之令也。火气高明，谓燔炳于物也。不时，谓太早及偏害，不循时令，不普及于物也。病之所起，天气生焉。土乃润，水丰衍，寒客至，沉阴化，

湿气变物 ❺，水饮内蓄，中满不食，皮瘰 ❻ 肉苛 ❼，筋脉不利，甚则胕肿 ❽ 身后痈 ❾。太阴在泉。湿监 ❿ 于地而为是也，病之源始，地气生焉。 新校正云：详"身后痈"，当作"身后难"。

❶ 心气上从，而火且明：谓心气上从太阳司天之气，而火用乃明。《吕氏春秋·音律》高注："且，将也。"

❷ 丹起，金乃眚：丹为火色，丹火起用而火克金，则金气受灾。

❸ 寒清时举：张志聪曰："火气妄行于上，故霜寒以复之。"

❹ 数欠："数"屡也。"欠"呵欠。《仪礼·士相见》郑注："志倦则欠。"

❺ 沉阴化湿，气变物：按：本句当作"沉阴化湿，湿气变物"，"湿"字在此为重读。盖古书有一字重读之例，如《古书疑义举例》引《孟子·告子》"异于白马之白也"。上"白"字当重读之例。而本句"湿"字应重读，亦其例也。

❻ 皮瘰（wán 顽）:《广韵·二十七删》："瘰，痹。"

❼ 肉苛：张介宾曰："肉苛，不仁、不用也。"

❽ 胕肿：即浮肿。

❾ 身后痈：谓背为太阳经循行之通位，其经病，痈在后背。

❿ 监：胡本、守校本并作"盛。"

厥阴司天，风气下临，脾气上从，而土且隆，黄起水乃眚，土用革，体重，肌肉萎，食减口爽 ❶，风行太虚，云物摇动，目转耳鸣。巳亥之岁候也。土隆、土用革，谓土气有用而革易其体，亦谓土功土 ❷ 也，云物摇动，是谓风高。此病所生，天之气也。火纵其暴，地乃暑，大热消烁，赤沃下 ❸，蛰虫数见，流水不冰，少阳在泉，火监 ❹ 于地而为是也。病之宗兆，地气生焉。其发机速。少阳厥阴之气，变化卒急，其为疾病，速若发机，故曰其发机速。

❶ 爽：作"退"解。《广雅·释诂》："爽，减也。"

❷ 土：赵本、胡本并作"事"。

❸ 赤沃下：张介宾曰："赤沃下者，霖雨多热，受赤气也。"张志聪曰："赤沃下者，虽沃若之木叶，亦焦赤而下落矣。"

❹ 监：守校本作"盛"。

少阴司天，热气下临，肺气上从，白起金用❶，草木眚，喘呕寒热，嚏鼽衄鼻窒，大暑流行，子午之岁候也。热司天气，故是病生，天气之作也。甚则疮疡燔灼，金烁石流❷。天之交也。地乃燥清❸，凄沧数至，胁痛善太息，肃杀行，草木变。变，谓变易客❹质也。胁痛太息，地气生也。

❶ 肺气上从，白起金用：谓肺气上从司天之气，金气起而为用。

❷ 金烁石流：谓火炎过甚，则能熔化金石。

❸ 燥清：读本、赵本、吴本、明绿格抄本、朝本、藏本、熊本"燥"下并无"清"字。

❹ 客：胡本、赵本并作"容"。

太阴司天，湿气下临，肾气上从，黑起水变，新校正云：详前后文，此少火乃眚三字。埃冒❶云雨，胸中不利，阴痿，气大衰而不起不用。新校正云：详"不用"二字当作"水用"。当其时❷反腰脽❸痛，动转不便也，丑未之岁候也。水变，谓甘泉变咸也。埃，土雾也。冒，不分远也。云雨，土化也。脽，谓臀肉也。病之有者，天气生焉。厥逆。新校正云：详"厥逆"二字，疑当连上文。地乃藏阴，大寒且至，蛰虫早附❹，心下否痛，地裂冰坚，少腹痛，时害于食，乘金则止水增，味乃咸，行水减也。止水，井泉也。行水，河渠❺流注者也。止水虽长，乃变常甘美而为咸味也。病之有者，地气生焉。新校正云：详太阴司天之化，不言甚则病某，而云"当其时"，又云"乘金"则云云者，与前条互相发明也。

❶ 埃冒：谓尘埃覆盖。

❷ 当其时：谓当其土旺之时。

❸ 脽（shuí 谁）：《广雅·释亲》："臀谓之脽。"

❹ 附：《广雅·释诂三》："附，近也。""早附"谓早就贴近土里伏藏。

❺ 渠：赵本作"津"。

帝曰：岁有胎孕不育，治[1]之不全，何气使然？岐伯曰：六气五类[2]，有相胜制也，同者盛之，异者衰之[3]，此天地之道，生化之常也，故厥阴司天，毛虫静[4]，羽虫育[5]，介虫不成[6]，谓乙巳、丁巳、己巳、辛巳、癸巳、乙亥、丁亥、己亥、辛亥、癸亥之岁也。静，无声也。亦谓静退，不先用事也。羽为火虫，气同地也。火制金化，故介虫不成，谓白色有甲之虫少孕育也。在泉，毛虫育，裸虫耗[7]，羽虫不育。地气制土，黄裸耗损，岁乘木运，其又甚也。羽虫不育，少阳自抑之，是则五寅五申岁也。凡称不育不成，皆谓少，非悉无也。少阴司天，羽虫静，介虫育，毛虫不成；谓甲子、丙子、戊子、庚子、壬子、甲午、丙午、戊午、庚午、壬午之岁也。静，谓胡越燕、百舌鸟之类也。是岁黑色毛虫孕育少成。在泉，羽虫育，介虫耗不育。地气制金，白介虫不育，岁乘火运，斯复甚焉，是则五卯五酉岁也。　新校正云：详介虫耗，以少阴在泉，火克金也。介虫不育，以阳明在天自抑之也。太阴司天，裸虫静，鳞虫育，羽虫不成；谓乙丑、丁丑、己丑、辛丑、癸丑、乙未、丁未、己未、辛未、癸未之岁也。裸虫，谓人及虾蟇之类也。羽虫，谓青绿色者，则鹦鹉翠鸟翠碧鸟之类，诸青绿色之有羽者也。岁乘金运，其复甚焉。在泉，裸虫育，鳞虫，新校正云：详此少一"耗"字。不成。地气制水，黑鳞不育，岁乘土运而又甚乎[8]，是则五辰五戌岁也。少阳司天，羽虫静，毛虫育，裸虫不成；谓甲寅、丙寅、戊寅、庚寅、壬寅、甲申、丙申、戊申、庚申、壬申之岁也。裸虫，谓青绿色者也。羽虫，谓黑色诸有羽翼者，则越燕、百舌鸟之类是也。在泉，羽虫育，介虫耗，毛虫不育。地气制金，白介耗损，岁乘火运，其又甚也。毛虫不育，天气制之。是则五巳五亥岁也。阳明司天，介虫静，羽虫育，介虫不成；谓乙卯、丁卯、己卯、辛卯、癸卯、乙酉、丁酉、己酉、辛酉、癸酉岁也。羽为火虫，故蕃育也。介虫，诸有赤色甲壳者也。赤介不育，天气制之也。在泉，介虫育，毛虫耗，羽虫不成。地气制木，黑毛虫耗，岁乘金运，损复甚焉，是则五子五午岁也。羽虫不就❾，以上见少阴也。**太阳司天，鳞虫静，裸虫育；**谓甲辰、丙辰、戊辰、庚辰、壬辰、甲戌、丙戌、戊戌、庚戌、壬戌之岁也。裸虫育，地气同也。鳞虫静，谓黄鳞不用也。是岁雷霆少举，以天气抑之也。新校正云：详此当云"鳞虫不成。"**在泉，鳞虫耗，裸虫不育，**天气制胜，黄黑鳞耗，是则五丑五未岁也。新校正云：详此当为"鳞虫育，羽虫耗，裸虫不育。"注中，"鳞"字亦当作"羽"。**诸乘所不成之运，则甚也❿。**乘水⓫之运，裸虫不成。乘火之运，介虫不成。乘土之运，鳞虫不成。乘金之运，毛虫不成。乘水之运，羽虫不成。当是岁者，与上文同，悉少能孕育也。斯并运与气同者，运乘其胜，复遇天符及岁会者，十孕不全一二也。**故气主⓬有所制，岁立有所生，地气制己胜⓭，天气制胜己⓮，天制色，地制形，**天气随己不胜者制之，谓制其色也，地气随己所胜者制之，谓制其形。故又曰天制色，地制形焉，是以天地之间，五类生化，互有所胜，互有所化，互有所生，互有所制矣。**五类衰盛，各随其气之所宜也。**宜则蕃息。**故有胎孕不育，治之不全，此气之常也，**天地之间，有生之物，凡此五类也。五，谓毛羽裸鳞介也。故曰：毛虫三百六十，麟为之长。羽虫三百六十，凤为之长。裸虫三百六十，人为之长。鳞虫三百六十，龙为之长。介虫三百六十，龟为之长。凡诸有形，跂行飞走，喘息胎息，大小高下，青黄赤白黑，身被毛羽鳞介者，通而言之，皆谓之虫矣。不具是四者，皆谓裸虫。凡此五物，皆有胎生、卵生、湿生、化生也。因人致问，言及五类也。**所谓中根⓯也。**生气之根本，发自身形之中。中，根也。非是五类，则生气根系，悉因外物以成立，去之则生气绝矣。**根于外者亦五，**谓五味五色类也。然木火土金水之形类，悉假外物色藏，乃能生化。外物既去，则生气离绝，故皆是根于外也。新校正云：详注中"色藏"二字当作"已成"。**故生化之别，有五气、五味、五色、五类、五宜⓰也。**然是二十五者，根中⓱根外悉有之。五气，谓臊焦香腥腐也。五味，谓酸苦辛咸甘也。五色，谓青黄赤白黑也。五类有二矣，其一者，谓毛羽裸鳞介，其二者谓燥湿液坚奭也。夫如是等，于万物之中互有所宜。**帝曰：何谓也？岐伯曰：根于中者，命曰神机，神去则机息。根于外者，命曰气立，气止则化绝。**诸有形之类，根于中者，生源系天，其所动静，皆神气为机发之主，故其所为也，物莫之知，是以神舍去，则机发动用之道息矣。根于外者，生源系地，故其所生长化成收藏，皆为造化之气所成立，故其所出也，亦物 ⓲ 莫之知，是以气止息，则生化结成之道绝灭矣。其木火土金水，燥湿液坚柔，虽常性不易，及乎外物去，生气离，根化绝止，则其常体性颜色，皆必小变移其旧也。新校正云：按《六元微旨大论》云："出入废，则神机化灭。升降息，则气立孤危。故非出入，则无以生长壮老已，非升降，则无以生长化收藏。"**故各有制，各有胜，各有生，各有成。**根中根外悉如是。**故曰：不知年之所加，气之同异，不足以言生化。此之谓也。**新校正云：按《六节藏象论》云："不知年之所加，气之盛衰，虚实之所起，不可以为工矣。"

❶ 治：张介宾曰："治，谓治岁之气。"

❷ 五类：谓毛、羽、裸、鳞、介五虫类。张介宾曰："五类者，五行所化，各有其类。如毛虫三百六十，麟为之长；羽虫三百六十，凤为之长，裸虫三百六十，人为之长，介虫三百六十，龟为之长；鳞虫三百六十，龙为之长。凡诸有形动物，其大小高下五色之异，各有其类，通谓之虫也。然毛虫属木，羽虫属火，裸虫属土，介虫属金，鳞虫属水。"

❸ 同者盛之，异者衰之："同"指五类之五行属性与六气之五行属性相同；"异"指五类之五行属性与六气之五行属性不相同。张介宾曰："六气五类，各有相生相制。同者同其气，故盛；异，者异其气，故衰。"

❹ 静：谓不动。

❺ 育：谓生育。

❻ 不成：谓不能生成。

❼ 耗：谓生育受到减损。《广韵·三十七号》："耗，减也。俗作耗。"

❽ 乎：胡本作"焉"。

❾ 就：四库本作"成"。

⑩ 诸乘所不成之运，则甚也："运"指五运。此谓凡运气被六气所乘之时，其不成者，更不能孕育。

⑪ 水：读本作"木"。

⑫ 主：吴本、藏本并作"生"。

⑬ 地气制己胜：张介宾曰："谓以己之胜，制彼之不胜，如以我之木，制彼之土。"

⑭ 天气制胜己：张介宾曰："谓司天之气，能制夫胜己者也。如木运不及，而上见太阴，则土齐木化。"

⑮ 中根：高世栻曰："五运在中，万物生化，所谓中根。"

⑯ 五宜，朝本作"互宜"。按：作"互宜"是，与王注合。

⑰ 根中：读本作"皆中"。

⑱ 亦物：赵本作"物亦"。

帝曰：气❶始而生化，气散而有形，气布而蕃育，气终而象变，其致一也。始，谓始发动。散，谓流散于物中。布，谓布化于结成之形。所终❷亟于收藏之用也。故始动而生化，流散而有形，布化而成结，终极而万象皆变也。即事验之，天地之闲，有形之类，其生也柔弱，其死也坚强。凡如此类，皆谓变易生死之时形质，是谓气之终极。新校正云：按《天元纪大论》云："物生谓之化，物极谓之变。"又《六微旨大论》云："物之生，从于化，物之极，由乎变，变化相薄，成败之所由也。"然而五味所资❸，生化有薄厚，成熟有少多，终始不同，其故何也？岐伯曰：地气制之也，非天不生❹地不长也。天地虽无情于生化，而生化之气自有异同尔。何者，以地体之中有六入故也。气有同异，故有生有化，有不生有不化，有少生少化，有广生广化矣。故天地之间，无必生必化，必不生必不化，必少生少化也❺，必广生广化，各随其气分所好所恶所异所同也。帝曰：愿闻其道。岐伯曰：寒热燥湿，不同其化也。举寒热燥湿四气不同，则温清异化可知之矣。故少阳在泉，寒毒不生，其味辛，其治苦酸，其谷苍丹。已亥岁气化也。夫毒者皆五行标❻盛暴烈之气所为也。今火在地中，其气正热，寒毒之物，气与地殊，生死不同，故生少也。火制金气，故味辛者不化也。少阳之气上奉厥阴，故其岁化苦与酸也。六气主岁，唯此岁通和，木火相承，故无间气也。苦丹地气所化，酸苍天气所生矣。余所生化，悉有上下胜克，故皆有间气矣。**阳明在泉，湿毒不生，其味酸，其气湿，**新校正云：详在泉六：唯阳明与太阴在泉之岁，云其气湿、其气热，盖以湿燥未见寒温之气，故再云其气也。**其治辛苦甘，其谷丹素，**子午岁气化也。燥在地中，其气凉清，故湿温毒药少生化也。金木相制，故味酸者少化也。阳明之气上奉少阴，故其岁化辛与苦也。辛素，地气也。苦丹，天气也。甘，间气也。所以间金火之胜克，故兼治甘。**太阳在泉，热毒不生，其味苦，其治淡咸，其谷黅秬❼。**丑未岁气化也。寒在地中与热味❽化，故其岁物热毒不生。木❾胜火，味故当苦也。太阳之气上奉太阴，故其岁❿化生淡咸也。太阴土气上生⓫于天，气远而高，故甘之化薄而为淡也。味⓬以淡亦属甘，甘之类也。淡黅，天化也。咸秬，地化也。黅，黄也。新校正云：详注云"味故当苦"当作"故味苦者不化"，传写误也。**厥阴在泉，清毒不生，其味甘，其治酸苦，其谷苍赤。**寅申岁气化也。温在地中与清殊性，故其岁物清毒不生。木胜其土，故味甘少化也。厥阴之气上合少阳，所合之气既无乖忤，故其治化酸与苦也。酸苍，地化也。苦赤，天化也。气无胜克，故不间气以甘化也。**其气专，其味正。**厥阴少阳在泉之岁，皆气化专一，其味纯正。然余岁悉上下有胜克之气，故皆有间气间味矣。**少阴在泉，寒毒不生，其味辛，其治辛苦甘，其谷白丹。**卯酉岁气化也。热在地中与寒殊化，故其岁药寒毒甚微。火气烁⓭金，故味辛少化也。故⓮少阴阳明主天主地，故其所治苦与辛焉。苦丹为地气所育，辛白为天气所生，甘，间气也。所以间止克伐也。**太阴在泉，燥毒不生，其味咸，其其⓯气热，其治甘咸，其谷黅秬。**辰戌岁气化也。地中有湿，与燥不同，故干毒之物不生化也。土制于水，故味咸少化也。太阴之气上承太阳，故其岁化甘与咸也。甘黅，地化也。咸秬，

782

天化也。寒湿不为大忤，故间气同而气热者应之。**化淳则咸守，气专则辛化而俱治。**淳，和也，化淳，谓少阳在泉之岁也，火来居水而反能化育，是水咸自守不与火争化也。气专谓厥阴在泉之气 ❶ 也，木居于水而复下化，金不受害，故辛复生化，与咸俱王也。唯此两岁，上下之气无克伐之嫌，故辛得与咸同应王而生化也。余岁皆上下有胜克之变，故其中间甘味兼化以缓其制抑，余苦咸酸三味不同其生化也，故天地之间，药物辛甘者多也。

❶ 气：张志聪曰："气谓五运之化气。"

❷ 所终：守校本无"所"字。"终"上有"终谓"二字。

❸ 资：作"禀受"解。见《国语·晋语》韦解。

❹ 生：赵本、吴本、朝本，"生"下并有"而"字。

❺ 也：按："也"字误窜，应置于下文"广生广化"句下。

❻ 标：赵本作"慓"。

❼ 秬：即黑黍。见《尔雅·释草》。

❽ 味：守校本作"殊"。

❾ 木：读本、藏本并作"水"。

❿ 岁：胡本、赵本并作"气"。

⓫ 生：读本作"主"。

⓬ 味：胡本、赵本并作"所"。

⓭ 烁：赵本作"燥"。

⓮ 故：守校本无"故"字。

⓯ 其其：吴本"其"下不重"其"字。

⓰ 气：胡本、读本并作"岁"。

故曰：补上下者从之 ❶，治上下者逆之 ❷，以所在寒热盛衰而调之。上，谓司天。下，谓在泉也。司天地气太过，则逆其味以治之。司天地气不及，则顺其味以和之。从，顺也。故曰：上取下取，内取外取 ❸，以求其过。能毒 ❹ 者以厚药，不胜 ❺ 毒者以薄药，此之谓也。上取，谓以药制有过之气也，制而不顺，则吐之。下取，谓以迅疾之药除下病，攻之不去，则下之。内取，谓食及以药内之，审其寒热而调之。外取，谓药熨令所病气调适也。当寒反热，以冷调之，当热反寒，以温和之。上盛不已，吐而脱之，下盛不已，下而夺之，谓求得气过之道也。药厚薄，谓气味厚薄者也。新校正云：按《甲乙经》云：胃厚色黑大骨肉肥者，皆胜毒。其瘦而薄胃者，皆不胜毒。又按《异法方宜论》云："西方之民，陵居而多风，水土刚强，不衣而褐，荐华食而脂肥，故邪不能伤其形体，其病生于内，其治宜毒药。" **气反者❻，病在上，取之下；病在下，取之上；病在中，旁取之。** 下取，谓寒逆于下，而热攻于上，不利于下，气盈于上，则温下以调之。上取谓寒积于下，温之不去，阳藏不足，则补其阳也。旁取，谓气并于左，则药熨其右，气并于右则❼熨其左以和之，必随寒热为适。凡是七者，皆病无所逃，动而必中，斯为妙用矣。**治热以寒，温而行之；治寒以热，凉而行之；治温以清，冷而行之；治清以温，热而行之。** 气性有刚柔，形证有轻重，方用有大小，调制有寒温。盛大则顺气性以取之，小夭则逆气性以伐之，气殊则主必不容，力倍则攻之必胜，是则谓汤饮调气之制也。新校正云：按《至真要大论》云："热因寒用，寒因热用，必伏其所主，而先其所因，其始则同，其终则异，可使破积，可使溃坚，可使气和，可使必已者也。" **故消之削❽之，吐之下之，补之泻之，久新同法。** 量气盛虚而行其法，病之新久无异道也。

❶ 补上下者从之：张志聪曰："补，助。如少阳在泉，则厥阴司天，当用苦酸之味以补之。盖助其上下之气也。"

❷ 治上下者逆之：张志聪曰："治，平治也。逆，反也。如司天之气，风淫所胜，平以辛凉；热淫所胜，平以咸寒。如诸气在泉，寒淫于内，治以甘热；火淫于内，治以咸冷，谓淫胜之气，又当反逆以平之。"

❸ 上取下取，内取外取：张介宾曰："上取下取，察其病之在上在下也。内取外取，察其病之在表在里也。于此四者而求其过之所在。"

❹ 能毒："能"同"耐"。"毒"指气味厚性猛之药。

❺ 胜：明绿格抄本作"能"。

❻ 气反者：张志聪曰："气反者，谓上下外内之病气相反也。"

❼ 则：赵本"则"下有"药"字。

❽ 削：吴本作"制"。

按语：《沈括良方》自序云："古之饮药者，煮炼有节，饮啜有宜。药有可以久煮，有不可以久煮者；有宜炽火，有宜温火者。此煮炼之节也。宜温宜寒，或缓或速；或乘饮食喜怒，而饮食喜怒为用者，有违饮食喜怒，而饮食喜怒为敌者。此饮啜之宜也。而水泉有美恶，操药之人有勤惰，如此而责药之不效者，非药之罪也。此服药之难。"可见，"饮啜有宜"也是影响临床疗效的一个方面。本节所论"治热以寒，温而行之；治寒以热，凉而行之，治温以清，冷而行之；治清以温，热而行之。"即指出服药必须注意方法。《续名医类案》载李士材治"一人伤寒，烦躁面赤，乱冈欲绝，时索冷水，手扬足踢，难以候脉，五、六人制之方得就诊，洪大无伦，按之如丝。李曰：浮大沉小，阴证似阳也。与理中汤，当有生理。其弟骇曰：医者十辈至，不曰柴胡承气，则曰竹叶石膏。今反用此热剂，乌乎敢？李曰：温剂犹生，凉剂立毙矣。卜之吉，遂用理中汤加人参四钱，附子一钱，煎成，入井水冷，与饮。甫及一时，狂躁定矣。再剂而神爽。服参至五斤而安。"本例是内真寒外假热证，故士材投以附子理中汤，并且冷服。即遵"治寒以热，凉而行之"之旨，故效如桴鼓。诚如魏之琇云："得力在入井水冷服。"可谓一言中的。

帝曰：病在中而不实不坚，且聚且散，奈何？岐伯曰：悉乎哉问也！无积者求其脏，虚则补之，随病所在，命其脏以补之。药以祛之，食以随之，食以无毒之药，随汤、丸以迫逐之，使其尽也。行之渍之，和其中外，可使毕已❶。中外通和，气无流❷碍，则释然消散，真气自平。

❶ 毕已：谓病竟痊愈。《广韵·五质》："毕，"竟也。"
❷ 流：柯校云：疑作"留"。

帝曰：有毒无毒，服有约乎？岐伯曰：病有久新，方有大小，有毒无毒，固宜常制矣。大毒治病，十去其六，下品药毒，毒之大也。常❶毒治病，十去其七，中品药毒，次于下也。小❷毒治病，十去其八，上品药毒，毒之小也。无毒治病，十去其九，上品中品下品无毒药，悉谓之平。谷肉果菜，食养尽之❸，无使过之❹，伤其正也。大毒之性烈，其为伤也多。少❺毒之性和，其为伤也少。常毒之性，减大毒之性一等，加小毒之性一等，所伤可知也。故至约必止之，以待来证尔。然无毒之药，性虽平和，久而多之，则气有偏胜，则有❻偏绝，久攻之则脏气偏弱，既弱且困，不可畏❼也，故十去其九而止。服至约已，则以五谷五肉五果五菜，随五脏宜者食之，已尽其余病，药食兼行亦通也。新校正云：按《脏气法时论》云："毒药攻邪，五谷为养，五果为肋，五畜为益，五菜为充。"不尽，行复如法。法，谓前四约也。余病不尽，然再行之，毒之大小，至约而止，必无过也。必先岁气，无伐天和，岁有六气分主，有南面北面之政，先知此六气所在，人脉至尺寸应之。太阴所在其脉沉，少阴所在其脉钩，厥阴所在其脉弦，太阳所在其脉大而长，阳明所在其脉短而涩，少阳所在其脉大而浮。如是六脉，则谓天和，不识不知，呼为寒热。攻寒令热，脉不变而热疾已生，制热令寒，脉如故而寒病又起，欲求其适，安可得乎？夭枉之来，率由于此。无盛盛❽，无虚虚，而遗人夭殃❾，不察虚实，但思攻击，而盛者转盛，虚者转虚，万端之病，从兹而甚，真气日消，病势日侵，殃咎之来，苦天❿之兴，难可逃也，悲夫！无致邪，无失正，绝人长命。所谓代⓫天和也。攻虚谓实，是则致邪。不识脏之虚，斯为失正。气⓬既失，则为死之由矣。帝曰：其久病者，有气从⓭不康，病去而瘠，奈何？从谓顺也。岐伯曰：昭乎哉圣人之问也！化不可代，时不可违。化，谓造化也。代大匠斫，犹伤其手，况造化之气，人能以力代之乎。夫生长收藏，各应四时之化，虽巧智者亦无能先时而致之，明非人力所及。由是观之，则物之生长收藏化，必待其时也。物之成败理乱，亦待其时也。物既有之，人亦宜然。或言力必可致，而能代造化、违四时者，妄也。夫经络以通，血气以从❶，复其不足，与众齐同，养之和之，静以待时❶，谨守其气，无使倾移，其形乃彰，生气以长，命曰圣王。故《大要》曰：无代化，无违时，必养必和，待其来复。此之谓也。帝曰：善。《大要》上古经法也。引古之要旨，以明时化之不可违，不可以力代也。

❶ 常：《素问玄机原病式·火》引"常"作"小"。《兰室秘藏》卷上、《卫生宝鉴》卷一引并同。

❷ 小：《素问玄机原病式·火》引"小"作"常"。

❸ 食养尽之：谓以食养之品除去其病。《小尔雅·广言》："尽，止也。"《吕氏春秋·制药》高注："止，除也。"

❹ 无使过之：《素问玄机原病式·火》引作"勿令过度。"

❺ 少：读本：守校本并作"小"。

❻ 则有；《类经》卷十二第十一引作"必有"。

❼ 畏：读本、藏本并作"长"。

❽ 无盛盛：《素问玄机原病式·火》引"盛盛"作"实实"。

❾ 而遗人夭殃：金刻本、吴本、明绿格抄本、朝本、藏本"天"并作"夭"。《素问玄机原病式·火》引"遗"下无"人"字。

❿ 天：赵本、藏本并作"夭"。

⓫ 代：赵本、守校本并作"伐"。

⓬ 气：守校本"气"上有"正"字。

⓭ 气从：《素问玄机原病式·火》引"从"作"复"。

⓮ 以从：《素问玄机原病式·火》引"从"作"复"。

⓯ 静以待时：《素问玄机原病式·火》引"待时"作"时之"。

卷第二十一

六元正纪大论篇第七十一

提要： 本篇主要阐述风、热、火、湿、燥、寒六气发政，并与木、火、土、金、水五运之理数相推数，而合论六十年司天、在泉、中运之气的现象，亦即明证五运值年中的各类气象、物候、灾害之变化规律，并提出因病而施的治疗原则。

黄帝问曰：六化六变❶胜复淫治❷，甘苦辛咸酸淡先后，余知之矣。夫五运之化❸，或从五气❹，新校正云：详"五气"疑作"天气"，则与下文相协。或逆天气❺，或从天气而逆地气，或从地气而逆天气，或相得，或不相得，余未能明其事。欲通天之纪、从地之理，和其运，调其化，使上下合德❻，无相夺伦，天地升降，不失其宜，五运宣行，勿乖其政，调之正味，从逆奈何？气同谓之从，气异谓之逆，胜制为不相得，相生为相得。司❼天地之气更淫❽胜复，各有主治法则。欲令平调气性，不违忤天地之气，以致清静和平也。岐伯稽首再拜对曰：昭乎哉问也，此天地之纲纪，变化之渊源，非圣帝❾孰能穷其至理欤！臣虽不敏，请陈其道，令终不灭，久而不易。气主循环，同于天地，太过不及，气序常然。不言永定之制，则久而更易，去圣辽远，何以明之。

❶ 六化六变：六化，指六气正常生化，六变，指其异常变化。张志聪说："六化谓司天在泉各有六气之化。六变为胜制之变。"

❷ 胜复淫治：谓胜气、复气、偏胜淫气，正常平治之气。

❸ 五运之化：五运之气的变化。

❹ 从五气：谓五运值年之气，与司天之气相顺从。

❺ 逆天气：谓五运值年之气，与司天之气相背逆。

❻ 上下合德：谓天地之气生化合同。"德者，道之用，气者，生之母。"见《宝命全形论》"天地合气"句王注。

❼ 司：赵本作"同"。

❽ 淫：赵本作"注"。

❾ 圣帝：谓圣智之帝王。《诗经·小雅·小宛》："通知谓圣。"

帝曰：愿夫子推而次之，从其类序❶，分其部主，别其宗司，昭其气数，明其正化，可得闻乎？ 部主，谓分六气所部主者也。宗司，谓配五气运行之位也。气数、谓天地五运气更用之正数也。正化，谓岁直气味所宜、酸苦甘辛咸、寒温冷热也。**岐伯曰：先立其年，以明其气❷，金木水火土运行之数，寒暑燥湿风火临御之化❸，则天道可见，民气可调，阴阳卷舒❹，近而无惑，数之可数者，请遂言之。** 遂，尽也。

❶ 类序：谓类属及次序。如甲乙类天干，子午属地支，甲为天干之始，子为地支之始，各有次序。

❷ 先立其年，以明其气：张介宾曰："先立其年，如甲子、乙丑之类是，年辰立，岁气可明。"

❸ 临御之化：主制为来临，从侍为驾御，此谓阴阳两方面之一主一从，两相激动而发生寒暑燥湿风火六气。

❹ 阴阳卷舒：卷舒犹屈伸，引申作开阖解，"阴阳卷舒"谓掌握阴阳开阖。《淮南子》原道训：高注："卷舒，犹屈伸也。"

帝曰：太阳之政奈何？岐伯曰：辰戌之纪也。

太阳　太角　太阴　壬辰　壬戌　其运风，其化鸣紊启拆❶， 新校正云：按《五常政大论》云："其德鸣靡启拆❷"。**其变振拉摧拔❸，** 新校正云：详此其运其化其变从太角等运起。**其病眩掉目瞑。** 新校正云：详此病证，以运加同天地为言。

太角初正　少徵　太宫　少商　太羽终❹

太阳　太徵　太阴　戊辰　戊戌　同正徵❺。新校正云：按
《五常政大论》云："赫曦之纪，上羽与正徵同。"其运热，其化暄暑郁
燠❻。新校正云：按《五常政大论》："燠作蒸。"其变炎烈沸腾，其病
热郁。

太徵　少宫　太商　少羽终　少角初

太阳　太宫　太阴　甲辰岁会❼，同大符❽。甲戌岁会，同
天符。新校正云：按《天元纪大论》云："承岁为岁直。"又《六微旨大论》云：
"木运临卯，火运临午，土运临四季，金运临酉，水运临子，所谓岁会气之平
也。"王冰云："岁直亦曰岁会，此甲为太宫，辰戌为四季，故曰岁会。"又云：
"同天符者，按本论下文云：太过而加同天符。是此岁一为岁会，又为同天符
也。"其运阴埃，新校正云：详太宫三运，两曰阴雨，独此曰阴埃，埃，疑作
雨。其化柔润重泽，新校正云：按《五常政大论》："泽，作淖。"其变震
惊飘骤，其病湿下重。

太宫　少商　太羽终　太角初　少徵

太阳　太商　太阴　庚辰　庚戌　其运凉，其化雾露萧
飋❾，其变肃杀凋零，其病燥、背瞀、胸满❿。

太商　少羽终　少角初　太徵　少宫

太阳　太羽　新校正云：按《五常政大论》云："上羽而长气不化。"
太阴　丙辰天符　丙戌天符新校正云：按《天元纪大论》云："应天为
天符。"又《六微旨大论》云："土运之岁上见太阴；火运之岁上见少阳、少阴；
金运之岁，上见阳明；木运之岁，上见厥阴；水运之岁，上见太阳，曰天与之
会。"故曰天符。又本论下文云："五运同行天化者，命曰天符。"又云："临者太
过不及，皆曰天符。"其运寒，新校正云：详太羽三运，此为上羽，少阳少阴
司天为太徵。而少阳司天运言寒肃，此与少阴司天运言其运寒者，疑此太阳司

天运合太羽，当言其运寒肃。少阳少阴司天运，当云其运寒也。**其化凝惨溧冽❶**，新校正云：按《五常政大论》作"凝惨寒雰"。**其变冰雪霜雹，其病大寒留于溪谷。**

　　太羽_终　太角_初　少徵　太宫　少商

　❶ 其化鸣紊起拆：按："拆"误，应作"坼"。"其化"指壬辰、壬戌木气之化。"鸣紊起坼"谓木运太过之岁，其风发声紊乱，开启闭藏之物因破裂。

　❷ 启拆：按："拆"误，应作"坼"。

　❸ 振拉摧拔：谓草木被风摇动折断。

　❹ 太角初正　少徵　太宫　少商　太羽终：按：角、徵、宫、商、羽五音，生于木、火、土、金、水五行之气，并分别建于五运十干之中，如角建于木运，而丁壬化木，在十干为丁壬。徵建于火运，而戊癸化火，在十干为戊癸。宫建于土运，而甲己化土，在十干为甲己。商建于金运，而乙庚化金，在十干为乙庚。羽建于水运，而丙辛化水，在十干为丙辛。十干以甲丙戊庚壬为阳，乙丁己辛癸为阴，在阳干则属"太"，在阴干则属"少"。"初"，系指每年主运之初运，故注在角。"终"系指每年主运之终运，故注在羽。"正"谓四时之正，只壬年太角和丁年少角如此。

　❺ 同正徵：张介宾曰："火运太过，得司天寒水制之，则火得其平，故云同正徵。"按："徵"音旨，戊之岁，火运太过，中运为太徵，辰戌太阳寒水，司天之寒水克中运之火，而太过被抑制，则中运之火类同于平气，故曰"同正徵"。

　❻ 暄暑郁燠（yù 玉）："燠"《广韵·一屋》："燠，热也。"张介宾曰："火之化也，即气候温暖渐渐暑热熏蒸。"

　❼ 岁会：《类经图翼》二卷中云："岁会者，《天元纪大论》曰：承岁为岁值。乃中运之气，与岁支相同者是也。《六微旨大论》曰：木运临卯，火运临午，土运临四季，金运临酉，水运临子，所谓岁会之平也。"又"同天符，同岁会者，中运与在泉合其气化也，阳年曰同天符，阴年曰同岁会。"

　❽ 大符：当作"天符"。

　❾ 萧飋：飋，"萧条清凉之貌"。见《文选·鲁灵光殿赋》善注。

　❿ 背瞀胸满：谓肺金受病，故背闷重而胸胀满。本书《气交变大论》："民病肩背瞀重。"王注："瞀，闷也。"

　⓫ 凝惨溧冽："溧冽"谓凝结惨烈，寒气过甚。《玉篇·冫部》："溧冽，寒貌。"

凡此太阳司天之政、气化运行先天❶。六步之气，生长化成收藏，皆先天时而应至也。余岁先天同之也。天气肃，地气静，寒临太虚，阳气不令，水土合德，上应辰星镇星❷，明而大也。其谷玄黅❸，天地正气之所生长化成也。黅，黄也。其政肃，其令徐。寒政大举，泽无阳焰❹，则火发待时❺。寒甚则火郁，待四时乃发，暴为炎热也。少阳中治❻，时雨乃涯❼，止极雨散，还于太阴，云朝北极，湿化乃布，北极，雨府也。泽流万物，寒敷于上，雷动于下，寒湿之气，持于气交。岁气之大体也。民病寒湿，发肌肉萎，足痿不收，濡泻血溢。新校正云：详血溢者，火发待时，所为之病也。初之气，地气迁❽，气乃大温，畏火致之。草乃早荣，民乃厉❾，温病乃作，身热头痛呕吐，肌腠疮疡。赤班❿也，是为肤腠中疮，在皮内也。二之气，大凉反至⓫，民乃惨⓬，草乃遇寒，火气遂抑，民病气郁中满，寒乃始。因凉而又之于寒气⓭，故寒气始来近人也。三之气，天政布⓮，寒气行，雨乃降。民病寒反热中，痈疽注下，心热瞀闷，不治者死。当寒反热，是反天常，热起于心，则神之危殛，不急扶救，神必消亡，故治者则生，不治者死。四之气，风湿交争，风化为雨，乃长乃化乃成。民病大热，少气，肌肉萎，足痿，注下赤白。五之气，阳复⓯化，草乃长，乃化乃成，民乃舒⓰。大火临御，故万物舒荣。终之气，地气正，湿令行，阴凝太虚，埃昏郊野，民乃惨凄，寒风以至，反者孕乃死⓱。故岁宜苦以燥之温之，新校正云：详"故岁宜苦以燥之温之"九字，当在"避虚邪以安其正"下，错简在此。必折其郁气⓲，先资其化源⓳，化源，谓九月迎而取之，以补心火。新校正云：详水将胜也，先于九月迎取其化源，先泻肾之源也。盖以水王十月，故先于九月迎而取之，泻水所以补火也。抑其运气，扶其不胜，太角岁脾不胜，太徵岁肺不胜，太宫岁肾不胜，太商岁肝不胜，太羽岁心不胜，岁之宜也如此。然太阳司天五岁之气，通宜先助心，后扶肾气。**无使暴过而生其疾，食岁谷以全其真，避虚邪以安其正。**木过则脾病生，火过则肺病生，土过则肾病生，金过则肝病生，水过则心病生，天地之气过亦然也。岁谷，谓黄色、黑色❷⓪。虚邪谓从冲后来之风也。**适气同异❷①，多少制之，同寒湿者燥热化，异寒湿者燥湿化，**太宫太商太羽，岁同寒湿，宜治以燥热化。太角太徵，岁异寒湿，宜治以燥湿化也。**故同者多之，异者少之❷②，**多，谓燥热。少，谓燥湿。气用少多，随其岁也。**用寒远❷③寒，用凉远凉，用温远温，用热远热，食宜同法。有假者反常❷④，反是者病，所谓时也。**时，谓春夏秋冬及间气所在，同则远之，即虽其时。若六气临御，假寒热温凉以除疾病者，则勿远之。如太阳司天，寒为病者，假热以疗，则热用不远夏，余气例同，故曰：有假反常也。食同药法尔。若无假反法，则为病之媒，非方制养生之道。新校正云：按用寒远寒，及有假者、反常等事，下文备矣。

❶ 运行先天：谓气化运行先天时而至。

❷ 水土合德，上应辰星镇星：谓太阳司天之寒水，与太阴在泉之湿土相互协济，乃上则水应于辰星，土应于镇星。余此类推。

❸ 玄黔：玄，黑色。黔，黄色。黑黄相间并称玄黔。《说文·玄部》："黑而有赤色者为玄。"

❹ 泽无阳焰：谓川泽中被司天寒水抑制，阳气不得炎上。

❺ 火发待时：张介宾曰："寒盛则火郁，郁极必发，待王时而至也。"

❻ 少阳中治：吴注本"阳"作"阴"。中治，指主气。马莳曰："少阳为三之气，乃中治也。"

❼ 涯：谓水际，引申作"终尽"解。

❽ 地气迁："地气"指在泉之气。张介宾曰："本年初之气，少阳用事，上年在泉之气，至此迁移。"

❾ 民乃厉：慧琳《音义》卷八十七。"乃眷"下云："乃音乃。古乃字也。""厉"谓疫疠。

❿ 赤班：按："班"误，应作"斑"。

⓫ 大凉反至：《圣济总录》卷一中引"凉"下无"反"字。

⑫ 惨：意谓寒冷凄惨。

⑬ 因凉而又之于寒气：读本、藏本"因"并作"自"。赵本"又"作"反"。

⑭ 天政布：司天之气当令布行。

⑮ 阳复：张琦曰："阳复句疑有误。客气外加，君火被抑，不当云复化，复疑不字之讹。"

⑯ 民乃舒：《三因方》卷五《六气时行民病证治》引"民"下有"气"字。

⑰ 反者孕乃死：吴崑曰："人为裸虫，从土化也，风木非时淫胜，则土化不育也。"

⑱ 折其郁气：谓司天在泉之气被郁，当折去之。吴崑曰："郁气者，如以上太阳寒水司天，则火不得升明而自郁。太阴湿土在泉，则水不得流衍而自郁则病生矣。折，去也。"折郁之法参阅本书《刺法论》。

⑲ 化源：谓化生之源，如木能生火，火失养则当资木，从其母气以资养之。

⑳ 黑色：读本、守校本"黑色"下并有"谷也"二字。

㉑ 适气同异：张介宾曰："适，酌所宜也。气，司天在泉之气也。同异，运与气会有异同也。"

㉒ 同者多之，异者少之：张介宾曰："气运同者其气甚，非多不足以制之；异者其气微，当少用以调之耳。"

㉓ 远：《国语·吴语》韦解："远，疏也。""疏"引申有"避"意。

㉔ 假者反常：张介宾曰："假者反常，谓气有假借而反乎常也，如夏当热而反寒，冬当寒而反热，春秋亦然。"

帝曰：善。阳明之政奈何？岐伯曰：卯酉之纪❶也。

阳明 少角 少阴 清热胜复同❷，同正商❸。清胜少角，热复清气，故曰清热胜复同也。余少运皆同也。同正商者，上见阳明，上商与正商同，言岁木不及也。余准此。新校正云：按《五常政大论》云："委和之纪，上商与正商同。"丁卯岁会 丁酉，其运风清热❹。不及之运，常兼胜复之气言之。风，运气也。清，胜气也。热，复气也。余少运悉同。

少角初正 太徵 少宫 太商 少羽终

阳明 少徵 少阴 寒雨胜复❺同，同正商。新校正云：按伏明之纪，上商与正商同。癸卯，同岁会。癸酉，同岁会。新校正云：按本论下文云不及而加同岁会。此运少徵为不及，下加少阴，故云同岁会。**其运热寒雨❻**。

　　　少徵　　太宫　　少商　　太羽_终　　太角_初

　　　阳明　　少宫　　少阴　　风凉胜复❼同。己卯　己酉　其运雨风凉❽。

　　　少宫　　太商　　少羽_终　　少角_初　　太徵

　　　阳明　　少商　　少阴　　热寒胜复❾同，同正商。新校正云：按《五常政大论》云："从革之纪，上商与正商同。"**乙卯天符　乙酉岁会太一天符❿**新校正云：按《天元纪大论》云："三合为治。"又《六微旨大论》云："天符岁会，曰太一天符。"王冰云："是谓三合，一者天会，二者岁会，三者运会。"或云此岁三合，曰太一天符，不当更曰岁会者，甚不然也。乙酉本为岁会，又为太一天符，岁会之名不可去也。或云，己丑、己未、戊午何以不连言岁会，而单言太一天符，曰举一隅不以三隅反，举一则三者可知，去之则亦太一天符，不为岁会。故曰：不可去也。**其运凉热寒⓫**。

　　　少商　　太羽_终　　太角_初　　少徵　　太宫

　　　阳明　　少羽　　少阴　　雨风胜复⓬同，辛卯少宫同⓭。新校正云：按《五常政大论》云：五运不及，除同正角、正商、正宫外，癸丑、癸未，当云少徵与少羽同。己卯、乙酉，少宫与少角同。乙丑、乙未，少商与少徵同。辛卯、辛酉、辛巳、辛亥，少羽与少宫同。合有十年。今此论独于此言少宫同者，盖以癸丑、癸未、丑未为土，故不更同少羽，己卯、己酉为金，故不更同少角，辛巳、辛亥为太徵，不更同少宫，乙丑、乙未，下见太阳为水，故不更同少徵。又除此八年外，只有辛卯、辛酉二年为少羽同少宫也。**辛酉　辛卯其运寒雨风⓮**。

　　　少羽_终　　少角_初　　太徵　　太宫　　太商

　　❶卯酉之纪：马莳曰："卯酉属阳明燥金，故以五卯五酉之年为阳明之政。"按：马莳所云五卯五酉系指乙卯、丁卯、己卯、辛卯、癸卯，及乙酉、丁酉、

己酉、辛酉、癸酉。

❷ 清热胜复同：张志聪曰："丁主少角，则木运不及，故金之清气胜之，有胜必有复，火来复之，故为清热胜负同。"五运之气：木为风气，火为热气，土为雨气，金为清气或凉气，水为寒气。

❸ 同正商：张志聪曰："岁木不及，而上临阳明，所谓上商与正商同。"

❹ 其运风清热：马蒔曰："不及之运常兼胜复之气。风，运气也；清，胜气也；热，复气也。"

❺ 寒雨胜复：张志聪曰："寒者寒水之气，雨者湿土之气。寒胜少徵，土来复之。"

❻ 其运热寒雨：马蒔曰："运气为热，胜气为寒，复气为雨。"

❼ 风凉胜负：谓土运不及，风为胜气，凉为复气。马蒔曰："木胜土为风，金胜木为凉。"

❽ 其运雨风凉：运气为雨，胜气为风，复气为凉。张志聪曰："甲主土运太过，己主土运不及，太阴所至为雨，雨及土之运气，风为胜气，凉为复气。"

❾ 寒热胜复：张志聪曰："热胜少商，寒气来复，因此金运不及，热为胜气，寒为复气。"

❿ 太一天符：既为天符，又为岁会，谓之太一天符。按："太一"或作"大一、太乙"。"大"古通"太"，"一"隶变作"乙"，故北魏少数民族有复姓"一弗"者，亦或作"乙弗"，则"太一"即"大一、太乙"也。《礼记·礼运》孔疏谓"天地未分混沌之气也，极大曰天，未分曰一，其气既极大而未分，故曰大一也。"

⓫ 其运凉热寒：运气为凉，胜气为热，复气为寒。

⓬ 雨风胜负：雨（土），胜气。风，复气。按：雨湿之气属土。

⓭ 少宫同：张介宾曰："辛为水运不及，土得乘之，故与少宫同也。"

⓮ 其运寒雨风：寒，运气。雨，胜气。风，复气。

凡此阳明司天之政，气化运行后天，六步之气，生长化成，庶务动静，皆后天时而应，余少岁同。天气急❶，地气明❷，阳专其令，炎暑大行，物燥以坚，淳风乃治❸，风燥横运❹，流于气交，多阳少阴❺，云趋雨府，湿化乃敷。雨府，太阴之所在也。燥极而泽，燥气欲终，则化为雨泽，是谓❻三气之分也。其谷白丹，天地正气所化生也。**间谷命太者❼**，命太者，谓前文太角商等气之化者，间气化生，故云间谷也。新校正云：按《玄珠》云：岁谷与间谷者何？即在泉为岁谷，及在泉之左右间者皆为岁谷。其司天及运间而化者，名间谷。又别有一名间谷者，是地化不及，即反有所胜而生者，故名间谷。即邪气之化，又名并化之谷也，亦名间谷。与王注颇异。**其耗白甲品羽❽**，白色甲虫，多品羽类，有羽翼者耗散粢盛，虫鸟甲兵，岁❾为灾，以耗竭物类。**金火合德，上应太白❿荧惑⓫**。见大而明**其政切，其令暴，蛰虫乃⓬见，流水不冰，民病咳嗌塞，寒热发，暴振溧⓭癃闷，清先而劲⓮，毛虫乃死，热后而暴，介虫乃殃，其发躁，胜复之作，扰而大乱**，金先胜，木已承害，故毛虫死，火后胜，金不胜，故介虫复殃。胜而行杀，羽⓯者已亡，复者后来，强者又死⓰，非大乱气，其何谓⓱也？**清热之气，持于气交。初之气，地气迁，阴始凝⓲，气始肃⓳，水乃冰，寒雨化。其⓴病中热胀，面目浮肿，善眠、鼽衄、嚏、欠、呕㉑，小便黄赤，甚则淋。**太阴之化。新校正云：详气肃水冰凝，非太阴之化。**二之气，阳乃布，民乃舒，物乃生荣。厉大至，民善暴死。**臣位君故尔。**三之气，天政布，凉乃行，燥热交合，燥极而泽，民病寒热。**寒热疟也。**四之气，寒雨降，病㉒暴仆，振栗谵妄，少气，嗌干引饮，及为心痛、痈肿、疮疡、疟寒之疾，骨痿血便。**骨痿无力。**五之气，春令反行，草乃生荣，民气和㉓。终之气，阳气布，候反温，蛰虫来见，流水不冰，民乃康平，其病温。**君之化也。**故食岁谷以安其气，食间谷以去其邪，岁宜以咸以苦以辛，汗之、清之、散之，安其运气，无使受邪，折其郁气，资其化源。**化源谓六月迎而取之也。新校正云：按金王七月，故逆于六月泻金气。**以寒热轻重少多其制，同热者多天化㉔，同清者多地化㉕**，少角少徵岁同热，用方多以天清之化治之。少宫少商少羽岁同清，用方多以地热之化治之。

火在地，故同清者多地化。金在天，故同热者多天化。**用凉远凉，用热远热，用寒远寒，用温远温，食宜同法。有假者反之，此其道也。反是者，乱天地之经，扰阴阳之纪也。**

❶ 天气急：谓天之风声急切。

❷ 地气明：谓地面上万物之色由暗淡而变得光明。

❸ 淳风乃治：张介宾曰："金气不足，木亦无畏。"故和淳之风得以施化。

❹ 风燥横运：谓风燥之气横于岁运。马莳曰："风燥横运，流于气交。"

❺ 多阳少阴：谓火气胜。

❻ 是谓：藏本作"是为"。

❼ 间谷命太者：张介宾曰："间谷，间气所化之谷；命，天赋也；太，气之有余。"

❽ 其耗白甲品羽：此与"厥阴司天"同，俱有"其耗"云云，余皆未有，张介宾以为其义未详，不必强解。

❾ 岁：《素问校讹》引古抄本作"大"。

❿ 太白：金星。

⓫ 荧惑：火星。

⓬ 乃：《圣济总录》卷一上引作"出"。

⓭ 溧：《圣济总录》卷一上引作"慄"。

⓮ 清先而劲：张景岳曰："司天金气在先，木受其克。"

⓯ 羽：胡本作"弱"。

⓰ 死：藏本作"反"。

⓱ 何谓：四库本作"谓何"。

⓲ 阴始凝：张志聪曰："夫卯酉岁初之客气，乃太阴湿土，故阴凝而雨化，阳明司天之年，初之气为湿土，太阴即湿土之气，凝聚收藏。"

⓳ 气始肃：谓气始肃杀。

⓴ 其：《三因方》卷五、《圣济总录》卷一上引"其"并作"民"。

㉑ 呕：《三因方》卷五、《六气时行民病证治》引"呕"下有"吐"字。

㉒ 病：《三因方》卷五、《六气时行民病证治》、《圣济总录》卷一上引"病"上并有"民"字。

㉓ 民气和：《圣济总录》卷一上引"气"作"乃"。

㉔ 同热者多天化：张介宾曰："凡运与在泉少阴同热者，则当多用司天阳明清肃之化以治之，故曰同热者多天化。"天化指阳明燥金清凉之气。

㉕ 同清者多地化：张介宾曰："运与司天阳明同清者，则当多用在泉少阴温热之化以治之，故曰同清者多地化。"地化指在泉火热之气。

帝曰：善。少阳之政奈何？岐伯曰：寅申之纪也。

少阳　太角　新校正云：按《五常政大论》云："上徵则其气逆。"厥阴　壬寅同天符　壬申同天符其运风鼓❶，新校正云：详风火合势，故其运风鼓。少阴司天，太角运亦同。其化鸣紊启坼，新校正云：按《五常政大论》云："其德鸣靡启坼。"其变振拉摧拔，其病掉眩、支胁、惊骇。

太角　初正　少徵　太宫　少商　太羽终

少阳　太徵　新校正云：按《五常政大论》云："上徵而收气后。"厥阴　戊寅天符　戊申天符　其运暑，其化暄嚣郁燠，新校正云：按《五常政大论》作"暄暑郁燠"。此变暑为嚣者，以上临少阳故也。其变炎烈沸腾，其病上热郁、血溢、血泄、心痛。

太徵　少宫　太商　少羽终　少角初

少阳　太宫　厥阴　甲寅　甲申　其运阴雨，其化柔润重泽，其变震惊飘骤，其病体重、胕肿、痞饮❷。

太宫　少商　太羽终　太角初　少徵

少阳　太商　厥阴　庚寅　庚申　同正商　新校正云：按《五常政大论》云："坚成之纪，上徵与正商同。"其运凉，其化雾露清切，新校正云：按《五常政大论》云："雾露萧飔。"又大商三运，两言萧飔，独此言清切。详此下加厥阴，当此 ❸ 萧飔。其变肃杀凋零，其病肩背胸中。

太商　少羽终　少角初　太徵　少宫

少阳　太羽　厥阴　丙寅　丙申　其运寒肃　新校正云：详此运不当言寒肃，已注太阳司天太羽运中。其化凝惨溧冽，新校正云：按《五常政大论》云："作凝惨寒雰。"其变冰雪霜雹，其病寒浮肿。

太羽终　太角初　少徵　太宫　少商

❶ 其运风鼓："鼓"作"动"解。

❷ 痞饮：水湿停聚，发为痞饮。

❸ 此：似应作"云"。

凡此少阳司天之政，气化运行先天，天气正，_{新校正云：详少}阳司天，太阴司地，正得天地之正。又厥阴少阳司地，各云得其正者，以地主生荣为言也。本或作天气止者，少阳火之性用动躁，云止义不通也。地气扰，风乃暴举，木偃沙飞，炎火乃流，阴行阳化，雨乃时应，火木同德，上应荧惑岁星。见明而大。新校正云：详六气惟少阳厥阴司天司地为上下通和，无相胜克，故言火木同德。余气皆有胜克，故言合德。其谷丹苍❶，其政严，其令扰❷，故风热参布❸，云物沸腾，太阴横流，寒乃时至，凉雨并起。民病寒中，外发疮疡，内为泄满。故圣人❹遇之，和而不争。往复之作，民病寒热疟泄，聋瞑❺呕吐，上怫❻、肿、色变。初之气，地气迁，风胜乃摇，寒乃去，候乃大温，草木早荣。寒来不杀❼，温病乃起。其病气怫于上，血溢目赤，咳逆头痛血崩❽，今详朋字当作崩。胁满，肤腠中疮。少阴之化。二之气，火反郁，太阴分故尔。白埃四起，云趋雨府，风不胜湿，雨乃零，民乃康。其病热郁于上，咳逆呕吐，疮发于中，胸嗌❾不利，头痛身热，昏愦脓疮。三之气，天政布，炎暑至，少阳临上，雨乃涯。民病热中，聋瞑血溢，脓疮咳呕、鼽衄、渴❿、嚏欠、喉痹目赤，善暴死。四之气，凉乃至，炎暑间化⓫，白露降，民气和平。其病满身重。五之气，阳乃去，寒乃来，雨乃降，气门乃闭⓬，新校正云：按王注《生气通天论》："气门，玄府也。所以发泄经脉荣卫之气，故谓之气门。"刚木早凋，民避寒邪，君子周密⓭。终之气，地气正，风乃至，万物反生，霜⓮雾以行，其病关闭不禁，心痛，阳气不藏而咳。抑其运气，赞所不胜，必折其郁气，先取化源，化源，年之前十二月，迎而取之。新校正云：详王注资取化源，俱注云取，其意有四等：太阳司天取九月，阳明司天取六月，是二者，先取在天之气也。少阳司天取年前十二月，太阴司天取九月，是二者，乃先时取在地之气也。少阴司天取年前十二月，厥阴司天取四月，义不可解。按《玄珠》之说则不然，太阳阳明之月与王注合，少阳少阴俱取三月，太阴取五月，厥阴取年前十二月。《玄珠》之义可解。王注之月疑有误也。暴过不生，苛疾不起。苛，重也。新校正云：详此不言食岁谷间谷者，盖此岁天地气正，上下通和，故不言也。故岁宜咸❶辛宜酸，渗之泄之，渍之发之，观气寒温，以调其过，同风热者多寒化，异风热者少寒化，太角、太徵岁同风热，以寒化多之。太宫、太商、太羽岁异风热，以凉调其过也。用热远热，用温远温，用寒远寒，用凉远凉，食宜此法，此其道也❶。有假者反之，反是者病之阶也。

❶ 其谷丹苍：马莳曰："丹为火而苍为木。"

❷ 扰：《圣济总录》卷一上引作"挠"。

❸ 风热参布：张志聪曰："少阳厥阴之气交相参合，而布于气交之中。"

❹ 故圣人：《圣济总录》卷一上引"圣"上无"故"字。

❺ 瞙：《圣济总录》卷一上引作"瞑"。

❻ 上怫：谓心肺郁结。

❼ 寒来不杀：《广雅·释诂二》："杀，减也。"此谓寒气来，并不能稍减其荣。

❽ 崩：《圣济总录》卷一上引作"伤"。

❾ 嗌：《三因方》卷五《六气时行民病证治》引作"臆"。

❿ 渴：《圣济总录》卷一上引无"渴"字。

⓫ 炎暑间化：张介宾曰："燥金之客，加于湿土之主，故凉气至而炎暑间化。间者，时作时止之谓。"

⓬ 气门乃闭：张介宾曰："气门，腠理，空窍也。所以发泄营卫之气，故曰气门。"

⓭ 周密：按："周"疑作"固"，"周""固"形近致误。本书《热论》王注："君子固密，不伤于寒。"

⓮ 霢（méng 蒙）：《说文·雨部》："天气下，地不应曰霢。霢，晦也。"

⑯ 此其道也：此四字，与下文"有假者反之"句误倒。应据本篇"太阴、少阴、厥阴"各节文例，改作"有假者反之，此其道也"方合。

按语： 本天地运气之所司，查人体疾病证候之变化固属常法，而王肯堂举欠嚏应运气曰："运气欠嚏有三：一曰寒，经云：太阳司天，寒气下临，心气上从，寒清时举，欬嚏喜悲数欠是也。二曰火，经云：少阳司天之政，三之气，炎暑至，民病嚏欠是也。三曰湿郁其火，经云：阳明司天之政，初之气，阴始凝，民病中热嚏欠是也。"各类证候似此者，在《证治准绳》中例举甚多，兹不一一赘述。

帝曰：善。太阴之政奈何？岐伯曰：丑未之纪也。

太阴　少角　太阳　清热胜复同，同正宫❶。新校正云：按《五常政大论》云："委和之纪，上宫与正宫同。"丁丑　丁未　其运风清热。

少角初正　太徵　少宫　太商　少羽终

太阴　少徵　太阳　寒雨胜复同。癸丑　癸未　其运热寒雨。

少徵　太宫　少商　太羽终　太角

太阴　少宫　太阳，风清胜复同，同正宫❷。新校正云：按《五常政大论》云："卑监之纪，上宫与正宫同。"己丑太一天符　己未太一天符　其运雨风清。

少宫　太商　少羽终　少角初　太徵

太阴　少商　太阳　热寒胜复同。乙丑　乙未　其运凉热寒。

少商　太羽终　太角初　少徵　太宫

太阴　少羽　太阳　雨风胜复同，同正宫❸。新校正云：按《五常政大论》云："涸流之纪，上宫与正宫同。"或以此二岁为同岁会，为平水运，欲去同正宫三字者，非也。盖此岁有二义，而辄去其一，甚不可也。

辛丑同岁会　辛未同岁会　其运寒雨风。

少羽终　少角初　太徵　少宫　太商

❶同正宫：张介宾曰："本年木运不及，则土得其政，所谓委和之纪，上宫与正宫同也。"

❷同正宫：张介宾曰："本年土运不及，得司天湿土之助，所谓卑监之纪，上宫与正宫同也。"

❸同正宫：张介宾曰："辛年水运不及，而湿土司天胜之，所谓涸流之纪，上宫与正宫同也。"

凡此太阴司天之政，气化运行后天，万物生长化成，皆后天时而生成也。阴专其政，阳气退避❶，大风时起，新校正云：详此太阴之政，但以言大风时起，盖厥阴为初气，居木位，春气正，风乃来，故言大风时起。天气下降，地气上腾，原野昏霿❷，白埃四起，云奔南极，寒雨数至，物成于差夏。南极，雨府也。差夏，谓立秋之后一十日❸也。民病寒湿，腹满、身䐜愤❹、胕肿、痞逆、寒厥、拘急。湿寒合德，黄黑埃昏，流行气交，上应镇星辰星。见而大❺明。其政肃，其令寂，其谷黅玄。正气所生成也。故阴凝于上，寒积于下，寒水胜火，则为冰雹，阳光不治，杀气乃行。黄黑昏埃，是谓杀气，自北及西，流行于东及南也。故有余宜高，不及宜下，有余宜晚，不及宜早，土之利，气之化也，民气亦从之，间谷命其太也。以间气之大者，言其谷也。初之气，地气迁，寒乃去，春气正❻，风乃来，生布万物以荣，民气条舒，风湿相薄，雨乃后。民病血溢，筋络拘强，关节不利，身重筋痿。二之气，大火正，物承❼化，民乃和。其病温厉大行❽，远近咸若，湿蒸相薄，雨乃时降。应顺天常，不愆时候，谓之时雨。新校正云：详此以少阴居君火之位，故言大火正也。三之气，天政布，湿气降，地气腾，雨乃时降，寒乃随之。感于寒湿，则❾民病身重胕肿、胸腹满。四之气，畏火❿临，溽⓫蒸化，地气腾，天气否隔，寒风晓暮，蒸热相薄，草木凝烟，湿化不流，则白露阴布，以成秋令。万物得之以成。民病腠理热，血暴溢疟，心腹满热，胕⓬胀，甚则胕肿。五之气，惨令已行⓭，寒露下，霜乃早降，草木黄落，寒气及体，君子周密，民病皮腠。终之气，寒大举，湿大化，霜乃积，阴乃凝，水坚冰，阳光不治。感⓮于寒，则病人⓯关节禁固，腰脽⓰痛，寒湿推⓱于气交而为疾也。必折其郁气，而取化源，九月化源，迎而取之，以补益也。益⓲其岁气，无使邪胜，食岁谷以全其真，食间谷以保其精。故岁宜以苦燥之温之，甚者发之泄之。不发不泄，则湿气外溢，肉溃皮拆而水血交流。必赞其阳火，令御甚寒，冬之分，其用五步，量气用之也。从气异同，少多其判⓳也，通言岁运之同异也。同寒者以热化，同湿者以燥化，少宫、少商、少羽岁同寒。少宫岁又同湿，湿过故宜燥，寒过故宜热，少角少徵岁平和处之也。异者少之，同者多之，用凉远凉，用寒远寒，用温远温，用热远热，食宜同法。假者反之，此其道也，反是者病也。

❶ 阴专其政，阳气退避：指太阴湿土之年，太阳寒水在泉之气候变化，既寒且湿，均属于阴。

❷ 原野昏霿：谓大地昏晦。

❸ 一十日：守校本作"三十日"。

❹ 膜（chēn 琛）愤：《圣济总录》卷一上引"愤"作"膹"。"膜愤"谓胀闷。

❺ 而大：胡本作"大而"。

❻ 正：《类经》卷二十六"正"作"至"。

❼ 承：《说文·手部》："承，受也。"

❽ 行：《圣济总录》卷一上引"行"作"至"。

❾ 则：《三因方》卷五《六气时行民病证治》、《圣济总录》卷一上引并无"则"字。

❿ 畏火：张介宾曰："少阳相火用事，故气尤烈，故曰畏火。"

⓫ 溽：作"湿"解。见《礼记·月令·季夏》释文。

⑫ 胪：《三因方》卷五《六气时行民病证治》"胪"作"腹"。

⑬ 惨令已行：张琦曰："五气主客燥金，惨，疑作燥，肺主皮毛，燥反自伤也。"

⑭ 感：《圣济总录》卷一上引"感"上有"民"字。

⑮ 人：按："人"字似衍。

⑯ 腄：《素问病机气宜保命集》卷上七引"腄"作"腿"。按：《说文》无"腿"字，"腿"本作"骽"。检本书无"骽"字，此疑系臆改，不可据。

⑰ 推：吴注本作"持"。按：《圣济总录》引亦作"持"，与吴注本合。

⑱ 益：赵本"益"作"抑"。

⑲ 判：吴注本"判"作"制"。

按语：全篇于"先立其年，以明其气"地在六十年中，各以风、热、火、湿、燥、寒六气之变化，每年从初之气至终之气划分六步，不仅各明节令，且亦皆合《易》旨。但于经文有直指者，有暗合者。"天气否隔……白露阴布，以成秋令"句，即于卦气明指由"否"及"观"，于节气明指"白露"秋令。分明阴气渐盛，阳气渐衰。制图于后，以备详明类推。

气分六步与卦气节气图

气分六步与卦气节气图

808

帝曰：善。少阴之政奈何？岐伯曰：子午之纪也。

少阴　太角_{新校正云：按《五常政大论》云："上徵则其气逆。"}阳明
壬子　壬午　其运风鼓，其化鸣紊启坼。_{新校正云：按《五常政大论》云："其德鸣靡启坼。"}其变振拉摧拔，其病支满。

太角_{初正}　少徵　太宫　少商　太羽_终

少阴　太徵　_{新校正云：按《五常政大论》云："上徵而收气后。"}阳明　戊子天符　戊午太一天符　其运炎暑，_{新校正云：详太徵运太阳司天曰热，少阳司天曰暑，少阴司天曰炎暑，兼司天之气而言运也。}其化暄曜郁燠，_{新校正云：按《五常政大论》作"暄暑郁燠"，此变暑为曜者，以上临少阴故也。}其变炎烈沸腾，其病上热血溢。

太徵　少宫　太商　少羽_终　少角_初

少阴　太宫　阳明　甲子　甲午　其运阴雨，其化柔润时雨，_{新校正云：按《五常政大论》云："柔润重淖"，又太宫三运，两，作"柔润重泽"，此时雨二字疑误。}其变震惊飘骤，其病中满、身重。

太宫　少商　太羽_终　太角_初　少徵

少阴　太商　阳明　庚子_{同天符}　庚午_{同天符}　同正商　_{新校正云：按《五常政大论》云："坚成之纪。上徵与正商同。"}其运凉劲❶，_{新校正云：详此以运合在泉，故云凉劲。}其化雾露萧飋，其变肃杀凋零，其病下清❷。

太商　少羽_终　少角_初　太徵　少宫

少阴　太羽　阳明　丙子_{岁会}　丙午　其运寒，其化凝惨溧冽，_{新校正云：按《五常政大论》作"凝惨寒雾"。}其变冰雪霜雹，其病寒下❸。

太羽_终　太角_初　少徵　太宫　少商

❶ 其运凉劲：金运与阳明在泉之令相合，故曰凉劲。

❷ 下清：张介宾曰："二便清泄，及下体清冷。"

❸ 寒下：张介宾曰："中寒下利，腹足清冷。"

凡此少阴司天之政，气化运行先天，地气肃，天气明，寒交暑，热加燥，_{新校正云：详此云寒交暑者，谓前岁终之气少阳，今岁初之气太阳，太阳寒交前岁少阳之暑也。热加燥者，少阴在上而阳明在下也。}云驰雨府，湿化乃行，时雨乃降❶，金火合德，上应荧惑太白❷。_{见而明大。}其政明，其令切❸，其谷丹白。水火寒热持于气交而为病始也。热病生于上，清病生于下，寒热凌犯❹而争于中，民病咳喘，血溢，血泄❺，鼽嚏，目赤眦疡，寒厥入胃❻，心痛，腰痛，腹大，嗌干肿上。初之气，地气迁，燥将去，_{新校正云：按阳明在泉之前岁为少阳，少阳者暑，暑往而阳明在地。太阳初之气，故上文寒交暑，是暑去而寒始也。此燥字乃是暑字之误也。}寒乃始，蛰复藏，水乃冰，霜复降，风乃至，_{新校正云：按王注《六微旨大论》云："太阳居木位，为寒风切列。此风乃至当作风乃列。"}阳气郁，民反周密。关节禁固❼，腰脽痛，炎暑将起，中外疮疡❽。二之气，阳气布，风乃行，春气以正，万物应荣，寒气时至，民乃和。其病淋，目瞑❾目赤，气郁于上而热。三之气，天政布，大火行，庶类蕃鲜，寒气时至。民病气厥❿心痛，寒热更作，咳喘目赤。四之气，溽暑至，大雨时行，寒热互至⓫。民病寒热，嗌干黄瘅，鼽衄饮发。五之气，畏火临，暑反至，阳乃化，万物乃生乃长荣⓬，民乃康，其病温。终之气，燥令行，余火内格。肿于上⓭咳喘，甚则血溢。寒气数举，则霿雾翳⓮。病生皮腠，内舍于胁，下连少腹而作寒中，地将易也。_{气终则迁，何可长也。}必抑其运气，资其岁胜，折其郁发⓯，先取化源，_{先于年前十二月迎而取之。}无使暴过而生其病也。食岁谷，以全真气。食间谷，以辟虚邪。岁宜咸以耎之，而调其上，甚则以苦发之⓰，以酸收之，而安其下，甚则以苦泄之，适气同异而多少之，同天气者以寒清化，同地气者以温热化。太角太徵岁同天气，宜以寒清治之。太宫太商太羽岁同地气，宜以温热治之。化，治也。用热远热，用凉远凉，用温远温，用寒远寒，食宜同法。有假则反，此其道也。反是者病作矣。

❶ 云驰雨府……时雨乃降：张琦曰："上热下燥，无湿化流行之理，云驰雨府，湿化乃行，时雨乃降十二字必误衍也。"高世栻曰："四之客气，太阴湿土，故又曰云驰雨府，湿化乃行。"

❷ 金火合德，上应荧惑太白：谓少阴君火司天之气与阳明燥金在泉之气同行，则上应天之火星及金星变化运行。

❸ 其政明，其令切：谓少阴君火司天火性光明，阳明燥金在泉金性急切之年，上半年气候偏热，下半年气候偏凉。《说文·刀部》："切，刌也。"有肃杀涵义。

❹ 凌犯：《圣济总录》卷一中引"凌"作"相"。

❺ 血溢血泄：血溢，指血病上干或外渗，如吐血、衄血、呕血等。血泄，指血病下泄，如便血、尿血、血崩等。

❻ 寒厥入胃：谓寒邪入胃致使胃阴失降，脾阳失升而阴阳悖逆。

❼ 关节禁固：《三因方》卷五《六气时行民病证治》引"关节"上有"民病"二字。

❽ 炎暑将起，中外疮疡：张琦曰："上年终气相火，本年初气寒水，故寒甚而火郁，关节腰脽皆寒水为病，炎暑二句不伦，必误衍。"

❾ 目瞑：《三因方》卷五《六气时行民病证治》引无"目瞑"二字。

❿ 民病气厥：《三因方》卷五《六气时行民病证治》引"气"作"热"。

⓫ 寒热互至：《圣济总录》卷一中引"至"作"作"。

⓬ 万物乃生乃长荣：《圣济总录》卷一中引作"物乃生荣"。

⓭ 肿于上：《圣济总录》卷一中引"肿"上有"民病"二字。

⓮ 则霜雾翳：《圣济总录》卷一中引"霜雾"作"雾霜"。按："雾翳"谓雾气太重，则地面昏暗遮盖，视物不清。

⓯ 折其郁发："发"误，疑作"气"，以本篇太阳各律之，可证。

⓰ 甚则以苦发之："发"误，应作"泄"。下文"甚则以苦泄之"句当为衍文。

帝曰：善。厥阴之政奈何？岐伯曰：巳亥之纪也。

厥阴　少角　少阳　清热胜复同，同正角❶。新校正云：按

《五常政大论》云："委和之纪，上角与正角同。"丁巳天符　丁亥天符

其运风清热。

少角初正　太徵　少宫　太商　少羽终

厥阴　少徵　少阳　寒雨胜复同。癸巳同岁会　癸亥同岁会

其运热寒雨。

少徵　太宫　少商　太羽终　太角初

厥阴　少宫　少阳　风清胜复同，同正角❷。新校正云：按

《五常政大论》云："卑监之纪，上角与正角同。"己巳　己亥　其运雨

风清。

少宫　太商　少羽终　少角初　太徵

厥阴　少商　少阳　热寒胜复同，同正角❸。新校正云：按：

《五常政大论》云："从革之纪，上角与正角同。"乙巳　乙亥　其运凉

热寒。

少商　太羽终　太角初　少徵　太宫

厥阴　少羽　少阳　雨风胜复同。辛巳　辛亥　其运寒

雨风。

少羽终　少角初　太徵　少宫　太商

❶ 同正角：木运不及，得司天厥阴之助，而成为正角（平气）。

❷ 同正角：张介宾曰："土运不及，风木司天胜之，则木兼土化，所谓卑监

之纪，上角与正角同也。"

❸ 同正角：张介宾曰："金运不及，而厥阴司天，木无所制，则木得其政，

所谓从革之纪，上角与正角同。"

凡此厥阴司天之政，气化运行后天，诸同正岁❶，气化运

行同天❷，太过岁运化气行先天时，不及岁化生成后天时，同正岁化生成与天二十四气迟速同，无先后也。新校正云：详此注云同正岁与二十四气同，疑非。恐是与大寒日交同气候同。天气扰，地气正❸，风生高远，炎热从之❹，云趋雨府，湿化乃行❺，风火同德，上应岁星荧惑❻。其政挠，其令速❼，其谷苍丹，间谷言太者，其耗文角品羽❽。风燥火热，胜复更作❾，蛰虫来见，流水不冰，热病行于下，风病行于上，风燥胜复形于中。初之气，寒始肃，杀气方至，民病寒于右❿之下。二之气，寒不去，华雪⓫水冰，杀气施化，霜乃降，名草上焦，寒雨数至，阳复化⓬，民病热于中⓭。三之气，天政布，风乃时举，民病泣出⓮，耳鸣掉眩。四之气，溽暑⓯湿热相薄，争于左之上⓰，民病黄瘅而为胕肿。五之气，燥湿更胜，沉阴⓱乃布，寒气及体，风雨乃行。终之气，畏火司令，阳乃大化，蛰虫出见，流水不冰，地气大发，草乃生，人乃舒，其病温厉。必折其郁气，资其化源，化源，四月也，迎而取之。赞其运气，无使邪胜。岁宜以辛调上，以咸调下，畏火之气，无妄犯之。新校正云：详此运何以不言适气同异少多之制者，盖厥阴之政与少阳之政同，六气分政，惟厥阴与少阳之政，上下无克罚之异，治化惟一，故不再言同风热者多寒化，异风热者少寒化也。用温远温，用热远热，用凉远凉，用寒远寒，食宜同法。有假反常，此之道也，反是者病。

❶ 诸同正岁："正岁"指无过，无不及平气之岁。

❷ 气化运行同天：张介宾曰："生长化收藏，皆与天气相合，故曰运行同天。"

❸ 天气扰，地气正：高世栻曰："扰，风动也。正，阳和也。"

❹ 风生高远，炎热从之：张介宾曰："木在上，故风生高远，火在下，故炎热从之。"

❺ 云趋雨府，湿化乃行：高世栻曰："地气上升，乃为云雨，故云云趋雨

府，湿化乃行。"张介宾曰："上气得温，故云雨作，湿化行。"马莳曰："至于云趋雨府，湿化乃行，此风火合德，上之所应者，岁星与荧惑也。"

❻ 风火同德，上应岁星荧惑：谓厥阴风木司天，少阳相火在泉之年，风火同德，气候主风热，与在天之木星（岁星）、火星（荧惑）相关。

❼ 其政挠，其令速：张介宾曰："风政挠，火令速。"

❽ 其耗文角品羽：张介宾以为义未详。应阙疑。

❾ 风燥火热，胜复更作：张介宾曰："风甚则燥胜，燥胜则热复，故胜复更作如是。"

❿ 右：按："右"下脱"胁"字，应据《三因方》卷五《六气时行民病证治》补。

⓫ 华雪：即白雪。"华"作"白"解。见《后汉书·崔骃传》贤注。

⓬ 阳复化：张介宾曰："太阳用事，故其气候如此。然以寒水之客，加以君火之主，其气必应，故阳复化。"

⓭ 民病热于中：按："热"下衍"于"字，应据《三因方》卷五删。

⓮ 泣出：谓泪流。

⓯ 溽暑：《圣济总录》卷一引"暑"下有"至"字。

⓰ 争于左之上：张介宾曰："四气为天之左间，故湿热争于左之上。"

⓱ 沉阴："沉"读为"霃"。《说文·雨部》："霃，久阴也。""阴"读为"霠霒"。《雨部》："霒，云覆日也。"

帝曰：善。夫子言❶可谓悉矣，然何以明其应乎？岐伯曰：昭乎哉问也！夫六气者，行有次，止有位❷，故常以正月朔日平旦❸视之，睹其位而知其所在矣。阴之所在，天应以云，阳之所在，天应以清净，自然分布，象见不差。运有余，其至先，运不及，其至后，先后，皆寅时之先后也，先则丑后，后则卯初。此天之道，气之常也。天道昭然，当期必应，见无差失，是气之常。运非有余非不足，是谓正岁❹，其至当其时也。当时谓当寅之正也。帝曰：胜复之气，其常在也。灾眚❺时至，候也奈何？岐伯曰：非气化者，是谓灾也。十二变备矣。

❶ 夫子言：守校本"子"下有"之"字。

❷ 行有次，止有位：张介宾曰："凡主客六气，各有次序，亦各有方位。"

❸ 平旦：谓天正亮。《周礼·夏官·大司马》郑注："平，正也。"《说文·部首》："旦，明也。"

❹ 正岁：张介宾曰："和平之岁，时至气亦至也。"

❺ 眚：与"灾"义同。《楚语·下》韦解："眚，犹灾也。"

帝曰：天地之数❶终始❷奈何？岐伯曰：悉乎哉问也！是明道也。数之始，起于上而终于下❸，岁半之前❹，天气主之，岁半之后❹，地气主之，岁半谓立秋之日也。新校正云：详初气交司在前岁大寒日，岁半当在立秋前一气十五日，不得云立秋日也。上下交互，气交主之，岁纪毕矣。交互，互体也。上体下体之中，有二互体也。故曰：位明，气月可知乎❺，所谓气❻也。大凡一气，主六十日而有奇，以立位数之❼，位同一气则月之节气中气可知也。故言天地气者以上下体，言胜复者以气交，言横运者以上下互，皆以节气准之，候之灾眚，变复可期矣。帝曰：余司其事，则而行之，不合其数何也？岐伯曰：气用有多少，化洽❽有盛衰，衰盛多少，同其化也。帝曰：愿闻同化何如？岐伯曰：风温春化同，热曛昏火夏化同，胜与复同，燥清烟露秋化同，云雨昏暝埃长夏化同，寒气霜雪冰冬化同，此天地五运六气之化，更用盛衰之常也。

❶ 天地之数：张介宾曰："司天在泉，各有所主之数。"

❷ 终始：谓天地之气如环无端，终而复始，即《易》"大哉乾元乃统天"之"终始"，与"始终"有别。

❸ 起于上而终于下：张介宾曰："司天在前，在泉在后，司天主上，在泉主下，故起于上而终于下。"

❹ 岁半之前　岁半之后：《素问入式运气论奥》卷中第十六引"之"俱作"已"。大寒至小暑为岁半以前，所谓"初气终三气，天气主之"，大暑至小寒为岁半以后，所谓"四气尽终气，地气主之"。

❺ 气月可知乎：张介宾曰："上下左右之位既明，则气之有六，月之有十二，其终始移易之数，皆可知矣。"

❻ 所谓气：马莳曰："此正天气地气气交之谓。"

❼ 以立位数之：守校本"立"作"六"。

❽ 化洽：六气与五运相合之化。

帝曰：五运行同天化❶者，命曰天符，余知之矣。愿闻同地化❷者，何谓也？岐伯曰：太过而同天化者三，不及而同天化者亦三，太过而同地化者三，不及而同地化者亦三，此凡二十四岁也。六十年中，同天地之化者，凡二十四岁，余悉随已多少。帝曰：愿闻其所谓也。岐伯曰：甲辰、甲戌、太宫下加❸太阴，壬寅、壬申、太角下加厥阴，庚子、庚午、太商下加阳明，如是者三。癸巳、癸亥、少徵下加少阳，辛丑、辛未、少羽下加太阳，癸卯、癸酉、少徵下加少阴，如是者三。戊子、戊午、太徵上临❹少阴，戊寅、戊申、太徵上临少阳，丙辰、丙戌、太羽上临太阳，如是者三。丁巳、丁亥、少角上临厥阴，乙卯、乙酉、少商上临阳明，己丑、己未、少宫上临太阴，如是者三。除此二十四岁，则不加不临❺也。帝曰：加者何谓？岐伯曰：太过而加同天符，不及而加同岁会也。帝曰：临者何谓？岐伯曰：太过不及皆曰天符，而变行有多少，病形有微甚，生死有早晏耳。

❶ 同天化：谓岁运与司天之气一致。

❷ 同地化：谓岁运与在泉之气一致。

❸ 下加：下加于上为加，运与在泉同化，谓之"下加"。

❹ 上临：上临于下为临，运与司天同化，谓之"上临"。

❺ 不加不临："不加"指在泉与岁运不同，"不临"指司天与岁运不同。张介宾曰："天符十二年，太乙天符四年，岁会八年，同天符六年，同岁会六年，五者分而言之共三十六年。然太乙天符四年，已同在天符十二年中矣，岁会八年，亦有四年在天符中矣，故合而言之，六十年中，止得二十八年也。《六元正纪大论》曰：凡二十四岁者，盖止合天符十二年，同天符同岁会共十二年，总

为二十四年，而不言岁会及太乙天符也。"

　　帝曰：夫子言用寒远寒，用热远热，余未知其然也，愿闻何谓远？岐伯曰：热无犯热，寒无犯寒，从者和，逆者病❶，不可不敬畏而远之，所谓时兴六位❷也。四时气王之月，药及食衣寒热温凉同者，皆宜避之。差❸四时同犯，则以水济水、以火助火，病必生也。帝曰：温凉何如？温凉减于寒热，可轻犯之乎？岐伯曰：司气❹以热，用热无犯，司气以寒，用寒无犯，司气以凉，用凉无犯，司气以温，用温无犯，间气同其主❺无犯，异其主则小犯之，是谓四畏❻，必谨察之。帝曰：善。其犯者何如？须犯者。岐伯曰：天气反时❼，则可依则❽，反甚为病，则可依时。及胜其主❾，则可犯，夏热❿甚，则可以热犯热，寒气不甚，则不可犯之。以平为期，而不可过，气平则止，过则病生，过而病生，与犯同也。是谓邪气反胜者。气动有胜是谓邪，客胜于主，不可不御也。六步之气，于六位中应寒反热，应热反寒，应温反凉，应凉反温，是谓六步之邪胜也。差❸冬反温，差❸夏反冷，差❸秋反热，差❸春反凉，是谓四时之邪胜也。胜则反其气以平之。故曰：无失天信⓫，无逆气宜⓬，无翼⓭其胜，无赞其复，是谓至治。天信，谓至时必定。翼赞，皆佐之。谨守天信，是谓至真妙理也。

　　❶ 从者和，逆者病：张介宾曰："不犯为从，犯则为逆。"
　　❷ 时兴六位：《素问校讹》引古抄本"兴"作"与"。张志聪曰："兴，起也，此总言一岁之中，有应时而起之六位，各主六十日零八十七刻半，各有寒热温凉之四气，皆宜远而无犯之，如初之气，天气尚寒，是宜用热，时值少阳相火司令，又当远此一位而（无）用凉也。每岁之六气皆然。"
　　❸ 差：四库本，守校本并作"若"。
　　❹ 司气：张介宾曰："司天司地之气也。"
　　❺ 间气同其主：张介宾曰："间气，左右四间之客气也。主，主气也。同者，同热同寒，其气甚，故不可犯。"
　　❻ 四畏：指寒热温凉。

❼ 天气反时：张介宾曰："天气即客气，时即主气，客不合主，是谓反时，反时者，则可依时。"

❽ 依则：按：据王注"依则"似应作"依时"。

❾ 及胜其主：张介宾曰："胜其主者，客气太过也。如夏而寒甚，冬而热甚，故可以热犯热，以寒犯寒，而从其变，乃所谓从治。"

❿ 热：读本"热"作"寒"。

⓫ 天信：客主气运，至必应时，谓之天信。

⓬ 气宜：张介宾曰："寒热温凉，用之必当，气之宜也。"

⓭ 翼：有"助"义。见《诗经·大雅·卷阿》郑笺。

帝曰：善。五运气行主岁之纪，其有常数❶乎？岐伯曰：臣请次之。

甲子　甲午岁❷

上少阴火，中太宫土运，下阳明金❸，热化二❹，新校正云：详对化从标成数，正化从本生数，甲子之年热化七，燥化九。甲午之年热化二，燥化四。雨化五❺，新校正云：按本论正文云："太过不及其数何始，太过者，其数成，不及者其数生，土常以生也。"甲年太宫土运太过，故言雨化五，五，土数也。燥化四❻，所谓正化日也❼。正气化也。其化❽上咸寒，中苦热，下酸热❾，所谓药食宜也。新校正云：按《玄珠》云："下苦热。"又按《至真要大论》云："热淫所胜，平以咸寒。燥淫于内，治以苦温。"此云下酸热，疑误也。

乙丑　乙未岁

上太阴土，中少商金运，下太阳水❿，热化寒化胜复同⓫所谓邪气化日也。灾七宫⓬。新校正云：详七宫、西室兑位，天柱司也。灾之方，以运之当方言。湿化五⓭新校正云：详太阴正司于未，对司于丑，其化皆五，以生数也。不以成数者，土王四季，不得正方，又天有九宫，不可至十。清化四⓮新校正云：按本论下文云，不及者，其数生。乙年少商，金

运不及，故言清化四。四，金生数也。**寒化六⓯**新校正云：详乙丑寒化六，
乙未寒化一。**所谓正化日也。其化上苦热，中酸和，下甘热⓰，所
谓药食宜也。**新校正云：按《玄珠》云：上酸平，下甘温。又按《至真要大
论》云："湿淫所胜，平以苦热。寒淫于内，治以甘热。"

❶ 常数："数"即下文热化二、雨化五等。按：常数虽指天地生成数，而亦
概括终始移易之历数，故篇中有正月朔日、春化、夏化等讲究，可见"常"即
《易·系辞》"动静有常"之"常"；"数"即《书·大禹谟》"天之历数在尔躬"
之数。

❷ 甲子、甲午岁：谓甲子、甲午年。从甲子、乙丑顺行至癸巳三十岁为一
纪，复从甲午、乙未顺行至癸亥六十岁共为一周。

❸ 上少阴火，中太宫土运，下阳明金：谓主行天令之少阴君火司天行乎上，
主生化运动之土运太过行乎中，主行地令之阳明燥金在泉行乎下。

❹ 热化二：少阴君火司天，在天为热化，二为火之生数，故云"热化二"。

❺ 雨化五：中运土湿，土化雨湿，雨湿之气太过，土之成数为五（土之生
数亦五），故云"雨化五"。

❻ 燥化四：阳明燥金在泉，四为金之生数，故云"燥化四"。

❼ 所谓正化日也：张介宾曰："结上文三句，乃本年上中下正气之所化也。"
以下凡言"正化日"皆准此。

❽ 其化：张介宾曰："言化气治病之宜。"

❾ 上咸寒，中苦热，下酸热：谓上半年少阴君火司天，气候偏热，药食均
宜味咸性寒之品，中属土运太过，宜味苦性热之品，下半年阳明在泉，气候偏
凉，宜味酸性热之品。

❿ 上太阴土，中少商金运，下太阳寒水：谓主行天令之太阴湿土司天行乎
上，主生化运动之金运不及行乎中，主行地令之太阳寒水在泉行乎下。

⓫ 热化寒化胜复同：金运不及，故有火气来胜之热化，有热化，必然招致
水气来复之寒化，故云"热化寒化胜复同"。

⓬ 灾七宫：张介宾曰："七，西方兑宫也，金不及，故灾及之。"

⓭ 湿化五：乙丑、乙未年太阴湿土司天，五为土之生数（亦为土之成数），
故云"湿化五"。

⓮ 清化四：阳明燥金之气在天为清化，四为金之生数，故云"清化四"。

⓯ 寒化六：太阳寒水在泉，六为水之成数，故云"寒化六"。

❻上苦热，中酸和，下甘热：谓上半年太阴湿土司天，气候偏湿，药食均宜味苦性热之品，中属金运不及，宜味酸性和之品，下半年太阳寒水在泉，气候偏寒，宜味甘性热之品。

丙寅　丙申岁　新校正云：详丙申之岁，申金生水，水化之令转盛，司天相火为病减半。

上少阳相火，中太羽水运，下厥阴木❶，**火化二**❷，新校正云：详丙寅火化二，丙申火化七。**寒化六，风化三**❸，新校正云：详丙寅风化八，丙申风化三。**所谓正化日也。其化上咸寒，中咸温，下辛温**❹，**所谓药食宜也。**新校正云：按《玄珠》云："下辛凉。"又按《至真要大论》云："火淫所胜，平以咸冷。风淫于内，治以辛凉。"

丁卯岁会　**丁酉岁**　新校正云：详丁年正月壬寅为干德符，便为平气，胜复不至，运同正角，金不胜木，木亦不灾土。又丁卯年，得卯木佐之，即上阳明不能灾之。

上阳明金，中少角木运，下少阴火❺，**清化热化胜复同**❻**所谓邪气化日也。灾三宫**❼。新校正云：详三宫，东室震位，天冲司。**燥化九**❽，新校正云：详丁卯，燥化九。丁酉，燥化四。**风化三，热化七**❾，新校正云：详丁卯，热化二。丁酉，热化七。**所谓正化日也。其化上苦小温，中辛和，下咸寒**❿，**所谓药食宜也。**新校正云：按《至真要大论》云："燥淫所胜，平以苦温。热淫于内治，以咸寒。"又《玄珠》云："上苦热也。"

❶上少阳相火，中太羽水运，下厥阴木：谓主行天令之少阳相火司天行乎上，主生化运动之水运太过行乎中，主行地令之厥阴风木在泉行乎下。

❷火化二：谓少阳相火司天，"二"为火之生数，故云"火化二"。

❸风化三：厥阴风木在泉，风生木，"三"为木之生数，故云"风化三"。

❹上咸寒，中咸温，下辛温：谓上半年相火司天，气候偏火热，药食均宜味咸性寒之品，中属水运太过宜味咸性温之品，下半年风木在泉宜味辛性温

之品。

❺ 上阳明金，中少角木运，下少阴火：谓主行天令之阳明燥金司天行乎上，主生化运动之木运不及行乎中，主行地令之少阴君火在泉行乎下。

❻ 清化热化胜复同：谓木运不及，故有燥金来胜之清化，有清化，必然招致火气来复之热化，故云"清化热化胜复同"。

❼ 灾三宫：张介宾曰："灾，伤也，三宫，东方震宫，木正之方也，木运不及，故本方受灾。"

❽ 燥化九：阳明主燥金，"九"为金之成数，故云"燥化九"。

❾ 热化七：七为火之成数，火生热，故云"热化七"。

❿ 上苦小温，中辛和，下咸寒：谓上半年阳明燥金司天，药食性味宜苦温，中属木运不及宜温和，下半年少阴君火在泉宜咸寒。

戊辰　戊戌岁

上太阳水，中太徵火运，新校正云：详此上见太阳，火化减半。下太阴土❶，寒化六，新校正云：详戊辰，寒化六。戊戌，寒化一。热化七，湿化五，所谓正化日也。其化上苦温，中甘和，下甘温❷，所谓药食宜也。新校正云：按《至真要大论》云："寒淫所胜，平以辛热。湿淫于内，治以苦热。"又《玄珠》云："上甘温，下酸平。"

己巳　己亥岁

上厥阴木，中少宫土运，新校正云：详至九月甲戌月，己得甲戌，方还正宫。下少阳相火❸，风化清化胜复同❹，所谓邪气化日也。灾五宫❺。新校正云：按《五常政大论》云："其眚四维。"又按《天元玉册》云："中室天禽司，非维宫，同正宫寄位二宫坤位。"风化三，新校正云：详己巳风化八，己亥风化三。湿化五，火化七❻，新校正云：详己巳热化七，己亥热化二。所谓正化日也。其化上辛凉，中甘和，下咸寒❼，所谓药食宜也。新校正云：按《至真要大论》云："风淫所胜，平以辛凉。火淫于内，治以咸冷。"

❶ 上太阳水，中太徵火运，下太阴土：谓主行天令之太阳寒水司天行乎上，

主生化运动之火运太过行乎中，主行地令之太阴湿土在泉行乎下。

❷ 上苦温，中甘和，下甘温：谓上半年太阳寒水司天，气候偏寒，药食性味宜苦温，不宜苦寒。中属火运太过，宜甘和。下半年太阴湿土在泉，宜甘温。

❸ 上厥阴木，中少宫土运，下少阳相火：谓主行天令之厥阴风木司天行乎上，主生化运动之土运不及行乎中，主行地令之少阳相火在泉行乎下。

❹ 风化清化胜复同：土运不及，故有木气来胜之风化，有风化，必然招致燥气来复之清化，故云"风化清化胜复同"。

❺ 灾五宫：五指中央位，中央有灾，故云"灾五宫"。

❻ 火化七：谓少阳主火，七为火之成数。

❼ 上辛凉，中甘和，下咸寒：谓上半年厥阴风木司天，气候偏温，药食宜辛凉，中属土运不及，宜甘和，下半年少阳相火在泉，宜咸寒。

庚午同天符　庚子岁同天符

上少阴火，中太商金运，新校正云：详庚午年金令减半，以上见少阴君火，年午亦为火故也。庚子年，子是水，金气相得，与庚午年又异。下阳明金 ❶，热化七，新校正云：详庚午年热化二，燥化四。庚子年，热化七，燥化九。清化九 ❷，燥化九，所谓正化日也。其化上咸寒，中辛温，下酸温，所谓药食宜也。新校正云：按《玄珠》云："下苦热。"又按《至真要大论》云："燥淫于内，治以苦热。"

辛未同岁会　辛丑岁同岁会。

上太阴土，中少羽水运，新校正云：详此至七月丙申月，水还正羽。下太阳水 ❸，雨化风化胜复同 ❹，所谓邪气化日也。灾一宫 ❺。新校正云：详一宫，北室坎位，天玄司。雨化五，寒化一 ❻，新校正云：详此以运与在泉俱水，故只言寒化一。寒化一者，少羽之化气也。若太阳在泉之化，则辛未寒化一，辛丑寒化六。所谓正化日也。其化上苦热，中苦和，下苦热 ❼，所谓药食宜也。新校正云：按《玄珠》云："上酸和，下甘温。"又按《至真要大论》云："湿淫所胜，平以苦热。寒淫于内，治以甘热。"

❶ 上少阴火……下阳明金：谓主行天令之少阴君火司天行乎上，主生化运动之金运太过行乎中，主行地令之阳明燥金在泉行乎下。

❷ 清化九：中太商金运，燥金属清化，九为金之成数，故云"清化九"。

❸ 上太阴土，中少羽水运，下太阳水：谓主行天令之太阴湿土司天行乎上，主生化运动之水运不及行乎中，主行地之太阳水在泉行乎下。

❹ 雨化风化胜复同：水运不及，故有土气来胜之雨化，有雨化必然招致木气来复之风化，故云"雨化风比胜复同"。

❺ 灾一宫：一宫位北方，北方受灾害，故云"灾一宫"。

❻ 寒化一：太阳在泉，太阳主水，水属寒，一为水之生数，故云"寒化一"。

❼ 上苦热，中苦和，下苦热：谓上半年太阴湿土司天气候偏湿，药食宜味苦性热之品，中属水运不及，水运不及，寒水之气斡旋上下失利，又可以用味苦性平和之品，下半年寒水在泉，亦因水运不及，权用味苦性热之品。

按语：经文每年中运之气，皆明示纳音及常数。此常数与其天令或地令之常数同者，例不并详。只有庚午、庚子岁中太商金之清化"九"，与阳明金之燥化"九"并详，及乙酉、乙卯岁中少商金之清化"四"，与其上阳明金之燥化"四"亦并详，是皆举一而知其余之意，此并详之音独举商金者，音始于金（气始于木），"物有本末，事有终始"，凡事必明其始也。故举天干乙庚，乙庚化金，契合金运，即书《天元纪大论》所云"乙庚之岁，金运统之"。又地支子、午、卯、酉四正，每正各历十五年，即由庚午、庚子至甲申、甲寅三十年一纪，由乙酉、乙卯至己巳、己亥三十年一纪，合计六十年花甲一周，举凡干支之阴阳，纳音之太少，运行之上下，用数之生成，周甲之划分，无不两两相对，一一契合，足证此经文非衍，至于有谓中运与在泉气同者，言一即可，今既言清化九，又言燥化九，疑此三字衍似尚可商。

壬申同天符　**壬寅岁**同天符

上少阳相火，中太角木运，下厥阴木❶**，火化二**❷。新校正云：详壬申热化七，壬寅热化二。**风化八**❸，新校正云：详此以运与在泉俱木，故只言风化八。风化八，乃太角之运化也。若厥阴在泉之化，则壬申风化三，壬寅风化八。**所谓正化日也。其化上咸寒，中酸和，下辛凉** ❹，**所谓药食宜也。**

癸酉同岁会　**癸卯岁**同岁会

上阳明金，中少徵火运，新校正云：详此五月遇戊午月，火还正徵。**下少阴火** ❺，**寒化雨化胜复同** ❻，**所谓邪气化日也。灾九宫** ❼。新校正云：详九宫，离位南室，天英司也。**燥化九，**新校正云：详癸酉燥化四，癸卯燥化九。**热化二，**新校正云：详此以运与在泉俱火，故只言热化二。热化二者，少徵之运化也。若少阴在泉之化，癸酉热化七，癸卯热化二。**所谓正化日也。其化上苦小温，中咸温，下咸寒** ❽，**所谓药食宜也。**新校正云：按《玄珠》云："上苦热。"

❶ 上少阳相火，中太角木运，下厥阴木：谓主行天令之少阳相火司天行乎上，主生化运动之木运太过行乎中，主行地令之厥阴风木在泉行乎下。

❷ 火化二：少阳主相火，火之生数二，故云"火化二"。

❸ 风化八：厥阴主风木，木之成数八，故云"风化八"。

❹ 上咸寒，中酸和，下辛凉：谓上半年少阳相火司天，药食宜味咸性寒之品，中属木运太过，宜味酸性和平之品，下半年厥阴风木在泉宜味辛性凉之品。

❺ 上阳明金，中少徵火运，下少阴火：谓主行天令之阳明燥金司天行乎上，主生化运动之火运不及行乎中，主行地令之少阴君火在泉行乎下。

❻ 寒化雨化胜复同：火运不及，故有水气来胜之寒化，有寒化，必然招致土气来复之雨化，故云"寒化雨化胜复同"。

❼ 灾九宫：九宫位南方，南方受灾，故云"灾九宫"。

❽ 上苦小温，中咸温，下咸寒：谓上半年阳明燥金司天，气候偏清凉，药食宜小温之品，中属火运不及，宜味咸性温之品，下半年少阴君火在泉，宜味咸性寒之品。

甲戌岁会　同天符　**甲辰岁**岁会　同天符

上太阳水，中太宫土运，下太阴土 ❶。**寒化六，**新校正云：详甲戌寒化一，甲辰寒化六。**湿化五，**新校正云：详此以运与在泉俱土，故只言湿化五。**正化日也❷。其化上苦热，中苦温，下苦温❸，药食宜也。**新校正云：按《玄珠》云："上甘温，下酸平。"又按《至真要大论》云："寒淫所胜，平以辛热。湿热于内，治以苦热。"

乙亥　乙巳岁

上厥阴木，中少商金运，新校正云：详乙亥年三月得庚辰月，早见干德符，即气还正商，火未得王而先平，火不胜则水不复，又亥是水得力年，故火不胜也。乙巳岁火来小胜，巳为火，佐于胜也。即于二月中气君火时化日，火来行胜，不待水复，遇三月庚辰月，乙见庚而气自全，金还正商。**下少阳相火❹，热化寒化胜复同❺，邪气化日也。灾七宫。风化八，**新校正云：详乙亥风化三，乙巳风化八。**清化四，火化二，**新校正云：详乙亥热化二。乙巳热化七。**正化度也。**度，谓日也。**其化上辛凉，中酸和，下咸寒❻，药食宜也。**

❶ 上太阳水……下太阴土：谓主行天令之太阳寒水司天行乎上，主生化运动之土运太过行乎中，主行地令之太阴湿土在泉行乎下。

❷ 正化日也：《素问校讹》引古抄本，"正"上有"所谓"二字。

❸ 上苦热，中苦温，下苦温：谓上半年太阳寒水司天气候偏寒，药食宜味苦性热之品，中属土运太过，宜味苦性温之品，下半年太阴湿土在泉，宜味苦性温之品。

❹ 上厥阴木……下少阳相火：谓主行天令之厥阴风木司天行乎上，主生化运动之金运不及行乎中，主行地令之少阳相火在泉行乎下。

❺ 热化寒化胜复同：金运不及，故有火气来胜之热化，有热化，必然招致水气来复之寒化，故云热化寒化胜复同。

❻ 上辛凉，中酸和，下咸寒：谓上半年厥阴风木司天气候偏温，药食均宜辛凉之品，中属金运不及宜味酸性和平之品，下半年相火在泉，宜味咸性寒之品。

丙子岁会　丙午岁

上少阴火，中太羽水运，下阳明金❶，热化二，新校正云：详丙子岁热化七，金之灾得其半，以运水太过，胜于天令，天令减半。丙午热化二，午为火，少阴君火司天，运虽水，一水不能胜二火，故异于丙子岁。**寒化六，清化四**，新校正云：详丙子燥化九，丙午燥化四。**正化度也。其化上咸寒，中咸热，下酸温❷，药食宜也**。新校正云：按《玄珠》云："下苦热。"又按《至真要大论》云："燥淫于内，治以酸温。"

丁丑　丁未岁

上太阴土，新校正云：详此木运平气上刑，天令减半。**中少角木运，**新校正云：详丁年正月壬寅为干德符，为正角。**下太阳水❸，清化热化胜复同❹，邪气化度也。灾三宫。雨化五，风化三，寒化一**，新校正云：详丁丑寒化六，丁未寒化一。**正化度也。其化上苦温，中辛温，下甘热❺，药食宜也**。新校正云：按《玄珠》云："上酸平，下甘温。"又按《至真要大论》云："湿淫所胜，平以苦热。寒淫于内，治以甘热。"

❶上少阴火……下阳明金：谓主行天令之少阴君火司天行乎上，主生化运动之水运太过行乎中，主行地令之阳明燥金在泉行乎下。

❷上咸寒，中咸热，下酸温：谓上半年少阴君火司天，气候偏热，药食均宜味咸性寒之品，中属水运太过，宜味咸性热之品，下半年阳明燥金在泉，宜味酸性温之品。

❸上太阴土……下太阳水：谓主行天令之太阴湿土司天行乎上，主生化运动之木运不及行乎中，主行地令之太阳寒水在泉行乎下。

❹清化热化胜复同：木运不及，故有金气来胜之清化，有清化，必然招致火气来复之热化，故云清化热化胜复同。

❺上苦温，中辛温，下甘热：谓上半年太阴湿土司天，气候偏湿，药食均宜味苦性温之品，中属木运不及，宜味辛性温之品，下半年太阳寒水在泉，气候偏寒，宜味甘性热之品。

戊寅　戊申岁天符　新校正云：详戊申年与戊寅年小异，申为金，佐于肺，肺受火刑，其气稍实，民病得半。

上少阳相火，中太徵火运，下厥阴木❶，火化七，新校正云：详天符，司天与运合，故只言火化七。火化七者，太徵之运气也。若少阳司天之气，则戊寅火化二，戊申火化七。**风化三，**新校正云：详戊寅风化八，戊申风化三。**正化度也。其化上咸寒，中甘和，下辛凉❷，药食宜也。**

己卯新校正云：详己卯金与运土相得，子临父位，为逆。**己酉岁**

上阳明金，中少宫土运，新校正云：详复罢，土气未正，后九月甲戌月土还正宫。己酉之年，木胜火微。**下少阴火❸，风化清化胜复同❹，邪气化度也。灾五宫。清化九，**新校正云：详己卯燥化九，己酉燥化四。**雨化五，热化七，**新校正云：详己卯热化二，己酉热化七。**正化度也。其化上苦小温，中甘和，下咸寒❺，药食宜也。**

❶ 上少阳相火……下厥阴木：谓主行天令之少阳相火司天行乎上，主生化运动之太徵火运行乎中，主行地令之厥阴风木在泉行乎下。

❷ 上咸寒，中甘和，下辛凉：谓上半年少阳相火司天，气候偏热，药食均宜味咸性寒之品，中属火太过，宜味甘性和平之品，下半年厥阴风木在泉，气候偏温，宜味辛性凉之品。按：甘为中央之味，能和诸味，其性和平，并称甘和。故此"中甘和"句，系意在言外，谓药食之宜，当本中和之气之味而行权变，不得以为"中太徵火运"，而拘泥必用苦寒。《礼记·礼器》"甘受和"注："甘于五味属土，土无专气，而四时皆王，故惟甘味能受诸味之和。"又《淮南子·原道》"甘者，中央也"高注："味者，甘立而五味亭矣。"

❸ 上阳明金……下少阴火：谓主行天令之阳明燥金司天行乎上，主生化运动之土运不及行乎中，主行地令之少阴君火在泉行乎下。

❹ 风化清化胜复同：土运不及，故有木气来胜之风化，有风化，必然招致金气来复之清化，故云风化清化胜复同。

❺ 上苦小温，中甘和，下咸寒：谓上半年阳明燥金司天，气候偏凉，药食均宜味苦性小温之品，中属土运不及，均宜味甘性和平之品，下半年少阴君火在泉，均宜味咸性寒之品。

庚辰　庚戌岁

上太阳水，中太商金运，下太阴土❶，寒化一，新校正云：详庚辰寒化六，庚戌寒化一。**清化九，雨化五，正化度也。其化上苦热，中辛温，下甘热❷，药食宜也。**新校正云：按《玄珠》云："上甘温，下酸平。"又按《至真要大论》云："寒淫所胜，平以辛热。湿淫于内，治以苦热。"

辛巳　辛亥岁

上厥阴木，中少羽水运，新校正云：详辛巳年木复土罢，至七月丙申月，水还正羽。辛亥年为水平气，以亥为水，相佐为正羽，与辛巳年小异。**下少阳相火❸，雨化风化胜复同❹，邪气化度也。灾一宫。风化三，**新校正云：详辛巳风化八，辛亥风化三。**寒化一，火化七，**新校正云：详辛巳热化七，辛亥热化二。**正化度也。其化上辛凉，中苦和，下咸寒❺，药食宜也。**

❶ 上太阳水……下太阴土：谓主行天令之太阳寒水司天行乎上，主生化运动之金运太过行乎中，主行地令之太阴湿土在泉行乎下。

❷ 上苦热，中辛温，下甘热：谓上半年太阳寒水司天，气候偏寒，药食均宜味苦性热之品，中属金运太过，宜味辛性温之品，下半年太阴湿土在泉，宜味甘性热之品。

❸ 上厥阴木……下少阳相火：谓主行天令之厥阴风木司天行乎上，主生化运动之水运不及行乎中，主行地令之少阳相火在泉行乎下。

❹ 雨化风化胜复同：谓水运不及，故有土气来胜之雨化，有雨化，必然招致木气来复之风化，故云"雨化风化胜复同"。

❺ 上辛凉，中苦和，下咸寒：谓上半年厥阴风木司天，气候偏温，药食均宜味辛性凉之品，中属水运不及，宜味苦性和平之品，下半年少阳相火在泉，宜味咸性寒之品。

壬午　壬子岁

上少阴火，中太角木运，下阳明金❶，热化二，新校正云：详壬午热化二，壬子热化七。**风化八，清化四，**新校正云：详壬午燥化四，壬子燥化九。**正化度也。其化上咸寒，中酸凉，下酸温❷，药食**

宜也。新校正云：按《玄珠》云："下苦热。"又按《至真要大论》云："燥淫于内，治以苦热。"

癸未　癸丑岁

上太阴土，中少徵火运，新校正云：详癸未，癸丑左右二火为间相佐，又五月戊午干德符，癸见戊而气全，水未行胜，为正徵。下太阳水❸，寒化雨化胜复同❹，邪气化度也。灾九宫。雨化五，火化二，寒化一，新校正云：详癸未寒化一，癸丑寒化六。正化度也。其化上苦温，中咸温，下甘热❺，药食宜也。新校正云：按《玄珠》云："上酸和，下甘温。"又按《至真要大论》云："湿淫所胜，平以苦热。寒淫于内，治以甘热。"

❶上少阴火……下阳明金：谓主行天令之少阴君火司天行乎上，主生化运动之木运太过行乎中，主行地令之阳明燥金在泉行乎下。

❷上咸寒，中酸凉，下酸温：谓上半年少阴君火司天，药食均宜味咸性寒之品，中属木运太过，宜味酸性凉之品，下半年阳明燥金在泉，宜味酸性温之品。

❸上太阴土……下太阳水：谓主行天令之太阴湿土司天行乎上，主生化运动之火运不及行乎中，主行地令之太阳寒水在泉行乎下。

❹寒化雨化胜复同：火运不及，故有水气来胜之寒化，有寒化，必然招致土气来复之雨化，故云寒化雨化胜复同。

❺上苦温，中咸温，下甘热：谓上半年太阴湿土司天，药食均宜味苦性温之品，中属火运不及，宜味咸性温之品，下半年太阳寒水在泉，宜味甘性热之品。

甲申　甲寅岁

上少阳相火，中太宫土运，新校正云：详甲寅之岁，小异于甲申，以寅木可刑土气之平也。下厥阴木❶，火化二，新校正云：详甲申火化七，甲寅火化二。雨化五，风化八，新校正云：详甲申风化三，甲寅风化八。正化度也。其化上咸寒，中咸和，下辛凉❷，药食宜也。

卷第二十一　六元正纪大论篇第七十一

829

乙酉太一天符　乙卯岁天符

上阳明金，中少商金运，新校正云：按乙酉为正商，以酉金相佐，故得平气。乙卯之年，二之气君火分中，火来行胜，水未行复，其气以平，以三月庚辰，乙得庚合，金运正商，其气乃平。下少阴火❸，热化寒化胜复同❹。邪气化度也。灾七宫。燥化四，新校正云：详乙酉燥化四，乙卯燥化九。清化四，热化二，新校正云：详乙酉热化七，乙卯热化二。正化度也。其化上苦小温，中苦和，下咸寒❺，药食宜也。

❶上少阳相火……下厥阴木：谓主行天令之少阳相火司天行乎上，主生化运动之土运太过行乎中，主行地令之厥阴风木在泉行乎下。

❷上咸寒，中咸和，下辛凉：谓上半年少阳相火司天，气候偏热，药食均宜味咸性寒之品，中属土运太过，宜味咸性和平之品，下半年厥阴风木在泉，宜味辛性凉之品。

❸上阳明金……下少阴火：谓主行天令之阳明燥金司天行乎上，主生化运动之金运不及行乎中，主行地令之少阴君火在泉行乎下。

❹热化寒化胜复同：金运不及，故有火气来胜之热化，有热化，必然招致水气来复之寒化，故云"热化寒化胜复同"。

❺上苦小温，中苦和，下咸寒。谓上半年阳明燥金司天，气候偏凉，药食均宜味苦性小温之品，中属金运不及，宜味苦性和平之品，下半年少阴君火在泉，宜味咸性寒之品。

丙戌❶天符　丙辰岁天符

上太阳水，中太羽水运，下太阴土❷，寒化六，新校正云：详此以运与司天俱水运，故只言寒化六。寒化六者，太羽之运化也。若太阳司天之化，则丙戌寒化一，丙辰寒化六。雨化五，正化度也。其化上苦热，中咸温，下甘热❸，药食宜也。新校正云：按《玄珠》云："上甘温，下酸平。"又按《至真要大论》云："寒淫所胜，平以辛热。湿淫于内，治以苦热。"

丁亥天符　丁巳岁天符

上厥阴木，中少角木运，新校正云：详丁年正月壬寅，丁得壬合，为干德符，为正角平气。**下少阳相火❹，清化热化胜复同❺**，邪气化度也。灾三宫。**风化三**，新校正云：详此运与司天俱木，故只言风化三。风化三者，少角之运化也。若厥阴司天之化，则丁亥风化三，丁巳风化八。**火化七**，新校正云：详丁亥热化二，丁巳热化七。**正化度也。其化上辛凉，中辛和，下咸寒❻，药食宜也。**

❶ 戊：吴本、守校本并作"戌"。

❷ 上太阳水……下太阴土：谓主行天令之太阳寒水司天行乎上，主生化运动之水运太过行乎中，主行地令之太阴湿土在泉行乎下。

❸ 上苦热，中咸温，下甘热：谓上半年太阳寒水司天，气候偏寒，药食均宜味苦性热之品，中属水运太过，宜味咸性温之品，下半年太阴湿土在泉，宜味甘性热之品。

❹ 上厥阴木……下少阳相火：谓主行天令之厥阴风木司天行乎上，主生化运动之木运不及行乎中，主行地令之少阳相火行乎下。

❺ 清化热化胜复同：木运不及，故有金气来胜之清化，有清化，必然招致火气来复之热化，故云"清化热化胜复同"。

❻ 上辛凉，中辛和，下咸寒：谓上半年厥阴风木司天，气候偏温，药食均宜味辛性凉之品，中属木运不及，宜味辛性和平之品，下半年少阳相火在泉，气候偏热，宜味咸性寒之品。

戊子天符　戊午岁太一天符

上少阴火，中太徵火运，下阳明金❶，热化七，新校正云：详此运与司天俱火，故只言热化七。热化七者，太徵之运化也。若少阴司天之化，则戊子热化七，戊午热化二。**清化九**，新校正云：详戊子清化九，戊午清化四。**正化度也。其化上咸寒，中甘寒，下酸温❷，药食宜也。**新校正云：按《玄珠》云："下苦热。"又按《至真要大论》云："燥淫于内，治以苦温。"

己丑太一天符　己未岁太一天符

上太阴土，中少宫土运，新校正云：详是岁木得初气而来胜，脾乃病久，土至危，金乃来复，至九月甲戌月，己得甲合，土还正宫。**下太阳水❸，风化清化胜复同❹，邪气化度也。灾五宫。雨化五，**新校正云：详此运与司天俱土，故只言雨化五。**寒化一，**新校正云：详己丑寒化六，己未寒化一。**正化度也。其化上苦热，中甘和，下甘热❺，药食宜也。**新校正云：按《玄珠》云："上酸平。"又按《至真要大论》云："湿淫所胜，平以苦热。"

❶ 上少阴火……下阳明金：谓主行天令之少阴君火司天行乎上，主生化运动之太徵火运行乎中，主行地令之阳明燥金在泉行乎下。

❷ 上咸寒，中甘寒，下酸温：谓上半年少阴君火司天，气候偏热，药食均宜味咸性寒之品，中属火运太过，宜味甘性寒之品，下半年阳明燥金在泉，气候偏凉，宜味酸性温之品。

❸ 上太阴土……下太阳水：谓主行天令之太阴湿土司天行乎上，主生化运动之土运不及行乎中，主行地令之太阳寒水行乎下。

❹ 风化清化胜复同：土运不及，故有木气来胜之风化，有风化，必然招致水气来复之寒化，故云"风化清化胜复同"。

❺ 上苦热，中甘和，下甘热：谓上半年太阴湿土司天，气候偏湿，药食均宜味苦性热之品，中属土运不及，宜味甘性和平之品，下半年太阳寒水在泉，气候偏寒，宜味甘性热之品。

庚寅　庚申岁

上少阳相火，中太商金运，新校正云：详庚寅岁为正商，得平气，以上见少阳相火，下克于金运，不能太过。庚申之岁，申金佐之，乃为太商。**下厥阴木❶，火化七，**新校正云：详庚寅热化二，庚申热化七。**清化九，风化三，**新校正云：详庚寅风化八，庚申风化三。**正化度也。其化上咸寒，中辛温，下辛凉❷，药食宜也。**

辛卯　辛酉岁

上阳明金，中少羽水运，新校正云：详此岁七月丙申，水还正羽。**下少阴火❸，雨化风化胜复同❹，邪气化度也。灾一宫。清化**

九，新校正云：详辛卯燥化九，辛酉燥化四。**寒化一，热化七**，新校正云：详辛卯热化二，辛酉热化七。**正化度也。其化上苦小温，中苦和，下咸寒 ❺，药食宜也。**

❶ 上少阳相火……下厥阴木：谓主行天令之少阳相火司天行乎上，主生化运动之太商金运太过行乎中，主行地令之厥阴风木在泉行乎下。

❷ 上咸寒，中辛温，下辛凉：谓上半年少阳相火司天，气候偏于火热，药食均宜味咸性寒之品，中属金运太过，宜味辛性温之品，下半年厥阴风木在泉，宜味辛性凉之品。

❸ 上阳明金……下少阴火：谓主行天令之阳明燥金司天行乎上，主生化运动之水运不及行乎中，主行地令之少阴君火在泉行乎下。

❹ 雨化风化胜复同：水运不及，故有土气来胜之雨化，有雨化，必然招致木气来复之风化，故云"雨化风化胜复同"。

❺ 上苦小温，中苦和，下咸寒：谓上半年阳明燥金司天，气候偏凉，药食均宜味苦性小温之品，中属水运不及，宜味苦性平之品，下半年少阴君火在泉，宜味咸性寒之品。

壬辰　壬戌岁

上太阳水，中太角木运，下太阴土 ❶。寒化六，新校正云：详壬辰寒化六，壬戌寒化一。**风化八，雨化五，正化度也。其化上苦温，中酸和，下甘温 ❷，药食宜也。**新校正云：按《玄珠》云："上甘温，下酸平。"又按《至真要大论》云："寒淫所胜，平以辛热。湿淫于内，治以苦热。"

癸巳同岁会　癸亥 ❸ 同岁会

上厥阴木，中少徵火运，新校正云：详癸巳正徵火气平，一谓巳为火，亦名岁会，二谓水未得化，三谓五月戊午月，癸得戊合，故得平气。癸亥之岁，亥为水，水得年力，便来行胜，至五月戊午，火还正徵，其气始平。**下少阳相火 ❹，寒化雨化胜复同 ❺，邪气化度也。灾九宫。风化八**，新校正云：详癸巳风化八，癸亥风化三。**火化二**，新校正云：详此运与在泉俱火，故只言火化二。火化二者，少徵火运之化也。若少阳在泉之化，则癸巳热化七，癸亥热化二。**正化度也。其化上辛凉，中咸和，下咸寒❻，药食宜也。**

❶ 上太阳水……下太阴土：谓主行天令之太阳寒水司天行乎上，主生化运动之木运太过行乎中，主行地令之太阴湿土在泉行乎下。

❷ 上苦温，中酸和，下甘温：谓上半年太阳寒水司天，气候偏寒，药食均宜味苦性温之品，中属木运太过，宜味酸性和平之品，下半年太阴湿土在泉，气候偏湿，宜味甘性温之品。

❸ 癸亥：明绿格抄本、四库本"亥"下并有"岁"字。

❹ 上厥阴木……下少阳相火：谓主行天令之厥阴风木司天行乎上，主生化运动之火运不及行乎中，主行地令之少阳相火在泉行乎下。

❺ 寒化雨化胜复同：火运不及，故有水气来胜之寒化，有寒化，必然招致土气来复之雨化，故云"寒化雨化胜复同"。

❻ 上辛凉，中咸和，下咸寒：谓上半年厥阴风木司天，气候偏温，药食均宜味辛性凉之品，中属火运不及，宜味咸性和之品，下半年少阳相火在泉，气候偏热，宜味咸性寒之品。

凡此定期之纪❶，胜复正化，皆有常数，不可不察。故知其要者，一言而终，不知其要，流散无穷，此之谓也。

❶ 定期之纪：张志聪曰："谓天干始于甲，地支始于子，子甲相合，三十岁而为一纪，六十年而成一周。"

帝曰：善。五运之气，亦复岁乎❶？复，报也。先有胜制，则后必复也。**岐伯曰：郁极乃发，待时而作也。**待，谓五及差分位也。大温发于辰巳，大热发于申未❷，大凉发于戌亥，大寒发于丑寅。上件所胜临之，亦待间气而发，故曰待时也。新校正云：详注及字疑作气。**帝曰：请问其所谓也？岐伯曰：五常之气，太过不及，其发异也。**岁太过其发早，岁不及其发晚。**帝曰：愿卒闻之。岐伯曰：太过者暴，不及者徐，暴者为病甚，徐者为病持❸。**持，谓相执持也。**帝曰：太过不**

及，其数何如？岐伯曰：太过者其数成❹，不及者其数生❹，土
常以生也。数，谓五常化行之数也。水数一，火数二，木数三，金数四，土数
五。成数，谓水数六，火数七，木数八，金数九，土数五❺也。故曰，土常以
生也。数生者，各取其生数多少以占，故政令德化胜复之休作日，及尺寸分毫，
并以准之，此盖都明诸用者也。

❶ 亦复岁乎：张介宾曰："复，报复也。此问五运之气，亦如六气之胜复而
岁见否。"

❷ 申未：胡本、读本并作"未申"。按：文例及干支次序，作"未申"是。

❸ 持：持续。

❹ 成　生："成"谓气之盛，"生"谓气之微。

❺ 五：赵本、四库本并作"十"。按：文例及土常以生，作"五"是。

　　帝曰：其发也何如？岐伯曰：土郁之发，岩谷震惊，雷
殷❶气交，埃昏❷黄黑，化为白❸气，飘骤高深❹，郁，谓郁抑，
天气之甚也。故虽天气，亦有涯也。分❺终则衰，故虽郁者怒发也。土化不行，
炎亢无雨，木盛过极，故郁怒发焉。土性静定，至动也，雷雨大作，而木土相
持之气乃休解也。《易》曰："雷雨作，解。"此之谓也。土虽独怒，木尚制之，
故但震惊于气交之中，而声尚不能高远也。故曰：雷殷气交。气交，谓土之上，
尽山之高也。诗云："殷其雷也。"所谓雷雨生于山中者，土既❻郁抑，天木制
之，平川土薄，气常干燥故，不能先发也；山原土厚，湿化丰深，土厚气深，
故先怒发也。击石飞空，洪水乃从，川流漫衍，田牧土驹。疾气骤
雨，岸落山化，大水横流，石进势❼急，高山空谷，击石先飞，而洪水随至也。
洪，大也。巨川衍溢，流漫平陆，漂荡瘭没于粢盛。大水去已，石土危然，若
群驹散牧于田野。凡言土者沙石同也。化气乃敷，善为时雨，始生始
长，始化始成。化，土化也。土被制，化气不敷，否极则泰，屈极则伸，处
怫之时，化气因之，乃能敷布于庶类，以时而雨，滋泽草木而成也。善，谓应
时也。化气既少，长气已过，故万物始生始长，始化始成。言是四始者，明万

物化成之晚也。**故民病心腹胀，肠鸣而为数后，甚则心痛胁膜，呕吐❽霍乱，饮发注下，胕肿身重。**脾热之生。**云奔雨府，霞拥朝阳，山泽埃昏，其乃发也，以其四气。**雨府太阴之所在也。埃，白气似云而薄也。埃固有微甚，微者如纱縠之腾，甚者如薄云雾也。甚者发近，微者发远。四气，谓夏至后三十一日起，尽至秋分日也。**云横天山，浮游生灭，怫❾之先兆。**天际云横，山犹冠带，岩谷丛薄，乍灭乍生，有土之见，怫兆已彰，皆平明占之。浮游，以午前候望也。

❶ 雷殷：隆隆雷声。见《诗经·大雅·云汉》郑笺。

❷ 埃昏：风扬土如雾，天地昏暗。玄应《音义》："埃，风扬物也。"

❸ 白：张琦曰："白"或当作"雨"，字之讹也。

❹ 高深：张志聪曰："高深，高山深谷之间。"

❺ 分：藏本作"气"。

❻ 既：藏本作"气"。

❼ 迸势：读本"迸势"作"势迸"。

❽ 吐：《儒门事亲》卷十引"吐"作"逆"。

❾ 怫（fú 弗）：蕴积将发。

金郁之发，天洁地明，风清气切❶，大凉乃举，草树浮烟，燥气以行，霾❷雾数起，杀气来至，草木苍干，金乃有声。大凉，次寒也。举，用事也。浮烟，燥气也。杀气，霜氛。正杀气者，以丑时至，长者亦卯时辰时也。其气之来，色黄赤黑杂而至也。物不胜杀，故草木苍干。苍，薄青色也。**故民病咳逆，心胁满引少腹，善暴痛，不可反侧，嗌干面尘色恶❸。**金胜而木病也。**山泽焦枯，土凝霜卤，怫乃发也。其气五。**夏火炎亢，时雨既愆，故山泽焦枯，土上凝白，咸卤状如霜也。五气，谓秋分后至立冬后十五❹日内也。**夜零❺白露，林莽声凄，怫之兆也。**夜濡白露，晓听风凄。有是，乃为金发徵也。

❶ 风清气切：胡本、赵本、吴本"风"并作"气"。

❷ 霾：吴本作"霜"。

③ 面尘色恶：吴本、明绿格抄本"尘"并作"陈"。四库本"色"下无"恶"字。

④ 十五：读本、赵本并作"五十四"三字。

⑤ 零：作"降"解。见《大戴·夏小正》传。

水郁之发，阳气乃辟❶，阴气暴举，大寒乃至，川泽严凝，寒雾结为霜雪，雾，音纷。寒雾，白气也。其状如雾，而不流行，坠地如霜雪，得日晞也。甚则黄黑昏翳，流行气交，乃为霜杀，水乃见祥。黄黑，亦浊恶气。水，气也。祥，妖❷祥，亦谓泉出平地。故民病寒客心痛，腰脽痛，大关节不利，屈伸不便，善厥逆❸，痞坚腹满。阴胜阳故。阳光不治，空积沉阴，白埃昏瞑，而乃发也。其气二火前后❹。阴精与，水皆上承火，故其发也，在君相二火之前后，亦犹辰星迎随日也。太虚深玄，气犹麻散，微见而隐，色黑微黄，怫之先兆也。深玄，言高远而黯黑也。气似散麻，薄微可见之也。寅后卯时候之，夏月兼辰前之时，亦可候也。

❶ 辟：通避。《汉书·五行志》中之下注："辟，读曰避。"

❷ 妖：四库本、柯校本并作"妖"。

❸ 厥逆：《儒门事亲》卷十引"厥"下无"逆"字。

❹ 二火前后：马莳曰："二月中气，春分日交君火之二气，四月中气，小满日交相火之三气，君火之后，相火之前，大约六十日之内，乃水郁之所发也。"

木郁之发，太虚埃昏，云物以扰，大风乃至，屋发❶折木，木有变。屋发，谓发鸱吻。折木，谓大树摧拔折❷落，悬辛❸中拉也。变，谓土生异木奇状也。故民病胃脘当心而痛，上支两胁，隔咽不通，食饮不下，甚则耳鸣眩转，目不识人，善暴僵仆❹。筋骨强直而不用，卒倒而无所知也。太虚苍埃❺，天山一色，或气❻浊色，黄黑郁若❼，横云不起，雨而乃发也，其气无常❽。气如尘如云，或黄黑郁然，犹在太虚之间而特异于常，乃其候也。**长川草偃❾，柔叶呈阴❿，松吟高山，虎啸岩岫，沸之先兆也。** 草偃，谓无风而自低。柔叶，谓白杨叶也。无风而叶皆背见，是谓呈阴。如是皆通微甚，甚者发速，微者发徐也。山行之候，则以松虎期之，原❶❶ 行亦以麻黄为候，秋冬则以梧桐蝉叶候之。

❶ 屋发：谓屋上角之饰物堕落。

❷ 折：赵本作"摇"。

❸ 辛：赵本作"竿"。

❹ 善暴僵仆：张介宾曰："此皆风木肝邪之为病，厥阴之脉，挟胃贯膈，故胃脘当心而痛，隔咽不通，食饮不下也。上支两胁，肝气自逆也。肝经循喉咙入颃颡，连目系，上会于巅，故为耳鸣眩转，目不识人等症，风木坚强，最伤胃气，故令人善暴僵仆。"

❺ 太虚苍埃：谓天空苍茫如尘雾。

❻ 或气：赵本、吴本、朝本、熊本"气"并作"为"。《素问校讹》引古抄本"或"下有"为"字。

❼ 若：语末助辞。

❽ 其气无常：张介宾曰："风气之至，动变不定，故其发也，亦无常期。"

❾ 草偃：谓野草被风吹倒。《说文·人部》："偃，僵也。""僵，偾也。""偾"与"仆"双声，故"偃"可训为倒在地上。

❿ 柔叶呈阴：张介宾曰："凡柔叶皆垂，因风翻动而叶见底也。"

❶❶ 原：藏本作"凉"。

火郁之发，太虚肿翳❶，大明不彰， 肿翳，谓赤气也。大明，日也。新校正云：详经注中肿字疑误。**炎火行，大暑至，山泽燔燎，材木流津❷，广厦腾烟，土浮霜卤❸，止水❹乃减，蔓草焦黄，风行惑言❺，湿化乃后。** 太阴太阳在上，寒湿流于太虚，心火应天，郁抑而莫能彰显，寒湿盛已，火乃与行，阳气火光，故曰❻泽燔燎，井水减少，妄作讹言，雨已愆期也。湿化乃后，谓阳亢主时，气不争长，故先旱而后雨也。**故民病少气，疮疡痈肿，胁腹胸背，面首四肢膜愤，胕❼胀，疡痱，呕逆，瘛瘲骨痛，节乃有动，注下温疟，腹中暴痛，血**

溢流注，精液乃少，目赤心热，甚则瞀闷懊憹，善暴死。火郁而怒，为土水相持，客主皆然，悉无深犯，则无咎也。但热已胜寒，则为摧敌，而热从心起，是神气孤危，不速救之，天真将竭，故死。火之用速，故善暴死。

刻终大温❽，汗濡玄府，其乃发也，其气四。 刻终，谓昼夜水刻之终尽❾时也。大温，次热也。玄府❿，汗空也。汗濡玄府，谓早行而身蒸热也。刻尽之时，阴盛于此，反无凉气，是阴不胜阳，热既已萌，故当怒发也。新校正云：详二火俱发四气者何？盖火有二位，为水发之所，又大热发于申未，故火郁之发，在四气也。**动复则静，阳极反阴，湿令乃化乃成⓫。** 火怒烁金，阳极过亢，畏火求救上中，土救热金，发为飘骤，继为时雨，气乃和平，故万物由是乃生长化成。壮极则反，盛亦何长也。**华发水凝，山川冰雪，焰阳午泽⓬，怫之先兆也。** 谓君火王时，有寒至也，故岁君火发，亦待时也。**有怫之应而后报也，皆观其极而乃发也，木⓭发无时，水随火也。** 应为先兆，发必后至，故先有⓮应而后发也。物不可以终壮，观其壮极，则怫气作焉，有郁则发，气之常。**谨候其时，病可与期，失时反岁，五气不行，生化收藏，政无恒也。** 人失其时，则候无期准也。

❶ 肿翳：明绿格抄本"肿"作"曛"。张介宾曰："肿字误，当作曛。盖火郁而发，热化大行，故太虚曛翳昏昧，大明反不彰也。"顾观光曰：《音释》出蒙字，疑经注肿字，皆蒙之误也。"

❷ 流津：高世栻曰："山泽燔燎，则材木之在山泽者，津汁外流。"

❸ 土浮霜卤：谓地面起碱，其形如霜。

❹ 止水：指非急流之水，如井水、池水。

❺ 风行惑言：张介宾曰："言热极生风，风热交炽。"

❻ 曰：赵本、藏本并作"山"。

❼ 胪：《说文·肉部》："胪，皮也。"

❽ 刻终大温：张介宾曰："刻终者，百刻之终也。日之刻数，始于寅初，终于丑末，此阴极之时也，故一日之气，惟此最凉。刻终大温而汗濡玄府，他热可知矣。玄府，汗空也。"

❾ 之终尽：胡本作"终尽之"。

⑩ 玄府：胡本、读本"玄府"下并有"谓"字。

⑪ 湿令乃化乃成：张介宾曰："动复则静，阳极反阴，土气得行，湿令复至，故万物得以化成也。"

⑫ 午泽：谓南方之沼泽。

⑬ 木：吴本作"本"。藏本作"大"。

⑭ 先有：胡本、赵本"先"下并无"有"字。

帝曰：水发而雹雪，土发而飘骤，木发而毁折，金发而清明，火发而曛昧❶，何气使然？岐伯曰：气有多少，发有微甚，微者当其气，甚者兼其下❷，征其下气而见可知也。六气之下各有承气也，则如火位之下水气承之，水位之下土气承之，土位之下木气承之，木位之下金气承之，金位之下火气承之，君位之下阴清❸承之，各征其下，则象可见矣。故发兼其下，则与本气殊异。

❶ 曛昧：犹昏昧。"曛、昏"音同相假。

❷ 其下：指下承之气。

❸ 清：藏本作"精"。

帝曰：善。五气之发，不当位者何也？言不当其正月也。岐伯曰：命其差。谓差四时之正月位也。新校正云：按《至真要大论》云："胜复之作，动不当位，或后时而至，其故何也？岐伯曰：夫气之生化，与其衰盛异也。寒暑温凉，盛衰之用，其在四维。故阳之动始于温，盛于暑，阴之动始于清，盛于寒，春夏秋冬各差其分。"故《大要》曰："彼春之暖，为夏之暑，彼秋之忿，为冬之怒，谨按四维，斥候皆归，其终可见，其始可知。"彼论胜复之不当位，此论五气之发不当位，所论胜复五发之事则异，而命其差之义则同也。

帝曰：差有数乎？言日数也。岐伯曰：后皆三十度而有奇也❶。后，谓四时之后也。差三十日余八十七刻半，气犹来去而甚盛也。度，日也。四时之后今常❷尔。新校正云：详注云，八十七刻半，当作四十三刻又四十分刻之三十。

❶ 后皆三十度而有奇也：张介宾曰："后者，自始及终也。度，日也。三十度而有奇，一月之数也。奇，谓四十三刻七分半也。"

❷ 今常：读本、赵本"今"并作"令"。胡本"常"作"当"。

帝曰：气至而先后者何？谓未应至而至太早，应至而至反太迟之类也。正谓气至在期前❶后。岐伯曰：运太过则其至先，运不及则其至后，此候之常也。帝曰：当时而至者何也？岐伯曰：非太过，非不及，则至当时❷，非是者眚也。当时，谓应日刻之期也。非应先后至而有先后至者，皆为灾。眚，灾也。

❶ 前：读本作"先"。

❷ 当时：吴本"当"下有"其"字。

帝曰：善。气有非时而化❶者何也？岐伯曰：太过者当其时；不及者归其已胜也。冬雨、春凉、秋热、冬❷寒之类，皆为归已胜也。

❶ 气有非时而化：张志聪曰："如清肃之气行于春，炎热之气行于秋，凝寒之气行于夏，溽蒸之气行于冬，是谓非时而化也。"

❷ 冬：守校本作"夏"。

帝曰：四时之气，至有早晏高下左右，其候何如？岐伯曰：行有逆顺，至有迟速，故太过者化先天，不及者化后天。气有余故化先，气不足故化后。

帝曰：愿闻其行何谓也？岐伯曰：春气西行，夏气北行，秋气东行，冬气南行，观万物生长收藏如斯言。故春气始于下，秋气始于上，夏气始于中，冬气始于标❶。春气始于左，秋气始于右，冬气始于后，夏气始于前。此四时正化之常。察物以明之，可知也。**故至高之地，冬气常在，至下之地，春气常在。**高山之巅，盛夏冰雪，污下川泽，严冬草生，长在之义足明矣。新校正云：按《五常政大论》云："地有高下，气有温凉，高者气寒，下者气暑。" **必谨察之。帝曰：善。**天地阴阳视而可见，何必思诸冥昧，演法推求，智极心劳而无所得邪。

❶ 标：《广雅·释诂一》："标，表也。"

黄帝问曰：五运六气之应见❶，**六化之正，六变之纪何如？岐伯对曰：夫六气正纪**❷，**有化有变，有胜有复，有用有病，不同其候**❸，**帝欲何乎**❹？**帝曰：愿尽闻之。岐伯曰：请遂言之，**遂，尽也。**夫气之所至**❺**也，厥阴所至为和平**❻，初之气，木之化。**少阴所至为暄**❼，二之气，君火也。**太阴所至为埃溽**❽，四之气，土之化。**少阳所至为炎暑**❾。三之气，相火也。**阳明所至为清劲**❿，五之气，金之化。**太阳所至为寒雾**⓫。终之气，水之化。**时化之常也。**四时气正化之常候。

❶ 应见：赵本"应"作"运"。张志聪曰："此论五运六气之主时，而各有德化政令胜复病变之常。"

❷ 正纪：张介宾曰："凡六气应化之纪，皆曰正纪。"

❸ 候：察验。

❹ 乎：四库本"乎"作"问"。

❺ 气之所至：明绿格抄本、吴注本"之"下并无"所"字。

❻ 和平：高世栻曰："和平，舒迟也。"

❼ 暄：高世栻曰："暄，温热也。"

❽ 溽：高世栻曰："溽，湿热也。"

❾ 炎暑：高世栻曰："炎暑，火气也。"

❿ 清劲：高世栻曰："秋末冬初，清且劲也。"

⓫ 寒雾：高世栻曰："寒雾，结为霜雪也。"

按语：每年六气之渐次变化，从初之气至终之气分和平、暄、炎暑、埃溽、清劲、寒雾，各应其时；各现其气。即正月、二月初之气，其气"和平"，于卦气为"泰、大壮"，于节气为"立春、雨水、惊蛰"，三月、四月其气"暄"，于卦气为"夬、乾"，于节气为"清明、谷雨、立夏"。余此类推，详见本篇"气分六步与卦气节气图"。

厥阴所至为风府，为璺启❶；璺，微裂也。启，开坼也。少阴所至为❷火府，为舒荣；太阴所至为雨府，为员盈；物承土化，质员盈满。又雨界地绿，文见如环，为员化明矣。少阳所至为热府，为行出❸；脏热者，出行也。阳明所至为司杀府，为庚苍❹，庚，更也。更，代也，易也。太阳所至为寒府，为归脏；物寒故归脏也。司化❺之常也。

❶ 璺（wèn 问）启：谓草木萌芽。
❷ 为：胡本、读本、赵本、吴本、熊本"为"下有"大"字。
❸ 行出：谓阳气盛极，由中而达于外。
❹ 庚苍：张介宾曰："庚，更也；苍，木化也。"
❺ 司化：张介宾曰："司，主也。六气各有所主，乃正化之常也。"

厥阴所至为生，为风摇；木之化也。少阴所至为荣，为形见❶；火之化也。太阴所至为化，为云雨；土之化也。少阳所至为长，为蕃鲜❷；火之化也。阳明所至为收，为雾露；金之化也。太阳所至为脏，为周密。水之化也。气化之常也。

❶ 形见：张介宾曰："阳气方盛，故物荣而形显。"
❷ 蕃鲜：《易·说卦》："震为蕃鲜。"正义："鲜。明也，草木蕃育而鲜明。"

厥阴所至为风生，终为肃；风化以生，则风生也。肃，静也。新校正云：按《六微旨大论》云："风位之下，金气承之。"故厥阴为风生，而终为肃也。少阴所至为热生，中为寒；热化以生，则热生也。阴精承上，故中为寒也。新校正云：按《六微旨大论》云："少阴之上，热气治之，中见太阳。"故为热生，而中为寒也。又云："君位之下，阴精承之。"亦为寒之义也。**太阴所至为湿生，终为注雨；**湿化以生，则湿生也。太阴在上，故终为注雨。新校正云：按《六微旨大论》云："土位之下，风气承之。"王注云："疾风之后，雨乃零，湿为风吹，化而为雨。故太阴为湿生，而终为注雨也矣。"**少阳所至为火生，终为蒸溽❶；**火化以生，则火生也。阳在上，故终为蒸溽。新校正云：按《六微旨大论》云："相火之下，水气承之。"故少阳为火生，而终为蒸溽也矣。**阳明所至为燥❷生，终为凉❷；**燥化以生，则燥生也。阴在上，故终为凉。新校正云：详此六气俱先言本化，次言所反之气，而独阳明之化，言燥生，终为凉，未见所反之气。再寻上下文义，当云阳明所至为凉生，终为燥，方与诸气之义同贯。盖以金位之下，火气承之，故阳明为清生，而终为燥也。**太阳所至为寒生，中为温；**寒化以生，则寒生也。阳在内，故中为温。新校正云：按《五运行大论》云："太阳之上，寒气治之，中见少阴。"故为寒生而中为温。**德化之常也。**风生毛形，热生翮形，湿生裸形，火生羽形，燥生介形，寒生鳞形，六化皆为主岁及间气所在，而各化生常无替也。非德化，则无能化生也。

❶ 蒸溽：湿热。

❷ 燥　凉：张介宾曰："燥、凉二字，当互更用之为是，盖金位之下，火气承之，故阳明凉生，而终为燥。"

　　厥阴所至为毛化，形之有毛者。**少阴所至为羽❶化，**有羽翼❷飞行之类也。**太阴所至为裸化，**无毛羽鳞甲之类也。**少阳所至为羽化，**薄明羽翼，蜂蝉之类，非翎羽之羽也。**阳明所至为介化，**有甲之类。**太阳所至为鳞化，**身有鳞也。**德化❸之常也。**

❶ 羽：明绿格抄本作"翮"。

❷ 翼：赵本作"翮"。

❸ 德化：谓天地生生之化。张介宾曰："此动物赖之以生，所谓德化之

常也。"

厥阴所至为生化，温化也。少阴所至为荣化，暄化也。太阴所至为濡化，湿化也。少阳所至为茂化，热化也。阳明所至为坚化，凉化也。太阳所至为脏化，寒化也。布政❶之常也。

❶ 布政：张介宾曰："气布则物从其化，故谓之政。"

厥阴所至为飘怒太凉，飘怒，木也。大凉，下承之金气也。少阴所至为太暄寒，太暄，君火也。寒，下承之阴精也。太阴所至为雷霆骤注烈风，雷霆骤注，土也。烈风，下承之水❶气也。少阳所至为飘风燔燎霜凝，飘风，旋转风也。霜凝，下承之水气也。阳明所至为散落温❷，散落，金也。温，下承之火气也。太阳所至为寒雪冰雹白埃，霜雪冰雹，水也。白埃，下承之土气也。气变之常也。变，谓变常平之气而为甚用也。用甚不已，则下承之气兼行，故皆非本气也。

❶ 水：胡本作"木"。

❷ 散落温：马莳曰："金气为散落，火气为温也。"

厥阴所至为挠动，为迎随❶；风之性也。少阴所至为高明焰，为曛❷；焰，阳焰也。曛，赤黄色也。太阴所至为沉阴，为白埃❸，为晦暝❹；暗蔽不明也。少阳所至为光显，为彤云❺，为曛；光显，电也，流光也，明也。彤，赤色也。少阴气同。阳明所至为烟埃，为霜，为劲切❻，为凄鸣❼；杀气也。太阳所至为刚固，为坚芒❽，为立❾。寒化也。令行❿之常也。令行则庶物无违。

❶ 为挠动，为迎随：张介宾曰："挠动，风之性，迎随，木之性。"

❷ 为高明焰，为曛：张介宾曰："高明焰，阳光也。曛，热气也。"于鬯曰："按焰为二字当乙。"

❸ 白埃：谓白气似云而薄。

❹ 晦暝：张介宾曰："晦暝，昏黑色也。"

❺ 为光显，为彤云：张介宾曰："光显，虹电火光之属也，彤云，赤云也。"

❻ 劲切，谓秋风急切。

❼ 凄鸣：谓秋声凄凉。张志聪曰："金有声也。"

❽ 为刚固，为坚芒：张志聪曰："刚固、坚芒，乃寒凝冰坚之象。"

❾ 立：作"成"解。见《广雅·释诂三》。

❿ 令行：张介宾曰："气行而物无敢违，故谓之令。"

　　厥阴所至为里急，筋缓❶缩故急。少阴所至为疡疹身热，火气生也。太阴所至为积饮否❷，土碍❸也。少阳所至为嚏呕，为疮疡，火气生也。阳明所至为浮虚，浮虚薄肿，按之复起也。太阳所至为屈伸不利。病之常也。

❶ 缓：赵本作"缌"。

❷ 否：《素问入式运气论奥》卷下第二十八引作"痞"。

❸ 碍：读本、赵本并作"气"。

　　厥阴所至为支痛❶；支，柱妨也❷。少阴所至为惊❸惑，恶寒，战栗，谵妄；谵，乱言也，今详慓❹字当作慄字。太阴所至为蓄满❺；少阳所至为惊躁，瞀昧，暴病❻；阳明所至为鼽❼尻阴股膝髀腨胻足病；太阳所至为腰痛。病之常也。

❶ 支痛：谓两胁疼痛，如有物支撑其中。

❷ 支，柱妨也：胡本、读本并无此四字。

❸ 惊：张琦曰："惊为木病，与少阴不合，疑误。"

❹ 慓："慓"乃"慄"之误字。

❺ 蓄满：《素问入式运气论奥》卷下第二十八引作"中满"。

❻ 瞀昧暴病：《素问入式运气论奥》卷下第二十八引"瞀昧"下无"暴病"二字。

❼ 鼽：《素问入式运气论奥》卷下第二十八引"鼽"下有"嚏"字。

厥阴所至为续戾❶，少阴所至为悲妄、衄蔑，蔑，污血，亦脂也❷。太阴所至为中满❸、霍乱、吐下，少阳所至为喉痹、耳鸣、呕涌，涌，谓溢食不下也。阳明所至❹皴揭❺，身皮麸象。太阳所至为寝汗、痉。寝汗，谓睡中汗发于胸嗌颈腋之间也。俗误呼为盗汗。病之常也。

❶ 续戾：张介宾曰："厥阴木病在筋，故令支体续缩，乖戾不支。"

❷ 蔑，污血，亦脂也：藏本无此六字。《素问入式运气论奥》卷下第二十八引"脂"作"汗"。

❸ 中满：按："中满"二字蒙前"蓄满"衍，似应删。

❹ 阳明所至：胡本、赵本、吴本、朝本、藏本、熊本"至"下并有"为胁痛"三字。

❺ 皴揭：由于皮肤甲错，肌肤粗糙如麸。

厥阴所至为胁痛呕泄，泄，谓利也。少阴所至为语笑❶，太阴所至为❷重胕肿，胕肿，谓肉泥，按之不起也。少阳所至为暴注、瞤瘛、暴死，阳明所至为鼽嚏，太阳所至为流泄禁止❸。病之常也。

❶ 语笑：《素问入式运气论奥》卷下第二十八引作"血汗"。

❷ 为：明抄本"为"下有"身"字。按：《素问入式运气论奥》卷下第二十八引有"身"字，与明抄本合。

❸ 流泄禁止：张介宾曰："寒气下行，能为泻利，故曰流泄；阴寒凝结，阳气不化，能使二便不通，汗窍不解，故曰禁止。"按："流泄禁止"句，旧注说异，兹从张注。盖寒气关肾，肾合三焦、膀胱，开窍于二阴。而三焦膀胱者，腠理毫毛其应。寒气所至之时，人失摄养，则肾病，而三焦气化失宣，故其病或泻利，或二便不通，或汗窍不解。

凡此十二变者，报德❶以德，报化❶以化，报政❶以政，报令❶以令，气高则高❷，气下则下，气后则后，气前则前，气中则中，气外则外，位之常也。气报德报化，谓天地气也。高下前后中外，谓生病所也。手之阴阳其气高，足之阴阳其气下，足太阳气在身后，足阳明气在身前，足太阴、少阴、厥阴气在身中，足少阳气在身侧，各随所在言之❸，气变生病象也。**故风胜则动❹**，动，不宁也。新校正云：详风胜则动至湿胜则濡泄五句，与《阴阳应象大论》文重，而两注不同。**热胜则肿，**热胜气则为丹熛，胜血则为痈脓❺，胜骨肉则为胕肿，按之不起。**燥胜则干，**干于外，则皮肤皴拆❻，干于内则精血枯涸；干于气及津液，则肉干而皮著于骨。**寒胜则浮❼**，浮，谓浮起，按之处❽见也。**湿胜则濡泄，甚则水闭胕肿，**濡泄，水利也。胕肿，肉泥，按之陷而不起也。水闭，则逸于皮中也。**随气所在，以言其变耳。**

❶ 报德　报化　报政　报令："报"谓回答。"德、化、政、令"，见本书《五常政大论》。所谓德、化、政、令，即六气对于万物之作用，而所谓报者，即万物对于六气所与之德、化、政、令，而表现之变化。

❷ 气高则高：气至有高下、前后、中外之不同，在人应之。

❸ 言之：赵本"言"下无"之"字。

❹ 动："动"应作"痛"解。见本书《阴阳应象大论》注。

❺ 脓：赵本作"肿"。

❻ 拆：赵本、藏本并作"揭"。

❼ 浮：应作疼痛解。见本书《阴阳应象大论》注。

❽ 处：读本、藏本并作"起"。

帝曰：愿闻其用也。岐伯曰：夫六气之用，各归不胜而为化，用谓施其化气。**故太阴雨化❶，施于太阳；太阳寒化，施于少阴；**新校正云：详此当云少阴少阳。**少阴热化，施于阳明；阳明燥化，施于厥阴；厥阴风化，施于太阴。**各命其所在以征之也。**帝曰：自得其位何如？岐伯曰：自得其位，常化也。帝曰：愿闻所在❷也。岐伯曰：命其位❸而方、月❹可知也。**随气所在以定其方，六分占之，则日及地分无差矣。

❶ 雨化：张琦曰："按雨化当作湿化。"

❷ 闻所在：明绿格抄本"闻"下有"其"字。

❸ 命其位：张介宾曰："命，命其名也，位，即上下应有之位也。"

❹ 方月："方"指方位，"月"指月时。

帝曰：六位之气❶盈虚何如？岐伯曰：太少❷异也。太者之至徐而常，少者暴而亡❸。力强而作，不能久长，故暴而无也。亡，无也。帝曰：天地之气，盈虚何如？岐伯曰：天气不足，地气随之，地气不足，天气从之，运居其中而常先也。运，谓木火土金水，各主岁者也。地气胜，则岁运上升；天气胜，则岁气❹下降；上升下降，运气常先迁降也。恶所不胜❺，归所同和❻，随运归从而生其病也。非其位则变生，变生则病作。故上胜则天气降而下，下胜则地气迁而上。胜，谓多也。上多则自降，下多则自迁，多少相移，气之常也。新校正云：按《六微旨大论》云："升已而降，降者谓天，降已而升，升者谓地。天气下降，气流于地，地气上升，气腾于天。故高下相召，升降相因，而变作矣。"此亦升降之义也矣。多❼少而差其分，多则迁降多，少则迁降少，多少之应，有微有甚异之❽也。微者小差，甚者大差。甚则位易，气交易，则大变生而病作矣。《大要》曰：甚纪五❾分，微纪七❿分，其差可见。此之谓也。以其五分七分之⓫，所以知天地阴阳过差矣。

❶ 六位之气：明绿格抄本作"六气之位"。指主时之六气，有六个定位。

❷ 太少：太过为"太"，不及为"少"。张介宾曰："六阳年谓之太，六阴年谓之少。"

❸ 太者之至徐而常，少者暴而亡：张琦曰："详此与上太过者暴，不及者徐正反，疑误。"按：王注："力强而作，不能久长，故暴而亡也。似王所据本作"太者之至暴而亡，少者徐而长。"

❹ 岁气：赵本、藏本并作"岁运"。

❺ 恶所不胜：谓厌恶己所不胜之气，不胜之气，指司天在泉之气。

❻ 归所同和：谓司天与在泉之气相同。

❼ 多：读本、赵本、吴本、明抄本、朝本、藏本、熊本"多"上并有"胜"字。

❽ 异之：胡本、读本并作"之异"。

❾ 五：朝本作"七"。

❿ 七：朝本作"五"。

⓫ 以其五分七分之：按：准经文"之"下脱"纪"字，似应补。

帝曰：善。论言热无犯热，寒无犯寒。余欲不远寒，不远热奈何？岐伯曰：悉乎哉问也！发表不远热，攻里不远寒。汗泄，故用热不远热；下利，故用寒不远寒；皆以其不住于中也。如是则夏可用热，冬可用寒；不发不泄，而无畏忌，是谓妄远❶，法所禁也。皆谓不获已而用之也。秋冬亦同❷。新校正云：按《至真要大论》云："发不远热，无犯温凉。"帝曰：不发不攻而犯寒犯热何如？岐伯曰：寒热内贼，其病益甚。以水济水，以火济火，适足以更生病，岂唯本病之益甚乎。帝曰：愿闻无病者何如？岐伯曰：无者生之，有者甚之。无病者犯禁，犹能生病，况有病者，而未❸轻减，不亦难乎。帝曰：生者何如？岐伯曰：不远热则热至，不远寒则寒至，寒至则坚否腹满，痛急下利之病生矣，食已不饥，吐利腥秽，亦寒之疾也。热至则身热，吐下霍乱，痈疽疮疡，瞀郁注下，瞤瘛肿胀，呕，鼽衄头痛，骨节变，肉痛，血溢血泄，淋閟之病生矣。暴瘖冒昧❹，目不识人，躁扰狂越，妄见妄闻，骂詈惊痫，亦热之病。帝曰：治之奈何？岐伯曰：时必顺之，犯者治以胜也。春宜凉，夏宜寒，秋宜温，冬宜热，此时之宜❺，不可不顺。然犯热治以寒，犯寒治以热，犯春宜用凉，犯秋宜用温，是以胜也。犯热治以咸寒，犯寒治以甘热，犯凉治以苦温，犯温治以辛凉，亦胜之道也。

❶ 远：藏本作"造"。

❷ 秋冬亦同：读本作"若秋冬亦同法"。

❸ 未：赵本、藏本并作"求"。

黄帝问曰：妇人重身❶，毒之❷何如？岐伯曰：有故无殒❸，亦无殒也。故，谓有大坚癥瘕，痛甚不堪，则治以破积愈癥❹之药；是谓不救，必乃尽死；救之盖存其大也，虽服毒不死也。上无殒，言母之必全，亦无殒，言子亦不死也。帝曰：愿闻其故何谓也？岐伯曰：大积大聚，其可犯也，衰其太半而止，过者死。衰其太半，不足以害生，故衰❺太半则止其药；若过禁待尽，毒气内余，无病可攻，以当毒药，毒攻不已，则败损中和，故过则死。新校正云：详此妇人身重一节，与上下文义不接，疑他卷脱简于此。

❶ 重（chóng 虫）身：指孕妇。《奇病论》王注："重身，谓身中有身。"

❷ 毒之：张介宾曰："毒之，谓峻利药也。"

❸ 无殒（yǔn 允）："殒"与"陨"同，并从员声。"陨"有"失"义。见《孟子·尽心下》"亦不陨厥问"赵注。"无殒"盖谓孕妇服峻利药，当其病则无失，即于胎亦无失。

❹ 癥：胡本作"痛"。

❺ 衰：藏本作"虽"。

帝曰：善。郁❶之甚者治之奈何？天地五行应运，有郁抑不申❷甚者也。岐伯曰：木郁达❸之，火郁发❹之，土郁夺❺之，金郁泄❻之，水郁折❼之，然调其气，达，谓吐之，令其条达也。发，谓汗之，令其疏散也。夺，谓下之，令无拥❽碍也。泄，谓渗泄之❾，解表利小便也。折，谓抑之，制其冲逆也。通是五法，乃气可平调、后乃观其虚盛而调理之也。过者折之，以其畏也，所谓泻之。过，太过也。太过者，以其味泻之。以咸泻肾，酸泻肝，辛泻肺，甘泻脾，苦泻心。过者畏泻，故谓泻为畏也。帝曰：假❿者何如？岐伯曰：有假其气，则无禁⓫也。

正气不足，临气胜之，假寒热温凉，以资四正之气，则可以热犯热，以寒犯寒，以温犯温，以凉犯凉也。**所谓主气不足，客气胜也。**客气，谓六气更临之气。主气，谓五脏应四时，正王春夏秋冬也。**帝曰：至哉圣人之道！天地大化运行之节，临御之纪，阴阳之政，寒暑之今❿，非夫子孰能通之！请藏之灵兰之室，署曰《六元正纪》，非斋戒不敢示，慎传也。**新校正云：详此与《气交变大论》末文同。

❶ 郁：赵养葵曰："郁者，抑而不通之义。《内经》五法，为因五气所乘而致郁，不必作忧郁之郁。"

❷ 申：胡本藏本俱作"伸"。藏本"伸"下有"之"字。

❸ 达：张璐曰："达者，通畅之也，当以清扬之剂举而达之。"张介宾曰："但使气得通行皆谓之达，诸家以吐为达者，又安足以尽之。"

❹ 发：张璐曰："发者，升发之也，当以升发之剂，汗而发之。"张介宾曰："发，发越也。凡火郁之病，为阳为热之属也。其脏应心主，小肠，三焦，其主在脉络，其伤在阴分。凡火所居，其有结聚敛伏者，不宜蔽遏，故当因其势而解之、散之、升之、扬之，如开其窗，如揭其被，皆谓之发，非独止于汗也。"

❺ 夺：张介宾曰："夺，直取之也。凡土郁之病，湿滞之属也。其脏应脾胃，其主在肌肉四肢，其伤在胸腹。土畏壅滞，凡滞在上者，夺其上，吐之可也。滞在中者，夺其中，伐之可也。滞在下者，夺其下，泻之可也。凡此皆谓之夺，非独止于下也。"

❻ 泄：张璐曰："泄者开发之也。"张介宾曰："泄，疏利也。凡金郁之病，为敛为闭，为燥为塞之属也。其脏应肺大肠，其主在皮毛声息，其伤在气分。故或解其表，或破其气，或通其便，凡在表在里，在上在下，皆可谓之泄也。"

❼ 折：张介宾曰："折，调制也。凡水郁之病，为寒为水之属也。水之本在肾，水之标在肺，其伤在阳分，其反克在脾胃。水性善流，宜防泛溢，凡折之之法，如养气可以化水，治在肾也；分利可以泄水，治在膀胱也；凡此皆谓之折，岂独抑之而已哉。"

❽ 拥：藏本作"壅"。

❾ 泄之：读本"泄"下无"之"字。

❿ 假：谓春反凉，秋反温，夏反寒，冬反热之类。

⓫ 禁：指用寒远寒，用热远热之禁忌。

⓬ 今：赵本、吴本、朝本、四库本并作"令"。

按语：古之治法，应灵活运用，不可拘于一端。例如为《古今医案按》载："姑苏朱子明妇，病长号，数十声暂止，复如前。人以为厉所凭，莫能疗。戴元礼曰：此郁病也，痰闭于上，火郁于下，故长号则气少舒。经云：火郁则发之是已。遂用重剂涌之，吐痰如胶者无算，乃愈。"查平郁五法：泄、折、达、发、夺，能与人规矩，不能与人巧。例如"发之"一法，王冰注"发汗令其疏散也"。而此案戴氏以"涌吐"为"发之"，则知同一平火郁，有汗、吐之不同，要在运用得当。况戴氏于此运气论中，但论火郁，未及岁气，知于运气考究，亦要随机应变而或取或舍也。

卷第二十二

至真要大论篇第七十四

提要：篇中阐述了五运六气之司天、在泉、胜复、主客为病的症状，及其治疗原则、用药规律、制方大法等。其以《至真要大论》名篇者，至者极也。真者精也，要者会也。即可知其义深旨奥。

黄帝问曰：五气交合，盈虚更作❶，余知之矣。六气分治，司天地者其至❷何如？五行主岁，岁有少多，故曰盈虚更作也。《天元纪大论》曰："其始也，有余而往，不足随之，不足而往，有余从之。"则其义也。天分六气，散生❸太虚，三之气司天，终之气监地，天地生化，是为大纪，故言司天地者，余四可知矣。岐伯再拜对曰：明乎哉问也！天地之大纪，人神之通应也，天地变化，人神运为，中外虽殊，然其通应则一也。帝曰：愿闻上合昭昭❹，下合冥冥❺，奈何？岐伯曰：此道之所主，工之所疑❻也。不知其要，流散无穷。

❶ 五气交合，盈虚更作：马莳曰："五运分为五气，以太过不及而有盈有虚也。"《天元纪大论》："其始也，有余而往，不足随之，不足而往，有余随之，正盈虚更作之义也。"

❷ 至：张介宾曰："至者，言当其位也。"

❸ 生：赵本、守校本"生"并作"主"。

❹ 昭昭：张志聪曰："昭昭合天道之明显。"

❺ 冥冥：张志聪曰："冥冥合在泉之幽深。"

❻ 道之所主，工之所疑：张介宾曰："道之所生，其生惟一，工不知要，则流散无穷，故多疑也。"

帝曰：愿闻其道也。岐伯曰：厥阴司天，其化以风❶，飞扬鼓拆，和气发生，万物荣枯，皆因而化变成败也。少阴司天，其化以热❷；炎蒸郁燠，故庶类蕃茂。太阴司天，其化以湿❸；云雨润泽，津液生成。少阳司天，其化以火❹；炎炽赫烈，以烁寒灾。阳明司天，其化以燥❺；干化以行，物无湿败。太阳司天，其化以寒❻。对阳之化也。新校正云：详注云："对阳之化。"阳字疑误。以所临脏位❼，命其病者也。肝木位东方，心火位南方，脾土位西南方及四维❽，肺金位西方，肾水位北方，是五脏定位。然六气御❾、五运所至，气不相得则病，相得则和，故先以六气所临，后言五脏之病也。

❶ 厥阴司天，其化以风：张介宾曰："厥阴属木，其化以风。凡和气升阳，发生万物，皆风之化。"

❷ 少阴司天，其化以热：吴崑曰："少阴君火也，君火化热。"

❸ 太阴司天，其化以湿。张介宾曰："太阴湿土，其化以湿。凡云雨滋泽，津液充实，皆土之化。"

❹ 少阳司天，其化以火：吴崑曰："少阳，相火也，其化畏火。"

❺ 阳明司天，其化以燥：张介宾曰："阳明属金，其化燥。凡清明干肃，万物坚刚，皆金之化。"

❻ 太阳司天，其化以寒：张介宾曰："太阳属水，其化以寒。凡阴凝凓冽，万物闭藏，皆水之化。"

❼ 所临脏位：张志聪曰："天气上临而下合，人之脏位临六气之所伤而命其病也。"

❽ 西南方及四维：藏本作"中央"。顾观光曰："藏本脾土位中央似与此文并有脱误，当云脾土位中央及四维。"

❾ 然六气御：按："六气"下脱"所"字。

帝曰：地化❶奈何？岐伯曰：司天同候，间气皆然❷。六气之本，自有常性，故虽位易，而化治皆同。帝曰：间气何谓？岐伯曰：司左右者，是谓间气❸也。六气分化，常以二气司天地，为上下吉凶胜复客主之事❹，岁中悔吝从而明之，余四气散居左右也。故《阴阳应象大论》

曰："天地者，万物之上下，左右者，阴阳之道路。"此之谓也。帝曰：何以异之？岐伯曰：主岁者纪岁，间气者纪步❺也。岁三百六十五日四分日之一，步六十日余八十七刻半也。积步之日而成岁也。帝曰：善。岁主奈何？岐伯曰：厥阴司天为风化，巳亥之岁，风高气远，云飞物扬，风之化也。在泉为酸化，寅申之岁，木司地气，故物化从酸。司气❻为苍化，木运之气，丁壬之岁化。苍，青也。间气为动化。徧❼主六十日余八十七刻半也。新校正云：详丑未之岁，厥阴为初之气，子午之岁为二之气，辰戌之岁为四之气，卯酉之岁为五之气。少阴司天为热化，子午之岁阳光熠耀，暄暑流行，热之化也。在泉为苦化，卯酉之岁，火司地气，故物以苦生。不司气化，君不主运。新校正云：按《天元纪大论》云："君火以名，相火以位。"谓君火不主运也。居气为灼化。六十日余八十七刻半也。居本位君火为居，不当间之也。新校正云：详少阴不曰间气，而云居气者，盖尊君火无所不居，不当间之也。王注云："居本位为居，不当间之。"则居他位不为居，而可间也。寅申之岁为初之气，丑未之岁为二之气，巳亥之岁为四之气，辰戌之岁为五之气也。太阴司天为湿化，丑未之岁，埃郁蒙昧，云雨润湿之化❽也。在泉为甘化，辰戌之岁也，土司地气，故甘化先焉。司气为黅❾化，土运之气，甲己之岁。黅，黄也。间气为柔化❿。湿化行，则庶物柔奭。新校正云：详太阴卯酉之岁为初之气，寅申之岁为二之气，子午之岁为四之气，巳亥之岁为五之气。少阳司天为火化，寅申之岁也，炎光赫烈，燔灼焦然，火之化也。在泉为苦化。巳亥之岁也，火司地气，故苦化先焉。司气为丹化，火运之气，戊癸岁也。间气为明化⓫，明，炳明也。亦谓霞烧。新校正云：详少阳辰戌之岁为初之气，卯酉之岁为二之气，寅申之岁为四之气，丑未之岁为五之气。阳明司天为燥化，卯酉之岁，清切高明⓬，雾露萧瑟，燥之化也。在泉为辛化⓭。子午之岁也，金司地气，故辛化先焉。司气为素化⓮，金运之气，乙庚岁也。间气为清化，风生高劲，草木清冷❶，清之化也。新校正云：详阳明巳亥之岁为初之气，辰戌之岁为二之气，寅申之岁为四之气，丑未之岁为五之气。**太阳司天为寒化，**辰戌之岁，严肃峻整，惨栗凝坚，寒之化也。**在泉为咸化，**丑未之岁，水司地气，故化从咸。**司气为玄化，**水运之气，丙辛岁也。**间气为脏化。**阴凝而冷，庶物敛容，岁之化也。新校正云：详子午之岁太阳为初之气，巳亥之岁为二之气，卯酉之岁为四之气，寅申之岁为五之气也。**故治病者，必明六化分治，五味五色所生，五脏所宜，乃可以言盈虚病生之绪**❶**也。**学不厌备习也。

❶ 地化：谓在泉之化。

❷ 司天同候，间气皆然：吴崐云："司天同候者，言天气既迁，地气用事，因脏位而命其病，与司天候法同也。间气皆然者，间气用事，因脏位而命其病，皆与司天候法同也。"

❸ 司左右者，是谓间气：张介宾曰："六气分主六步，上谓司天，下谓在泉，余四者谓之间气。在上者，为司天左间，司天右间；在下者，为在泉左间，在泉右间。"

❹ 客主之事：胡本、读本"事"并作"理"。

❺ 步：谓六气分步。

❻ 司气：谓司六气与岁运之气化。

❼ 徧：赵本"徧"作"偏"。

❽ 云雨润湿之化：《素问校讹》曰："润"下似脱"泽"字。

❾ 黅（jīn 今）：黄色。张介宾曰："土运司气，则气化黅黄，甲己是也。"

❿ 柔化：张介宾曰："太阴所临之位，湿化行则庶物柔奭也。"

⓫ 明化：张介宾曰："火运司气则色丹赤，戊癸年是也。少阳所临之位，火化行则庶物明灿也。"

⓬ 清切高明：四库本"切"作"洁"。

⓭ 辛化：张介宾曰："金气在地则味为辛化，如子午岁，阳明在泉是也。"

⓮ 素化：吴崐曰："主运为素白，清洁不尘。"

⓯ 草木清冷：赵本"冷"作"泠"。

⓰ 盈虚病生之绪：张介宾曰："凡治病者必求其本，六化是也；必察其形，五色是也；必分其主治，五味是也；必辨其宜否，五脏是也。明此数者，而后

孰为气之盛，孰为气之衰，乃可以言盈虚病生之端绪，而治之无失矣。"

帝曰：厥阴在泉而酸化，先余知之矣，风化之行也何如❶？岐伯曰：风行于地，所谓本也❷，余气同法。厥阴在泉，风行于地。少阴在泉，热行于地。太阴在泉，湿行于地。少阳在泉，火行于地。阳明在泉，燥行于地。太阳在泉，寒行于地。故曰余气同法也。本，谓六气之上元气也。本乎天❸者，天之气也，本乎地❸者，地之气也，化于天者，为天气，化于地者，为地气。新校正云：按《易》曰："本乎天者，亲上。本乎地者，亲下。"此之谓也。天地合气，六节❹分而万物化生矣。万物居天地之间，悉为六气所生化，阴阳之用，未尝有逃生化、出阴阳也。故曰：谨候气宜❺，无失病机。此之谓也。病机，下文具矣。

❶ 风化之行也何如：张介宾曰："此问厥阴在泉酸化，而上文之言地化者，曰司天同候，则厥阴在泉亦曰风化，然则酸之与风，其辨为何也？"

❷ 风行于地，所谓本也：马莳曰："司天则风行于天，在泉则风行于地。乃本于地之气，而为风之化；若本乎司天，则本乎天之气而亦为风化矣。"

❸ 本乎天　本乎地：张介宾曰："六气之在天，则为天之气，六气之在地，则为地之气，上下之位不同，而气化之本则一。"《易经·乾卦》曰："本乎天者亲上，本乎地者亲下。"

❹ 六节：即六步。

❺ 气宜：吴崑曰："气宜，气之所宜。如用寒远寒，用热远热，用温远温，用凉远凉。饮食居处，亦复如是。谨候气宜之谓也。"

帝曰：其主病❶何如？言采药之岁也。岐伯曰：司岁备物❷则无遗主矣。谨候司天地所主化者，则其味正当其岁也。故彼药工专司岁气，所收药物，则一岁二岁，其所主用无遗略也。今详前字当作则❸。帝曰：先岁物何也？岐伯曰：天地之专精❹也。专精之气，药物肥脓❺又于使用当其正气味也。新校正云：详先岁疑作司岁。帝曰：司气者何如？司运气也。岐伯曰：司气者主岁同，然有余不足也。五运主岁者，有余不足，比之岁物❻，恐有薄，有余之岁，药专精也。**帝曰：非司岁物何谓也？岐伯曰：散也**，非专精则散气，散气则物不纯也。**故质同而异等也**，形质虽同，力用则异，故不尚之。**气味有薄厚，性用有躁静，治保有多少❼，力化❽有浅深，此之谓也**。物与岁不同者何？以此尔。

❶ 主病：张志聪曰："主病，谓主治病之药物。"

❷ 司岁备物：张介宾曰："天地之气，每岁各有所司，因司气以备药物。"

❸ 今详前字当作则：守校本作"今详则字当作用。"

❹ 天地之专精：张介宾曰："岁物者，得天地精专之化，气全力厚。"

❺ 脓：藏本作"浓"。

❻ 比之岁物：按：准上下文义，"物"下似脱"然不足之岁"五字。

❼ 治保有多少：张志聪曰："谓治病保真之药食，或宜多用，或宜少用也。"

❽ 力化：谓叶食之作用。

帝曰：岁主脏害❶何谓？岐伯曰：以所不胜❷命之，则其要也。木不胜金，金不胜火之类是也。**帝曰：治之奈何？岐伯曰：上淫于下，所胜平之，外淫于内❸，所胜治之**。淫，谓行所不胜己者也。上淫于下，天之气也。外淫于内，地之气也。随所制胜而以平治之也。制胜，谓五味寒热温凉随胜用之，下文备矣。新校正云：详天气主岁，虽有淫胜，但当平调之，故不曰治，而曰平也。**帝曰：善。平气何如？**平，谓诊平和之气。**岐伯曰：谨察阴阳所在而调之，以平为期❹，正者正治，反者反治❺**。知阴阳所在，则知尺寸应与不应。不知阴阳所在，则以得为失，以逆为从。故谨察之也。阴病阳不病，阳病阴不病，是为正病，则正治之，谓以寒治热，以热治寒也。阴位已见阳脉，阳位又见阴脉，是谓反病，则反治之，谓以寒治寒，以热治热也。诸方之制，咸悉不然❻，故曰❼反者反治也。

❶ 岁主脏害：张志聪曰："岁主者，谓六气之主岁。脏，五脏也。盖言五脏内属五行即外合五运，五运之气受胜制之所伤，则病入五脏而为害矣。"

❷ 不胜：张介宾曰："此言天有岁气，人有脏气，而岁主有害于五脏者，在

所不胜者也。如木气淫则脾不胜，土气淫则肾不胜，金气淫则肝不胜，水气淫则心不胜，是皆脏害之要。"

❸ 外淫于内：张琦曰："按地气不可云外淫于内。疑是内淫于外，上下互易也，在泉之气，当可云内矣。"

❹ 以平为期：张介宾曰："以平为期，无令过也。"

❺ 正者正治，反者反治：张介宾曰："若阳经阳证而得阳脉，阴经阴证而得阴脉，是为正病，正者正治，谓当以寒治热，以热治寒，治之正也。若阳经阳证而得阴脉，阴经阴证而得阳脉，是为反病，反者反治，谓当以热治热，以寒治寒，治之反也。"

❻ 咸悉不然：四库本"悉"下无"不然"二字。

❼ 故曰：四库本"故曰"下有"正者正治"四字。

帝曰：夫子言察阴阳所在而调之，论言人迎与寸口相应，若引绳小大齐等❶，命曰平。新校正云：详论言至曰平，本《灵枢经》之文，今出《甲乙经》云寸口主中，人迎主外，两者相应，俱往俱来，若引绳小大齐等，春夏人迎微大，秋冬寸口微大者，故名曰平也。阴之所在❷寸口何如？阴之所在，脉沉不应，引绳齐等，其候颇乖，故问以明之。岐伯曰：视岁南北❸，可知之矣❹。帝曰：愿卒闻之？岐伯曰：北政之岁，少阴在泉，则寸口不应❺，木火金水运，面北受气，凡气之在泉者，脉悉不见，唯其左右之气脉可见之。在泉之气，善则不见，恶者可见，病以气及客主淫胜名之。在天之气，其亦然矣。厥阴在泉，则右不应；少阴在右故。太阴在泉，则左不应。少阴在左故。南政之岁，少阴司天，则寸口不应；土运之岁，面南行令，故少阴司天，则二手寸口不应也。厥阴司天，则右不应；太阴司天，则左不应。亦左右义也。诸不应者，反其诊则见矣❻。不应皆为脉沉，脉沉下者，仰手而沉，覆其手，则沉为浮，细为大也。帝曰：尺候何如？岐伯曰：北政之岁，三阴在下，则寸不应；三阴在上，则尺不应。司天曰上，在泉曰下。南政之岁，三阴在天，则寸不应；三阴在泉，则尺不应。左右同。

天不应寸❼，左右悉与寸不应义同。**故曰：知其要者，一言而终，不知其要，流散无穷。此之谓也。**要，谓知阴阳所在也。知则用之不惑，不知则尺寸之气，沉浮小大，常三岁一差。欲求其意，犹绕树问枝，虽白首区区，尚未知所诣，况其旬月而可知乎！

❶ 论言人迎与寸口相应，若引绳小大齐等：论言，谓古医论之言。似与《灵枢·禁服》论寸口人迎之"若引绳大小齐等"句，同引古论。

❷ 阴之所在：张介宾曰："阴，少阴也。少阴所在，脉不当应于寸口，有不可不察也。"

❸ 视岁南北："南北"即下文之南政北政。张介宾曰："甲己二岁为南政，乙庚丙辛丁壬戊癸八年为北政。"

❹ 可知之矣：明绿格抄本"知"下无"之"字。

❺ 北政之岁，少阴在泉，则寸口不应：张介宾曰："不应者，脉来沉细而伏，不应于指也。北政之岁，其气居北以定上下，则尺主司天，寸主在泉。故少阴在泉居北之中，则两手寸口不应，乙丁辛癸卯酉年是也。"

❻ 诸不应者，反其诊则见矣；张介宾曰："凡南政之应在寸者，则北政应在尺，北政之应在寸者，则南政应在尺，以南北相反而诊之，则或寸或尺之不应者，皆可见矣。"

❼ 天不应寸：胡本、赵本"天"并作"尺"。

按语：《古今医案按》载："李士材曰：南部许轮所孙女，吐血痰嗽。六月诊之，两尺如烂绵，两寸大而数。余谓金以火为仇，肺不浮涩反得洪大，贼脉见矣，秋令可忧。八月初五复诊之，肺之洪者变细数；肾软者变为疾劲。余曰：岁在戊午，少阴司天，两尺不应，今尺当不应而反大；寸当浮大而反沉细，尺寸反者死。肺至悬绝，十二日死，计其期当死于十六日，然能食过期，况十六、十七二日皆金未遽绝也。十八日交寒露，又值火日，经曰：手太阴气绝，丙日笃，丁日死，言火日也。寅时乃气血注肺之时，不能注则绝，必死于十八日寅时矣。轮所以其能食，未深信也。至十八，果未晓而终。"查戊午乃北政之岁，是岁少阴司天（在上）则尺不应。此患者尺当不应，脉当沉细，今反浮大；寸不浮大而反沉细，是为尺寸反，死症脉也。经云："肺至悬绝，十二日死。"届期不死，因能食，胃气未绝也。十八日交寒露节而天地之气阴盛阳衰，一阳剥之，金气衰极故死也。由是观之，运气之说乃活泼学问，其中五行、干支、日时等讲究，皆属阴阳之妙用，故学者当灵活运用，全面掌握，不可死于句下也。

帝曰：善。天地之气，内淫而病何如？岐伯曰：岁厥阴在泉，风淫所胜❶，则地气不明，平野昧，草乃早秀。民病洒洒振寒❷，善伸❸数欠，心痛支满，两胁里急，饮食不下，隔咽不通，食则呕，腹胀善噫，得后与气，则快然如衰❹，身体皆重。谓甲寅、丙寅、戊寅、庚寅、壬寅、甲申、丙申、戊申、庚申、壬申岁也。气不明❺，谓天围之际，气色昏暗，风行地上，故平野皆然。昧，谓暗也。胁，谓两乳之下及胠外也。伸，谓以欲伸努筋骨也。新校正云：按《甲乙经》洒洒振寒，善伸数欠，为胃病。食则呕，腹胀善噫，得后与气，则快然如衰，身体皆重，为脾病。饮食不下，隔咽不通，邪在胃脘也。盖厥阴在泉之岁，木王而克脾胃，故病如是。又按《脉解》云：所谓食则呕者，物盛满而上溢，故呕也。所谓得后与气则快然如衰者，十二月阴气下衰而阳气且出，故曰得后与气则快然如衰也。

❶ 风淫所胜：司天在泉之气病，均曰淫胜。
❷ 洒洒振寒：《史载之方》卷上引作"洒洒寒如疟。"
❸ 善伸：赵本、明绿格抄本"伸"并引作"呻"。
❹ 快然如衰：《史载之方》引"快"作"怏"。按：作"怏"是。"怏"有忧挹不快之意，与"如衰"义合。
❺ 气不明：藏本"气"上有"地"字。

岁少阴在泉，热淫所胜，则焰浮川泽❶，阴处反明。民病腹中常鸣，气上冲胸，喘不能久立，寒热皮肤痛，目瞑齿痛颐❷肿，恶寒发热如疟，少腹中痛，腹大，蛰虫不藏❸。谓乙卯、丁卯、己卯、辛卯、癸卯、乙酉、丁酉、己酉、辛酉、癸酉岁也。阴处，北方也。

不能久立，足无力也。腹大，谓心气不足也。金火相薄而为是也。新校正云：按《甲乙经》齿痛颐肿，为大肠病；腹中雷鸣，气常冲胸，喘不能久立，邪在大肠也。盖少阴在泉之岁，火克金，故大肠病也。

❶ 焰浮川泽：四库本"焰"作"气"。明抄本"浮"作"游"。

❷ 颐（zhuō 拙）：吴本、藏本并作"项"。《史载之方》卷上《少阴地胜》引"颐"作"颊"。张介宾曰："目下称颐。"

❸ 蛰虫不藏：按：《类经》卷二十七将本句移于"阴处反明"句下，似较合。

岁太阴在泉，草乃早荣，新校正云：详此四字疑衍。**湿淫所胜，则埃昏岩谷，黄反见黑❶，至阴之交❷。民病饮积，心痛，耳聋，浑浑焞焞❸，嗌肿喉痹，阴病血见，少腹痛肿，不得小便，病冲头痛，目似脱，项似拔，腰似折，髀不可以回，腘如结，腨如别❹。**谓甲辰、丙辰、戊辰、庚辰、壬辰、甲戌、丙戌、戊戌、庚戌、壬戌岁也。太阴为土，色见应黄于天中，而反见于北方黑处也。水土同见，故曰至阴之交，合其气色也。冲头痛，谓脑后眉间痛也。腘，谓膝后曲脚之中也。腨，腨后软肉处也。新校正云：按《甲乙经》耳聋浑浑焞焞，嗌肿喉痹，为三焦病。后为病冲头痛，目似脱，项似拔，腰似折，髀不可以回，腘如结，腨如列，为膀胱足太阳病。又少腹肿痛，不得小便，邪在三焦。盖太阴在泉之岁，土正克太阳，故病如是也。

❶ 黄反见黑：张志聪曰："黄乃土色，黑乃水色，土胜浸淫，故黄反见黑。"

❷ 至阴之交：张志聪曰："乃三气四气之交，土司令也。"

❸ 浑浑焞焞（túntún 屯屯）："焞"与"沌"韵同义通。《广雅·释训》："沌沌，无所分别。""浑浑沌沌"，对于事理，模糊不清，由于耳聋，所以有如无知。

❹ 病冲头痛，目似脱，项似拔，腰似折，髀不可以回，腘如结，腨如别：《灵枢经·经脉》作"是动则病冲头痛，目似脱，项如拔，脊痛，腰似折，髀不可以曲，腘如结，腨如裂，是谓踝厥。"《甲乙经》卷二第一引此文除作"脊腰

似折"句略异外，余皆与《灵枢经》所载同。

岁少阳在泉，火淫所胜，则焰明郊野，寒热更至。民病注泄赤白，少腹痛溺赤，甚则血便。少阴同候。谓乙巳、丁巳、己巳、辛巳、癸巳、乙亥、丁亥、己亥、卒亥、癸亥岁也。处寒之时，热更其气，热气既往，寒气后来，故云更至也。余候与少阴在泉正同❶。

❶ 正同：胡本"正"作"证"。

岁阳明在泉，燥淫所胜，则霿雾清暝。民病喜呕，呕有苦，善大息，心胁痛不能反侧，甚则嗌干面尘，身无膏泽，足外反热。谓甲子、丙子、戊子、庚子、壬子、甲午、丙午、戊午、庚午、壬午岁也。霿雾，谓雾暗❶不分，似雾也。清，薄寒也。言雾起霿暗，不辨物形而薄寒也。心胁痛，谓心之旁，胁中痛也。面尘，谓面上如有触冒尘土之色也。新校正云：按《甲乙经》病喜呕，呕有苦，善大息，心胁痛，不能反侧，甚则面尘，身无膏泽，足外反热，为胆病。嗌干面尘，为肝病。盖阳明在泉之岁，金王克木，故病如是。又按《脉解》云："少阳所谓心胁痛者，言少阳盛也，盛者心之所表也，九月阳气尽而阴气盛，故心胁痛。所谓不可反侧者，阴气藏物也，物藏则不动，故不可反侧也。"

❶ 雾暗：藏本作"霿暗"。

岁太阳在泉，寒淫所胜，则凝肃惨栗。民病少腹控睾，引腰脊，上冲心痛，血见，嗌痛颔肿。谓乙丑、丁丑、己丑、辛丑、癸丑、乙未、丁未、己未、辛未、癸未岁也。凝肃，谓寒气霭空，凝而不动，万物静肃其仪形也。惨栗，寒甚也。控，引也。睾，阴丸也。颔，颊车❶前牙之下也。新校正云：按《甲乙经》嗌痛颔肿，为小肠病。又少腹控睾，引腰脊，上冲心肺，邪在小肠也。盖太阳在泉之岁，水克火，故病如是。

帝曰：善。治之奈何？岐伯曰：诸气在泉，风淫于内，治以辛凉，佐以苦❶，以甘缓之，以辛散之。风性喜温而恶清，故治之❷凉，是以胜气治之也。佐以苦，随其所利也。木苦急，则以甘缓之。苦抑，则以辛散之。《脏气法时论》曰："肝苦急，急食甘以缓之。肝欲散，急食辛以散之。"此之谓也。食亦音饲，己曰食，他曰饲也。大法正味如此，诸为方者不必尽用之，但一佐二佐，病已则止，余气皆然。热淫于内，治以咸寒，佐以甘苦，以酸收之，以苦发之。热性恶寒，故治以寒也。热之大盛甚于表者，以苦发之；不尽，复寒制之；寒制不尽，复苦发之；以酸收之。甚者再方，微者一方，可使必已。时发时止，亦以酸收之。湿淫于内，治以苦热，佐以酸淡，以苦燥之，以淡泄之。湿与燥反，故治以苦热，佐以酸淡也。燥除湿，故以苦燥其湿也。淡利窍，故以淡渗泄也。《脏气法时论》曰："脾苦湿，急食苦以燥之。"《灵枢经》曰："淡利窍也。"《生气通天论》曰："味过于苦，脾气不濡，胃气乃厚。明苦燥也。"新校正云：按《六元正纪大论》曰："下太阴，其化下甘温。"火淫于内，治以咸冷，佐以苦辛，以酸收之，以苦发之。火气大行心腹，心怒之所生也，咸性柔耎，故以治之，以酸收之。大法候其须汗者，以辛佐之，不必要资苦味令其汗也。欲柔耎者，以咸治之。《脏气法时论》曰："心欲耎，急食咸以耎之。心苦缓，急食酸以收之。"此之谓也。燥淫于内，治以苦温，佐以甘辛，以苦下之❸。温利凉性，故以苦治之。下，谓利之使不得❹也。新校正云：按《脏气法时论》曰："肺苦气上逆，急食苦以泄之。"用辛泻之，酸补之。又按下文司天燥淫所胜，佐以酸辛。此云甘辛者，甘字疑当作酸。《六元正纪大论》云："下酸热。"与苦温之治又异。又云：以酸收之而安其下，甚则以苦泄之也。寒淫于内，治以甘热，佐以苦辛，以咸泻之，以辛润之，以苦坚之。以热治寒，是为摧胜，折其气用，令不滋繁也。苦辛之佐，通事行之。新校正云：按

《脏气法时论》曰："肾苦燥，急食辛以润之。肾欲坚，急食苦以坚之。用苦补之，咸泻之。"旧注引此在湿淫于内之下，无义，今移于此矣。

❶ 苦：明绿格抄本"苦"下有"甘"字。

❷ 之：《素问校讹》引古抄本"之"作"以"。

❸ 下之：按："下之"下似脱一句。下文的"以咸泻之"句，似应移于此。

❹ 得：四库本"得"作"复"。

帝曰：善。天气之变何如？岐伯曰：厥阴司天，风淫所胜，则太虚埃昏，云物以扰，寒生春气，流水不冰。民病胃脘当心而痛，上肢两胁，隔咽不通，饮食不下，舌本强、食则呕，冷泄腹胀，溏泄，瘕水闭，蛰虫不去❶，病本于脾。谓乙巳、丁巳、己巳、辛巳、癸巳、乙亥、丁亥、己亥、辛亥、癸亥岁也。是岁民病集于中也。风自天行，故太虚埃起。风动飘荡❷，故云物扰也。埃，青尘也。不分远物是为埃昏。土之为病，其善泄利。若病水，则小便闭而不下。若大泄利，则经水亦多闭绝也。新校正云：按《甲乙经》舌本强，食则呕，腹胀溏泄，瘕水闭，为脾病。又胃病者，腹脾胀，胃脘当心而痛，上支两胁隔咽不通，食饮不下。盖厥阴司天之岁，木胜土，故病如是也。冲阳绝，死不治。冲阳在足跗上，动脉应手，胃之气也。冲阳脉微则食饮减少，绝则药食不入，亦下噬还出也。攻之不入，养之不生，邪气日强，真气内绝，故其必死，不可复也。

❶ 去：吴本、明绿格抄本、熊本"去"并作"出"。

❷ 荡：四库本"荡"作"扬"。

少阴司天，热淫所胜，怫热至❶，火行其政。民病胸中烦热，嗌干，右胠满，皮肤痛，寒热咳喘，大雨且至，唾血血泄，鼽衄嚏呕，溺色变，甚则疮疡❷胕肿，肩背臂臑及缺盆中痛，心痛肺膜，腹大满，膨膨而喘咳，病本于肺。谓甲子、丙子、戊子、庚子、壬子、甲午、丙午、戊午、庚午、壬午岁也。佛热至，是火行其政乃尔。是岁民病集于右，盖以小肠通心故也。病自肺生，故曰病本于肺也。新校正云：按《甲乙经》溺色变，肩背臂臑及缺盆中痛，肺胀满膨膨而喘咳，为肺病。鼽衄，为大肠病。盖少阴司天之岁，火克金，故病如是。又王注民病集于右，以小肠通心故。按《甲乙经》小肠附脊左环，回肠附脊右环。所说不应，得非火胜克金，而大肠病欤？**尺泽绝，死不治。**尺泽在肘内廉大文中，动脉应手，肺之气也。火烁于金，承大之命❸，金气内绝❹，故必危亡，尺泽不至，肺气已绝，荣卫之气，宣行无主，真气内竭，生之何有哉。

❶佛热至：吴注本"热"下无"至"字。后"大雨且至"四字，移"热"字下，作"佛热，大雨且至，火行其政。"按：《说文·心部》："佛，郁也。""郁"有"闷"义。律以上下各节文例"佛"上似脱"则"字。

❷疮疡：《素问病机气宜保命集》卷上引"疡"作"痒"。

❸承大之命：胡本"大"作"天"。

❹金气内绝：守校本"绝"作"竭"。

太阴司天，湿淫所胜，则沉阴且布，雨变枯槁。胕肿、骨痛、阴痹❶，阴痹者❷按之不得，腰脊头项❸痛，时眩，大便难，阴气不用，饥不欲食，咳唾则有血，心如悬，病本于肾。谓乙丑、丁丑、己丑、辛丑、癸丑、乙未、丁未、己未、辛未、癸未岁也。沉，久也。肾气受邪，水无能润，下焦枯涸，故大便难也。新校正云：按《甲乙经》饥不用食，咳睡则有血，心悬如饥状，为肾病。又邪在肾，则骨痛阴痹，阴痹者，按之而不得，腹胀腰痛，大便难，肩背颈项强痛，时眩。盖太阴司天之岁，土克水，故病如是矣。**太溪绝，死不治。**太溪在足内踝后跟骨上，动脉应手，肾之气也。土邪胜水而肾气内绝，邪甚正微，故方无所用矣。

❶胕肿骨痛阴痹：明绿格抄本"胕"上有"民病"二字。按：《圣济总录》卷一上亦引有"民病"二字，与明抄合。《素问病机气宜保命集》卷上引"痹"作"淖"。

少阳司天，火淫所胜，则温气流行，金政不平。民病头痛发热恶寒而疟，热上皮肤痛，色变黄赤，传而为水，身面胕肿，腹满仰息，泄注赤白，疮疡咳❶唾血，烦心胸中热甚则鼽衄，病本于肺。谓甲寅、丙寅、戊寅、庚寅、壬寅、甲申、丙申、戊申、庚申、壬申岁也。火来用事，则金气受邪，故曰金政不平也。火炎于上，金肺受邪，客热内燔，水无能救，故化生诸病也。制火之客则已矣。新校正云：按《甲乙经》邪在肺，则皮肤痛，发寒热。盖少阳司天之岁，火克金，故病如是也。天府绝，死不治。天府在肘后彼❷侧上，腋下同身寸之三寸，动脉应手，肺之气也。火胜而金脉绝，故死。

❶疡咳：四库本"疡"下无"咳"字。

❷彼：胡本、读本"彼"并作"内"。

阳明司天，燥淫所胜，则木乃晚荣，草乃晚生，筋骨❶内变。民病左胠胁痛，寒清于中，感而疟，大凉革候，咳，腹中鸣，注泄鹜溏，名木敛，生菀于下，草焦上首，心胁暴痛，不可反侧，嗌干面尘腰痛，丈夫㿉疝，妇人少腹痛，目眛❷眦，疮疮痤痈，蛰虫来见，病本于肝。谓乙卯、丁卯、己卯、辛卯、癸卯、乙酉、丁酉、己酉、辛酉、癸酉岁也。金胜，故草木晚生荣也。配于人身，则筋骨内应而不用也。大凉之气，变易时候，则人寒清发于中，内感寒气，则为痎疟也。大肠居右，肺气通之，今肺气内淫，肝居于左，故左胠胁痛如刺割也。其岁民自注泄，则无淫胜之疾也。大凉，次寒也。大凉且甚，阳气不行，故木容收敛，草荣悉晚。生气已升，阳不布令，故闭积生气而蓄于下也。在人之应，则少腹之内，痛气居之。发疾于仲夏，疮疡之疾犹及秋中，疮痤之类❸生于上，痛肿之患❹生于下，疮色虽赤，中心正白，物气之常也。新校正云：按《甲乙经》："腰痛不可以俯仰，丈夫㿗疝，妇人少腹肿，甚则嗌干面尘，为肝病。又胸满洞泄，为肝病。又心胁痛不能反侧，目锐眦痛，缺盆中肿痛，腋下肿马刀挟瘿，汗出振寒疟，为胆病。"盖阳明司天之岁，金克木，故病如是。又按《脉解》云："厥阳所谓㿗疝妇人少腹肿者，厥阴者辰也。三月阳中之阴，邪在中，故曰㿗疝少腹肿也。"**太冲绝，死不治。**太冲在足大指本节后二寸，脉动应手，肝之气也。金来伐木，肝气内绝，真不胜邪，死其❺宜也。

❶ 筋骨：《素问病机气宜保命集》引"筋骨"作"骨节"。

❷ 眦：吴本"眦"作"眜"。

❸ 类：读本"类"作"患"。

❹ 患：读本"患"作"类"。

❺ 死其：胡本"死其"作"其死"。

按语：新校正解阴阳消长引《脉解》"三月阳中之阴"系本于《易》之卦气在三月为泽天夬☱☰，即乾内兑外，五阳在下，一阴居上，"阳中之阴"。详见本书《六元政纪大论》卦气表。

太阳司天，寒淫所胜，则寒气反至，水且冰。血变于中，发为痈疡，民病❶厥心痛，呕血血泄鼽衄，善悲，时眩仆。运火炎烈，雨暴乃雹❷，胸腹满，手热肘挛腋肿❸，心澹澹大动，胸胁胃脘不安，面赤目黄，善噫，嗌干，甚则色炲，渴而欲饮，病本于心。谓甲辰、丙辰、戊辰、庚辰、壬辰、甲戌、丙戌、戊戌、庚戌、壬戌岁也。太阳司天，寒气布化❹，故水且冰，而血凝皮肤之间，卫气结聚，故为痈也。若乘火运而火热❺炎烈，与水交❻战，故暴雨半珠形雹也。心气为噫，故善噫。是岁民病集于心胁之中也。阳气内郁❼，湿气下蒸，故心厥痛而呕血，血泄，鼽衄，面赤目黄，善噫，手热，肘挛，腋肿，嗌干。甚则寒气胜阳，水行凌火，火气内郁，故渴而欲饮也。病始心生，为阴凌犯，故云病本于❽心也。新校正云：按《甲乙经》手热肘挛腋肿，甚则胸胁支满，心澹澹大动，面赤目黄，为手心主病。又邪在心，则病心痛善悲，时眩仆。盖太阳司天之岁，水克火，故病如是。**神门绝，死不治。**神门，在手之掌后，锐骨之端，动脉应手，真心气也。水行乘❾火，而心气内结❿，神气已亡，不死何待，善知其诊，故不治也。**所谓动气知其脏也。**所以诊视而知死者何？以皆是脏之经脉动气，知神脏之存亡尔。

❶ 民病：据《类经》卷二十七"民病"二字应移在前文的"血变于中"句上。

❷ 运火炎烈，雨暴乃雹：据《类经》卷二十七"运火"八字，应移于上"水且冰"句下。

❸ 冲：胡本、赵本、吴本、熊本、四库本"冲"并作"肿"。按：王注作"肿"。《圣济总录》卷上引亦作"肿"，俱与胡本等合。

❹ 化：四库本"化"作"漫"。

❺ 火热：胡本、读本"火"下并无"热"字。

❻ 水交：胡本、读本"水"下并无"交"字。

❼ 郁：四库本"郁"作"藏"。

❽ 手：胡本"手"作"于"。

❾ 乘：读本"乘"作"胜"。

❿ 结：读本"结"作"绝"。

帝曰：善。治之奈何？谓可攻治者。**岐伯曰：司天之气，风淫所胜，平以辛凉，佐以苦甘，以甘缓之，以酸泻之。**厥阴之气，未为盛热，故曰❶凉药平之。夫气之用也，积凉为寒，积温为热。以热少之，其则温也。以寒少之，其则凉也。以温多之，其则热也。以凉多之，其则寒也。各当其分，则寒寒也，温温也，热热也，凉凉也，方书之用，可不务乎。故寒热温凉，商❷降多少，善为方者，意必精通，余气皆然，从其制也。新校正云：按本论上文云：上淫于下，所胜平之。外淫于内，所胜治之。故在泉曰治，司天曰平也。**热淫所胜，平以咸寒，佐以苦甘，以酸收之。**热气已退，时发动者，是为心虚，气散不敛，以酸收之。虽以酸收，亦兼寒助，

卷第二十二　至真要大论篇第七十四

873

乃能殄除其源本矣。热见太甚，则以苦发之。汗已便凉，是邪气尽，勿寒水❸之。汗已犹热，是邪气未尽，则以酸收之。已又热，则复汗之。已汗复热，是脏虚也，则补其心可矣。法则合尔，诸治热者，亦未必得再三发三治，况四变而反复者乎。**湿淫所胜，平以苦热，佐以酸辛，以苦燥之，以淡泄之。**湿气所淫，皆为肿满，但除其湿，肿满自衰。因湿生病不肿不满者，亦尔治之。湿气在上，以苦吐之，湿气在下，以苦泄之，以淡渗之，则皆燥也。泄谓渗泄，以利水道下小便为法。然酸虽热，亦用利小便，去伏❹水也。治湿之病，不下小便，非其法也。新校正云：按湿淫于内，佐以酸淡。此云酸辛者，辛疑当作淡。**湿上甚而热❺，治以苦温，佐以甘辛，以汗为故而止。**身半以上，湿气余，火气复郁，郁湿相薄❻，则以苦温甘辛之药，解表流汗而祛之，故云以汗为除病之故而已也。**火淫所胜，平以酸❼冷，佐以苦甘，以酸收之，以苦发之，以酸复之。热淫同。**同热淫义，热亦如此法，以酸复其本❽气也。不复其气，则淫气空虚，招其损。**燥淫所胜，平以苦湿，佐以酸辛，以苦下之。**制燥之胜，必以苦湿，是以❾火之气味也。宜下必以苦，宜补必以酸，宜泻必以辛。清甚生寒，留而不去，则以苦湿下之。气有余，则以辛泻之。诸气同。新校正云：按上文燥淫于内，治以苦温。此云苦湿者，湿当为温，文注中湿字三并当作温。又按《六元正纪大论》亦作苦小温。**寒淫所胜，平以辛热，佐以甘苦，以咸泻之。**淫散止之，不可过也。新校正云：按上文寒淫于内，治以甘热，佐以苦辛。此云平以辛热，佐以甘苦者，此文为误。又按《六元正纪大论》云："太阳之政，岁宜苦以燥之也。"

❶ 曰：读本"曰"作"以"。

❷ 商：胡本、读本"商"并作"迁"。

❸ 寒水：读本"水"作"冰"。四库本"寒水"作"酸收"。

❹ 伏：四库本"伏"作"其"。

❺ 湿上甚而热：张介宾曰："谓湿郁于上而成热也。"

❻ 薄：守校本"薄"作"搏"。

帝曰：善。邪气反胜❶，治之奈何？不能淫胜于他气，反为不胜之气为邪以胜之。岐伯曰：风司于地，清反胜之❷，治以酸温，佐以苦甘，以辛平之。厥阴在泉，则风司于地，谓五寅岁、五申岁。邪气胜盛，故先以酸泻，佐以苦甘。邪气退则正气虚，故以辛补养而平之。热司于地，寒反胜之，治以甘热，佐以苦辛，以咸平之。少阴在泉，则热司于地，谓五卯、五酉之岁也。先泻其邪，而后平其正气也。湿司于地，热反胜之，治以苦冷，佐以咸甘，以苦平之。太阴在泉，则湿司于地，谓五辰、五戌岁也。补泻之义，余气皆同。火司于地，寒反胜之，治以甘热，佐以苦辛，以咸平之。少阳在泉，则火司于地，谓五巳、五亥岁也。燥司于地，热反胜之，治以平❸寒，佐以苦甘，以酸平之，以和为利。阳明在泉，则燥司于地，谓五子、五午岁也。燥之性，恶热亦❹畏寒，故以冷热和平为制❺也。寒司于地，热反胜之，治以咸冷，佐甘辛，以苦平之。太阳在泉，则寒司于地，谓五丑、五未岁也。此六气方治，与前淫胜法殊贯❻。云治者，泻客邪之胜气也。云佐者，皆所利所宜也。云平者，补已弱之正气也。

❶反胜：司天在泉之气不足，间气乘虚为邪，而反胜天地之脏位，均曰反胜。

❷清反胜之：张介宾曰："凡寅申岁，厥阴风木在泉，而或气有不及，则金之清气反胜之。"余可类推。

❸平：《素问校讹》引古抄本"平"作"辛"。

❹亦：胡本"亦"作"而"。

❺制：赵本"制"作"治"。

❻与前淫胜法殊贯：藏本"前"下无"淫"字，"贯"作"别"。读本"贯"下有"其"字，属下读。

帝曰：其司天邪胜何如？岐伯曰：风化于天，清反胜之，治以酸温，佐以甘苦。亥巳❶岁也。热化于天，寒反胜之，治以甘温，佐以苦酸辛。子午岁也。湿化于天，热反胜之，治以苦寒，佐以苦酸。丑未岁也。火化于天，寒反胜之，治以甘热，佐以苦辛。寅申岁也。燥化于天，热反胜之，治以辛寒，佐以苦甘。卯酉岁也。寒化于天，热反胜之，治以咸冷，佐以苦辛。辰戌岁也。

❶ 亥巳：胡本作"巳亥"。按：依地支相冲次序，"巳亥"是。

帝曰：六气相胜❶奈何？先举其用为胜。岐伯曰：厥阴之胜，耳鸣头眩，愦愦❷欲吐，胃膈如寒，大风数举，裸虫不滋，胠胁气并❸，化而为热，小便黄赤，胃脘当心而痛，上支两胁，肠鸣飧泄，少腹痛，注下赤白，甚则呕吐，隔咽不通。五巳、五亥岁也。心下脐上，胃之分。胃膈，谓胃脘之上及大膈之下，风寒气生❹也。气并，谓偏著一边。隔咽，谓食饮入而复出也。新校正云：按《甲乙经》胃病者，胃脘当心而痛，上支两胁，隔咽不通也。

❶ 相胜：六气互有胜弱，相互乘虚为病者，曰相胜。
❷ 愦愦：烦乱。见《庄子·大宗师》疏。
❸ 气并：谓气偏著一边。
❹ 气生：藏本"气"下有"所"字。

少阴之胜，心下热善❶饥，脐下反动❷，气游三焦，炎暑至，木乃津，草乃萎，呕逆躁烦，腹满痛，溏泄，传为赤沃。五子、五午岁也。沃，洙❸也。

❶ 善：藏本"善"作"苦"。
❷ 动：读本、吴本并作"痛"。
❸ 洙：赵本作"沫"。

太阴之胜，火气内郁，疮疡于中，流散于外，病在胠胁，甚则心痛热格❶，头痛喉痹项强，独胜则湿气内郁，寒迫下焦，痛留顶❷，互引眉间，胃满，雨数至，燥化乃见❸，少腹满，腰脽重强，内不便，善注泄，足下温，头重足胫胕❹肿，饮发于中，胕肿于上。五丑、五未岁也。湿胜于上，则火气内郁。胜于中，则寒迫下焦。水溢河渠，则鳞虫离水也。脽，谓臀肉也。不便，谓腰重内强直，屈伸不利也。独胜，谓不兼郁火也。胕肿于上，谓首面也。足胫肿，是火郁所生也。新校正云：详注云：水溢河渠，则鳞虫离水也。王作此注，于经文无所解。又按太阴之复云：大雨时行，鳞见于陆。则此文于雨数至下，脱少鳞见于陆四字。不然则王注无因为解也。

❶ 热格：即热气阻格于上。

❷ 痛留顶：于鬯曰："按留字于义可疑，或当囟字之形误。痛囟顶，犹下文言头项囟顶脑户中痛也。"

❸ 燥化乃见：张介宾曰："燥当作湿。"按："见"当读若"现"。

❹ 胕：按："胕"字当涉下误衍，王注无"胕"字。

少阳之胜，热客于胃，烦心心痛，目赤欲呕，呕酸善饥，耳痛溺赤，善惊❶谵妄。暴热消烁，草萎水涸，介虫乃屈，少腹痛，下沃赤白。五寅、五申岁也。热暴甚，故草萎水涸，阴气消烁。介虫，金化也。火气大胜，故介虫屈伏。酸，醋水也。

❶ 惊（jīng 京）：胡本、读本、赵本、吴本"惊"并作"惊（惊）"。

阳明之胜，清发于中，左胠胁痛溏泄❶，内为嗌塞，外发癫疝，大凉肃杀，华英改容，毛虫乃殃，胸中不便，嗌塞而咳。五卯、五酉岁也。大凉肃杀，金气胜木，故草木华英，为杀气损削，改易形容，而焦其上首也。毛虫木化，气不宜金，故金政大行，而毛虫死耗也。肝木之气❷，下主于阴❸，故大凉行而癫疝发也。胸中不便，谓呼吸回转，或痛或缓急，而不利便也。气太盛，故嗌塞而咳也。嗌，谓喉之下，接连胸中，肺两叶之间者也。

❶ 左胠胁痛溏泄：四库本"痛"下无"溏"字。

❷ 肝木之气：四库本"肝木"作"木化"。

❸ 下主于阴：四库本"主"作"生"。

太阳之胜，凝凓且至，非时水冰，羽乃后化❶，痔疟发，寒厥入胃，则内生心痛，阴中乃疡❷，隐曲不利❸，互引阴股，筋肉拘苛，血脉凝泣，络满色变，或为血泄，皮肤否肿，腹满食减，热反上行，头项囟顶❹脑户中痛，目如脱，寒入下焦，传为濡泻。五辰、五戌岁也。寒气凌逼，阳不胜之，故非寒时而止水冰结也。水气大胜，阳火不行，故诸羽虫生化而后也。拘，急也。苛，重也。络，络脉也。太阳之气，标在于巅，故热反上行于头也。以其脉起于目内眦，上额交巅上，入络脑，还出别下项，故囟顶及脑户中痛，目如欲脱也。濡，谓水利也。新校正云：按《甲乙经》痔疟，头项囟顶脑户中痛，目如脱，为太阳经病。

❶ 羽乃后化：四库本"后"作"多"。

❷ 阴中乃疡：即阴部生疮疡。张介宾曰："太阳之脉，络肾属膀胱，故为阴疡。"

❸ 隐曲不利：隐，不显也。曲，不直也。隐曲指男女屈曲不可明见之处。此"隐曲不利"，系指小便不利或男子遗精，女子月经不调等病。可与本书《阴阳别论》之"隐曲"互参。

❹ 囟顶：明绿格抄本"囟"作"巅"。

帝曰：治之奈何？岐伯曰：厥阴之胜，治以甘清，佐以苦辛，以酸泻之。少阴之胜，治以辛寒，佐以苦咸，以甘泻之。太阴之胜，治以咸热，佐以辛甘，以苦泻之。少阳之胜，治以辛寒，佐以甘咸，以甘泻之。阳明之胜，治以酸温，佐以辛甘，以苦泄之。太阳之胜，治以甘热，佐以辛酸，以咸泻之。六胜之至，皆先归其不胜己者，之❶故不胜者，当先泻之，以通其道，次泻所胜之气令其退释也。治诸胜而不泻遣之，则胜气浸盛而内生诸病也。新校正云：详此为治，皆先泻其不胜，而后泻其来胜，独太阳之胜治以甘热为异，疑甘字苦之误也。若云治以苦热，则六胜之治皆一贯也。

❶ 之：顾观光曰："之"字衍。

帝曰：六气之复❶何如？复，谓报复，报其胜也。凡先有胜，后必有❷复。新校正云：按《玄珠》云：六气分正化对化，厥阴正司于亥，对化于巳。少阴正司于午，对化于子。太阴正司于未，对化于丑。少阳正司于寅，对化于申。阳明正司于酉，对化于卯。太阳正司于戌，对化于辰。正司化令之实，对司化令之虚。对化胜而有复，正化胜而不复。此注云：凡先有胜，后必有复，似未然。岐伯曰：悉乎哉问也！厥阴之复，少腹坚满，里急暴痛❸，偃❹木飞沙，裸虫不荣，厥心痛，汗发呕吐，饮食不入，入而复出，筋骨掉眩，清厥，甚则入脾，食痹而吐。里，腹胁之内也。木偃沙飞，风之大也。风为木胜，故土不荣。气厥，谓气冲胸胁而凌及心也，胃受逆气而上攻心痛也。痛甚，则汗发泄。掉，谓肉中动也。清厥，手足冷也。食痹，谓食已心下痛，阴阴然不可名也，不可忍也，吐出乃止，此为胃气逆而不下流也。食饮不入，入而复出，肝乘脾胃，故令尔也。冲阳绝❺，死不治。冲阳，胃脉气也。

❶ 复：张介宾曰："复者，报复之义，六气盛衰不常，有所胜，则有所复。"
❷ 必有：胡本"必"下无"有"字。
❸ 里急暴痛：张介宾曰："厥阴风木之复，内应肝气。少腹坚满，肝邪实也。里急暴痛，肝主筋膜，其气急也。"
❹ 偃：有"伏"义。见《孟子·滕文公上》赵注。
❺ 冲阳绝：张介宾曰："冲阳，胃脉也，胃绝则脾亦绝矣。"

少阴之复，燠热❶内❷作，烦躁鼽嚏，少腹绞痛，火见燔炳，嗌燥，分注时止，气动于左，上行于右❸。咳，皮肤痛，暴瘖心痛，郁冒不知人，乃洒淅❹恶寒，振栗谵妄，寒已而热，渴而欲饮，少气骨痿❺，隔❻肠不便，外为浮肿，哕噫，赤气后化❼，流水不冰，热气大行，介虫不复❽，病痱疹疮疡，痈疽痤痔，甚则入肺，咳而鼻渊。火热之气，自小肠从脐下之左入大肠，上行至左胁，甚则上行于右而入肺，故动于左，上行于右，皮肤痛也。分注，谓大小俱下也。骨痿，言骨弱而无力也。隔肠，谓肠如隔绝而不便泻也，寒热甚则然。阳明先胜，故赤气后化。流水不冰，少阴之本司于地也。在人之应，则冬脉不凝。若高山穷谷，已是至高之处，水亦当冰，平下川流，则如经矣。火气内蒸，金气外拒，阳热内郁，故为痱疹疮疡。疹甚，亦为疮也。热少则外生痱疹，热多则肉结痈痤，小肠有热则中外为痔❾，其复热之变，皆病于身后及外侧也。疮疡痱疹生于上，痈疽痤痔生于下，反其处者皆为逆也。**天府绝，死不治**。天府，肺脉气也。新校正云：按上文少阴司天，热淫所胜，尺泽绝，死不治。少阳司天，火淫所胜，天府绝，死不治。此云少阴之复，天府绝，死不治。下文少阳之复，尺泽绝，死不治。文如相反者，盖尺泽天府俱手太阴脉之所发动，故此互文也。

❶ 燠（yù 欲）热：即烦闷发热。《说文·火部》："燠，热在中也。"

❷ 内：四库本"内"作"外"。按：《说文约注》卷十九云："湖湘间称人意烦躁者为燠热。"即"热在中"之意，则作"外"不合。

❸ 气动于左，上行于右：吴崑曰："心气左行，故气动于左，火气传其所胜，则肺金也。肺气右行，故上行于右。"张介宾曰："气动于左，阳升在东也，上行于右，火必乘金也。"此据天地阴阳之气左升右降，而关系人体五脏气化升降之整体立论，详见下列五脏气化升降图。

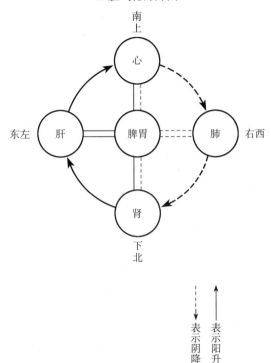

五脏气化升降图

图解

胃虽为腑，取其便于领会五脏气化、升降之全体大用，特与属脏之脾并列图中。因脾为阴土，胃为阳土。胃，体阳用阴。脾，体阴用阳。阴阳之土位，中央合四方，会通木、火、金、水五脏之气，左转右旋而阳升、阴降。

上下者，阴阳之极至也。左右者，阴阳之道路也。

④浙：吴本"浙"作"渐"。

⑤痿：赵本、吴本"痿"并作"萎"。

⑥隔：《史载之方》卷上《少阴之复》引"隔"作"膈"。

⑦赤气后化：张介宾曰："阳明先胜，少阴后复。"

⑧介虫不复：胡本、读本、吴本、吴抄本"复"并作"福"。

⑨中外为痔：读本、赵本"中"并作"户"。

太阴之复，湿变乃举，体重中满，食饮不化，阴气上厥，胸中不便，饮发于中，咳喘有声，大雨时行，鳞见于陆，头顶痛重，而掉瘛尤甚，呕而密默❶，唾吐清液，甚则入肾，窍泄无度❷。湿气内逆，寒气不行，太阳上流，故为是病。头顶病重，则脑中掉瘛尤甚。肠胃寒湿，热无所行，重❸灼胸府，故胸中不便，食欲不化。呕而密默，欲静密❹也。喉中恶冷，故唾吐冷水❺也。寒气易位，上入肺喉，则息道❻不利，故咳喘而喉中有声也。水居平泽，则鱼游于市。头顶囟痛，女人亦兼痛于眉间也。新校正云：按上文太阴在泉：头痛项似拔。又太阴司天云头项痛，此云头顶痛，顶，疑当作项。**太溪绝，死不治。**太溪，肾脉气也。

❶ 密默：张志聪曰："密默者，欲闭户牖独居。"

❷ 窍泄无度：张介宾曰："窍泄无度，以肾开窍于二便，而门户不要也。"

❸ 重：赵本"重"作"熏"。

❹ 静密：胡本、读本"静密"作"静定"。

❺ 水：读本"水"作"液"。

❻ 道：四库本"道"作"迫"。

少阳之复，大热将至，枯燥燔爇，介虫乃耗，惊瘛咳衄，心热烦躁，便数憎风，厥气上行，面如浮埃，目乃瞤瘛，火气内发，上为口糜❶呕逆，血溢血泄，发而为疟，恶寒鼓栗，寒极反热，嗌络焦槁，渴引水浆❷，色变黄赤，少气脉萎，化而为水，传为胕肿，甚则入肺，咳而血泄。火气专暴，枯燥草木，燔焰自生，故燔爇也。爇，音炳。火内炽，故惊瘛咳衄，心热烦躁，便数憎风也。火炎于上，则庶物失色，故如尘埃浮于面，而目瞤动也。火烁于内，则口舌糜烂呕逆，及为血溢血泄。风火相薄，则为温疟。气蒸热化，则为水病，传为胕肿。胕，谓皮肉俱肿，按之陷下，泥而不起也❸。如是之证，皆火气所生也。**尺泽绝，死不治。**尺泽，肺脉气也。

❶ 上为口糜：赵本、吴本、藏本"糜"并作"糜"。《伤寒论》成注卷三第六引"糜"作"乾"。口糜，谓口疮糜烂。

❷ 渴引水浆：明绿格抄本"引"作"饮"。

❸泥而不起也：守校本“泥”作“洼”。

阳明之复，清气大举，森木苍干，毛虫乃厉❶，病生胠胁，气归于左，善太息，甚则心痛否满，腹胀而泄，呕苦❷咳哕，烦心，病在膈中头痛，甚则入肝，惊骇筋挛。杀气大举，木不胜之，故苍清❸之叶，不及黄而干燥也。厉谓疵厉，疾疫死也。清甚于内，热郁于外故也。太冲绝，死不治。太冲，肝脉气也。

❶厉：“厉”谓疫死。见《管子·五行》房注。
❷苦：赵本“苦”作“吐”。
❸清：赵本“清”作“青”。

太阳之复，厥气上行，水凝雨冰，羽虫乃死，心胃生寒，胸膈❶不利，心痛否满，头痛善悲❷，时眩仆，食减，腰脽反痛，屈伸不便，地裂冰坚，阳光不治，少腹控睾，引腰脊，上冲心，唾出清水，及为哕噫，甚则入心，善忘善悲。雨冰，谓雹也。寒而遇雹，死亦其宜。寒化于地，其上复土，故地体分裂，水积冰坚。久而不释，是阳光之气不治寒凝之物也。太阳之复，与不根持，上湿下寒，火无所往，心气内郁，热由是生，火热内燔，故生斯病。新校正云：详注云，与不相持，不字疑作土。神门绝，死不治。神门，真心脉气。

❶膈：胡本、赵本、吴本、藏本、熊本“膈”并作“中”。按：《史载之方》卷上《太阳之复》引“膈”亦作“中”，与胡本合。
❷悲：按：“悲”字似误，与下“善忘善悲”重复。《史载之方》引“悲”作“恐”。当据改。

帝曰：善。治之奈何？复气倍胜，故先问以治之。岐伯曰：厥阴之复，治以酸寒，佐以甘辛，以酸泻之，以甘缓之。不太缓之，复犹不已，复重于胜，故治以辛寒也。新校正云：按别本治以酸寒，作治以辛寒也。**少阴之复，治以咸寒，佐以苦辛，以甘泻之，以酸收之，辛❶苦发之，以咸耎之。**不大发汗，以寒攻之，持至仲秋，热内伏结而为心热，少气少力而不能起矣。热伏不散，归于骨矣。**太阴之复，治以苦热，佐以酸辛，以苦泻之，燥之，泄之。**不燥泄之，久而为身肿腹满，关节不利，膑及伏兔怫满内作，膝腰胫内侧胕肿病。**少阳之复，治以咸冷，佐以苦辛，以咸耎之，以酸收之，辛苦发之。发不远热，无犯温凉。少阴同法。**不发汗以夺盛阳，则热内淫于四肢，而为解㑊，不可名也。谓热不甚，谓寒不甚，谓强不甚，谓弱不甚，不可以名言，故谓之解㑊。粗医呼为鬼气恶病也。久久不已，则骨热髓涸齿干，乃为骨热病也。发汗夺阳，故无留热。故发汗者，虽热生病夏月，及差亦用热药以发之。当春秋时，纵火热胜❷，亦不得以热药发汗，汗不发而药热内甚，助病为疟❸，逆伐❹神灵，故曰无犯温凉。少阴气热，为疗则同，故云与少阴同法也。数夺其汗，则津❺竭涸，故以酸收，以咸润也。新校正云：按《六元正纪大论》云：发表不远热。**阳明之复，治以辛温，佐以苦甘，以苦泄之，以苦下之❻，以酸补之。**泄谓渗泄，汗及小便、汤浴皆是也。秋分前后则亦发之，春有胜则依胜法，或不已，亦汤渍和其中外也。怒复之后，其气皆虚，故补之以安全其气。余复治同。**太阳之复，治以咸热，佐以甘辛，以苦坚之❼。**不坚则寒气内变，止而复发，发而复止，绵历年岁，生大寒疾。**治诸胜复，寒者热之，热者寒之，温者清之，清者温之，散者收之，抑者散之，燥者润之，急者缓之，坚者耎之，脆者坚之，衰者补之，强者泻之，各安其气，必清必静，则病气衰去，归其所宗，此治之大体也。**太阳气寒，少阴、少阳气热，厥阴气温，阳明气清，太阴气湿，有胜复则各倍其气以调之，故可使平也。宗，属也。调不失理，则余之气自归其所属，少之气自安其所居。胜复衰已，则各补养而平定之，必清必静，无妄挠之，则六气循环，五神安泰。若运气之寒热，治之平之，亦各归司天地气也。

❶ 辛：吴本、明抄本、藏本、熊本"辛"并作"以"。

❷ 胜：赵本"胜"作"盛"。

❸ 疟，按："疟"应作"虐"。

❹ 伐：胡本"伐"作"犯"。

❺ 津：胡本、赵本"津"下并有"液"字。

❻ 以苦下之：四库本作"以甘发之"。

❼ 以苦坚之：张介宾曰："寒水通于肾，肾不坚则寒易起。故《脏气法时论》曰：肾苦坚，急食苦以坚之也。"

帝曰：善。气之上下❶，何谓也？岐伯曰：身半以上❷，其气三矣，天之分也，天气主之。身半以下❷，其气三矣，地之分也。地气主之。以名命气，以气命处，而言其病。半，所谓天枢也❸。身之半，正❹谓脐中也。或以腰为身半，是以居中为义，过天中也。中原之人悉如此矣。当伸臂指天，舒足指地，以绳量之，中正当脐也，故又曰❺半，所谓天枢也。天枢，正❻当脐两旁，同身寸之二寸也。其气三者，假如少阴司天，则上有热中有太阳兼之三也。六气皆然。司天者其气三，司地者其气三，故身半以上三气，身半以下三气也。以名言其气，以气言其处，以气处寒热，而言其病之形证也。则如足厥阴气，居足及股胫之内侧，上行于少腹循胁。足阳明气，在足之上，䯒之外，股之前，上行腹脐之旁，循胸乳上面。足太阳气，起于目，上额络头，下项背过腰，横过髀枢股后，下行入腘贯踹，出外踝之后，足小指外侧。足太阴气，循足及股胫之内侧，上行腹胁之前。足少阴同之。足少阳气，循胫外侧，上行腹胁之侧，循颊耳至目锐眦，在首之侧。此足六气之部主也。手厥阴少阴太阴气，从心胸横出，循臂内侧，至中指小指大指之端。手阳明少阳太阳气，并起手表，循臂外侧，上肩及甲上头。此手六气之部主也。欲知病诊，当随气所在以言之，当阴之分，冷❼病归之，当阳之分，热病归之，故胜复之作，先言病生寒热者，必依此物理也。新校正云：

按《六微旨大论》云：天枢之上，天气主之，天枢之下，地气主之，气交之分，人气从之也。**故上胜而下俱病者，以地名之❽，下胜而上俱病者，以天名之❾。**彼气既胜，此未能复，抑郁不畅，而无所行，进则困于仇嫌，退则穷于怫塞，故上胜至则下与俱病，下胜至则上与俱病。上胜下病，地气郁也，故从地郁以名地病。下胜上病，天气塞也，故从天塞以名天病。夫以天名者，方顺天气为制，逆地气而攻之。以地名者，方从天气为制则可。假如阳明司天，少阴在泉，上胜而下俱病者，是❿怫于下而生也。天气正胜，天⓫可逆之，故顺天之气，方同清也。少阴等司天，上下胜同法。新校正云：按《六元正纪大论》云："上胜则天气降而下，下胜则地气迁而上，此之谓也。"**所谓胜至，报气屈伏而未发也。复至则不以天地异名，皆如复气为法也。**胜至未复而病生，以天地异名为式。复气以发，则所生无问上胜下胜，悉皆依复气为病，寒热之主也。**帝曰：胜复之动，时有常乎？气有必乎？岐伯曰：时有常位，而气无必也⓬。**虽位有常，而发动有无，不必定之也。**帝曰：愿闻其道也。岐伯曰：初气终三气，天气主之，胜之常也。四气尽终气，地气主之，复之常也。有胜则复，无胜则否。帝曰：善。复已而胜何如？岐伯曰：胜至则复，无常数也，衰乃止耳。**胜微则复微，故复已而又胜。胜甚则复甚，故复已则少有再胜者也，假有胜者，亦随微甚而复之尔。然胜复之道，虽无常数，至其衰谢，则胜复皆自止也。**复已而胜，不复则害，此伤生也。**有胜无复，是复气已衰，衰不能复，是天真之气已伤败甚，而生意尽。**帝曰：复而反病何也？岐伯曰：居非其位，不相得也⓭。大复其胜则主胜之，故反病也。**舍己宫观，适于他邦，己力已衰，主不相得，怨随其后，唯便是求，故力极而复，主反袭之，反自病者也。**所谓火燥热也。**少阳，火也。阳明，燥也。少阴，热也。少阴少阳在泉，为火居水位。阳明司天，为金居火位。金复其胜，则火主胜之。火复其胜，则水主胜之。余气胜复，则无主胜之病气也。故又曰所谓火燥热也。

❶ 气之上下：谓司天在泉之气上下关联。

❷ 身半以上　身半以下：谓人与天地相应，即身半以上应司天之气，身半以下应在泉之气。

❸ 半，所谓天枢也：张志聪曰："夫所谓枢者，上下交互而旋转也。故在天地，乃上下气交之中名天枢。在人身，以身半之中名天枢也。"

❹ 正：守校本无"正"字。

❺ 日：读本"日"作"曰"。

❻ 正：守校本"正"作"止"。

❼ 冷：守校本"冷"作"寒"。

❽ 以地名之：张志聪曰："如身半以上之木火气胜，而身半以下之土金水三气俱病，以地名之，谓病之在地也。"

❾ 以天名之：张志聪曰："如身半以下之土金水胜，而身半以上之木火气病者，以天名之，谓病之在天也。"

❿ 是："是"下疑脱"热"字。

⓫ 天：《素问校讹》引古抄本"天"作"未"。

⓬ 时有常位，而气无必也：张志聪曰："木火土金水，四时有定位，而胜复之气，不随所主之本位而发，故气不可必也。"

⓭ 居非其位，不相得也：张志聪曰："如火气复而乘于金位，金气复而乘于火位，皆居非其位，不相得也。"

帝曰：治之何如？岐伯曰：夫气之胜也，微者随之，甚者制之❶。气之复也，和者平之，暴者夺之❷。皆随胜气，安其屈伏，无问其数❸，以平为期，此其道也。随，谓随之。安，谓顺胜气以和之也。制，谓制止。平，谓平调。夺，谓夺其盛气也。治此者，不以数之多少，但以气平和为准度尔。

❶ 微者随之，甚者制之：谓气虽微胜，当因其自然而随之消失，只有甚胜、斯可加以制约。

❷ 和者平之，暴者夺之：谓复气不甚，当因其自然而和平处之，只有暴烈者斯可加以制约而夺去其暴烈。

❸ 无问其数：谓但随气之胜复微甚之象"以平为期"而随之、制之、平之、

夺之，不拘数之多少。此亦本书《五运行大论》所谓"天地阴阳不以数推，以象之谓也"之意义。

帝曰：善。客主之胜复奈何？客，谓天之六气。主，谓五行之位也。气有宜否，故各有胜复之者。岐伯曰：客主之气，胜而无复也。客主自有多少，以其为胜与常胜殊。帝曰：其逆从何如？岐伯曰：主胜逆，客胜从，天之道也。客承天命，部统其方，主为之下，固宜祗奉天命。不顺而胜，则天命不行，故为逆也。客胜于主，承天而行，理之道，故为顺也。

帝曰：其生病何如？岐伯曰：厥阴司天，客胜则耳鸣掉眩，甚则咳。主胜则胸胁痛，舌难以言。五巳、五亥岁也。少阴司天，客胜则鼽嚏，颈项强，肩背瞀热，头痛少气，发热，耳聋，目瞑，甚则胕肿，血溢，疮疡，咳喘。主胜则心热烦躁，甚则胁痛支满。五子、五午岁也。太阴司天，客胜则首面胕肿，呼吸气喘；主胜则胸腹满，食已而瞀❶。五丑、五未岁也。少阳司天，客胜则丹疹外发，及为丹熛❷疮疡，呕逆喉痹，头痛嗌肿，耳聋血溢，内为瘛疭；主胜则胸满咳仰息，甚而有血，手热。五寅、五甲❸岁也。阳明司天，清复内余❹，则咳衄嗌❺塞，心膈中热，咳不止而白血出者死❻。复，谓复旧居也。白血，谓咳出浅红色血，似肉似肺者。五卯、五酉岁也。新校正云：详此不言客胜主胜者，以金居火位，无客胜之理，故不言也。太阳司天，客胜则胸中不利，出清涕，感寒则咳；主胜则喉嗌中鸣。五辰、五戌岁也。

❶ 瞀（mào 贸）：精神昏乱。《楚辞·九辨》："中瞀乱兮迷惑。"

❷ 丹熛（biāo 标）：病名，丹毒之类。

❸ 甲：藏本"甲"作"申"。按：文中地支皆应以"六冲"为序，此"甲"字于此无义，而作"申"是。

❹ 清复内余：张志聪曰："清肃之客气入于内，而复有余于内也。"阳明属

金，金居火位，金不能胜火，故不言客胜。

❺ 嗌：四库本"嗌"作"满"。

❻ 而白血出者死：于鬯曰："按而字疑隶书面字之坏文。咳不止为句，面白为句，血出者死为句。旧以白血连读，则血未见有白者矣。"按："而"小篆作"而"，"而""面"形近，似因此致误。

厥阴在泉，客胜则大关节不利，内为痉强拘瘛，外为不便；主胜则筋骨繇并❶，腰腹时痛。五寅、五申岁也。大关节，腰膝也。少阴在泉，客胜则腰痛，尻股膝髀腨胻足病，瞀热以酸，胕肿不能久立，溲便变；主胜则厥气上行，心痛发热，膈中，众痹皆作，发于胠胁，魄汗❷不藏，四逆而起。五卯、五酉岁也。太阴在泉，客胜则足痿下重，便溲不时，湿客下焦，发而濡泻，及为肿隐曲之疾；主胜则寒气逆满，食饮不下，甚则为疝。五辰、五戌岁也。隐曲之疾，谓隐蔽委曲之处病也。少阳在泉，客胜则腰腹痛而反恶寒，甚则下白溺白❸；主胜则热反上行而客于心，心痛发热，格中而呕。少阴同候。五巳、五亥岁也。阳明在泉，客胜则清气动下，少腹坚满而数便泻；主胜则腰重腹痛，少腹生寒，下为鹜溏，则寒厥于肠，上冲胸中，甚则喘不能久立。五子、五午岁也。鹜，鸭也。言如鸭之后也。太阳在泉，寒复内余❹，则腰尻痛，屈伸不利，股胫足膝中痛。五丑、五未岁也。新校正云：详此不言客主胜者，盖太阳以水居水位，故不言也。

❶ 筋骨繇并：张介宾曰："繇，同摇。并，挛束不开也。"

❷ 魄汗：吴崑曰："魄汗，阴汗也。"

❸ 下白溺白：马莳曰："大便下白而溺亦下白。"

❹ 寒复内余：太阴在泉，为水居水位，无主胜客胜之分，故不复云主胜或客胜，而统以寒复内余概之。

帝曰：善。治之奈何？岐伯曰：高者抑之，下者举之❶，有余折之，不足补之❷，佐以所利，和以所宜，必安其主客，适其寒温，同者逆之，异者从之。高者抑之，制其胜也。下者举之，济其弱也。有余折之，屈其锐❸也。不足补之，全其气也。虽制胜扶弱，而客主须安，一气失所，则矛循❹更作，榛棘互兴，各伺其便，不相得志，内淫外并，而危败之由作矣。同，谓寒热温清，气相比和者。异，谓水火金木土，不比和者。气相得者，则逆所胜之气以治之。不相得者，则顺所不胜气以治之。治火胜负，欲益者以其味，欲泻者亦以其味，胜与不胜，皆折其气也。何者？以其性躁❺动也。治热亦然。

❶ 高者抑之，下者举之："高"指上冲。张介宾曰："高者抑之，欲其降也；下者举之，欲其升也。"

❷ 有余折之，不足补之：读本、赵本、吴本、藏本"有余、不足"下并有"者"字。沈祖绵曰："折当为泄，或作泻。"

❸ 锐：四库本"锐"作"势"。

❹ 循：按："循"误，应作"楯"。

❺ 躁：四库本"躁"作"之"。

帝曰：治寒以热，治热以寒，气相得者逆之，不相得者从之，余以❶知之矣。其于正味❷何如？岐伯曰：木位之主❸，其泻以酸，其补以辛。木位春分前六十一日，初之气也。火位之主，其泻以甘，其补以咸。君火之位，春分之后六十一日，二之气也。相火之位，夏至前后各三十日，三之气也。二火之气则殊，然其气用则一矣。土位之主，其泻以苦，其补以甘。土之位，秋分前六十一日，四之气也。金位之主，其泻以辛，其补以酸。金之位，秋分后六十一日，五之气也。水位之主，其泻以咸，其补以苦。水之位，冬至前后各三十日，终之气也。厥阴之客，以辛补之，以酸泻之，以甘缓❹之。少阴之客，以咸补之，以甘泻之，以咸❺收之。新校正云：按《脏气法时论》云：

心苦缓，急食酸以收之。心欲耎，急食咸以耎之。此云以咸收之者误也。太阴之客，以甘补之，以苦泻之，以甘缓之。少阳之客，以咸补之，以甘泻之，以咸耎之。阳明之客，以酸补之，以辛泻之，以苦泄之。太阳之客，以苦补之，以咸泻之，以苦坚之，以辛润之。开发腠❻理，致津液通气也。客之部主，各六十一日，居无常所，随岁迁移。客胜则泻客而补主，主胜则泻主而补客，应随当缓当急以治之。

❶ 以：胡本、赵本、藏本"以"并作"已"。
❷ 正味：张介宾曰："五行气化补泻之味，各有专主，故曰正味。"
❸ 木位之主："木位"是厥阴风木之位。"主"是主气。
❹ 缓：四库本"缓"作"发"。
❺ 咸：明抄本"咸"作"酸"。
❻ 腠：四库本"腠"作"其"。

按语： 本篇所阐述的理论，历代医家皆本之取法立方。例如《古今医案按》载："罗谦甫治建康道周卿子，年二十三。至元戊寅病发热，肌肉消瘦，四肢困倦，嗜卧，盗汗，大便溏多，肠鸣，不思饮食，舌不知味，懒言，时来时去约半载余。罗诊脉浮数，按之无力，正应浮脉歌云：脏中积冷营中热，欲得生津要补虚。先灸中脘，乃胃之纪也，使引清气上行肥腠理。又灸气海使生发元气，滋营百脉，长养肌肉。又灸三里乃胃之合穴，亦助胃气，撤上热使下于阴分。以甘寒之剂泻火热，佐以甘温养其中气。又食粳米羊肉之类，固其胃气。戒以慎言语，节饮食，惩忿窒欲。病日减，数月后气得平复，逮二年肥甚倍常。或曰：世医治虚劳病多用苦寒之剂，君用甘寒羊肉助发热，人皆忌之，而君反令食何也？罗曰：《内经》云：火位之主，其泻以甘。《脏气法时论》云：心苦缓，急食酸以收之，以甘泻之。泻热补气非甘不可，若以苦寒泻其土，使脾土愈虚，火邪愈甚矣。"查此案罗氏本《至真要大论》"火位之主，其泻以甘"之经义，又旁引《脏气法时论》"以甘泻之"之法立方，应手取效。虽但明岁次戊寅，未论运气之所司，而戊寅年少阳相火司天，况戊火统全年大运，则论在其中矣。此古人"笃行""默识"之功，取法用药"必先岁气"，而不满口司天在泉也。

帝曰：善。愿闻阴阳之三也何谓？岐伯曰：气有多少，异用也。太阴为正阴，太阳为正阳，次少者为少阴，次少者为少阳，又次为阳明，又次为厥阴，厥阴为尽，义具《灵枢·系日月论》中。新校正云：按《六元纪大论》云：何谓气有多少，鬼臾区曰：阴阳之气各有多少，故曰三阴三阳也。帝曰：阳明何谓也？岐伯曰：两阳合明 ❶ 也。《灵枢·系日月论》曰：辰者三月，主左足之阳明，巳者四月，主右足之阳明，两阳合于前，故曰阳明也。帝曰：厥阴何也？岐伯曰：两阴交尽 ❷ 也。《灵枢·系日月论》曰：戌者九月，主右足之厥阴，亥者十月，主左足之厥阴，两阴交尽，故曰厥阴也。

❶ 两阳合明：高世栻曰："有少阳之阳，有太阳之阳，两阳相合而明，其中有阳明也。"

❷ 两阴交尽：高世栻曰："由太而少，则终有厥阴，有太阴之阴，少阴之阴，两阴交尽，故曰厥阴。"

帝曰：气有多少，病有盛衰，新校正云：按《六元纪大论》曰："形有盛衰。"治有缓急，方有大小，愿闻其约奈何？岐伯曰：气有高下，病有远近，证有中外，治有轻重，适其至所为 ❶ 故也。脏位有高下，腑气有远近，病证有表里，药用有轻重，调其多少，和其紧慢，令药气至病所为故，勿太过与不及也。《大要》曰：君一臣二，奇之制也；君二臣四，偶之制也；君二臣三，奇之制也；君二 ❷ 臣六，偶之制也。奇，谓古之单方。偶，谓古之复方也。单复一制皆有小大，故奇方云君一臣二，君二臣三；偶方云君二臣四，君二臣六也。病有小大，气有远近，治有轻重所宜，故云之制也。故曰：近者奇之，远者偶之，汗者不以奇 ❸，下者不以偶 ❹，补上治上，制以缓，补下治下制以急，急则气味厚，缓则气味薄，适其至所 ❺，此之谓也。汗药不以偶方，气不足以外发泄；下药不以奇制，药毒攻而致过。治上补上，方迅急则止不住而迫下；治下补下，方缓慢则滋道路而力又微；制急方而气味薄，则力与缓等。制缓方而气味厚，则势与急同。如是为缓不能缓，急不能急，厚而不厚，薄而不薄，则大小非制。轻重无度。则虚实寒热，脏腑纷挠，无由致理。岂神灵而可望安哉！**病所远❻而中道气味之❼者，食而过之，无越其制度也。**假如病在肾而心之气味，饲而冷❸足，仍急过之。不饲以气味，肾药凌心，心复益衰。余上下远近例同。**是故平气之道，近而奇偶，制小其服❾也。远而奇偶，制大其服❾也。大则数少，小则数多。多则九之，少则二之❿。**汤丸多少，凡如此也。近远，谓腑脏之位也。心肺为近，肾肝为远，脾胃居中。三阳胞䐈胆亦有远近，身三分之上为近，下为远也。或识见高远，权以合宜，方奇而分两偶，方偶而分两奇，如是者近而偶制，多数服之，远而奇制，少数服之，则肺服九，心服七，脾服五，肝服三，肾服二⓫为常制矣。故曰小则数多，大则数少。新校正云：详注云：三阳胞䐈胆，一本作三肠胞䐈胆。再详三阳无义，三肠亦未为得。肠有大小，并䐈肠为三，今已云胞䐈，则不得云三肠，三当作二。**奇之不去则偶之，是谓重⓬方。偶之不去，则反佐⓭以取之，所谓寒热温凉，反从其病也。**方与其重也宁轻，与其毒也宁善，与其大也宁小。是以奇方不去，偶方主之，偶方病在，则反一佐，以同⓮病之气而取之也。夫热与寒背，寒与热违。微小之热，为寒所折，微小之冷，为热所消。甚大寒热，则必能与违性者争雄，能与异气者相格，声不同不相应，气不同不相合，如是则且惮而不敢攻之，攻之则病气与声⓯气抗行，而自为寒热以开闭固守矣⓰。是以圣人反其佐以同其气，令声气应合，复令寒热参合，使其终异始同，燥⓱润而败，坚刚必折，柔脆自⓲消尔。

❶ 为：吴本作"谓"。

❷ 君二：赵本、吴本、藏本、熊本、四库本、滑抄本"二"并作"三"。

❸ 汗者不以奇：明绿格抄本"奇"作"偶"。按：依王注，明抄是。《素问入式运气论奥》引"不"下有"可"字，下文"下者不以偶"句同。

❹ 偶：明绿格抄本"偶"作"奇"。

❺ 适其至所：《素问入式运气论奥》引作"各适其主。"

❻ 病所远：高士宗曰："病所远者，在上在下之病，而远于中道也。"

❼ 之：按："之"疑为"乏"之坏字。

❽ 冷：守校本"冷"作"令"。

❾ 制小其服　制大其服：张志聪曰："大服小服者，谓分两之轻重也。大则宜于数少而分两多，盖气味专而能远也。小则宜于数多而分两少，盖分则力薄而不能远达矣。"

❿ 多则九之，少则二之：谓组方之药多则九味，少则二味。按：数，多则"九之"约之以"九"；少则"二之"约之以"二"者，盖一者数之始，十者数之终，即一不成数，十则进位而见一。故《易纬乾坤凿度》郑注："一者无也。"《三部九候论》曰："天地之数，始于一而终于九焉。"《易纬乾坤凿度》苍注曰："九言气变之究也，二言形之始。"

⓫ 二：守校本"二"作"一"。

⓬ 谓重：四库本"谓"下无"重"字。

⓭ 反佐：李时珍曰："反佐即从治也。谓热在下而上有寒邪拒格，则寒药中入热药为佐；寒在下而上有浮火拒格，则热药中入寒药为佐，此寒因热用，热因寒用之妙，温凉仿此。"

⓮ 同：藏本"同"作"伺"。

⓯ 声：守校本"声"作"药"。

⓰ 开闭固守矣：顾观光曰："开当作关。"

⓱ 燥：赵本"燥"作"凌"。

⓲ 自：赵本"自"作"同"。

帝曰：善。病生于本❶，余知之矣。生于标者❷，治之奈何？岐伯曰：病反其本，得标之病，治反其本，得标之方。言少阴太阳之二气，余四气标本同。

❶ 病生于本：张志聪曰："本者，生于风热湿火燥寒六气。"

❷ 生于标者：张志聪曰："标者，生于三阴三阳之气也。"

帝曰：善。六气之胜，何以候之？岐伯曰：乘其至❶也，清气大来，燥之胜也，风木受邪，肝病生焉。流于瞻❷也。热气大来，火之胜也，金燥受邪，肺病生焉。流于回肠大肠。新校正云：详注云：回肠、大肠，按《甲乙经》回肠即大肠。寒气大来，水之胜也，火热受邪，心病生焉。流于三焦小肠。湿气大来，土之胜也，寒水受邪，肾病生焉。流于膀胱。风气大来，木之胜也，土湿受邪，脾病生焉。流于胃。所谓感邪而生病也。外有其气，而内恶之，中外不喜，因而遂病，是谓感也。乘年之虚❸，则邪甚也。年木不足，外有清邪。年火不足，外有寒邪。年土不足，外有风邪。年金不足，外有热邪。年水不足，外有湿邪。是年之虚也。岁气不足，外邪凑甚。失时之和❹，亦邪甚也。六气临统，与位气相克，感之而病，亦随所不胜而与内脏相应，邪复甚也。遇月之空❺，亦邪甚也。谓上弦前，下弦后，月轮中空也。重感于邪，则病危矣。年已不足，邪气大至，是一感也。年已不足，天气克之，此时感邪，是重感也。内气召邪，天气不佑，病❻不危可乎？有胜之气，其必来复也。天地之气不能相无，故有胜之气，其必来复也。

❶ 至：张琦曰："至"当作"虚"。
❷ 瞻：读本"瞻"作"胆"，为是。
❸ 乘年之虚：张志聪曰："主岁之气不及也。"
❹ 失时之和：张志聪曰："四时之气衰也。"
❺ 遇月之空：按：王注谓："上弦前，下弦后，月轮中空。"弦者，月半之名也，其形一旁曲，一旁直，若张弓弦。所谓上弦前，于日系月之初七；下弦后，系月之二十三，因上弦在初七、初八，下弦则在二十二、二十三也。
❻ 病：读本"病"上有"欲"字。胡本"病"下有"之"字。

帝曰：其脉至何如？岐伯曰：厥阴之至其脉弦，奭虚而滑，端直以长，是谓弦。实而强❶则病，不实而微亦病，不端直长亦病，不当其位亦病，位不能弦亦病。少阴之至其脉钩，来盛去衰，如偃带钩，是谓钩。来不盛去反盛则病，来盛去盛亦病，来不盛去不盛亦病，不偃带钩亦病❷，不当其位亦病，位不能钩亦病。**太阴之至其脉沉，**沉，下也。按之乃得，下诸位脉也。沉甚则病，不沉亦病，不当其位亦病，位不能沉亦病。**少阳之至大而浮❸，**浮，高也。大，谓稍大诸位脉也。大浮甚则病，浮而不大亦病，大而不浮亦病，不大不浮亦病，不当其位亦病，位不能大浮亦病。**阳明之至短而涩，**往来不利，是谓涩也。往来不远，是谓短也。短甚则病，涩甚则病，不短不涩亦病。不当其位亦病，位不能短涩亦病。**太阳之至大而长。**往来远是谓长。大甚则病，长甚则病，长而不大亦病，大而不长亦病，不当其位亦病，位不能长大亦病。**至而和则平，**去❹太甚，则为平调。不弱不强，是为和也。**至而甚则病，**弦似张弓弦，滑如连珠，沉而附骨，浮高于皮，涩而止住，短如麻黍，大如帽簪，长如引绳，皆谓至而太甚也。**至而反者病，**应弦反涩，应大反细，应沉反浮，应浮反沉，应短涩反长滑，应瞁虚反强实，应细反大，是皆为气反常平之候，有病乃如此见也。**至而不至者病，**气位已至，而脉气不应也。**未至而至者病。**按历占之，凡得节气，当年六位之分，当如南北之岁，脉象改易而应之。气序未移而脉先变易，是先天而至，故病。**阴阳易者危。**不应天常，气见交错，失其恒位，更易见之，阴位见阳脉，阳位见阴脉，是易位而见也，二气之乱故气危❺。新校正云：按《六微旨大论》云：帝曰：其有至而至，有至而不至，有至而太过何也？岐伯曰：至而至者和，至而不至来气不及也，未至而至来气有余也。帝曰：至而不至，未至而至何如？岐伯曰：应则顺，否则逆，逆则变生，变生则病。帝曰：请言其应。岐伯曰：物生其应也，气脉其应也，所谓脉应，即此脉应也。

❶ 强：《素问校讹》引古抄本"强"作"弦"。

❷ 不偃带钩亦病：胡本、赵本并无此六字。

❸ 少阳之至大而浮：《素问入式运气论奥》引"之至"下有"其脉"二字。按：以上文律之，应据补。下"阳明、太阳"句同。

❹ 去：藏本"去"作"不"。

❺ 二气之乱故气危：赵本"之乱"作"错乱"。顾观光曰："藏本无下气字，当删。"

帝曰：六气标本，所从不同奈何？岐伯曰：气有从本者，有从标本者，有不从标本者也。帝曰：愿卒闻之。岐伯曰：少阳太阴从本❶，少阴太阳从本从标❷，阳明厥阴，不从标本从乎中❸也。少阳之本火，太阴之本湿，本末同，故从本也。少阴之本热，其标阴，太阳之本寒，其标阳，本末异，故从本从标。阳明之中太阴，厥阴之中少阳，本末与中不同，故不从标本从乎中也。从本从标从中，皆以其为化主❹之用也。故从本者，化生于本；从标本者，有标本之化；从中者，以中气为化也。化，谓气化之元主也。有病以元主气用寒热治之。新校正云：按《六微旨大论》云：少阳之上，火气治之，中见厥阴。阳明之上，燥气治之，中见太阴。太阳之上，寒气治之，中见少阴。厥阴之上，风气治之，中见少阳。少阴之上，热气治之，中见太阳。太阴之上，湿气治之，中见阳明。所谓本也，本之下，中之见也，见之下，气之标也，本标不同，气应异象，此之谓也。帝曰：脉从而病反者，其诊何如？岐伯曰：脉至而从，按之不鼓，诸阳皆然。言病热而脉数，按之不动，乃寒盛格阳而致之，非热也。帝曰：诸阴之反❺，其脉何如？岐伯曰：脉至而从，按之鼓甚而盛也。形证是寒，按之而脉气鼓击于手下盛者，此为热盛拒阴而生病，非寒也。

❶ 少阳太阴从本：少阳本火标阳，太阴本湿标阴，二者均属标本同气，故两经经病之化，皆从乎本。

❷ 少阴太阳从本从标：少阴本热标阴，而中见为太阳寒气，太阳本寒标阳，中见少阴热气。二者均为标本异气，且互为中见，而水火阴阳之悬殊，本标不得同化，故两经经病之化，或从标或从本。

❸ 阳明厥阴，不从标本从乎中：阳明之中见太阴湿气，厥阴之中见少阳火气。燥从湿化，木从火化，故二者均不从标本，而从中见之气。

❹ 主：赵本"主"作"生"。

❺ 诸阴之反：谓诸阴之脉从病反者。

按语：六经之气，以风寒热湿火燥为本，三阴三阳为标，本标之中见者中气，中气如少阳厥阴为表里，阳明太阴为表里，太阳少阴为表里，表里相通则彼此互中气，义详本书《六微旨大论》。

是故百病之起，有生于本者，有生于标者，有生于中气者。有取本而得者，有取标而得者，有取中气而得者，有取标本而得者，有逆取而得者，有从取而得者。反佐取之，是为逆取。奇偶取之，是为从取。寒病治以寒，热病治以热，是为逆取。从，顺也。**逆，正顺也；若顺，逆也❶。**寒盛格阳，治热以热，热盛拒阴，治寒以寒之类，皆时谓之逆，外虽用逆，中乃顺也，此逆乃正顺也。若寒格阳而治以寒，热拒寒而治以热，外则虽顺，中气乃逆，故方若顺，是逆也。**故曰：知标与❷本，用之不殆，明知逆顺，正行无问❸，此之谓也。不知是者，不足以言诊，足❹以乱经。故《大要》曰：粗工嘻嘻❺，以为可知，言热未已，寒病复始，同气异形，迷诊乱经，此之谓也。**嘻嘻，悦也。言心意怡悦，以为知道终尽也。六气之用，粗之与工，得其半也。厥阴之化，粗以为寒，其乃是温。太阳之化，粗以为热，其乃是寒。由此差互，用失其道，故其学问识用不达，工之道半矣。夫太阳少阴，各有寒化热，量其标本应用则正反矣。何以言之？太阳本为寒，标为热，少阴本为热，标为寒，方之用亦如是也。厥阴阳明，中气亦尔。厥阴之中气为热，阳明之中气为湿，此二气亦反，其类太阳少阴也。然太阳与少阴有标本，用与诸气不同，故曰同气异形也。夫一经之标本，寒热既殊，言本当究其标，论标合寻其本。言气不穷其标本，论病未辨其阴阳，虽同一气而生，且阻寒温之候，故心迷正理，治益❻乱经，呼曰粗工，允膺其称尔。**夫标本之道，要而博，小而大，可以言一而知百病之害；言标与本，易而勿损，察本与标，气可令调，明知胜复，为万民式，天之道毕矣。**天地变化，尚可尽知，况一人之诊，而云冥昧，得经之要，持法之宗，为天下师，尚卑❼其道，万民之式，岂曰大哉。新校正云：按《标本病传论》云："有其在标而求之于标，有其在本而求之于本，有其在本而求之于标，有其在标而求之于本。故治有取标

而得者，有取本而得者，有逆取而得者，有从取而得者。故知逆与从，正行无
问，知标本者，万举万当，不知标本，是为妄行。夫阴阳逆从标本之为道也，
小而大，言一而知百病之害；少而多，浅而博，可以言一而知百也。以浅而知
深，察近而知远，言标与本，易而勿及。治反为逆，治得为从。先病而后逆者，
治其本；先逆而后病者，治其本；先寒而后生病者，治其本；先热而后生病者，
治其本；先热而后生中满者，治其标；先病而后泄者，治其本；先泄而后生他
病者，治其本。必且调之，乃治其他病。先病而后生中满者，治其标；先中满
而后烦心者，治其本。人有客气，有同气。小大不利治其标，小大利治其本。
病发而有余，本而标之，先治其本后治其标；病发而不足，标而本之，先治其
标后治其本。谨察间甚，以意调之，间者并行，甚者独行。先小大不利而后生
病者，治其本。此经论标本尤详。"

❶ 逆，正顺也；若顺，逆也：张介宾曰："病热而治以寒，病寒而治以热，
于病似逆，于治为顺，故曰逆，正顺也。病热而治以热，病寒而治以寒，于病
若顺，于治为反，故曰若顺，逆也。"

❷ 与：《儒门事亲》卷十引"与"作"知"。

❸ 问：吴本、藏本、四库本"问"并作"间"。

❹ 足：《儒门事亲》引"足"上有"适"字。

❺ 嘻嘻：喜笑。《汉书·灌夫传》颜注："嘻，强笑也。"按：《易·家人》有
"妇子嘻嘻，终吝"句。此"嘻嘻"者，谓粗工审证不明，其笑非当也。

❻ 益：藏本"益"作"亦"。

❼ 卑："卑"依上经文当作"毕"。

帝曰：胜复之变，早晏何如？岐伯曰：夫❶所胜者，胜至
已病，病已愠愠❷，而复已萌也。复心之愠，不远而有。夫所复者，
胜尽而起，得位而甚，胜有微甚，复有少多，胜和而和，胜虚
而虚，天之常也。帝曰：胜复之作，动不当位，或后时而至，
其故何也？言阳盛于夏，阴盛于冬，清盛于秋，温盛于春，天之常候。然其
胜复气用，四序不同，其何由哉。岐伯曰：夫气之生，与其化衰盛异

也❸。寒暑温凉盛衰之用❹，其在四维❺。故阳之动，始于温，盛于暑；阴之动，始于清，盛于寒。春夏秋冬，各差其分。言春夏秋冬四正之气，在于四维之分也。即事验之，春之温正在辰巳之月，夏之暑正在午未❻之月，秋之凉正在戌亥之月，冬之寒正在寅丑❼之月。春始于仲春，夏始于仲夏，秋始于仲秋，冬始于仲冬。故丑之月，阴结层冰于厚地；未之月，阳焰电掣于天垂；戌之月，霜清肃杀而庶物坚❽；辰之月，风扇和舒而陈柯荣秀。此则气差其分，昭然而不可蔽也。然阴阳之气，生发收藏，与常法相会，征其气化及在人之应，则四时每差其日数，与常法相违。从差法，乃正当之也。故《大要》曰：彼春之暖，为夏之暑，彼秋之忿，为冬之怒，谨按四维，斥候❾皆归，其终可见，其始可知。此之谓也。言气之少壮也。阳之少为暖，其壮也为暑；阴之少为忿，其壮也为怒。此悉谓少壮之异气，证用之盛衰，但立盛衰于四维之位，则阴阳终始应用皆可知矣。帝曰：差有数乎？岐伯曰：又凡三十度也。度者，日也。新校正云：按《六元正纪大论》曰：差有数乎？曰：后皆三十度而有奇也。此云三十度也者，此文为略。帝曰：其脉应皆何如？岐伯曰：差同正法，待时而去也。脉亦差，以随气应也。待差日足，应王气至而乃去也。《脉要》曰：春不沉，夏不弦，冬不涩❿，秋不数，是谓四塞。天地四时之气，闭塞而无所运行也。沉甚曰病，弦甚曰病，涩甚曰病，数甚曰病。但应天和气，是则为平。形见太甚，则为力致，以力而至，安能久乎！故甚皆病。参见⓫曰病，复见曰病，未去而去曰病，去而不去曰病，参⓬，谓参和诸气来见。复见，谓再见已衰已死之气也。去，谓王已而去者也。日行之度未出于差，是为天⓭气未出。日度过差，是谓天⓮气已去，而脉尚在，既非得应，故曰病也。反者死。夏见沉，秋见数，冬见缓，春见涩，是谓反也。犯违天命，生其能久乎！新校正云：详上文秋不数，是谓四塞，此注云秋见数，是谓反，盖以脉差只在仲月，差之度尽而数不去，谓秋之季月而脉尚数，则为反也。**故曰：气之相守司也，如权衡之不得相失也。**权衡，秤也。天地之气寒暑相对，温清相望，如持秤也。高者否，下者否，两者齐等，无相夺伦，则清静而生化各得其分也。**夫阴阳之气，清静则生化治，动则苛疾起，此之谓也。**动，谓变动常平之候，而为灾眚也。苛，重也。新校正云：按《六微旨大论》云：成败倚伏生乎动，动而不已则变作矣。

❶ 夫：四库本作"天"。

❷ 愠愠（yùnyùn 运运）："愠愠"即蓄积。《类篇·心部》："愠，心所蕴积也。"

❸ 与其化胜衰异也：按：《六元正纪大论》"五气之发"节林校引"与其化"作"化，与其。""化"字属上读，于义较胜。

❹ 寒暑温凉盛衰之用：《素问入式运气论奥》卷上第五引"寒暑温凉"作"气令"。

❺ 四维：张介宾曰："辰戌丑未之月。"

❻ 午未：胡本"午未"作"未申"。按："午未"不与春"辰巳"、秋"戌亥"、冬"寅丑（丑寅）"之序合。胡本作"未申"是。

❼ 寅丑：读本"寅丑"作"丑寅"。

❽ 坚：顾观光曰："坚下似脱成字。"

❾ 斥候：即侦察之意。《淮南子·兵略训》高注："斥度，候视也。"

❿ 冬不涩：赵本"冬不涩"三字在"秋不数"下。"

⓫ 参见（xiàn 现）：谓脉气出现杂乱。

⓬ 参："参"下疑脱"见"字。以下文"复见"句例可证。

⓭ 天：读本"天"作"大"。

⓮ 谓天：赵本"谓"作"为"。按：准注⓭，"天"字亦应作"大"。

帝曰：幽明何如？岐伯曰：两阴❶交尽故曰幽，两阳❷合明故曰明，幽明之配，寒暑之异也。两阴交尽于戌亥，两阳合明于辰巳，《灵枢·系日月论》云：亥，十月，左足之厥阴。戌，九月，右足之厥阴。此两阴交尽，故曰厥阴。辰，三月，左足之阳明。巳，四月，右足之阳明。此两阳合于前，故曰阳明。然阴交则幽，阳合则明，幽明之象，当由是也。寒暑位西南、东北，幽明位西北、东南。幽明之配，寒暑之位，诚斯异也。新校正云：按《太始天元册文》云："幽明既位，寒暑弛张。" **帝曰：分至❸何如？岐伯曰：气至之谓至，气分之谓分，至则气同，分则气异，所谓天地之正纪也。** 因幽明之问，而形斯义也。言冬夏二至是天地气主岁至其所在也。春秋二分，是间气初二四五，四气各分其政于主岁左右也。故曰至则气同，分则气异也。所言二至二分之气配者，此所谓是天地气之正纪也。

❶ 两阴：指太阴与少阴。

❷ 两阳：指太阳与少阳。

❸ 分至：《左传》僖五年："凡分至启闭必书云物。"杜注："分，春秋分也。至，冬夏至也。启，立春立夏也。闭，立秋立冬也。云物，气色灾变也。"

帝曰：夫子言春秋气始于前，冬夏气始于后，余已知之矣。然六气往复，主岁不常也，其补泻奈何？ 以分至明六气分位，则初气四气，始于立春立秋前各一十五日为纪法。三气六气，始于立夏立冬后各一十五日为纪法。由是四气前后之纪，则三气六气之中，正当二至日也。故曰春秋气始于前，冬夏气始于后也。然以三百六十五日易一气，一岁已往，气则改❶新，新气既来，旧气复去，所宜之味，天地不同，补泻之方，应知先后，故复以问之也。**岐伯曰：上下所主❷，随其攸❸利，正其味，则其要也，左右同法。《大要》曰：少阳之主，先甘后咸；阳明之主，先辛后酸；太阳之主，先咸后苦；厥阴之主，先酸后辛；少阴之主，先甘后咸；太阴之主，先苦后甘。佐以所利，资以所生，是谓得气。** 主，谓主岁。得，谓得其性用也。得其性用，则舒卷由人，不得性用，则动生乖忤，岂祛邪之可望乎！适足以伐天真之妙气尔。如是先后之味，皆谓有病先泻之而后补之也。

❶ 改：四库本"改"作"更"。

❷ 上下所主：张介宾曰："司天在泉，上下各有所主。"

❸ 攸："攸"有"所"义。

帝曰：善。夫百病之生也，皆生于风寒暑湿燥火，以之化之变也❶。风寒暑湿燥火，天之六气也。静而顺者为化，动而变者为变，故曰之化之变也。经言盛者泻之，虚者补之，余锡❷以方士，而方士用之，尚未能十全。余欲令要道必行，桴❸鼓相应，犹拔刺雪汗❹，工巧神圣，可得闻乎？针曰工巧，药曰神圣。新校正云：按《难经》云：望而知之谓之神，闻而知之谓之圣，问而知之谓之工，切脉而知之谓之巧，以外知之曰圣，以内知之曰神。岐伯曰：审察病机，无失气宜，此之谓也。得其机要，则动小而功大，用浅而功深也。帝曰：愿闻病机何如？岐伯曰：诸风掉眩，皆属于肝❺。风性动，木气同之。诸寒收引，皆属于肾❻。收，谓敛也。引，谓急也。寒物收缩，水气同也。诸气膹郁，皆属于肺❼。高秋气凉，雾❽气烟集，凉至则气热，复甚则气殚，征其物象，属可知也。膹，谓膹满。郁，谓奔迫也。气之为用，金气同之。诸湿肿满，皆属于脾❾。土薄则水浅，土厚则水深，土平则干，土高则湿，湿气之有❿，土气同之。诸热瞀瘛，皆属于火⓫。火象征。诸痛痒疮，皆属于心⓬。心寂则痛微，心躁则痛甚，百端之起，皆自心生，痛痒疮疡生于心也。诸厥固泄，皆属于下⓭。下，谓下焦肝肾气也。夫守司于下，肾之气也，门户束要，肝之气也，故⓮厥固泄，皆属下也。厥，谓气逆也。固，谓禁固也。诸有气逆上行，及固不禁，出入无度，燥湿不恒，皆由下焦之主守也。诸痿喘呕，皆属于上⓯。上，谓上焦心肺气也。炎热薄烁，心之气也，承热分化，肺之气也。热郁化上，故病属上焦。新校正云：详痿之为病，似非上病，王注不解所以属上之由，使后人疑议。今按《痿论》云：五脏使人痿者，因肺热叶焦，发为痿躄，故云属于上也。痿，又谓肺痿也。诸禁鼓栗，如丧神守，皆属于火⓰。热之内作。诸痉项强，皆属于湿⓱。太阳伤湿。诸逆冲上，皆属于火⓲。炎上之性用也。诸胀腹大，皆属于热⓳。热郁于内，肺胀所生。诸躁狂越，皆属于火❷⓪。热盛于胃，及四❷①未也。**诸暴强直，皆属于风**❷②。阳内郁而阴行于外。**诸病有声，鼓之如鼓，皆属于热**❷③。谓有声也。**诸病胕肿、疼酸、惊骇，皆属于火**❷④。热气多也。**诸转反戾，水液浑浊，皆属于热**❷⑤。反戾，筋转也。水液，小便也。**诸病水液，澄澈清冷，皆属于寒**❷⑥。上下所出，及❷⑦吐出溺出也。**诸呕吐酸，暴注下迫，皆属于热**❷⑧。酸，酸水及味也。故**《大要》**曰：**谨守病机，各司其属，有者求之，无者求之，盛者责之**❷⑨，**虚者责之**❷⑨，**必先五胜，疏其血气，令其调达，而致**❸⓪**和平，此之谓也**。深乎圣人之言，理宜然也。有无求之，虚盛责之，言悉由也。夫如大寒而甚，热之不热，是无火也；热来复去，昼见夜伏，夜发昼止，时节而动，是无火也，当助其心。又如大热而甚，寒之不寒，是无水也；热动复止，倏忽往来，时动时止，是无水也，当助其肾。内格呕逆，食不得入，是有火也。病呕而吐，食久❸①反出，是无火也。暴速注下，食不及化，是无水也。溏泄而久，止发无恒，是无水❸②也。故心盛则生热，肾盛则生寒。肾虚则寒动于中，心虚则热收于内。又热不得寒，是无火❸③也。寒不得热，是无水也。夫寒之不寒，责其无水。热之不热，责其无火。热之不久，责心之虚。寒之不久，责肾之少。有者泻之，无者补之，虚者补之，盛者泻之，居其中间❸④，疏者❸⑤壅塞，令上下无碍，气血通调，则寒热自和，阴阳调达矣。是以方有治热以寒，寒之而水食不入，攻寒以热，热之而昏躁以生，此则气不疏通，壅而为是也。纪于水火，余气可知。故曰有者求之，无者求之，盛者责之，虚者责之，令气通调，妙之道也。五胜，谓五行更胜也。先以五行寒暑温凉湿，酸咸甘辛苦相胜为法也。

❶以之化之变也：物生谓之化，气之正者为化；物极谓之变，邪者为变，气之邪正，皆由风寒暑湿燥火，故曰"以之"，"之"犹"其"也。

❷锡：《尔雅·释诂》："锡，赐也。"

❸桴："击鼓杖也。"见《后汉书·第五伦曾孙种传》贤注。

❹雪汗：《广雅·释诂三》："眩雪，除也。""汗"胡本、赵本、吴本、藏本、熊本并作"污"。"污"谓污秽不净。

❺诸风掉眩，皆属于肝：张介宾曰："风类不一，故曰诸风。掉，摇也。眩，运也。风主动摇，木之化也，故属于肝。其虚其实皆能致此。如发生之纪，其动掉眩巅疾；厥阴之复，筋骨掉眩之类者，肝之实也。又如阳明司天，掉振鼓栗，筋痿不能久立者，燥金之盛，肝受邪也。太阴之复，头项痛重而掉瘛尤甚者，木不制土，湿气反盛，皆肝之虚也。故《卫气篇》曰：下虚则厥，上虚则眩，亦此之谓。凡实者宜凉宜泻，虚则宜补宜温，反而为之，祸不旋踵矣。余治仿此。"

❻诸寒收引，皆属于肾：张介宾曰："收，敛也。引，急也。肾属水，其化寒，凡阳气不达，则营卫凝聚，形体拘挛，皆收引之谓。如太阳之胜为筋肉拘苛血脉凝泣，岁水太过为阴厥、为上下中寒，水之实也。岁水不及为足痿清厥，涸流之纪其病癃闭，水之虚也。水之虚实皆本于肾。"

❼诸气膹郁，皆属于肺：《医垒元戎》卷三引"膹"作"愤"。沈祖绵曰："忿"本或作"膹"，字当为"愤"。愤郁：即烦满郁闷。《说文·心部》："愤，懑也。"张介宾曰："膹，喘急也。郁，否闷也。肺属金，其化燥，燥金盛则清邪在肺而肺病有余，如岁金太过，甚则喘咳逆气之类是也。金气衰则火邪胜之而肺病不足，如从革之纪其发喘咳之类是也。肺主气，故诸气膹郁者，其虚其实，皆属于肺。"

❽雾：赵本"雾"作"露"。

❾诸湿肿满，皆属于脾：脾属土，其化湿，土气实则湿邪盛行，如岁土太过，则饮发中满食减，四肢不举之类是也。土气虚则风木乘之，寒水侮之，如岁木太过，脾土受邪，民病肠鸣腹支满；卑监之纪，其病留满否塞；岁水太过，甚则腹大胫肿之类是也。脾主肌肉，故诸湿肿满等证，虚实皆属于脾。

❿有：柯本"有"作"用"。

⓫诸热瞀瘛，皆属于火：瞀，昏闷也。瘛，抽掣也。邪热伤神则瞀，亢阳伤血则瘛，故皆属于火。然岁火不及，则民病两臂内痛，郁冒朦昧；岁水太过，则民病身热烦心躁悸，渴而妄冒。此又火之所以有虚实也。

⓬诸痛痒疮，皆属于心：《儒门事亲》卷一第五引"疮"下有"疡"字。按：有"疡"字与王注合。《素问直解》"心"作"火"。张介宾曰："热甚则疮痛，热微则疮痒。心属火，其化热，故疮疡皆属于心也。然赫曦之纪，其病疮疡，心邪盛也。太阳司天，亦发为痈疡，寒水胜也。火盛则实，水盛则心虚，于此可见。"按："诸痛痒疮，皆属于心。"心既主火，自当从热而论，则《素问直解》之"心"作"火"义故能通。但本书《举痛论》中之论痛凡十四条，惟热留小肠一条主热，其余皆主寒，似痛因于寒者偏多，因于热者较少。由是观

之，则此"诸痛痒疮，皆属于心"句，显似专指疮疡而言，然在临证上，除疮疡外，"诸痛痒"之属于热者，实不为少，况化寒变热者更多，如痹病等。足见两处经文各有发明，应互参。

⑬ 诸厥固泄，皆属于下：滑抄本"下"作"邪"。张介宾曰："厥，逆也。厥有阴阳二证：阳衰于下则为寒厥，阴衰于下则为热厥。固，前后不通也。阴虚则无气，无气则阴浊不化，寒闭也。火盛则水亏，水亏则津液干涸，热结也。泄，二阴不固也。命门火衰则阳虚失禁，寒泄也；命门水衰则火迫注遗，热泄也。下言肾气，盖肾居五脏之下，为水火阴阳之宅，开窍于二阴，故诸厥固泄，皆属于下。"

⑭ 故：赵本"故"下有"诸"字。

⑮ 诸痿喘呕，皆属于上：《素问玄机原病式·热类》引"痿"作"病"。《医垒元戎》卷七引同。张介宾曰："痿有筋痿、肉痿、脉痿、骨痿之辨，故曰诸痿。凡肢体痿弱多在下部，而曰属于上者，如《痿论》云：五脏使人痿者，因肺热叶焦，发为痿躄也。肺居上焦，故属于上。气急曰喘，病在肺也。吐而有物有声曰呕，病在胃口也。逆而不降，是皆上焦之病。"

⑯ 诸禁鼓栗，如丧神守，皆属于火：张介宾曰："禁，噤也，寒厥咬牙曰噤。鼓，鼓颔也。栗，战也。凡病寒战而精神不能主持，如丧失神守者，皆火之病也。然火有虚实之辨，若表里热甚而外生寒栗者，如《阴阳应象大论》所谓热极生寒，重阳必阴也。河间曰：心火热甚，亢极而战，反兼水化制之，故为寒栗者，皆言火之实也，若阴盛阳虚而生寒栗者，如《调经论》曰：阳虚畏外寒。《刺真邪论》曰：阴胜则为寒，寒则真气去，去则虚，皆言火之虚也。有伤寒将解而为战汗者，如仲景曰：其人本虚，是以作战。成无己曰：战栗者，皆阴阳之争也。有痎疟之为寒栗者，如《疟论》曰：疟之始发也，阳气并于阴，当是之时，阳虚而阴盛，外无气，故先寒栗也。夫疟气者，并于阳则阳胜，并于阴则阴胜，阴胜则寒，阳胜则热。又曰：阳并于阴则阴实而阳虚，阳明虚则寒栗鼓颔也。"由此观之，可见诸禁鼓栗虽皆属火，但火实者少，火虚者多耳。

⑰ 诸痉项强，皆属于湿：张介宾曰："痉，风强病也，项为足之太阳，湿兼风化而侵寒水之经，湿之极也。然太阳所至，为屈伸不利，太阳之复，为腰脽反痛，屈伸不便者，是又为寒水反胜之虚邪矣。"

⑱ 诸逆冲上，皆属于火：张介宾曰："火性炎上，故诸逆冲上者，皆属于火。然诸脏诸经，皆有逆气，则其阴阳虚实有不同矣。其在心脾胃者，如《脉解篇》曰：太阴所谓上走心为噫者，阴盛而上走于阳明，阳明络属心，故曰上走心为噫也。有在肺者，如《脏气法时论》曰：肺苦气上逆也。有在脾者，如

《经脉篇》曰：足太阴厥阴上逆则霍乱也。有在肝者，如《脉要精微论》曰：肝脉若搏，令人喘逆也。有在肾者，如《脉解篇》曰：少阴所谓呕咳上气喘者，阴气在下，阳气在上，诸阳气浮，无所依从也。又《缪刺篇》曰：邪客于足少阴之络，令人无故善怒，气上走贲上也。又《示从容论》曰：咳喘烦冤者，是肾气之逆也。又《邪气脏腑病形篇》曰：肾脉微缓为洞，洞者食不化，下咽还出也。有在胃者，如《宣明五气篇》曰：胃为气逆为哕也。又《阴阳别论》曰：二阳之病发心脾，其传为息奔也。有在胆胃者，如《四时气篇》曰：善呕，呕有苦，长太息，心中憺憺，恐人将捕之，邪在胆，逆在胃也。有在小肠者，曰：少腹控睾引腰脊，上冲心也。有在大肠者，曰：腹中常鸣，气上冲胸，喘不能久立也。又《缪刺篇》曰：邪客于手阳明之络，令人气满，胸中喘息也。有在膀胱者，如《经脉别论》曰：太阳脏独至，厥喘，虚气逆，是阴不足，阳有余也。有在冲督者，如《骨空论》曰：冲脉为病，逆气里急；督脉生病，从少腹上冲心而痛，不得前后为冲疝也。凡此者，皆诸逆冲上之病。虽诸冲上，皆属于火，但阳盛者，火之实；阳衰者，火之虚。治分补泻，当于此详察之矣。"

❶❾ 诸胀腹大，皆属于热：张介宾曰："热气内盛者，在肺则胀于上，在脾胃则胀于中，在肝肾则胀于下，此以火邪所至，乃为烦满，故曰诸胀肿大，皆属于热。如岁火太过，民病胁支满，少阴司天，肺䐜腹大满膨膨而喘咳，少阳司天，身面胕肿腹满仰息之类，皆实热也。然岁水太过，民病腹大胫肿；岁火不及，民病胁支满胸腹大；流衍之纪，其病胀，水郁之发，善厥逆痞坚腹胀；太阳之胜，腹满食减，阳明之复，为腹胀而泄。又如《五常政大论》曰：适寒凉者胀。《异法方宜论》曰：脏寒生满病。《经脉篇》曰：胃中寒则胀满。是皆言热不足寒有余也。仲景曰：腹满不减，减不足言，须当下之，宜与大承气汤。言实胀也。腹胀时减复如故，此为寒，当与温药。言虚胀也。东垣曰：大抵寒胀多，热胀少。岂虚语哉？故治此者，不可以诸胀腹大，悉认为实热，而不察其盛衰之义。"

❷⓿ 诸躁狂越，皆属于火：张介宾曰："躁，躁烦不宁也。狂，狂乱也。越，失常度也。热盛于外，则肢体躁扰；热盛于内，则神志躁烦。盖火入于肺则烦，火入于肾则躁，烦为热之轻，躁为热之甚耳。如少阴之胜，心下热，呕逆躁烦，少阳之复，心热烦躁便数憎风之类，是皆火盛之躁也。然有所谓阴躁者，如岁水太过，寒气流行，邪害心火，民病心热烦心躁悸，阴厥谵妄之类，阴之胜也。是为阴盛发躁，名曰阴躁。成无己曰：虽躁欲坐井中，但欲水不得入口是也。且凡内热而躁者，有邪之热也，病多属火；外热而躁者，无根之火也，病多属寒。此所以热躁宜寒，阴躁宜热也。狂，阳病也。《宣明五气篇》曰：邪入于阳

则狂。如赫曦之纪，血流狂妄之类，阳狂也。然复有虚狂者，如《本神篇》曰：肝悲哀动中则伤魂，魂伤则狂妄不精；肺喜乐，无节则伤魄，魄伤则狂。《腹中论》曰：石之则阳气虚，虚则狂。是又狂之有虚实，补泻不可误用也。"

㉑ 未：赵本"未"作"末"。

㉒ 诸暴强直，皆属于风：张介宾曰："暴，猝也。强直，筋病强劲不柔和也。肝主筋，其化风，风气有余，如木郁之发，善暴僵仆之类，肝邪实也。风气不足，如委和之纪，其动缓戾拘缓之类，肝气虚也。此皆肝木本气之化，故曰属风，非外来虚风八风之谓。凡诸病风而筋为强急者，正以风位之下，金气乘之，燥逐风生，其燥益甚，治宜补阴以制阳，养营以润燥，故曰治风先治血，血行风自灭，此最善之法也。设误认为外感之邪，而用疏风愈风等剂，则益躁其躁，非惟不能去风，而适所以致风矣。"

㉓ 诸病有声，鼓之如鼓，皆属于热：张介宾曰："鼓之如鼓，胀而有声也。为阳气所逆，故属于热。然《师传篇》曰：胃中寒则腹胀，肠中寒则肠鸣飧泄。《口问篇》曰：中气不足，肠为之苦鸣。此又皆寒胀之有声者也。"

㉔ 诸病胕肿疼酸惊骇，皆属于火：张介宾曰："胕肿，浮肿也。胕肿疼酸者，阳实于外，火在经也。惊骇不宁者，热乘阴分，火在脏也。故如少阴少阳司天，皆为疮疡胕肿之类，是火之实也。然伏明之纪其发痛，太阳司天为胕肿身后痛，大阴所至为重胕肿，太阳在泉寒复内余则腰尻股胫足膝中痛之类，皆以寒湿之胜而为肿为痛，是又火之不足也。至于惊骇，虚实亦然。如少阴所至为惊骇，君火盛也。若委和之纪其发惊骇，阳明之复亦为惊骇，此又木衰金胜，肝胆受伤，火无生气，阳虚所致当知也。"

㉕ 诸转反戾，水液浑浊，皆属于热：张介宾曰："诸转反戾，转筋拘挛也。水液，小便也。河间曰：热气燥烁于筋则挛瘛为痛，火主燔灼燥动故也。小便浑浊者，天气热则水浑浊，寒则清洁，水体清而火体浊故也。又如清水为汤，则自然浊也。此所谓皆属于热，宜从寒者是也。然其中各有虚实之不同者，如伤暑霍乱而为转筋之类，宜用甘凉调和等剂清其亢烈之火者，热之属也。如感冒非时风寒，或因暴雨之后，湿毒中脏而为转筋霍乱，宜用辛温等剂，理中气以逐阴邪者，寒之属也。大抵热盛者必多烦躁焦渴，寒盛者必多厥逆畏寒。故太阳之至为痉，太阳之复为腰脽反痛，屈伸不便，水郁之发为大关节不利，是皆阳衰阴胜之病也。水液之浊，虽为属火，然思虑伤心，劳倦伤脾，色欲伤肾，三阴亏损者多有是病。治宜慎起居，节劳欲，阴虚者壮其水，阳虚者益其气，金水既足，便当自清，若用寒凉，病必益甚。故《玉机真脏论》曰：冬脉不及则令人少腹满，小便变。《口问篇》曰：中气不足，溲便为之变。阴阳盛衰，义

有如此，又岂可尽以前证为实热。"

❷⑥ 诸病水液，澄澈清冷，皆属于寒：藏本"冷"作"泠"。张介宾曰："水液者，上下所出皆是也。水体清，其气寒，故凡或吐或利，水谷不化而澄澈清冷者，皆得寒水之化，如秋冬寒冷，水必澄清也。"

❷⑦ 及：《素问病机气宜保命集》引作"即"，当是。

❷⑧ 诸呕吐酸，暴注下迫，皆属于热：张介宾曰："河间曰：胃膈热甚则为呕，火气炎上之象也。酸者，肝木之味也，由火盛制金不能平木，则肝木自甚，故为酸也。暴注，卒暴注泄也。肠胃热甚而传化失常，火性疾速，故如是也。下迫，后重里急迫痛也。火性急速而能躁物故也。是皆就热为言耳。不知此云皆属于热者，言热之本；至于阴阳盛衰，则变如冰炭，胡可偏执为论。如《举痛论》曰：寒气客于肠胃，厥逆上出，故痛而呕也。《至真要大论》曰：太阳司天，民病呕血善噫；太阳之复，心胃生寒，胸中不和，唾出清水，及为哕噫；太阳之胜，寒入下焦，传为濡泄之类，是皆寒胜之为病也。又如岁木太过民病飧泄肠鸣，反胁痛而吐甚；发生之纪，其病吐利之类，是皆木邪乘土，脾虚病也。又如岁土不及，民病飧泄霍乱；土郁之发，为呕吐注下；太阴所至为霍乱吐下之类，是皆湿胜为邪，脾家本病，有湿多成者，有寒湿同气者，湿热宜清，寒湿宜温，无失气宜，此之谓也。至于吐酸一证，在本节则明言属热，又如少阳之胜为呕酸，亦相火证也。此外别无因寒之说，惟东垣曰：呕吐酸水者，甚则酸水浸其心，其次则吐酸水，令上下牙酸涩不能相对，以太辛热疗之必减。酸味者收也，西方肺金旺也。寒水乃金之子，子能令母实，故用大咸热之剂泻其子，以辛热为之佐，以泻肺之实，若以河间病机之法作热攻之者，误矣。盖杂病酸心，浊气不降，欲为中满，寒药岂能治之乎？此东垣之说，独得前人之未发也。又丹溪曰：或问：吞酸《素问》明以为热，东垣又以为寒何也？曰：《素问》言热者，言其本也，东垣言寒者，言其末也。但东垣不言外得风寒，而作收气立说，欲泻肺金之实；又谓寒药不可治酸，而用安胃汤，加减二陈汤俱犯丁香，且无治热湿郁积之法，为未合经意。余尝治吞酸，用黄连茱萸各制炒，随时令迭为佐使，苍术茯苓为辅，汤浸蒸饼为小丸吞之，仍教以粝食蔬果自养，则病亦安。此又二公之说不一也。若以愚见评之，则吞酸虽有寒热，但属寒者多，属热者少。故在东垣则全用温药，在丹溪虽用黄连而亦不免茱萸、苍术之类，其义可知。盖凡留饮中焦，郁久成积，湿多生热，则木从火化，因而作酸者，酸之热也，当用丹溪之法；若客寒犯胃，顷刻成酸，本非郁热之谓，明是寒气，若用清凉，岂其所宜？又若饮食或有失节，及无故而为吞酸嗳腐等证，此以木味为邪，肝乘脾也；脾之不化，火之衰也。得热则行，非

寒而何？欲不温中，其可得乎？故余愿为东垣之左祖而特表出之，欲人之视此者，不可谓概由乎实热。"

㉙责之："责之"即"求之"。《说文·贝部》："责，求也。"与上文"求"之句，异文同义。

㉚致：吴本"致"作"至"。

㉛久：胡本"久"作"人"。

㉜水：按："水"疑作"火"。

㉝无火：按："无火"与下"是无水"误倒。应据《类经》卷十三第一引王注乙正。

㉞居其中间：《类经》引作"适其中外"。

㉟者：《类经》引"者"作"其"。

按语：本节即后世所谓的"病机十九条"。它是根据六气属性与发病特点、五脏的生理病理及身体上下部位常见证候，对病机进行的概括和总结。提示了分析和掌握病机的方法：即确定病变部位、致病原因、病证属性，并应注意同中求异、异中求同，以期正确的予以治疗。这是中医学中最早、最系统、最集中论述病机的一段文字，并为辨证论治思路、方法、步骤之矩矱。

此十九条病机，验之岁气不一定各皆吻合。盖阴阳之胜复无常，人病之变现不一，若不能应病之变，即不可拘泥当年之运气，应遵张从正之说灵活从事。张氏曰："病如不是当年气，看与何年运气同，只向某年求治法，方知都在《至真要大论》中。"

文中所述六气致病，与本书《阴阳应象大论》："风胜则动，热胜则肿，燥胜则干，寒胜则浮，湿胜则濡泻。"相为映照，学者当互为参酌，加深理解。金·刘完素提出的"诸涩枯涸，干劲皴揭，皆属于燥"，不仅是对"燥胜则干"的深入阐发，也是对本节燥邪病证缺遗的补充。其在《素问玄机原病式》中关于病机学说的见解与发挥，堪称"羽翼圣经"。

帝曰：善。五味阴阳之用何如？岐伯曰：辛甘发散为阳，酸苦涌泄为阴，咸味涌泄为阴，淡味渗泄❶为阳。六者或收或散，或缓或急，或燥或润，或耎或坚，以所利而行之，调其气使其平也。涌，吐也。泄，利也。渗泄，小便也。言水液自回肠，沁❷别汁，渗入膀胱之中，自胞❸气化之，而为溺以泄出也。新校正云：按《脏气法时论》云：辛散，酸收，甘缓，苦坚，咸㶆。又云：辛酸甘苦咸，各有所利，或散或收，或缓或急，或坚或㶆，四时五脏，病随五味所宜也。**帝曰：非调气而得者❹，治之奈何？有毒无毒，何先何后？愿闻其道。**夫病生之类，其有四焉，一者始因气动而内有所成，二者不因❺气动而外有所成，三者始因❻气动而病生于内，四者不因气动而病生于外。夫因气动而内成者，谓积聚癥瘕，瘤气瘿起❼，结核癫痫❽之类也。外成者，谓痈肿疮疡，痂❾疥疽痔，掉瘛❿浮肿，目赤瘭⓫疹胕肿痛痒之类也。不因气动而病生于内者，谓留饮澼⓬食，饥饱劳损，宿食霍乱，悲恐喜怒，想慕忧结之类也。生于外者，谓瘴气贼魅，虫蛇蛊毒，蜚尸鬼击，冲薄坠堕，风寒暑湿，斫射刺割棰扑之类也。如是四类，有独治内而愈者，有兼治内而愈者，有独治外而愈者，有兼治外而愈者，有先治内后治外而愈者，有先治外后治内而愈者，有须剂毒而攻击者，有须无毒而调引者。凡此之类，方法所施，或重或轻，或缓或急，或收或散，或润或燥，或㶆或坚，方士之用，见解不同，各擅己心，好丹⓭非素，故复问之者也。**岐伯曰：有毒无毒，所治为主，适大小为制也。**言但能破积愈疾，解急脱死，则为良方。非必要言以先毒为是，后毒为非，无毒为非，有毒为是，必量病轻重，大小制之者也。**帝曰：请言其制。岐伯曰：君一臣二，制之小也；君一臣三佐五，制之中也；君一臣三佐九，制之大也。寒者热之，热者寒之，微者逆之，甚者从之，**夫病之微小者，犹水⓮火也。遇草而焫，得水⓯而燔，可以湿伏，可以水灭，故逆其性气以折之攻之。病之大甚者，犹龙火也，得湿而焰，遇水而燔，不知其性以水湿折之，适足以光焰诣天，物穷方止矣；识其性者，反常之理，以火逐之，则燔灼自消，焰光扑灭。然逆之，谓以寒攻热，以热攻寒。从之，谓攻以寒热，虽从其性，用不必皆同。是以下文曰：逆者正治，从者反治，从少从多，观其事也。**此之谓乎。**新校正云：按神农云：药有君臣佐使，以相宣摄。合和宜用一君二臣，三佐五使；又可一君二臣，九佐使也。**坚者削⑯之，客者除之，劳者温之，结者散之，留者攻之，燥者濡之，急者缓之，散者收之，损者温⑰之，逸者行之⑱，惊者平之，上之下之，摩之浴之⑲，薄之⑳劫之㉑，开之发之，适事为故㉒。**量病证候，适事用之。**帝曰：何谓逆从？岐伯曰：逆者正治，从者反治㉓，从少从多，观其事也。**言逆者，正治也。从者，反治也。逆病气而正治，则以寒攻热，以热攻寒。虽从顺病气，乃反治法也。从少，谓一同而二异。从多，谓二同而三异也。言尽㉔同者，是奇㉕制也。**帝曰：反治何谓？岐伯曰：热因寒用，寒因热用㉖，塞因塞用，通因通用㉗，必伏其所主，而先其所因，其始则同㉘，其终则异，可使破积，可使溃坚，可使气和，可使必已。**夫大寒内结，蓄聚疝瘕，以热攻除，除寒㉙格热，反纵㉚，反纵之则痛发尤甚，攻之则热不得前，方以蜜煎乌头佐之以热蜜，多其药，服已便消。是则张公从此而以热因寒用也。有火气动，服冷已过，熟为寒格，而身冷呕哕，嗌干口苦，恶热好寒，众议攸同，咸呼为热，冷治则甚，其如之何？逆其好则拒治，顺其心则加病，若调寒热逆，冷热必行，则热物冷服，下嗌之后，冷体既消，热性便发，由是病气随愈，呕哕皆除。情且不违，而致大益，醇酒冷饮，则其类矣，是则以㉛热因寒用也。所谓恶热者，凡诸食余气主于生㉜者，（新校正云：详王字疑误"上"）见之已呕也。又病热者，寒攻不入，恶其寒胜，热乃消除。从其气则热增，寒攻之则不入。以豉豆诸冷药酒渍或煴而服之，酒热气同，固无违忤，酒热既尽，寒药已行，从其服食，热便随散，此则寒因热用也。或以诸冷物、热剂和之，服之食之，热复围解，是亦寒因热用也。又热食猪肉及粉葵乳，以椒姜橘热剂和之，亦其类也。又热在下焦，治亦然。假如下气虚乏，中焦气拥，胠胁满甚，食已转增。粗工之见无能断也，欲散满则恐虚其下，补下则满甚于中，散气则下焦转虚，补虚则中满滋甚。医病参议，言意皆同，不救其虚，且攻其满，药入则减，药过依然，故中满下虚，其病常在。乃不知疏启其中，峻补于下，少服则资壅，多服则宣通，由是而疗，中满自除，下虚斯实，此则塞因塞用也。又大热内结，注泄不止，热宜寒疗，结复须除，以寒下之，结散利止，此则通因通用也。又大热凝内，久利溏泄，愈而复发，绵历岁年，以热下之，寒去利止，亦其类也。投寒以热，凉而行之，投热以寒，温而行之，始同终异，斯之谓也。诸如此等，其徒实繁，略举宗兆，犹是反治之道，斯其类也。新校正云：按《五常政大论》云：治热以寒，温而行之，治寒以热，凉而行之。亦热因寒用，寒因热用之义也。**帝曰：善。气调而得者何如？岐伯曰：逆之从之，逆而从之，从而逆之，疏气令调，则其道也。**逆，谓逆病气以正治。从，谓从病气而反疗。逆其气以正治，使其从顺，从其病以反取，令彼和调，故曰逆从也。不❸疏其气令道路开通，则气感寒热而为变，始生化多端也。

❶ 渗泄：李杲曰："渗，小汗也；泄，利也。"

❷ 沁：赵本"沁"作"泌"。

❸ 自胞：赵本"胞"上无"自"字。

❹ 非调气而得者：张介宾曰："此言内气失调而得病之治法也。"

❺ 不因：守校本"不因"作"始因"。

❻ 始因：读本"始因"作"不因"。

❼ 起：按："起"应作"气"，声误。《类经》卷十二第四引王注作"气"。

❽ 瘤：《素问校证》引古抄本"瘤"作"痏"。

❾ 痂：赵本"痂"作"疣"。

❿ 瘲：《素问校讹》引古抄本"瘲"作"瘲"。

⓫ 瘭：赵本"瘭"作"熛"。

⓬ 澼：藏本、守校本"澼"并作"癖"。

⓭ 丹：柯校本"丹"作"用"。

⓮ 水：胡本、读本"水"并作"人"。

⓯ 水：守校本"水"作"木"。

⑯ 削：吴本、藏本"削"并作"制"。

⑰ 温：胡本、吴本、明绿格抄本、藏本、熊本"温"并作"益"。

⑱ 逸者行之：逸，谓安逸，过于安逸则气脉涩滞，故当行之。

⑲ 摩之浴之：摩，谓按摩，浴，谓沐浴、熏洗等。

⑳ 薄之：吴崑曰："谓渐磨也。如日月薄蚀，以渐而蚀也。"

㉑ 劫之：即用劫药。

㉒ 适事为故：谓适应病情为好。《荀子·王霸》杨注："故，巧也。""巧"有"善"义。见《诗经·小雅·雨无正》郑笺。

㉓ 逆者正治，从者反治：逆者谓病当逆治，从者谓病当从治。逆治为正治，如治寒以热，治热以寒；从者为反治，如治寒以寒，治热以热。

㉔ 尽：藏本"尽"作"不"。

㉕ 奇：藏本"奇"作"谓"。

㉖ 热因寒用，寒因热用：马莳曰："热以治寒而佐以寒药，乃热因寒用也。寒以治热，而佐以热药，乃寒因热用也。"

㉗ 塞因塞用，通因通用：马莳曰："塞因塞用者，如虚病中满而补虚却满；通因通用者，如实病下利而攻实止利。"

㉘ 其始则同：《兰室秘藏》卷下引"则"下有"气"字。下文"其终则异"句同。

㉙ 除寒：读本"寒"上无"除"字。

㉚ 反纵：守校本无此二字。

㉛ 则以：守校本"则"下无"以"字。

㉜ 生：守校本"生"作"王"。

㉝ 不：赵本"不"作"下"。

按语：汪石山治"一人年逾三十，形瘦面白，病食则胸膈痞闷，汗多，手肘汗出尤甚多，四肢倦怠或麻，晚食若迟，来早必泄。初取其脉浮软近快，两关脉乃略大。曰：此脾虚不足也。彼曰：尝服参术膏，胸膈亦觉痞闷，恐病不宜于参、芪。曰：膏则稠黏，难以行散也。改用汤剂，痞或愈乎？用参、芪各二钱，白术钱半，归身八分，枳实、甘草各五分，麦冬二钱，煎服一帖，上觉胸痞而下觉失气。彼疑参、芪使然。曰：非也。使参、芪使然，但当胸痞，不当失气。恐由脾胃过虚，莫当枳、朴之耗也。宜除枳、朴，加陈皮六分，再服一帖，顿觉胸痞宽，失气除，精神爽垲，脉皆软缓不大，亦不快矣。可见脾胃虚者，枳、朴须慎用。为佐使，况有参、芪、归、术为之君，尚不能制，然则医之用药可不戒乎？"（《续名医类案》卷十）李士材治"一人伤寒至五日，下利不止，懊憹目胀，诸药不效，有以山药、茯苓与之，虑其泻脱也。李诊之，六脉沉数，按其脐则痛，此协热自利，中有结粪。小承气倍大黄服之，果下结粪数枚，遂利止懊憹亦瘥。"（《续名医类案》卷一）证有真假，治有逆从。"塞因塞用，通因通用"是为从治，亦即反治法。汪石山所施"塞因塞用"，李士材所施"通因通用"，皆是针对病因的治本之法。再，近人有谓"热因寒用，寒因热用"当为"热因热用，寒因寒用"之说，不知所据，附志于此。

帝曰：善。病之中外何如？岐伯曰：从内之外者，调其内；从外之内者，治其外；各绝其源。从内之外而盛于外者，先调其内而后治于外；从外之内而盛于内者，先治其外而后调其内；皆谓先除其根属，后削其枝条也。中外不相及，则治主病。中外不相及，自各一病也。

帝曰：善。火热复，恶寒发热，有如疟状，或一日发，或间数日发，其故何也？岐伯曰：胜复之气，会遇之时，有多少也。阴气多而阳气少，则其发日远；阳气多而阴气少，则其发日近。此胜复相薄，盛衰之节。疟亦同法。阴阳齐等，则一日之中，寒热相半。阳多阴少，则一日一发而但热不寒。阳少阴多，则隔日发而先寒后热。虽复胜❶之气，若气微则一发后六七日乃发，时谓之愈而复发，或频三日发而六七止，或隔十日发而四五日止者，皆由气之多少，会遇与不会遇也。俗见不远，乃谓鬼神暴疾，而又祈祷避匿，病势已过，旋至其毙，病者殒殁，自谓其分，致令冤魂塞于冥❷路，夭死盈于旷野，仁爱鉴兹，能不伤楚，习俗既久，难卒厘革，非复可改，末如之何，悲哉悲哉！

❶复胜：胡本"复胜"作"胜复"。
❷冥：赵本"冥"作"广"。

按：此节文从帝曰善，至疟亦同法，七十九字，与上下文义不属，似系错简。

帝曰：论言治寒以热，治热以寒，而方士不能废绳墨❶而更其道也。有病热者寒之而热，有病寒者热之而寒，二者❷皆在，新病复起，奈何治？谓治之而病不衰退，反因药寒热，而随生寒热病之新者也。亦有止而复发者，亦有药在而除药去而发者，亦有全不息者。方士若废此绳墨，则无更新之法，欲依标格，则病势不除，舍之则阻❸彼凡情，治之则药无能验，心迷意惑，无由通悟，不知其道，何恃而为，因药病生，新旧相对，欲求其愈，安可奈何？岐伯曰：诸寒之而热者取之阴，热之而寒者取之阳❹，所谓求其属也❺。言益火之源，以消阴翳；壮水之生❻，以制阳光，故曰求其属也。夫粗工褊浅，学未精深，以热攻寒，以寒疗热；治热未已而冷疾已生❼，攻寒日深而热病更起；热起而中寒尚在，寒生而外热不除；欲攻寒则惧热不前，欲疗热则思寒又止，进退交战，危亟已臻；岂知脏腑之源，有寒热温凉之主哉。取心者不必剂以热，取肾者不必剂以寒；但益心之阳，寒亦通行；强肾之阴，热之犹可。观斯之故，或治热以热，治寒以寒，万举万全，孰知其意，思方智极，理尽辞穷。呜呼！人之死者，岂谓命，不谓方士愚昧而杀之耶！帝曰：善。服寒而反热，服热而反寒，其故何也？岐伯曰：治其王气❽，是以反也。物体有寒热，气性有阴阳，触王之气，则强其用也。夫肝气温和，心气暑热，肺气清凉，肾气寒冽，脾气兼并之。故也春以清❾治肝而反温，夏以冷治心而反热，秋以温治肺而反清，冬以热治肾而反寒，盖由补益王气太甚也。补王太甚，则脏之寒热气自多矣。

帝曰：不治王而然者何也？岐伯曰：悉乎哉问也！不治五味属也❿。夫五味入胃，各归所喜，攻⓫酸先入肝，苦先入心，甘先入脾，辛先入肺，咸先入肾，新校正云：按《宣明五气篇》云：五味所入：酸入肝，辛入肺，苦入心，咸入肾，甘入脾，是谓五入也。久而增

916

气，物化之常也。气增而久，夭之由也 ❶❷。夫入肝为温，入心为热，入肺为清，入肾为寒，入脾为至阴而四气兼之，皆为增其味而益其气，故各从本 ❶❸ 脏之气用尔。故久服黄连苦参而反热者，此其类也。余味皆然。但人 ❶❹ 疏忽，不能精候矣 ❶❺。故曰久而增气，物化之常也。气增不已，益岁年则脏气偏胜，气有偏胜则有偏绝，脏有偏绝则有暴夭者。故曰气增而久，夭之由也。是以《正理观化药集》商较服饵曰："药不具五味，不备四气，而久服之，虽且获胜益，久必致暴夭。"此之谓也。绝粒服饵，则不暴亡，斯何由哉？无五谷味资助故也。复令食谷，其亦夭焉。

❶ 绳墨：谓规矩。见何休《公羊序》疏解。

❷ 二者：指寒与热。

❸ 阻：赵本"阻"作"沮"。

❹ 寒之而热者取之阴，热之而寒者取之阳：谓以苦寒之药治热证，而热反甚，非有余之热证，乃肾阴不足之虚热，应滋补肾阴。以辛热之品治寒证，而寒反甚，非外感有余之寒证，乃肾阳不足之虚寒，应温补肾阳。

❺ 所谓求其属也：马莳曰："人有五脏，肾经属水为阴，今寒之而仍热者，当取之阴经，所谓壮水之主，以制阳光者是也。心经属火为阳，今热之而仍寒者，当取之阳经，所谓益火之源，以消阴翳者是也，此皆求之以本经之所属也。"

❻ 生：守校本"生"作"主"。

❼ 已生：《素问校讹》引古抄本"已生"作"足生"。

❽ 王气：即旺气。王，读如旺，义犹盛也。见《广韵·四十一漾》。

❾ 故也春以清：顾观光曰："故下也字衍。"

❿ 五味属也：胡本、吴本、明绿格抄本、熊本"五味"并作"王味"。《素问校讹》引古抄本"五味"作"王气"。

⓫ 攻：守校本"攻"作"故"。按：《素问校义》亦作"故"，与守校本合。

⓬ 夭之由也：沈祖绵曰："夭为反之讹。上文三出反字。"

⓭ 本：四库本"本"作"五"。

⓮ 人：读本、赵本"人"下并有"意"字。

⓯ 矣：读本"矣"作"耳"。

按语：对于"诸寒之而热者取之阴，热之而寒者取之阳"的解释，高世栻别一说。高氏认为："诸寒之而热者，以寒为本，故取之阴，当以热药治之；诸热之而寒者，以热为本，故取之阳，当以寒药治之。夫寒之而热，治之以热；热之而寒，治之以寒，所谓求其属以治也。"细审经文上下文义，高氏之解不无一定道理。"治热以热，治寒以寒"，亦属"反治法"的范畴。今录其说，以供参考。

帝曰：善。方制君臣，何谓也？岐伯曰：主病之谓君，佐君之谓臣，应臣之谓使，非上下三品之谓也。上药为君，中药为臣，下药为佐使，所以异善恶之名位。服饵之道当从此为法，治病之道，不必皆然。以主病者为君，佐君者为臣，应臣之用者为使，皆所以赞成方用也。帝曰：三品何谓？岐伯曰：所以明善恶之殊贯❶也。三品，上中下❷品，此明药善恶不同性用也。新校正云：按神农云：上药为君，主养命以应天；中药为臣，养性以应人；下药为佐使，主治病以应地也。

❶ 明善恶之殊贯：张志聪曰："谓药性有毒无毒之分。"
❷ 下：胡本"下"下有"三"字。

帝曰：善。病之中外何如？前问病之中外，谓调气之法，今此未尽，故复问之。此下对，当❶次前求其属也之下，应古之错简也。岐伯曰：调气之方，必别阴阳，定其中外，各守其乡，内者内治，外者外治，微者调之，其次平之，盛者夺之，汗者下之❷，寒热温凉，衰之以属，随其攸利，病者❸中外，治有表里，在内者，以内治法和之；在外者，以外治法和之；气微不和，以调气法调之；其次大者，以平气法平之；盛甚不已，则夺其气，令甚❹衰也。假如小寒之气，温以和之；大寒之气，热以取之；甚寒之气，则下夺之，夺之不已则逆折之；折之不尽，则求其属以衰之。小热之气，凉以和之；大热之气，寒以取之；甚热之气，则汗发之；发❺不尽，则逆制之；制之不尽，则求其属以衰之。故曰汗之下之，寒热温凉，衰之以属，随其攸利。攸，所也。**谨道如法，万举万全，气血正平，长有天命。**守道以行，举无不中，故能驱役草石，召遣神灵，调御阴阳，蠲除众疾，血气保平和之候，天真无耗竭之由。夫如是者，盖以舒卷在心，去留从意，故精神内守，寿命灵长。**帝曰：善。**

❶ 当：赵本作"其"。

❷ 汗者下之：赵本、吴本、明绿格抄本、熊本、滑抄本"汗者"并作"汗之"。按：王注"故曰汗之下之。"似王据本"者"作"之"，与赵本合。

❸ 者：胡本"者"作"有"。

❹ 甚：赵本"甚"作"其"。

❺ 发：胡本"发"下有"之"字。

按语：以上七篇大论，乃古人本于天地阴阳、五行，提出"五运六气"，从而仰测日月星宿之列张，俯察草木虫兽之生化，推步历法之分至启闭，条陈岁运之化变病治。于是疾病发生之由显，生死逆顺之兆彰；不仅阐明"运气"，且亦羽翼全经；故临证者当依其会悟全经之旨，不可仅验其应病也。至于取舍问题，众说纷纭。如张飞畴以为"时有常位，气无必然，百步之内，晴雨不同，千里之外，寒暄各异，运气者不过天地之气运行如此，实与医道无关。"章虚谷曰："天时人病，验夫司天在泉之气历历不爽。"查阴阳之胜复无常，人病之变现不一。若不能应病之变，而拘于运气之说，以为宜寒宜热，固无是理，而遇阴阳偏胜之年，所见时证，往往验之岁气有吻合者，亦未必非天人相应之理也。

卷第二十三

著至教论篇第七十五

新校正云：按全元起本在《四时病类论》篇末。

提要： 本篇指出学医之道，必须"上知天文，下知地理，中知人事"，才能把握住医学理论的精神实质。并以三阳病为例，具体阐述了"别阴阳，应四时，合之五行"的整体观。

黄帝坐明堂，召雷公而问之曰：子知医之道乎？明堂，布政之宫也，八窗四闼，上圆下方，在国之南，故称明堂。夫求民之瘼，恤民之隐，大圣之用心，故召引雷公，问拯济生灵之道也。雷公对曰：诵❶而颇❷能解，解而未能别，别而未能明，明而未能彰❸，言所知解，但得法、守数而已，犹未能深尽精微之妙用也。新校正云：按杨上善云：习道有五：一诵，二解，三别，四明，五彰。足以治群僚❹，不足至侯王❺。公不敢自高其道，然则布衣与血食主，疗亦殊矣。愿得受树天之度❻，四时阴阳合之❼，别星辰❽与日月光，以彰❾经术，后世益明，树天之度，言高远不极。四时阴阳合之，言顺气序也。别星辰与日月光，言别学者二明大小异也。新校正云：按《太素》别作列字。上通神农❿，著⓫至教，疑于二皇⓬。公欲其经法明著，通于神农，使后世见之，疑是二皇并行之教。新校正云：按全元起本及《太素》疑作拟。帝曰：善。无失之，此皆阴阳表里上下雌雄相输应也⓭，而道⓮上知天文，下知地理，中知人事⓯，可以长久，以教众庶⓰，亦不疑殆⓱，医道论篇，可传后世，可以为宝。以明著故。

❶ 诵：《太平御览》卷七百二十一《方术部》引作"讼"。按："诵""讼"义通。《史记·吕后纪》索隐："讼，诵说也。"

❷ 颇：《太平御览》卷七百二十一《方术部》引作"未"。循下"未能别""未能明""未能彰"之例，似作"未"是。

❸ 彰：《太素》卷十六《脉论》作"章"。"彰"与"章"通。《广雅·释训》："章章，行也。"

❹ 群僚：诸官吏。《尔雅·释诂》："寮，官也。""僚"同"寮"。

❺ 不足至侯王："不足"即不能。"侯王"指君王。《尔雅·释诂》："侯，君也。"

❻ 得受树天之度："得""受"二字义重，疑"受"乃"得"之旁注，误入正文。《广雅·释诂三》："受，得也。""树天之度"，建立天之度数。《尚书·说命》孔疏："树，立也。"《说文·又部》："度，法制也。"引申有标准、规律之义。古人利用圭表，观察日影的正斜长短，以测定四时阴阳，乃至回归年度长度等。《后汉书·律历志》："日发其端，周而为岁，然其景不复。四周，千四百六十一日而景复初，是则日行之终。以周除日，得三百六十五四分度之一，为岁之日数。古人把一周天按一回归年的日数分度，就可以得出，太阳视运动，每昼夜行一度的简单数据。

❼ 四时阴阳合之：应"阳"下断句，方与上下文"明、彰、王、阳、光、皇"叶韵。吴注本移"合之"二字于"四时"上，较合。

❽ 别星辰：林校引《太素》"别"作"列"。按：详上下文义，疑《太素》与王注本互有脱误，当作"别列星辰"。《素问·上古天真论》："辨别星辰，"《尚书·尧典》："辨列日月星辰。""别列""辨别""辨列"义并同，"辨""别"一音之转。

❾ 彰：《太素》卷十六《脉论》作"章"。按"彰""章"同。《广韵·十阳》"章""彰"二字均有"明"义。

❿ 神农：古史又称炎帝。相传曾尝百草以疗民疾。

⓫ 著：《太素》卷十六《脉论》"著"上有"若"字，当据补。

⓬ 疑于二皇：《太素》卷十六《脉论》"疑"作"拟"。"疑"与"拟"通，拟，比也。二皇，指庖牺和女娲。司马贞补《史记·三皇本纪》以庖牺、女娲、神农为三皇。本篇既有"上通神农"句，故此当指庖牺，女娲。

⓭ 无失之……相输应也：《太素》卷十六《脉论》作"毋失此阴阳表里上下雌雄输应也"。相输应，相互通达，相互应和之意。"输"有"达"义，"应"有"和"义。

⑭ 而道："而"字费解。《素问·气交变大论》作"夫道者"，于义较胜。

⑮ 人事：概指患者的贫富贵贱、饮食起居、形志苦乐，体质寒温厚薄等及致病的社会因素。

⑯ 众庶："众庶"义同。《广韵·九御》："庶，众也。"此指百姓。

⑰ 疑殆：疑惑不明。沈祖绵说："殆，犹似也。"《魏志·杜恕传》："疑似难分。"疑似，谓疑惑相似。

按语： 文中认为习医之法有五：一诵、二解、三别、四明、五彰。即在诵读的基础上，深入理解，分析辨别，融会贯通，加以应用。并以天文、地理、人事相参，详审阴阳、表里、上下、雌雄与四时阴阳的输应关系，才可识病知源。

雷公曰：请受道❶，讽诵❷用解。诵，亦谕也。讽谕者，所以比切近而令解也。帝曰：子不闻《阴阳传》乎？曰：不知。曰：夫三阳❸天为业❹，天为业，言三阳之气，在人身形，所行居上也。《阴阳传》上古书名也。新校正云：按《太素》"天"作"太"。上下❺无常，合而病至，偏害❻阴阳。上下无常，言气乖通❼不定在上下也。合而病至，谓手足三阳气相合而为病至也。阳并至则精气微，故偏损害阴阳之用也。雷公曰：三阳莫当❽，请闻其解。莫当，言气并至而不可当。帝曰：三阳独至❾者，是三阳并至，并至如风雨，上为巅疾❿，下为漏病。并至，谓手三阳足三阳气并合而至也。足太阳脉起于目内眦，上额交巅上；其支别者，从巅至耳上角；其直行者，从巅入络脑，还出别下项，从肩膊内夹脊抵腰中，入循膂络肾属膀胱。手太阳脉起于手，循臂上行交肩上，入缺盆络心，循咽下膈抵胃属小肠。故为上巅疾，下为漏病也。漏，血脓出。所谓并至如风雨者，言无常准也。故下文曰：新校正云：按杨上善云："漏病，谓膀胱漏泄，大小便数，不禁守也。"外无期，内无正，不中经纪⓫，诊无上下，以书别⓬。言三阳并至，上下无常，外无色气可期，内无正经常尔。所至之时，皆不中经脉纲纪，所病之证，又复上下无常，以书记铨量，乃应分别尔。雷公曰：臣治疏，愈说意而已**⓭**。雷公言，臣之所治，稀得痊愈，请言深意而已疑心。已，止也，谓得说则疑心乃止。帝曰：三阳者，至阳也。六阳并合，故曰至盛之阳也。积并则为惊**⓮**，病起疾**⓯**风，至如礔砺**⓰**，九窍皆塞，阳气滂溢**⓱**，干嗌**⓲**喉塞。积，谓重也。言六阳重并，洪盛莫当，阳愤郁惟盛，是为滂溢无涯，故干**⓳**窍塞也。并于阴，则上下无常，薄为肠澼。阴，谓脏也。然阳薄于脏为病，亦上下无常定之诊。若在下为病，便数赤白。此谓三阳直心**⓴**，坐不得起，卧者便身全**㉑**，三阳之病。足太阳脉，循肩**㉒**下至腰，故坐不得起，卧便身全也。所以然者，起则阳盛鼓，故常欲得卧，卧则经气均**㉓**，故身安全。新校正云：按《甲乙经》"便身全"作"身重也"。且以知天下**㉔**，何**㉕**以别阴阳，应四时，合之五行。言知未备也。

❶ 受道：谓传授医道。"受"通"授"。

❷ 讽诵：谓背诵朗读，《说文·言部》"讽""诵"互训。慧琳《音义》卷二十七："背文曰讽，以声之曰诵。"

❸ 三阳：统手足少阳、阳明、太阳而言。

❹ 天为业："天"疑作"之"。"天"与"之"草书形近致误。《诗经·商颂·长发》毛传："业，危也。"引申有"病"意。《太素》卷十六《脉论》"天"作"太阳"。三阳者，太阳也。其说亦可参。

❺ 上下：指手足六经言。

❻ 偏害：《太素》卷十六《脉论》作"徧周"。按："偏"与"徧"通用。"徧周"同义复词。杨注云："内伤五脏，外害六腑，无所不周也。"

❼ 乖通：于义难解。"通"疑作"违"，"通""违"形近致误。

❽ 三阳莫当：张介宾曰："此必古经语也。言三阳并至，则邪变之多，气有莫可当者。"

❾ 独至："独"读为"浊"，"浊"与"重"双声，"重"有"累"义。此曰"重至"，故下以"并至"申之，义相连贯。若作单独解，则与"并至"之义相抵触矣。

❿ 巅疾：谓头部疾患。"巅""颠"通。《说文·页部》："颠，顶也。"

⓫ 不中经纪：谓不符合规律。《广雅·释诂一》："经，常也。"《左传》昭公

十五年孔疏："经者，纲纪之言也。"

⑫ 以书别：《内经评文》"别"下有"之"字。马莳曰："若此亦惟于书而知之耳，书者，即前《阴阳传》也。"

⑬ 臣治疏，愈说意而已："愈"《太素》卷十六《脉论》作"鞒"，费解。沈祖绵曰："愈即偷字，俗作偷，《左传》十七年：齐君之语偷。注：苟且。言愈者，即苟且也。""说"《太素》卷十六《脉论》作"脱"。按："臣治疏，愈说意而已"，雷公谦谓为医疏浅，但苟且简略知其大意而已。"说"与"脱"通。《史记·礼书》索隐："脱，犹疏略也。"

⑭ 积并则为惊："积并"同义复词。《说文·禾部》："积，聚也。"《后汉书·张衡传》贤注："并，犹聚也。"阳气盛聚，扰及神明，则发惊骇。

⑮ 疾：《甲乙经》卷四第一下作"如"；又《太素》卷十六《脉论》作"而如"，今从《甲乙经》。

⑯ 礔砺：即"霹雳"。《尔雅·释天》郭注："雷之急击者谓霹雳。"慧琳《音义》卷三十八："大雷震也。或从石作礔砺。"

⑰ 滂溢：水涌貌。比喻阳气之盛。

⑱ 干嗌（yì 益）:《甲乙经》卷四第一作"嗌干"。《说文·口部》："嗌，咽也。"

⑲ 干：胡本、读本并作"九"。

⑳ 三阳直心：《太素》卷十六《脉论》"三"作"二"。"直"通"值"。《说文·人部》："值，一曰逢遇也。"手阳明之脉，络肺下膈；足阳明之脉，入缺盆下膈；手太阳之脉，入缺盆络心；足太阳之正，循膂当心入散；手少阳之脉，布膻中散络心包；足少阳之脉，贯膈。三阳积并为病，阳气亢极，直冲心膈，故谓"三阳直心"。

㉑ 便身全：《甲乙经》卷四第一作"身重"，与林校合。

㉒ 肩："肩"应作"脊"。《灵枢经·经脉》："足太阳脉，挟脊抵腰中。"

㉓ 均：胡本、读本并作"约"。

㉔ 且以知天下："且以"同义复词，"且"犹"必"也。"天"疑为"上"之误。"上下"与前相应。否则，此论三阳之病，与"天下"何涉？

㉕ 何：《太素》卷十六《脉论》作"可"。按："何"字或作"可"。见《古书虚字集释》卷四。

按语："三阳"本篇凡见有七，历为注家聚讼。一说为"统手足六经"，如王冰、张介宾等；一说为"太阳"，如马莳、高世栻等。审视病证，乃阴阳偏害为患，若作"太阳"，则前后抵牾，似以作"三阳"为是。

三阳之病，责之于"偏害阴阳"，致使上下经脉之气循行失其常度。邪气累至，阳气亢盛，其病势迅疾，在上可为巅顶之疾，在下亦有泄漏之患；若亢害已极，则为惊骇，九窍闭塞，嗌干喉塞。正如张志聪注："至阳者，谓阳之至盛而无极，有如天之疾风，若礔砺之雷火骤至，阳盛则为惊也。九窍为水注之气，使九窍之水气皆竭，而阳气溢于窍中。夫肺属天而主气，与肾水上下交通，阳独盛而水液竭，故使嗌干喉塞也。"若传里入脏，阳并入阴，下迫于肠，病发肠澼。验诸临床，阳盛阴竭，确有变证丛生之虞。不可不慎。文中通过分析本证阴阳变化之机，重申了"别阴阳，应四时，合之五行"之至理。

雷公曰：新校正云：按自此至篇末，全元起本别为一篇，名《方盛衰》也。阳言不别，阴言不理❶，请起受解，以为至道。帝未许为深知，故重请也。帝曰：子若❷受传，不知合至道以惑师教，语子至道之要。不知其要，流散无穷，后世相习，去圣久远，而学者各自是其法，则惑乱❸于师氏之教旨矣。病伤五脏，筋骨以消，子言不明❹不别，是世主学尽❺矣。言病之深重，尚不明别，然轻微者，亦何开愈今❻得徧知耶？然由是不知，明世主学教之道从斯尽矣。肾且绝❼，慌慌日暮❽，从容不出，人事不殷❾。举脏之易知者也。然肾脉且绝，则心神内烁，筋骨脉肉日晚酸空也。暮，晚也。若以此之类，诸脏气俱少。不出者，当人事萎弱，不复殷多。所以尔者，是则肾不足，非伤损故也。新校正云：按《太素》作"肾且绝死，死日暮也"。

❶ 阳言不别，阴言不理：高世栻曰："阳犹明也；阴犹隐也。明言之，不能如黑白之别。隐言之，不能如经论之理。"

❷ 若：推拓连词，与"虽"同义。

❸ 乱：四库本作"离"。

❹ 明：疑误，似应作"理"，方与雷公之问相合。

❺ 世主学尽："主"疑作"至"。草书"主""至"异字同形，"至学"与"至道""至教"同义。盖此言阳病及阴，伤及五脏，而消筋骨，理本易明，雷公却惑师教，故帝慨然世之至学亡失。《说文·皿部》："尽，器中空也。"引申有亡失之义。王注"主"字亦应作"至"。

❻ 今：藏本作"令"。

❼ 肾且绝：且，助动词，将也。吴崑曰："此上必有诸经衰绝之候，盖阙之，今惟存肾绝一条尔。"孙鼎宜曰："病遍五脏，而独标肾绝者，以肾为五脏之终故也。"

❽ 惋（wǎn 晚）惋日暮：《素问札记》："惋惋，闷也。言肾脏将绝之候，犹日暮之凄凉寂寂，心中愦闷，不可譬也。"

❾ 从容不出，人事不殷：孙鼎宜曰："殷当作安，声误。从容二句言肾绝之状。肾喜静，故从容不出，人事不安，则昏愦极矣。"

示从容论篇第七十六

新校正云：按全元起本在第八卷，名《从容别白黑》。

提要：本篇谓诊病必须从容遵法，精审辨证。篇中所举脾、肝、肾病脉，以及病情判断，就是说明这种问题。

黄帝燕坐❶，召雷公而问之曰：汝受术诵书者❷，若❸能览观杂学❹，及于比类❺，通合道理，为余言子所长。五脏六腑，胆胃大小肠脾胞膀胱。脑髓涕唾，哭泣悲哀，水❻所从行。此皆人之所生，治之过失❼，《五脏别论》："黄帝问曰：余闻方士或以髓脑为脏，或以肠胃为脏，或以为腑，敢问更相反，皆自谓是，不知其道，愿闻其说。岐伯曰：脑髓骨脉胆女子胞，此六者地气所生也，皆藏于阴而象于地，故藏而不泻，名曰奇恒之府。夫胃大肠小肠三焦膀胱，此五者天气之所生也，其气象天，泻而不藏，此受五脏浊气，故名曰传化之府。"是以古之治病者，以为过失也。子务明之，可以十全。即❽不能知，为世所怨。不能知之，动伤生者，故人闻议论，多有怨咎之心焉。雷公曰：臣请诵《脉经·上下篇》甚众多矣，别异❾此类，犹未能以十全，又安足以明之。言臣所请诵《脉经》两篇众多，别异比类例，犹未能以义而会见十全，又何足以心明至理乎。安，犹何也。

❶燕坐：安坐。"燕"通"宴"。《说文·宀部》："宴，安也。"段注："经典多假燕为之。"

❷者：《太素》卷十六《脉论》无"者"字。

❸若：《太素》卷十六《脉论》作"善"。

❹ 杂学：指医以外的各种学问。

❺ 比类：比照相类。

❻ 水：吴崐曰："水，谓五液也。"

❼ 失：张志聪《素问集注》作"矣"。

❽ 即：若也。

❾ 别异：于鬯曰："别异二字，今本作则无，似与上文黄帝问辞及于比类为义合。"

帝曰：子别试❶通五脏之过，六腑之所不和，针石之败，毒药所宜，汤液滋味，具言其状，悉言以对，请问不知。 过谓过失，所谓不率常候而生病者也。毒药政❷邪，滋味充养，试公之问，知与不知尔。新校正云：按《太素》"试"作"诚别而已"。**雷公曰：肝虚肾虚脾虚，皆令人体重烦冤❸，当❹投毒药刺灸砭石汤液，或已或不已，愿闻其解。** 公以帝问，使言五脏之过，毒药汤液滋味，故问此病也。**帝曰：公何年之长而问❺之少，余真问以自谬也。** 言问之不相应也。以问不相应，故言余真发问以自招谬误之对也。**吾问子窈冥❻，子言《上下篇》以对，何也？** 窈冥，谓不可见者，则形气荣卫也。《八正神明论》"岐伯对黄帝曰：观其冥冥者，言形气荣卫之不形于外，而工独知之，以日之寒温，月之虚盛，四时气之浮沉，参伍相合而调之，工常先见之，然而不形于外，故曰观于冥冥焉。"由此，帝故曰吾问子窈冥也。然肝虚肾虚脾虚，则《上下篇》之旨，帝故曰子言《上下篇》以对何也耳❼。**夫脾虚浮似肺，肾小浮似脾，肝急沉散似肾，此皆工之所时❽乱也，然从容得之❾。** 脾虚脉浮候则似肺，肾小浮上候则似脾，肝急沉散候则似肾者，何以然？以三脏相近，故脉象参差而相类也，是以工惑乱之，为治之过失矣。虽尔乎，犹宜从容安缓，审比类之，而得三脏之形候矣。何以取之？然浮而缓曰脾，浮而短曰肺，小浮而滑曰心，急紧而散曰肝，搏沉而滑曰肾。不能比类，则疑乱弥甚。**若夫三脏，土木水参居，此童子之所知，问之何也？** 脾合土，肝合木，肾合水，三脏皆在膈下，居止相近也。

❶ 别试：丹波元简曰："别试者，谓《脉经·上下篇》之外，别有所通，试论之也。下文子言上下以对何也语，可见耳。"

❷ 政：读本、赵本并作"攻"。

❸ 肝虚肾虚脾虚，皆令人体重烦冤：张介宾曰："肝主筋，筋病则不能收持。肾主骨，骨病则艰于举动。脾主四肢，四肢病则倦怠无力，故皆令人体重。然三脏皆阴，阴虚则阳亢，故又令人烦冤满闷也。"

❹ 当：明绿格抄本作"尝"。

❺ 问：于鬯曰："问当作闻，涉下文问字而误。"

❻ 窈（yǎo 咬）冥：深远玄妙。《说文·穴部》："窈，深远也。"《冥部》"冥，幽也。"

❼ 耳：赵本无"耳"字。

❽ 时：有"常"义。见《助字辨略》。

❾ 从容得之："从容"下脱"分别而"三字，应据本书《疏五过论》"从容知之"王注引补。马莳曰："子若明从容篇以比类之，则窈冥之妙得矣。"

雷公曰：于此有人，头痛，筋挛骨重，怯然❶少气，哕噫腹满，时惊，不嗜卧，此何脏之发也？脉浮而弦，切之石坚❷，不知其解，复问所以三脏者，以知其比类也。脉有浮、弦、石、坚，故云问所以三脏者，以知其比类也。帝曰：夫从容之谓也❸。言比类也。夫年长则求之于腑，年少则求之于经，年壮则求之于脏。年之长者甚于味，年之少者劳于使，年之壮者过于内。过于内则耗伤精气，劳于使则经中风邪，恣于求❹则伤于腑，故求之异也。今子所言皆失，八风菀熟❺，五脏消烁，传邪相受。夫浮而弦者，是肾❻不足也。脉浮为虚，弦为肝气，以肾气不足，故脉浮弦也。沉而石者❼，是肾气内著也❽。石之言坚也。著，谓肾气内薄，著而不行也。怯然少气者，是水道不行，形气消索也。肾气不足，故水道不行。肺脏被冲，故形气消散。索，尽也。咳嗽烦冤者，是肾气之逆也。肾气内著，上归于母也。一人之气，病在一脏❾也。若言三脏俱行❿，不在法⓫也。经不然也。

❶ 怯然：呼吸微弱之状。慧琳《音义》卷三十三引《考声》云："怯，弱无力也。"《病源》卷十三《少气候》："肺主于气，而通呼吸。脏腑不足，则呼吸微弱而少气。水者阴气，阴气在内，故少气。"与此所说合。

❷ 脉浮而弦，切之石坚：《针灸资生经》第六《头痛》引"脉浮而弦"作"其脉举之则弦"。引"切"作"按"。张介宾曰："脉浮类肺，脉弦类肝，脉石坚类肾，难以详辨，故复问三脏之比类也。"

❸ 夫从容之谓也：从容不迫安缓之意。姚止庵曰："言此亦当从容诊视也。"高世栻曰："比类者，同类相比，辨别其真，必从容而得之，故曰夫从容之谓也。"

❹ 求：读本、赵本并作"味"。

❺ 菀熟：明绿格抄本、柯校本"熟"并作"热"。《初学记》二十四引《风俗通》曰："菀，蕴也。"

❻ 肾：律以下"肾气内著"肾气之逆"句，"肾"下似脱"气"字。以王注"肾气不足"句律之亦可证。

❼ 沉而石者：丹波元坚曰："据上文切之石坚，沉即沉按之谓也。"

❽ 是肾气内著也：即肾著。《金匮·五脏风寒积聚病》："肾著之病，腰以下冷痛，腹重如带五千钱。"而此又有筋挛骨重之意。

❾ 病在一脏："一脏"谓肾脏也。本病虽见证多端，而其病本则在于肾，并非脾、肝、肾三脏俱病。

❿ 三脏俱行：丹波元简曰："按行字诸家无解，盖谓病之行也。"

⓫ 不在法：《说文·土部》："在，存也。""不在法"犹言不在于法则之中，亦即不合法则之意。

雷公曰：于此有人，四肢解墯，喘咳血泄；而愚诊之，以为伤肺；切脉浮大而紧❶，愚不敢治。粗工下砭石，病愈多出血，血止身轻，此何物也？帝曰：子所能治，知亦众多，与此病失矣。以为伤肺而不敢治，是乃狂见，法所失也。譬以鸿飞❷，亦冲于天。鸿飞冲天，偶然而得，岂其羽翮之所能哉？粗工下砭石，亦犹是矣。

夫圣人之治病，循法守度，援物比类，化之冥冥，循上及下❸，何必守经。经，谓经脉，非经法也。今夫脉浮大虚者，是脾气之外绝，去胃外归阳明也❹，足太阴络支别者，入络肠胃，是以脾气外绝，不至胃外归阳明也。夫二火不胜三水，是以脉乱而无常也❺。二火，谓二阳脏。三水，谓三阴脏。二阳脏者，心肺也，以在膈上故。三阴脏者，肝脾肾也，以在膈下故。然❻三阴之气上胜二阳，阳不胜阴，故脉乱而无常也。四肢解堕，此脾精之不行也。土主四肢，故四肢解堕。脾精不化❼，故使之然。喘咳者，是水气并阳明也❽。肾气逆入于胃，故水气并于阳明。血泄者，脉急，血无所行也。泄，谓泄出也。然脉气数急，血溢于中，血不入经，故为血泄。以脉奔急而血溢，故曰血无所行也。若夫以为伤肺者，由失以狂❾也。不引比类，是知不明也。言所识不明，不能比类，以为伤肺，犹失狂言耳。夫伤肺者，脾气不守，胃气不清，经气不为使，真脏坏决，经脉傍绝，五脏漏泄，不衄则呕，此二者不相类也。肺气❿伤则脾外救，故云脾气不守。肺脏损则气不行，不行则胃满，故云胃气不清。肺者主行荣卫阴阳，故肺伤则经脉不能为之行使也。真脏，谓肺脏也。若肺脏损坏，皮膜决破，经脉傍绝而不流行，五脏之气上溢而漏泄者，不衄血则呕血也。何者？肺主鼻，胃应口也。然口鼻者，气之门户也。今肺脏已损⓫，胃气不清，不上衄则血下流于胃中，故不衄出则呕出也。然伤肺伤脾，衄血泄血，标出且异，本归亦殊，故此二者不相类也。譬如天之无形，地之无理，白与黑相去远矣。言伤肺伤脾，形证悬别，譬天地之相远，如黑白之异象也。是失，吾⓬过矣。以子知之，故不告子。是，犹此也。言雷公子之此见病疏者，是吾不告子比类之道，故自谓过也。明引比类《从容》，是以名曰诊轻，新校正云：按《太素》"轻"作"经"。是谓至道也。明引形证，比量类例，今⓭从容之旨，则轻微之者亦不失矣。所以然者何哉？以道之至妙而能尔也。《从容》上古经篇名也。何以明⓮之？

《阴阳类论》："雷公曰：臣悉尽意，受传经脉，颂得从容之道，以合《从容》。"明古文有《从容》矣。

❶ 紧：明绿格抄本作"虚"。

❷ 譬以鸿飞："以"有"如"义。《广雅·一束》引《诗》传曰："大曰鸿，小曰雁。"

❸ 化之冥冥，循上及下：张介宾曰："化之冥冥，握变化于莫测之间，而神无方也。能如是，则循上可也及下亦可也。"森立之曰："此谓邪气传化之无常，其虚实冷热，真寒假热，假寒真热，玄妙莫究。所云上下无常者是也。故守三阳三阴之经证而施治，则其误不少，故曰何必守经也。"

❹ 是脾气之外绝，去胃外归阳明也：张琦曰："外绝去三字有误，或衍也。右关部外以候胃，内以候脾。今脉浮大而虚，是脾气外归于阳明之经，故砭出血，泄阳明而愈。"

❺ 二火不胜三水，是以脉乱而无常也：张琦曰："二火三水不解，前所列证亦无脉乱无常之文，误衍也。"吴崑曰："二火犹言二阳，谓胃也；三水犹言三阴，谓脾也。言脾太阴之气外归阳明，阳明不胜太阴，是以脉乱而失其常，常脉浮缓，今失而为浮大虚矣。"

❻ 然：四库本作"曰"。

❼ 化：四库本作"行"。

❽ 喘咳者，是水气并阳明也：张介宾曰："脾病不能制水，则水邪泛溢并于胃腑，气道不利，故为喘为咳，盖五脏六腑，皆能令人咳也。"

❾ 由失以狂：《太素》卷十六《脉论》无"失"字。"由"有"是"义，"以"与"于"义同。"由失以狂"犹云是失于妄言耳。

❿ 气：四库本无"气"字。

⓫ 损：四库本"损"作"伤"。

⓬ 失吾：《太素》卷十六《脉论》作"吾失"。

⓭ 今：《素问校讹》引古抄本作"合"。

⓮ 明：读本作"合"。

疏五过论篇第七十七

新校正云：按全元起本在第八卷，名《论过失》。

提要：本篇从问诊、切诊等方面，指出医生临证治病容易发生五种过失。"此皆受术不通，人事不明，不知天地阴阳、四时经纪、脏腑雌雄表里、八正九候之道，是以五过不免"。篇中剀切说明此理，用意深切。

　　黄帝曰：呜呼远哉！闵闵❶乎若视深渊，若迎浮云。视深渊尚可测，迎浮云莫知其际❷。呜呼远哉！叹至道之不极也。闵闵乎，言妙用之不穷也。深渊清澄，见之必定，故可测。浮云漂寓，际不守常，故莫知。新校正云：详此文与《六微旨论》文重。圣人之术，为万民式❸。论裁志意❹，必有法则。循经守数❺，按循医事❻，为万民副❼。故事有五过四德❽。汝知之乎？慎五过，则敬顺四时之德气矣。然德者，道之用，生之主，故不可不敬顺之也。《上古天真论》曰："所以能年皆度百岁而动作不衰者，以其德全不危故也。"《灵枢经》曰："天之在我者德也。"由此则天降德气，人赖而生，主❾气抱神，上通于天。《生气通天论》曰："夫自古通天者，生之本。"此之谓也。新校正云：按为万民副，杨上善云："副，助也。"雷公避席❿再拜曰：臣年幼小，蒙愚以⓫惑。不闻五过与四德⓬。比类形名，虚引其经⓭，心无所对。经未师受，心匪生知，功业微薄，故卑辞也。

　　❶ 闵闵（mǐnmǐn 闽闽）：深远也。见本书《灵兰秘典论》"闵闵之当"王注。

❷ 际：于鬯曰："际字当依《六微旨大论》作极。极与上文测字，下文式字、则字、副字、德字为韵。若作际，则失音韵。"

❸ 式：榜样。《老子道德经·上篇》："知其白，守其黑，为天下式。"王注："式，模则也。"

❹ 论裁志意：吴崑曰："论裁人之志意，必有法则。"

❺ 循经守数：遵古经，持医术。此与篇末"上经下经，揆度奇恒"前后相应。"数"有"术"义。

❻ 按循医事：森立之曰："按循之循，后文云循求其理，同义。"

❼ 为万民副：于鬯曰："副当读为福，福、副同声相借。"

❽ 四德：疑衍，全篇只论"五过"，并未涉及"四德"，故全元起本名此篇曰"论过失"。"四德"二字，似涉下篇"四失"误衍。

❾ 主：赵本、四库本并作"生"。

❿ 避席：即离开坐位。《吕氏春秋·直谏》高注："避席，下席也。"

⓫ 以：义与"而"同。见《经传释词》。

⓬ 与四德：依本节注 ❽ 之例，此三字亦衍。

⓭ 比类形名，虚引其经：谓只能排比类似之疾病证象，浮泛地引用经义。

　　帝曰：凡未❶诊病者，必问尝❷贵后贱，虽不中邪❸，病从内生，名曰脱营❹；神屈故也。贵之尊荣，贱之屈辱，心怀眷慕，志结忧惶，故虽不中邪，而病从内生，血脉虚减，故曰脱营。尝富后贫，名曰失精❹；五气留连，病有所并❺。富而从欲，贫夺丰财，内结忧煎，外悲过物。然则心从想慕，神随往计，荣卫之道，闭以迟留，气血不行，积并为病。医工诊之，不在脏腑，不变躯形，诊之而疑，不知病名；言病之初也。病由想恋所为，故未居脏腑。事因情念所起，故不变躯形。医不悉之，故诊而疑也。身体日减，气虚无精，言病之次也。气血相逼❻，形肉消烁，故身体日减。《阴阳应象大论》曰："气归精，精食气。"今气虚不化，精无所滋故也。病深无气，洒洒然时惊，言病之深也。病气深，谷气尽，阳气内薄，故恶寒而惊。洒洒，寒貌。病深者，以其外耗于卫，内夺于荣。血为忧煎，气随悲减，故外耗于卫，内夺于荣。病深者何？以此耗夺故尔也。新校正云：按《太素》"病深者以其"作"病深以甚也"。**良工❼所失，不知病情，此亦❽治之一过也。**失，谓失问其所始也。

❶未：《医心方》卷一第一引《太素》无"未"字。按："未"疑"来"之误，"未""来"形近，传抄致误。

❷尝：《广韵·十阳》："尝，曾也。"《说文》段注："引伸凡经过者为尝，未经过者为未尝。"

❸虽不中邪：《医心方》卷一第一引《太素》作"虽不中于外邪"。

❹脱营　失精：皆为情志不舒导致虚损之病。森立之曰："脱营者，脱血之谓；失精者，失气之谓。"

❺五气留连，病有所并：马莳曰："五气者，五脏之精气。"张介宾曰："精失则气衰，气衰则不运。"由于不运，故病有所聚矣。《后汉书·张衡传》贤注："并，犹聚也。"

❻逼：藏本作"迫"。

❼良工："良"字误，应作"粗"。本篇所谓"为工而不知道""医不能严""粗工治之"并言医之妄诊。若名"良工"，却不知病情，何言之"良"？以下节"愚医治之，不知补泻"律此，则"良工"为"粗工"之误明矣。

❽亦："亦"语中助词，古书多有此例。丹波元简以为衍文似未必。

凡欲诊病者，必问饮食居处，饮食处居，其有❶不同，故问之也。《异法方宜论》曰："东方之域，天地之所先❷生，鱼盐之地，海滨傍水，其民食鱼而嗜咸，皆安其处，美其食。西方者，金玉之域，沙石之处，天地之所收引，其民陵居而多风，水土刚强，其民不衣而褐荐，其民华食而脂肥。北方者，天地所闭藏之域，其地高陵居，风寒冰列❸，其民乐野处而乳食。南方者，天地所长养，阳之所盛处，其地下，水土弱，雾露之所聚，其民嗜酸而食胕。中央者，其地平以湿，天地所以生万物也众，其民食杂而不劳。"由此则诊病之道，当先问焉。故圣人杂合以法，各得其所宜。此之谓矣。**暴乐暴苦，始乐后苦，**新校正云：按《太素》作"始苦"。**皆伤精气，精气竭绝，形体毁沮❹。**喜则气缓，悲则气消。然悲哀动中者，竭绝而失生，故精气竭绝，形体残毁，心神沮丧矣。**暴怒伤阴，暴喜伤阳❺，**怒则气逆，故伤阴。喜则气缓，故伤阳。**厥气上行，满脉去形❻**。厥，气逆也。逆气上行，满于经络，则神气惮散，去离形骸矣。**愚医治之，不知补泻，不知病情，精华日脱，邪气乃并❼。此治之二过也。**不知喜怒哀乐之殊情，概为补泻而同贯，则五脏精华之气日脱，邪气薄蚀而乃并于正真之气矣。

❶ 其有：读本作"五方"。

❷ 先：读本作"始"。

❸ 列：赵本作"冽"。

❹ 沮（jǔ举）：败坏。《淮南子·本经训》高注："沮，败也。"《诗经·小雅·小旻》毛传："沮，坏也。"

❺ 暴怒伤阴，暴喜伤阳：姚止庵曰："伤阴者，怒伤肝血也；伤阳者，喜散心气也。"

❻ 去形：谓气血不充于形体，呈羸败之象。

❼ 并：谓盛实。见本书《生气通天论》"并乃狂"句王注。

善为脉者，必以比类奇恒从容知之❶，为工而不知道，此诊之不足贵，此治之三过也。奇恒，谓气候奇异于恒常之候也。从容，谓分别脏气虚实，脉见高下，几相似也。《示从容论》曰："脾虚浮以肺，肾小浮似脾，肝急沉散似肾，此皆工之所时乱，然从容分别而得之矣。"

❶ 必以比类奇恒从容知之：喻昌曰："比类之法，医之所贵，如老吏判案，律所不载者，比例断之，纤细莫逃也。奇恒者，审其病之奇异平常也。从容者，凡用比类之法，分别病能，必从容参酌，恶粗疏简略也。"

诊有三常❶，必问贵贱，封君败伤❷，及欲侯王。贵则形乐志乐，贱则形苦志苦，苦乐殊贯，故先问也。封君败伤，降君之位，封公卿也。及欲侯王，谓情慕尊贵，而妄为不已❸也。新校正云：按《太素》"欲"作"公"。**故贵脱势，虽不中邪，精神内伤，身必败亡。**忧惶煎迫，怫结所为。**始富后贫，虽不伤邪，皮焦筋屈，痿躄为挛❹。**以五脏气留连，病有所并而为是也。**医不能严，不能动神❺，外为柔弱，乱至**

失常❻，病不能移❼，则医事不行，此治之四过也。严，谓戒，所以禁非也。所以❽令从命也。外为柔弱，言委随而顺从也。然戒不足以禁非，动不足以从令，委随任物，乱失天常，病且不移，何医之有！

❶ 三常：指贵贱、贫富、苦乐而言。

❷ 封君败伤："封君"古代领受封邑之贵族。《汉书·货殖传》："秦汉之制，列侯封君食租税，岁率户二百。"丹波元简曰："败伤谓削除之类，追悔已往，以致病也。"

❸ 不已：《伤寒总病论》卷一引作"丧志"。

❹ 皮焦筋屈，痿躄为挛：吴崑曰："失其肥甘，五液干涸，故令焦屈挛躄。""躄"足痿弱不能行走。

❺ 不能动神：孙鼎宜曰："既不能严，又不能令病者之心悦神怡，而忘乎富贵之感也。"

❻ 乱至失常：谓诊治失其常法。《尔雅·释诂》："乱，治也。"

❼ 移：《楚辞·大招》王注："移，去也。"

❽ 所："所"上脱"动"字，应据下"动不足以从令"句补。

凡诊者，必知终始❶，有知余绪❷。切脉问名❸，当合男女❹，终始，谓气色也。《脉要精微论》曰："知外者终而始之。"明知五气色象，终而复始也。余绪，谓病发端之余绪也。切，谓以指按脉也。问名，谓问病证之名也。男子阳气多而左脉大为顺，女子阴气多而右脉大为顺，故宜以候，常先合之也。**离绝菀结，忧恐喜怒，五脏空虚，血气离守❺，工不能知，何术之语。**离，谓离间亲爱。绝，谓绝念所怀。菀，谓菀积思虑。结，谓结固余怨。夫间亲爱者魂游，绝所怀者意丧，积所虑者神劳，结余怨者志苦，忧愁者闭塞而不行，恐惧者荡惮而失守，盛忿❻者迷惑而不治，喜乐者惮散而不藏。由是八者，故五脏空虚，血气离守，工不思晓，又何言哉！新校正云：按"荡惮而失守"，《甲乙经》作"不收"。**尝富❼大伤，斩筋绝脉，身体复行，令泽不息。**斩筋绝脉，言非分之过损也。身体虽以复旧而行，且今❽津液不为滋息也。何者？精气耗减也。泽者，液❾也。**故伤败**

结，留薄归阳，脓积寒炅，<small>阳，谓诸阳脉及六腑也。炅，谓热也。言非分伤败筋脉之气，血气内结，留而不去，薄于阳脉，则化为脓，久积腹中，则外为寒热也。</small>粗工治之，亟刺阴阳，身体解散，四肢转筋，死日有期，<small>不知寒热为脓积所生，以为常热之疾，概施其法，数刺阴阳经脉，气夺病甚，故身体解散而不用，四肢废运而转筋，如是故知死</small>❿<small>日有期，岂谓命不谓医耶？</small>医不能明，不问所发❶，唯言死日，亦为粗工。此治之五过也。<small>言粗工不必谓解。不备学者，纵备尽三世经法，诊不备三常，疗不慎五过，不求余绪，不问特身</small>⓬，<small>亦足为粗略之医尔。</small>

❶ 终始：吴崑曰："终始，谓今病及初病也。"

❷ 有知余绪：守校本"有"作"又"。傅青主曰："有知，当是又知。"张介宾曰："有知余绪，谓察其本知其末也。"

❸ 问名：犹云"问证"。在男子则问疝瘕，在女子则问经水。《春秋繁露·深察名号》："名之为言真也。""真"与"证"双声，故义相通。

❹ 当合男女：指切脉问证之时，应结合阴阳多少及脉象顺逆等特点。

❺ 离守：《素问札记》曰："《韵会小补》引离作难。"

❻ 忿：读本"忿"作"怒"。

❼ 富：似应作"负"。"富""负"声误。《史记·黥布传》索隐："负，犹被也。"此谓尝被大伤，故下以"斩筋绝脉"承之。

❽ 今：《素问校讹》引古抄本、元椠本作"令"。

❾ 液：四库本作"津液"。

❿ 知死：胡本、读本"死"上并无"知"字。

⓫ 发：吴崑曰："发，谓病之由也。"

⓬ 特身：读本、藏本并作"持"。

凡此五者，皆受术不通，人事不明也。<small>言是五者，但</small>❶<small>名受术之徒，未足以通悟精微之理，人间之事尚犹懵然。</small>故曰：圣人之治病也，必知天地阴阳，四时经纪❷，五脏六腑，雌雄表里❸，刺灸砭石，毒药所主，从容人事❹，以明经道❺，贵贱贫富，各异品理❻，问年少长，勇怯之理，审于分部❼，知病本始，八正九候❽，诊必副矣❾。圣人之备识也如此，工宜勉之。

❶但：读本、藏本并作"粗"。

❷经纪：于上下文不类，疑作"经络"。"纪""络"形误。本书《经络论篇》："阴络之色应其经，阳络之色变无常，随四时而行也。"故治病必知之。

❸雌雄表里：在此指经脉而言。如六阴经为雌，六阳经为雄。阳经行于表，阴经行于里。

❹从容人事：指对病人，应于人情事理，比较分析，因变而施。

❺经道：常道。《广雅·释诂一》："经，常也。"

❻各异品理：谓贵贱贫富，有不同之区分。慧琳《音义》卷二十七："品，类别也。"《礼记·乐记》郑注："理，分也。"

❼分部：赵本、吴本、明绿格抄本、朝本、藏本、熊本、黄本并作"部分"。

❽八正九候：张介宾曰："八正，八节之正气也。"九候，指三部九候脉象。

❾诊必副矣：谓诊治定与病机、病情相合。《汉书·礼乐志》颜注："副，称也。"

治病之道，气内为宝❶，循求其理，求之不得，过在表里。工之治病，必在于形气之内求有过者，是为圣人之宝也。求之不得，则以脏腑之气阴阳表里而察之。新校正云：按全元起本及《太素》作"气内为实"。杨上善云："天地间气为外气，人身中气为内气，外气裁成万物，是为外实，内气荣卫裁生，故为内实，治病能求内气之理，是治病之要也。"守数据治，无失俞理，能行此术，终身不殆。守数，谓血气多少及刺深浅之数也。据治，谓据穴俞所治之旨而用之也。但守数据治而用之，则不失穴俞之理矣。殆者，危也。不知俞理，五脏菀熟，痈发六腑❷。菀，积也。熟，热也。五脏积热，六腑受之，阳热相薄，热之所过则为痈矣，诊病不审，是谓失常，谓失常经术正用之道也。谨守此治，与经相明，谓前气内循求俞会之理也。《上经》《下经》揆度阴阳，奇恒五中❸决以明堂❹，审于终始，可以横行。所谓《上经》者，言气之通天也。《下经》者，言病之变化也。言此二经，揆度阴阳之气，奇恒五中❺，皆决于明堂之部分也。揆度者，度病之深浅也。奇恒者，言奇病也。五中者，谓五脏之气色也。夫明堂者，所以视万物，别白黑，审长短，故曰决以明堂也。审于终始者，谓审察五色囚王，终而复始也。夫道循如是，应用不穷，目牛无全，万举万当，由斯高远，故可以横行于世间矣。

❶ 宝：田晋蕃曰："《庄子·庚桑楚》：正得秋而美宝成。释文元嘉本作美实。《说文》：实，从宀从贯，货贝也。实之与宝，义可通假。"

❷ 五脏菀熟，痈发六腑："熟"明绿格抄本作"热"。张志聪曰："夫在内者，五脏为阴，六腑为阳，谓菀热在内，而痈发于在外之皮肉间也。"

❸ 揆度阴阳，奇恒五中：《素问札记》云："五中恐五色之讹。"张介宾曰："揆度，切度之也。奇恒言奇病也。凡诊病者，能明上经下经之理，以揆度阴阳，能察奇恒五中之色，而决于明堂（鼻部位）则心通一贯，应用不穷。"

❹ 决以明堂：《灵枢·五色》："五色独决于明堂乎。明堂者，鼻也。"文中"明堂"指面部诸位而言。《金匮》第一云"问曰：病人有气色见于面部，愿闻其说。师曰：鼻头色青，腹中痛"云云。所问以面，而答以鼻，即所谓"决以明堂"也。

❺ 中：胡本、赵本"中"下并有"者"字。

征四失论篇第七十八

新校正云：按全元起本在第八卷，名《方论得失明著》。

提要：本篇分析在临证工作上的四种过失，指出其要害在于"治不能循理"。

黄帝在明堂，雷公侍坐。黄帝曰：夫子所通书受事❶众多矣，试言得失❷之意，所以得之，所以失之。雷公对曰：循经❸受业，皆言十全，其时有过失者，请❹闻其事❺也。言循学经师，受传事业，皆谓十全于人庶，及乎施用正术，宣行至道，或得失之于世中，故请闻其解说也。

❶ 通书受事：谓读书和从师学习。《说文·辵部》："通，达也。""受事"谓受业。《史记·淮阴侯传》集解引文颖："事，犹业也。"

❷ 得失：得，指治愈；失，指治不愈。

❸ 循经："经"疑"学"之误。《广雅·释诂》："循，从也。""循学"即"从学"，王注谓"循学"，但赘以"经师"二字，则不合。

❹ 请：吴本"请"作"愿"。

❺ 事："事"字疑衍。王注"故请闻其解说也"，似王所据本无"事"字。

帝曰：子年少智未及邪？将言以杂合❶耶❷？言谓年少智未及而不得十全耶？为复且以言而杂合众人之用耶？帝疑先知而反问也。夫经脉十二，络脉三百六十五，此皆人之所明知，工之所循用也。谓循学而用也。所以不十全者，精神不专，志意不理❸，外内相失❹，

故时疑殆。 外，谓色。内，谓脉也。然精神不专于循用，志意不从于条理，所谓粗略，揆度失常，故色脉相失而时自疑殆也。**诊不知阴阳逆从之理，此治之一失矣。**《脉要精微论》曰："冬至四十五日，阳气微上，阴气微下。夏至四十五日，阴气微上，阳气微下。阴阳有时，与脉为期。" 又曰："微妙在脉，不可不察，察之有纪，从阴阳始。" 由此故诊不知阴阳逆从之理为一失矣。

❶ 杂合：沈祖绵曰："按'杂'孙诒让校正作'离'字是也。本书有《阴阳离合论》篇是其明证。""离合"谓阴阳逆从之理。

❷ 耶：田校本作"邪"，与上"邪"字一律。《广韵·九麻》："邪俗作耶。"

❸ 志意不理：犹言思想上缺乏正确的思维能力。

❹ 外内相失：谓不能将外在的证候表现与内在的病理变化相联系。

受师不卒 ❶，妄作杂术 ❷，谬言 ❸ 为道，更名自功 ❹， 新校正云：按《太素》"功"作"巧"。**妄用砭石，后遗身咎 ❺，此治之二失也。** 不终师术，惟妄是为，易古变常，自功循己，遗身之咎，不亦宜乎？故为失二也。《老子》曰："无遗身殃，是谓袭常。" 盖嫌其妄也。

❶ 受师不卒：谓初受于师者，学业未精，苟且自是，未能卒业。慧琳《音义》卷二十一："卒，终也。"

❷ 杂术：读本、吴本、明绿格抄本、朝本并作"离术"。吴崑曰："离术，别术也。" 张介宾曰："妄行离术者，不明正术，假借异端也。"

❸ 谬言：丹波元坚谓："缪当作嘐。"《说文·口部》："嘐（xiāo 肖），夸言也。"

❹ 更名自功：于鬯曰："按更名者，当是窃取前人之法而更其名目。功字当依林校引《太素》作巧，巧与上文道字，下文咎字为韵。窃取前人之法而更其名目，是以前人之巧为已巧，故曰：自巧。"

❺ 咎：罪过，过错。《尚书·洪范》孔疏："咎，是过之别名。"

不适 ❶ 贫富贵贱之居，坐 ❷ 之薄厚形之寒温，不适饮食之宜，不别人之勇怯，不知比类 ❸ 足以自乱，不足以自明，此治之三失也。 贫贱者劳，富贵者佚。佚则邪不能伤，易伤以劳；劳则易伤以邪。

其于劳也，则富者处❹贵者之半。其于邪也，则贫者居贱者之半。例率如此。然世禄之家，或此殊矣。夫勇者难感，怯者易伤，二者不同，盖以其神气有壮弱也。观其贫贱富贵之义，则坐之薄厚，形之寒温，饮食之宜，理可知矣。不知此类，用必乖哀❺，则适足以汨乱心绪，岂通明之可妄❻乎？故为失三也。

❶ 不适：谓不理解。《广雅·释言》："适，悟也。"《广韵·十一暮》："悟，心了。"

❷ 坐：高注本"坐"作"土"；张琦云："疑当作生。"按：作"土"义胜。《左传》成公六年："土厚水深，居之不疾""土薄水浅，其恶（疾）易觏。"

❸ 比类：比较相类事物。

❹ 处：藏本作"近"。

❺ 哀：赵本、藏本并作"衷"。守校本作"衰"。

❻ 妄：赵本、藏本并作"望"。

诊病不问其始，忧患饮食之失节，起居之过度，或伤于毒❶；不先言此，卒持寸口❷，何病能中。妄言作名❸，为粗所穷，此治之四失也。忧，谓忧惧也。患，谓患难也。饮食失节，言其饱也。起居过度，言溃耗也。或伤于毒，谓病不可拘于脏腑相乘之法而为疗也。卒持寸口，谓不先持寸口之脉和平与不和平也。然工巧备识，四术犹疑，故诊不能中病之形名，言不能合经而妄作，粗略医者，尚能穷妄谬之违背，况深明者见而不谓非乎！故为失四也。

❶ 毒：吴崑曰："毒，谓草木金石禽虫诸毒。"

❷ 卒（cù促）持寸口：谓突然仓促地诊察脉息。卒，同猝，遽也。

❸ 妄言作名：谓信口胡言，杜撰病名。《礼记·月令》郑注："作为诈。"胡澍曰："作，读曰诈，妄、诈对文。"

是以世人之语者，驰千里之外，不明尺寸之论，诊无人事❶。言工之得失毁誉在世人之言语，皆可至千里之外，然其不明尺寸之诊，论当以何事知见于人耶！治数之道❷，从容之葆❸。治，王也。葆，平❹

也。言诊数当王之气，皆以气高下而为比类之原本也。故下文曰：**坐❺持寸口，诊不中五脉，百病所起❻，始以自怨，遗师其咎❼**。自不能深学道术，而致诊差违始❽上，申怨谤之词，遗过咎于师氏者，未之有也。**是故治不能循理，弃术于市，妄治时愈，愚心自得**。不能修学至理，乃衒卖于市廛，人不信之，谓乎❾虚谬，故云弃术于市也。然愚者百虑而一得，何自功之有耶？新校正云：按全元起本"自"作"巧"。《太素》作"自功"。**呜呼！窈窈冥冥❿，熟知其道？**今详"熟"当作"孰"。**道之大者，拟于天地，配于四海，汝不知道之谕⓫，受以明为晦**。呜呼，叹也。窈窈冥冥，言玄远也。至道玄远，谁得知之？孰谁也。拟于天地，言高下之不可量也。配于四海，言深广之不测也。然不能晓谕于道，则授明道而成暗昧也。晦，暗也。

❶ 不明尺寸之论，诊无人事："论""诊"二字误倒，当据王注作"不明尺寸之诊，论无人事"。"论无人事"，谓粗工诊病，对于贫富贵贱，饮食寒温，往往忽略不问。

❷ 治数之道：谓医疗技术的理论原则。《广雅·释言》："数，术也。"张琦曰："即阴阳逆从及脏腑经脉之度也。"

❸ 从容之葆：《广雅·释训》："从容，举动也。"《释诂三》："葆，本也。"葆、本一声之转。指医疗实践的根本。

❹ 平：四库本作"原"。

❺ 坐：《广雅·释诂三》："坐，止也。""止"作"仅"解。

❻ 百病所起：谓医工不识百病所起之由，非谓患者之百病丛生。

❼ 遗师其咎："师""咎"二字误倒，应作"遗咎其师"。王注"遗过咎于师氏者"，似王注据本不误。

❽ 始：柯校本作"如"。

❾ 乎：四库本作"之"。

❿ 窈窈（yǎoyǎo 咬咬）冥冥：喻医学理论之微妙深奥。慧琳《音义》卷二十八引《考声》云："窈冥，深邃貌。"

⓫ 不知道之谕："道""谕"二字误倒。应作"不知谕之道"。王注"不能晓谕于道"，似王注所据本未倒。《淮南子·修务训》高注："谕，明也。"

按语： 本篇与《疏五过论》精神若一，内容相类，可互为补充。前篇主要论述了医生的"五过"与"四德"。而本篇则着重惩戒医者的四种过失。①强调指出学习和运用医学理论的重要性，"诊不知阴阳逆从之理"，乃医者一大过失。②辨证施治是临床医疗的基本原则。"妄行离术""妄用砭石"，必然"后遗身咎"，贻害非浅。③详察病家情况，进行综合分析是医者必须遵循的基本要求。不辨贫富贵贱之别，不明饮食，勇怯之异，不知比类之法，何异于"盲人瞎马"。④四诊合参，乃临床医疗的基本方法。"诊病不问其始""卒持寸口"，终将酿成祸端。此四者实为医者之大忌。即在今日，仍应作箴言。

卷第二十四

阴阳类论篇第七十九

新校正云：按全元起本在第八卷。

提要： 篇中论述三阴三阳的症状、脉象等，最后指出预测死期，主要在于结合四时，缜密观察。

孟春始至，黄帝燕坐，临观八极，正❶八风之气，而问雷公曰：阴阳之类，经脉之道，五中❷所主❸，何脏最贵？孟春始至，谓立春之日也。燕，安也。观八极，谓视八方远际之色。正八风，谓候八方所至之风，朝会于太一者也。五中，谓五脏。新校正云：详"八风朝太一"，具《天元玉册》中。又按杨上善云："夫天为阳，地为阴，人为和。阴无其阳，衰杀无已，阳无其阴，生长不止。生长不止则伤于阴，阴伤则阴灾起。衰杀不已则伤于阳，阳伤则阳祸生矣。故须圣人在天地间，和阴阳气，令万物生也。和气之道，谓先修身为德，则阴阳气和；阴阳气和，则八节风调；八节风调，则八虚风止。于是疵疠不起，嘉祥竞集，此亦不知所以然而然也。故黄帝问身之经脉贵贱，依之调摄，修德于身，以正八风之气。"**雷公对曰：春甲乙青，中主肝，治七十二日，是脉之主时，臣以其脏最贵。** 东方甲乙，春气主之，自然青色内通肝也。《金匮真言论》曰："东方青色，入通于肝。"故曰青，中主肝也。然五行之气，各王❹七十二日，五❺积而乘之，则终一岁之数三百六十日，故云治七十二日也。夫四时之气，以春为始，五脏之应，肝脏合之，公故以其脏为最责❻。"脏"或为"道"，非也。**帝曰：却念《上下经》，《阴阳从容❼》，子所言贵，最其下也。** 从容，谓安缓比类也。帝念《脉经·上下篇》阴阳比类形气，不以肝脏为贵。故谓公之所贵，最其下也。

❶ 正:《太素》卷十六《脉论》"正"上有"始"字。

❷ 五中：马莳曰："五中者，古经篇名。"此亦一说。揣经文旨意，以王注义胜。

❸ 主：谓主时。

❹ 王：读本、赵本并作"主"。

❺ 五：读本、赵本"五"上有"五七二"三字。

❻ 责：读本作"贵"。

❼ 阴阳从容，张介宾曰："《上下经》古经也，《阴阳从容》其篇名也。"

雷公致斋❶七日，且❷复侍坐。悟非，故斋以洗心。愿益，故坐而复请。帝曰：三阳为经❸，二阳为维❹，一阳为游部❺，经，谓经纶，所以济成务。维，谓维持，所以系天真。游，谓游行。部，谓身形部分也。故主气者济成务，化谷者系天真，主色者散布精微，游行诸部也。新校正云：按杨上善云："三阳，足太阳脉也，从目内眦上头，分为四道，下项，并正别脉上下六道，以行于背，与身为经。二阳，足阳明脉也，从鼻而起，下咽，分为四道，并正别脉六道，上下行腹，纲维于身。一阳，足少阳脉也，起目外眦，络头，分为四道，下缺盆，并正别脉六道，上下主经营百节，流气三部，故曰游部。"此知五脏终始❻。观其经纶维系游部之义，则五脏之终始可谓❼知矣。三阳为表❽，二阴为里❾，三阳，太阳。二阴，少阴也。少阴与太阳为表里，故曰三阳为表，二阴为里。一阴至绝作朔晦❿，却具合以正其理⓫。一阴，厥阴也。厥，犹尽也。《灵枢经》曰："亥为左足之厥阴，戌为右足之厥阴，两阴俱尽，故曰厥阴。"夫阴尽为晦，阴生为朔。厥阴者，以阴尽为义也，征其气王⓬则朔，适⓭言其气尽则晦，既见其朔，又当其晦，故曰一阴至绝作朔晦也。然征彼俱尽之阴，合此发生之木，以正应五行之理，而无替循环，故云却具合以正其理也。新校正云：按注言"阴尽为晦，阴生为朔"，疑是"阳生为朔"。雷公曰：受业未能明。言未明气候之应见。

❶ 斋：斋戒。古人在祭祀前整洁身心，以示虔敬。《吕氏春秋·孟春》高注："《论语》曰：斋必变食，居必迁坐，自禋洁也。"

❷ 旦：《太素》卷十六《脉论》无"旦"字。

❸ 三阳为经："三阳"指足太阳，因其直行由巅循身之背，又独统阳分，故称为"经"。

❹ 二阳为维："二阳"指足阳明，因其上布头面，下循胸腹，维络于前，故称为"维"。

❺ 一阳为游部：《太素》卷十六《脉论》无"为"字。按："一阳"指足少阳，因其为半表半里，行于身之侧，出表入里，故曰"游部"。

❻ 五脏终始：吴崐曰："由表而入，则始太阳，次少阳，终阳明；由里而出，则始阳明，次少阳，终太阳，言五脏者，阳该阴也。"

❼ 谓：守校本无"谓"字。

❽ 三阳为表：张介宾曰："三阳误也，当作三阴。三阴，太阴也，太阴为诸阴之表，故曰三阴为表。按《阴阳离合论》曰：太阴为开。《痿论》曰：肺主身之皮毛。《灵枢·师传》篇曰：肺为之盖，脾者主为卫。是手足三阴皆可言表也。"

❾ 二阴为里，张介宾曰："二阴，少阴肾也，肾属水，其气沉，其主骨，故二阴为里。"

❿ 一阴至绝作朔晦：《素问札记》云："作字恐衍。"张介宾曰："一阴，厥阴也。厥者尽也，阴阳消长之道。阴之尽也，如月之晦，阳之生也，如月之朔，既晦而朔，则绝而复生，此所谓一阴至绝，作朔晦也。"

⓫ 却具合以正其理：《素问札记》云："却字恐衍。"

⓬ 王：顾观光曰："王当作主。"

⓭ 适：顾观光曰："适字衍。"

帝曰：所谓三阳者，太阳为经❶，阳气盛大，故曰太阳。三阳脉❷，至手太阴，弦❸浮而不沉，决以度，察以心，合之阴阳之论。太阴为寸口也。寸口者，手太阴也，脉气之所行。故脉皆至于寸口也。太阳之脉，洪大以长，今弦浮不沉，则当约以四时高下之度而断决之，察以五脏异同之候而参合之，以应阴阳之论，知其脏否耳。所谓二阳者，阳明也，《灵枢经》曰："辰为左足之阳明，巳为右足之阳明。"两阳合明，故曰二阳者阳明也。**至手太阴，弦而沉急不鼓，炅至以病皆死❹**。鼓，谓鼓动。炅，热也。阳明之脉，浮大而短，今弦而沉急不鼓者，是阴气胜阳，木来乘土也。然阴气胜阳，木来乘土，而反热病至者，是阳气之衰败也，犹灯之焰欲灭反明，故皆死也。**一阳者，少阳也**，阳气未大，故曰少阳。**至手太阴，上连人迎，弦急悬不绝，此少阳之病也**，人迎，谓❺结喉两旁同身寸之一寸五分，脉动应手者也。弦为少阳之脉，今急悬不绝，是经气不足，故曰少阳之病也。悬者，谓如悬物之动摇也。**专阴则死❻**。专，独也。言其独有阴气而无阳气，则死。**三阴者，六经之所主也❼**，三阴者，太阴也。言所以诸脉皆至手太阴者何耶？以是六经之主故也。六经，谓三阴三阳之经脉也。所以至手太阴者何？以肺朝百脉之气，皆交会于气口也。故下文曰：**交于太阴**，此正发明肺朝百脉之义也。《经脉别论》曰："肺朝百脉"。**伏鼓不浮，上空志心❽**。脉伏鼓击而不上浮者，是心气不足，故上控引于心而为病也。志心，谓小心也。《刺禁论》曰："七节之旁，中有小心。"此之谓也。新校正云：按杨上善云："肺脉浮涩，此为平也。今见伏鼓，是肾脉也。足少阴脉贯脊属肾，上入肺中，从肺出络心。肺气下入肾志，上入心神也。"王氏谓"志心"为"小心"，义未通。**二阴至肺❾，其气归膀胱，外连脾胃❿**。二阴，谓少阴肾之脉。少阴之脉，别行者，入跟中，以上至股内后廉，贯脊属肾络膀胱；其直行者，从肾上贯肝膈，入肺中。故上至于肺，其气归于膀胱，外连于脾胃。**一阴独至，经绝，气浮不鼓，钩而滑⓫**。若一阴独至肺，经气内绝则气浮不鼓于手，若经不内绝则钩而滑。新校正云：按杨上善云："一阴，厥阴也。"**此六脉者，乍阴乍阳，交属相并，缪通五脏，合于阴阳⓬**，或阴见阳脉，阳见阴脉，故云乍阴乍阳也。所以然者，以气交会故尔，当审比类，以知阴阳也。**先至为主，后至为客⓭**。脉气乍阴见阳，乍阳见阴，何以别之？当以先至为主，后至为客也。至，谓至寸口也。

❶ 为经：明绿格抄本作"也"。《甲乙经》卷四第一亦作"也"。

❷ 三阳脉：《甲乙经》卷四第一无此三字。按以下"阳明""少阳"律之，

此三字衍。

❸ 弦：胡本、赵本、吴本、藏本、熊本、田本"弦"上并有"而"字。《太素》卷十六《脉论》"弦"上亦有"而"字。

❹ 二阳者……病皆死：二阳者，阳气亦盛，脉当应之。今乃沉急不鼓，加以热病，脉证相反，故为死证。

❺ 谓：当作"在"。应据《甲乙经》卷三第十二校语引改。

❻ 一阳者……专阴则死："专"《甲乙经》卷四第一下作"搏"。张介宾曰："人迎，在结喉两旁，故曰上连。悬，浮露如悬也。少阳之脉，其体乍数乍疏，乍短乍长；今则弦急如悬，其至不绝，兼之上乘胃经，此木邪之胜，少阳病也。然少阳厥阴皆从木化，若阳气竭绝，则阴邪独盛，弦搏至极，是曰专阴，专阴者死也。以上三阳为病皆言弦急者，盖弦属于肝，厥阴脉也，阴邪见于阳分，非危则病。"

❼ 三阴者，六经之所主也："三阴"指脾言。脾属土，后天之本，以育万物，六经受气于脾而后治，故为"六经之所主"。

❽ 伏鼓不浮，上空志心：《甲乙经》卷四第一下"志"作"至"。《素问校诂》引古抄本"空"作"控"。脾脉宜和缓敦厚，今见伏鼓不浮，是脾病也。脾足太阴之脉，其支者，复从胃，别上膈，注心中，故脾病必上引至心。

❾ 二阴至肺：谓肾脉至寸口。"二阴"指肾，"肺"此处指寸口。张琦曰："二阴不言脉，缺文可知。"

❿ 其气归膀胱，外连脾胃：《甲乙经》卷四第一"归"下有"于"字。姚止庵曰："肾与膀胱为表里，其气本相通，肾又为胃关，脾胃之气实原于命门，故肾脉之见于寸口者，其气内归于膀胱，外连于脾胃，盖以经脉相通之气言也。"

⓫ 一阴独至……钩而滑：姚止庵曰："一阴，厥阴肝木也。独至者，不兼他脉也。肝脉来见于肺，木性畏金，故其气欲绝而不能鼓动。然木中有火，火能凌金，故又有钩滑之象也。"

⓬ 此六脉者……合于阴阳："六脉"谓前三阴三阳脉。"乍阴乍阳"谓在气口或现阴脉或现阳脉也。《说文·尾部》："属，连也。"《广雅·释诂四》："缪，缠也。"引申有交错之意。下文所论阴阳各经参错为病，脏腑病候互见，即是交属缪通之意。

⓭ 先至为主，后至为客：张介宾曰："六脉之交，至有先后，有以阴见阳者，有以阳见阴者。阳脉先至，阴脉后至，则阳为主而阴为客；阴脉先至，阳脉后至，则阴为主而阳为客；此先至为主，后至为客之谓也。然至有常变，变有真假。常阳变阴，常阴变阳，常者主也，变者客也。变有真假，真变则殆，

假变无虞，真者主也，假者客也。客主之义，有脉体焉，有运气焉，有久暂焉，有逆顺焉，有主之先而客之后者焉。诊之精妙，无出此矣，非精于此者不能及也，脉岂易言哉？!"

雷公曰：臣悉尽意，受❶传经脉，颂❷得从客之道，以合《从容》，不知阴阳❸，不知雌雄。颂，今为❹诵也。公言臣所颂诵今从容之妙道，以❺合上古《从容》，而比类形名，犹不知阴阳尊卑之次，不知雌雄殊目之义，请言其旨，以明著至教，阴阳雌雄相输应也。**帝曰：三阳为父**，父，所以督济群小，言高尊也。**二阳为卫**，卫，所以却御诸邪，言扶生也。**一阳为纪❻**，纪，所以纲纪形气，言其平也。**三阴为母**，母，所以育养诸子，言滋生也。**二阴为雌❼**，雌者，阴之目也。**一阴为独使❽**。一阴之脏，外合三焦，三焦主谒导诸气，名为使者，故云独使也。**二阳一阴，阳明主病，不胜一阴，耎❾而动，九窍皆沉。**一阴，厥阴肝木气也。二阳，阳明胃土气也。木土相薄，故阳明主病也。木伐其土，土不胜木，故云不胜一阴。脉耎而动者，耎为胃气，动谓木形❿，土木相持，则胃气不转，故九窍沉滞而不通利也。**三阳一阴，太阳脉胜，一阴不能止，内乱五脏，外为惊骇⓫。**三阳，足太阳之气，故曰太阳胜也。木生火，今盛阳燔木，木复受之，阳气洪盛，内为狂热，故内乱五脏也。肝主惊骇，故外形惊骇之状也。**二阴二阳，病在肺，少阴脉沉，胜肺伤脾，外伤四肢。**二阴，谓手少阴心之脉也。二阳，亦胃脉也。心胃合病，邪上下并，故内伤脾，外胜肺也。所以然者？胃为脾腑，心火胜金故尔。脾主四肢，故脾伤则外伤于四肢矣。少阴脉，谓手掌后同身寸之五分，当小指神门之脉也。新校正云：详此二阳，乃手阳明大肠，肺之腑也。少阴心火胜金之腑，故云病在肺。王氏以二阳为胃，义未甚通。况又以见胃病肾之说，此乃是心病肺也。又全元起本及《甲乙经》《太素》等并云二阴一阳。**二阴二阳皆交至，病在肾，骂詈妄行，巅⓬疾为狂。**二阴为肾，水之脏也。二阳为胃，土之腑也。土气刑水，故交至而病在肾也。以水肾❸不胜，故胃盛而颠，为狂。**二阴一阳，病出于肾，阴气客游于心脘，下空窍堤，闭塞不通，四肢别离❹**。

一阳，谓手少阳三焦。心，主火之腑也。水上干火，故火病出于肾，阴气客游于心也。何者？肾之脉，从肾上贯肝膈入肺中，其支别者从肺中出络心，注胸中，故如是也。然空窍阴客上游，胃不能制，胃不能制是土气衰，故脘下空窍皆不通也。言堤者，谓如堤堰不容泄漏。胃脉循足，心脉络手，故四肢如别离而不用也。新校正云：按王氏云"胃脉循足"，按此二阴一阳，病出于肾，"胃"当作"肾"。**一阴一阳代绝，此阴气至心，上下无常，出入不知，喉咽干燥，病在土脾❺**。一阴，厥阴脉。一阳，少阳脉。并木之气也。代绝者，动而中止也。以其代绝，故为病也。木气生火，故病生而阴气至心也。夫肝胆之气，上至头首，下至腰足，中主❻腹胁，故病发上下无常处也。若受纳不知其味，窍泻不知其度，而喉咽干燥者，喉咙之后属咽，为胆之使，故病则咽喉干燥。虽病在脾土之中，盖由肝胆之所为尔。**二阳三阴，至阴皆在，阴不过阳，阳气不能止阴，阴阳并绝❼，浮为血瘕，沉为脓胕❽**。二阳，阳明。三阴，手太阴。至阴，脾也。故曰至阴皆在也。然阴气不能过越于阳，阳气不能制心❾，今❿阴阳相薄，故脉并绝断，而不相连续也。脉浮为阳气薄阴，故为血瘕。脉沉为阴气薄阳，故为脓聚而胕烂也。**阴阳皆壮⓫，下至阴阳⓬**，若阴阳皆壮而相薄不已者，渐下至于阴阳之内，为大病矣。阴阳者，男子为阳道，女子为阴器者，以其能盛受故而也⓭。**上合昭昭，下合冥冥⓮**，昭昭，谓阳明之上。冥冥，谓至阴之内，幽暗之所也。**诊决死生之期，遂合岁首⓯**。谓下短期之旨。

❶ 受：《太素》卷十六《脉论》"受"上有"尝"字。
❷ 颂：《太素》卷十六《脉论》作"诵"。
❸ 阴阳：《太素》卷十六《脉论》"阴阳"上有"次第"二字。
❹ 今为：读本、赵本并作"谓今"。
❺ 以：胡本、读本并作"欲"。
❻ 一阳为纪：《礼记·月令》郑注："纪，会也。""一阳"即少阳，少阳出入

太阳阳明之间，为阳之交会，故称谓"纪"。张介宾曰："纪于二阳之间，即《阴阳离合论》少阳为枢之义。"

❼ 二阴为雌:《说文·隹部》:"雌，鸟母也。从隹此声。"《说文·此部》:"此，止也。""二阴为雌"喻少阴内守之意。

❽ 一阴为独使:《太素》卷十六《脉论》"阴"下无"为"字。杨上善曰:"厥阴之脉，唯一独行，故曰独使也。"厥阴乃阴尽阳生，如使者交通阴阳，故曰"独使"。

❾ 奭：胡本、读本、吴本、明绿格抄本、朝本、藏本、熊本"奭"上并有"脉"字。《甲乙经》卷四第一"奭"上亦有"脉"字，与胡本等合。

❿ 形：胡本、读本并作"刑"。

⓫ 三阳一阴……外为惊骇:"三阳一阴"膀胱与肝合病。肝木生火，而膀胱以寒水侮之，太阳脉胜，肝经不能禁止，致使内乱五脏之神，外有惊骇之状。本书《金匮真言论》曰:"肝，其病发惊骇。"

⓬ 巅:《甲乙经》卷四第一作"癫"。

⓭ 水肾：胡本作"肾水"。

⓮ 二阴一阳……四肢别离:《太素》卷十六《脉论》阴气"作"阳气"，"心脘"作"心管"。杨上善曰:"心管，心系也。"按:"空"通作"控"。"别离"疑作"剖梨"，声误。《淮南子·齐俗训》高注:"剖，判梨，分也。""四肢剖梨"乃状四肢懈散，如剖分然也。吴崑曰:"二阴，少阴肾气也。一阳，少阳胆气也。二气相搏，水不胜火，病出于肾，肾病则气逆而上实于心脘下之空窍，如堤防之横塞胸中，不得通泰，胸中病则四肢无以受气，故若别离于身，不为己有也。"张介宾曰:"二阴，肾也。一阳，三焦也。肾与三焦合病，则相火受水之制，故病出于肾。肾脉之肢者，从肺出络心，注胸中，故阴气盛则客游于心脘也。阴邪目下而上，阳气不能下行，故下焦空窍若有堤障而闭塞不通。清阳实四肢，阳虚则四肢不为用，状若别离于身者矣。"

⓯ 一阴一阳……病在土脾:"病在土脾"，按:"土"字衍。"病在脾"与"病在肺""病在肾"句法一律。"一阴"厥阴也，"一阳"少阳也。此为厥阴、少阳合病。厥阴与少阳，皆属木，病则木不生火，致心火不足而阴气至心。厥阴、少阳合病，不能转枢阴阳，故其病或在上，或在下，而无定处。木病犯土，病及于脾，故饮食无味，二便不知其度。脾脉结于咽，故咽喉干燥。"出"指二便，"入"指饮食。

⓰ 主：赵本作"至"。

⓱ 阴不过阳……阴阳并绝:"止"疑作"制"，声误。张介宾曰:"脾胃相为

表里，病则仓廪不化。肺布气于脏腑，病则治节不行。故致阴不过阳，则阴自为阴，不过入于阳分也。阳气不能止阴，则阳自为阳，不留止于阴分也。若是者，无复交通，阴阳并绝矣。"

⑱ 胕：通"腐"。慧琳《音义》卷十八引《说文》云："腐，烂也。"

⑲ 心：应作"阴"，声误。

⑳ 今：赵本作"令"。

㉑ 阴阳皆壮：谓阴阳二气皆盛壮而不和，则亢而为害，或为孤阴，或为孤阳，亦是病态。

㉒ 下至阴阳：《太素》卷十六《脉论》作"以下至阴，阴阳之解"。杨上善曰："太阴阳明皆盛，以下入脾为病。"

㉓ 以其能盛受故而也：胡本"其"下无"能"字，"故"下无"而"字。

㉔ 上合昭昭，下合冥冥：森立之曰："案王注稍是，未全是。盖上谓以寸口脉昭昭知所病也。下谓脾肾肝之内，冥冥之所，以脉决之也。是明脉证两合，则虚实真假可自知也。"

㉕ 遂合岁首：《太素》卷十六《脉论》作"遂次含岁年"。《类经》卷十三《阴阳贵贱合病》"合"作"至"。森立之曰："遂字可细玩，盖冬三月之病，以其脉证考究之，遂至孟春岁首，合考人天二气之理，而其死生之期可以知也。"

雷公曰：请问短期❶。黄帝不应。欲其复问而宝之也。雷公复问。黄帝曰：在经论中。上古经之中也。新校正云：按全元起本自"雷公"已下，别为一篇，名"四时病类"。雷公曰：请闻❷短期。黄帝曰：冬三月之病，病合于阳❸者，至春正月脉有死征，皆归出春❹。病合于阳，谓前阴合阳而为病者也。虽正月脉有死征，阳已发生，至王不死，故出春三月而至夏初也。冬三月之病，在理已尽❺，草与柳叶皆杀❻。里，谓二阴，肾之气也。然肾病而正月脉有死征者，以枯草尽青，柳叶生出而皆死也。理，里也。已，以也。古用同。春阴阳皆绝，期在孟春。立春之后而脉阴阳皆悬绝者，期死不出正月。新校正云：《太素》无"春"字。春三月之病，曰阳杀❼，阳病，不谓伤寒温热之病，谓非时病热，脉洪盛数也。然春三月中，阳气尚少，未当全盛，而反病热脉应夏气者，经云脉不再见，夏脉当洪数，无阳外应，故必死于夏至也。以死于夏至阳气杀物之时，故云阳杀也。**阴阳皆绝，期在草干 ❽**。若不阳病，但阴阳之脉皆悬绝者，死在于霜降草干之时也。**夏三月之病，至阴不过十日 ❾**，谓热病也。脾热病则五脏危。土成数十，故不过十日也。**阴阳交 ❿，期在吊濂水 ⓫**。《评热病论》曰："温病而汗出，辄复热而脉躁疾，不为汗衰，狂言不能食者，病名曰阴阳交。"六月病暑，阴阳复交，二气相持，故乃死于立秋之候也。新校正云：按全元起本云："濂水者，七月也。建申，水生于申，阴阳逆也。"杨上善云："濂，廉检反，水静也。七月水生时也。"**秋三月之病，三阳 ⓬ 俱起，不治自已**。秋阳气衰，阴气渐出，阳不胜阴，故自已也。**阴阳交合者，立不能坐，坐不能起 ⓭**。以气不由其正用故尔。**三阳独至，期在石水**。有阳无阴，故云独至也。《著至教论》曰："三阳独至者，是三阳并至。"由此则但有阳而无阴也。石水者，谓冬月水冰如石之时，故云石水也。火墓于戌，冬阳气微，故石水而死也。新校正云：详石水之解，本全元起之说，王氏取之。**二阴独至，期在盛水 ⓮**。亦所谓并至而无阳也。盛水，谓雨雪皆解为水之时，则止 ⓯ 谓正月中气也。新校正云：按全元起本"二阴"作"三阴"。

❶ 短期：谓早年病亡。《尚书·洪范》："六极：一曰凶短折。"孔疏："郑玄以为凶短折皆是夭枉之名。未冠曰短。"

❷ 闻：吴本、田本、明绿格抄本并作"问"。《太素》卷十六《脉论》亦作"问"，与吴本等合。

❸ 病合于阳：孙鼎宜曰："以阴盛时而得阳病。"

❹ 皆归出春：《甲乙经》卷六第七"出"作"于"。林校语引《素问》作"始"。按："归"有"死"义。《尔雅·释训》："鬼之为言归也。"郑注：《尸子》曰：古者谓死人为归人。""皆归于春"犹云皆死于春。

❺ 在理已尽：孙鼎宜曰："理，天人之理，日穷于次，月穷于纪，岁将几终，敷且更始，故曰在理已尽。"张介宾曰："察其脉证之理，已无生意。"

❻ 杀：有"死"义。见《楚辞·国殇》王注。

❼ 阳杀：马莳曰："春三月为病者，正以其人秋冬夺于所用，阴气耗散，不能胜阳，故春虽非盛阳，交春即病，为阳而死，名曰阳杀。"高世栻曰："春三月

之病，阳气不生，故曰阳杀。杀，犹绝也。"

⑧ 草干：马莳曰："期在旧草尚干之时，即应死矣，无望其草生柳叶之日也。"

⑨ 至阴不过十日：高世栻曰："六月长夏，属于至阴，时当至阴，阳气尽浮于外。夏三月而病不愈，交于至阴，不过十日死。"

⑩ 阴阳交：指阴脉见于阳位，阳脉见于阴位。

⑪ 溓（lián 廉）水：喻初冬之时。《文选·寡妇赋》善注引《说文》："溓溓，薄冰也。"

⑫ 三阳：张琦曰："详王注意，三阳当是三阴。"

⑬ 阴阳交……坐不能起：吴崑曰："阴阳交合谓阴阳之气交至，合而为病也。阴阳两伤，血气俱损，衰弱已甚，故令动止艰难，立则不能坐，坐则不能起也。"

⑭ 盛水：孙鼎宜曰："盛水谓夏大雨时行之时也。阴阳不可偏废，故阳盛死于冬，阴盛死于夏。"

⑮ 止：胡本、读本并作"正"。

方盛衰论篇第八十

新校正云：按全元起本在第八卷。

提要： 本篇首论气之多少、逆从之相应病证，次论五脏气虚而致之梦境，最后提出"十度"的诊断方法及临诊注意事项。

雷公请问：气之多少❶，何者为逆？何者为从？黄帝答曰：阳从左，阴从右❷，阳气之多少皆从左，阴气之多少皆从右。从者为顺，反者为逆。《阴阳应象大论》曰："左右者，阴阳之道路也。"**老从上，少从下**❸。老者谷衰，故从上为顺。少者欲甚，故从下为顺。**是以春夏归阳为生**❹，**归秋冬为死**，归秋冬，谓反归阴也。归阴则顺杀伐之气故也。**反之，则归秋冬为生**❺，反之，谓秋冬。秋冬则归阴为生也。**是以气多少，逆皆为厥**❻。阳气之多少反从右，阴气之多少反从左，是为不顺，故曰气少多逆也。如是从左从右之不顺者，皆为厥。厥，谓气逆。故曰皆为厥也。

❶ 多少：谓盛衰。多者盛，少者衰。

❷ 阳从左，阴从右：张介宾曰："阳气主升，故从乎左。阴气主降，故从乎右。从者为顺，反者为逆。"

❸ 老从上，少从下：谓老人之气先衰于下，故其气从上而下；少壮人之气先盛于下，故其气从下而上。森立之曰："老人脾肾自衰，心肺自盛者，以是为常，故曰从上，老人无病必宜如此。少者脾肾自盛，心肺自衰者，以是为常，故曰从下。诸注多失解，今从王说，演之如右也。"

❹ 春夏归阳为生：于鬯曰："按春夏归阳疑当作阳归春夏，故下句云归秋冬为死，正与归春夏为生语偶。盖以是以阳三字领句，阳归春夏为生，阳归秋冬为死也。下文云反之则归秋冬为生。反之者，反阳为阴也。此句一倒误，而下

文亦不可通矣。"

❺ 反之，则归秋冬为生：《素问札记》云："按不言归春夏为死者，盖省文。"

❻ 气多少，逆皆为厥：《甲乙经》卷六第七"气"下有"之"字。森立之曰："阳气少而阴气多者，血寒为厥逆，附子所主也。阳气多而阴气少者，血热郁闭，亦为厥逆，承气所主也，饮邪郁闭，亦为厥逆，四逆散、当归四逆汤所主也，是气之多少，共能为厥逆也。"

问曰：有余者厥耶？ 言少之不顺者为逆，有余者则成厥逆之病乎？

答曰：一上不下，寒厥到膝，少者秋冬死，老者秋冬生❶，一经之气厥逆上而阳气不下者，何以别之？寒厥到膝是也。四肢者，诸阳之本，当温而反寒上，故曰寒厥也。秋冬，谓归阴，归阴则从右发生其病也。少者以阳气用事，故秋冬死。老者以阴气用事，故秋冬生。新校正云：按杨上善云："虚者，厥也。阳气一上于头，不下于足，足胫虚，故寒厥至膝。"**气上不下，头痛巅疾**❷，巅，谓身之上。巅疾，则头首之疾也。**求阳不得，求阴不审**❸，**五部隔无征，若居旷野，若伏空室，绵绵乎属不满日**❹。谓之阳乃脉似阴盛，谓之阴又脉似阳盛，故曰求阳不得，求阴不审也。五部，谓五脏之部。隔，谓隔远。无征无征❺，犹❻无可信验也。然求阳不得其热，求阴不审是寒，五脏部分又隔远而无可信验，故曰求阳不得，求阴不审，五部隔无征也。夫如是者，乃从气久逆所作，非由阴阳寒热之气所为也。若居旷野，言心神散越。若伏空室，谓志意沉潜。散越以气逆而痛甚未止，沉潜以痛定而复恐再来也。绵绵乎，谓动息微也。身虽绵绵乎且存，然其心所属望，将不得终其尽日也。故曰绵绵乎属不满日也。新校正云：按《太素》云："若伏空室，为阴阳之一。"有此五字，疑此脱漏。

❶ 少者秋冬死，老者秋冬生：张介宾曰："阳逆于上而不下，则寒厥到膝。老人阳气从上，膝寒犹可；少年阳气从下，膝寒为逆。少年之阳不当衰而衰者，故最畏阴胜之时。老人阳气本衰，是其常也，故于秋冬无虑焉。"

❷ 气上不下，头痛巅疾：张志聪曰："愚谓此下当有少者春夏生，老者春夏死句，或简脱耶？"按：本书《五脏生成篇》："头痛巅疾，下虚上实，过在足

少阴，巨阳，甚则入肾。"王冰谓"肾虚而不能引巨阳之气，故头痛而为上巅之疾"，其义与此可互参。

❸求阳不得，求阴不审：其证情错杂，不易辨析。若谓之阳证，而又似阴，若谓之阴证，而又似阳。

❹绵绵乎属不满日：《甲乙经》卷六第七"日"作"目"。按：作"目"似是。此谓有余之厥，头痛巅疾，既便微细之物，虽注目亦视不清。《诗经·大雅·绵》孔疏："绵绵，微细之辞。"《汉书·盖宽饶传》颜注："属，注也。"

❺无征无征：四库本作"无征者"。

❻犹：四库本"犹"下有"言"字。

是以少气之厥，令人妄梦，其极至迷。气之少有厥逆，则令人妄为梦寐。其厥之盛极，则令人梦至迷乱。三阳绝，三阴微，是为少气❶。三阳之脉悬绝，三阴之诊细微，是为少气之候也。新校正云：按《太素》云："至阳绝阴，是为少气。是以肺气虚，则使人❷梦见白物，见人斩血藉藉❸，白物，是象金之色也。斩者，金之用也。藉藉，梦死状也。得其时则梦见兵战。得时，谓秋三月也。金为兵革，故梦见兵战也。肾气虚，则使人梦见舟舩溺人，舟舩溺人，皆水之用，肾象水，故梦形之。得其时则梦伏水中，若有畏恐。冬三月也。肝气虚，则梦见菌香生草❹，菌香草生，草木之类也。肝合草木，故梦见之。新校正云：按全元起本云："菌香是桂。"得其时则梦伏树下不敢起。春三月也。心气虚，则梦救火阳物❺，心合火，故梦之。阳物，亦火之类❻。得其时则梦燔灼。夏三月也。脾气虚，则梦饮食不足，脾纳水谷，故梦饮食不足。得其时则梦筑垣盖屋。得其时，谓辰戌丑未之月各王❼十八日。筑垣盖屋，皆土之用也。此皆五脏气虚，阳气有余，阴气不足，腑者阳气，脏者阴气。合之五诊❽，调之阴阳，以在❾《经脉》。《灵枢经》备有调阴阳合五诊，故引之曰以在经脉也。《经脉》则《灵枢》之篇目也。

❶三阳绝，三阴微，是为少气：张介宾曰："三阳隔绝，则阴亏于上；三阴微弱，则阳亏于下，阴阳不相生化，故少气不足以息。"

❷ 使人:《千金要方》卷十七第一引无"使人"二字。

❸ 藉藉:吴本、田本、明绿格抄本并作"籍籍"。按:"藉藉"与"籍籍"通。《史记·司马相如传》"它它籍籍",《汉书》作"它它藉藉"。颜注引郭璞曰:"言交横也。"此谓梦见积尸交横也。

❹ 菌香生草:《脉经》卷六第一、《千金要方》卷十一第一引并作"园苑"。"生"有"滋长"之义。见《荀子·王制》杨注。"菌香生草"犹云芬香之桂滋长之草。

❺ 阳物:张介宾曰:"心合火也,阳物即属火之类。"

❻ 类:赵本作"义"。

❼ 各王:藏本作"来合"。

❽ 五诊:谓五脏之病证。

❾ 在:有"察"义。见《尔雅·释诂》。

诊有十度❶,度人❷:脉度❸、脏度❹、肉度❺、筋度❻、俞度❼,度各有其二,故二五为十度也。**阴阳气尽❽,人病自具。**诊备盖❾阴阳虚盛之理,则人病自具知之。**脉动无常,散阴颇阳❿,脉脱不具⓫,诊无常行⓬,诊必上下,度民君卿。**脉动无常数者,是阴散而阳颇调理也。若脉诊脱略而不具备者,无以常行之诊也⓭。察候之,则当度量民及君卿三者,调养之殊异尔。何者?忧乐苦分,不同其秩故也。**受师不卒⓮,使术不明,不察逆从,是为妄行,持雌失雄⓯,弃阴附阳⓰,不知并合⓱,诊故不明,**皆谓学不该备。**传之后世,反论自章⓲。**章,露也。以不明而授与人,反古之述,自然章露也。

❶ 十度(duò 惰):"十"疑作"五"。以下文"定五度之事"句核之可证。"度"揣度。《广韵·十九铎》:"度,度量也。"

❷ 度人:张琦曰:"度人二字衍。"

❸ 脉度:张介宾曰:"如《经脉》之类。"

❹ 脏度:张介宾曰:"如《本脏》《肠胃》《平人绝谷》之类。"

❺ 肉度:张介宾曰:"如《卫气失常》之类。"

❻ 筋度:张介宾曰:"如《经筋》之类。"

❼ 俞度:张介宾曰:"如《本输》《气穴》之类。"

⑧阴阳气尽：按："阴阳气尽"与下文"人病自具"句文义不承，如阴阳之气果尽，则病已不可为，奚用自具。王注："诊备尽（据胡本、读本）阴阳虚盛之理，则人病自具知之。"细绎其意，疑本句应作"诊备阴阳"，故王注云然。本篇论诊，一曰"调之阴阳"，再曰"先后阴阳而持之"，又曰"追阴阳之变"，则此曰"诊备阴阳"，前后文义，正相贯通。

⑨盖：胡本、读本并作"尽"。

⑩散阴颇阳："散"有"失"义，脉失于阴，则见沉涩弱弦微；脉偏于阳，则见大浮数动滑。"颇"有"偏"义。

⑪脉脱不具：谓阴阳散乱，脉绝欲脱，不具脉形。故《金匮·脏腑经络先后病脉证第一》云："脉脱，入脏即死，入腑即愈。非为一病，百病皆然。"

⑫诊无常行：谓诊无固定常规。吴崑所谓"法不拘于一途也"。

⑬也：读本、赵本并作"而"，连下读。

⑭受师不卒：即学业未尽。《尔雅·释诂》："卒，尽也。"

⑮持雌失雄："雌雄"喻阴阳。此谓偏于补阴而伐阳。

⑯弃阴附阳：此与"持雌失雄"相对为文，谓偏于补阳而耗阴。《广雅·释诂》："附，益也。"

⑰并合：阴阳平衡之意。张琦曰："阴阳相济，是为并合。"

⑱反论自章：张介宾曰："理既不明，而妄传后世，则其谬言反论，终必自章露也。"

至阴虚，天气绝；至阳盛，地气不足❶。至阴虚，天气绝而不降；至阳盛，地气微而不升。是所谓不交通也。至，谓至盛也。阴阳并交，至人之所行。交，谓交通❷也。唯至人乃能调理使行也。阴阳并交者，阳气先至，阴气后至❸。阴阳之气，并行而交通于一处者，则当阳气先至，阴气后至。何者？阳速而阴迟也。《灵枢经》曰："所谓交通者，并行一数也。"由此则二气亦交会于一处也。是以圣人持诊❹之道，先后阴阳而持之，《奇恒之势》乃六十首，诊合微之事❺，追阴阳之变❻，章五中之情❼，其中之论，取❽虚实之要，定五度之事，知此乃足以诊。《奇恒势》六十首，今世不传。是以切阴不得阳❾，诊消亡❿，得阳不得阴，守学不湛⓫，知左不知右，知右不知左，知上不知下，知先不知后，故治不久。知丑知善，知病知不病，知高知下，知坐知起，知行知止，用之有纪**⑫**，诊道乃具，万世不殆。圣人持诊之明诫也。

① 至阴虚……地气不足："不足"据王注似应作"微"。"天气绝"与"地气微"对文。"不足"乃"微"之注文，传抄致误。盖地位乎下，为至阴，若至阴虚，地气不升，则天气绝而不降，天位乎上，为至阳，若至阳盛，天气不降，则地气微而不升，此以天地喻阴阳互根不可偏胜之理，阴虚则阳绝，阳盛则阴微。

② 交通：四库本作"交会"。

③ 阴阳并交……阴气后至：张介宾曰："凡阴阳之道，阳动阴静，阳刚阴柔，阳倡阴随，阳施阴受，阳升阴降，阳前阴后，故阴阳并交者，必阳先至而阴后至。"

④ 持诊：犹云持脉。《列子·力命》释文："诊，候脉也。"

⑤ 诊合微之事：《释名·释饮食》："合，含也。"《周礼·邕人》注释文："合本作含。""含"有"藏"义。"诊含微之事"谓诊视尚未显露之细微症状。

⑥ 追阴阳之变：张介宾曰："求阴阳盛衰之变。"

⑦ 章五中之情：明了五脏之病情。《周礼·考工记》郑注："章，明也。"

⑧ 取：藏本无"取"字。

⑨ 切阴不得阳："切"疑作"得"，"得阴不得阳"与下文"得阳不得阴"句对文。

⑩ 诊消亡："诊"下疑脱"道"字。以下文"诊道乃具"句核之可证。

⑪ 守学不湛：谓所学医术不深。《文选·高唐赋》善注："湛，深貌。"

⑫ 纪：《说文·系部》："纪，丝别也。"引申为有条不紊之义。

起**①**所有余，知所不足。《宝命全形论》曰："内外相得，无以形先。"言起己身之有余，则当知病人之不足也。度事上下，脉事因格**②**。度事上下之宜，脉事因而至于微妙矣。格，至也。是以形弱气虚，死；中外俱不足也。形气有余，脉气不足，死；脏衰，故脉不足也。脉气有余，形气不足，生。脏盛，故脉气有余。是以诊有大方**③**，坐起有常，坐起有常，则息力调适，故诊之方法，必先用之。出入有行，以转神明❹。言所以贵坐起有常者何？以出入行运，皆神明随转也。**必清必净，上观下观，司八正邪❺，别五中部。按脉动静**，上观，谓气色。下观，谓形气也。八正，谓八节之正候，五中，谓五脏之部分。然后按寸尺之动静而定死生矣。**循尺滑涩，寒温之意，视其大小❻，合之病能❼。逆从以得，复知病名，诊可十全，不失人情❽。故诊之，或视息视意❾，故不失条理。**数息之长短，候脉之至数，故胗❿之法，或视喘息也。知息合脉，病处必知，圣人察候条理，斯皆合也。**道甚明察，故能长久。不知此道，失经绝理。亡言妄期⓫，此谓失道。**谓失精微至妙之道也。

❶ 起：《国策·秦策》高注："起，举也。"

❷ 度事上下，脉事因格：吴崑曰："格者，穷至其理也。言揆度病情之高下，而脉事因之穷至其理也。"

❸ 方：《荀子·大略》杨注："方，法也。"

❹ 出入有行，以转神明：吴崑曰："医以活人为事，其于出入之时，念念皆真，无一不敬，则诚能格心，故可以转运周旋，而无往弗神矣。"

❺ 司八正邪：候察八节八风之正邪。《周礼·师氏》郑注："司犹察也。"

❻ 大小：吴崑曰："大小，二便也。"

❼ 病能：胡澍曰："能读为态，与意为韵。"

❽ 人情：李中梓曰："人情之类有三，曰病人之情，傍人之情，医人之情。"

❾ 视息视意：吴崑曰："视息，视其呼吸高下也。视意，视其志趣远近苦乐忧思也。"

❿ 胗：胡本、赵本并作"诊"。

⓫ 亡言妄期："亡"明绿格抄本作"妄"。此谓妄言寒热虚实，妄决死生之期。

解精微论篇第八十一

新校正云：按全元起本在第八卷，名《方论解》。

提要：本篇主要解释哭泣涕泪的原因。其理精微，故以名篇。

黄帝在明堂。雷公请曰：臣授❶业，传之行教以经论❷，从容形法，阴阳刺灸，汤药所滋❸，行治有贤不肖❹，未必能十全。言所自授，用可十全，然传所教习，未能必尔也。贤，谓心明智❺远。不肖，谓拥造不法。若先言悲哀喜怒，燥湿寒暑，阴阳妇女，请问其所以然者；卑贱富贵，人之形体所从❻，群下通使❼，临事❽以适道术，谨闻命矣。皆以先闻圣旨，犹未究其意端。请问有毚愚仆漏❾之间，不在经者，欲闻其状。言不智狡见，顿问多也。漏，脱漏也，谓经有所未解者也。毚，狡也。愚，不智见也。仆，犹顿也，犹不渐也？

新校正云：按全元起本"仆"作"朴"。**帝曰：大矣。**人之所大要也。

❶ 授：《太素》卷二十九《水论》作"受"。

❷ 传之行教以经论：《太素》卷二十九《水论》作"传之以教，皆以经论"。

❸ 汤药所滋：《太素》卷二十九《水论》作"汤液药滋所"，"所"字连下读。刘衡如曰："《甲乙经》序云：伊尹撰用《神农本草》以为《汤液》。《汉书·艺文志》载《汤液经法》三十二卷。《淮南·修务训》言神农尝百草之滋味。药滋犹言药味。此文《汤液》即是医经之一种，则《药滋》亦似是《本草》之一种，如《雷公药对》《桐君药录》之类。"

❹ 有贤不肖：孙鼎宜曰："犹言有效不效也。"此与王注异，录之并存。

❺ 智：藏本作"志"。

❻ 卑贱富贵，人之形体所从：据《太素》卷二十九《水论》杨注"卑"当

作"贫"。按：本句谓人之形体，随贫贱富贵而异。《征四失论》第三失王注："贫贱者劳，富贵者佚。观其贫贱富贵之义，则坐之薄厚，形之寒温，饮食之宜，理可知矣。"

❼ 群下通使：谓众人共由之。《书·文侯之命》马注："下，谓人。"《尔雅·释诂》："使，从也。"引申有"由"义。

❽ 临事：谓医工临病者也。

❾ 儳（chán缠）愚仆漏：顾观光曰："漏即陋字。"张介宾曰："儳，妄也。问不在经，故曰儳愚朴陋，自歉之辞也。"

公请问：哭泣而泪不出❶者，若出而少涕，其故何也？言何脏之所为而致是乎？帝曰：在经有也。《灵枢经》有悲哀涕泣之义。复问：不知水❷所从生，涕所从出也。复问，谓重问也，欲知水涕所生之由也。帝曰：若问此者，无益于治也，工之所知，道之所生❸也。言涕水者，皆道气之所生，问之何也。夫心者，五脏之专精也，专，任也。言五脏精气，任心之所使，以为神明之府，是故能焉。目者其窍也，神内守，明外鉴，故目其窍也。华色者其荣也，华色，其神明之外饰。是以人有德也，则气和于目❹，有亡，忧知于色❺。德者，道之用，人之生也。《老子》曰：道生之，德畜之。气者，生之主，神之舍也。天布德，地化气，故人因之以生也。气和则神安，神安则外鉴明矣。气不和则神不守，神不守则外荣减矣。故曰：人有德也气和于目，有亡也忧知于色也。新校正云：按《太素》"德"作"得"。是以悲哀则泣下，泣下水所由生。水宗❻者积水也，新校正云：按《甲乙经》"水宗"作"众精"。积水者至阴也，至阴者肾之精也。宗精之水所以不出者，是精持之也❼。辅之裹之，故水不行也。夫❽水之精为志，火之精为神，水火相感，神志俱悲，是以目之水生也。目为上液之道，故水火相感，神志俱悲，水液上行，方生❾于目。故颜言曰：心悲名❿曰志悲。志与心精，共凑⓫于目也。水火相感，故曰心悲名曰志悲。神志俱升，故志与心神共奔凑于目。**是以俱悲则神气传于心。精上不传于志而志独悲**❶，**故泣出也。泣**❸**涕者脑也，脑者阴也。**《五脏别论》以脑为地气所生，皆藏于阴而象于地。故言脑者阴❶，阳上铄也❶，铄则消❶也。新校正云：按全元起本及《甲乙经》《太素》"阴"作"阳"。**髓者骨之充也，**充，满也。言髓填于骨充而满也。**故脑渗为涕。**鼻窍通脑，故脑渗为涕，流于鼻中矣。**志者骨之主也，是以水流**❶**而涕从之者，其行类也**❶。类，谓同类。**夫涕之与泣者，譬如人之兄弟，急则俱死，生则俱生，**同源，故生死俱。新校正云：按《太素》"生则俱生"作"出则俱亡"。**其志以早**❶**悲，是以涕泣俱出而横行也，**"行"恐当为"流"。**夫人涕泣俱出而相从者，所属之类也。**所属，谓于脑也。何者？上文云涕泣者脑也。

❶ 哭泣而泪不出：张琦曰："详下文应是哭泣而涕泪皆出，此因下泪不出若出而少涕而误。"

❷ 水：此指泪。下文"目之水生也"之"水"，与此同义。

❸ 生：明绿格抄本作"在"。

❹ 则气和于目：《太素》卷二十九《水论》"和"作"知"。按：作"和"是。"和"有"集"义。见《汉书·荆燕吴传赞》颜注。盖人有得，则气集于目，而神彩奕奕。《释名·释言语》："德，得也，得事宜也。"

❺ 有亡，忧之于色："亡"下脱"也"字。"有亡也"与上"有德也"对文。应据王注补。于鬯曰："知当训见，《吕氏春秋·自知》高注：知犹见也。忧知于色，谓忧见于色也。"

❻ 水宗：指水之源。杨上善曰："宗，本也。水之本，是肾之精。"

❼ 宗精之水……精持之也：张介宾曰："五液皆宗于肾，故又曰宗精，精能主持水道，则不使之妄行矣。"

❽ 夫：《甲乙经》卷十二第一"夫"下有"气之传也"四字。

❾ 方生：胡本、赵本"方"并作"乃"。藏本"生"作"主"。

❿ 名：《甲乙经》卷十二第一"名"上有"又"字。

⓫ 凑：聚合。《楚辞·逢纷》王注："凑，聚也。"

⓬ 上不传于志而志独悲："上"疑作"下"。"上"与"下"篆文形近。

⑬ 泣：明绿格抄本无"泣"字。

⑭ 阴：守校本"阴"下有"也"字。

⑮ 也：守校本无"也"字。

⑯ 消：藏本作"销"。

⑰ 水流：指泪水。

⑱ 其行类也：《甲乙经》卷十二第一无"行"字。泪与涕皆从水，故属同类。

⑲ 早：明抄本无"早"字。

　　雷公曰：大矣。请问：人哭泣而泪❶不出者，若出而少，涕不从之何也？怪其所属同，而行出异也。帝曰：夫泣不出者，哭不悲❷也。不泣者，神不慈也。神不慈则志不悲，阴阳相持，泣安能独来❸。泣不出者，谓泪也。不泣者，泣谓哭也。水之精为志，火之精为神，水为阴，火为阳，故曰阴阳相持，安❹能独来也。夫志悲者，惋惋则冲阴，冲阴则志去目，志去❺则神不守精，精神去目，涕泣出也。惋，谓内烁也。冲，犹升也。神志相感，泣由是生，故内烁则阳气升于阴也。阴，脑也。去目，谓阴阳❻不守目也。志去于目，故神亦浮游。夫志去目则光无内照，神失守则精不外明，故曰精神去目，涕泣出也。且子独不诵不念❼，夫经言乎，厥则目无所见❽，夫人厥则阳气并于上，阴气并于下。并，谓各并于本位也。阳并❾于上，则火独光也❿。阴并于下则足寒，足寒则胀⓫也。夫一水不胜五⓬火，故目眦⓭盲。眦，视也。一水，目也。五火，谓五脏之厥阳也。新校正云：按《甲乙经》无"盲"字。是以冲风，泣下而不止。夫风之中目也，阳气内⓮守于精，是⓯火气燔⓰目，故见风则泣下也。风迫阳伏不发，故内燔也。有以比之，夫火⓱疾风生乃能雨，此之⓲类也。故阳并，则火独光盛于上，不明于下。是故目者，阳之所生，系于脏，故阴阳和则精明也。阳厥则光不上，阴厥则足冷而胀也。言一水不可⓳胜五火者，是手足之阳为❷⓪五火，下一阴者肝之气也。冲风泣下而不止者，言风之中于目也，是阳气内守于精，故阳气盛而火气燔于目，风与热交故泣下。是故火疾而风生乃能两，以阳火之热而风生于泣，以此譬之类也。新校正云：按《甲乙经》无"火"字。《太素》云："天之疾风乃能雨。"无"生"字。

❶ 泪：《太素》卷二十九《水论》、《甲乙经》卷十二第一并作"泣"。

❷ 哭不悲："哭"似应作"志"，以前文"志独悲故泣出"句核之可证。

❸ 阴阳相持，泣安能独来："阴"此指肾志，"阳"此指心神。神不慈则心神持于上，志不悲则肾志持于下，阴阳相持无失，不能相互交感，故虽哭泣而泪不出。《吕氏春秋·慎大》高注："持，犹守。"

❹ 安：《素问校讹》引元椠本"安"上有"泣"字。

❺ 去：《太素》卷二十九《水论》"去"下有"目"字。

❻ 阳：读本、赵本并无"阳"字。

❼ 不诵不念：明抄本无"不诵"二字。《太素》卷二十九《水论》"诵"下无"不"字。

❽ 厥则目无所见：吴崑曰："厥则目无所见经言也。夫人以下，释经也。"

❾ 并：聚也。见《后汉书·张衡传》贤注。

❿ 火独光也：谓阳亢，即火热之气独盛于上。

⓫ 足寒则胀：张介宾曰："阴中无阳，故又生胀满之疾。"

⓬ 五：《太素》卷二十九《水论》作"两"。

⓭ 眦：明绿格抄本无"眦"字。《甲乙经》卷十二第一亦无"眦"字。与明绿格抄本合。

⓮ 内：《太素》卷二十九《水论》作"下"。

⓯ 是：明抄本无"是"字。

⓰ 燔：《太素》卷二十九《水论》作"循"。

⓱ 夫火：《甲乙经》卷十二第一"夫"下无"火"字。

⓲ 之：《太素》卷二十九《水论》作"其"。

⓳ 可：胡本无"可"字。

⓴ 为：读本作"若"。

附录 黄帝内经素问遗篇

刺法论篇第七十二

　　黄帝问曰：升降不前，气交有变，即成暴郁，余已知之。如何预救生灵，可得却乎？岐伯稽首再拜对曰：昭乎哉问！臣闻夫子言，既明天元，须穷法刺❶可以折郁扶运，补弱全真，泻盛蠲余，令除斯苦。帝曰：愿卒闻之。岐伯曰：升之不前，即有甚凶也。木欲升而天柱窒抑之，木欲发郁亦须待时，当刺足厥阴之井。火欲升而天蓬窒抑之，火欲发郁亦须待时，君火相火同刺包络之荥。土欲升而天冲窒抑之，土欲发郁亦须待时，当刺足太阴之俞。金欲升而天英窒抑之，金欲发郁亦须待时，当刺手太阴之经。水欲升而天芮❷窒抑之，水欲发郁亦须待时，当刺足少阴之合。

　　❶ 法刺：马注本、《类经》卷二十八第三十七引并作"刺法"。

　　❷ 芮：金本、读本、元本、赵本、藏本、田本、抄配明刊本、四库本并作"内"。

　　帝曰：升之不前，可以预备，愿闻其降，可以先防。岐伯曰：既明其升，必达其降也。升降之道，皆可先治也。木欲降而地晶❶窒抑之，降而不入，抑之郁发，散而可得位，降而郁发，暴如天间❷之待时也，降而不下，郁可速矣，降可折其所胜也，当刺手太阴之所出，刺手阳明之所入。火欲降而地玄窒抑之，降而不入，抑之郁发，散而可矣，当折其所胜，可散其郁，当刺足少阴之所出，刺足太阳之所入。土欲降而地苍窒抑之，降而不下❸，抑之郁发，散而可入，当折其胜，可散其郁，当刺足厥阴之所出，刺足少阳之所入。金欲降而地彤窒抑之，降而不下，抑之郁发，散而可入，当折其胜，可散其郁，当刺心包络所出，刺手少阳所入也。水欲降而地阜窒抑之，降而不下，抑之郁发，散而可入，当折其土，可散其郁，当刺足太阴之所出，刺足阳明之所入。

❶ 晶（jiǎo 皎）：马注本、《类经》卷二十八第三十七引并作"晶"。

❷ 间：四库本作"降"。

❸ 下：金本、读本、元本、赵本、藏本、田本、抄配明刊本、四库本"下"下并有"散"字。

帝曰：五运之至，有前后与升降往来，有所承抑之，可得闻乎刺法？岐伯曰：当取其化源也。是故太过取之，不及资之。太过取之，次❶抑其郁，取其运之化源，令折郁气。不及扶资，以扶运气，以避虚邪也。资取之法令出《密语》❷。

❶ 次：金本作"必"。

❷ 资取之法令出《密语》：周学海曰："此衍文。"

黄帝问曰：升降之刺，以知其❶要，愿闻司天未得迁正，使司化之失其常政，即万化❷之或❸其皆妄❹。然与民为病，可得先除，欲济群生，愿闻其说。岐伯稽首再拜曰：悉乎哉问！言其至理，圣念慈悯，欲济群生，臣乃尽陈斯道，可申洞微。太阳复布，即厥阴不迁正，不迁正气塞于上，当泻足厥阴之所流。厥阴复布，少阴不迁正，不迁正即气塞于上，当刺心包络脉之所流。少阴复布，太阴不迁正，不迁正即气留于上，当刺足太阴之所流。太阴复布，少阳不迁正，不迁正则气塞未通，当刺手少阳之所流。少阳复布，则阳明不迁正，不迁正则气未通上，当刺手太阴之所流。阳明复布，太阳不迁正，不迁正则复塞其气，当刺足少阴之所流。

❶ 其：金本、读本、元本、藏本、田本、四库本并无"其"字。

❷ 化：抄配明刊本作"民"。

❸ 或：金本、元本并无"或"字。藏本、田本并作"机"。四库本作"原"。

❹ 妄：金本、读本并作"安"。

　　帝曰：迁正不前，以通其要❶，愿闻不退，欲折其余，无令过失，可得明乎？岐伯曰：气过有余，复作布正，是名不退❷位也。使地气不得后化，新司天未可迁正，故复布化令如故也❸。巳亥之岁，天数有余，故厥阴不退位也，风行于❹上，木化布天，当刺足厥阴之所入。子午之岁，天数有余，故少阴不退位也，热行于上，火余化布天，当刺手厥阴之所入。丑未之岁，天数有余，故太阴不退位也，湿行于上，雨化布天，当刺足太阴之所入。寅申之岁，天数有余，故少阳不退位也，热行于上，火化布天，当刺手少阳之所入。卯酉之岁，天数有余，故阳明不退位也，金❺行于上，燥化布天，当刺手太阴之所入。辰戌之岁，天数有余，故太阳不退位也，寒行于上，凛水化布天，当刺足少阴之所入。故天地气逆，化成民病，以法刺之，预可平痾。

❶ 要：抄配明刊本作"迁"。

❷ 退：金本、读本、元本、赵本、藏本、田本、抄配明刊本、四库本并作"过"。

❸ 故也：藏本、田本并作"旧"。

❹ 于：读本作"之"。

❺ 金：金本作"清"。

黄帝问曰：刚柔二干，失守其位，使天运之气皆虚乎？与民为病，可得平乎？岐伯曰：深乎哉问！明其奥旨，天地迭移，三年化疫，是谓根之可见，必有逃门。

假令甲子，刚柔失守，刚未正，柔孤而有亏，时序不令，即音律非从，如此三年，变大疫也。详其微甚，察其浅深，欲至而可刺，刺之❶，当先补肾俞，次三日，可刺足太阴之所注。又有下位己卯不至，而甲子孤立者，次三年作土疠，其法补泻，一如甲子同法也。其刺以毕，又不须夜行及远行，令七日洁，清净斋戒。所有自来肾有久病者，可以寅时面向南，净神不乱，思闭气不息七遍，以引颈咽气顺之，如咽甚硬物，如此七遍后，饵舌下津令无数。

❶ 可刺刺之：金本作"可以刺之"。

假令丙寅，刚柔失守，上刚干失守，下柔不可独主之，中水运非太过，不可执法而定之，布天有余，而失守上正，天地不合，即律吕音异，如此即天运失序，后三年变疫。详其微甚，差有大小，徐至即后三年，至甚即首❶三年，当先补心俞，次五日，可刺肾之所入。又有下位地甲子，辛巳柔不附刚，亦名失守，即地运皆虚，后三年变水疠，即刺法皆如此矣。其刺如毕，慎其大喜欲情于中，如不忌，即其气复散也，令静七日，心欲实，令少思。

❶ 首：金本、读本"首"下有"尾"字。

假令庚辰，刚柔失守，上位失守，下位无合，乙庚金运，故非相招，布天未退，中运胜来，上下相错，谓之失守，姑洗林钟，商音不应也，如此则❶天运化易，三年变大疫。详其天数，差有微甚，微即微，三年至，甚即甚，三年至，当先补肝俞，次三日，可刺肺之所行。刺毕，可静神七日，慎勿大怒，怒必真气却散之。又或在下地甲子乙未失守者，即乙柔干，即上庚独治之，亦名失守者，即天运❷孤主之，三年变疠，名曰金疠，其至待时也，详其地数之等❸差，亦推其微甚，可知迟速尔。诸位乙庚失守，刺法同，肝欲平，即勿怒。

❶ 则：金本、读本、元本、藏本、田本、抄配明刊本、四库本并作"即"。

❷ 天运：金本作"地运"。抄配明刊本作"刚干"。

❸ 等：金本作"过"。四库本作"微"。

假令壬午，刚柔失守，上壬未迁正，下丁独然，即虽阳年，亏及不同，上下失守，相招其有期，差之微甚，各有其数也，律吕二角，失而不和，同音有日，微甚如见，三年大疫，当刺脾之俞，次三日，可刺肝之所出也。刺毕，静神七日，勿大醉歌乐，其气复散，又勿饱食，勿食生物，欲令脾实，气无滞饱，无久坐，食无太❶酸，无食一切生物，宜甘宜淡。又或地下甲子丁酉，失守其位，未得中司，即气不当位，下❷不与壬奉合者，亦名失守，非名合德，故柔不附刚，即地运不合，三年变疠，其刺法一如木疫之法。

❶ 太：藏本、抄配明刊本并作"大"。

❷ 下：金本作"上"。

假令戊申，刚柔失守，戊癸虽火运，阳年不太过也，上失其刚，柔地❶独主，其气不正，故有邪干，迭移其位，差有浅深，欲至将合，音律先同，如此天运失时，三年之中，火疫至矣，当刺肺之俞。刺毕，静神七日，勿大悲伤也，悲伤即肺动，而真气复散也，人欲实肺者，要在息气也。又或地下甲子，癸亥失守者，即柔失守位也，即上失其刚也，即亦名戊癸不相合德者也，即运与地虚，后三年变疠，即名火疠。

是故立地五年，以明失守，以穷法刺，于是疫之与疠，即是上下刚柔之名也，穷归一体也，即刺疫法，只有五法，即总其诸位失守，故只归五行而统之也。

❶ 地：金本作"须"。四库本作"气"。

黄帝曰：余闻五疫之至，皆相染易，无问大小，病状相似，不**❶**施救疗，如何可得不相移易者？岐伯曰：不相染者，正气存内，邪不可干，避其毒气，天牝从来，复得其往，气出于脑，即不邪干。气出于脑，即室**❷**先想心如日。欲将入于疫室，先想青气自肝而出，左行于东，化作林木。次想白气自肺而出，右行于西，化作戈甲。次想赤气自心而出，南行于上，化作焰明。次想黑气自肾而出，北行于下，化作水。次想黄气自脾而出，存于中央，化作土。五气护身之**❸**毕，以想头上如北斗之煌煌，然后**❹**可入于疫室。

又一法，于春分之日，日未出而吐之。又一法，于雨水日后，三浴以药泄汗。又一法，小金丹方：辰**❺**砂二两，水磨雄黄一两，叶子雌黄一两，紫金半两，同入合中，外固，了地一尺筑地实**❻**，不用炉，不须药制，用火二十斤煅之也，七日终，候冷七日取，次日出合子，埋药地中七日，取出顺日研之三日，炼白沙蜜为丸，如梧桐子大，每日望东吸日华气一口，冰水下一丸，和气咽之，服十粒，无疫干也。

❶ 不：金本、读本并作"欲"。
❷ 室：赵本无"室"字。

❸ 之：四库本作"既"。金本"之"下有"有"字。

❹ 后：金本无"后"字。

❺ 辰：金本作"神"。

❻ 实：马注本作"宾"。

黄帝问曰：人虚即神游失守位，使鬼神外干，是致夭亡，何以全真？愿闻刺法。岐伯稽首再拜曰：昭乎哉问！谓神移失守，虽在其体，然不致死，或有邪干，故令夭寿。只如厥阴失守，天以虚，人气肝虚，感天重虚，即魂游于上，邪干厥大❶气，身温❷犹可刺之，刺其足少阳之所过，次刺肝之俞。人病心虚，又遇君相二火司天失守，感而三虚，遇火不及，黑尸鬼犯之，令人暴亡，可刺手少阳之所过，复刺心俞。人脾病，又遇太阴司天失守，感而三虚，又遇土不及，青尸鬼邪犯之于人，令人暴亡，可刺足阳明之所过，复刺脾之俞。人肺病，遇阳明司天失守，感而三虚，又遇金不及，有赤尸鬼干人，令人暴亡，可刺手阳明之所过，复刺肺俞。人肾病，又遇太阳司天失守，感而三虚，又遇水运不及之年，有黄尸鬼干犯❸人正气，吸人神魂，致暴亡，可刺足太阳之所过，复刺肾俞❹。

❶ 厥大：金本作"暴天"。四库本"厥"作"人"。

❷ 身温：四库本作"身上"，从上读。

❸ 犯：金本"犯"下有"之"字。

❹ 复刺肾俞：金本、读本、元本、赵本、藏本、田本、抄配明刊本、四库本并作"刺足少阳之俞"。

黄帝问曰：十二脏之相使，神失位，使神彩之不圆，恐邪干犯，治之可刺，愿闻其要。岐伯稽首再拜曰：悉乎哉，问至理，道真宗，此❶非圣帝，焉究斯源，是谓气神合道，契符上天。心者，君主之官，神明出焉，可刺手少阴之源。肺者，相傅之官，治节出焉，可刺手太阴之源。肝者，将军之官，谋虑出焉，可刺足厥阴之源。胆者，中正之官，决断出焉，可刺足少阳之源。膻中者，臣使之官，喜乐出焉，可刺心包络所流。脾为谏议之官，知❷周出焉，可刺脾之源。胃为仓廪之官，五味出焉，可刺胃之源。大肠者，传道之官，变化出焉，可刺大肠之源。小肠者，受盛之官，化物出焉，可刺小肠之源。肾者，作强之官，伎巧出焉，刺其肾之源。三焦者，决渎之官，水道出焉，刺三焦之源。膀胱者，州都之官，精❸液藏焉，气化则能出矣，刺膀胱之源。凡此十二官者，不得相失也。是故刺法有全神养真之旨，亦法有修真之道，非治疾也，故要修养和神也。道贵常存，补神固根，精气不散，神守不分❹，然即神守而虽不去，亦能❺全真，人神不守，非达至真，至真之要，在乎天玄，神守天息，复入本元，命曰归宗。

❶ 此：金本作"孰"。

❷ 知：本书遗篇《本病论》作"智"。

❸ 精：本书《灵兰秘典论》作"津"。

❹ 神守不分：金本作"神不守分"。

❺ 能：金本、读本、元本、赵本、藏本、田本、抄配明刊本、四库本并无"能"字。

本病论篇第七十三

黄帝问曰：天元九窒，余已知之，愿闻气交，何名失守？岐伯曰：谓其上下升降，迁正退位，各有经论，上下各有不前，故名失守也。是故气交失易位，气交乃变，变易非常，即四时失序，万化不安，变民病也。

帝曰：升降不前，愿闻其故，气交有变，何以明知？岐伯曰：昭乎问哉❶！明乎道矣。气交有变，是为❷天地机，但欲降而不得降者，地窒刑之。又有五运太过，而先天而至者，即交不前，但欲升而不得其升，中运抑之，但欲降而不得其降，中运抑之。于是有升之不前，降之不下者，有降之不下，升而至天者，有升降俱不前，作如此之分别，即气交之变，变之有异，常各各不同，灾有微甚者也。

❶ 昭乎问哉：金本作"昭乎哉问"。

❷ 为：田本、抄配明刊本并作"谓"。

帝曰：愿闻气交遇会胜抑之由，变成民病，轻重何如？岐伯曰：胜相会，抑伏使然。是故辰戌之岁，木气升之，主逢天柱，胜而不前。又遇庚戌，金运先天，中运胜之，忽然不前。木运升天❶，金乃抑之，升而不前，即清生风少，肃杀于春，露霜复降，草木乃萎。民病温疫早发，咽嗌乃干，四肢❷满，肢节皆痛。久而化郁❸，即大风摧拉，折陨鸣紊。民病卒中偏❹痹，手足不仁。

❶ 木运升天：据下文"君火欲升""金欲升天""水欲升天"文例，当作"木欲升天"。

❷ 四肢：金本作"两胁"。

❸ 久而化郁：金本"郁"下有"木发正郁"四字。读本"郁"下有"木欲正发"四字。

❹ 偏：藏本作"徧"。

是故巳亥之岁，君火升天，主窒天蓬，胜之不前。又厥阴木迁正，则少阴未得升天，水运以至其中者。君火欲升，而中水运抑之，升之不前，即清寒复作，冷生旦❶暮。民病伏阳，而内生烦热，心神惊悸，寒热间作。日久❷成郁，即暴热乃至，赤风肿（一作瞳）翳，化疫，湿疠暖❸作，赤气彰❹而化火疫，皆烦而躁渴，渴❺甚治之以泄之可止。

❶ 旦：四库本作"日"。

❷ 日久：金本作"久日"。

❸ 暖：金本作"晚"。

❹ 彰：元本、藏本、田本并作"瘴"。

❺ 渴：四库本无"渴"字。

是故子午之岁，太阴升天，主窒天冲，胜之不前。又或遇壬子，木运先天而至者，中木遇❶抑之也。升天不前，即风埃四起，时举埃昏，雨湿不化。民病风厥涎潮，偏❷痹不随，胀满。久而伏郁❸，即黄埃化疫也，民病夭亡，脸肢腑黄疸满闭❹，湿令弗布，雨化乃微。

❶ 遇：金本、马注本并作"运"。

❷ 偏：读本作"徧"。

❸ 伏郁：律以前后文例，疑作"成郁"。

❹闭：金本作"闷"。

是故丑未之年，少阳升天，主窒天蓬，胜之不前。又或遇太阴未迁正者，即少阳❶未升天也，水运以至者。升天不前，即寒雰反布，凛冽如冬，水复涸，冰再结，暄暖乍作，冷复布之，寒暄不时。民病伏阳在内，烦热生中，心神惊骇，寒热间❷争。以成久郁❸，即暴热乃生，赤风气瞳翳，化成郁疠，乃化作伏热内烦，痹而生厥，甚则血溢。

❶阳：元本、赵本、藏本、田本、抄配明刊本、四库本并作"阴"。

❷间：四库本无"间"字。

❸以成久郁：金本、元本、赵本、田本、抄配明刊本、四库本并作"以久成郁"。

是故寅申之年，阳明升天，主窒天英，胜之不前。又或遇戊申戊寅，火运先天而至。金欲升天，火运抑之，升之不前，即时雨不降，西风数举，咸卤燥生。民病上热，喘嗽血溢。久而化郁，即白埃翳雾，清生杀气，民病胁满悲伤，寒鼽嚏嗌干，手拆❶皮肤燥。

❶拆：读本作"折"。

是故卯酉之年，太阳升天，主窒天芮❶，胜之不前。又遇阳明未迁正者，即太阳未升天也，土运以至。水欲升天，土运抑之，升之不前，即湿而热蒸，寒生两❷间。民病注下❸，食不及化。久而成❹郁，冷来客热，冰雹卒至。民病厥逆而哕，热生于内，气痹于外，足胫酸疼，反生心悸懊热，暴烦而复厥。

❶芮：金本、读本、元本、赵本、藏本、田本、抄配明刊本、四库本并作"内"。

❷ 两：元本、藏本、马注本、四库本并作"雨"。

❸ 下：读本、元本、赵本、藏本、田本、抄配明刊本、四库本并作"不"，属下读。

❹ 成：金本作"化"。

黄帝曰：升之不前，余已尽知其旨。愿闻降之不下，可得明乎？岐伯曰：悉乎哉问！是之谓天地微旨，可以尽陈斯道，所谓升已必降也。至天三年，次岁必降，降而入地，始为左间也。如此升降往来，命之六纪者矣。是故丑未之岁，厥阴降地，主窒地晶，胜而❶不前，又或遇少阴未退位，即厥阴未降下，金运以至中。金运承之，降之❷未下，抑之变郁，木欲降下，金承之，降而不下，苍埃远见，白气承之，风举埃昏，清躁行杀，霜露复下，肃杀布令。久而不降，抑之化郁，即作风躁❸相伏，暄而反清，草木萌动，杀霜乃下，蛰虫未见，惧清伤脏。

❶ 而：金本作"之"。

❷ 之：金本作"而"。

❸ 躁：马注本作"燥"。

是故寅申之岁，少阴降地，主窒地玄，胜之不入。又或遇丙申丙寅，水运太过，先天而至。君火欲降，水运承之，降而不下，即❶彤云才见，黑气反生，暄暖如舒，寒常布雪，凛冽复作，天云惨凄。久而不降，伏之化郁，寒胜复热，赤风化疫，民病面赤心烦，头痛目眩也，赤气彰而温病欲❷作也。

❶ 即：四库本"即"下有"有"字。

❷ 病欲：金本作"疫"。

是故卯酉之岁，太阴降地，主窒地苍，胜之不入。又或少阳未退位者，即太阴未得降也，或木运以至。木运承之，降而不下，即黄云见而青霞彰，郁蒸作而大风，雾翳埃胜，折损乃作。久而不降也，伏之化郁，天埃黄气，地布湿蒸，民病四肢不举，昏眩肢节痛，腹满填臆。

是故辰戌之岁，少阳降地，主窒地玄，胜之不入。又或遇水运太过，先天而至也。水运承之，水降❶不下，即彤云才见，黑气反生，暄暖❷欲生，冷气卒至，甚即冰雹也。久而不降，伏之化郁，冷气复热，赤风化疫，民病面赤心烦，头痛目眩也，赤气彰而热病欲作也。

❶ 水降：金本作"降而"。

❷ 暖：金本作"热"。

是故巳亥之岁，阳明降地，主窒地彤，胜而不入。又或遇太阴❶未退位，即少阳❷未得降，即火运以至之。火运承之不下❸，即天清而肃，赤气乃彰，暄热反❹作。民皆昏倦，夜卧不安，咽干引饮，懊热内烦，天❺清朝暮，暄还复作。久而不降，伏之化郁，天清薄寒，远生白气。民病掉眩，手足直而不仁，两胁作痛❻，满目晄晄❼。

❶ 太阴：《类经》卷二十八第三十八引作"太阳"。

❷ 少阳：马注本、《类经》卷二十八第三十八引并作"阳明"。

❸ 不下：律以上下文例，"不下"上疑脱"降而"二字。

❹ 反：金本作"及"。

❺ 天：金本、读本、赵本、藏本、田本、马注本、抄配明刊本、四库本并作"大"。

❻ 作痛：金本、四库本并无"作痛"二字，下"满"字属上读。

❼ 晄晄：金本、读本、元本、赵本、藏本、田本、抄配明刊本、四库本并作"忙忙"。

是故子午之年，太阳降地，主窒地阜胜之，降而不入。又或遇土运太过，先天而至。土运承之，降而不入❶，即天彰黑气，暝暗凄惨，才施黄埃而布湿，寒化令气，蒸湿复令。久而不降，伏之化郁，民病大厥，四肢重怠，阴萎少力，天布沉阴，蒸湿间作。

❶ 入：金本作"下"。

帝曰：升降不前，晰知其宗，愿闻迁正，可得明乎？岐伯曰：正司中位，是谓迁正位，司天不得其迁正者，即前司天以过交司之日❶。即遇司天太过有余日也，即仍旧治天数，新司天未得迁正也。厥阴不迁正，即风暄不时，花卉萎瘁，民病淋溲，目系转，转筋喜怒❷，小便赤。风欲令而寒由❸不去，温暄不正，春正失时。少阴不迁正，即冷气不退，春冷后❹寒，暄暖不时。民病寒热，四肢烦痛，腰脊强直。木气虽有余，位不过于君火也。太阴不迁正，即云雨失令，万物枯焦，当生不发。民病手足肢节肿满，大腹水肿，填臆不食，飧泄胁满，四肢不举。雨化欲令，热犹治之，温煦于气，亢而不泽。少阳不迁正，即炎灼弗令，苗莠不荣，酷暑于秋，肃杀晚至，霜露不时。民病痎疟骨热，心悸惊骇，甚时血溢。阳明不迁正，则暑化于前，肃杀❺于后，草木反荣。民病寒热鼽嚏，皮毛折，爪甲枯焦，甚则喘嗽❻息高，悲伤不乐。热化乃布，燥化未令，即清劲未行，肺金复病。太阳不迁正，即冬清反寒，易令于春，杀霜在前，寒冰于后，阳光复治，凛冽不作，雾云❼待时。民病温疠至，喉闭嗌干，烦躁而渴，喘息而有音也。寒化待燥，犹治天气，过失序，与民作灾。

❶ 日：金本、读本、元本、田本、抄配明刊本、四库本并是小字注文。

❷ 目系转，转筋喜怒：四库本作"目系转筋"。

❸ 由：四库本作"犹"。

❹ 后：金本、藏本、田本、抄配明刊本并作"复"。

❺ 杀：金本、读本、元本、赵本、藏本、田本并无"杀"字。

❻ 嗽：四库本作"急"。

❼ 云：金本作"霊"。

帝曰：迁正早晚，以命其旨，愿闻退位，可得明哉？岐伯曰：所谓不退者，即天数未终，即天数有余，名曰复布政，故名曰再治天也，即天令如故而不退位也。厥阴不退位，即大风早举，时雨不降，湿令不化，民病温疫，疵废风生，民病皆肢节痛❶，头目痛，伏热内烦，咽喉干引饮。少阴不退位，即温生❷春冬，蛰虫早至，草木发生，民病膈热咽干，血溢惊骇，小便赤涩，丹瘤疹疮疡留毒。太阴不退位，而取寒暑不时，埃昏布作，湿❸令不去，民病四肢少力，食饮不下，泄注淋满，足胫寒，阴萎❹闭塞，失溺小便数。少阳不退位，即热生于春，暑乃后化，冬温不冻，流水不冰，蛰❺虫出见，民病少气，寒热更作，便血上热，小腹坚满，小便赤沃，甚则血溢。阳明不退位，即春生清冷，草木晚荣，寒热间作，民病呕吐暴注，食饮不下，大便干燥，四肢不举，目瞑掉眩❻。

❶ 民病皆肢节痛：按："民病"二字为蒙上误衍。"皆肢节痛"似当乙作"肢节皆痛"。

❷ 生：金本"生"下有"于"字。

❸ 湿：金本、元本、田本、四库本并作"温"。

❹ 萎：田本作"痿"。

❺ 蛰：四库本作"热"。

❻ 目瞑掉眩：金本、读本"目瞑掉眩"下并有"太阳不退位，即春寒复作，冰雹乃降，沉阴昏翳，二之气寒犹不去，民病痹厥，阴萎失溺，腰膝皆痛，温疠晚发"。四十一字，应据补。

帝曰：天岁早晚，余以知之，愿闻地数，可得闻乎？岐伯曰：地下迁正升天❶及退位不前之法，即地土产化，万物失时之化也。

❶天：金本、读本、元本、藏本、田本、抄配明刊本、四库本并无"天"字。

帝曰：余闻天地二甲子，十干十二支。上下经纬天地，数有迭移，失守其位，可得昭乎？岐伯曰：失之迭位者，谓虽得岁正，未得正位之司，即四时不节，即生大疫。注《玄珠密语》云：阳年三十年，除六年天刑，计有太过二十四年，除此六年，皆作太过之用，令不然之旨。今言迭支迭位，皆可作其不及也❶。

❶注玄珠密语……作其不及也：按：今本《玄珠密语》无此数语。周学海曰："此数语上，明有注字以冠之，即前篇资取之法，今出《密语》，亦注文也。"

假令甲子阳年，土运太窒，如癸亥天数有余者，年虽交得甲子，厥阴犹尚治天，地已迁正，阳明在泉，去岁少阳以作右间，即❶厥阴之地阳明，故不相和奉者也。癸巳相会，土运太过，虚反受木胜，故非太过也，何以言土运太过，况黄钟不应太窒，木既胜而金还复，金既复而少阴如至，即木胜如火而金复微❷，如此则❸甲己失守，后三年化成土疫，晚至丁卯，早至丙寅，土疫至也，大小善恶，推其天地，详乎太一。又只如甲子年，如甲至子而合，应交司而治天，即下己卯未迁正，而戊寅少阳未退位者，亦甲己下有合也，即土运非太过，而木乃乘虚而胜土也，金次又行复胜之，即反邪化也。阴阳天地殊异尔，故其大小善恶，一如天地❹之法旨也。

❶ 即：四库本"即"上有"乃"字。

❷ 微：金本"微"下有"也"字。

❸ 则：金本作"而"。

❹ 地：金本作"疫"。

假令丙寅阳年太过，如乙丑天数有余者，虽交得丙寅，太阴尚治天也，地已迁正，厥阴司地，去岁太阳以作右间，即天太阴而地厥阴，故地不奉天化也。乙辛相会，水运太虚，反受土胜，故非太过，即太簇之管，太羽不应，土胜而雨化，水❶复即风，此者丙辛失守其会，后三年化成水疫，晚至己巳，早至戊辰，甚即速、微即徐，水疫至也，大小善恶推其天地数，乃❷太乙游宫。又只如丙寅年，丙至寅且合，应交司而治天，即辛巳未得迁正，而庚辰太阳未退位者，亦丙辛不合德也，即水运亦小虚而小胜，或有复，后三年化疠，名曰水疠，其状如水疫，治法❸如前。

❶ 水：金本作"木"。

❷ 乃：金本、读本并作"及"。

❸ 治法：金本作"法治"。

假令庚辰阳年太过，如己卯天数有余者，虽交得庚辰年也，阳明犹尚治天，地已迁正，太阴司地，去岁少阴以作右间，即天阳明而地太阴也，故地下❶奉天也。乙巳相会，金运太虚，反受火胜，故非太过也，即姑洗之管，太商不应，火胜热化，水复寒刑，此乙庚失守，其后三年化成金疫也，速至壬午，徐至癸未，金疫至也，大小善恶，推本年天数及太一❷也。又只如庚辰，如庚至辰，且应交司而治天，即下乙未未得迁正者，即地甲午少阴未退位者，且乙庚不合德也，即下乙未❸干失刚，

亦金运小虚也，有小胜或无复，后三年化疠，名曰金疠，其状
如金疫也，治法如前。

❶ 下：金本作"不"，应据改。

❷ 一：赵本、藏本并作"乙"。

❸ 未：律以下文例，疑"未"下脱"柔"字。

假令壬午阳年太过，如辛巳天数有余者，虽交后❶壬午年
也，厥阴犹尚治天，地已迁正，阳明在泉，去岁丙申少阳以作
右间，即天厥阴而地阳明，故地不奉天者也。丁辛相合会，木
运太虚，反受金胜，故非太过也，即蕤宾之管，太角不应，金
行燥胜，火化热复❷，甚即速、微即徐，疫至大小善恶，推疫
至之年天数及太一❸。又只❹如壬至午，且应交司而治之，即
下丁酉未得迁正者，即地下丙申少阳未得退位者，见丁壬不合
德也，即丁柔干失刚，亦木运小虚也，有小胜小复。后三年化
疠，名曰木疠，其状如风疫，法治如前。

❶ 后：金本、读本并作"得"。

❷ 火化热复：循上下文例，"火化热复"下疑脱"此丁壬不合德也，其后三
年化成木疫也"十六字。

❸ 一：赵本作"乙"。

❹ 只：金本"只"下有"如壬午"三字。

假令戊申阳年太过，如丁未天数太过者，虽交得戊申年也，
太阴犹尚治天，地已迁正，厥阴在泉，去岁壬戌太阳以退位作
右间，即天丁未，地癸亥，故地不奉天化也。丁癸相会，火运
太虚，反受水胜，故非太过也，即夷则之管，上太徵不应，此
戊癸失守其会，后三年化疫也，速至庚戌，大小善恶，推疫至
之年天数及太一❶。又只如戊申，如戊至申，且应交司而治天，

即下癸亥未得迁正者，即地下壬戌太阳未退位者，见戊癸未合德也，即下癸柔干失刚，见火运小虚也，有小胜或无复也，后三年化疠，名日火疠也，治法如前，治之法可寒之泄之。

❶ 一：赵本作"乙"。

黄帝日：人气不足，天气如虚，入神失守，神光不聚，邪鬼干人，致有夭亡，可得闻乎？岐伯日：人之五脏，一脏不足，又会天虚，感邪之至也。人忧愁思虑即伤心，又或遇少阴司天，天数不及，太阴作接间至，即谓天虚也，此即人气天气❶同虚也。又遇惊而夺精，汗出于心，因❷而三虚，神明失守，心为君主之官，神明出焉，神失守位，即神游上丹田，在帝❸太一帝君泥丸宫❹下，神既失守，神光不聚，却遇火不及之岁，有黑尸鬼见之，令人暴亡。人饮食劳倦即伤脾，又或遇太阴司天，天数不及，即少阳作接间至，即谓之❺虚也，此即人气虚而天气虚也。又遇饮食饱甚，汗出于胃，醉饱行房，汗出于脾，因而三虚，脾神失守，脾为谏议之官，智周出焉，神既失守，神光失位而不聚也，却遇土不及之年，或己年或甲年失守，或太阴天虚，青❻尸鬼见之，令人卒亡❼。人久坐湿地，强力入水即伤肾❽，肾为作强之官，伎巧出焉，因而三虚，肾神失守，神志失位，神光不聚，却遇水不及之年，或辛不会符，或丙年失守，或太阳司天虚，有黄尸鬼至，见之令人暴亡。人或恚怒，气逆上而不下，即伤肝也。又遇厥阴司天，天数不及，即少阴作接间至，是谓天虚也，此谓天虚人虚也。又遇疾走恐惧，汗出于肝，肝为将军之官，谋虑出焉，神位失守，神光不聚，又遇木不及年，或丁年不符，或壬年失守，或厥阴司天虚也，有白尸鬼见之，令人暴亡也。已上五失守者，天虚而人虚也，神游失守其位，即有五尸鬼干人，令人暴亡也，谓之日尸厥。人犯五神易位，即神光不圆也，非但尸鬼，即一切邪犯者，皆是神失守位故也。此谓得守者生，失守者死，得神者昌，失神者亡。

❶ 天气：四库本无"天气"二字。

❷ 因：金本作"故"。

❸ 帝：金本无"帝"字。

❹ 宫：金本、读本、元本、藏本、田本、抄配明刊本、四库本并作"君"。

❺ 之：律以上下文例，"之"似应作"天"。

❻ 青：金本"青"上有"背"字。

❼ 令人卒亡：本节言五脏感邪，"令人卒亡"下似脱"肺虚感邪伤肺"一证。张介宾谓为"脱简"，当从。

❽ 强力入水即伤肾：核以上下文例，此下疑脱"人虚天虚"等文。张介宾曰："诸脏皆言作接间至及汗出之由，惟此不言，必脱失也。"

　　《黄帝内经素问校注》作为部级科研项目，在卫生部暨国家中医药管理局的关怀下，在郭霭春教授的主持下，经过"《素问》整理研究小组"五年多的共同努力，终告完成。为了加深读者对本书的全面了解，我们仅围绕与《黄帝内经素问》有关的一些问题，及本次校注整理的特点，作为后记简要探讨和阐述如下：

一、《黄帝内经素问》的著作时代

　　《黄帝内经素问》的著作时代，历来学者有着不同的看法，综观有关文献，可集中归纳为以下几种：

　　一是认为确为黄帝、岐伯君臣所作。如晋·皇甫谧认为："《素问》《九卷》皆黄帝、岐伯选事也。"宋·沈作喆曰："《内经素问》，黄帝之遗书也。"

　　二是认为春秋战国时人所为。如宋·邵雍曰："《素问》《阴符》，七国时书也。"程颢曰："观《素问》文字气象，只是战国时人作。"明·方以智曰:"《灵枢》《素问》,皆周末笔。"清·魏荔彤曰:"轩岐之书,类春秋战国人所为。"黄以周曰:"《内经素问》及《九卷》,为周季医工所集。"

三是认为出于战国、秦、汉之际。如宋·窦苹曰:"卒成是书者,六国秦汉之际也。"明·方孝孺曰:"《内经》称黄帝,《汲冢书》称周,皆出于战国秦汉之人。"清·崔述曰:"显为战国、秦、汉人所撰。"

四是认为成书于西汉。如清·郎瑛曰:"宋·聂吉甫云:既非三代以前文,又非东都以后语,断然以为淮南王之作。予意《鸿烈解》中内篇文义,实似之矣。"

此外,宋·王炎笼统说成是"先秦古文",司马光推测是"周汉之间医者依托"。可谓见仁见智,乃至今日,仍聚讼不决。

分析这些意见,除"黄帝之说"显系崇古取重,荒诞不可信外,其他诸家都从不同角度,在不同程度上涉及成书年代的实质。元末明初吕复说得好:"《内经素问》世称黄帝岐伯问答之书,及观其旨意,殆非一时之言,其所撰述,亦非一人之手。"清·姚际恒也说:"有古近之分,未可一概而论。"我们认为,吕、姚二氏虽然没有确定具体篇章内容之成书年代,但基本观点还是比较客观的。

今本《素问》八十一篇,除《素问遗篇》显系唐宋之际伪作外,其他七十九篇大体可分为两部分。一是除"七篇大论"以外,其他均是《素问》的基本内容;二是王冰补入的"七篇大论",这部分内容原本与《素问》无关,但因它亦是医学古籍,并在中医理论和临床上有较高的学术价值,所以,自从王冰补入后,逐渐被学术界所认可,成为《素问》的组成部分。

这两部分的成书年代，显然是有区别的。

《素问》基本内容部分，我们同意大多数学者的意见，它不是同时代的产物，而是战国至西汉，经过不同时代，不同医家、学者撰述、编辑、整理而成的。应该承认，它的思想体系、核心内容，当创始于战国时期，有如下几个方面的理由，可以说明这一点：

其一，战国时期，是我国历史上学术思想空前活跃的一个时期。经过春秋以来的社会大变革，出现了"诸子蜂起，百家争鸣"之生动局面，这种学术气氛也渗透到医学领域。医学本身在经历了多年之经验积累以后，也已具备了从实践上升到理论的条件，在当时学术上大气候的影响促进下，医学家有理由各自根据师承学派，分别著书立说，写成医学论著。

其二，《素问》中的"阴阳五行学说"，反映了战国后期的学术水平。阴阳、五行，都是古人认识世界的朴素唯物主义的自然观，这两个学说大约在西周形成，春秋时期盛行，战国后期哲学家邹衍首先将阴阳和五行学说结合起来，这种结合被医家用来指导医学理论，而成为医学理论中的一部分。也有人认为，阴阳五行学说之结合运用，是医家首先提出的。总之，这是当时学术界相互渗透的结果。

其三，《素问》中的"精气学说"与战国时期齐国稷下的宋钘、尹文学派倡导的精气学说观点相一致。它们都认为精气是构成万物，乃至人体之最基本的物质。如《素问·金匮真言论》："夫精者，身之本也。"《管子·内业》："凡物之精，比则为生，下生五谷，上为列星。"

其四，《素问》中所倡导的养生思想，与老庄道家思想有许

校注后记

校注后记

999

多近似之处，如提倡"恬惔虚无""去世离俗""独立守神"等，正反映了老庄"清静无为""见素抱朴""少私寡欲"和"养神、全形"的思想观点。王冰注释《素问》多引老子，一方面说明王氏尊崇道教，另一方面也正说明《黄帝内经素问》中有道家思想的体现，这也是春秋战国时期各家学说互相渗透的结果。

其五，《素问》中所体现的科技成果，与战国时期科技水平相适宜。如关于"数"的描述，《素问》中最大的进位数是万，与《庄子》《韩非子》等中记载的数相当。关于"角"的描述，《血气形志》对背俞的测量与《墨子·经上》对角的描述也一致。它如农业、天文、历法等，也有与战国时期的水平吻合之处。

其六，《素问》中的有些内容与战国时期的有关著作相比较，也有许多惊人的相似之处。如《周礼》中对五行、五味、五病、五毒、五谷、五果、五色、五声、五气、九窍、九脏，四时发病等论述，多与《素问》雷同。有些流行时谚性质的术语，被当时不同的著作所引用。如《四气调神大论》中"渴而穿井，斗而铸锥"一句，在《晏子春秋》《列子》中都有体现，表现出时代的特色。

其七，从文体结构、语言风格来看，一是先秦之文多韵语，尤其诸子著作，如《文子》《荀子》《韩非子》《吕氏春秋》《鹖冠子》《鬼谷子》等皆是。而《素问》大多是用韵文写成。二是先秦诸子之文，多以论辨问答之形式出现，如《庄子》《管子》《列子》《墨子》《荀子》《尸子》《孙子》《晏子春秋》《文子》《文中子》等，文中或多或少均有问答体裁的内容。《素问》为先秦诸子之一，也正是以问答论辨体裁写成的。

其八，《素问》中提到的一些官爵，也与先秦时期的官爵相吻合。周初大封诸侯，其封爵最初只有侯男之称，后来才形成了公侯伯子男五等爵。汉·刘邦建国，主要封同姓王，异姓王侯则很少。从《素问》来看，有公、侯、伯，反映了战国时期之特点。另外，还有一个突出的特点就是"封君"，秦国始建国后，襄公有封君、封侯之制，如白起为武安君，魏冉为穰侯等。《素问·疏五过论》中"封君败伤，及欲侯王"正是那个时期的写照。

其九，《素问》有些篇章中，对"脱营""失精""始乐后苦""始富后贫""暴乐暴苦""故贵脱势""败君""失侯"的论述，也可能是社会急剧变革的一些反映。而对"以酒为浆，以妄为常，醉以入房"等"务快其心""逆于生乐"的一些论述，则说明了社会变革时没落阶级悲观失望，及时行乐的一种思想。

其十，《素问》中"信医不信巫"的思想，与战国时期人们"破除迷信，解放思想"的社会背景也相一致。《五脏别论》中所论述的"拘于鬼神者，不可与言至德"，与《史记·扁鹊仓公列传》"医有六不治"中"信巫不信医不治"的思想也相同。春秋战国时期不但著述之风兴起，巫医分离也正是这个时期。

其十一，从《素问》中的医学观点和医疗水准来看，它大体在扁鹊以后，淳于意之前。《素问·缪刺论》中对疾病发展过程的论述，与《史记·扁鹊仓公列传》中对"诊视齐桓侯"所论述的疾病发展过程大体相一致，都认为疾病是由外而向内深入发展的过程，但《史记·扁鹊仓公列传》的论述不如《素问》详尽。而《素问》与《史记·扁鹊仓公列传》比较，《素问》的治疗手段主要是针，而仓公治疗手段主要用药，从治疗方法是由针而药之历史观点看，显然《素问》早于仓公。

其十二，《素问》中提出的一些书名，与公乘阳庆传授仓公之书内容相近，如《素问·病能论》："《上经》者，言气之通天也。"今《素问·生气通天论》正是"言气之通天"的著作。公乘阳庆处于战国末年，称"有古先道遗传黄帝脉书"，也正说明阳庆手中的医书，与《素问》中的一些篇章同出一辙。换言之，公乘阳庆见到的这批医书（或医学论文）有一部分被《素问》收录或改编了。

其十三，《素问》中对针刺疗法的论述，砭石、九针并提，说明当时砭石作为治疗工具，还尚盛行。春秋战国以前，铁未发明，基本上用砭石，秦汉以后，由于铁针的大量应用，而基本上汰除了砭石，而战国时期，正是铁针刚被利用，而砭石尚未汰除阶段。《山海经·东山经》："高氏之山多针石。"郭璞注云："可以为砭石。"即《山海经》著作时代，砭石还是盛行的。

其十四，《素问》中的天文纪时，如《素问·金匮真言论》《素问·脏气法时论》均用"平旦""下晡""夜半""日昳""日出""日中"等，反映出先秦时期的记时方法。汉以后基本上是用十二地支记时。

通过以上笼统之论证，我们说《素问》的思想体系，基本内容创始于战国时期，还是可信的。但当时只是以单篇论文之形式出现，当然，也可以看作是不同医家的不同短篇著作，这些短篇著作流传下来，经过秦汉时期医家的不断增补、修改，逐渐充实丰富，最后经过某人之手合并编辑成一部大型著作，在我们今天看来，可以说成是论文总集。而这部"总集"的定型基本是在西汉末年，所以在整个《素问》中，留下了汉人增补修订的痕迹，举其要者：

首先，从论述事物的观点方法来看：在天文纪时方面，《素问》中有汉武帝后用"太初历"纪时之方法；在诊法方面，《素问》中"三部九候"古诊法和"独取寸口"诊法并存，一般认为，重视寸口诊法是从汉代开始的；在对五脏的认识方面，周时重心，汉时重脾，而《素问》并重。

其次，从用字方面来分析，也可明显看出汉人补改的痕迹。如：在先秦时期，"豆"字代表盛物之器皿，植物的"豆"写作"菽"或"尗"，把"菽"称作"豆"是西汉以后之事，《素问》中的"豆"则指植物之豆。再如：《素问》中"皮"字指皮肤，而在先秦专指兽皮。《素问》中舟船并举，而在先秦只称作舟。《素问》中"脚"指踝以下部分，而在先秦是指小腿，即膝下踝上部分。"皮"泛指皮肤，"脚"指踝下部分，"舟"称作船，都是从汉代开始的。

第三，从文辞用韵规律考察。《素问》既保留了先秦古韵，也有汉代用韵之特点。如"鱼、矦"合押，"矦、铎"相押，"真、文、元"相押，"歌、鱼"相押，这些都是汉代用韵的规律。

总之，《素问》非成书于一时一人的说法是客观可取的，究竟哪些是战国时期的作品，哪些是西汉，乃至六朝补充修订的内容，这些的确是非常复杂的问题，一时也难以考证清楚，但各篇之间的思想观点不同，文字风格有异，还是显而易见的。《素问》的前六十五篇和《著至教论》以下七篇，就有着明显的差别。为慎重起见，我们还是尊重大多数学者的意见，把它看作是战国秦汉时期的作品。

关于"七篇大论"部分，即所谓本书《天元纪》《五运行》《六微旨》《气交变》《五常政》《六元正纪》《至真要》等运气七篇的成书年代，历代学者也有不同的看法，或曰起于汉魏之后，或曰起于隋唐。根据龙伯坚和任应秋二位先生的考证，认为成书于东汉时期，我们基本同意这种说法，归纳他们的意见并补充论证如下：

第一，运气学说是受谶纬学说的影响而发展起来的，谶纬学说盛行于西汉末年至东汉初年一个时期，可推测《素问》在这个时期或稍后。考《易纬》一书，在《易纬通卦验》卷下，论述二十四气的天时民病，与《素问》之理论体系相近似，而《素问》较详尽完整。《易纬》作者佚名，东汉郑玄为之注，《素问》之运气学说可能受其影响。

第二，《素问》运气七篇中，用了甲子纪年的方法，考甲子纪年的方法，始于东汉章帝元和二年，从这一点可以推测，此七篇大论应该成书在这以后。但也并不排除在这以前"运气学说"便已存在，只是章帝以后，篇中采纳了甲子纪年的方法。

第三，《至真要大论》中讲到药物分上、中、下三品，这可能受《神农本草经》的影响。《神农本草经》多认为西汉末年成书，那么运气七篇可能便是东汉了。

第四，我国的今古文之争，始自西汉末，东汉以后古文学说逐渐兴盛起来，一度并占上风，考"运气七篇"中五行理论，基本上是今文学说，由此推测，运气七篇成书于东汉古文学说虽已出现，而今文学说仍占主导地位阶段。否则，它定会受到古文学说之影响。

第五，从文字、气象、用韵风格来看，类似汉代文体。尤其某些字之押韵，有东汉时期的特点，如"明"字，西汉以前读"máng"与阳部相押，东汉以后，才转入耕部韵，读为"míng"。在"七篇大论"中，"明"正是读"míng"，押耕部韵。

通过以上五点论证，大体可以得出"七篇大论"成书于东汉这一结论。但究竟王冰根据什么内容补入的呢？宋代林亿曾有过论证，他说："详《素问》第七卷亡已久矣。按皇甫谧晋人也，序《甲乙经》云亦有亡失。《隋书·经籍志》载梁《七录》亦云止存八卷。全元起隋人，所注本乃无第七，王冰唐宝应中人，上至晋皇甫谧甘露中已六百余年，而冰自为得旧藏之卷，今窃疑之。仍观本书《天元纪大论》《五运行论》《六微旨论》《气交变论》《五常政论》《六元正纪论》《至真要论》七篇，篇卷浩大，不与《素问》前后篇卷等。又且所载之事，与《素问》余篇略不相通，窃疑七篇乃阴阳大论之文，王氏取以补所亡之卷，犹周官亡冬官，以《考工记》补之之类也。又按汉张仲景《伤寒论》序云：撰用《素问》《九卷》《八十一难经》与《阴阳大论》，是《素问》与《阴阳大论》书甚明，乃王氏并《阴阳大论》于《素问》中也。要之《阴阳大论》亦古医经，终非《素问》第七矣。"林亿的这种观点得到了很多学者的同意。今考《伤寒论·伤寒例》引《阴阳大论》之文，虽属"运气"方面的内容，并与"七篇大论"相近似，但文句段落则无一处相同者，据此，我们只能认为二者或同出一个理论体系，不能肯定便是同一著作。另外，《素问·六节藏象论》前面谈运气学说的一段文字，与后"七篇大论"内容相一致，且全元起本和《太素》俱不载，亦属王冰补入的内容。

至于《素问》遗篇，即《刺法论》《本病论》两篇，王冰注《素问》时已注明亡佚，但到了林亿校正《素问》时，又出现此两篇，林亿等经过研究、考证认为："详此二篇，亡在王冰之前……而今世有《素问》亡篇，仍托名王冰为注，辞理鄙陋，无足取者。"故林亿汰而未录。今所传者，乃宋·刘温舒著《素问入式运气论奥》时，在文后所附录，并题名为《素问亡篇》，有人据此认为是刘氏所伪作，实乃误解，究竟成书何时，我们认为周学海的评论是正确的，他在《内经评文》中说："二篇义浅笔稚，世皆斥其伪矣。揣具时当出于王启玄之后，刘温舒之前，决非温舒所自作也。"

二、《黄帝内经素问》的书名、卷数及版本源流

何谓《黄帝内经》？《黄帝内经》与《素问》是怎样的关系？为什么叫《素问》？以及它的卷数演变、版本源流，这些都是我们必须考察清楚，并应该了解的问题。

（一）《黄帝内经》的编辑与命名

《黄帝内经》十八卷，首载《汉书·艺文志》。按刘向奉诏校书，著为《别录》；子歆继承父业，总群书而为《七略》；班固删取《七略》之要，写成《汉书·艺文志》，是知《汉志》所录，乃从《别录》而来。在刘向等整理图书以前，或许没有《内经》之名，而组成《内经》的各篇，或以单篇别行，或几篇合编行世，这从《史记·扁鹊仓公列传》中，可以清楚地看到，早在战国，乃至西汉初年，还没有《黄帝内经》名称的出现，《史记·扁鹊仓公列传》说："长桑君……乃悉取禁方书，尽与扁鹊。"可见公元前五世纪上半期的扁鹊时代，只有"禁方书"

的笼统名称。在《史记·扁鹊仓公列传》中记载说：高后八年，仓公拜见其师公乘阳庆，阳庆送他一批医书，包括《黄帝脉书》《扁鹊脉书》《上经》《下经》《五色诊》《奇咳术》《揆度》《阴阳外变》《阴阳禁书》《药论》《石神》等，这些古医籍当时也笼统被说成禁方书，而这些医书的内容，经近代许多学者考证研究，正是组成《黄帝内经》的祖本。逮刘向等汇集编校图书之时，才把有关黄帝、岐伯论医的内容合为二帙，一曰《黄帝内经》一曰《黄帝外经》。正如余嘉锡先生所云："古人著书，多单篇别行，及其编次成书，类出于门弟子或后学之手，因推本其学之所自出，以人名其书。"又"刘、班于一人所著，同为一家之学者，则为之定著同一书名，如《淮南内外》是也。"它如《汉志》中所载《扁鹊内外经》《白氏内外经》等皆是。

为什么书名冠于黄帝二字呢？龙伯坚先生认为有三点理由：第一，阴阳五行学说是由邹衍发展完备的，邹衍特别推崇黄帝，而《内经》采用阴阳五行学说作为理论体系，受到邹衍的影响。第二，当时崇拜古人，如不托名神农、黄帝，所说的话就不能使人相信，正如《淮南子·修务训》中说："世人多尊古而贱今，故为道者必托于神农黄帝而后能入说。"第三，《黄帝内经》里的思想，与道家有相当关系，道家推崇黄帝，所以医家也和黄帝发生了关系。龙氏这三点理由，可供参考。我们既然认为《黄帝内经》是刘向等题的名称，其理由当然主要是刘向根据《内经》的体例是"黄帝君臣问答论医"之形式而定的。

为什么叫《内经》呢？历代学者也有着不同的意见。吴崐认为："五内阴阳，谓之内。"张介宾认为："内者，生命之道。"任应秋先生认为："内和外，只是相对之称而已，别无深义。"

近代学者余嘉锡先生通过对《汉书·艺文志》中书分内外和篇分内外的全面考察研究，根据"即其名以求其实，按其质以察其义"原则，认为："凡以内外分为二书者，必其同为一家之学，而体例不同者也。"并进一步阐述道："向之编次，乃有三例：一为但合诸本，除其重复而序其先后，通为一书，此其间或本是一人之作，或因无可考证，不敢强为分别，一为就原有之篇目，取其文体不类者，分之为外篇；一为原书篇章真赝相杂，乃为之别加编次，取各篇中之可疑者，类聚之以为外篇。"并在《四库提要辨证》中明确指出："刘向于《素问》之外，复得黄帝医经若干篇，于是别其纯驳，以其纯者，合《素问》编之为《内经》十八卷，其余则为《外经》三十七卷，以存一家之言。"《外经》早在六朝亡佚，其内容已不可考。从余氏以上之论述中，我们可以得出以下两方面的启示：第一，《内经》《外经》同是"黄帝学派"的著作，只是著作体例不同，而分为内、外两书；第二，《黄帝内经》《外经》同为题"黄帝、岐伯论医"的著作，刘向整理编目时，把内容充实、理论水平高的部分，定名为《内经》十八卷，而把内容杂赝，论述肤浅的部分，定名为《黄帝外经》三十七卷。究竟属于哪一种情况，还应本着"实事求是""多闻阙疑"的精神，留待进一步研究。

（二）《黄帝内经》与《素问》的关系

晋·皇甫谧曰："《针经》九卷、《素问》九卷，二九十八卷，即《内经》也。"唐·王冰依皇甫氏立论，只改称《针经》为《灵枢》。宋元以后，沿袭此说。惟明·胡应麟认为："《素问》今又称《内经》，然《隋志》止名《素问》。盖《黄帝内外经》五十五卷，六朝亡逸，故后人缀缉，易其名耳。"清·姚际恒则云："《汉志》有《黄帝内经》十八卷，《隋志》始有《黄帝素问》九卷。唐·王冰为之注，冰以《汉志》有《内经》十八卷，以《素问》九卷，《灵枢》九卷，当《内经》十八卷，实附会也。故后人于《素问》系以《内经》者，非是。或后人得《内经》而衍其说为《素问》，亦未可知。"观胡氏之言，今《素问》即《内经》的残辑本，而姚氏之言，或为《素问》系《内经》的发挥性著作。《汉志》所著录《黄帝内经》既佚，今已无法确考，然皇甫谧晋初人，去汉未远，其说当有所据。而《素问》之名，亦非姚氏所云始于《隋志》，汉·张仲景《伤寒杂病论·序》云："撰用《素问》《九卷》。"是《素问》之名，最迟起于汉世。余嘉锡先生认为："秦汉古书，亡者多矣，仅存于今者，不过千百中之一，而又书缺简脱，鲜有完篇，凡今人所言某事始见某书者，特就今日仅存之书言之耳，安知不早见于亡书之中乎？以此论古，最不可据。"又云："安所得两汉以上书而遍检之，而知其无《素问》之名乎？使《内经》本不名《素问》，而张机忽为之杜撰此名，汉人笃实之风，恐不如此。"刘向、班固以前，既然没有《内经》之名，其内容均单篇别行，这些以单篇形式流传的有关黄帝、岐伯论医的简帛，当然非官家独有，民间当亦有流传者，私藏家或医家，亦可自行整理编辑成帙，而冠以书名。《素问》《九卷》《针经》《九墟》《九灵》等名称，或许当时已有，而未被刘向、班固等所采用，或是刘向、班固等整理图书以后，有人重新编次整理成帙而流传。亦如余氏所云："《汉书·艺文志》著录之书，其名往往与今本不同，亦或不与六朝、唐人所见本同，并有不与《七略》《别录》同者。其故由于一书而数名，《汉志》只著录其一也。古书书名，本非作者所自题，后人既为之编次成书，知其为某家之学，则题其氏若名以为识别；无名氏者，乃约书中之意以为之名。所传之本，多寡不一，编次者亦不一，则其书名不能尽同。刘向校书之时，乃斟酌义例题其书。"又云："又有古书之名，为后人所改题，出于向、歆校书以后者，故虽其书真出古人，求之《汉志》而无有。"凡此诸端，均有可能，年代越久，则越难考订其是非。但根据历史的考察，认为今本《素问》《灵枢》便是《汉志》中的《内经》还是可信的。

（三）《素问》的含义、卷数及版本源流

关于《素问》之名义，前人说法亦不尽相同，目前被学术界所接受的主要是林亿等"新校正"引全元起和《易纬·乾凿度》的说法，其云："所以名《素问》之义，全元起有说云：素者，本也；问者，黄帝问岐伯也。方陈性情之源，五行之本，故曰《素问》。元起虽有此解，义未甚明。按《乾凿度》云：夫有形者生于无形，故有太易、有太初、有太始、有太素。太易者，未见气也；太初者，气之始也；太始者，形之始也；太素者，质之始也。气、形、质具而痾瘵由是萌生，故黄帝问此《太素》质之始也。《素问》之名，义或由此。"林亿等的解释，是说《素问》即是"问素"。日人丹波氏进一步说明云："其不言问素，而名素问者，犹屈原有天问，是倒置而下字尔。"这样的解释固然可通，但纵观《素问》全书，内容广泛博大，非一"素"字所能包容概括，不若吴崑、马莳、张介宾、王九达等立论公允，即"平素问答"之义。它如《云笈七签》所云："天降素女，以治人疾，黄帝问之，而作《素问》。"《读书后志》所云"《素问》以素书黄帝之问，犹言素书"等，其说或荒诞不经，

或曲为之解，不足置信。古人著书命名，朴实无华，《素问》的编辑者，根据全书"黄帝、岐伯君臣平素问答"之义例而题其名，似乎更合情理。

关于《素问》卷数，原本为九卷，此在学术界并没有什么争议。皇甫谧《甲乙经·序》《隋书·经籍志》都是这样记载的。梁全元起注本，也止九卷，这从"新校正"引全元起卷目中也可清楚看出。直到唐代王冰整理《素问》的时候，他所见到的仍是九卷本，只不过已残缺一卷。所以他在序中说："班固《汉书·艺文志》曰:《黄帝内经》十八卷,《素问》即其经之九卷也，兼《灵枢》九卷，乃其数焉。虽复年移代革，而授学犹存，惧非其人，而时有所隐，故第七一卷，师氏藏之，今之奉行，惟八卷尔。"但在王氏整理过程中，为了补入所谓"师氏藏之"一卷，即"七篇大论"部分，把《素问》改编成二十四卷，这样便起到了平衡各卷之间内容的作用。宋元明清以来，《素问》卷数有所分合，或合成十二卷，或析为五十卷，但篇次仍袭王氏之旧，并没什么改动。

关于《素问》的版本流传，马继兴先生专门作过考证，可分为早期传本和后期刻本两个段，早期传本是指汉、魏、六朝、隋、唐时期历代不同的手抄本；后期刻本，是指宋、元、明、清时期各朝不同的刻版印刷本。我们知道，从战国《素问》内容单篇别行，到西汉刘向等整理成《黄帝内经》,《素问》之学就一直流传下来。但从现存文献来看，最早提出《素问》书名的是后汉张仲景《伤寒杂病论序》，以后魏晋间王叔和，在《脉经》中曾引用过《素问》的内容，皇甫谧《黄帝三部针灸甲乙经》中几乎引用了《素问》全文，到了南北朝时期，出现了

《素问》的注本，即梁·全元起训解。隋唐间杨上善撰注《太素》，类分《素问》《灵枢》为二十篇，其中保留了《素问》全部内容，亦可看作是《素问》另一类传本。唐宝应年间，王冰次注，重新编目，勒成二十四卷，成为《素问》传本中影响最大的注本。但是除了王冰注本以外，尚有别本流传，这可从王冰次注中得到佐证，说明当时《素问》传本尚不止一种。

北宋以后，由于造纸业和雕版印刷技术的发展，促进了学术研究和书籍的整理刊行。据史料记载，只北宋一朝，《素问》一书就进行了五次校正刊刻，一是天圣四年，二是景祐二年，三是嘉祐二年，四是元丰年间，五是政和八年。这五次整理刊印，只有高保衡、林亿等人嘉祐年间整理刊本，通过翻刻之形式流传下来。所以，嘉祐本被人们看作《素问》版本的定型。嘉祐本刊行以后，历经南宋、金、元、明、清五代整理刊刻，卷数有分有合，演变成四个主要版本系统。今举其存世者，简介如下：

甲、二十四卷本系统：即依据嘉祐本直接反复刊刻之各种版本，主要有：金刊本：年代不详，残存有卷三、卷五、卷十一至十八、卷二十。

元刊本：即元读书堂刻本，年代不详。另有一种元刻明印本，年代亦不详。

明刊本：嘉靖二十九年顾从德翻刻宋本；万历十二年绣谷书林周曰校刻本；万历二十九年步月楼刻吴勉学《古今医统正脉全书》本；万历四十八年潘之恒刊黄海本。另外还有一种无名氏翻宋刻本。

清刊本：道光二十九年京口遵仁堂据蒋宝素家藏宋本摹刻

本；咸丰二年钱熙祚守山阁校刻本；同治九年无锡薛福辰校刻本；光绪三年新会李元纲校刻本。另外，还有一些据明顾从德本、周曰本、医统正脉本重刻本，以及《四库全书》《万有文库》《四部丛刊》《四部备要》《二十二子》本。

国外刊本：即日本和朝鲜刻本（从略）。

乙、十二卷本系统：即把嘉祐二十四卷本合并成十二卷之刻本，主要有：

元刊本：至元五年胡氏古林书堂刻本，以及年代不详的两种元刻残本。

明刊本：成化十年鳌峰熊宗立种德堂刻本；嘉靖四年山东刊历城县儒学教谕田经校正本；嘉靖年间赵简王朱厚煜居敬堂刻本；嘉靖年间金溪吴悌校刻白文本。

国外刊本：即日本和朝鲜刻本（从略）。

丙、九卷本系统：也是把嘉祐二十四卷本合并而成的刻本，计有清抄本及日本刻本。

丁、五十卷本系统：此是把嘉祐二十四卷本析成五十卷的刻本，有明正统刻道藏本。

除上述外，还有明、清医家的多种注本，即去掉王注、林校语，重新注释的刻本。主要有：明·马莳九卷注本（《素问注证发微》）、吴崑二十四卷注本（《素问吴注》）、清·张志聪九卷注本（《素问集注》）、高世栻九卷注本（《素问直解》）、张琦十卷注本（《素问释义》），以及元·滑寿删节本（《读素问钞》）、明·张介宾类编注本（《类经》）、清·薛本宗重编注本（《纂述素问》）等。至于民国期间的刻本、石印本、中华人民共和国建立后的铅印本，兹不赘述。

三、《黄帝内经素问》的主要内容、学术思想及学术价值

《内经》之成编，是汇集了秦汉医疗成果，所以内容博大，旨意精深。尤其它受了我国古代自然科学、哲学对中医学的渗透和影响，使其形成了具有中华文化特色的医学宝典。举其要点，如：

人体生命观：我国古代唯物主义哲学认为"气"是客观世界万物的本源。如《老子·二十五章》："有物混成，先天地生，寂兮廖兮，独立而不改，周行而不殆，可以为天下母。"王充在《论衡》中说："天地，含气之自然也"，"天地合气，万物自生"。《素问·天元纪大论》正是承袭了这一思想，揭示出天体演化及生命发生发展的自然法则："太虚廖郭，肇基化元，万物资始，五运终天，布气真灵，总统坤元，九星悬朗，七曜周旋，曰阴曰阳，曰柔曰刚。幽显既位，寒暑弛张，生生化化，品物咸章。"气是世界万物之本，亦是人类生命之源。《管子》："气通乃生，生乃思，思乃知，知乃止矣，"又说："人之生也，天出其精，地出其形，合此以为人。"《庄子》中也说："人之生，气之聚也。聚则为生，散则为死。"正是由于气一元论、精气论对《内经》的深刻影响，《素问》中认为气是构成万物的基本物质，人类生命现象的产生同样本源于气。人体之所以保持正常的生命活动并具有无限的生命力，亦是本源于气的生生化化。《素问》对此做了极为精辟的论述："在天为气，在地成形，形气相感而化生万物矣。"（《天元纪大论》）"出入废则神机化灭，升降息则气立孤危。故非出入，则无以生、长、壮、老、已，非升降，则无以生、长、化、收、藏。是以升降出入，无器不

有，故器者，生化之宇，器散则分之，生化息矣。"

由于古代唯物论与医疗实践的紧密结合，不仅正确认识和解释自然界的各种自然现象，同时把生命科学引向唯物论的领域。这正是《内经》理论历经几千年而不衰，并至今仍有效地指导临床实践的根本所在。

天人一体观：在《内经》中关于"天人一体"和"人与天地相参"的论述颇为详尽，成为中医理论重要的指导思想，并且亦是对人体生理、病理进行综合整体研究的思维方法。时至今日，如能运用现代科学技术，结合中医学术特点，从天人一体的整体上进行高度综合研究，必将进一步揭示出中医理论精华，推动我国医学发展。

《内经》理论认为自然界有三阴三阳六气和五行之气的变化，人体也有三阴三阳六经之气和五脏之气的运动。二者有着极为密切的内在联系，自然界无时不在影响着人体，人体必须顺应自然。对此，《素问》在很多篇章中都做了深刻阐述，需要我们认真地加以研究。

如：

《宝命全形论》："天地合气，命之曰人""人以天地之气生，四时之法成"。

《六节藏象论》："天食人以五气，地食人以五味……气和而生，津液相成，神乃自生。"

《金匮真言论》："帝曰：五脏应四时，各有收受乎？岐伯曰：东方色青，入通于肝……南方色赤，入通于心……"

《六节藏象论》：心"为阳中之太阳，通于夏气"；肺"为阳中之太阴，通于秋气"；肾"为阴中之少阴，通于冬气"；肝

"为阳中之少阳，通于春气"；脾"此至阴之类，通于土气"。

《生气通天论》："故阳气者，一日而主外，平旦人气生，日中而阳气隆，日西而阳气已虚，气门乃闭。"

可以说，天人一体观是贯穿在《内经》全部内容之中的灵魂。经言颇丰，不胜枚举。从中得知，一年的四时阴阳变化，一日之中的阴阳消长，都时刻调节和控制着人体机能活动，而人体由于处于自然阴阳变化的整体之中，并与天气息息相通，如若逆反必然使机体出现各种病理变化，导致疾病的发生。

在"天人一体观"学术思想指导下，形成了运气学说。该项学说虽为后世所补，但已成为今天研究《黄帝内经》之学的主要内容了。

运气学说，是运用天文、气象、历法、物候诸方面的知识，探讨天时、气候运动规律及其对人体机能影响的学说。阴阳五行是运气学说用以概括和说明天体运行和气象变化规律的核心理论。该学说特点是强调"时"和"气"的结合。时、气和者为正常，若太过或不及者为反常。气候反常则易造成人体或人群的病变发生。其中，对五运六气的运算不免有推演成分，但该说为我们研究天人一体的精神实质，仍有着十分重要的学术价值。

恒动观：恒动观是《内经》的重要学术思想之一。

自然界天地万物无时无刻不在永恒的运动态势之中。如《素问·六节藏象论》说："天为阳，地为阴，日为阳，月为阴；行有分纪，周有道理。"《天元纪大论》中也指出："所以欲知天地之阴阳者，应天之气，动而不息，故五岁而右迁；应地之气，静而守位，故六期而环会，动静相召，上下相临，阴阳相错，而变由生也。"

一日之气，同样消长变化之中。如《金匮真言论》："平旦至日中，天之阳，阳中之阳也；日中至黄昏，天之阳，阳中之阴也；合夜至鸡鸣，天之阴，阴中之阴也；鸡鸣至平旦，天之阴，阴中之阳也，故人亦应之。"

事物的运动又是无限的。《六节藏象论》："五运相袭，而皆治之，终期之日，周而复始，时立气布，如环无端，候亦同法。"

自然界任何事物的运动都是存在着客观规律的。《黄帝内经》运用阴阳对立统一和五行生克制化的基本法则，分析其运动规律。正是基于这一思想，把握自然界和人体生命运动规律，以及疾病发生、发展的运动态势，从而为确立辨证施治提供依据。

《黄帝内经》中所体现的人体生命观、天人一体观和恒动观，与阴阳、五行、藏象、经络、病因、病机、诊法、治疗、养生等学说紧密结合，构成了完备的医学理论体系。

阴阳五行学说：做为古代哲学与自然科学相结合，形成了系统而完整的理论体系，并在实践中得到充分运用，可以说莫过于《黄帝内经》了。

阴阳的最初概念，是指对日光的向背而言。如《诗经·大雅·公刘》："相其阴阳。"《山海经》："扭阳之山，其阳多赤金，其阴多白金。"《吕氏春秋》："室大则多阴，台高则多阳。"随着人们对自然界认识的不断加深，阴阳的概念逐渐引申，并赋予丰富的内涵，同时应用阴阳说的观点分析和解释一切自然现象的变化规律。如《管子》："是故阴阳者天地之大理也，四时者，

校注后记

1017

阴阳之大经也。"《吕氏春秋》:"凡人物者，阴阳之化也；阴阳者，造乎天而成者也。"《庄子》:"阴阳于人，不啻为父母也。"把阴阳的相互对立，相互依存，相互转化等消长变化，看作是一切事物发生、发展的根源。用《易经》的话说，即"一阴一阳之谓道"。

《黄帝内经》把人体看作是阴阳对立的统一体，认为人体生命活动也是按阴阳对立统一的原则进行的。机体内阴阳在相互依存，相互为用，并在消长、变化的过程中保持动态平衡，即"阴平阳秘，精神乃治"。如出现偏盛偏衰，则会"阴胜则阳病，阳胜则阴病，阳胜则热，阴胜则寒，重寒则热，重热则寒"。阴阳失调是导致一切病变的根本。因此，在诊断上，"察色按脉，先别阴阳""治病必求本，本于阴阳""谨察阴阳所在而调之，以平为期"。

《黄帝内经》使古代哲学的阴阳学说得到进一步深化，沿着科学方向长足的发展。同时，《黄帝内经》中丰富的医学内容，也为阴阳的哲学观，提供了有力的实践依据。

同样，作为西周时代哲学两大贡献之一的五行说，最早载于《尚书·洪范》中"初一曰五行……一曰水、二曰火、三曰木、四曰金、五曰土"。初起概念，认为构成物质世界的基本元素，是金、木、水、火、土五者，亦称之谓"五材"。如《左传·襄二十七年》:"天生五材，民并用之，废一不可。"《尚书大传》:"水火者，百姓之所饮食也；金木者，百姓之所兴作也；土者，万物之所资生也，是为人用。"

五行之间，并非孤立无关的，而是具有相生相克，互有依存和制约关系的。由五行的生克制化而产生万物。

值得注意的是，我国古代有一种"数"的学说，其中"五"有着特殊意义。如《左传·昭三十年》："故天有三辰，地有五行。"《国语·周语》："天六地五，数之常也。"

《黄帝内经》中运用五行学说来阐明人体的生理、病理以及人与自然的关系。确立了《黄帝内经》理论体系的内外环境统一整体观。藏象学说：藏象学说是研究人体各脏器组织的生理特性及其相互关系，以及人体脏器与外界环境之间联系的学说。

藏象学说以心、肝、脾、肺、肾五脏为中心，并通过经络的联络，气、血、津、液的功能活动，把五脏、六腑、五体、五官、皮毛等联系起来，形成了一个有机的统一的整体。

《素问》和《灵枢》中的藏象学说，是在长期医疗实践中对人体组织形态的观察和了解而形成的，亦即藏象学说有其人体解剖学基础的。《黄帝内经》的有关篇章中保存着很多古代解剖学资料。但在已形成的藏象学说中对人体脏腑的认识，远非解剖方面的认识，而是以五脏为中心的，详细地阐明五大机能系统。各系统又都是处于相互协调、高度统一的有机的整体之中。

脏腑虽然居于人体之内，但可形见于外。通过各种不同的生理或病理表象，可以推断、认识人体内脏机能活动和病理变化。这就为诊断、治疗提供了客观依据。

还应指出的是，藏象学说的内容，还突出的强调了人体内脏器官功能与自然界三阴三阳、四时五气的运动密切相关。这是中医藏象学说具有的显著特点。

病因病机学说：《黄帝内经》所奠定的病因病机学说包括了病因、发病、病机三部分。

病因，《素问》中概括为气象因素、地理因素、社会心理因素、生活因素、物理外伤因素等。由于在疾病的发生、发展过程中，原因和结果有时是相互作用的。某一阶段的病理产物，则是另一阶段疾病的病因，如痰饮、瘀血等，也往往看作是病因。

发病，《内经》中很注意发病学的研究。疾病的发生和发展，取决于邪与正双方强弱的对比。"正气存内，邪不可干"，"邪之所凑，其气必虚"。强调了发病的致病因素与机体内在依据的关系。

病机，一是指疾病过程中的病理改变，一是指疾病发展转归的运动态势。

中医病因病机学说的显著特点，是用人、社会、自然界的整体观为指导，将人体与自然环境，人体内各脏腑组织的功能联系起来，分析引起疾病的各种因素以及这些因素影响人体机能的途径，疾病的表现形式，及其在体内发展变化的过程，进而深入探讨疾病发生、发展的规律。由此可见，《内经》的病因病机学说具有独到特点，只有掌握这些特点，才能把握其关键。

诊法学说：在《内经》中总结出一套独特的诊断疾病的方法。其特点有三：

其理论基础是"天人一体观"，以及"有诸内必形诸外"，"从外知内"，"知常达变"等理论原则。

其方法是，以望、闻、问、切四诊，遍审周身上下内外，内容相当丰富。

其原则是，四诊合参，防止片面，"能合色脉，可以万全"。

治疗学说：治疗学说包括辨证、辨病、治则、治法等方面的内容。

《素问》与《灵枢》不仅重视辨证，也非常重视辨病。《内经》中记述各种病证达一百八十多种。并保留了很多古病名，为我们研究临床治疗学提供了珍贵的史料。

治疗学说所遵循的总的原则，是承袭了老子"冲气以为和"的思想。强调了"谨察阴阳所在而调之，以平为期"。通过各种治疗手段，进行"调和"，达到"以平为期"。使机体阴阳偏盛偏衰的状态，恢复到动态平衡。

在这一总原则的基础上，确立了因势利导、治病求本、同病异治、异病同治、标本缓急、补虚泻实、寒热温清、防病与早治等治则。

养生学说:《黄帝内经》中的养生学理论及其方法，内容翔实，旨趣精深，为后世预防医学和保健医学奠定了坚实的基础。其特点:

一是，以天人一体观为基础的养生学理论。

二是，以内因为主的预防思想。

三是，形神并重的养生原则。

四是，重视积精全神的养生方法。

综观上述，《黄帝内经》的学术思想具有中华文化的特点，其理论体系系统而翔实。在本校后记中不可能详加阐发，只能举其大凡，提要钩玄而已。

四、历代校勘、注释《黄帝内经素问》概况

《素问》既是先秦古籍，历经代革年移，必然编简错落遗佚，文字漫漶剥蚀；而以古今语言的不断变迁，后世读之，也定会文句聱牙，词义难懂。所以，该书自汉代刘向等编校整理

（一）汉·刘向、李柱国对《黄帝内经》的编校整理

关于刘向、李柱国等整理《黄帝内经》的情况，无任何数据可以稽考。究竟当时他们作了哪些工作呢？我们可以通过刘向撰写的《管子书录》《战国策书录》《晏子书录》《列子书录》《邓析子书录》《孙卿书书录》《韩非子书录》等七篇校雠书录，窥测一二。如校订《管子》一书，除中书三百八十九种外，又搜集了"大中大夫卜圭书二十七篇，臣富参书四十一篇，射声校尉立书十一篇，太史书九十六篇，凡中、外书五百六十四篇，以校除复重四百八十四篇，定著八十六篇"。又如校订《战国策》一书，其云："本字多误脱为半字，以赵为肖，以齐为立，如此者多。"由此可见，刘向等校雠图书，首先是备众本，以刊定篇目，其次是将各本对校，刊正文字。正如余嘉锡先生所云："古人著书，既多单篇别行，不自编次，则其本多寡不同。加之暴秦焚书，图籍散乱，老屋坏壁，久无全书，故有以数篇为一本者，有以数十篇为一本者，此有彼无，纷然不一。分之则残阙，合之则复重。成帝即诏向校中秘书，又求遗书于天下。天下之书既集，向乃用各本雠对，互相除补，别为编次，先书竹简，刊定讹谬，然后缮写上素，著为目录，谓之定著。"清·孙德谦对刘向之校雠学有深入的研究，其在《校雠学纂微》一书中，总结出刘向等校书的各种方法。计有备众本、订脱误、删复重、条篇目、定书名、谨编次、析内外、待刊改、分部类、辨异同、通学术、叙源流、究得失、撮旨意、撰叙录、述疑似、准经义、征史传、辟旧说、增佚文、考师承、纪图卷、存别义。透过上述方法，我们可以大体看出当时刘向、李柱国整理雠校

《内经》的情况。因《素问》乃《内经》重要组成部分，所以我们不妨把刘向、李柱国整理《黄帝内经》，看作是《素问》一书的第一次校订整理。

《黄帝内经》的校订工作，具体由李柱国负责，最后由刘向审订，编写叙录。这从《汉书·艺文志》序中"侍医李柱国校方技。每一书已，（刘）向辄条其篇目，撮其旨意，录而奏之"可以得到证明。

（二）六朝全元起对《黄帝内经素问》的注释训解

全元起，史书无传。《南史·王僧孺传》载其曾向僧孺请教过砭石问题。考王僧孺生于公元四百六十五年，卒于公元五百二十二年，则知全氏齐梁间人，曾作过"侍郎"之官。但林亿认为全氏为隋人，与杨上善同时。明·徐春甫亦认为为隋人，未知林氏、徐氏何据。

《素问》全元起注本今亡。《隋志》题"梁八卷"，即指梁·阮孝绪《七录》著录全注本是八卷。《旧唐志》同。而《新唐志》《通志》等著录曰九卷，疑误。《素问》原本九卷，到全元起训解时已缺一卷，只存八卷。宋臣林亿等见过全注本，指出缺"第七"一卷。关于全注本的书名，开始只称《素问》或《黄帝素问》，无训解之名，自林亿等校正《素问》序中云："时有全元起者，始为训解。"故后人误称全注本为《素问训解》。

《素问》全元起注是注释《素问》的第一家，林亿等校正王冰注本时，曾引用该书，惜北宋末年亡佚。故晁公武《郡斋读书志》、陈振孙《直斋书录解题》均未曾著录。因全氏注本早于王冰次注，未经王氏"迁补、加字、别目、削繁"，故能接近刘向等编校时的原样，对于研究《素问》的古貌及版本流传有一定帮助。鉴此，一些中外学者据"新校正"作了辑目工作，兹将龙伯坚先生所辑篇目录下：

第一卷（计七篇）:《平人气象论》《决死生》《脏气法时论》《经合篇》《宣明五气篇》《调经论》《四时刺逆从论》。

第二卷（计十一篇）:《移精变气论》《玉版论要篇》《诊要经终论》《八正神明论》《真邪论》《皮部论》《气穴论》《气府论》《骨空论》《缪刺论》《标本病传论》。

第三卷（计六篇）:《阴阳离合论》《十二脏相使》《六节藏象论》《阳明脉解》《五脏举痛》《长刺节论》。

第四卷（计八篇）:《生气通天论》《金匮真言论》《阴阳别论》《经脉别论》《通评虚实论》《太阴阳明论》《逆调论》《痿论》。

第五卷（计十篇）:《五脏别论》《汤液醪醴论》《热论》《刺热论》《评热病论》《疟论》《腹中论》《厥论》《病能论》《奇病论》。

第六卷（计九篇）:《脉要论》《玉机真脏论》《刺疟论》《刺腰病论》《刺齐论》《刺禁论》《刺志论》《针解》《四时刺逆从论》。

第七卷（阙）

第八卷（计九篇）:《痹论》《水热穴论》《四时病类论》《方盛衰论》《从容别白黑》《论过失》《方论得失明著》《阴阳类论》《方论解》。

第九卷（计九篇）:《上古天真论》《四气调神大论》《阴阳应象大论》《五脏生成篇》《厥论》《风论》《大奇论》《脉解》。

全注本的注释内容，今已无从详考，但可凭借王注林校引文，窥其部分佚文，这对于校正《素问》文字和理解《素问》经旨均有一定帮助。

（三）隋唐时期杨上善《太素》注与王冰《素问》次注

杨上善，隋唐间医家。对于其注《太素》的时代，历来有三种说法：一曰隋，也是通行说法，如宋·林亿等云："隋·杨上善纂而为《太素》。"明·李濂、徐春甫同意林亿的意见，并曰："杨上善隋大业中为太医侍御，述《内经》为《太素》。"二曰北周，如清·张均衡云："上善此书，尚在周时，故置旧官（指太子文学）。至隋大业中，为太医侍御，两者不相妨碍。"三曰唐，清·杨守敬最早持这种观点，他在《日本访书志》中并列举三条论据：①《隋志》不载，始载新、旧《唐志》。②隋无太子文学之职（《太素》卷首题：通直郎太子文学杨上善奉敕撰注），唐显庆以后始设太子文学。③避唐讳。萧延平在《校刊（太素）例言》中又补充一点，即杨注凡引《老子》之言，均称玄元皇帝。唐高宗乾封元年，始追加老子此号。由上述看来，《太素》成书于唐还是令人信服的。早在后蜀杜光庭就指出："太子司议郎杨上善，唐高宗时人。"

杨氏《太素》在北宋年间曾被宋臣校订《素问》《甲乙》《脉经》《外台》时所引用。因校正医书局未把《太素》列为刊行之列，故流传不广。后经靖康兵燹，便渐湮没。明·焦竑《国史经籍志》有载，但未见传本。直到清光绪年间，我国学者始从日本带回影抄残卷，于是得而复彰。目前存世较有影响的有三种本子，一是袁昶刻本、二是萧延平刻本、三是日本《东洋医学善本丛书》本，三个版本均有不同程度之残缺。

根据上述三个版本研究考证，杨氏《太素》共分二十类，

第一至二卷曰摄生、第三至四卷曰阴阳、第五卷曰人合、第六至七卷曰脏腑、第八至十卷曰经脉、第十一卷曰输穴、第十二卷曰营卫气、第十三卷曰身度、第十四至十六卷曰诊候、第十七至十八卷曰证候、第十九卷曰设方、第二十卷无考、第二十一至二十三卷曰九针、第二十四卷曰补泻、第二十五卷曰伤寒、第二十六卷曰寒热、第二十七卷曰邪论、第二十八卷曰风论、第二十九卷曰气论、第三十卷曰杂病。总二十类，今残存十九类。

《太素》改编经文，各归其类。章节结构，前后有序，少有破碎之失。且相承之本，乃汉晋六朝之旧物，与林校语中引证全本佚文校之，多所吻合，"足存全本《素问》之真"，故可用之校正今本《素问》《灵枢》二书。

杨氏深于训诂，善解词义，依经立训，少逞私见，训解词义，多以《说文》《尔雅》及汉儒传注为依据。其对文字通假现象，也颇有研究，多破假字，以求本义，有时还以俗语、口语，解释古语或文言。又因其精于临证，故阐发经义，亦多切合医理，且有许多独到见地。其于校勘，对于所承旧本有可疑者，决不臆断轻改。纵观其校勘内容，有订讹、有删繁、有补脱、有存异，多于注文中进行处理。

总之，杨氏《太素》注，不仅是目前最早之《黄帝内经》古注，也是被公认为历代注家中最好的注家之一。其注古朴简练，多以释词、释音与校正文字相结合。当然，杨注并非完美无缺，其缺点主要是个别地方的训诂，有"望文生训"之嫌。

王冰，号启玄子。唐代中期人。正史无征，年里行事均无详考。只知其少时慕道，素好养生，师事孟诜，传其秘要。曾仕官太仆令，故人亦称王太仆。约在公元七百五十至七百六十二年间，他精勤博访，历十二年，注成《黄帝内经素问》一书传世。

《素问》原本九卷，六朝时已亡佚一卷，只存八卷，王冰见到的《素问》亦是八卷本，但他自称得师氏所藏"亡佚"之卷，重新整理编次，勒成二十四卷。

王氏次注《素问》的方法，在其自序中说的非常明确，共有五个方面，但主要的有四点：一是移补，如《腹中论》："帝曰：人有身体髀股胻皆肿，环脐而病，是为何病？岐伯曰：病名伏梁。"此二十六字，本错简在《奇病论》中，王氏移补于此。二是加字，如《阴阳应象大论》"阳之气以天地之疾风名之"。据王注所录旧本无"名之"二字，王氏寻前类例而加。三是别目，如《刺齐论》与《刺要论》据林校语原为一目，名《刺齐论》，经王氏编次，分为两篇。四是削繁，如《离合真邪论》据林校语原别立《经合论》与《真邪论》两篇，而文字相同，经王氏次注，削去《经合论》，而立《离合真邪论》一目。关于王氏"削去繁杂"之说，还可以通过考证王氏次注以前古书所引《素问》内容而证实，如张守仁《史记正义》、《后汉书》李贤注、王焘《外台秘要》均早于《素问》，但其所引《素问》内容，很多在今本《素问》中不见了，这可能是王氏削繁的结果。

王氏《素问》次注，有它的注释特点，也有它的学术特点，归纳在一起可以举出主要四个方面：一是原文凡加字错简，皆朱书其文，"使今古必分，字不杂揉"，这从王序、王注中可以得到证实，致憾的是，这种朱书墨字的本子早已失传。二是注释条例缜密，义蕴宏深，不但称善于医家注中，就是对我国训诂书籍之影响也很大，如《通雅》《说文段注》《尔雅义疏》《广雅疏证》等，也时引《素问》王注疏证辞义。三是注文中体现出他重视养生防病，宣扬道教理论的思想，当然这与他"夙好养生"和"慕龄好道"有关。四是他通过注释，于注文中发挥医理。如"阴阳互根"的理论和"制阳光、消阴翳"的治则，都是王注的精辟阐发，给后学以启示。

王氏对《素问》次注整理，历史上有不同的评价，褒贬兼而有之。赞誉者，如清·莫熺："王太仆注，依经注解，理入化机，发明奥理，羽翼圣经。"批评者，如明·马莳："王冰有注，随句解释，逢疑则默，章节不分，前后混淆。"像这等泛泛之词，并未说清王氏之功过所在。我们认为，如论其功，主要在于：①通过王氏次注整理，使已是脱落遗佚，错乱不堪，濒于失传的《素问》得以流传下来。②通过王氏次注整理，补入了所谓"师氏藏之"的"运气七篇"，使得"运气学说"完整的理论藉以保存。三是王氏的次注，广征博引，深入浅出，确能做到通过"究尾明首，寻注会经"，而达到"开发童蒙，宣扬至理"的作用。如论其过，主要在于：王氏之删繁有欠慎重之处，并对经文有些作了不适当的改动，这些无不直接削弱了《素问》的内容，或影响了《素问》的原始面貌。总之，王冰次注《素问》虽有功有过，而功绩是主要的，这也正是至今被人们所称颂的原因。

隋唐时期对《素问》的整理研究，除杨上善《太素》注、王冰《素问》次注以外，尚有杨玄操《素问释音》《素问医疗诀》各一卷，佚名氏《素问音训并音义》五卷、《素问改错》二卷，今皆不传。

（四）宋·林亿等对《黄帝内经素问》的补注校正

《黄帝内经素问》一书的编校整理，经历了三个里程碑：第一是西汉末年李柱国的编次雠对。第二是唐代王冰的移补删繁，第三就是宋林亿等的重广补注校正。而《素问》王冰注本的流传，主要是由于林亿等校订刊行的结果。通过林亿等的校刊补注，不但使《素问》得以流传，而且使《素问》之学发扬光大；不但解决了王冰次注没有解决的一些问题，而且为我们今日研究《素问》提供了诸多有价值的数据。清人钱熙祚跋《素问》云："林亿荟萃群书，析疑正误，方诸吾儒其郑注之有贾疏。"所以，我们研究《素问》，不能忽视"新校正"语的研究。

林亿，北宋时人，《宋史》无传，亦鲜见其他史料记载。仅据其《素问·序》知官拜光禄卿直密阁，曾于嘉祐年间在编修院校正医书局任职多年，与国子博士高保衡、尚书屯田郎中孙奇、尉中丞孙兆、光禄卿直密阁掌禹锡等，共同整理校订了《灵枢经》《难经》《伤寒论》《金匮要略》等十余种医药典籍，并参与了《嘉祐补注神农本草经》的编修，对保存我国古代医药文献、促进我国医药学术的传播发展作出了贡献。

然而，林亿之所以能名垂后世，为医林乐道，主要在于他整理校订《素问》一书的影响。通过他"搜访中外，裒集众本，窥寻其义，正其讹舛"；又"采汉唐书录古医经之存于世者，叙而考正"；再"贯穿错综，磅礴会通，端本寻支，溯流讨源，定其可知，次以旧目"等一系列的整理校订工作，才使得当时"文注纷错，义理混淆"的王冰注本，能够"奎张不乱，鳞介咸分"，"舛文疑义，于是详明"。

对于古籍的校勘，自从近代学者陈垣先生提出"校书法四例"后，成为我们今天普遍遵循之法则。如果我们仔细抽绎研究林亿的校语，不难发现，实际此"四法"早已被林亿等运用在校正《素问》中。关于"对校"之例，如:《上古天真论》:"不时御神。"林校云:"别本时作解。"关于"本校"之例，如:《平人气象论》:"风热而脉静，"林校云:"按《玉机真脏论》风作病。"关于"他校"之例，如:《六节藏象论》:"肺者，阴中之太阴。"林校云:"按太阴，《甲乙经》并《太素》作少阴。"关于"理校"之例，如:《玉机真脏论》:"其脉绝不来，若人一息五六至，其形肉不脱，真脏虽不见，犹死也。"林校云:"人一息脉五六至何得为死，必息字误，息当作呼乃是。"

林亿等整理《素问》的主要手段是校勘，但他们在校订文字的同时，并作了大量训释工作，这些训释内容，很多地方弥补了王注之缺憾，其中较突出的有三个方面:①对王注疏漏之处，进行了补充。如《痿论》中"筋膜"一词，王氏未曾加注，林亿引全元起注云:"膜者，人皮下肉上筋膜也。"②对王注隐晦之处，充实完善。如《阴阳应象大论》:"风胜则动"。王注云:"风胜则庶物皆摇，故为动。"意不显明，林亿补注曰:"按《左传》曰:风淫末疾，即此义也。"经义言病，王注比诸于物，不若林注直接明了。③对王注不安之处，加以订正。如《异法方宜论》:"其民陵居而多风。"王注云:"居室如陵，故曰陵居。"林亿云:"详大抵西方地高，民居高陵，故多风也。不必室如陵矣。"显然，林亿的解释是正确的。

林亿等对《素问》的校勘与训诂，确为我们进行医籍整理树立了楷模。除上述外，还具有以下几个特点:一是用汉学家治经之方法整理古籍，不但校正经文，对王冰之注文也一同加以校正，并在校勘过程中，注意到用注文校正经文，同时对王冰注也作了部分疏解工作。二是效法王冰整理次注《素问》之方法，对一些经文作了一些移补。三是在校勘中不但重视罗列异同，并作了大量判断正误、定夺是非的工作。四是对于文字训诂，长于假借的研究，解决了许多王注不能训解的问题。五是逐篇标明全元起注本卷第，保存了《素问》旧目，这就为我们今日研究《素问》旧貌提供了线索。六是校注态度认真，取舍审慎，"一言去取，必有稽考"。上述六个方法，如检新校正语，不难举出大量例证。

宋、金、元时期对《素问》的校注整理，林亿当为厥首。除此以外，尚有宋·高若讷《素问误文阙义》一卷、郝允《内经笺》若干卷、孙兆《素问注释考误》十二卷、冲真子《内经指微》十卷、佚名氏《素问音释》一卷、金·赵秉文《素问标注》若干卷、封仲坚《素问注》若干卷、元·王翼《素问注疑难》二十卷、滑寿《读素问钞》三卷。除《读素问钞》以外，均佚。

（五）明·马莳、吴崑、张介宾对《素问》的发微、注释与类解

马莳，字仲华，号元台子。明嘉靖、万历年间，浙江会稽人。所著有《素问注证发微》《灵枢注证发微》《难经本义》等。

《素问注证发微》九卷，是在王氏二十四卷基础上，据《汉志》《黄帝内经》十八卷之语，以《素》《灵》各九卷当之，因而合并而成。其注释内容，多不被人所称许，汪昂谓其"舛谬颇多""随文敷衍""逢疑则默"。《四库全书书目提要》（存目）

云："其注无所发明。"马氏长于针灸经脉，其《素问》注固然比《灵枢》注逊色的多，但也并非毫无肯定之处。①他把《素问》逐篇分成段落，注释从章节入手，使之条理清楚，义理分明。②马氏当时没见过《太素》，所以他的注释是继王冰之后的第二家，客观上起到了承先启后的作用，如王九达、林澜、姚绍虞、张志聪等注释《素问》时，都不同程度引用马氏之成说。③马注虽发明不多，但在训释语词和阐明医理方面，也有补苴王注罅漏之处。这也正是"明人注《素问》，马氏最为流传"的原因之一。

吴崑，字山甫，号鹤皋，又号参黄子。明代安徽歙县人，生于嘉靖三十一年，约卒于泰昌元年。所著有《素问吴注》《医方考》《参黄论》等近十种著作。

吴注《素问》亦是以王冰二十四卷本为底本，据其自序所云：隋有全元起、唐有王冰、宋有林亿，尝崛起而训是经，庶几昧爽之启明，小明则彰，大明则隐，因释以一得之言，署名曰《内经吴注》。

《素问吴注》的最大优点，是注释能批郤导窾、深入浅出，取义简明。于阐发医理之处，尤较精辟。如注《灵兰秘典论》"三焦者，决渎之官"云："决，开也。渎，水道也。上焦不治，水溢高原；中焦不治，水停中脘；下焦不治，水蓄膀胱。故三焦气治，则为开决沟渎之官，水道无泛溢停蓄之患矣。"这样的注释，不但清楚的解释了三焦的生理作用，对于指导临证实践，也颇有意义。天启间张介宾注《类经》，对于这段的注释，与吴氏基本相同，或许参考吴氏之说。

《素问吴注》的最大缺点，就是改窜篇目，变动经文。改窜篇目，如：《三部九候论》改作《决死生论》，《举痛论》改作《卒痛论》，《刺志论》改作《虚实要论》，《经络论》改作《经络色诊论》。变动经文，如：《生气通天论》中"因于寒，欲如运枢"一节，吴氏把"因于寒"改在"体若燔炭，汗出而散"之上，且移续在"因于暑"之前。"阴者，藏精而起亟"改作"阴者，藏精而为守"。《六节藏象论》中"命曰气淫"下有"不分邪僻内生，工不能禁"十字，吴氏径行删去。像这样以意增减改窜经文，或有可参之处，但不可为训。所以汪昂对其批评："《素问吴注》间有阐发，补前注所未备。然多改经文，亦觉嫌于轻擅。"他说的是中肯的。

张介宾（1563—1640），字会卿，号景岳，别号通一子。明浙江山阴人。一生多所著述，其中《类经》一书，历岁三旬，四易其稿而成，最负盛名。

《类经》一书，尽易旧制，立类分门，附意阐发，共分二十大类，凡三百九十篇目，是现存类分注释《内经》中最完整的一部。其注释内容，直追太仆次注，并"颇有发明"。观其特点，可归纳为三个方面：一是词义训诂，较为严谨，多补王注之未备。如：《疟论》："循膂而下。"王注："膂，谓脊两旁。"张注："膂，吕同，脊骨曰吕，象形也。"考《说文·吕部》："膂，篆文吕。"据此，则张注是有据的。二是解释医理，多在诸注之上。如：《五脏生成》："此皆卫气之所留止，邪气之所容"句，诸注均从王注，释"留止"分为正邪。张注则云："凡此溪谷之会，本皆卫气留止之所，若其为病，则亦邪气所容之处也。"显然张注于义为顺。三是旁征博引，综核百家，于义理多有发挥。如对《阴阳应象大论》"阴阳者，天地之道也"的注释云："道者，阴阳之理也；阴阳者，一分为二也。"反映了"一分为二"之哲学思想。张氏学识渊博，精于医学，翻阅《类经》，随处可见张氏大段议论，其中对经义、医理有不少真知灼见。总之，张氏《类经》是《素问》注中佼佼者。

明代注《素问》者，除上述三家系统突出外，尚有蒋主孝《内经疏》、蔡师勒《内经注辨》、徐渭《黄帝素问注》、黄俅《素问节文注释》、万全《素问浅解》、赵献可《素问注》、何其高《素问辨疑》、李中梓《内经知要》、王九达《内经素问灵枢合类》、顾天锡《素问直解》、周诗《内经解》、徐廷蛤《内经注解》、沈应善《素问浅释》、周篮《素问注》等。

（六）清代医、儒两家对《素问》的注释与校勘

清代汉学的复兴，对中医的古籍整理研究，产生了直接的影响，故医、儒两家从事《素问》一书校勘与注释者，不乏其人。其中系统注释《素问》成就较大的有张志聪的《素问集注》、高世栻的《素问直解》与张琦的《素问释义》。

张志聪《集注》九卷，亦是以王冰二十四卷本合并而成，他注释此书的特点，可体现在四个方面：其一，率学友门人共同注释，发挥集体的智慧。这在他自序中说的很明白："惟与同学高良共深参究之秘，及门诸弟子时任校正之严。""集注"之义，即取义于此。其二，多发表自己的个人见解，很少袭前人之成说。亦正如他自己所说："以昼夜之悟思，印黄岐之精义，前人咳唾，概所勿袭，古论糟粕，悉所勿存。"所以汪昂批评他："尽屏旧文，多创臆解，恐亦以私意测度圣人者也。"其三，一承底本之旧文，不轻改古书之原貌。《续修四库全书提要》评其："学有本原，墨守古籍，在明清之际，转移医林风气，其书

固不可尽废。"其四，随文注释，少有遗漏，无逢疑则默之嫌。自王冰以后注家，对经文注释，少有全面无遗者，此书则可补焉。张注质量，亦为高明，多补前人遗误之处，如《素问·阴阳别论》"二阴一阳发病，善胀，心满善气"中"善气"一词，王冰注解为"气蓄于上故心满，下虚上盛，故气泄出"。马莳、吴崑、张介宾均无注。张志聪注曰："善气者，太息也。心系急，则气道约，故太息以呻出之。"显然，张注符合经旨。

高世栻《直解》九卷，是高氏有感于"隐庵集注，义意艰深，其失也晦"而作。所以他在注释中，始终贯穿着"直捷明白"的原则。比之历代注家，的确他的注释要言不繁，明白晓畅，符合"直解"之意。这可以说是此书的突出特点。其注释立意中正，不失于偏蔽，且疏而不漏，虽发挥无多，却能切合经义，也可以说是《直解》的又一特色。此外，他在注解的同时，还作了考校参订文字工作，凡订正衍、误、脱、倒，近百余处。高氏与张氏同志共学，讲医于侣山堂，有半师半友之谊。张注奥赜，高注明捷，二者相辅而行。

张琦《释义》十卷，是他潜神竭虑，历二十年而成。张琦本文学世家，本人亦儒亦医，故其著述雅正，有异于俗医之笔。其校正文字，多引古书为证，间有以意定著者，亦复不少。阙疑去伪，存是正误，凡校正衍倒讹夺，不下百数十条。其注释内容，多引证前贤之成说，其中引黄元御《素问悬解》和章合节《素问阙疑》居多。间有以意创解，有异他注。《续修四库全书提要》评云："研究古书者用以启发心思，信古而不泥古，其说固有可备抉择焉。"

清代校注《素问》者，不胜枚举。仅举存世者，尚有林澜

《灵素合抄》、姚绍《素问经注节解》、薛本宗《素问纂述》、汪昂《素问灵枢类纂约注》、薛雪《医经原旨》、黄元御《素问悬解》、周长有《内经翼注》、陈念祖《灵枢素问节要浅注》、章楠《灵素节注类编》、戈颂平《素问指归》、高亿《素问直讲》、陆懋修《内经音义》、凌德《医经句读》、周学海《内经评文》、叶霖《内经类要纂注》、孙鼎宜《内经章句》等。

清代专门校勘《素问》诸家，以儒者居多，这与他们精于小学有关，当然其中很多是儒而医者。今举其要者，简介如下：

顾观光，字宾王，号尚之。儒而兼医者，作《素问校勘记》《灵枢校勘记》各一卷。全面校勘《内经》，内容最为丰富，或引旧说，或出己见，对"新校正"多有补充和纠正，虽深度不及俞樾、孙诒让诸家，但从校勘全面精当整体而论，有清一代无能出其右者。

江有诰，字晋三，号古愚。精于音韵训诂，有《素问韵读》之作，乃其《先秦韵读》的一部分，收在《江氏音学十书》中。计收《素问》五十二段。虽然江氏主要目的是探讨《素问》的韵读规律，但也可从音语规律中勘正《素问》的诸多文字，亦为校勘重要途径之一。

俞樾，字荫甫，号曲园。精于经学、小学，一生著述丰富，其中《读书余录》一书，有《黄帝内经》部分，校勘训释《素问》四十八条，后由《三三医学丛书》单行，更名为《内经辨言》。其对《素问》文字词义之校勘与训诂，可谓条条精当，确切不移。

胡澍，字荄甫，号石生。精研小学，因中年多病，而留心医药，后得宋本《素问》，参用明之善本校正，并充分运用文字、音韵、训诂知识，多所发明，惜未成而卒，仅存三十二条，署曰《素问校义》刊行，以法度谨严，称道医林。胡氏另有眉批校本一部，藏北京图书馆。

孙诒让，字仲容，号籀庼。为清代朴学之殿，著有《札迻》十二卷，其中卷十一为校勘《素问》的札记。他校勘重视旧刊精校，古训强调声类通转，故《素问》札记虽仅十三条，亦多发前人所未发。

于鬯，字醴尊，号香草。致力于郑许之学，一生多校书。有《素问校》二卷，收在《香草续校书》中。他校《素问》一是重视版本，二是参证前贤，三是借助声训，而多有考证，不臆测妄言。对今天校勘《素问》极有参考价值。

姚凯元，字子湘，号雪子。亦儒而知医者。著有《素问校义》若干卷，今残存书稿三至六卷。据《续修四库全书提要》介绍，存者四卷，分通证、摘衍、考异、订误四类。所缺之卷类，未悉其目。并称其通证"颇有发明"，考异"根据翔实"，惜未能得见。

清儒或儒医，专勘《素问》的著作，还存有傅青主校本、莫文泉校本、柯逢时校本、吴挚甫校本，而田晋蕃《素问校正》是医家专门校正《素问》的著作，稿凡四册，未刊。这些都是我们今天校勘《素问》应予参考的重要数据。

18世纪至19世纪，日本也涌现出许多专门校注《素问》的医家，并取得了较大成就，其中较著名的有物茂卿《素问评》、丹波元简《素问识》、涩江全善《素问校异》、丹波元坚《素问绍识》、森立之《素问考注》、喜多村直宽《素问札记》、度会常珍《素问校讹》等。这些著作，亦有可取之处，足资借鉴。

五、本次校注整理《黄帝内经素问》的方法、特点及体会

《素问》一书，虽历经几代人的校注整理，但随着时代变迁，新旧问题又相因出现，或讹误未正，或疑义未明，尚有进一步整理研究之必要。因此，我们根据国家卫生部和中医药管理局的指示精神，在前人整理研究的基础上，又重新全面系统的进行了整理，这次整理研究，分提要、校勘、注释、按语四项，但重点仍放在校勘和注释上，通过校注，力求体现八十年代最新水平，为人们提供一个最佳校注本。总结这次校注特点，可以归纳为以下几个主要方面：

（一）精心选择底本，广泛储备副本，充分利用各种数据

在昔刘向校书，主要采用对校，而对校的关键，便是精心择好底本和广储副本。章学诚在《校雠通义》中说："校书宜广储副本，刘向校雠中秘，有所谓中书，有所谓外书，有所谓太常书，有所谓太史书，有所谓臣向书、臣某书。夫中书与太常、太史，则官守之书不一本也。外书与臣向、臣某，则家藏之书不一本也。夫博求诸本，乃得雠正一书，则副本固将广雠以待质也。"

通过对《素问》版本源流的考察，可以看出，唐以前写本，早已荡然无存。北宋以后刻本，历经南宋、金、元、明、清反复翻刻，形成了一个庞大复杂的《素问》版本系统。所以，如何选择底本和校本，是一个科学而严肃的问题。

关于底本的确定，我们是从以下几点入手的：首先，试图寻访宋刻本或嘉祐初刻本，几经调察，有文献记载的宋代（包括南京）六次刊刻，今无一而存。《中医图书联合目录》著录北

京图书馆藏有经赵万里先生鉴定的宋刻明配本，几经走访亦未见。其次，考察现存早期刻本，即金元刻本。金刻本现存一种，但已残缺不全，显然不能作为底本。元刻中有两种足本，一是读书堂刻二十四卷本，一是胡氏古林书堂刻十二卷本，此二本均是复刻本，已失宋刻之真。又有一种元刻明印本，版面模糊不清，这些作为底本也不够理想。接着，又考察了明清刻本，其中有两种版本应引起重视，一是明顾从德翻刻宋刻本，一是清钱熙祚守山阁校刻本。顾本据宋嘉祐版影刻，刻工精细而接近宋刻，明显超过两个元刻本。且内容完整无缺，在社会上最为流通。钱熙祚校刻本虽校勘质量较高，但此本是据明刊复刻，不如顾氏翻刻宋本。所以，我们这次校勘，确定人民卫生出版社影印明顾从德翻刻宋刻本作为底本。

关于校本的选择，我们亦颇下了一番工夫，国内现存之版本，几乎搜罗殆尽。并从中选出早期刻本、精刻本、精校本、名人校本，共凡二十四种，计有：

金刻本（存卷三、卷五、卷十一至十八、卷二十）

元至元五年胡氏古林书屋刻本

元读书堂刻本

元刻残本（一）（存卷四、卷五、卷六）

元刻残本（二）（存卷九、卷十、卷十一、卷十二）

涵芬楼影印明正统道藏本

明成化十年熊氏种德堂刻本

明嘉靖四年山东历城儒学教谕田经校刻本

明嘉靖年间金溪吴悌校刊本

明嘉靖年间赵简王朱厚煜居敬堂刊本

明万历十二年绣谷书林周曰校刊本

明万历二十九年辛丑英勉学校刊医统正脉单行本

明万历四十三年朝鲜内医院刻本

明绿格抄本（半页八行，行十七字）

明抄本（半页十行，行二十二字）

四库全书本

清道光二十九年京口遵仁堂据蒋宝素家藏宋本摹刻本

清咸丰二年钱熙祚守山阁校刻本

清光绪三年新会李元纲校刻本

清傅青主校本

清胡澍校本

清莫友芝校本

清柯逢时校本

清吴挚甫校本

除上述早期刻本、精刻精校本外，我们同时注意了注本系统。这是因为：注家注书，多选善本作为底本，并在注释的同时，进行部分文字勘正工作，故有较高的参考价值。这类校本共七种：

明万历四十年闽建乔木山房刻《读素问钞》

明万历十四年天宝堂刻印马莳《黄帝内经素问注证发微》

明万历四十七年琼艺室刊印黄俅《黄帝内经素问节文注释》

明万历二十二年刻印吴崑《素问吴注》

清康熙九年刻印张志聪《黄帝内经素问集注》

清康熙三十四年侣山堂刻印高世栻《黄帝内经素问直解》

清道光十年阳湖张刊宛邻书屋刻张琦《素问释义》

改编经文，使类以从，是历史上研究素问的另一种方法。它虽打乱了《素问》的篇章结构次序，但基本内容保持不变，这些应视为《素问》的别本。其中有的早于王注林校，文字更古朴存真，参考价值更大，这类主要有四种六部：

《针灸甲乙经》（人民卫生出版社刘衡如校本）（简称《甲乙经》）

《黄帝内经太素》（人民卫生出版社排印本）（简称《太素》）

《黄帝内经太素》（《东洋医学善本丛书》影印仁和寺本）

缺卷复刻《太素》（中国中医研究院影印本）

《类经》（人民卫生出版社影印金间童涌泉刊本）

《内经知要》（人民卫生出版社影印薛雪刊本）

清代小学家、儒医及近代、现代名人学者有关《素问》的校记、校注手稿、或专门校勘《素问》的其他数据，更是我们必须参考利用的重要内容，此类共搜访有十一种：

顾观光《素问校勘记》（一九二八年中国学会影印守山阁本附录）

胡澍《素问校义》（清同治间吴县潘氏刻本）

凌德《医经句读》（手稿本）

田晋藩《素问校正》（手稿本）

孙鼎宜《内经章句》（手稿本）

沈祖绵《素问臆断》（手稿本）

李笠《内经稽古编》（手稿本）

俞樾《读书余录》中《素问》校勘部分

张文虎《舒艺室续笔》中《素问》校勘部分

孙诒让《札逐》中《素问》校勘部分

于鬯《香草续校书》中《素问》校勘部分

日本汉医对《素问》的校注整理研究，也取得了一些可喜的成绩，其中有许多可以借鉴的内容，这次我们也尽可能参考利用，共凡六种：

物茂卿《素问评》（日本明和三年东都书肆乔山堂伏见屋宇兵卫刊本）

丹波元简《素问识》（人民卫生出版社重印皇汉医学丛书本）

丹波元坚《素问绍识》（人民卫生出版社重印皇汉医学丛书本）

森立之《素问考注》（日本影印本）

喜多村直宽《素问札记》（抄本）

度会常诊《素问校讹》（日本安政四年占恒宝刻本）

林亿《重广补注黄帝内经素问序》曰："搜访中外，裒集众本，寖寻其义，正其讹舛，十得其三、四，余不能具。"这就是说，校书只靠善本，不能尽校勘之能事。还必须"端本寻支，泝流讨源"，作其他方面的资料收集工作。因而，我们又采历代古书录《素问》之存于世者，或类书、古籍旧注，或宋、元以前医书，凡《素问》内容为同时之书并载者，或《素问》内容为后世之书所引者，全部考校，争取在校勘资料的发现和利用方面，超迈古人，有所突破，而提高校勘质量。其中引用非医书资料，凡十四部，计有：

《大戴记》（四部丛刊影印本）

《五行大义》（知不足斋丛书本）

《初学记》（中华书局点校本）

《艺文类聚》（中华书局影印本）

《北堂书钞》（光绪十四年刊本）

《太平御览》（嘉庆二十三年鲍崇城刻本）

《类说》（文学古籍出版社影印天启刊本）

《云笈七签》（四部丛刊影印本）

《困学纪闻》（通行本）

《永乐大典》（中华书局影印本）

《天中记》（万历乙未刊本）

《文选》李善注（中华书局影印本）

《后汉书》李贤注（汉学堂丛书本）

《周礼》贾公彦疏（中华书局影印本）

引用宋、元以前医书资料，凡六十部，计有：

《灵枢经》（四部丛刊影印赵府居敬堂刊本）

《难经注》（四部丛刊影印佚存丛书本）

《神农本草经》（丛书集成本）

《伤寒论》（影印明赵开美翻宋刻本）

《金匮要略方论》（人民卫生出版社影印本）（简称《金匮》）

《脉经》（四部丛刊影印元广勤书堂刊本）

敦煌无名氏《脉经》残叶（北京图书馆缩微胶卷）

《中藏经》（商务印书馆丛书集成本）

《鬼遗方》（人民卫生出版社影印本）

《诸病源候论》（人民卫生出版社影印本）

《备急千金要方》（人民卫生出版社影印本）（简称《千金要方》）

《千金翼方》（人民卫生出版社影印本）

《外台秘要》（人民卫生出版社影印本）（简称《外台》）

《素问遗篇》（人民卫生出版社排印本）

《太平圣惠方》（人民卫生出版社排印本）

《铜人针灸腧穴图经》（人民卫生出版社影印本）（简称《图经》）

《医心方》（人民卫生出版社影印本）

《伤寒总病论》（商务印书馆排印本）

《校正活人书》（丛书集成本）

《伤寒补亡论》（梁园豫医双璧本）

《伤寒百证歌》（丛书集成本）

《伤寒九十论》（丛书集成本）

《伤寒微旨论》（丛书集成本）

《医经正本书》（丛书集成本）

《医说》（嘉靖二十三年甲辰上海顾定芳刻本）

《三因极一病证方论》（商务印书馆排印本）（简称《三因方》）

魏了翁《学医随笔》（丛书集成本）

《史载之方》（十万楼丛书本）

《全生指迷方》（商务印书馆排印本）

《鸡峰普济方》（汪氏影刻本）

《类编朱氏经验医方》（故宫博物院影印宛委别藏本）

《博济方》（商务印书馆排印本）

《济生方》（人民卫生出版社排印本）

《素问入式运气论奥》（道藏本）

《察病指南》（上海卫生出版社排印本）

《普济本事方》（日本享保二十年向井八三郎刻本）（简称《本事方》）

《本草衍义》（丛书集成本）

《政和经史证类本草》（人民卫生出版社影印本）（简称《证类本草》）

《圣济经》（丛书集成本）

《圣济总录》（日本文化癸酉重印元大德堂刻本）

《针灸资生经》（上海科学技术出版社排印本）

《内经拾遗方论》（乾隆四十一年丙申武林大成斋刻本）

《幼幼新书》（人民卫生出版社排印本）

《方氏家藏集要方》（故宫博物院影印宛委别藏本）

《妇人大全良方》（中国医学大成本）

《注解伤寒论》（四部丛刊影印明嘉靖汪济明刊本）

《伤寒明理论》（商务印书馆排印本）

《素问玄机原病式》（人民卫生出版社影印古今医统正脉本）

《素问病机气宜保命集》（宣德六年辛亥怀德堂刻本）

《儒门事亲》（嘉靖辛丑刻本）

《兰室秘藏》（明敦化堂东垣十书本）

《针经指南》（日本旧抄本）

《宣明论方》（古今医统正脉全书本）

《内外伤辨惑论》（人民卫生出版社排印本）

《脾胃论》（人民卫生出版社据古今医统正脉全书影印本）

《济生拔萃》（上海涵芬楼影元刻本）

《医垒元戎》（嘉靖二十二年刊本）

《卫生宝鉴》（永乐五年丁酉刊本）

《外科精义》（人民卫生出版社影印本）

《阴证略例》（三三医书单行本）

明、清以下医书，我们也有重点的参考并引用了部分数据，如《本草纲目》《寿世保元》等；还有古医书注文，如《难经》集注、《太素》杨注等。总计亦不下近二十种，兹不详述。

（二）合理运用"四校"，校经校注并举，力求校文全面精审

今人校书，无不援引陈垣先生在《元典章校补》中总结概括出的"校书四法"为例。其体系之完整，方法之科学，可谓精确不移。我们校《素问》亦遵循此"四法"，并演绎其说，而合理参互综合运用，具体办法是：

一则以各种版本对校

陈氏"校书法四例"第一法即是"对校法""故凡校一书，必须先用对校法，然后再用他校法。"胡适也认为："用善本对校，是校勘学的灵魂，是校勘学唯一途径。""唯一途径"则言之过甚，但此法最可靠、最稳妥、最重要，则是公认的。所以本次校勘《素问》充分利用了各种版本，校正讹误之处颇多。如《金匮真言论》："五脏应四时，各有收受乎。""收受"二字极难索解，旧注解释均牵强。今用明万历四十三年朝鲜刻本对校，发现"收"是"攸"的误字。"收""攸"形近致误。"攸"有"所"义。《尔雅·释言》："攸，所也。""各有所受"，则文通义顺，明白易懂。全书用善本校出内容若此者，不胜枚举。这里应予说明的是，古人用善本对校，多罗列异同，此次校勘《素问》则是择善而从，其不善者，弃而不言。若校本、底本虽各异，但文义并通者，亦出校记，使学者斟酌其是非。

二则以前人校记参校

《素问》经过历代医家学者的校注整理，为我们留下了大量的参考资料。这次重新校正，本着荟萃前人成果的指导思想，尽量搜集了历代医家在注释中的校语、历代儒医专门为《素问》写的校记、清代小学家校勘《素问》的札记、以及日人校勘《素问》的材料。这些数据的利用，无疑提高了《素问》校勘水准，其中有些不为人所习知的数据，就更有参考价值。如《灵兰秘典论》："恍惚之数，生于毫厘，毫厘之数，起于度量，千之万之，可以益大，推之大之，其形乃制。"何谓"其形乃制"？"制"字于此费解。王冰注："应通人形之制度也。"大谬。历代注家均望文生训。吴挚甫曰："制乃晰省。"一句校语，便使文义豁然。《文选·张衡思玄赋》："死生错其不齐兮，虽司命其不晰。"李善注："晰，昭晰也。"即明晰清楚之意。此八句是谓，从恍惚不清，到其形可辨的过程，故作"晰"是正确的。

三则以前后各篇证校

《素问》虽非成书于一人一时之手，毕竟各篇之间成熟时代相近，学派观点大体相同。所以一篇之内不仅文义相承，用词造句也往往一样。且同一文句语词，有时数篇共见。因此，可以上下互参，前后互证，进行校正讹误。如《阴阳应象大论》："天有八纪，地有五里。"下文又云："夫治不法天之纪，不用地之理，则灾害至矣。"《天元纪大论》又有"天有八节之纪，地有五行之理"。我们根据上下文、前后篇互证得出结论，前者"地有五里"之"里"，当作"理"。"理"与"纪"同义，天言纪，地言理，其实意思相同。再证之《太素》，也正作"理"。用这种上下文、前后篇互证的方法，校出误文亦复不少。

四则以本书古注校

杨上善《太素》注和王冰《素问》注，是现存最早的古注。他们在注释经文时，经常联系到原文的内容词句，有时还此篇引证彼篇。所以根据杨、王注文校正经文，是比较可靠的。如：《八正神明论》："故日月生而泻，是为脏虚；月满而补，血气扬溢。"这段文字，我们可以根据杨、王二注，校正三处讹文。一是"日月"的"日"字，《移精变气论》王注引作"曰"。按本段是讲"月生""月满""月空"三时，用针补泻的禁忌，与"日"无关，显然"日"乃"曰"之误字，可据王注改。二是"脏虚"之"脏"字，《太素》杨注引作"重"。"重虚"与下"重实"对文，可见杨氏所据本不误。三是"扬溢"之"扬"字，《移精变气》王注引作"盈"。"盈溢"双声同义，是王注所据本作"盈溢"是。

五则以同时古书互校

《素问》与《灵枢》原本为一帙，后分为两书，它们既是"同派"，又成书于同时，所以有些内容两书互引，有些名词亦是同源，因此可以根据《灵枢》来校正《素问》。如《阴阳离合论》："阴阳者，数之可十，推之可百。"《灵枢·阴阳系日月》篇中有段文字，句法与此完全相同，只是"推"作"离"。究竟作"离"对，还是作"推"对呢？我们又查证了《太素》，《太素》亦作"离"。《广雅·释诂二》："离，分也。"结合文义，当作"离"是。

除《灵枢》外，先秦诸子和有关经史著作，亦可利用来参校《素问》。因古代叙事，更相引用，某些通行术语，各书往往使用相同。如《著至教论》"别星辰"句，与上下不协，查《太素》作"列星辰"，疑互有脱误，审上下文义，当作"别列星辰"。《上古天真论》有"辨别星辰"，《尚书·尧典》有"辨列日月星辰"，"别列""辨别"义并同。

六则以古医书所引校

《素问》既为医学经典，后世医书引证必然会多。这与儒家引《论语》、道家引《老子》一样，他们引经据典，来证明自己观点正确。这些后世医书的引证，为我们今天校勘《素问》提供了诸多依据。尤其宋以前医书，所引《素问》版本与明代不同，更有参考价值。如《玉机真脏论》："真肝脉至，责责然，如按琴瑟弦。"旧注皆曲为之解。《病源》"责责然，如按琴瑟弦"引作"颐颐然，如新张弓弦"。"颐颐然"犹言"震震然"，"颐"有"动"义，"动"有"震"义。所以形容新张弓弦紧绷之意，此乃真肝脉之危候。如作"如按琴瑟弦"，则为肝之平脉，不得为死。

除古医书外，其他文、史、哲古书所引，我们亦尽力收集利用。并在利用古书所引校勘中，始终注意了引文的节略和臆改，所以多参证理校进行。

七则以类书所引校

校书利用类书，是校勘古籍常用的方法之一。《素问》的内容被许多类书所引，尤其唐宋人编纂类书时，所见到的多为写本，时代较早，更接近原来面目。今据其引文，校正出诸多文字。如《四气调神大论》："道者，圣人行之，愚者佩之。"王注不知"佩"乃误字，望文生训，解为"佩服而已"。《类说》引"佩"作"背"，则豁然理顺。先秦多以"背"字代表"违反"之义。圣人唯道是行，而愚人则违反养生之道。"佩""背"声近而误。胡澍意为"佩"读为"倍","倍"可训为"反",不若引《类说》校正,直接明了。方氏《家藏集要方》引亦作"背"。

采用类书校《素问》,我们注意了两点,一是他校与理校的结合,因类书引文不一定十分准确,必文通理顺才能成立。二是主要采用宋以前类书,明代类书虽多,但编者多臆改引文,不足为据,加之明代所据版本,不超出林校刊刻系统。

八则以古籍旧注所引校

这里所说的古籍旧注,包括文史哲古籍旧注和医古籍旧注两种。文史哲古籍旧注中,虽引用不多,但有些地方是很有参考价值的。如《离合真邪论》:"真气已失,邪独内著。"《文选·七发》李善注"邪独"引作"邪气"。上曰"真气已失",下曰"邪气内著","真气""邪气"正是对文,故《文选》善注所引是正确的。

医古籍注文中,引用《素问》原文尤多,所校正讹误亦夥。如《诊要经终论》:"太阴终者,腹胀闭不得息,善噫善呕,呕则逆。"《难经·二十四难》虞注引无"善噫"二字。寻下文"呕则逆",只承"善呕"而言,是"善噫"二字疑是衍文。

九则以文义文例校

从文义和文例上推究原文是否有误,也是校勘古书的一条重要途径。本次校勘《素问》在没有古本和其他数据借助的情况下,也试图通过推究文义、文例是否符合该书精神、内容来解决。如《平人气象论》:"长夏胃微软弱曰平,弱多胃少曰脾病,但代无胃曰死。"律以上下文例,如"春胃微弦",则"但弦无胃";"夏胃微钩",则"但钩无胃";"秋胃微毛",则"但毛无胃";"冬胃微石",则"但石无胃"。据此则"长夏微软弱",亦应作"但弱无胃"方合。又如《玉机真脏论》:"病入舍于肺,名曰肺痹。""病"字疑误窜移,似应在"名曰肺痹"上。"病名曰肺痹",与下文"病名曰肝痹"等句式文例一律。

十则以文辞用韵校

先秦之文,多用韵语写成,《素问》一书亦不例外。清代学者曾谓其"通篇有韵"。所以根据用韵规律来探求文字是否有误,是清代小学家校正古籍的一种常用方法。清·江有诰《素问韵读》就是根据《素问》用韵规律,校正出许多讹误。我们效法前贤,也通过用韵规律,校正了诸多误文。如《移精变气论》:"标本不得,亡神失国。"此言治病,何言失国?上下文义不属。疑"失国"当作"失身",与下"新""人"叶韵。又如《著至教论》:"愿得受天之度,四时阴阳合之。"此节上、下皆用"阳"韵,"四时阴阳合之",则失其韵,当作"合之四时阴阳",则与上、下"彰""王""光""明""皇"叶韵。

十一则以文势衔接校

一篇文章,如茧抽丝,必前后文句衔接,首尾连贯一体。若文句有误,或倒、或脱、或衍,都会造成文势不能衔接。故在校读中如发现"辞失其朋""事乖其次",文势不贯的现象,便可以细审上下文义,详察左右医理,比较前后句式,而使讹误得到校正。如《平人气象论》:"一吸脉三动而躁,尺热曰病温,尺不热脉滑曰病风,脉涩曰痹。"此"脉涩曰痹",与上下文势不连属,呼吸之间脉六动而躁急,何能"脉涩"?审上下文势,"脉涩曰痹"四字,必为后人涉后妄增。又如《水热穴论》:"夫子言治热病五十九俞,余论其意,未能领别其处。"此乃"黄帝"问"岐伯"之语,何以出"余论其意"?上下文势不贯。疑"论"应作"谕",形近致误。《广雅·释言》:"谕,晓也。"黄帝听了岐伯论治热病五十九俞,已明白其意思,但不能判断其穴处。这样便文势一贯了。

十二则以声、形字体校

古书历经传抄传刻,因声近而误,或因形似而误的现象是比较严重的。在文章句子中,每一字一词,都有它特定的含义,都不能脱离语言环境而存在,它的词义应该与整个句子或段落大意是和谐的,如果在词义范围内找不出适应语言环境的解释,不能望文生训,应该考虑是否校改了。如《阴阳类论》:"阳气不能止阴。"何谓"止阴"?词义费解。疑"止"乃"制"之声误。检王注正作"制"。又如《脉要精微论》:"此寒气之肿,八风之变也。"何谓"寒气之肿"?疑"肿"当作"钟"。"肿""钟"声形皆近,而易致误。"钟"有"聚"义。《释名·释疾病》:"肿,钟也。"寒热气所钟聚也。"则作"钟"词达义顺。

在校勘经文的同时,全面校正王冰注文,也是本次整理《素问》的特点之一。《素问》王注是被公认为最好的注家,有人认为达到了"羽翼圣经"的地步。但自唐而后,历经辗转传抄,鲁鱼亥豕,充溢行间,千余年来,无人全面详细比勘。宋代林亿,清代顾观光、孙诒让、莫文泉、柯逢时,日人度会常珍等,虽曾作过一些校勘工作,却都是零零星星,从全面来看是远远不够的。本次校正王注,同校正经文一样,务求全面精审,所用版本,一同校经所用凡有王注者,共出校语近千二百条之多,其中校出许多关键文字,可释千古所疑。如《腹中论》："石药发瘨，芳草发狂……禁芳草石药。"王注："石药，英乳也。芳草，浓美也。"浓美是指香味而言，怎么会令人发狂呢？何况王氏注"石药"为"英乳"，乃具体指一味药物，注"芳草"亦当具体指一味药物，方与注释体例相合。此"浓美"必有所误。今用柯逢时校本比勘，才知道"浓美"是"农果"的误字。"农果"又名"防葵"。《本草纲目》卷十七《草部》引《小品方》云："防葵多服，令人迷惑恍惚如狂。"这和《腹中论》"芳草发狂"是吻合的。

（三）注释广征博引，训诂必有书证，力争解决疑义

我们除搜集现存《素问》善本及其他古籍作为校勘所资外，并从训注方面，加以精详；一面还荟粹了前贤的诠解和现代国内外研究成果，取精用弘，充实内容，其中如日本森立之《素问考注》，在国内本书就首次引用他的资料。举例来说：如《宝命全形论》"手如握虎"之"虎"字，森立之谓"虎非可握持之物，虎即琥之古字，握虎者，谓持发兵瑞玉符，为谨严之极也"。这样的解释，能使人涣然冰释。

《素问》之书，文字古奥。即王冰也曾有"标格亦资于诂训"之言。其他旧注虽能探微索赜，但训诂未备或失当之处，亦所难免。本篇为了避免古事今说，不合古义，所以注重训诂则是本次整理研究的重要方面和突出特点。"训诂者，通古今之导辞，辨物之形貌，则解释之义尽归于此。"（孔颖达《诗经·周南·关雎》疏）《说文解字》是"以形说义"，即所谓"形训"。清代及近代学者则重视"音训"。"训诂之旨，本于声音。故有声同字异，声近异同。虽或类聚群分，实亦同条共贯。譬如振裘必提其领，举网必挈其纲。"（王念孙《广雅疏证》

序）我们是综合运用形训、音训、义训三法，结合《素问》文字，既博采故训，又避免附会，或用通假，或解词义，或明句义，不泥偏见，以求于是。所引训诂之书，则有《尔雅》《说文解字》《方言》《释名》《广雅》《广韵》《玉篇》《集韵》《一切经音义》及先秦经传古注，言必有据，务使文通义顺，符合医理。

重转训：如《四气调神大论》："天明则日月不明。"我们认为，"天明"与"不明"的两个"明"字，义异。"天明"之"明"与"萌"通，《周礼·占梦》郑注引杜子春："萌读为明。""萌"又与"蒙"通，《易·序卦传》郑注："齐人谓萌为蒙。""蒙"有"暗"义。"天明"即"天蒙"，犹云天暗则日月无光，与前"天气清静光明"相对。

通假借：如《生气通天论》："血菀于上，使人薄厥。"《太素》卷三《调阴阳》"菀"作"宛"。按：古书多假"宛"为"郁"。"血菀"即血郁。"上"字何解？王冰作心胸解，张介宾谓上焦，杨上善虽注"阴并于阳，盛怒则卫气壅绝，血之菀陈上并于头"，但亦嫌迂曲。朱骏声《说文通训定声》谓："上从一从丨，所谓引而上行，读若凶者也。"据是，则"上"字之义，引申与"凶"通。《说文·凶部》："凶，头会脑盖也。"然则"血菀于上"即血郁于头。以医理而论，因大怒则气逆，致令血郁于头，使人发为"薄厥"。"薄"亦"暴"也。见《汉书·宣帝纪》颜注。暴厥者发病急骤，此与《脉要精微论》"上实下虚，为厥颠疾"，《玉机真脏论》"肝脉太过，则令人善怒，忽忽眩冒而巅疾"，《方盛衰论》"气上不下，头痛巅疾"之义互相发明。

明反训：如《生气通天论》："胃气乃厚。"张介宾曰："厚者胀满之谓。"高世栻曰:"厚,燥实也。"殊不知"厚"有"薄"义。见《淮南子·俶真训》高注。"胃气乃厚"是承上文而言,盖脾病则失于健康,不能为胃行其津液,故胃气乃薄。本句王冰注:"苦性坚燥,又养脾胃,故脾气不濡,胃气强厚。"这样的说法,岂不与前文所云"阴之五宫,伤在五味"相抵牾?"厚"作"薄"解,就是反训,其例说见于《尔雅·释诂》郭璞注。

义同相通:如《阴阳应象大论》曰:"䐜胀。"检《说文·肉部》:"䐜,起也。""䐜"与"瘨"并从真声,义同相通。《说文·疒部》:"瘨,病也。一曰腹胀。""胀"为"张"之俗体。《左传》成十年杜注:"张,腹满也。"据此,所谓"䐜胀"即腹部膨膨胀满之意。《释音》云:"䐜胀,肉胀起也。"于义不切。若只释作"胸膈胀满"似也不够精审。

审声误:如《诊要经终论》"刺针必肃",言在刺针时,进针宜速。《尔雅·释诂》:"肃,速也。"此与"至其当发,间不容眴"之意相合。王冰注:"肃,谓肃静。"即刺针必须肃静。虽然《灵枢·邪客》有"持针之道安以静"之文,但是我们认为"刺针"与"持针"不同,"持针"是言准备,"刺针"是言动作,其中的宜静宜速,各有它的作用,是不容紊的。只有如是解,则文理与医理方能统一。

察双声:如《著至教论篇》"三阳独至",旧注皆指足太阳经而言。"独"读为"浊","浊"与"重"双声,"重"有"累"义,此曰"三阳重至",故下文以"三阳并至"申之,义相连贯。若作单独解,则与"并至"之义相抵触矣。

至于脉学,是《黄帝内经》的重要组成部分,其中有后世鲜及者，然语意不明，亦难得义。如《平人气象论》："脉急者，曰疝瘕少腹痛。""急脉"为何形象？吴崑谓"急，弦急也"，并未表述清楚急脉的体状。《广雅·释诂一》："紧，急也。"故急脉与紧脉相类，指脉来绷急、凝敛，绝不舒缓。此"急"字并无急速之意。因寒气凝积，则脉紧急，于病应之，是为"疝瘕少腹痛"。《千金要方》卷二十八《分别病形状》："脉细小紧急，病速进在中寒，为疝瘕，积聚，腹中刺痛。"可与本句相互印证。

以上所示各点，仅是就编写情况，粗述梗概，其中当会难免错误，医林明哲，幸裁正之。

一九九一年六月